TRAITÉ

D'HYGIÈNE MILITAIRE

PAR

A. LAVERAN

MÉDECIN PRINCIPAL DE 1re CLASSE
DIRECTEUR DU SERVICE DE SANTÉ DU 11e CORPS D'ARMÉE
ANCIEN PROFESSEUR D'HYGIÈNE A L'ÉCOLE DU VAL-DE-GRÂCE, MEMBRE DE L'ACADÉMIE DE MÉDECINE
MEMBRE CORRESPONDANT DE L'INSTITUT
ET DE L'ACADÉMIE DE MÉDECINE DE SAINT-PÉTERSBOURG

OUVRAGE CONTENANT 270 FIGURES DANS LE TEXTE

PARIS

G. MASSON, ÉDITEUR

LIBRAIRE DE L'ACADÉMIE DE MÉDECINE

120, BOULEVARD SAINT-GERMAIN

1896

TRAITÉ

D'HYGIÈNE MILITAIRE

PRINCIPALES PUBLICATIONS DU MÊME AUTEUR

Traité des maladies et épidémies des armées. Paris, 1875.

Nature parasitaire des accidents de l'impaludisme, description d'un nouveau parasite trouvé dans le sang des malades atteints de fièvre palustre. Paris, 1881.

Traité des fièvres palustres. Paris, 1884.

Du paludisme et de son hématozoaire. Paris, 1891.

Du paludisme. *In Encyclopédie* des Aide-Mémoire de M. LÉAUTÉ. Paris, 1892.

Nouveaux éléments de pathologie médicale (en collaboration avec M. le professeur J. TEISSIER); 4ᵉ édition. Paris, 1894.

Les hématozoaires (en collaboration avec M. le professeur agrégé R. BLANCHARD). *In Bibliothèque méd.* CHARCOT-DEBOVE. Paris, 1895.

Coulommiers. Imp. PAUL BRODARD. — 325-95.

TRAITÉ

D'HYGIÈNE MILITAIRE

PAR

A. LAVERAN

MÉDECIN PRINCIPAL DE 1ʳᵉ CLASSE

DIRECTEUR DU SERVICE DE SANTÉ DU 11ᵉ CORPS D'ARMÉE

ANCIEN PROFESSEUR D'HYGIÈNE A L'ÉCOLE DU VAL-DE-GRÂCE, MEMBRE DE L'ACADÉMIE DE MÉDECINE

MEMBRE CORRESPONDANT DE L'INSTITUT

ET DE L'ACADÉMIE DE MÉDECINE DE SAINT-PÉTERSBOURG

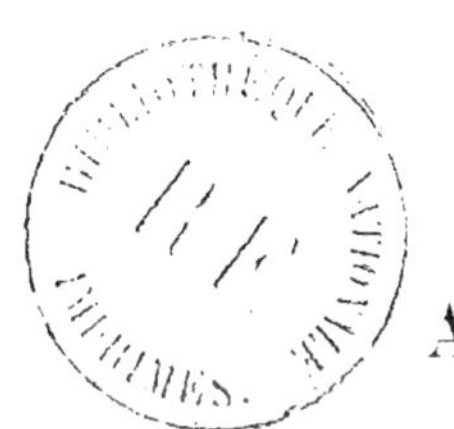

OUVRAGE CONTENANT 270 FIGURES DANS LE TEXTE

PARIS

G. MASSON, ÉDITEUR

LIBRAIRE DE L'ACADÉMIE DE MÉDECINE

120, BOULEVARD SAINT-GERMAIN

1896

INTRODUCTION

Le mot hygiène vient du mot grec ὑγιεινός, qui signifie *en bonne santé*; l'hygiène militaire peut donc être définie : la science qui a pour objet de conserver la santé du soldat.

L'importance de l'hygiène militaire ressort de cette définition.

Il est évident que l'État a le devoir de veiller sur la santé du soldat et qu'il est responsable des conditions dans lesquelles s'accomplit le service militaire, puisque ces conditions sont toutes déterminées par la loi ou par les règlements militaires : exercices, alimentation, habitation, et jusqu'au cube d'air dans les casernes.

L'intérêt bien entendu de l'État est d'ailleurs d'accord avec ses devoirs.

Lorsque des soldats sont mal nourris, mal habillés et équipés, casernés dans de mauvaises conditions, le nombre des malades et celui des décès est considérable, or le traitement des malades est dispendieux et quand un homme adulte meurt, c'est un capital qui disparaît [1].

L'adoption du principe du service obligatoire a encore accru l'importance de l'hygiène militaire, qui n'est plus seulement, comme autrefois, l'hygiène d'une profession ; aujourd'hui,

---

[1]. J. ROCHARD, La valeur économique de la vie humaine, *Revue scientifique*, 13 sept. 1884.

tous les hommes valides passent par la caserne, et tous peuvent avoir à souffrir d'une mauvaise hygiène ou bénéficier au contraire d'une bonne hygiène militaire.

Si les conditions dans lesquelles vit le soldat étaient mauvaises, si la mortalité augmentait par le fait du service militaire, si l'on rendait à la population civile des hommes malingres ou malades, ce serait une cause de dégénérescence et un véritable péril national.

Une bonne hygiène militaire, en dehors des avantages immédiats qu'elle procure, a pour effet de fortifier les soldats et d'améliorer la race.

C'est naturellement aux médecins militaires qu'incombe en premier lieu le devoir de surveiller l'hygiène du soldat; à ce point de vue, leur rôle est bien différent de celui des médecins civils, qui ne sont guère consultés qu'en cas de maladie.

Un médecin de régiment qui ne s'occuperait que des malades, n'accomplirait qu'une partie de sa tâche.

A chaque instant le médecin militaire doit faire œuvre d'hygiéniste; il doit s'assurer journellement qu'il n'existe aucune cause d'insalubrité dans le casernement, que la ventilation des chambres se fait dans de bonnes conditions, que les prescriptions relatives à la propreté individuelle des hommes sont exécutées, que les aliments et l'eau servant à la boisson sont de bonne qualité, que les filtres fonctionnent bien, lorsque les casernes ne sont pas pourvues d'eau de source ; si une épidémie se déclare, c'est au médecin qu'il appartient de prescrire toutes les mesures pour l'isolement des malades, pour la désinfection des effets, de la literie et des locaux.

En un mot, le médecin militaire ne doit pas seulement soigner les malades, il doit s'efforcer de prévenir le développement des maladies, il doit avertir le commandement et proposer toutes les mesures réclamées par l'hygiène.

L'hygiène militaire comporte l'étude d'un grand nombre de

questions spéciales à l'armée ; aussi les notions d'hygiène générale que possède tout docteur en médecine ne suffisent pas et,
dans tous les pays civilisés, on a compris la nécessité d'organiser un enseignement spécial de l'hygiène militaire.

La chaire d'hygiène militaire de l'École du Val-de-Grâce a
été créée une des premières; elle a eu pour titulaires : Michel
Lévy, Champouillon, Villemin et M. le médecin inspecteur Vallin, auquel nous avons eu l'honneur de succéder.

L'hygiène militaire a été l'objet d'un grand nombre de
publications [1], en tête desquelles il convient de citer les Traités

1. Nous citerons surtout ici les ouvrages qui traitent de l'hygiène milit. en
général; ceux qui sont consacrés à l'étude d'une question particulière seront cités
dans les chapitres afférents à cette question. — COLOMBIER, Préceptes sur la santé
des gens de guerre ou hygiène milit., 1775, in-8. — R. SOMERVILLE, Hygiène milit.,
1796 (en anglais). — E.-B. REVOLAT, Nouvelle hygiène milit., Lyon 1803, in-8. —
LACHAISE, Essai sur l'hygiène milit., th. Paris, 1803. — PERGOT, th. Paris, 1808. —
P. TESSIER, Hygiène milit., Bordeaux, an VII. — S.-E. CLÉMENT, Essai sur l'hygiène
milit., th. Strasbourg, 1813. — THION, th. Montpellier, 1814. — BIRON et CHAMBERET,
art. HYGIÈNE MILIT. in Encyclopédie méthodique, 1816. — DAUMAIN, th. Paris, 1817. —
VAIDY, art. HYGIÈNE MILIT. in Diction. des sc. méd. — AMBRUSTER, th. Paris, 1817. —
MILLINGEN, The army med. officers Manual, London, 1819. — MANDILÉNY, th. Paris,
1820. — HEMPEL, Handbuch der Kriegs-Hygiene, Göttingen, 1822. — L. DE KIRKHOFF,
Hygiène milit. à l'usage des armées de terre, Anvers, 1823. — BAILLY DE RENTY,
th. Paris, 1825. — MONBRUN, th. Paris, 1826. — DESGENETTES, Remarques sur les
institutions milit. de Végèce, Journal complém. du Dict. des sc. méd., 1827. — DU
MÊME, Examen de quelques idées du maréchal de Saxe sur la conserv. de la santé
des troupes, Paris, 1829. — A.-R. POURIAL, th. Paris, 1827. — HOREAU, th. Paris,
1828. — GUÉRARD, art. HYGIÈNE MILIT. in Diction. de méd. en 30 v. — LEBLOND, th.
Strasbourg, 1829. — DEJAHGER, th. Strasbourg, 1830. — F. CUNIER, Manuel d'hygiène
milit., Gand, 1834. — MUTEL, Éléments d'hygiène milit., Paris, 1843. — H. LARREY,
art. HYGIÈNE MILIT.. in Diction. de méd. usuelle, Paris, 1845. — MEYNNE, Hygiène
milit., Bruxelles, 1856, in-8. — ROSSIGNOL, Traité élém. d'hygiène milit., Paris, 1857,
in-8. — VINCENT, Études d'hygiène milit., Lyon, 1857. — N.-S. Sanitary-Commission,
Report on military Hygiene and Therapeutics, New-York, 1861. — V.-A. HAMMOND,
Treatise on Hygiene with special reference to the military service, Philadelphia,
1863. — EVANS, Essais d'hygiène et de thérap. milit., Paris, 1865. — E.-H. PARKES.
A Manual of Practical Hygiene prepared specially for Use in the medical service of
the Army, 3ᵉ édit., London, 1866; 4ᵉ édit., 1873. — GORDON, Army Hygiene, Calcutta
and London, 1866. — MICHEL LÉVY, Rapport sur les progrès de l'hygiène milit.,
Paris, 1867, et Traité d'hygiène publique et privée, 5ᵉ édit., Paris, 1869. — MICHEL
LÉVY et BOISSEAU, art. CAMP, in Diction. encyclop. des sc. méd. — BOISSEAU, art. CASERNES
et HÔPITAUX, du même Diction. — KIRCHNER, Lehrbuch der Militär-Hygiene, Erlangen,
1869, in-8; nouv. édit., Brunswick, 1891. — J.-FR. CANONGE, th. Paris, 1869. — L. FIAUX,
Esquisses d'hygiène milit., Rec. mém. méd. milit., 1870. — VINCENZO, Manuale di
Igiene militare, Firenze, 1871. — V. DUPUY, Études d'hygiène milit., th. Paris, 1872.
— W. ROTH et RUD. LEX, Handbuch der militär Gesundheitspflege, Berlin, 1872-1877. —
DOUILLOT, Hygiène milit., Paris, 1873, in-8. — MORACHE, Traité d'hygiène milit.,
2ᵉ édit., Paris, 1886. — DU MÊME, art. HYGIÈNE MILIT., in Diction. encyclop. des sc.
méd. — TARNEAU, Leçons élém. d'hygiène milit., Paris, 1875. — TIMMERHANS et DELAPS,
Manuel d'hygiène des troupes en campagne, Bruxelles, 1878. — LAVERAN, L'hygiène
milit., son importance, ses progrès, Arch de méd. milit., 1887, et Revue scientif.,
25 juin 1892. — VIRY, Manuel d'hygiène milit., 2ᵉ édit., Paris, 1888, et art. HYGIÈNE

d'hygiène militaire de Hammond, de Parkes, de Roth et Lex, et de M. le médecin inspecteur Morache.

L'enseignement théorique de l'hygiène qui se fait dans les cours et dans les livres a pour complément nécessaire un enseignement pratique.

Les élèves doivent être exercés à l'expertise de l'eau, de l'air, des substances alimentaires (pain, viande, conserves...), des appareils de chauffage, d'éclairage, de ventilation, des procédés de désinfection, etc.

Pour cela il est indispensable que le professeur d'hygiène ait à sa disposition un laboratoire d'expertises et un musée dans lequel sont réunis les appareils les plus employés pour la ventilation, le chauffage et l'éclairage, les spécimens des matériaux de construction, des modèles de siphons, de réservoirs de chasse, de water-closets, d'urinoirs, des plans ou des modèles réduits de casernes et de tentes, les effets d'habillement, d'équipement et de campement en usage dans les différentes armées, des échantillons des substances alimentaires et en particulier des conserves de guerre, une collection de filtres, etc.

Nous nous sommes efforcé, pendant notre passage au Val-de-Grâce, de développer le côté pratique de l'enseignement de l'hygiène; nous avons en particulier donné tous nos soins à l'organisation du musée d'hygiène militaire qui avait été commencé par notre éminent prédécesseur M. le médecin inspecteur Vallin.

Le musée d'hygiène du Val-de-Grâce, dans l'état où nous l'avons laissé, rendait déjà de grands services à l'enseignement et nous sommes persuadé qu'il continuera à se développer sous l'habile direction de notre successeur dans la chaire d'hygiène, M. le professeur E. Richard.

MILIT. *in* Encyclop. d'hygiène et de méd. publique. — J. ROCHARD et DENIS BODET, art. HYGIÈNE NAVALE de la même Encyclopédie, t. VII, Paris, 1895.

Parmi les écrivains militaires qui se sont le plus occupés de l'hygiène militaire, nous citerons: VÉGÈCE, De re militari. — Le maréchal DE SAXE, Mes rêveries, 2 vol., Paris, 1757. — FRÉDÉRIC LE GRAND, Instructions militaires du roi de Prusse pour ses généraux. Paris, 1761. — Le général LEWAL, Études de guerre, Paris, 1876.

Nous nous sommes appliqué à donner dans cet ouvrage des indications pratiques pour les différentes expertises qui sont du domaine de l'hygiène militaire.

Parmi les moyens d'enseignement de l'hygiène nous n'avons garde d'oublier les excursions qui ont pour but l'étude d'installations hygiéniques.

Ces excursions font partie, depuis longtemps, de l'enseignement de l'hygiène au Val-de-Grâce, mais on leur a donné avec raison plus d'importance qu'autrefois; rien ne vaut une visite à Gennevilliers pour apprécier le système de l'épuration des eaux d'égout par le sol.

L'hygiène militaire doit évidemment avoir pour premier but de protéger le soldat contre les maladies que M. Brouardel a appelées, si heureusement, les *maladies évitables*.

La variole figure en tête de ces maladies; grâce à la pratique rigoureuse des vaccinations et des revaccinations la variole, qui figurait autrefois parmi les principales causes de maladie et de décès du soldat, est devenue une rareté dans nos hôpitaux.

La fièvre typhoïde, principale cause des décès dans la plupart des armées européennes, n'est pas *évitable* au même degré que la variole; grâce à la connaissance que nous avons aujourd'hui de ses causes et de ses modes de propagation, nous pouvons cependant lui opposer des mesures prophylactiques d'une grande efficacité.

Des faits nombreux démontrent que la fièvre typhoïde est souvent d'origine hydrique. La question de l'eau de boisson a donc une importance capitale en hygiène militaire, d'autant plus que le soldat est prédisposé par son âge à la fièvre typhoïde, qui prend trop souvent la forme épidémique dans les casernes.

Dans ces dernières années, de grandes améliorations ont été réalisées à cet égard dans notre armée; partout où la chose était faisable, on a mis à la disposition du soldat de l'eau de source pour la boisson, c'est ce qui a été fait à Paris ; là où il était impossible de se procurer de l'eau de source, des filtres Chamberland ont été installés. L'abaissement des chiffres de la morbidité et de la mortalité par fièvre typhoïde a démontré l'efficacité de ces mesures.

Pour la prophylaxie de la tuberculose, qui fait tant de victimes dans les armées [1], l'hygiène peut aussi beaucoup.

Villemin a démontré que la tuberculose était contagieuse et qu'elle se propageait surtout par l'expectoration des malades, comme la morve par le jetage des chevaux morveux ; il est donc indispensable d'éliminer rapidement de l'armée tous les tuberculeux et de veiller à ce que leurs crachats n'infectent pas les planchers des casernes.

La prophylaxie de la rougeole, de la scarlatine, de la diphtérie, maladies fréquentes chez le soldat, a fait également de grands progrès ; nous savons que ces maladies se propagent très souvent par les objets souillés : linge, effets d'habillement, literie, et nous avons aujourd'hui à notre disposition des procédés sûrs pour la désinfection de ces objets.

La prophylaxie directe des maladies a une très grande importance, mais ce n'est là qu'une partie de l'hygiène militaire.

Il ne suffit pas de prendre les mesures capables de protéger l'organisme contre l'envahissement des microbes, d'autant qu'on ne peut pas se flatter d'assurer une protection complète contre les agents pathogènes connus, et que beaucoup de ces agents nous sont encore inconnus ; il faut, en outre, s'efforcer de mettre l'organisme en état de résister efficacement à ces agents.

Le rôle des prédispositions morbides est considérable en

---

[1]. D'après les dernières statistiques de l'armée, si l'on tient compte des réformes et retraites pour tuberculose, la totalité des pertes par cette cause a été :

     En 1890 de............................... 7,16 pour 1000
     En 1891 de............................... 7,43   —
     En 1892 de............................... 7,59   —

étiologie, toutes les influences débilitantes jouent le rôle de causes prédisposantes; des hommes mal nourris, soumis à des fatigues excessives, deviennent une proie facile pour toutes les maladies infectieuses.

L'expérimentation démontre que des animaux soumis au jeûne ou à de grandes fatigues deviennent susceptibles de contracter des maladies auxquelles ils résistent en temps ordinaire.

Les questions relatives à l'alimentation du soldat, aux exercices, à l'habillement et à l'équipement ont, par suite, un grand intérêt au point de vue de l'hygiène.

Il importe que les casernes soient bien construites, que les chambres soient bien ventilées, faciles à nettoyer et à désinfecter au besoin, pourvues de latrines bien installées, de lavabos et d'appareils pour bains-douches qui permettent les soins de propreté individuelle, etc.

Nous sommes heureux de le dire, nous aurons à noter dans presque tous les chapitres de cet ouvrage d'importants progrès accomplis dans l'hygiène militaire, progrès qui témoignent de la sollicitude avec laquelle on s'occupe aujourd'hui, en France comme à l'étranger, de la santé et du bien-être du soldat.

Les progrès de l'hygiène militaire réalisés en France, depuis cinquante ans, ont eu pour conséquence une diminution marquée du chiffre de la mortalité dans l'armée.

La mortalité du soldat, qui, de 1846 à 1858, était de 16 pour 1000 (L. Laveran, *Ann. d'hyg. publ. et de méd. lég.*, 1860), s'est abaissée progressivement à 10, à 9, à 8 et enfin à 6 pour 1000, chiffre des dernières statistiques.

Il est vrai de dire que, dans le calcul de la mortalité militaire tel qu'on le fait en général, les réformes et retraites pour maladies incurables sont une grave cause d'erreur.

On réforme aujourd'hui plus vite et plus facilement qu'autrefois et c'est là, sans contredit, une des causes de la diminution du chiffre des décès.

En consultant la Statistique médicale de l'armée française, on constate que si le chiffre des décès a diminué de moitié de 1863 à 1892, celui des réformes a triplé.

Dans l'armée allemande où l'on use de la réforme encore plus largement que chez nous, le chiffre de la mortalité est tombé à 3 pour 1000 hommes d'effectif. Si l'on concluait de là qu'on meurt deux fois plus dans l'armée française que dans l'armée allemande, on commettrait une grave erreur ; les jeunes gens faibles ou malades sont éliminés de l'armée plus rapidement chez nos voisins que chez nous, voilà l'explication du très faible chiffre de la mortalité dans l'armée allemande.

Tout en tenant compte de cette cause d'erreur, il est incontestable que la statistique témoigne d'une amélioration très notable dans l'état sanitaire de l'armée française ; les progrès de l'hygiène militaire ont produit d'ailleurs des résultats analogues dans la plupart des armées étrangères, notamment en Angleterre et en Allemagne.

Il semble qu'en temps de guerre l'hygiène perde tous ses droits ; il n'y a assurément rien de moins hygiénique qu'une bataille, mais les jours de bataille sont rares, même dans les guerres les plus meurtrières, tandis que la lutte contre les agents pathogènes est sans trêve.

Les armées en campagne offrent un milieu extrêmement favorable au développement des maladies épidémiques, ce qui s'explique facilement, car les causes prédisposantes sont nombreuses : fatigues et privations, défaut de protection contre les agents météorologiques, grandes agglomérations, déplacements incessants, dépression morale s'ajoutant souvent à la dépression physique.

L'influence de la fatigue, des privations et de la dépression morale qui suit les défaites est très remarquable dans ces épidémies.

Au début d'une campagne, l'état sanitaire d'une armée est d'ordinaire excellent, et s'il s'agit d'une armée victorieuse, cet état peut se maintenir ; c'est seulement au retour dans les garnisons, que les effets de la fatigue se traduisent par une prédisposition aux maladies.

Lorsque les guerres se prolongent, les épidémies apparaissent presque toujours, et ce sont d'ordinaire les armées vaincues qui sont les plus éprouvées.

Les exemples d'épidémies meurtrières dans les armées en campagne sont pour ainsi dire aussi nombreux que les guerres, et il est arrivé souvent que des armées ont été vaincues par les maladies, bien plus que par les armes de l'ennemi. L'hygiène, qui peut beaucoup pour prévenir ces épidémies ou pour les circonscrire, a donc en campagne, comme en temps de paix, une importance considérable.

Les expéditions entreprises dans des pays chauds et insalubres doivent être préparées et conduites avec un souci tout particulier de l'hygiène ; le principal danger venant non d'un ennemi, d'ordinaire peu redoutable, mais du climat et des maladies endémiques ; les Anglais, qui ont acquis une grande expérience de ces expéditions, ne reculent devant aucune dépense pour améliorer l'hygiène de leurs soldats.

Le plan que nous suivrons dans cet ouvrage a été calqué sur le programme de notre cours d'hygiène du Val-de-Grâce ; nous étudierons successivement les questions suivantes :

1° Recrutement au point de vue de l'hygiène militaire (Ch. i).

2° Exercices ; accidents observés pendant les marches et mesures à prendre pour les éviter (Ch. ii et iii).

3° Propreté individuelle du soldat, bains-douches. Prophylaxie des maladies vénériennes et de la variole (Ch. iv).

4° Alimentation. Pain et biscuit. Viande. Conserves de guerre (Ch. v à viii).

5° Boissons. Thé, café. Boissons alcooliques. Eau. Procédés employés pour purifier l'eau de boisson (Ch. ix, x, xi).

6° Habillement et équipement (Ch. xii).

7° Choix de l'emplacement d'une caserne. Matériaux de construction. Casernes (Ch. XIII et XIV).

8° Camps baraqués et sous tentes. Cantonnement. Bivouac (Ch. XV).

9° Hôpitaux permanents, baraqués ou sous tentes (Ch. XVI).

10° Ventilation. Chauffage. Éclairage (Ch. XVII et XVIII).

11° Latrines (Ch. XIX).

12° Désinfection (Ch. XX, XXI et XXII).

TRAITÉ
D'HYGIÈNE MILITAIRE

CHAPITRE PREMIER

DU RECRUTEMENT AU POINT DE VUE DE L'HYGIÈNE MILITAIRE

I. La première règle de l'hygiène militaire est d'éliminer de l'armée tout homme trop faible pour supporter les fatigues du service. — Conditions d'aptitude au service militaire. — De l'âge et de la taille. — Influences qui agissent sur la taille. — Valeur des indications fournies par la mensuration du périmètre thoracique, par le poids du corps. etc. — II. Il faut s'efforcer d'éliminer de l'armée les hommes atteints de maladies pouvant s'aggraver au service ou de maladies transmissibles difficiles à guérir. — III. Nécessité d'introduire la réforme temporaire dans notre législation militaire.

La première règle de l'hygiène militaire doit être d'éliminer de l'armée tous les hommes atteints d'infirmités, de maladies chroniques, ou simplement trop faibles pour supporter les fatigues du service *en campagne*. Il ne faut jamais perdre de vue que le soldat est fait pour la guerre, et que tout homme qui, en cas de guerre, devrait rester en arrière, est une non-valeur au moins pour l'armée active. La santé d'un jeune soldat trop faible pour le métier militaire peut s'altérer de plus en plus sous l'influence des fatigues de la vie militaire; d'autre part, l'État a tout intérêt à ne pas entretenir des hommes qui passent la plus grande partie de leur temps à l'hôpital ou en congé de convalescence, et qui, en cas de mobilisation, ne pourraient rendre aucun service.

Nous devons donc tout d'abord nous occuper du recrutement au point de vue de l'hygiène, étudier les conditions générales d'aptitude au service militaire et examiner quels sont les signes qui peuvent guider le médecin chargé d'apprécier cette aptitude.

I. Conditions d'aptitude au service militaire. A. *Age*[1]. — En France le service militaire commence à vingt ans; en réalité, la plupart des soldats ont vingt et un ans au moment de l'incorporation. La liste de recensement comprend chaque année les jeunes gens qui ont accompli leur vingtième année l'année précédente : le tirage au sort et les opérations des conseils de revision prennent beaucoup de temps et l'appel de la classe n'a lieu qu'au mois de novembre : les plus jeunes des appelés ont, à ce moment, vingt ans et dix mois.

Les engagements volontaires sont reçus à partir de dix-huit ans.

On a critiqué l'âge de l'appel sous les drapeaux : on a dit qu'à vingt ans l'homme n'était pas encore complètement formé; on a même créé le mot de *prématuration* et on a proposé de reporter à vingt-trois, vingt-quatre ou vingt-cinq ans l'âge du service militaire.

Il est certain qu'à vingt ans, le squelette n'a pas encore acquis tout son développement, beaucoup de soudures osseuses ne sont pas complètes et, ce qui prouve bien que le squelette continue à se développer, la taille augmente presque toujours de vingt à vingt-cinq ans.

L'accroissement de la taille de vingt à vingt-cinq ans est en moyenne de 20 millimètres, quelquefois de 40 à 45 millimètres (Robert, *Rec. mém. méd. milit.*, 1863).

Les lamelles épiphysaires des corps vertébraux se soudent de vingt à vingt-cinq ans, les pièces supérieures du sternum de vingt-cinq à trente, l'angle inférieur et le bord spinal de l'omoplate de vingt-deux à vingt-quatre ans, l'extrémité supérieure de l'humérus de vingt à vingt-cinq ans, l'épine iliaque antéro-supérieure, la crête iliaque et l'ischion vers vingt-cinq ans; le grand et le petit trochanter se soudent au corps du fémur de vingt à vingt-huit

---

1. Quetelet. Rech. sur l'homme et le développement de ses facultés. Paris. 1835. — Dally. L'hygiène des âges au point de vue des devoirs sociaux. Les dangers de la prématuration. *Revue d'hygiène*, 1883, p. 205. — Vallin. De la prématuration militaire. *Même Rec.*, 1883, p. 332. — Lagneau. Remarques anthropol., médic. et démogr. sur la validité du soldat et sur la durée du service. *Acad. de méd.*, 5 janv. 1886. — Coustan. La prématuration militaire et le cœur surmené. Bordeaux. 1885. — Dimitrescov (de Bucarest). Consid. sur l'âge qui convient le mieux au service militaire. *Congrès d'hyg. de Londres*, 1891.

ans; les muscles n'ont donc pas à vingt ans des points d'attache aussi solides qu'à vingt-cinq.

L'homme n'acquiert son maximum de force qu'à vingt-cinq ans; de vingt-cinq à trente, sa force est à peu près stationnaire, elle va ensuite en déclinant, comme le montrent les chiffres suivants, empruntés à Quetelet, qui donnent, pour les âges de seize à cinquante ans, la force rénale moyenne de l'homme et la force de traction des deux mains.

	Force rénale. Kilogr.	Force de traction des 2 mains. Kilogr.
16 ans.	102	63
18 ans.	130	79
20 ans.	138	84
25 ans.	155	88
30 ans.	154	89
40 ans.	122	87
50 ans.	101	74

Andral et Gavarret ont constaté que l'intensité respiratoire chez l'homme atteint son maximum vers l'âge de trente ans et diminue ensuite jusqu'à la vieillesse.

La pratique est d'accord avec la théorie pour démontrer qu'au-dessous de vingt ans l'homme n'est pas assez fort, en général, pour faire un soldat. Toutes les fois que des nécessités impérieuses ont imposé des levées anticipées, on a constaté, comme en 1813, que les jeunes gens de dix-sept à dix-neuf ans n'avaient pas la force de résistance suffisante et qu'ils ne servaient, comme l'écrivait Napoléon 1er, qu'à encombrer les hôpitaux.

Mais la pratique a démontré aussi qu'à vingt et un ans la plupart des jeunes gens, bien qu'ils n'aient pas atteint tout leur développement, sont assez forts pour supporter les fatigues du service militaire, et on peut dire que la loi a été très sage en fixant, comme elle l'a fait, l'âge de l'appel sous les drapeaux. On peut d'ailleurs, si les jeunes gens qui se présentent au conseil de revision sont faibles et incomplètement développés, les ajourner pendant deux ans; c'est là une disposition très heureuse de la loi de 1872, qui a été reproduite dans la loi de 1889 [1].

A vingt-quatre ou vingt-cinq ans un homme est établi, marié souvent, comment exiger qu'il quitte ses affaires et sa famille pour

1. « Peuvent être ajournés deux années de suite à un nouvel examen du conseil de revision les jeunes gens qui n'ont pas la taille réglementaire de 1m.54 ou qui sont reconnus d'une complexion trop faible pour un service armé. » (Art. 27 de la loi du 15 juillet 1889 sur le recrutement de l'armée.)

accomplir son service militaire? En retardant l'époque à laquelle les hommes peuvent se marier on exercerait une influence néfaste sur le chiffre d'accroissement de la population, déjà si faible chez nous. Enfin les armées modernes ont besoin d'un grand nombre de soldats, du plus grand nombre possible, et en retardant l'âge du service militaire, on diminuerait l'effectif de l'armée.

On ne peut donc pas demander que l'âge du service militaire soit retardé, mais il faut bien savoir qu'il y a danger à l'avancer. Lorsque des jeunes gens de dix-huit à dix-neuf ans demandent à contracter des engagements volontaires, les médecins militaires doivent se montrer très sévères et ne déclarer aptes au service que ceux qui sont développés d'une manière exceptionnelle pour leur âge.

Dans toutes les expéditions faites dans les pays chauds, ce sont les hommes les plus jeunes qui ont fourni le plus de malades et le plus de décès: dans l'armée française, l'infanterie de marine composée d'hommes de vingt à vingt-trois ans est toujours beaucoup plus éprouvée que la légion étrangère composée d'hommes plus âgés en général. D'après M. le Dr Rangé, pendant la campagne du Dahomey (1892), les rapatriements pour cause de maladie ont atteint les chiffres suivants (*Arch. de méd. nav.*, 1893) :

> Légion étrangère. . . . . 45 pour 100.
> Artillerie de marine. . . . . 54 —
> Infanterie de marine. . . . . 80 —

La fatigue donne lieu rapidement chez les jeunes soldats au découragement, à la nostalgie qui prédisposent aux maladies et en aggravent les effets (Roucu, *Arch. de méd. nav.*, 1891. — Coustan, Les maladies imputables au surmenage dans l'armée). Il serait donc indispensable de n'envoyer aux colonies que des soldats âgés de vingt-trois ans au moins et, à ce point de vue, la constitution d'une armée coloniale s'impose.

B. *Taille*[1]. — Le minimum de taille exigé en France pour le service militaire a beaucoup varié, comme on peut s'en rendre

1. Quetelet. Sur la taille de l'homme dans les villes et les campagnes. *Ann. d'hyg. et de méd. lég.*, 1830. — Villermé. Sur la loi de croissance de l'homme. *Même Rec.*, 1831. — Boudin. Traité de géogr. et de statist. méd., 1857. — Du même, Études ethnologiques sur la taille et le poids de l'homme chez les divers peuples. *Rec. mém. méd. milit.*, 1863, 3e série, t. IX et X. — Sistach. Études statist. sur les infirmités et le défaut de taille comme cause d'exemp. du service milit. *Rec. mém. méd. milit.*, 1861, t. VI. p. 353. — Broca. Mém. d'anthropologie, Paris, 1871. — Lagneau, Remarques ethnolog. sur la répartition de certaines infirmités. *Mém. de l'Acad. de méd.*, 1869-1870. — Morache. Traité d'hyg. milit., 2e édit., Paris, 1886. — Chervin. Essai de géogr. méd. de la France, Paris, 1880. — Lagneau, art. France (Anthropologie) in *Diction. encyclop. des Sc. méd.*

compte en consultant le tableau suivant que nous empruntons au *Traité d'hygiène militaire* de M. Morache :

Minimums de taille exigés dans l'armée française depuis 1691.

2 déc. 1691, *minimum de l'infanterie.* { temps de paix. .	1^m,705	
{ temps de guerre.	1 ,678	
27 novembre 1776, *minimum des milices.*	1 ,624	
25 mars 1776, *minimum de l'infanterie.*	1 ,651	
22 juillet 1792.	1 ,624	
8 fructidor an VIII.	1 ,541	
1813.	1 ,520	
11 mars 1818.	1 ,570	
11 décembre 1830.	1 ,540	
11 mars 1832.	1 ,560	
1er février 1868.	1 ,550	
27 juillet 1872.	1 ,540	
15 juillet 1889	1 ,540	

A ne considérer que les premiers et les derniers chiffres de ce tableau, on serait tenté de croire que la taille moyenne des Français a été en décroissant, qu'il y a eu dégénérescence de la race, puisqu'on a été obligé d'abaisser le minimum de taille du soldat de 1 m. 70 à 1 m. 54. Plusieurs auteurs ont soutenu cette thèse qui a été réfutée par Boudin, par Broca et par M. Morache. Boudin a conclu de ses recherches que la taille moyenne des Français, loin de diminuer, s'était accrue (*Rec. mém. méd. milit.*, 1863, 3e série, t. X, p. 1); Broca a constaté, pour la période de 1837 à 1864, que la taille n'avait pas diminué en France.

M. Morache a recherché quel avait été le nombre des exemptés pour défaut de taille et pour infirmités sur 1000 hommes réellement examinés par les conseils de revision de 1844 à 1868, soit pendant une période de vingt-cinq années, et il est arrivé aussi à conclure que l'aptitude physique de notre population, au point de vue de la taille, loin de diminuer, s'était améliorée. Le nombre des hommes de grande taille n'augmente pas, ce sont les tailles moyennes qui deviennent plus communes, apparemment par suite du mélange des races (MORACHE, *op. cit.*, 1re édit., p. 101).

Les causes qui ont conduit tantôt à augmenter, tantôt à diminuer le chiffre du minimum de taille du soldat, sont faciles à saisir.

Autrefois les armées, peu nombreuses, étaient composées en grande partie de mercenaires. On tenait à avoir de beaux hommes pour les pompes royales et aussi pour les combats; on s'abordait souvent et dans les luttes corps à corps des hommes de grande taille avaient l'avantage; d'autre part, les armes très pesantes ne pouvaient être maniées que par des hommes grands et vigoureux.

Les modifications apportées dans l'armement et la nécessité d'augmenter les effectifs ont modifié l'état de la question. Aujourd'hui, avec nos armes perfectionnées, un homme de 1 m. 54 peut rendre autant de services qu'un homme de grande taille, il manie son fusil tout aussi bien que lui; il n'en était pas de même avec le fusil à baguette.

En examinant les modifications apportées à la fixation de la taille du soldat, il est facile de voir que le minimum a été abaissé chaque fois qu'il a été nécessaire d'augmenter les effectifs et relevé toutes les fois que cette nécessité a disparu. « Sous Louis XIV et Louis XV, les armées permanentes, relativement peu nombreuses en proportion de la population, peuvent encore se recruter parmi les hommes de grande taille; mais, déjà en 1776, époque de la reconstitution très sérieuse de l'armée, le législateur est obligé de descendre au minimum de 1 m. 651; en 1792, aux époques de grandes levées, on doit admettre les soldats jusqu'à 1 m. 624; puis tout disparaît avec la tourmente révolutionnaire et les levées en masse qui deviennent nécessaires; on prend alors tous les gens valides, grands ou petits, et lorsque, en l'an VIII, le général Jourdan fait régulariser le recrutement, il est obligé de porter le minimum à 1 m. 544, preuve évidente qu'il avait été bien souvent dépassé pendant les années précédentes. Pendant les guerres de l'Empire, ce minimum reste en vigueur; puis, lorsque les besoins augmentent et qu'il devient nécessaire de faire un appel désespéré aux forces vives du pays, c'est jusqu'à 1 m. 520 qu'on arrive à descendre, taille presque illusoire, car avec l'ancien armement, avec le lourd fusil se chargeant par le canon, bien peu d'hommes aussi petits pouvaient rendre des services bien réels. La loi de 1818 est promulguée à une époque où la paix semble assurée pour longtemps; les contingents ne sont plus que de 40 000 hommes, on peut donc élever la taille, elle remonte à 1 m. 570. En 1830, au lendemain de la révolution de Juillet, on semble craindre d'avoir de nouveau à soutenir la lutte contre l'Europe entière, il faudra des soldats en grand nombre, la taille redescend à 1 m. 540, comme en l'an VIII; puis tout se calme, l'Europe accepte le nouvel état de choses, et la loi de 1832 fixe le minimum de 1 m. 560, qui reste celui de toute cette période de trente années dont la fin fut cependant marquée par deux grandes guerres et de lointaines expéditions. » (MORACHE, *op. cit.*, 2ᵉ édit., p. 73.)

Depuis la guerre de 1870-1871 la nécessité d'avoir de gros effectifs s'est imposée à la France comme aux autres puissances militaires, le minimum de la taille a été abaissé à 1 m. 54, chiffre actuellement réglementaire (Loi du 15 juillet 1889 sur le recrutement de l'armée).

Ce chiffre de 1 m. 54 paraît équitable. Un homme de 1 m. 54 peut faire un bon fantassin. Les jeunes gens qui après avoir été ajournés deux ans au conseil de revision n'atteignent pas la taille de 1 m. 54 et qui d'ailleurs n'ont pas d'infirmités, sont placés dans les services auxiliaires.

Un homme dont la taille est inférieure à 1 m. 54 a les jambes très courtes, il peut difficilement suivre pendant de longues marches des camarades plus grands que lui; à plus forte raison, ne peut-il pas être placé dans la cavalerie; déjà un homme de 1 m. 54 ne peut pas faire un cavalier.

En adoptant un chiffre plus élevé comme minimum de taille, on exempterait un grand nombre d'hommes pouvant faire un bon service; de plus, on prendrait plus d'hommes dans certaines régions de la France que dans d'autres, on favoriserait par conséquent les populations de petite taille; ceci demande quelques explications.

Autrefois on pensait que les différences de taille observées entre les habitants de telles et telles régions tenaient au degré de salubrité et de fertilité de ces régions; on avait remarqué que dans les pays marécageux et dans les pays de montagnes les hommes étaient généralement petits.

Le degré de salubrité d'une région exerce une influence incontestable sur la taille de ses habitants.

Bertrand a constaté que dans le canton de Levroux (Indre), fertile et salubre, il n'y avait que 50 exemptions pour défaut de taille sur 1000 examinés, tandis que dans le canton de Mézières, situé au milieu des marais de la Brenne, il y en avait 145. (Rech. sur le recrutement dans l'Indre. *Rec. mém. méd. milit.*, 1865.)

Des observations analogues ont été faites dans la Haute-Loire par Péruy (*Rec. mém. méd. milit.*, 1867), et dans la Vendée par Lèques (*Même Rec.*, 1864). Mais cette influence n'est ni la seule, ni même la principale.

Boudin, le premier, a montré que l'influence de la race était prédominante et les recherches de Broca, de Sistach, de Lagneau, et de Chervin, ont confirmé cette opinion.

Lorsque, comme l'a fait Sistach, on classe les départements français : 1° d'après le nombre des exemptions pour défaut de taille; 2° d'après le nombre des exemptions pour infirmités de toute sorte, on constate que les départements qui ont le plus d'exemptions pour infirmités ne sont pas les mêmes que ceux qui présentent le plus d'exemptions pour défaut de taille.

Le département de l'Ardèche, par exemple, qui a le n° 1 pour les infirmités en général, qui est très salubre par conséquent, a le n° 83, un des derniers, sur la liste des exemptions pour défaut de taille.

En comparant les données relatives à la répartition des grandes et des petites tailles en France à celles de l'ethnographie, l'influence de la race devient évidente.

Dans la carte représentée ci-contre (fig. 1), que nous empruntons à M. Lagneau (*op. cit.*), les départements sont divisés en trois catégories :

1° 34 départements présentant de 24,39 à 56,48 exemptés pour 1000 (teinte blanche);

2° 26 départements présentant de 56,63 à 81,41 exemptés pour 1000 (teinte grise);

3° 26 départements présentant de 84,72 à 174,85 exemptés pour 1000 (teinte plus foncée).

Lorsqu'on examine cette carte qui diffère peu de celle dressée par Boudin, on est frappé de la démarcation très nette qui existe entre les départements à grande taille et les départements à petite taille. Une ligne oblique qui part de l'extrémité méridionale du département de la Manche et qui va aboutir au département des Hautes-Alpes en passant au nord des départements de la Mayenne, de la Sarthe, du Loir-et-Cher, du Loiret, de l'Yonne, de Saône-et-Loire, à l'est de la Loire et de la Drôme, divise la France en deux régions bien distinctes. La plupart des départements à teinte foncée se trouvent au sud et la plupart des départements à teinte claire au nord de cette ligne ; en outre, une zone de départements à teinte blanche ou grise correspond au bassin de la Garonne et se prolonge jusqu'à la vallée du Rhône. Or ces zones habitées par des populations à grande ou à petite taille correspondent très exactement à des populations ethnologiquement distinctes.

Lorsque César fit la conquête des Gaules, trois nations différentes occupaient le pays. « *Gallia est omnis divisa in partes tres quarum unam incolunt Belgæ, aliam Aquitani, tertiam qui, ipsorum linguâ, Celtæ, nostrâ Galli appellantur. Hi omnes linguâ, institutis, legibus, inter se differunt; Gallos ab Aquitanis Garumna flumen, a Belgis Matrona et Sequana dividit.* » (*De bello Gallico,* lib. I, cap. 1).

Reportons-nous maintenant à la carte des défauts de taille : la zone blanche principale correspond évidemment au pays des Belges et

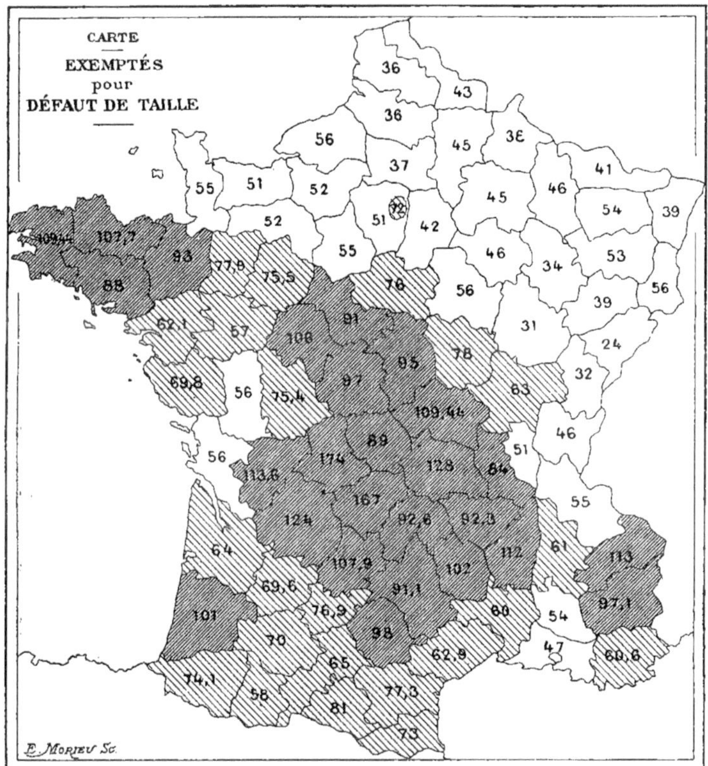

Fig. 1. — Carte donnant par département le nombre des exemptés pour défaut de taille sur 1000 hommes examinés.

des Galates, la plupart d'origine germanique ou kymrique, que César dépeint comme des hommes de haute taille, à la chevelure blonde.

Au sud-ouest (bassin de la Garonne) se trouvaient les Aquitains qui, d'après Strabon, ressemblaient aux Ibères.

Enfin les régions intermédiaires étaient occupées par les Celtes dont un dialecte se parle encore en Bretagne. Les populations de race celtique forment trois groupes distincts qui correspondent aux départements ayant le plus grand nombre d'exemptions pour défaut de taille : Bretagne, Centre de la France, Alpes. Les anciens auteurs décrivent les Celtes comme des hommes de petite taille, aux cheveux bruns, tandis qu'ils s'accordent avec César pour dire que les Belges et les Galates étaient de haute taille avec des cheveux blonds.

Il est remarquable que malgré les invasions et les migrations, malgré les unions incessantes entre individus de races différentes, les caractères de race soient aujourd'hui encore aussi prononcés ; ces caractères sont d'ailleurs d'autant plus marqués que les populations sont plus isolées ; c'est ainsi que les cantons du centre de la Bretagne ont plus d'exemptions pour défaut de taille que les cantons maritimes ; sur les côtes le mélange des races se fait mieux qu'à l'intérieur où les immigrants sont en très petit nombre.

L'exemple des Bretons et des Normands qui vivent dans des conditions à peu près semblables, et, on peut le dire, côte à côte, est très frappant ; les deux races sont restées bien distinctes ; les Normands, qui descendent des Germains, sont grands en général, tandis que les Bretons, d'origine celtique, sont de petite taille [1].

L'influence de la race est également évidente si l'on considère les chiffres du minimum de taille adoptés par les différentes nations européennes (Morache, *op. cit.*). Les peuples d'origine germanique (Allemands, Anglais, Suédois) ont un minimum de taille notablement plus élevé que les peuples d'origine celtique mélangée (France, Espagne) et que les Slaves (une partie de l'Autriche).

	Minimum de taille.
Empire d'Allemagne	$1^{m},570$
Angleterre	1 ,600
Suède	1 ,608
Belgique	1 ,570
France	1 ,540
Italie	1 ,560
Espagne	1 ,560
Autriche	1 ,530

Il n'y a pas de chiffre *maximum* pour la taille du soldat, on adopte seulement pour certains corps des chiffres minimum et maximum ; il y a avantage, par exemple, à exclure de la cavalerie les hommes de grande taille qui sont lourds et qui surchargeraient les chevaux.

1. Nous renvoyons le lecteur qui voudrait approfondir cette question aux travaux de Boudin, de Sistach, de Chervin, de Lagneau déjà cités et en particulier au savant article FRANCE (Anthropologie) de M. Lagneau, in *Diction. encyclop. des Sc. méd.*

Le tableau suivant indique les tailles qui sont exigées en France
pour les différentes armes :

	Minimum.	Maximum.
Infanterie.	1^m,54	pas de maximum.
Cuirassiers.	1 ,70	1^m,75
Dragons	1 ,64	1 ,70
Spahis (français).	1 ,59	1 ,67
Chasseurs d'Afrique.	1 ,59	1 ,67
Chasseurs et hussards.	1 ,59	1 ,64
Artillerie.	1 ,66 [1]	pas de maximum.
Bataillons d'artillerie de forteresse.	1 ,66	—
Compagnies d'ouvriers.	1 ,54	—
Génie.	1 ,66	—
Train des équipages.	1 ,62	...

Une tolérance de taille est accordée aux ouvriers spéciaux : maré-
chaux-ferrants, selliers, armuriers, tailleurs, cordonniers.

On a dit quelquefois que les hommes de grande taille étaient
moins résistants que les hommes de taille moyenne ; les hommes
de grande taille, quand ils sont bien conformés, peuvent donner
des soldats aussi vigoureux que les hommes de taille moyenne,
mais il arrive assez souvent que les jeunes gens de taille élevée
qui ont grandi vite, ont un développement thoracique insuffisant ;
on s'explique ainsi l'opinion des auteurs qui, pour le service
militaire, préfèrent les hommes de moyenne ou de petite taille
aux hommes très grands. Ajoutons que les hommes de grande
taille ont besoin de plus d'aliments et que par suite ils peuvent
présenter, dans certaines conditions, moins de résistance que
les autres. Pendant la retraite de Russie les hommes du Midi
supportèrent mieux le froid et les privations que les hommes du
Nord (Larrey).

Les jeunes gens de grande taille doivent être examinés avec un
soin particulier au point de vue du développement de la poitrine.

Au conseil de revision la taille est mesurée dans la station verticale ; on ne se sert de la toise horizontale que lorsqu'il y a doute,
ou bien lorsque les jeunes gens ne se tiennent pas convenablement sous la toise verticale. Il faut bien savoir que dans la position horizontale la taille s'allonge de 0 m. 01 environ, par suite
de l'effacement des courbures de la colonne vertébrale.

A la suite de longues marches les courbures de la colonne vertébrale s'accentuent et la taille diminue. M. le Dr E. Lévy a cons-

1. Pour la moitié du contingent de l'artillerie ; 1^m,60 à 1^m,64 pour l'autre moitié.

taté que chez les coureurs ayant pris part à la course de Paris à Belfort, la taille avait diminué et que la diminution était de plusieurs centimètres chez quelques-uns. Il arrive quelquefois que des jeunes gens qui sont sur la limite au point de vue de la taille, arrivent à se faire placer dans le service auxiliaire en exécutant de longues marches avant de se présenter au conseil de revision. Cette fraude est plus difficile aujourd'hui qu'autrefois; les jeunes gens ne sont classés dans le service auxiliaire, pour défaut de taille, qu'après avoir été ajournés deux fois; après s'être présentés trois fois par conséquent au conseil de revision.

C. *Appréciation du degré de force de la constitution; valeur des indications fournies par la mensuration du thorax, par le poids du corps, etc.* — Lorsque les armées étaient peu nombreuses et qu'on pouvait choisir les soldats parmi les hommes les plus forts, il était facile d'éliminer les sujets douteux et on pouvait s'efforcer, dans le choix des hommes, de se rapprocher d'un type idéal: Végèce dans l'antiquité et de nos jours M. le médecin principal Vincent ont très bien tracé ce portrait du soldat type.

« Le nouveau soldat, dit Végèce doit avoir les yeux vifs, la tête élevée, la poitrine large, les épaules fournies, la main forte, les bras longs, le ventre petit, la taille dégagée, la jambe et le pied moins charnus que nerveux. » (*De re militari*.)

Dans son étude *Du choix du soldat* Vincent énumère ainsi qu'il suit les qualités physiques, que l'on doit rechercher chez le soldat : « Une stature plus ou moins élevée, bien prise dans son ensemble ou quelque peu ramassée, mais sans infériorité trop sensible avec le poids correspondant du corps: une conformation générale symétrique, exempte de maigreur ou d'obésité : une tête régulière pourvue d'une saine chevelure et aisément portée sur un cou suffisamment charnu et pur de tout relief goitreux et de souillure scrofuleuse: un visage modérément coloré, empreint du signe de l'intégrité fonctionnelle des organes des sens et de l'intelligence: la voix pleine, libre et sonore: une bonne digestion exprimée localement par la souplesse de la région abdominale, et, dans son état général, par un embonpoint moyen: la respiration aisée et profonde: la circulation calme et uniforme: un torse flexible et robuste, suffisamment cambré et témoignant, par l'ampleur de la poitrine, l'épaisseur des épaules, le délié de la ceinture, l'exiguïté du ventre et le développement des hanches, de l'état parfait de la charpente, des parties enveloppantes et des organes contenus; les membres bien attachés, droits et musculeux, terminés par des extrémités fortes ou fines, en raison de la race et de la condition, mais toujours complètes, vigoureuses et librement agissantes ; la peau ferme, sans rudesse, plus ou moins velue, nette d'empreintes cachectiques et de bride cicatricielle, d'un teint blanc, rosé ou bistré, mais non livide, parcourue de sillons veineux plus ou moins marqués, sans relief variqueux, ni marbrures lymphatiques ; une force musculaire suffisamment dessinée ; une virilité pleinement accusée ; enfin, l'harmonie du tout, appréciable toujours à un œil exercé, et marque certaine de l'exercice des fonctions vitales : tels sont, il nous semble, rangés dans un ordre méthodique, les traits sous lesquels il est possible de reconnaître la bonne constitution chez un homme de vingt ans et de le déclarer apte au service militaire. » (*Rec. mém. méd. milit.*, 1861, 3e série, t. VI.)

Avec la loi sur le service obligatoire on est devenu moins difficile : on n'élimine plus que les jeunes gens qui ont des maladies ou infirmités incompatibles avec le service ou qui ne sont pas assez forts pour supporter les fatigues de la vie militaire.

La faiblesse générale est souvent assez apparente pour frapper tous les yeux : le teint est pâle, le système musculaire est peu développé, les reliefs des gastrocnémiens, des biceps, des deltoïdes sont faibles et les muscles manquent de consistance, le thorax est étroit, peu en rapport avec la taille, souvent les omoplates présentent la disposition connue sous le nom de *scapulæ alatæ* ; la peau est flasque et se laisse pincer par larges plis, même au niveau des points où existent d'ordinaire des saillies musculaires ; enfin l'examen des organes révèle souvent la cause de la faiblesse : tuberculose, maladies du cœur, etc.

Mais à côté des cas dans lesquels la faiblesse est évidente et de ceux où elle est la conséquence de maladies bien caractérisées, il y en a beaucoup d'autres dans lesquels il n'est pas facile de se prononcer.

Il faudrait se garder de baser son jugement uniquement sur le degré d'embonpoint ou de maigreur. Beaucoup de jeunes gens qui sont mal nourris sont maigres, bien que très vigoureux et très aptes au service militaire ; certains se surmènent avant de se présenter au conseil de revision afin de paraître plus faibles qu'ils ne sont en réalité. D'autre part, comme on juge toujours par comparaison, un jeune homme d'aptitude douteuse sera trouvé bon s'il se présente après une série d'individus faibles, mauvais s'il passe devant le conseil après une série d'individus plus forts que lui.

Il serait donc très important d'avoir un signe qui permît de reconnaître si un jeune homme qui n'a d'ailleurs aucune maladie ou infirmité, est apte ou non au service militaire ; ce *criterium*, on a cru l'avoir trouvé dans la mensuration du thorax.

La question de la mensuration du thorax et de sa valeur au point de vue de l'appréciation de la force et de l'aptitude au service militaire a été l'objet d'un grand nombre de travaux dus presque tous à des médecins militaires et nous devons nous y arrêter.

Dès 1840 Michel Lévy, alors professeur d'hygiène au Val-de-Grâce, appelait l'attention de ses élèves sur l'importance de la mensuration du thorax.

En 1845 L. Laveran donnait dans la *Gazette médicale de Paris* les résultats de la mensuration du thorax chez 236 adultes ; la moyenne du périmètre thoracique était de 0 m. 80. Les hommes avaient été divisés en deux groupes : forts et faibles ; le périmètre thoracique des hommes classés comme forts était de 0 m. 83 en moyenne, celui des hommes classés comme faibles n'était que de 0 m. 77 ; l'importance de la mensuration de la poitrine pour juger de la force de la constitution ressortait nettement de ces chiffres.

Dans son travail déjà cité Vincent insiste sur l'importance des données fournies par la mensuration du thorax.

En 1863 Allaire examine au point de vue du périmètre thoracique 730 hommes appartenant au régiment des chasseurs à cheval de la Garde impériale, et il arrive aux résultats suivants (*Rec. mém. méd. milit.*, 1863, 3e série, t. X, p. 161) :

```
Age moyen. . . . . . . . . . . . . . . . . . . . .   30 ans.
Taille moyenne. . . . . . . . . . . . . . . . . .   1m,68
Circonférence thoracique moyenne. . . . .   0m,90
```

En 1868 Bernard fait des observations analogues sur 400 hommes du bataillon de chasseurs à pied de la Garde impériale (*Rec. mém. méd. milit.*, 1868, 3e série. t. XX, p. 371) et il obtient les chiffres qui suivent :

```
Age moyen. . . . . . . . . . . . . . . . .   30 ans 6 mois.
Taille moyenne. . . . . . . . . . . . . .   1m,94
Circonférence thoracique moyenne.   0m,87
```

En 1871 deux médecins militaires russes, Seeland et Stolarof publient sur ce sujet un travail très intéressant (Revue milit. russe, 1871), dont la traduction en langue française par Saniewski paraît en 1873 dans le *Bulletin de la réunion des officiers*.

Le tableau suivant résume les résultats des mensurations faites

par Seeland et Stolarof; il est à noter que la plupart des hommes
examinés appartenaient aux corps de la Garde impériale russe.

NOMBRE des hommes mesurés.	TAILLE	DEMI-TAILLE	PÉRIMÈTRE thoracique.
55	1ᵐ,534 à 1ᵐ,555	0ᵐ,772	0ᵐ,856
726	1 ,555 à 1 6,00	0 ,789	0 ,861
1273	1 ,600 à 1 ,645	0 ,811	0 ,876
1451	1 ,645 à 1 ,689	0 ,833	0 ,892
932	1 ,689 à 1 ,734	0 ,856	0 ,903
376	1 ,734 à 1 ,778	0 ,878	0 ,911
117	1 ,778 à 1 ,823	0 ,900	0 ,919
4930	Moyenne . 1ᵐ,659	0ᵐ,829	0ᵐ,887

Sur 4930 soldats russes examinés, la taille moyenne était donc
de 1 m. 659 et le périmètre thoracique de 0 m. 887, notablement
supérieur à la demi-taille (0 m. 829).

En comparant des hommes de même taille, les uns de constitution robuste, les autres faibles ou phtisiques comme avait fait mon
père, les mêmes auteurs arrivent aux résultats suivants :

	Taille.	Demi-taille.	Périmètre thoracique.
1° { Hommes de constitution faible. .	1ᵐ,645	0ᵐ,822	0ᵐ,827
{ Hommes de constitution robuste.	1 ,645	0 ,822	0 ,882
2° { Phtisiques.	1 .667	0 ,834	0 ,831
{ Hommes robustes de même taille.	1 ,667	0 ,834	0 ,892

Seeland et Stolarof concluent de leurs recherches que : *chez un
individu bien constitué la circonférence thoracique excède toujours
la demi-taille de 25 à 40 millimètres;* cette conclusion semble en
effet s'imposer après la lecture de leur travail.

Capdevielle dans sa thèse (Paris, 1873) donne les résultats de
recherches faites sur 180 sujets (médecins stagiaires du Val-de-
Grâce et soldats en traitement pour des affections chirurgicales
légères), et il arrive aux mêmes conclusions que Seeland et Stolarof.

Il était indiqué, après tant de travaux concordants, de faire
passer dans la pratique la formule si commode de Seeland et Stolarof; on l'a tenté en effet dans les différentes armées européennes,
mais on a reconnu bien vite qu'il n'était pas possible d'appliquer

cette formule dans sa rigueur. (E. VALLIN, De la mensur. du thorax et du poids du corps du Français de 21 ans au point de vue de la revision. *Rec. mém. méd. milit.*, 1876.)

En Russie on a constaté qu'il était impossible d'assurer le recrutement dans ces conditions.

En France on avait décidé en 1876 de ne déclarer aptes au service que les hommes dont le périmètre thoracique égalait la demi-taille plus 2 centimètres. Le jour de l'ouverture des conseils de revision des dépêches affluèrent de tous côtés rendant compte qu'on éliminait ainsi un nombre excessif de jeunes gens; il fallut rapporter l'ordre donné.

L'instruction ministérielle de 1877 sur l'examen des recrues devant les conseils de revision, sans fixer de règle absolue, donnait le chiffre de 0 m. 78 comme un minimum au-dessous duquel il était rare de voir s'abaisser le périmètre thoracique chez les sujets aptes au service militaire. Les dernières instructions ministérielles françaises ne donnent plus aucun chiffre pour le périmètre thoracique compatible avec le service militaire.

En Belgique une circulaire du 25 mars 1880 prescrivait que chez les hommes dont la taille n'atteignait pas 1 m. 65, le périmètre thoracique devait excéder la demi-taille de 20 millimètres au moins; cet excédent pouvait être réduit de 10 mm. pour les hommes dont la taille dépassait 1 m. 65. En 1881 et 1882 on fut obligé de prendre 20 à 25 pour 100 de miliciens ne répondant pas aux conditions réglementaires (TITECA, *Arch. de méd. milit. belges*, 1883, n° 2).

En Allemagne le règlement concernant l'aptitude au service militaire constate que le périmètre thoracique n'est pas un critérium; il devra toujours être rapproché, dit le règlement, de la dilatabilité de la poitrine et de la structure générale du corps. Le périmètre de 0 m. 80 (à l'expiration) est donné comme un minimum pour les tailles moyennes, minimum qui ne suffit que si le corps est bien bâti du reste et si l'amplitude respiratoire n'est pas au-dessous de 0 m. 05. (*Arch. de méd. milit.*, 1883, t. II, p. 60.)

Il n'y a guère que la loi anglaise sur le recrutement qui ait maintenu un minimum légal pour le périmètre thoracique: mais l'armée anglaise n'est pas comparable aux autres armées européennes; elle ne se recrute qu'à l'aide d'engagements volontaires, ses effectifs sont faibles et on peut se montrer difficile pour le choix des hommes.

On s'explique facilement que les conclusions des travaux précités se soient trouvées en défaut lorsqu'on a voulu les faire passer dans la pratique des conseils de revision.

Ainsi que M. Vallin l'a très bien montré (*op. cit.*), Allaire, Bernard, Seeland et Stolarof ont été conduits à donner des chiffres trop élevés du périmètre thoracique, parce que leurs recherches ont porté sur des soldats au service depuis plusieurs années, et le plus souvent sur des soldats d'élite (chasseurs à pied ou à cheval de la Garde impériale française, soldats de la Garde impériale russe): le thorax se développe sous l'influence de l'âge et des exercices militaires : les résultats obtenus par ces auteurs ne sont donc pas applicables à l'examen des recrues.

Bien que la pratique ait démontré qu'on ne pouvait pas exiger pour l'aptitude au service militaire un périmètre thoracique égal à la demi-taille plus deux centimètres. comme le demandaient Seeland et Stolarof, la mensuration du thorax n'en reste pas moins un des moyens les plus fidèles que nous ayons pour juger de cette aptitude.

Après avoir voulu donner à la mensuration du thorax une importance exagérée, on est tombé dans un excès contraire ; c'est la loi ordinaire des réactions en médecine.

D'après le Dr Toldt, médecin militaire autrichien. il faudrait refuser toute valeur à la mensuration du thorax par la raison qu'il n'y a pas de rapport direct entre la capacité thoracique et la circonférence thoracique. Il est certain que ce rapport n'est pas constant (Hutchinson, Hecht) et que le spiromètre seul donne des indications précises sur la capacité thoracique, mais comme on ne peut pas employer le spiromètre au conseil de révision, il faut bien se contenter de la mensuration du thorax qui d'ailleurs fournit des données assez exactes sur la capacité thoracique, comme le prouvent les recherches d'Arnold, de Hirtz, de Woillez et de Gintrac.

Nous nous sommes toujours bien trouvé, pour notre part, de faire la mensuration du thorax et nous avons constaté, conformément aux indications de l'instruction de 1877, que les jeunes gens dont le périmètre thoracique n'atteignait pas au moins 0 m. 78 pour les tailles moyennes et les petites tailles étaient très rarement aptes au service militaire. Les indications fournies par la mensuration du thorax, faciles à contrôler, sont souvent utiles pour entraîner la conviction des membres des conseils de revision lorsque l'aptitude d'un jeune homme au service militaire est discutable.

Il résulte des recherches de Mackiewicz que les périmètres thoraciques faibles se rencontrent quatre fois plus souvent chez les tuberculeux que chez les sujets sains; comme il importe de ne pas admettre dans l'armée les sujets prédisposés à la tuberculose, on voit qu'à ce point de vue encore la mensuration du thorax a une grande valeur (MACKIEWICZ, *Arch. de méd. milit.*, 1894, t. XXIV, p. 194).

L. Laveran, Seeland et Stolarof avaient signalé déjà les faibles périmètres thoraciques des tuberculeux.

On apprécie l'*amplitude respiratoire* en mesurant la poitrine pendant une inspiration et pendant une expiration forcées et en prenant la différence des deux mensurations.

Nous avons vu qu'en Allemagne on attribuait une grande importance au chiffre de l'amplitude respiratoire, malheureusement la volonté du sujet peut intervenir, ce qui est un gros inconvénient pour un moyen d'exploration qui doit servir au conseil de revision.

Mesurer la circonférence thoracique paraît facile; cependant si on fait faire cette mensuration sur un même individu par plusieurs personnes, il y a beaucoup de chances pour qu'il y ait autant de chiffres que d'observateurs.

La cage thoracique a une forme conique et elle est mobile, par suite son périmètre varie suivant la hauteur à laquelle on place le ruban métrique et suivant que la mensuration est faite pendant l'inspiration ou pendant l'expiration; enfin les muscles thoraciques peuvent, par les saillies qu'ils déterminent en se contractant, ou par les mouvements qu'ils impriment aux côtes et aux omoplates, modifier le périmètre thoracique; c'est ainsi que ce périmètre varie suivant que les bras sont levés ou abaissés.

Il est donc indispensable d'établir des règles précises pour la mensuration du thorax.

On doit se servir d'un ruban métrique inextensible.

Dans la mensuration *bimammaire* on place le ruban métrique juste au-dessous des mamelons; ce procédé, commode à cause des points de repère fournis par les mamelons, présente des inconvénients : les saillies des pectoraux et des régions mammaires, celles des omoplates, très fortes chez certains individus, viennent fausser les chiffres.

La mensuration *sous-pectorale*, préconisée par M. Vallin, ne présente pas les mêmes inconvénients et doit être préférée à la mensuration bimammaire; le ruban métrique est placé au-dessous de la saillie des pectoraux, à 0 m. 04 au-dessous des mamelons; la mensuration se fait dans l'intervalle de deux inspirations, les bras tombant naturellement le long du corps.

L'homme dont on prend le périmètre thoracique a une tendance instinctive à gonfler sa poitrine, pour éviter cette cause d'erreur, il est bon de lui prescrire de compter à voix haute, ce qui l'oblige à respirer d'une façon régulière.

La mensuration *sous-axillaire* qui consiste à placer le ruban métrique aussi haut que possible sous les aisselles donne des périmètres de 3 à 6 centimètres supérieurs à ceux obtenus par les procédés précédents. Les causes d'erreur sont plus nombreuses encore que dans la mensuration bimammaire (saillies des pectoraux, des grands dorsaux, des omoplates).

On a conseillé encore de prendre le périmètre *scapulaire* en faisant passer le ruban métrique par-dessus les bras, au milieu des deltoïdes (Lehrnbecher, *Deutsche militärärztl. Zeitschr.*, 1886). Les chiffres qu'on obtient ainsi sont influencés par le développement des deltoïdes plus encore que par celui de la cage thoracique.

Les *spiromètres* de Hutchinson, de Marey, etc., fournissent des indications précises sur la capacité respiratoire, mais ils présentent de graves inconvénients en ce qui concerne l'examen des jeunes gens devant les conseils de revision. Il faut un certain temps pour faire une bonne observation avec ces appareils et, si simple que soit leur fonctionnement, on aurait souvent de la peine à le faire comprendre à des conscrits qui ne parlent pas toujours le français. Ce qui rend surtout les spiromètres inapplicables à l'expertise en question, c'est que la volonté peut intervenir pour modifier les résultats de l'observation ; les jeunes gens désireux de se faire exempter du service militaire sauraient bien vite que, pour arriver à leur but, ils ne doivent pas souffler fort dans l'appareil.

La même objection s'adresse au *dynamomètre* qui pourrait permettre d'apprécier la force musculaire.

On a cherché dans le *poids du corps* une indication précise pour apprécier le degré d'aptitude au service militaire.

Le poids du corps varie avec l'âge et avec la taille.

Les chiffres suivants empruntés à Quetelet (*op. cit.*) donnent pour les âges qui nous intéressent l'échelle du développement de la taille et du poids de l'homme.

Age.	Taille.	Poids.
17 ans.	$1^m,634$	$52^k,85$
18 ans.	1 ,658	57 ,85
20 ans.	1 ,674	60 ,06
25 ans.	1 ,680	62 ,96
30 ans.	1 ,684	63 ,65
49 ans.	1 .684	64 ,67

Le poids augmente avec la taille, mais la progression du poids n'est pas la même que celle de la taille.

D'après les recherches de Quetelet 10 centimètres d'élévation dans la taille correspondent, pour les individus de 1 m. 50 à 1 m. 60, à 5 kilogr. d'augmentation dans le poids; pour ceux de 1 m. 60 à 1 m. 70 à 2 kilogr. 5; pour ceux de 1 m. 70 à 1 m. 80 à 2 kilogr.; pour ceux de 1 m. 80 et au-dessus, à 0 kilogr. 540 seulement.

Allaire (*op. cit.*) a trouvé que chez les hommes de 30 ans ayant une taille de 1 m. 68 le poids moyen était de 64 kilogr. Robert dans des conditions semblables (*op. cit.*) a obtenu comme poids moyen 64 kilogr. 325.

Ces chiffres élevés s'expliquent par ce fait que Allaire et Robert ont pris le poids moyen d'hommes de moyenne taille (1 m. 64 à 1 m. 68) et âgés de 30 ans. Les jeunes gens qui se présentent au conseil de revision ne sont pas comparables aux soldats de la Garde sur lesquels Allaire et Robert faisaient leurs observations; nous avons eu déjà l'occasion de le faire remarquer à propos du périmètre thoracique.

D'après Seeland le poids moyen des hommes de 1 m. 55 à 1 m. 60 est de 58 kilogr. 210; celui des hommes de 1 m. 60 à 1 m. 645, de 61 kilogr. 215; celui des hommes de 1 m. 645 à 1 m. 689, de 63 kilogr. 975.

L'important serait de connaître, non le poids moyen de soldats bien constitués, mais le poids *minimum* compatible avec le service militaire. Plusieurs observateurs ont cherché à déterminer ce minimum.

Parkes regardait comme impropres au service les jeunes gens qui à l'âge de dix-huit ans ne pesaient pas au moins 52 kilogr. D'après Fetzer, médecin-major wurtembergeois, le poids minimum de l'homme apte au service serait de 60 kilogr. et d'après Lehrnbecher, médecin bavarois, de 53 à 55 kilogr.

Mackiewicz estime qu'un homme dont le poids est inférieur à 54 kilogr. et qui a un périmètre des épaules inférieur à 1 m. 02 est presque toujours impropre au service militaire (*Arch. de méd. milit.*, 1888, p. 161).

En ce qui concerne spécialement les cuirassiers (hommes de 1 m. 70 à 1 m. 75), Doubre conclut que, toutes les fois qu'on trouve un périmètre inférieur à la demi-taille, avec un poids au-dessous de 60 kilogr., l'homme doit être déclaré impropre au service (*Rec. mém. méd. milit.*, 1882, t. XXXVIII, p. 529).

D'après M. Morache (*op. cit.*, p. 96) :

```
Vers 1m,55 le poids doit dépasser   55. . . kilogr.
  — 1 ,60   —    doit varier de   58 à 60   —
  — 1 ,65   -        —            61 à 62   —
  — 1 ,78   —        --           63 à 64   —
```

M. Vallin fixe à 50 kilogr. le poids minimum compatible avec le service militaire pour les hommes de petite taille ; les hommes de 1 m. 70 et au-dessus seraient suspects quand ils ne pèseraient pas 60 kilogr. et les hommes de 1 m. 80 et au-dessus quand ils ne pèseraient pas 70 kilogr. au moins.

Les poids suivants sont indiqués par Duponchel comme pouvant faire présumer l'inaptitude au service militaire :

```
De 1m,54  à   1m,50 moins de. . . . . . . . 50 kilogr.
De 1 ,60  à  1 ,65      —     . . . . . . . . 55   —
De 1 ,65  à  1 ,70      —     . . . . . . . . 57,5 —
De 1 ,70  à  1 ,80      —     . . . . . . . . 59   —
De 1 ,80 et au-dessus   —     . . . . . . . . 61   —
```

Il est certain qu'un homme de vingt ans qui ne pèse que 50 kilogr. n'est pas apte au service militaire ; la charge du fantassin qui dépasserait la moitié du poids de son corps est trop lourde pour lui ; mais il est rare qu'un homme de vingt et un ans, même petit et faible, n'atteigne pas ce poids.

En somme la donnée fournie par le poids du corps permet moins encore que celle fournie par le périmètre thoracique, de trancher les questions d'aptitude ou d'inaptitude au service militaire ; néanmoins elle est intéressante et elle sera utilement consultée dans certains cas.

Duponchel recommande aux médecins qui examinent des jeunes gens au point de vue de l'aptitude au service militaire de rechercher avec soin les deux signes suivants : *l'abaissement de la pointe du cœur, et la durée prolongée de l'expiration au sommet des poumons, particulièrement au sommet droit*, et d'en tenir grand compte lorsqu'ils les trouvent. (Du diagnostic de la faiblesse de constitution, *Arch. de méd. milit.*, 1887, t. IX.)

L'abaissement de la pointe du cœur indique soit une hypertrophie du cœur, soit un développement incomplet de la poitrine par suite duquel le cœur n'a pas pu prendre sa place normale, il a donc une importance incontestable ; mais ce signe est bien loin d'être constant chez les individus de constitution faible.

L'expiration prolongée aux sommets est souvent un des signes de la tuberculose au début, c'est surtout à ce point de vue qu'on doit lui attribuer une grande valeur ainsi qu'à la rudesse du bruit respiratoire et au retentissement de la voix qui dénoncent l'induration des sommets. Duponchel admet que chez les individus faibles, la vitalité des sommets et l'élasticité du tissu pulmonaire sont diminuées, d'où le prolongement de l'expiration; cette explication nous paraît bien hypothétique [1].

11. On doit s'efforcer d'éliminer les jeunes gens atteints de maladies pouvant s'aggraver au service ou de maladies transmissibles difficiles a guérir. — Il n'entre pas dans le plan de cet ouvrage de passer en revue la longue série des maladies ou infirmités qui sont incompatibles avec le service militaire [2]; nous nous bornerons à ce propos aux indications suivantes qui sont du domaine de l'hygiène :

1° Nécessité de tenir compte dans l'examen des jeunes gens un peu faibles qui se présentent au conseil de revision, de l'influence qu'exercera sur eux le service militaire.

2° Nécessité d'éliminer tous les jeunes gens atteints de maladies transmissibles difficiles à guérir.

3° Nécessité d'éliminer également les hommes atteints d'infirmités qui seraient une cause d'insalubrité dans les chambres de caserne ou de dégoût pour les autres hommes.

Il existe des états pathologiques que le service militaire peut améliorer, il en est d'autres qu'il aggrave presque toujours.

Un certain nombre de jeunes gens surmenés par leurs études, ou épuisés par des excès, d'autres qui ont des professions très fatigantes (les garçons de café, de restaurant, à Paris), d'autres enfin qui travaillent dans les mines ou qui appartiennent à des industries insalubres se présentent au conseil de revision avec tous les signes de l'anémie et d'une débilité plus ou moins prononcée.

Les effets d'une alimentation mauvaise ou insuffisante viennent souvent s'ajouter à ceux de la fatigue.

---

1. Consulter au sujet des moyens à employer pour constater l'aptitude au service militaire, outre les travaux cités dans le texte : les Traités d'hygiène militaire de Hammond, de Parkes, de Roth et Lex, de Morache et les ouvrages suivants: Woillez. Rech. pratiques sur l'inspection et la mensuration de la poitrine, Paris, 1838. — Gintrac, Rech. sur les dimensions de la poitrine dans leurs rapports avec la tuberculose. *Bullet. Acad. de méd.*. t. XXVII. — Aitken. De la croissance des recrues et de leur choix, Londres, 1862. — Hecht, De la spirométrie, th. Strasbourg, 1869. — Toldt, Studien über die Anatomie der menschlichen Brustgegend, Stuttgard, 1875. — Duponchel, Traité de médecine légale milit. Paris, 1890. — Laveran, L'hygiène milit. et les conditions d'aptitude au service militaire. *Revue scientif.*, 25 juin 1892.

2. Consulter à ce sujet l'instruction du 13 mars 1894 sur l'aptitude physique au service militaire.

Les hommes qui ont des professions insalubres peuvent présenter en outre les signes particuliers caractéristiques d'une intoxication professionnelle (liséré plombique chez les peintres, stomatite et tremblement chez les ouvriers qui manient le mercure, etc.).

Dans les cas où ces états pathologiques sont peu prononcés, ils ne sont pas un motif d'exemption ; on peut être sûr en effet que le service militaire, loin de les aggraver, exercera sur eux une très heureuse influence.

Pour que les intoxications saturnine et mercurielle entraînent l'exemption, il faut qu'il y ait cachexie et qu'on ne puisse pas prévoir la guérison à bref délai de la maladie. (Instruction du 13 mars 1894.)

Il en est de même du paludisme et du goitre léger ; les jeunes gens atteints de paludisme et habitant des régions malsaines bénéficieront du service militaire qui les fera sortir du milieu insalubre où ils vivent, mais pour qu'une guérison rapide puisse être obtenue il faut que la maladie ne soit pas arrivée encore à la cachexie avec augmentation considérable de la rate. Les hommes atteints de cachexie palustre ne pourraient guérir que très lentement, souvent après plusieurs années de traitement. De même pour le goitre qui ne peut disparaître rapidement que s'il est peu prononcé.

A côté de ces états pathologiques que le service militaire fait disparaître presque toujours, il en est d'autres qu'il aggrave et sur lesquels par conséquent l'attention du médecin doit être dirigée tout particulièrement.

En tête de ces maladies qui s'aggravent au service, nous citerons les affections du cœur. Sous l'influence des exercices militaires ces affections, parfois assez peu prononcées pour avoir été méconnues avant l'entrée au service, peuvent prendre rapidement beaucoup de gravité (V. chapitre III, Cœur forcé). Les affections cardiaques, si légères qu'elles soient, doivent donc entraîner l'exemption du service ou la réforme si elles ne sont constatées qu'après l'incorporation.

Les maladies *transmissibles* qui sont d'une guérison longue et difficile entraînent l'exemption du service militaire. Il ne faut pas introduire dans les casernes des hommes atteints de teigne invétérée, de mentagre, d'ophtalmie granuleuse qui pourraient transmettre la maladie dont ils sont atteints et qui passeraient la plus grande partie de leur temps de service à l'hôpital. Dans les armées allemande et belge des mesures énergiques ont dû être prises pour combattre l'ophtalmie purulente épidémique, une des mesures les plus efficaces a été de n'admettre dans l'armée aucun malade se présentant au conseil de revision avec un catarrhe conjonctival grave et chronique ou avec une ophtalmie granuleuse [1].

Il serait dangereux d'exempter tous les malades atteints de teigne ou de conjonctivite granuleuse ; on risquerait d'encourager ainsi la provocation de ces maladies. On a vu en effet des jeunes gens contracter volontairement la teigne dans le but de se soustraire au service militaire. On n'exemptera que les hommes chez lesquels ces maladies sont invétérées, les autres seront déclarés bons pour le service, mais isolés dès leur arrivée au corps. En Autriche-Hongrie on a créé des casernes spéciales dans lesquelles les malades atteints de conjonctivite granuleuse sont isolés et traités tout en poursuivant leur instruction militaire.

Bien entendu il faut s'efforcer d'éliminer au conseil de revision tous les jeunes gens qui présentent des signes de tuberculose ou même simplement les signes d'une évidente prédisposition pour cette maladie ; l'affection ne peut que s'aggraver au service et le tuberculeux est une cause de danger dans la caserne, puisque la tuberculose est contagieuse comme l'ont démontré les beaux travaux de Villemin.

Un certain nombre de jeunes gens atteints de tuberculose au début, mais dont l'état général est encore satisfaisant sont admis chaque année par les conseils de revision et continueront à être admis, malgré toutes les précautions prises, malgré les visites d'incorporation les plus sérieuses et les plus sévères, à moins qu'on ne trouve un moyen de diagnostiquer avec certitude et très rapidement la tuberculose au début, ce qui est peu probable. L'attention des médecins militaires doit donc être toujours en éveil à ce sujet ; il faut examiner avec beaucoup de soin tous les jeunes soldats qui se plaignent d'oppression, de dyspnée, ou qui maigrissent ; dès qu'il y a soupçon de tuberculose, l'homme doit être éloigné de la caserne, envoyé à l'hôpital ou dans sa famille.

Il faut encore tenir grand compte de ce fait que les hommes reconnus aptes au service sont destinés à vivre en commun avec d'autres hommes qu'ils ne doivent pas incommoder, auxquels ils ne doivent pas inspirer un sentiment de répulsion ; on éliminera

1. LAVERAN, Traité des malad. des armées, 1875, p. 610. — JACOBSON, De la conduite des médecins milit. au conseil de revision en ce qui concerne les malad. contagieuses des yeux. *Berlin. klin. Woch.*, 1883, n° 22. — L'ophtalmie contagieuse dans l'armée, *Deutsche militärärztl. Zeitschr.*, 1893, n° 4. — PAIKRT, La conjonctivite granuleuse dans l'armée (Congrès d'hygiène de Buda-Pest), 1894. — VALLIN, Discussion de la précédente communic., *Revue d'hygiène*, 1894, p. 867.

par conséquent les hommes atteints d'ozène, de sueurs fétides (bromhydrose), d'incontinence nocturne d'urine, de laideur repoussante, etc.

III. Nécessité d'introduire la réforme temporaire dans notre législation militaire. — Nous avons vu plus haut qu'il n'y a pas de signe certain de l'aptitude au service militaire, qu'aucun des moyens d'exploration dont nous disposons n'est infaillible ; d'autre part il arrive souvent que des jeunes gens qui se trouvaient à la limite de l'aptitude au moment de l'incorporation, loin de se fortifier, comme on pouvait l'espérer, s'affaiblissent davantage sous l'influence de maladies latentes ; il est donc nécessaire de pouvoir revenir sur les décisions prises.

Les jeunes gens reconnus trop faibles pour le service militaire sont proposés pour la réforme. Malheureusement comme la réforme est définitive, les commissions spéciales se montrent avec raison difficiles ; lorsqu'elles réforment un soldat de l'armée active, elles décident en même temps que cet homme n'aura plus aucun service à faire ni dans la réserve, ni dans l'armée territoriale.

Pour que la réforme soit prononcée, il faut que les médecins puissent affirmer l'existence d'une maladie incurable ou du moins très difficilement curable, et on se trouve conduit à conserver dans l'armée, quelquefois pendant plusieurs années, des jeunes gens manifestement trop faibles, et des malades chez lesquels la tuberculose existe, mais à l'état latent, sans qu'on puisse affirmer son existence en s'appuyant sur des signes physiques manifestes. Pour renvoyer ces jeunes soldats chez eux, il faut attendre que le diagnostic se soit confirmé.

Parmi les malades qu'on est amené à conserver et qui passent leur temps en congé de convalescence ou à l'hôpital, nous citerons ceux qui ont eu des pleurésies avec déformation consécutive du thorax, ceux qui sont atteints de bronchite suspecte, de dysenterie grave avec tendance à la chronicité ou de fièvre intermittente rebelle. Il serait évidemment avantageux pour ces malades de pouvoir rentrer dans leurs familles quand ils le désirent ; l'État y trouverait aussi son avantage ; mais pour que ce résultat soit obtenu, il faut que notre législation sur les réformes soit modifiée, il faut que les commissions puissent se montrer beaucoup plus larges, ce qui n'arrivera que s'il est établi que les hommes renvoyés dans leurs foyers ne seront pas perdus définitivement pour l'armée.

En Allemagne le soldat réformé de l'armée active est examiné au moment de son passage dans la landwehr et admis de nouveau dans l'armée si son état physique s'est suffisamment amélioré.

Dans ces conditions, on n'hésite pas à renvoyer chez lui un jeune homme qui paraît trop faible, et tout le monde y trouve son compte ; les jeunes gens sont heureux de rentrer dans leurs familles, l'État réalise de grandes économies sur les frais de maladie et n'entretient pas de non-valeurs, enfin l'armée ne s'affaiblit pas.

Les nouvelles conditions du service militaire étant données : service de trois ans dans l'armée active, service jusqu'à l'âge de quarante-cinq ans dans les réserves, cette manière de faire nous paraît présenter de grands avantages (LAVERAN, *Arch. de méd. milit.*, 1885, t. V, p. 164. et *Revue scientifique*, 25 juin 1892).

En Algérie nous avons regretté bien souvent de ne pas pouvoir appliquer cette mesure de la réforme temporaire à des hommes fortement éprouvés par la dysenterie ou par les fièvres et qui étaient sans cesse en congé de convalescence ou à l'hôpital.

C'est surtout pour la prophylaxie de la tuberculose que la réforme temporaire rendrait de grands services. Actuellement les médecins militaires sont obligés de garder trop longtemps dans les corps de troupe ou à l'hôpital les jeunes gens qui ont des bronchites suspectes, sans localisations bien nettes vers les sommets, la réforme n'est prononcée que lorsque les signes de la tuberculose sont devenus manifestes. En attendant la réforme, les malades infectent avec leurs crachats les chambres de caserne et les salles des hôpitaux. L'intérêt des malades s'accorde ici complètement avec l'intérêt de l'État ; chacun sait en effet que le séjour de l'hôpital ne convient pas aux tuberculeux.

Un engagé volontaire qui est réformé pour cause de maladie peut être pris au conseil de revision si, au moment où il s'y présente, avec les hommes de sa classe, il est jugé bon pour le service ; la réforme temporaire existe donc déjà chez nous, il suffirait de généraliser cette pratique et de décider que les jeunes gens réformés de l'armée active seront examinés de nouveau, comme cela se fait en Allemagne, au moment de leur passage dans la réserve et dans l'armée territoriale.

Plusieurs de nos collègues qui ont étudié récemment cette question ont demandé, comme nous l'avions fait dès 1885, l'introduction de la réforme temporaire dans notre législation militaire.

« Un sujet faible, malingre, vraiment incapable de continuer à servir à vingt-trois ou vingt-quatre ans, pourra faire plus tard un excellent territorial. Bien des états consécutifs aux pyrexies

aiguës, graves, bien des maladies chirurgicales, demandent des
années pour guérir complètement; pourquoi ne pas renvoyer les
malades dans leurs foyers, surtout s'ils demandent spontanément
à faire les frais de leur traitement, sauf à les reprendre plus tard?
Pourquoi, en un mot, ne pas adopter le principe de la réforme
temporaire qui existe dans plusieurs armées européennes? En
Allemagne quand un soldat est examiné au point de vue de l'inaptitude au service, les médecins doivent distinguer s'il s'agit d'une
inaptitude qui durera tout le reste de l'existence ou d'une inaptitude temporaire; dans ce dernier cas, il pourra être ultérieure-
ment rappelé au service. Même au cas d'inaptitude définitive, le
règlement prussien ordonne de distinguer si le sujet est inapte
seulement au service en campagne, ou si l'inaptitude s'étend au
service de garnison, c'est-à-dire est complète.

« Rien ne serait plus facile que l'introduction de règles analogues
dans l'armée française, leur application serait favorisée par la division du service, telle qu'elle existe actuellement; on pourrait instituer
des réformes limitées à la période du service actif, d'autres s'éten-
dant à la réserve, mais laissant intactes les obligations du service
territorial, etc. On pourrait enfin autoriser le classement au service
auxiliaire de sujets déjà incorporés, des herniaires, par exemple.

« Aucune mesure ne serait plus féconde pour la bonne composition de nos effectifs, et la pratique des examens médicaux relatifs
aux réformes serait débarrassée de toute préoccupation autre que
celles de l'état morbide des sujets, et de la nécessité de ne laisser
présents dans les corps que des hommes absolument valides; le
budget serait affranchi des nombreux frais de traitement qu'un
assez grand nombre de familles seraient heureuses de prendre à
leur compte; enfin les guérisons de certaines maladies, comme la
tuberculose au début, seraient plus fréquentes. » (DUPONCHEL,
Traité de méd. légale milit., Paris, 1890, p. 328.)

« Les médecins militaires français, écrivent MM. Du Cazal et
Catrin, ont demandé depuis longtemps l'établissement d'une
réforme provisoire, institution qui fonctionne dans certains pays
voisins et qui offre ce double avantage que, d'une part, l'homme
réformé n'est pas perdu pour l'armée s'il vient à guérir, et que,
d'autre part, en raison même de cette première considération, les
commissions de réforme peuvent se montrer beaucoup plus bien-
veillantes et plus larges dans l'admission des hommes à la
réforme, et cela au plus grand bénéfice de l'armée et de la population. » (DU CAZAL et CATRIN, Médecine légale milit., p. 166.)

CHAPITRE II

DES EXERCICES

I. Des exercices physiques en général et de leur importance dans l'armée. — De la fatigue et de l'essoufflement. — De l'entraînement. — Du surmenage aigu ou chronique.

II. Des exercices militaires et de leur influence sur le développement du soldat. — De l'entraînement et du surmenage dans l'armée.

III. Des exercices en particulier. De la marche. Conditions physiologiques. Recherches de M. Marey. Réglementation des marches dans les armées. — Exercices gymnastiques. — Équitation. — Escrime. — Boxe.

I. DES EXERCICES PHYSIQUES EN GÉNÉRAL. — Parmi les modificateurs généraux auxquels le soldat est soumis, un des plus importants consiste dans les exercices physiques qu'il doit exécuter chaque jour; l'étude de ces exercices au point de vue de l'influence qu'ils ont sur le développement du soldat et du rôle qu'ils jouent parfois dans ses maladies présente un très grand intérêt.

Pour faire des soldats, il faut des hommes vigoureux pouvant exécuter de longues marches et résister aux fatigues de la guerre; aussi les exercices physiques qui développent les muscles et augmentent la vigueur du corps ont toujours été en grand honneur chez les peuples guerriers.

On peut citer de nombreux exemples de l'heureuse influence des exercices physiques sur la constitution des armées et par suite sur le sort des empires.

On sait quelle était l'importance des exercices physiques au beau temps de la Grèce, notamment à Lacédémone. Les gymnases étaient les centres de la vie publique; le mot *gymnastique* vient de γυμνος, nu, parce que les athlètes s'exerçaient nus. Les célèbres jeux Olympiques étaient des concours de gymnastique; beaucoup de poésies de Pindare sont consacrées à des vainqueurs de ces jeux.

A Rome, sous la République, on attachait une grande importance aux exercices militaires ; le mot *exercitus*, qui veut dire armée, signifie également exercice.

Le soldat romain à l'époque des guerres et des grandes conquêtes était admirablement entraîné. Plus tard, les exercices militaires furent négligés et l'armée se recruta en grande partie avec des mercenaires, ce qui contribua beaucoup à la décadence de l'Empire romain.

Les camps d'instruction créés par le Grand Frédéric pour y exercer les troupes prussiennes ont été pour beaucoup dans les succès de ses armes.

En France, pendant le premier Empire, l'armée qui a fourni la célèbre marche du camp de Boulogne à Austerlitz, faisant 400 lieues sans presque laisser de traînards, avait été soumise au camp de Boulogne à un long entraînement. Au contraire l'armée de Wagram (1809), composée en majorité de jeunes soldats qu'on n'avait pas eu le temps d'exercer, laissa sur sa route un grand nombre de malades.

Les sociétés de gymnastique ont joué un rôle important dans le relèvement de la Prusse. En 1811, Frédéric Jahn fondait à Berlin la première société de gymnastique ; bientôt après d'autres sociétés se créaient dans toutes les villes à l'image de la Turnplatz de Berlin et s'associaient entre elles (Turnverein). Peu de temps avant la guerre de 1870, on comptait en Allemagne 1360 associations de gymnastique, et depuis 1870 le nombre de ces associations s'est encore considérablement accru. En 1888 l'Union gymnastique allemande comptait 4764 sociétés et 400 000 membres.

En France les exercices physiques sont plus en honneur qu'autrefois, mais nous aimons trop les exercices difficiles ou dispendieux qui ne sont pas à la portée de la grande masse des jeunes gens ; s'exercer à la marche, à la course, voilà ce qui est indispensable ; il n'est pas nécessaire de faire du trapèze, ni d'avoir recours aux exercices exotiques qui ont fait fureur dans ces dernières années.

La première qualité du soldat est de savoir marcher, et la gymnastique à l'aide des appareils qui développe surtout les bras n'est pas propre à former des marcheurs (Mosso, l'Éducation physique de la jeunesse, 1895).

L'influence des exercices militaires est presque toujours heureuse; les jeunes gens se fortifient, en général, au service et l'habitude qu'ils acquièrent des exercices militaires leur permet bientôt de s'y livrer sans fatigue. Prenons un jeune homme qui arrive au régiment et supposons-le fort, bien constitué, mais d'habitudes sédentaires; s'il doit fournir une marche un peu longue, ce jeune homme *se fatigue* bientôt parce qu'il n'a pas l'habitude de l'exercice. Au bout de trois mois de service, lorsqu'il a été soumis à des exercices réguliers et progressifs, ce même soldat supporte sans fatigue des exercices beaucoup plus pénibles que ceux du début; il arrive à parcourir, sac au dos, des étapes de 30 à 40 kilomètres, il est *entraîné*, suivant l'expression consacrée.

Les méthodes d'entraînement diffèrent naturellement suivant les exercices qu'on veut faire exécuter aux sujets entraînés; s'agit-il de former un boxeur? il faut développer les muscles, surtout ceux des bras; un jockey? il faudra le faire maigrir, etc. Nous n'avons à nous occuper ici que de l'entraînement destiné à former des soldats.

De la fatigue, de l'essoufflement, de l'entraînement et du surmenage [1]. — La fatigue est une sensation qui nous met en garde contre le danger de l'épuisement, de même que la faim nous met en garde contre l'inanition.

Dans la sensation de la fatigue consécutive aux exercices physiques entrent un facteur musculaire et un facteur nerveux. Sous l'influence de marches ou d'exercices quelconques prolongés, il se produit des altérations musculaires; les muscles qui se sont contractés un grand nombre de fois deviennent douloureux à la pression; en même temps il se produit un épuisement de l'influx nerveux ainsi qu'une certaine fatigue cérébrale.

Les exercices sont d'autant plus fatigants qu'ils nécessitent une attention plus soutenue : un cavalier faisant de la haute école dans un manège se fatigue plus que s'il trottait sur une route (Lagrange); les marches de nuit sont beaucoup plus fatigantes que les marches de jour par suite de l'attention continuelle qu'elles nécessitent.

Quand on a pris l'habitude d'un exercice, on peut s'y livrer longuement sans ressentir la fatigue; les muscles agissent sans

---

1. Ces questions de l'entraînement, de la fatigue et du surmenage ont été très bien étudiées par M. le Dr LAGRANGE dans son excellent ouvrage sur la *Physiologie des exercices du corps*, Paris, 1889, auquel nous ferons plus d'un emprunt.

Voir aussi G. CARLIER, Rech. anthropométriques sur la croissance. Infl. de l'hygiène et des exercices physiques, Paris, 1892, et Mosso, l'Éducation physique de la jeunesse, trad. fr. de Bahar, Paris, 1895.

que la volonté ait à intervenir; certains d'entre eux se développpent, tous s'associent pour la bonne exécution du mouvement appris. Un marin rame longtemps sans fatigue; un homme, si vigoureux qu'il soit, se fatigue vite s'il rame pour la première fois; de même un bon cavalier se fatigue beaucoup moins qu'un homme qui apprend à monter à cheval.

Le système nerveux intervient pour une bonne part dans la sensation de fatigue, qui n'est en général que relative. Il est facile de le démontrer par un exemple pris dans la vie militaire : il arrive, en campagne, que des soldats, après une marche forcée, déclarent ne plus pouvoir avancer et se couchent sur les bords de la route; annonce-t-on l'approche de l'ennemi et surtout d'un ennemi qui ne fait pas quartier, aussitôt la plupart retrouvent leurs jambes; le sentiment de la peur triomphe de la sensation de la fatigue.

La fatigue poussée à un degré avancé détermine la *courbature* qui résulte de l'altération des muscles, et de la rétention dans l'organisme des déchets auxquels le travail exagéré du système musculaire a donné lieu.

A la suite d'une grande fatigue on éprouve de l'excitation du système nerveux, de la rachialgie, de la céphalalgie, de l'anorexie; les urines sont briquetées, chargées d'urates; parfois même il existe de la fièvre (courbature fébrile).

Chez les individus entraînés les exercices même violents ne produisent plus ces phénomènes.

L'entraînement fait disparaître de même les accidents de l'essoufflement ou du moins il éloigne beaucoup le moment où ils se produisent. Un homme qui n'a pas l'habitude de la marche ou de la course et qui est obligé de marcher vite ou de courir s'essouffle rapidement, la respiration et les battements du cœur s'accélèrent considérablement, la face est rouge, vultueuse, la sensation d'étouffement devient de plus en plus pénible. D'après M. le Dr Lagrange l'essoufflement résulte surtout de la difficulté qu'on éprouve à éliminer tout l'acide carbonique produit pendant un exercice violent ou dont on n'a pas l'habitude; la respiration s'accélère pour faciliter l'élimination de ce gaz, mais bientôt l'inspiration instinctive que produit le besoin d'air entrave l'expiration qui devient incomplète. L'exercice donnant lieu chez les individus obèses à la production rapide d'une grande quantité d'acide carbonique cela expliquerait l'essoufflement qui se montre chez eux au moindre effort. Nous pensons que dans ce cas l'état du cœur (cœur gras ou surchargé de graisse) est la cause principale de l'essoufflement; lorsqu'un individu obèse est pris d'essoufflement après avoir monté quelques marches d'escalier, il est difficile de croire qu'il s'est produit aussi rapidement une quantité d'acide carbonique difficile à éliminer.

Toutes les causes qui diminuent le champ respiratoire ou la force d'impulsion du cœur favorisent l'essoufflement; les personnes dont le thorax est peu développé, celles qui sont atteintes d'une maladie du cœur ou des poumons y sont naturellement très sujettes. Chez les individus entraînés, l'essoufflement ne se montre plus qu'à la suite d'exercices très fatigants; le thorax se dilate complètement, tous les lobules pulmonaires sont mis à contribution, alors que l'homme d'habitudes sédentaires n'utilise qu'une partie du champ respiratoire.

Les exercices qui favorisent le plus le développement de la poitrine sont ceux qui mettent en action le plus grand nombre de muscles, la course par exemple, et non comme on pourrait le croire les exercices qui mettent spécialement en jeu les membres supérieurs (Lagrange).

En résumé, sous l'influence de l'entraînement bien compris, les muscles se fortifient, les mouvements deviennent plus faciles, la sensation de fatigue et la courbature se produisent bien plus difficilement; on apprend à respirer, le thorax se développe et la sensation d'essoufflement ne survient qu'à la suite d'exercices violents et prolongés.

Si des exercices modérés et bien réglés produisent ces heureux effets, des exercices non gradués et trop prolongés peuvent, au contraire, avoir des effets funestes qui sont désignés sous le nom de *surmenage*.

Le surmenage peut être aigu ou chronique; le meilleur exemple de surmenage aigu est fourni par les animaux qu'on chasse à courre; au bout de quelques heures l'animal est, comme disent les chasseurs, *sur ses fins*, ses jambes se raidissent; la mort arrive alors même que l'animal échappe au chasseur; la raideur cadavérique et la putréfaction se produisent rapidement chez les animaux morts dans ces conditions. Les muscles ont une réaction acide, ils renferment beaucoup de principes extractifs qui, ne pouvant pas être éliminés, donnent lieu à une auto-intoxication (Lagrange).

La mort peut aussi résulter de l'essoufflement poussé à l'extrême; l'exemple du soldat de Marathon tombant mort après avoir annoncé la victoire est célèbre; des coureurs anglais sont morts assez souvent de la même manière après avoir fourni des courses trop rapides et trop prolongées.

Sous l'influence d'une course prolongée, le cœur, d'abord excité, faiblit ensuite ; la tension artérielle baisse et on observe les symptômes d'une asystolie qui est d'ordinaire passagère mais qui peut se terminer par la mort.

Le soldat n'est exposé au surmenage aigu que très exceptionnellement, en campagne, lorsqu'il doit faire des marches forcées surtout par un temps chaud ; comme nous le verrons (Ch. III), la fatigue joue un rôle important dans la production des accidents connus sous le nom de coups de chaleur, très communs dans les armées.

Ce qu'on observe le plus souvent chez le soldat, c'est le surmenage chronique qui résulte d'un défaut d'équilibre entre la recette et la dépense ; les signes du surmenage apparaissent à la suite d'une période d'instruction trop vigoureusement conduite, à la suite de manœuvres fatigantes, de manœuvres en pays de montagnes par exemple ; enfin ils peuvent se montrer dans les conditions normales de la vie militaire chez des jeunes gens un peu faibles, incomplètement développés, qui supportent la fatigue moins bien que leurs camarades. En temps de guerre, pendant les expéditions entreprises dans les pays chauds, il est très difficile d'éviter le surmenage.

Le surmenage chronique se traduit par de l'amaigrissement, de l'affaiblissement général et par une sensation profonde et très persistante de fatigue ; les traits sont tirés, la peau et les muqueuses sont décolorées ; il existe souvent des palpitations de cœur et de la dyspnée ; dans cet état le soldat devient facilement la proie des maladies infectieuses.

Tous les auteurs qui se sont occupés des maladies des armées ont insisté sur l'influence prédisposante de la fatigue si manifeste sur les troupes en campagne[1] ; nous reviendrons plus loin sur ce point, notons seulement ici que la pathologie expérimentale a confirmé les données de l'observation. Charrin et Roger ont montré que des rats surmenés sont tués par le virus charbonneux atténué qui n'agit pas sur eux à l'état normal.

1. CARRIEU, De la fatigue, Paris, 1878. — COUSTAN, La prématuration milit. et le cœur surmené, 1885. — KEIM, De la fatigue et du surmenage, th. Lyon, 1886. — RENDON, Des fièvres de surmenage, th. Paris, 1888. — LAGRANGE, Physiologie des exercices du corps, 1889. — CHARRIN et ROGER, La fatigue et les maladies microbiennes, *Semaine méd.*, 1890, p. 29. — LE GENDRE, Rapport sur les dangers que peuvent offrir pour les enfants les exercices de sport. Congrès de Caen, 1894, et discussion de ce rapport. *Médecine mod.*, 1894, p. 1025. — MARFAN, La fatigue et le surmenage *in* Traité de pathologie gén. publié par Ch. Bouchard, Paris, 1895.

Si l alimentation du soldat est insuffisante, en même temps que la durée des exercices qu'on lui impose est exagérée, les signes du surmenage apparaissent très rapidement et dans ces conditions un régiment devient un milieu extrêmement favorable au développement des maladies épidémiques.

II. Des exercices militaires et de leur influence sur le développement du soldat. De l'entraînement et du surmenage dans l'armée. — Les médecins militaires français et étrangers, ont étudié avec beaucoup de soin les effets des exercices militaires et nous devons résumer ici les nombreux et très intéressants travaux qui ont été publiés sur ce sujet.

La plupart des observateurs ont procédé de la manière suivante : les jeunes soldats sont examinés une première fois au moment de leur incorporation ; un deuxième examen est fait après trois mois de présence au corps, un troisième après six mois, un quatrième après une année, et on compare les résultats obtenus. On note à chaque examen : la taille, le poids, le périmètre thoracique, l'amplitude respiratoire (indiquée par la différence qui existe entre les périmètres thoraciques pendant l'inspiration et l'expiration forcées), la capacité respiratoire au moyen du spiromètre ; lorsque la chose est possible on étudie la respiration à l'aide du pneumographe de Marey : on mesure la circonférence des membres au niveau des biceps et des mollets et la force musculaire à l'aide du dynamomètre.

Les résultats auxquels sont arrivés les différents observateurs en suivant cette méthode sont très concordants.

Abel en Allemagne a montré dès 1868 que le périmètre thoracique augmentait sous l'influence des exercices (*Die militärärztl. Zeitschr.*, 1868, p. 237) ; chez 75 pour 100 des soldats examinés, le périmètre thoracique avait augmenté de 2,6 à 5 centimètres.

Chassagne et Dally (Influence précise de la gymnastique, etc., Paris, 1881), qui ont fait leurs recherches à l'École de gymnastique de Joinville, par conséquent sur des hommes soumis à des exercices plus longs et plus fatigants que ceux auxquels est soumis d'ordinaire le soldat, sont arrivés aux résultats suivants :

Au bout d'une année, le périmètre thoracique avait augmenté chez 307 élèves sur 401, soit dans la proportion de 76 pour 100 ; l'augmentation était de 2 à 3 centimètres dans le plus grand nombre des cas.

La circonférence du bras avait augmenté chez 332 sujets, soit

82 fois sur 100. La circonférence de l'avant-bras avait augmenté sur 250 sujets; la circonférence de la cuisse sur 258.

La mesure de la force obtenue en faisant opérer des tractions avec les deux mains sur un dynamomètre fixé au sol, a montré que la force avait augmenté chez 344 sujets, soit 86 fois sur 100, diminué chez 42, et était restée stationnaire chez 15.

Pour le plus grand nombre, l'augmentation dynamométrique était de 25 à 30 kilogr.

Le poids avait diminué chez 252 sujets, soit chez 63,6 p. 100. L'homme qui est soumis à des exercices fatigants commence d'ordinaire par perdre de son poids, mais il récupère bientôt ce qu'il avait perdu. Il paraît évident, comme le disent Chassagne et Dally, qu'à l'époque où ces recherches ont été faites, l'alimentation des élèves de l'École de gymnastique était insuffisante en raison des exercices très fatigants auxquels ils étaient astreints.

Chez des soldats d'un régiment d'artillerie soumis à des exercices moins fatigants que les élèves de Joinville, l'augmentation du périmètre thoracique a été observée 60 fois sur 100 au lieu de 76 sur 100, proportion constatée à l'École de Joinville (Chassagne et Dally).

Fetzer, médecin-major wurtembergeois, a fait des recherches analogues (De l'influence du service milit. sur le développement du corps et particulièrement de la poitrine. Anal. in *Revue milit. de méd.*, 1881, p. 65); les soldats ont été examinés à l'arrivée au corps et de trois mois en trois mois après l'incorporation.

Fetzer a trouvé que la taille augmentait de 5 mm. en moyenne pendant la première année de service et que les hommes les plus petits étaient ceux qui grandissaient le plus.

Le poids diminuait en général dans le cours du premier semestre, mais, dans le courant du deuxième semestre, cette perte était réparée et, à la fin de l'année, on constatait une légère augmentation de poids.

L'amplitude respiratoire avait considérablement augmenté au bout d'une année de service; l'augmentation la plus forte était constatée à la fin du premier trimestre; dans le deuxième trimestre l'amplitude augmentait encore; dans le deuxième semestre elle restait stationnaire. L'augmentation totale à la fin de l'année était en moyenne de 21 mm.

La capacité respiratoire, mesurée à l'aide du spiromètre de Hutchinson, s'était élevée de 3 lit. 800 à 4 lit. 300, soit une augmentation de 500 centimètres cubes à chaque inspiration.

L'influence du service militaire était beaucoup moins favorable pour les soldats employés comme ouvriers et par suite dispensés de la plupart des exercices, que pour les hommes dans le rang.

Moursou, qui a fait ses recherches sur des apprentis canonniers de la marine (*Arch. de méd. nav.*, 1881), a constaté qu'au bout de quatre mois la circonférence thoracique avait augmenté chez 54 pour 100 des jeunes gens examinés.

Rigal (*Revue militaire de méd.*, 1881, p. 561), a étudié d'une part l'action des exercices modérés, d'autre part les effets de la fatigue et du surmenage sur les mêmes sujets.

Après six mois d'un entraînement régulier, Rigal a constaté ce qui suit sur des hommes du 12e bataillon de chasseurs à pied.

Le poids a peu varié ou bien il a subi une légère augmentation ; les individus notés comme faibles, au moment de l'incorporation, sont ceux qui présentent la plus grande augmentation de poids.

La taille est restée stationnaire ou a augmenté de 1 cm. environ.

Le périmètre thoracique a augmenté surtout pour les catégories inférieures, c'est-à-dire chez les hommes notés comme faibles au moment de l'incorporation.

L'amplitude respiratoire a augmenté dans toutes les catégories ; on comprend que l'amplitude respiratoire puisse augmenter alors que le périmètre thoracique diminue, l'abondance du tissu adipeux exerçant une grande influence sur le périmètre thoracique et le tissu adipeux ayant de la tendance à disparaître sous l'influence des exercices.

Le périmètre soléaire a gagné près de 2 cm. pour toutes les catégories.

On s'explique que les résultats les meilleurs au point de vue de l'augmentation du poids et du périmètre thoracique soient obtenus chez les individus notés comme faibles au moment de l'incorporation ; comme le fait remarquer Rigal, pour ces individus, mal nourris ou surmenés avant l'incorporation, la ration réglementaire est suffisante, tandis qu'elle l'est à peine pour des individus plus forts et très bien nourris d'ordinaire.

Parkes au camp d'Aldershot et Roth à l'Institut central de gymnastique de Berlin ont fait des recherches semblables à celles de Chassagne et Dally. Pour les mensurations du thorax et des membres, ils ont obtenu les mêmes résultats que les auteurs français. Il n'en a pas été de même pour le poids ; Parkes et Roth ont trouvé en général une augmentation de poids alors que Chassagne et Dally avaient constaté une diminution dans les deux tiers des cas.

Nous signalerons encore les travaux de Frilley, de Bouchereau, de Lebedeff qui sont venus confirmer les précédents [1].

M. le professeur Marey a étudié à l'aide du pneumographe les effets des exercices sur l'amplitude des inspirations et sur le rythme respiratoire. Ces recherches nous intéressent d'autant plus qu'elles ont été faites à l'École de gymnastique de Joinville comme celles de Chassagne et Dally. (*Revue militaire de médecine*, 1881, p. 247.)

M. Marey a choisi cinq jeunes gens qui arrivaient à l'École et qui n'avaient pas encore pris part aux exercices; il a inscrit la respiration de chacun d'eux au repos, puis immédiatement après une course de 600 m. au pas gymnastique. Les tracés ont été pris de nouveau tous les mois. La comparaison des tracés a montré que, dans les premiers temps, la respiration était notablement accélérée par la course; il y avait une grande tendance à l'essoufflement; après quatre ou cinq mois d'exercices il était à peu près impossible de constater un changement de la respiration sur les hommes qui avaient couru; l'allure était devenue cependant un peu plus rapide.

On constatait de plus sur les tracés que la modification des mouvements respiratoires était permanente, c'est-à-dire qu'elle s'observait même au repos; le nombre des respirations tombait en moyenne de 20 à 12 par minute, et leur amplitude avait plus que quadruplé.

Comment se fait cet agrandissement de la poitrine? Il résulte des recherches de Demény que, chez les sujets entraînés, l'ampliation du thorax est due à une grande mobilité des articulations des côtes et à l'accroissement de la puissance des muscles de la respiration. On s'explique ainsi pourquoi les hommes qui ont un thorax de grande dimension ne sont pas ceux qui présentent la plus grande augmentation de la capacité thoracique à la suite des exercices; un thorax de grande dimension, mais dont la mobilité est faible, augmente peu sous l'action des exercices, alors qu'un thorax de petite dimension, mais très mobile, se dilate beaucoup. (DEMÉNY, Mécanisme de la respir. chez les sujets entraînés, *Soc. de biol.*, 13 avril 1889.)

---

1. FRILLEY, Rapport sur les variations de la taille, du poids, etc., chez les jeunes soldats des classes 1884 et 1885 dans le 16ᵉ corps d'armée. *Arch. de méd. milit.*, 1888. — BOUCHEREAU, Sur la taille, le périmètre thoracique, le poids des jeunes soldats. *Même rec.*, 1890, t. XV, p. 16. — AMMON, Poids et mensurations périodiques des soldats, *Deutsche militärärztl. Zeitschr.*, 1893. — V. LEBEDEFF, Modific. de la taille, du poids, de la circonférence thoracique, etc., pendant la 1ʳᵉ année de service milit., Wratsch. 1894. Anal. in *Revue d'hygiène*, 1894, p. 989.

Les résultats des exercices militaires, excellents quand ces exercices sont modérés et conduits avec une sage progression, sont tout différents lorsque les exercices sont trop prolongés et qu'ils aboutissent au surmenage.

Rigal et Lèques ont bien décrit les effets du surmenage consécutif à des manœuvres très fatigantes en pays de montagnes.

A la suite d'une de ces périodes de manœuvres, Rigal (*op. cit.*) note chez les hommes du 12ᵉ bataillon de chasseurs à pied les modifications suivantes :

Le poids du corps a généralement diminué.

Le périmètre thoracique a presque toujours diminué, surtout pour les catégories les plus élevées.

L'amplitude respiratoire continue à augmenter, mais cette augmentation n'est pas plus rapide à la suite des marches en pays de montagnes qu'à la suite des exercices ordinaires.

Le périmètre soléaire est stationnaire ou s'accroît dans une faible proportion.

On observe des signes de fatigue chez un grand nombre d'hommes : pâleur de la face, teinte terreuse, inappétence, langueur, prostration ; il y a beaucoup d'indisponibles et de malades ; un des hommes admis à l'hôpital pour fatigue a perdu six kilogrammes de son poids.

Lèques a fait des observations semblables sur des soldats du même bataillon à la suite de manœuvres prolongées dans les Alpes en 1885 et en 1886.

En 1885 la période de manœuvres avait duré 104 jours. A la fin des manœuvres, on constatait chez presque tous les sujets examinés une diminution du poids du corps et du périmètre thoracique ; le chiffre des malades s'élevait à 222 dont 159 indisponibles, 22 à l'infirmerie, 44 à l'hôpital, dont 7 cas de fièvre typhoïde.

En 1886 les manœuvres durèrent 108 jours et furent très fatigantes. A la fin de ces manœuvres le chiffre total des malades s'éleva à 425, dont 38 à l'infirmerie et 92 à l'hôpital ; 17 cas de fièvre typhoïde se déclarèrent pendant les manœuvres, et après le retour dans la garnison, la fièvre typhoïde continua de sévir sur les hommes surmenés (Lèques, Étude sur l'hygiène des bataillons alpins, *Arch. de méd. milit.*, t. XI, p. 269).

Voilà bien, à côté des effets excellents des exercices modérés, les effets des exercices exagérés, du surmenage. Et ces faits ne sont pas isolés, tous les ans les groupes alpins sont particulièrement éprouvés par la fièvre typhoïde (Statistique médicale de l'armée; voir notamment les années 1891 et 1892).

Le surmenage joue un rôle considérable dans le développement des épidémies militaires, il diminue, comme nous l'avons vu plus haut, la force de résistance de l'organisme qui devient facilement la proie des maladies infectieuses; de là ces épidémies si graves de typhus, de fièvre typhoïde qui éclatent presque toujours dans les armées à la suite des guerres et des expéditions fatigantes.

La plupart des expéditions entreprises dans ces dernières années dans les pays chauds ont été marquées par de graves épidémies de fièvre typhoïde, et tous les historiens de ces épidémies ont insisté sur le rôle étiologique considérable de la fatigue [1].

· Dans un travail récent M. le Dr Renard fait remarquer qu'au début de l'occupation de l'Algérie nos soldats, toujours en expéditions, étaient fortement surmenés et que cependant la fièvre typhoïde était rare parmi eux (*Annales d'hyg. publ.*, mai 1895). La rareté de la fièvre typhoïde en Algérie au début de l'occupation française qui paraît en effet démontrée, montre que le surmenage par lui-même ne peut pas créer la fièvre typhoïde et qu'il ne constitue qu'une cause prédisposante, ce que nous admettons avec l'immense majorité des auteurs; mais cette cause prédisposante a une importance considérable, étant donnée la dissémination des germes typhoïdiques qui existent aujourd'hui, à l'état plus ou moins latent, dans la plupart des casernements de France ou d'Algérie. Le germe de la fièvre typhoïde ne s'est en effet que trop bien acclimaté en Algérie.

La note ministérielle du 30 mars 1895 a fait appel avec beaucoup de raison à l'initiative de tous les chefs de corps afin d'éviter le surmenage.

« L'entraînement, qui a pour but d'augmenter les forces de l'homme, ne doit jamais, dit cette note, être poussé au point de les affaiblir par le surmenage.

« Connaître le degré de résistance du soldat pour ne jamais aller au delà; entretenir et développer ses forces par une série d'exercices variés et appropriés; savoir le faire reposer à temps; arrêter les efforts quand une circonstance par trop défavorable intervient, les reprendre dès qu'on le peut; amener ainsi l'homme,

---

1. CZERNICKI. La fièvre typhoïde aux colonnes d'opération du Sud Oranais en 1881. *Arch. de méd. milit.*, 1884, t. III, p. 404. — COUSTAN, De la fatigue dans ses rapports avec les maladies du soldat. *Arch. de méd. milit.*, 1889. — DU MÊME, Des maladies imputables au surmenage dans l'armée, Montpellier, 1894.

sans secousse et presque à son insu, à son maximum de souplesse et de vigueur : tel est le rôle de l'officier. Il exige de l'activité, du caractère et surtout de l'initiative.

« Les prescriptions des règlements, comme les ordres du haut commandement indiquent les mesures à prendre soit pour ménager la santé des hommes, soit pour atteindre certains résultats d'instruction à une époque déterminée; mais ils ne peuvent tout prévoir. Ils doivent même s'abstenir de trop préciser et laisser les moyens d'exécution à l'initiative des chefs de corps et des commandants d'unités, qui, étant sur place, peuvent seuls parer à l'imprévu et régler le service en raison des circonstances locales telles qu'elles se présentent journellement. » (Note ministérielle du 30 mars 1895.)

Aux époques de froids rigoureux ou de chaleur excessive, par les temps très mauvais, en cas d'épidémie, les chefs de corps, dit cette note, ne doivent pas hésiter à modifier la marche normale de l'instruction, sauf à en rendre compte.

III. DES EXERCICES MILITAIRES EN PARTICULIER. — Les exercices auxquels le soldat est astreint sont : le maniement des armes, la marche et la course pour le fantassin, l'équitation pour le cavalier, la gymnastique, la natation (quand les conditions locales permettent de prendre des bains froids); l'escrime, la boxe et le bâton ne font plus partie des exercices obligatoires dans l'armée française.

Parmi ces exercices, le plus intéressant au point de vue de l'hygiène est à coup sûr la marche; l'infanterie forme la masse principale dans une armée et c'est elle qui est soumise aux plus grandes fatigues; pendant les longues marches qu'il fournit, le fantassin doit transporter ses armes, ses munitions, ses effets; dans la cavalerie c'est au cheval que revient la plus grande part de fatigue.

A. *De la marche, conditions physiologiques. Recherches de* **M. Marey**[1]. — Avant d'étudier la réglementation des marches dans les armées, il est indispensable que nous fassions une étude sommaire de la marche au point de vue physiologique. Nous verrons,

---

1. MAREY, Méthode graphique, Paris, 1878; et Des forces utiles dans la locomotion, *Revue Scientif.*, 25 oct. 1884. — DALLY, art. GYMNASTIQUE *in Diction. encyclop. des Sc. méd.* — MAREY et DEMÉNY, Mesure du travail mécanique effectué dans la locom. de l'homme, *Acad. des Sc.*, 9 nov. 1885. — DE POUVOURVILLE, Notes sur la marche, *Journ. des Sc. milit.*, 1886. — COUVREUR, Les exercices du corps, Paris, 1890. — CORTIAL, De la marche au point de vue milit., Paris, 1893. — MAREY. Le mouvement, Paris, 1894.

notamment en résumant les belles recherches de M. le professeur Marey, que la physiologie fournit des données très intéressantes non seulement au point de vue théorique, mais aussi au point de vue pratique.

Voyons d'abord ce que peut nous apprendre la simple observation sur le mécanisme de la marche.

Lorsqu'on se met en marche, on commence par porter le poids du corps sur la jambe droite (on part toujours du pied gauche) et on incline légèrement le corps en avant. On fléchit alors les articulations de la jambe gauche et on porte le pied gauche à 60 centimètres environ en avant du pied droit. Au moment où le pied gauche se pose sur le sol, le pied droit se soulève sur la pointe, il y a là une période très courte de double appui des pieds sur le sol. Le poids du corps se porte sur la jambe gauche, le membre droit exécute à son tour un mouvement d'oscillation autour de la cavité cotyloïde, mouvement qui porte le pied droit en avant du pied gauche et ainsi de suite.

On désigne sous le nom de *pas*, tantôt la distance qui sépare le poser du pied droit de celui du pied gauche (pas simple), tantôt celle qui sépare le poser du pied droit de celui du même pied (pas double); dans les règlements militaires sur les marches, il est toujours question du pas simple.

Pendant la marche il faut ne faire mouvoir ni le bassin, ni la colonne vertébrale; quand on imprime des mouvements de torsion au bassin on diminue l'étendue du jeu de l'articulation cotyloïdienne, d'où une perte de travail.

Les pieds doivent être maintenus dans une direction presque rectiligne, non oblique, ils doivent s'appliquer à plat, sans frapper le sol. (DALLY, *op. cit.*)

Les frères Weber auxquels on doit d'importants travaux sur la locomotion, pensaient que pendant la marche les membres inférieurs agissaient comme de simples leviers oscillant autour de leurs points d'attache, et que ces oscillations se produisaient, une fois la mise en train opérée, sans l'intervention des muscles.

Pour porter alternativement chacun des membres inférieurs en avant, pour fléchir les articulations et pour étendre ensuite le membre qui doit supporter le poids du corps les muscles doivent agir, mais leur travail est d'autant plus faible que la marche est mieux réglée, l'oscillation des membres inférieurs plus régulière. Lorsqu'on se met en marche, les muscles du tronc doivent intervenir pour porter le corps en avant et ceux des membres inférieurs pour mettre les membres en mouvement. Quand on s'arrête, il faut que les muscles du tronc portent le centre de gravité en arrière. Tous les arrêts autres que ceux qui sont destinés à laisser reposer le marcheur, constituent donc une perte de travail, ce qui explique pourquoi la marche est si fatigante, lorsqu'on marche en colonne et qu'il faut sans cesse s'arrêter pour repartir ensuite.

La marche en terrain varié est beaucoup plus fatigante que la marche sur un terrain plat, parce que le marcheur est obligé sans cesse de modifier ses mouvements suivant les accidents du terrain et que son attention doit être toujours en éveil.

On enseigne en général au soldat à marcher en tendant la jambe, en lançant le pied, et en marquant fortement la cadence, le haut du corps restant droit et raide; l'allure de parade des soldats allemands est le prototype de ce système qu'on peut appeler le système de marche *en extension*. On obtient ainsi une grande régularité d'allure, le régiment allemand avance avec une cadence imposante, au bruit des fifres et des tambours, mais cette manière de marcher est très fatigante, beaucoup de travail musculaire est perdu; les soldats allemands eux-mêmes ne marchent ainsi qu'à la parade; dès qu'il s'agit de fournir une étape ils prennent le pas de route qui est analogue au nôtre.

On ne doit pas raidir les membres inférieurs pendant la marche. Le capitaine de Raoul recommande de ne lever les pieds que juste autant qu'il est nécessaire pour éviter les aspérités du sol, les jarrets sont ployés, le haut du corps est penché en avant, le pied posé bien à plat et sans bruit (Théorie du pas gymnastique progressif. Méthode du capitaine de Raoul, 1890). C'est juste le contraire de la marche de parade du soldat allemand.

Cette façon de marcher est celle des paysans, des facteurs ruraux; en Belgique on l'appelle la marche *en messager*. Le pas gymnastique en flexion est adopté également par les coureurs de l'extrême Orient, par les pousse-pousse de Pondichéry, c'est au dire des anthropologistes la démarche de l'homme préhistorique (Manouvrier, *Mémoires de la Société d'anthropologie*, 1890).

En ployant les jarrets, on empêche que le choc des pieds sur le sol retentisse dans tout l'organisme et on augmente la souplesse de la marche.

Pour habituer à la marche en flexion, le capitaine de Raoul prescrit de commencer la marche avec une cadence lente, en faisant des pas très courts (35 centimètres); il augmente ensuite progressivement la cadence et la longueur du pas.

On arrive, en accélérant le pas gymnastique, à effectuer :

Le 1er kilomètre en...		7' 15"
Le 2e —		6' 15"
Le 3e —		5' 45"

On ne doit pas en général atteindre la vitesse du kilomètre en 5 m. 30 avant le sixième kilomètre, cependant avec des hommes bien entraînés on peut, dans des cas urgents, faire le premier kilomètre en 6 minutes et atteindre, vers le troisième, la vitesse de 1 kilom. en 5 minutes.

Avec des hommes vigoureusement constitués, on arrive à faire 15 kilomètres avec armes et bagages en 1 h. 30 ou 1 h. 40 au maximum (DE RAOUL, *op. cit.* — F. REGNAULT, *Médecine moderne*, 14 juin 1893, et Congrès de Caen, 1894).

Dans ses recherches sur la marche, M. le professeur Marey a employé deux procédés principaux : la photographie instantanée et l'odographe.

La photographie instantanée a fait de grands progrès dans ces dernières années ; on photographie facilement aujourd'hui un cheval qui galope, un oiseau qui vole ; on peut obtenir 180 images photographiques par seconde d'un objet ou d'un animal en mouvement. M. Marey décrit ainsi qu'il suit le procédé qu'il a employé pour étudier les mouvements du marcheur, du coureur, du sauteur et qu'il désigne sous le nom de *photographie sur fond noir.*

« On dirige l'appareil photographique sur un écran noir formé de velours tendu sur une muraille, au fond d'un horizon obscur. Devant cet écran on fait passer un cheval blanc ou un homme vêtu de blanc et pendant ce temps, un appareil rotatif laisse passer la lumière d'une manière intermittente. A chaque admission de la lumière une image se forme sur la plaque sensible, et chaque fois sur un point différent de la plaque.

« La théorie de cette méthode est facile à saisir. Un appareil photographique pourrait être ouvert indéfiniment devant un écran noir, sans que la plaque soit impressionnée, puisqu'elle ne reçoit aucune lumière. A un moment donné, faisons apparaître devant un point de cet écran un homme vêtu de blanc et fortement éclairé ; une image se formera sur la glace. Fermons alors l'appareil et plaçons encore l'homme devant l'écran, mais dans un autre endroit ; une autre image pourra être produite encore sans se confondre avec la première, car le déplacement de l'homme aura amené la nouvelle image en un endroit de la plaque sur lequel la lumière n'a pas encore agi. On peut multiplier indéfiniment ces photographies successives. Le rôle de l'interrupteur rotatif est précisément de laisser au marcheur le temps de changer de place entre deux photographies successives, et de faire que ces images soient séparées les unes des autres par un intervalle exactement proportionnel au chemin parcouru par le marcheur entre deux admissions successives de la lumière, soit un dixième de seconde.

« On obtient ainsi des séries d'images d'hommes ou d'animaux en mouvement représentés dans les attitudes correspondant à des intervalles de temps connus (fig. 2).

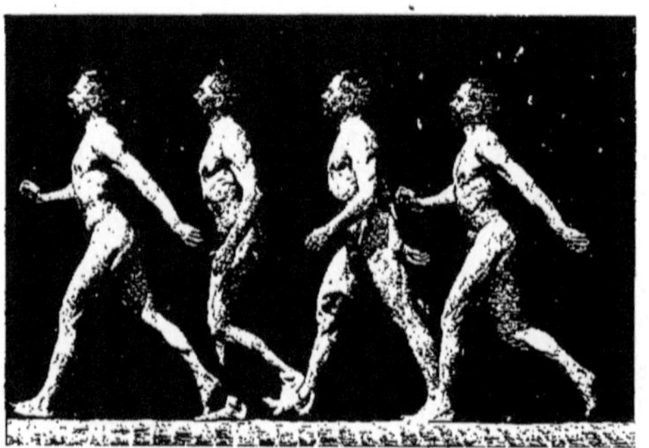

Fig. 2. — Un homme qui marche. Attitudes successives données par la chronophotographie sur plaque fixe (figure empruntée à M. Marey).

« Lorsqu'on prend sur la même plaque une série de photographies représentant les attitudes successives d'un animal, on cherche naturellement à multiplier ces images pour connaître le plus grand nombre possible de phases du mouvement. Mais, quand la translation de l'animal n'est pas rapide, la fréquence des images est bientôt limitée par leur superposition et par la confusion qui en résulte. Ainsi un homme qui court, même avec une vitesse modérée, peut être photographié dix fois par seconde, sans que les images se confondent. Si, parfois, une jambe vient se peindre en un lieu où une autre jambe avait déjà laissé son empreinte, cette superposition n'altère point les images ; les blancs deviennent seulement plus intenses aux endroits où la plaque a été deux fois impressionnée, de sorte que les contours des deux membres se distinguent encore aisément. Mais, quand l'homme marche lentement, les images présentent des superpositions si nombreuses qu'il en résulte une grande confusion.

« C'est pour remédier à cet inconvénient que j'ai eu recours à la *photographie partielle*, c'est-à-dire que j'ai supprimé certaines parties de l'image pour que le reste fût plus facile à comprendre.

« Comme, dans la méthode que j'emploie, les objets blancs et éclairés impressionnent seuls la plaque sensible, il suffit d'habiller de noir les parties du corps qu'on veut retrancher de l'image. Si un homme revêtu d'un costume mi-parti blanc et noir marche sur la piste en tournant du côté de l'appareil photographique la partie blanche de son vêtement, la droite par exemple, on le verra dans les images comme s'il était réduit à la moitié droite de son corps.

« Ces images permettent de suivre dans leurs phases successives, d'une part le pivotement du membre inférieur autour du pied pen-

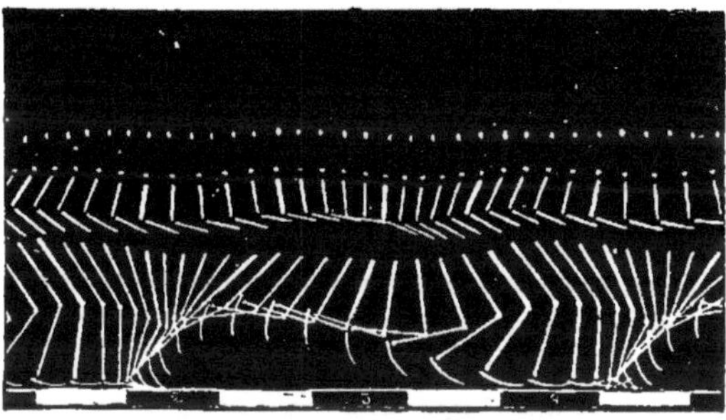

Fig. 3. — Course de l'homme, attitudes successives du membre inférieur gauche. — Fréquence des images : 60 par seconde environ (figure empruntée à M. Marey).

dant le temps de l'appui, et d'autre part, pendant celui du levé, l'oscillation de ce même membre autour de l'articulation coxofémorale, en même temps que cette articulation se transporte en avant d'une manière continue.

« Les photographies partielles sont utiles aussi dans l'analyse des mouvements rapides, parce qu'elles permettent de multiplier beaucoup le nombre des attitudes représentées. Toutefois, comme l'image d'un membre présente encore une assez grande largeur, on ne peut multiplier beaucoup ces photographies partielles, sous peine de les confondre par superposition. J'ai donc cherché à diminuer la largeur des images, afin de les répéter à des intervalles extrêmement courts. Le moyen consiste à revêtir le marcheur d'un costume entièrement noir, sauf d'étroites bandes de métal brillant qui, appliquées le long de la jambe, de la cuisse et du bras, signalent assez exactement la direction des rayons osseux de ces membres.

« Cette disposition permet de décupler aisément le nombre des images recueillies en un temps donné sur une même plaque : ainsi, au lieu de dix photographies par seconde, on en peut prendre 100. Pour cela, on ne change pas la vitesse de rotation du disque ; mais, au lieu de le percer d'une seule fenêtre, on en fait dix semblables et également réparties sur toute la circonférence.

« La figure 3 est faite d'après un des clichés projetés à la lanterne magique ; les lignes ponctuées ont été transformées en traits pleins. Cette figure montre les phases successives d'un pas de course. Le membre inférieur gauche y est seul représenté : des lignes pleines correspondent à la cuisse, à la jambe et au pied ; des points, aux articulations du pied, du genou et de la hanche.

« Cette figure exprime déjà assez clairement les alternatives de flexion et d'extension de la jambe sur la cuisse, les trajectoires onduleuses du pied, du genou et de la hanche, et pourtant le nombre des images n'excède pas 60 par seconde. Un disque obturateur percé de fenêtres plus nombreuses donnerait avec bien plus de perfection les déplacements angulaires de la jambe sur la cuisse et les trajectoires des trois articulations.

« Plus on donne de finesse aux lignes qui expriment la direction des membres, plus on peut multiplier le nombre des images ; mais, dans le cas présent, il est plus que suffisant d'avoir soixante fois par seconde l'indication des déplacements du marcheur. » (Marey, Des forces utiles dans la locomotion. *Revue scientifique*, 1884, p. 515.)

Le deuxième procédé d'étude employé par M. Marey repose sur l'emploi d'un appareil enregistreur de la marche, l'*odographe*.

M. Marey a fait établir à la station physiologique du parc des Princes une piste circulaire, parfaitement horizontale de 500 mètres de longueur. Le long de cette piste règne une ligne télégraphique dont les poteaux, plantés à 50 mètres les uns des autres, portent chacun un levier horizontal très mobile qui rompt un instant le circuit quand le marcheur le déplace (fig. 4).

A l'intérieur du laboratoire l'appareil enregistreur ou odographe est en communication avec la ligne télégraphique (l'odographe est représenté à gauche de la figure 4) ; un style trace une ligne brisée sur le papier qui recouvre le cylindre tournant ; chaque fois que le marcheur, en passant devant un des poteaux, rompt pour un instant le circuit, le style inscripteur se déplace, ce qui produit dans le tracé une inflexion à angle droit. Comme ces inflexions se répètent chaque fois que le marcheur a parcouru 50 mètres, il s'ensuit qu'au bout d'un certain temps l'odographe donne un tracé en zigzag sur lequel on peut lire la vitesse de la marche (fig. 5, ligne *a*). Les temps se mesurent sur l'axe des abscisses, les espaces parcourus (en

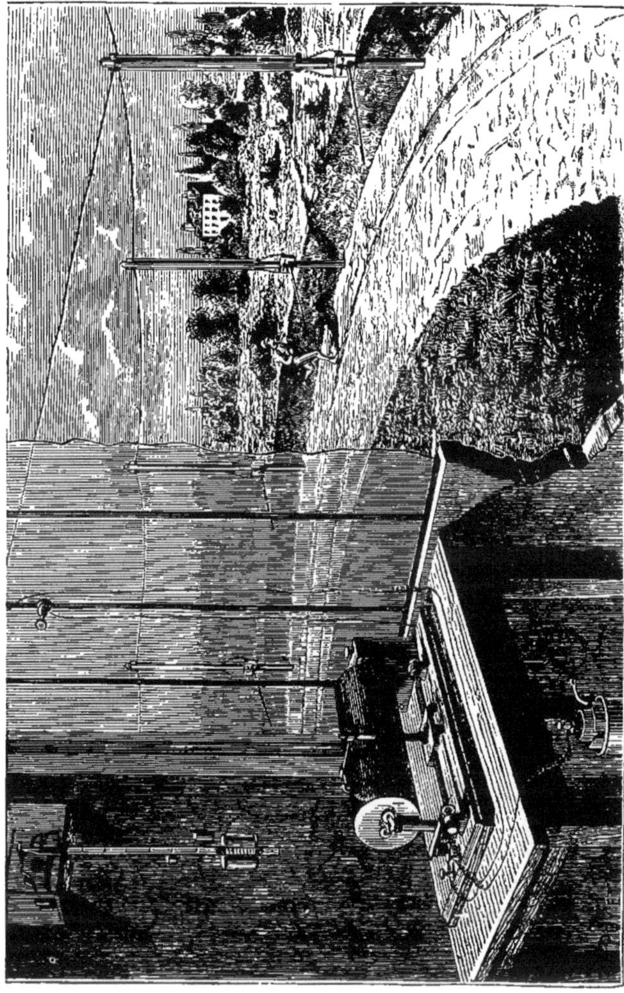

Fig. 4. — Le côté droit de la figure représente une partie de la piste du parc des Princes; un coureur est sur le point de déplacer une des baguettes horizontales. Dans le côté gauche de la figure on a représenté l'appareil enregistreur auquel viennent aboutir les fils de la ligne télégraphique (figure empruntée à M. Marey).

mètres) sur l'axe des ordonnées. Pour chaque point de la courbe on connaît d'après les intersections des lignes verticales et horizontales la durée de la marche et l'espace parcouru. Le rapport de ces deux valeurs exprime la vitesse. (MAREY, Le mouvement, 1894, p. 128.)

On peut tirer des lignes droites tangentes à tous les sommets des angles d'un côté de la ligne brisée *a*, les lignes *o*, *b*, *d*... (fig. 5) traduisent par leur pente la vitesse des différentes allures; lorsque la vitesse est uniforme, ces tracés sont rectilignes; quand elle est variable, ils sont infléchis.

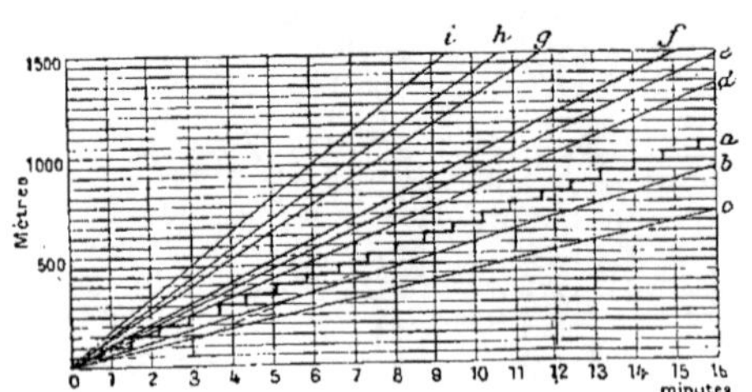

Fig. 5. — Tracés odographiques (figure empruntée à M. Marey).

Au centre de la piste de 500 mètres est installé un timbre électrique qui donne au marcheur la cadence (40 à 120 coups à la minute), on peut, par conséquent, substituer sur la courbe de l'odographe, à la valeur du temps écoulé, le nombre des pas effectués et en divisant par ce nombre l'espace parcouru, connaître la longueur moyenne du pas.

De nombreuses expériences effectuées dans des conditions très variées à l'aide de l'odographe ont conduit M. Marey aux conclusions suivantes :

Si l'on part du rythme de 40 pas (doubles) à la minute pour aller en augmentant, on constate que le kilomètre est parcouru en des temps de plus en plus courts, tant que l'accélération n'atteint pas 75 pas (150 pas simples) par minute; au delà de cette fréquence, plus le rythme s'accélère, plus il faut de temps pour parcourir un kilomètre; on remarque alors de la fatigue, le marcheur a une tendance instinctive à prendre le pas de course.

Les frères Weber avaient donné comme une règle générale que le pas s'allonge quand le rythme s'accélère; il résulte des recherches de M. Marey que cette loi n'est vraie qu'autant que le rythme ne dépasse pas 75 pas à la minute; à partir de ce rythme, le pas devient de plus en plus court et sa brièveté fait plus que compenser l'accélération, si bien que la vitesse diminue.

Lorsqu'on étudie à l'aide de l'odographe la marche d'un homme auquel on fait porter des charges de plus en plus fortes, on constate que le pas se raccourcit à mesure qu'on augmente la charge;

c'est là, au point de vue militaire, un fait très important qui montre la nécessité d'alléger le fantassin si l'on veut qu'il puisse exécuter rapidement de longues marches.

L'influence de la chaussure est également mise en évidence par cette méthode; le pas se raccourcit à mesure qu'on donne plus de hauteur au talon; la chaussure du marcheur doit donc avoir un talon bas.

Il y a aussi avantage à avoir des chaussures un peu longues; le pied touche le sol par le talon et le quitte par la pointe, il y a un déroulement du pied sur le sol et la longueur de l'espace couvert par le pied s'ajoute à celle de l'enjambée.

Lorsqu'on soumet un homme à des exercices graduellement croissants, l'odographe montre que l'allure gagne en vitesse et que le ralentissement dû à la fatigue se produit de plus en plus tard.

Un autre procédé d'étude de la marche a été préconisé par Neugebauer (de Varsovie) et par Gilles de la Tourette; on étend à terre un rouleau du papier gris dont se servent les peintres pour tapisser les murs avant de coller le papier de tenture et on le fixe à ses deux extrémités; le marcheur dont la plante des pieds a été enduite de sesquioxyde de fer, est placé à une des extrémités de cette piste, les talons réunis, les deux pieds dans la position qu'ils occupent pendant la station normale; lorsqu'il se met en marche, le papier conserve les empreintes de ses pieds et on peut mesurer, par exemple, la distance qui sépare l'empreinte du pied droit, de celle du pied gauche. Les indications que ce procédé peut fournir sur la marche à l'état physiologique sont très limitées.

D'après Gilles de la Tourette la longueur moyenne du pas pour un homme faisant de 90 à 100 pas à la minute, est de 0 m. 635; le pas droit serait un peu plus long que le pas gauche, contrairement à ce qu'avait dit Vierordt. Il est certain que les deux pas ne sont pas égaux; chacun sait qu'il est très difficile de marcher en droite ligne quand les yeux sont fermés (GILLES DE LA TOURETTE, Études clin. et physiol. sur la marche).

La longueur du pas varie avec la taille; l'enjambée est naturellement plus grande chez un homme qui a de longues jambes, que chez un homme qui en a de courtes; le pas de 0 m. 635 est celui d'un homme de taille moyenne; le pas réglementaire de 0 m. 75 paraît donc trop grand pour nos fantassins dont la taille est en moyenne de 1 m. 65.

B. *Réglementation des marches dans les armées.* — Une sage progression est indispensable dans les exercices et notamment dans les marches. Tous les règlements militaires insistent avec raison sur ce point.

Les marches se font d'abord sur les routes, puis en terrain varié.

La durée des marches militaires est réglée en France de manière à faire parcourir au soldat 16 kilomètres au début et 30 kilomètres au moment des exercices d'application.

Des individus isolés ou par petits groupes peuvent accomplir des marches beaucoup plus rapides. Des Sociétés de gymnastique ont fait en un jour 70 ou 80 kilomètres. Des officiers italiens (École de Modène) ont fait plus de 100 kilomètres en un jour (Astegiano, cité par Dally, *loc. cit.*).

Des troupes en colonne, des soldats chargés, ne peuvent pas faire de ces tours de force.

Le général Lewal considère qu'une marche continue de 20 kilomètres par jour, avec 20 kilogrammes de charge, est un résultat très désirable en campagne. (La réforme de l'armée, Paris, 1871.)

En France, dans les marches militaires, la cadence, qui doit être au départ de 120 pas à la minute, est progressivement augmentée de façon à faire 125 à 135 pas à la minute (pas accéléré). La longueur du pas est de 75 centimètres; on reprend la cadence de 120 pas à la minute au retour, pendant la dernière demi-heure de marche, afin d'éviter que les hommes rentrent à la caserne trop échauffés[1].

Le pas de route n'est pas cadencé, mais il se rapproche du pas accéléré; le kilomètre doit être parcouru en 11 ou 12 minutes. Dans les colonnes composées de troupes de différentes armes, c'est l'infanterie qui règle la marche; la vitesse moyenne est de 4 kilomètres à l'heure, halte horaire comprise. C'est sur cette vitesse qu'est basé le calcul du temps nécessaire à l'écoulement des unités. Le bataillon qui représente une longueur de 450 mètres s'écoule en 5' 30", le régiment (1400 mètres) en 17', la brigade (2800 mètres) en 35', la division (5600 mètres) en 2 h. 20', le corps d'armée (27 900 mètres) en 7 heures.

Le pas de charge est au rythme de 140 pas à la minute. On voit que la pratique a conduit à adopter pour l'allure la plus rapide le rythme que les recherches de M. Marey ont démontré être le meilleur. Lorsqu'on accélère ce rythme et qu'on veut faire plus de 150 pas à la minute, la vitesse diminue et le marcheur se fatigue plus que s'il prenait le pas gymnastique.

---

1. Règlement du 20 octobre 1890 sur le service intérieur (infanterie), paragr. 269, et Règlement du 28 mai 1895 sur le service des armées en campagne.

Le pas gymnastique est au rythme de 170 pas à la minute, la longueur du pas est de 0 m. 86.

Dans l'armée allemande la longueur du pas accéléré a été fixée à 80 centimètres et son rythme à 114 ou 116 pas à la minute ; le rythme du pas de charge est de 120 pas à la minute et celui du pas de course de 165 à 170 avec un mètre de longueur (Règlement allemand pour les manœuvres d'infanterie). Dans les marches, le temps fort de la musique, marqué par la batterie, correspond toujours au poser du pied gauche (*Spectateur milit. et Arch. de méd. milit.*, 1887, p. 163).

La longueur du pas accéléré dans l'armée russe est de 71 centimètres ; dans les armées autrichienne, belge, suisse et suédoise, elle est comme en France de 75 centimètres [1].

Les marches militaires sont interrompues par des haltes qui ont lieu dans l'infanterie française toutes les cinquante minutes et qui durent dix minutes.

Lorsqu'une troupe parcourt une route accidentée, les haltes doivent être plus fréquentes ; dans les montées un peu fortes il est nécessaire de faire des haltes toutes les vingt-cinq minutes ; il faut aussi diminuer l'allure.

Pour les haltes on doit choisir autant que possible un endroit qui ne soit ni trop chaud, ni trop frais, abrité contre le vent si celui-ci souffle avec force, ombreux si l'on est en été.

Outre les haltes de 50 en 50 minutes, on fait aux deux tiers du chemin une grand'halte dans un lieu habité. Pendant cette halte qui dure une heure, les hommes prennent leur repas du matin.

Nous avons vu plus haut que la marche était très fatigante lorsque le marcheur devait s'arrêter sans cesse pour repartir ensuite ; lorsque, en un mot, il y avait des *à-coups* dans les colonnes. Il importe donc que les marches soient réglées avec beaucoup de soin, surtout lorsqu'il s'agit de longues colonnes de troupes (divisions, corps d'armée en marche) ; chaque troupe doit arriver en temps voulu au point initial de manière à prendre sa place dans la colonne à l'heure fixée, avec une exactitude mathématique (Général Lewal, *op. cit.*).

Pendant la marche et pendant la course il faut inspirer l'air par le nez et l'expirer par le nez ou par la bouche ; lorsqu'on inspire par la bouche, l'air ne peut pas se réchauffer aussi bien qu'en tra-

---

1. Le soldat russe parcourt 79 m. 5 à 82 m. 5 à la minute, l'autrichien 85 m. 5, le français et l'italien 90 mètres, l'allemand 91 m. 2.

versant les fosses nasales; en hiver il arrive trop froid dans les bronches, en été l'air sec et chaud dessèche la muqueuse buccale, d'où une sensation de soif très vive qui augmente la fatigue [1].

Il est à désirer que le soldat marche sans parler, sans chanter; l'homme qui parle ou qui chante en marchant est conduit à inspirer par la bouche, et il fait des efforts qui hâtent l'apparition de l'essoufflement et de la fatigue; les hommes qui sont astreints à des marches longues et pénibles, principalement dans les montagnes, sont presque toujours des silencieux, l'expérience leur a appris à ménager leurs forces respiratoires.

On a soutenu que le soldat marchait mieux quand on le laissait chanter; un chant bien cadencé peut certainement faciliter la marche en même temps qu'il distrait le soldat; le chant agit alors comme la musique dont les effets ne sont pas contestables. Lorsqu'à la fin d'une étape pénible la musique du régiment se met à jouer une marche, chacun retrouve des jambes, la sensation de fatigue diminue tout à coup. Dans l'armée russe il y a dans certains régiments, des groupes de chanteurs qui pendant les routes chantent des chœurs; ces chanteurs existent surtout dans les régiments de cosaques, et le chant n'a pas les mêmes inconvénients pour le cavalier que pour le fantassin. Cette coutume s'explique d'ailleurs dans l'armée russe par la nécessité de distraire le soldat pendant de longues et monotones étapes à travers les steppes.

A moins de nécessité absolue les troupes ne doivent pas se mettre en marche avant le jour. Si les hommes sont cantonnés, ils ont beaucoup de peine à se lever et à s'habiller dans l'obscurité; d'autre part, les marches de nuit sont très fatigantes pour les motifs déjà donnés. Il est probable cependant que les marches de nuit auront dans les guerres futures un rôle beaucoup plus considérable que par le passé, et on est obligé d'y exercer le soldat. (A. CHEVALME, La guerre de nuit et les manœuvres de nuit. Paris, 1895.)

Lorsque les marches doivent être exécutées par des temps chauds ou par des temps très froids, il est nécessaire de prendre des précautions spéciales sur lesquelles nous insisterons à propos des accidents produits par la chaleur ou par le froid.

Les accidents locaux consécutifs à la marche et les accidents généraux observés pendant les marches ont une si grande impor-

---

1. Il faut que les fosses nasales soient bien perméables à l'air; toutes les affections qui déterminent une sténose marquée de ces cavités doivent entraîner l'exemption du service militaire. (CLAOUÉ, Des défectuosités de la respiration nasale chez le soldat. *Arch. de méd. milit.*, 1895, t. XXVI, p. 36.)

tance en hygiène militaire que nous devrons leur consacrer un chapitre spécial (Ch. iii).

C. *Gymnastique.* — Les exercices gymnastiques auxquels le soldat est astreint se divisent en *gymnastique d'assouplissement* et *gymnastique appliquée.*

La gymnastique d'assouplissement fait partie de l'école du soldat, elle est dirigée dans l'infanterie par les commandants de compagnie, c'est par elle que débute l'instruction du soldat, et son nom explique bien son but.

Elle a lieu d'abord sans armes. Le soldat exécute des mouvements rythmés des bras et des jambes, des flexions du tronc, etc. ; il apprend à courir au pas gymnastique, à exécuter des sauts en largeur ou en hauteur, d'abord sans armes, puis avec armes, et enfin avec armes et bagages ; on a soin de n'arriver que progressivement à faire exécuter ces exercices avec la charge réglementaire.

La gymnastique appliquée est enseignée autant que possible par des officiers ou des sous-officiers ayant suivi les cours de l'École de Joinville, elle comprend les exercices aux appareils : barre à suspension, échelle horizontale, portique, perches, cordes, anneaux, trapèze. Ces exercices doivent être progressifs, peu prolongés, coupés par des intervalles de repos. (Manuel de gymnastique, approuvé par le Ministre de la guerre.)

Lorsque les exercices gymnastiques sont fréquents et prolongés comme ils le sont à l'Ecole de Joinville et au régiment des sapeurs-pompiers de Paris, il faut munir les hommes d'une large ceinture qui soutient les viscères abdominaux et qui renforce les muscles de la paroi abdominale pendant l'effort. Les hommes qui doivent exécuter de longs trajets au pas gymnastique sont exposés aux *points de côté* qui paraissent dus aux secousses que les viscères abdominaux subissent pendant la course et aux tiraillements qui s'ensuivent. En soutenant les viscères avec la ceinture de gymnastique on remédie en partie à cet inconvénient. Pendant les exercices gymnastiques le cou et la cage thoracique doivent être libres de toute constriction.

Lorsqu'un jeune soldat suit difficilement ses camarades au pas gymnastique, il doit être signalé à l'attention du médecin qui l'examinera surtout au point de vue du fonctionnement du cœur.

Après les exercices violents, lorsque le corps est en sueur, les refroidissements sont à craindre ; on veillera à ce que les hommes ne restent pas dans des courants d'air et à ce qu'ils ne se découvrent pas brusquement.

Le terrain du gymnase doit être bien préparé afin que les chutes soient aussi peu dangereuses que possible ; sous chaque appareil on mettra une couche épaisse de sable qui sera remuée à chaque séance.

Les soldats qui présentent des hernies ou des pointes de hernies doivent être dispensés des exercices gymnastiques.

D. *Équitation*[1]. — Comme la marche l'équitation met en jeu un grand nombre de muscles surtout chez le cavalier novice, d'ailleurs le cavalier, comme le fantassin, fait de la gymnastique, et de plus on l'exerce souvent à la gymnastique spéciale au cavalier qui porte le nom de *voltige*. Dans l'armée le développement du cavalier sous l'influence des exercices paraît ne le céder en rien à celui du fantassin, mais il est à remarquer que presque toutes les recherches précises faites sur l'influence des exercices ont porté sur des soldats d'infanterie ; il serait intéressant de faire des recherches comparatives sur un certain nombre d'hommes pris, pour une part dans la cavalerie, pour l'autre dans l'infanterie.

Comme le fait remarquer Arnould (*op. cit.*, p. 1100), le travail au manège est moins salubre que l'équitation en plein air ; le sol des manèges recouvert de sable, de sciure de bois, de copeaux de liège, est souillé rapidement par l'urine et la fiente des chevaux, et l'atmosphère poussiéreuse et chargée de microbes constitue un milieu assez malsain ; les manèges doivent être parfaitement ventilés.

On a accusé l'équitation de produire l'obésité, l'atrophie des testicules, les varices et le varicocèle.

M. Morache fait observer avec raison que dans les régiments de cavalerie les officiers qui présentent des signes d'obésité sont justement ceux qui montent le moins à cheval. L'action atrophiante sur les testicules n'est pas mieux établie.

Sistach a cité des chiffres qui tendent à démontrer que l'équitation prédispose aux varices, mais cette opinion n'a pas été confirmée.

L'accusation de prédisposer aux hernies paraît mieux méritée, le cavalier est obligé de faire souvent de brusques efforts pour maîtriser son cheval et on conçoit que, pendant ces efforts, des hernies puissent se produire.

Le cavalier est très sujet, lorsqu'il fait ses classes, aux excoria-

[1] A. Piou, Préceptes d'hygiène relatifs aux troupes à cheval. th. de Strasbourg, 1808. — Baudens, Considér. d'hygiène relatives aux corps de cavalerie, th. de Montpellier, 1826. — Leuret, Hygiène de la cavalerie légère, th. de Paris, 1834. — Rider, Étude méd. sur l'équitation, anal. par Sistach, in *Rec. mém. méd. milit.*, 1871. — Dauvé, Essai sur l'ecthyma dans l'armée et spécialement dans la cavalerie. *Rec. mém. méd. milit.*, 1876. — Arnould, Remarques sur l'étiologie des furoncles et de l'ecthyma dans la cavalerie. *Rec. mém. méd. milit.*, 1877. — Boinet et Depéret, Ecthyma des cavaliers, *Arch. de méd. milit.*, 1886, t. VII, p. 120.

tions qui se produisent au niveau du sacrum, aux fesses et à la partie interne des genoux, c'est-à-dire sur tous les points qui sont soumis aux frottements les plus forts et les plus répétés ; ces excoriations sont d'ailleurs beaucoup moins importantes au point de vue du service que celles des pieds chez le fantassin ; il est rare qu'elles soient assez étendues pour empêcher l'exercice du cheval : les régiments de cavalerie ont beaucoup moins d'indisponibles en campagne et aux manœuvres, par suite d'excoriations, que les régiments d'infanterie.

Pour prévenir ces excoriations dans la mesure du possible, le cavalier doit se graisser les fesses avec du suif ou de la vaseline, de même que le fantassin doit se graisser les pieds.

Les furoncles, l'ecthyma sont très communs chez les cavaliers, et ils prennent quelquefois dans les régiments de cavalerie un développement épidémique. Les frottements produits par la selle, par les plis des pantalons, irritent la peau des membres inférieurs et facilitent la production des furoncles. Les pantalons basanés de cuir jusqu'à la partie supérieure prédisposaient beaucoup à ces accidents, ils ont été heureusement supprimés dans l'armée française.

Lorsqu'un furoncle s'est produit, le pus souille les caleçons, les draps, et les microbes vont s'inoculer sur d'autres points ; il en est de même pour les pustules d'ecthyma. Des draps, des objets de literie mal désinfectés, des serviettes servant en commun peuvent propager ces affections.

Les adducteurs des cuisses qui mériteraient, suivant la remarque du Dr Astegiano, le nom de *muscles des cavaliers* sont souvent le siège de lésions plus ou moins graves, à la suite des efforts que doit faire sans cesse le cavalier pour serrer sa monture entre ses jambes.

Ces muscles sont fréquemment le siège de douleurs ou de *ruptures* avec hémorragies plus ou moins abondantes (*hématomes*) ; la *hernie musculaire* des adducteurs est assez commune chez les cavaliers, enfin on observe fréquemment des *ostéomes* ; tantôt il s'agit d'exostoses au niveau de l'insertion des adducteurs sur le bassin ou sur le fémur, tantôt de tumeurs osseuses libres dans l'intérieur des muscles. Billroth a donné à ces productions le nom de *Reiterknochen* (os des cavaliers) [1]. Astegiano décrit encore parmi

---

1. Chez le fantassin, sous l'influence du maniement du fusil, on observe quelquefois la formation d'ostéomes dans le deltoïde ou dans le brachial antérieur (*Exerzis-Knochen*). Hasse dit avoir observé ces ostéomes en Allemagne 18 fois sur 608 recrues, ce qui nous paraît une proportion tout à fait anormale.

les accidents que peut produire l'équitation : l'hématocèle enkystée du cordon, l'orchite par effort, la périorchite ou vaginalite séreuse, la névralgie du cordon, mais ce sont là des accidents très rares. (ASTEGIANO, *Arch. de méd. milit.*, 1886, t. VIII, p. 477 et *Journal italien de méd. milit.*, 1893, p. 14.)

E. *Escrime* [1]. — L'escrime ne fait plus partie des exercices auxquels le soldat français est astreint; elle n'est pas indispensable d'ailleurs pour assurer le développement de la poitrine. Nous avons déjà eu l'occasion de dire que les exercices les meilleurs à ce point de vue sont ceux qui, comme la course, mettent en action la plupart des muscles et qui, donnant lieu facilement à l'essoufflement, nécessitent une ampliation complète des poumons.

Les personnes qui se livrent journellement à la pratique de l'escrime sont exposées à une série de déformations qui peuvent se résumer ainsi qu'il suit :

1° Développement exagéré du côté qui manie habituellement le fleuret, c'est-à-dire d'ordinaire du côté droit (hypertrophie des muscles du bras droit et de la cuisse droite donnant lieu à une asymétrie du corps).

2° Scoliose, dont la concavité correspond au bras qui manie d'habitude le fleuret; du même côté abaissement de l'épaule et aplatissement de la paroi thoracique avec voussure du côté opposé. Comme le fait remarquer Lagrange (*op. cit.*, p. 293), c'est donc une erreur de croire que l'escrime peut servir à redresser une scoliose commençante en relevant l'épaule du côté du bras qui tient le fleuret, c'est le contraire qui serait vrai. Chez l'homme qui fait de l'escrime l'épaule correspondant au bras qui tient le fleuret n'est plus élevée que l'autre que lorsque le tireur se fend à fond, comme on peut s'en rendre compte en examinant la figure 6 qui représente, d'après M. Marey, les différentes positions du corps chez un homme qui donne un coup d'épée.

Pour éviter ces déformations il est indispensable de faire de l'escrime alternativement avec le bras droit et avec le bras gauche quand on se livre très fréquemment à cet exercice.

3° Chez les individus qui manient journellement le fleuret on observe quelquefois des nodosités sur le trajet des tendons

---

1. LAGRANGE, Rôle physiologique et thérap. de l'escrime in *Revue scientif.*, 1886, p. 254. — DU MÊME, Physiol. des exercices du corps. Paris, 1889. — LECOMTE, L'escrime au point de vue médical, th. de Paris, 1893. — Bien entendu il s'agit seulement ici de l'escrime qui se fait à la salle d'armes avec des fleurets, le cavalier fait de l'escrime au sabre et le fantassin de l'escrime à la baïonnette.

fléchisseurs des doigts, nodosités qui peuvent donner lieu à la
déformation connue sous le nom de doigts à ressorts et des
rétractions permanentes des doigts (ASTEGIANO, *Arch. de méd.
milit.*, 1886, t. VIII, p. 478).

Pour éviter les blessures par le fleuret qui sont malheureusement communes dans les salles d'armes, M. le Dr Mareschal a
recommandé les précautions suivantes :

Le masque ne doit pas présenter une surface arrondie, mais la

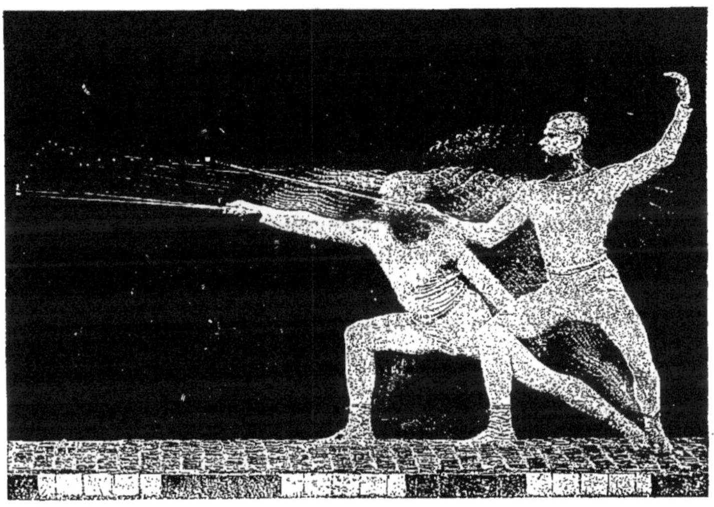

Fig. 6. — Un coup d'épée (Marey, Le mouvement. fig. 125).

forme *en carène*, avec un angle de 15 à 20 degrés. Dans ces conditions, il y a plus de chances pour que l'extrémité du fleuret
n'arrive jamais perpendiculairement sur le masque et pour qu'elle
puisse glisser par la tangente.

Les mailles du grillage du masque ne doivent pas avoir plus de
trois millimètres. Les fils de fer doivent se croiser à angle droit
et être soudés à chaque point d'intersection.

Le bouton du fleuret doit toujours avoir cinq millimètres de
diamètre au moins; on a constaté maintes fois qu'il n'avait que
trois millimètres, soit à l'état neuf, soit à la suite d'usure.

Il faut s'assurer souvent que ces objets : masques, fleurets bou-
tonnés, sont en bon état. (Hygiène de l'escrime, *Revue générale
de clin. et de thérap.*, 18 juillet 1894.)

F. — La *natation* est un exercice excellent et très utile; l'homme qui nage fait fonctionner tous ses muscles, de plus l'eau froide a une action tonique manifeste, le bien-être qu'on éprouve en été après avoir pris un bain froid est indiscutable; les accidents auxquels est exposé l'homme qui apprend à nager seront étudiés à propos des bains froids (Ch. iv).

G. — La *boxe française* qui, contrairement à la boxe anglaise, enseigne le coup de pied aussi bien que le coup de poing est un très bon exercice; on exerce aussi bien la partie gauche du corps que la partie droite et la plupart des muscles des membres et du tronc doivent entrer successivement en action (LAGRANGE, *op. cit.*, p. 302).

La prophylaxie des accidents du *tir à la cible* dépend du commandement et nous n'avons pas à nous en occuper ici. Nous rappellerons seulement qu'au tir à la cible les marqueurs sont exposés à recevoir des éclats de projectiles qui peuvent entraîner des accidents graves s'ils atteignent les yeux; aussi, les marqueurs doivent-ils être munis de lunettes spéciales, réglementaires, analogues à celles des tailleurs de pierre.

CHAPITRE III

DES ACCIDENTS OBSERVÉS PENDANT LES MARCHES ET DES MESURES A PRENDRE POUR LES ÉVITER

I. Du coup de chaleur, sa fréquence dans l'armée; pathogénie et prophylaxie. — II. Courbature fébrile. — III. Syncopes. — IV. Mesures spéciales à prendre pendant les marches en pays palustre. — V. Accidents locaux et généraux produits par le froid ; leur fréquence dans les armées en campagne; pathogénie et prophylaxie. — VI. Mal des montagnes. — VII. Cœur forcé ou surmené, aggravation des maladies du cœur sous l'influence de l'exercice. — VIII. Accidents locaux de la marche : ampoules, excoriations, hyperhydrose plantaire, tarsalgie, périostites de fatigue.

I. Accidents produits par la chaleur. Insolation. Coup de chaleur [1]. — Ces accidents sont très fréquents dans les troupes en marche,

1. Morehead, Clinical Researches on disease in India. 1860. — Hirsch, Handb. der historisch. u. geograph. Pathol., Erlangen, 1862. — H. C. Wood, On Sunstroke. *The americ. Journ. of med. Sci.*, 1863. — Obernier. Der Hitzschlag. Bonn, 1867. — Gryon, Des accidents produits par la chaleur dans l'infanterie en marche. *Gaz. méd. de Paris*, 1867. — Cl. Bernard, Influence de la chaleur sur les animaux. *Revue des cours scientifiques*, 1871. — Vallin, Rech. expérim. sur l'insolation. *Arch. gén. de méd.*, février 1870. — Du même. Du mécanisme de la mort par la chaleur extérieure. *Même Rec.*, déc. 1871 et janv. 1872. — Hestrés. th. Paris, 1872. — Roth et Lex, *op. cit.* — Laveran, Traité des maladies des armées, Paris, 1875. p. 81. — L. Wagnier, th Paris, 1875. — Lacassagne, De l'insolation. *Communic. à la Soc. méd. des hôp. de Paris.* 27 juillet 1877. — A. Demmler, Des accidents produits par la marche pendant les fortes chaleurs et de leur pathogénie. *Progrès méd.*, 1878. — Wittelshöfer. L'insolation dans l'armée austro-hongroise. *Der militärarzt.* 1878. — A. Le Roy de Mericourt et Obet, Art. Coup de chaleur in *Diction. encyclop. des sc. méd.* — J. Fayrer, Du coup de soleil et de quelques-unes de ses suites. *Brain*, oct. 1879. — Jacubosch, Sonnenstich und Hitzschlag. Berlin, 1879, et *Deutsche milit. Zeitschr.*, 1879. p. 475. — Zuber, Soc. méd. des hôp. de Paris. 22 oct. 1880. — J. Fayrer, Communic. au Congrès méd. internat. de Londres, 1881. — A. Jousset, De l'acclimatement. *Arch. de méd. nav.*, 1884. p. 285. — Wood, *The Boston med. and surg. Journ.*, 1884. — Moursou, *Arch. de méd. nav.*, 1884, p. 213. — Héricourt, *Arch. de méd. milit.*, 1885. — Chastang, th. Bordeaux. 1885-1886, n° 35. — Fr. Muller, Der militärarzt, 1886, 17, p. 156. — Rondot, *Revue sanitaire* et *Gaz. hebdom. de Bordeaux*, 1886. p. 251. — Vincent, Rech. expér. sur l'hyperthermie, Paris, 1887. — Règlement sur le service en

non seulement dans les pays chauds, mais aussi dans nos climats tempérés.

Le coup de chaleur qu'il ne faut pas confondre avec le coup de soleil ou érythème solaire a été observé très souvent dans l'armée anglaise des Indes comme en témoignent les écrits de Longmore, Russel, Mouat, Brougham, Barclay, Taylor, Fayrer. Pendant une marche de Nuddea à Berhampore le nombre des malades frappés d'insolation s'éleva pour un seul bataillon à 63 et le nombre des décès à 18. Le 71ᵉ de ligne arrivé aux Indes en 1858 eut du 5 mai au 15 août 89 hommes frappés d'insolation (Morehead).

Le coup de chaleur a sévi plus d'une fois sur nos troupes en Algérie. En 1834 un grand nombre d'hommes du 13ᵉ de ligne en furent atteints ; pendant l'expédition dirigée en 1839 par le maréchal Bugeaud, 200 hommes furent frappés en quelques heures et il y eut 11 suicides. « Les soldats mal équipés pour ce climat tombaient comme foudroyés par les rayons dévorants d'un soleil de feu reflétés par une terre rouge et brûlante. » (Campagnes d'Afrique par le duc d'Orléans, p. 161.)

En Europe les accidents du coup de chaleur ont été observés fréquemment et, fait important à noter, ils se sont produits quelquefois alors que la température extérieure ne dépassait pas 25° C.

En juillet 1778, pendant des marches forcées de Bernbourg à Dresde, l'armée du prince Henri eut un grand nombre d'hommes atteints de coups de chaleur ; à chaque pas on se heurtait à des soldats qui avaient perdu connaissance.

Le 21 mai 1827 les corps de la Garde qui manœuvraient entre Berlin et Potsdam furent complètement désorganisés par de nombreux cas de coup de chaleur ; c'est par sections entières que les hommes tombaient sur les bords de la route. La cavalerie perdit beaucoup de chevaux.

Au mois de juillet 1849 un bataillon de chasseurs à pied pendant la courte étape qui sépare Vincennes de Paris (18 kilomètres) fut tellement éprouvé par la chaleur, que le quart à peine du bataillon

<hr>

campagne de l'armée allemande, 23 mai 1887, *Arch., de méd. milit.*, 1888, t. XII, p. 315 (mesures prises contre les insolations). — A. HILLER, Du coup de chaleur pendant les marches. Trad. fr. de Jung. Bruxelles, 1887. — HIRSCHFELD, *Deutsche med. Wochensch.*, 1893, nᵒˢ 28 et 30. — ROSSBACH, *Deutsche militär. Zeitschr.*, 1893, p. 309. — DE BRUN, Malad. des pays chauds in *Encyclop. scientif. de Léauté.* — LAVERAN et REGNARD, Rech. expérim. sur la pathogénie du coup de chaleur. *Acad. de méd.*, 27 nov. 1894. — VALLIN, COLIN, KELSCH, Discuss. au sujet du coup de chaleur. *Acad. de méd.*, 1894-1895. — KOBSCH, Des troubles du cœur dans le coup de chaleur. *Deutsche militär. Zeitschr.*, 1895.

arriva à Paris ; un grand nombre de soldats se couchaient le long de la route ; beaucoup succombèrent (Champouillon).

Le 8 juillet 1853 un régiment belge partait du camp de Beverloo pour se rendre à Hesselt ; pendant cette étape les deux tiers des hommes tombèrent comme foudroyés, 150 hommes seulement arrivèrent à Bruxelles.

Pendant la guerre d'Italie (1859) les accidents d'insolation furent très fréquents dans notre armée ; pendant la journée du 4 juillet plus de 2000 hommes appartenant à la division du général d'Autemarre, forte de 12 500 hommes, tombèrent dans les rangs (Guyon).

A la revue des troupes de la garnison de Paris passée au mois de juillet 1877 près de 170 hommes furent atteints d'insolation, quelques-uns présentèrent des accidents assez graves malgré les prompts secours qui leur furent donnés (Lacassagne).

En 1878 lors de l'occupation de la Bosnie les troupes autrichiennes furent fortement éprouvées par les insolations ; un régiment en marche eut en quelques heures 320 malades dont 31 succombèrent (F. Muller, cité par Hiller). Pendant cette campagne le nombre total des cas d'insolation s'éleva dans l'armée autrichienne à 2131 et le nombre des décès par cette cause à 50.

Dans l'armée allemande le coup de chaleur est très commun. Hiller constate que, en sept années, d'après la statistique médicale de l'armée allemande, 773 hommes ont été atteints d'insolation et que 116 en sont morts.

On voit par ces exemples que le coup de chaleur est un accident qui, par sa fréquence et sa gravité, mérite au premier chef d'attirer l'attention du médecin militaire.

A. *Pathogénie du coup de chaleur ; causes prédisposantes.* — En général les accidents se produisent dans les conditions suivantes : le soldat fatigué par la marche et par la chaleur transpire abondamment, la sueur lui découle de la face ; il ressent une douleur de tête plus ou moins vive, de l'oppression et une grande lassitude, la respiration est rapide, les battements du cœur sont très accélérés ; le malade vacille sur ses jambes comme un homme ivre, la face est pâle ou, plus souvent, rouge et injectée. Lorsque dans cet état, le soldat continue à marcher, il ne tarde pas à perdre connaissance, il s'affaisse et s'il n'est pas secouru, la respiration se ralentit, le pouls devient faible et irrégulier et la mort survient.

Quelquefois les malades sont pris de délire et se tuent ; c'est à cette forme délirante du coup de chaleur qu'on a donné pendant longtemps le nom de *calenture*.

Il n'entre pas dans le plan de cet ouvrage de faire l histoire clinique du coup de chaleur mais nous devons nous arrêter un peu à l'étude de sa pathogénie, car cette étude fournit des données importantes à la prophylaxie.

L'étude expérimentale des accidents produits par la chaleur a été faite par un grand nombre d'observateurs.

Cl. Bernard, dans ses belles leçons sur l'action de la chaleur, arrive à conclure que la chaleur détermine la mort en agissant sur les muscles, en coagulant les fibres musculaires, celles du cœur en particulier, lorsqu'elle atteint chez les animaux supérieurs 45°, et cet illustre maître résume son opinion en disant que la chaleur agit comme un poison du muscle.

M. le Dr Vallin a vu que chez des lapins attachés en plein soleil, pendant l'été, la mort arrivait lorsque la température rectale s'élevait à 45°; à l'autopsie on constatait la rigidité du cœur et du diaphragme par suite de la coagulation de la myosine.

Les conditions expérimentales dans lesquelles se sont placés Cl. Bernard et M. Vallin diffèrent beaucoup des conditions dans lesquelles le coup de chaleur se produit d'ordinaire chez le soldat en marche. Cl. Bernard introduisait les animaux dans une étuve chauffée à 80 ou 100°; M. Vallin les exposait en plein soleil après les avoir attachés sur le dos, ou bien il les mettait, comme Cl. Bernard, dans une étuve fortement chauffée. Or les accidents du coup de chaleur se produisent souvent chez le soldat en marche, alors que la température extérieure ne dépasse pas 25° et que le soldat n'est pas exposé aux rayons du soleil.

Harless a montré que l'excitabilité des nerfs moteurs s'accroissait avec la température jusqu'à une certaine limite, variable avec les espèces et que, au delà de cette limite, l'excitabilité diminuait puis disparaissait (*Henle's und Pfeuffer's Zeitschr.*, 3e R., VIII, p. 122).

D'autres observateurs sont arrivés à conclure que les accidents étaient dus à une altération du sang : défaut d'oxygène ou rétention d'un principe toxique (Hirsch).

Lindsay compare la mort par insolation à l'asphyxie par les gaz délétères, à la submersion.

Obernier a essayé d'expliquer les accidents de l'insolation par la rétention de l'urée dans le sang, mais les quantités d'urée trouvées par cet expérimentateur dans le sang des animaux morts par la chaleur ne justifient nullement cette conclusion.

D'après Vincent, l'élévation exagérée de la température agit principalement sur le système nerveux central, mais d'une façon indirecte; il y aurait, d'après lui, empoisonnement de l'économie par les produits de combustion qui s'accumulent dans le sang.

Dans nos recherches sur la pathogénie du coup de chaleur nous sommes arrivés M. le Dr Regnard et moi à conclure que la chaleur déterminait la mort en agissant directement sur le système nerveux.

Si les expérimentateurs ne sont pas encore d'accord sur le mécanisme intime de la mort par la chaleur, il y a du moins un point qui est parfaitement établi, c'est que la mort arrive chez l'homme et chez les animaux supérieurs quand la température intérieure monte à 45° environ et, au point de vue qui nous intéresse, c'est-à-dire au point de vue de l'hygiène militaire, ce fait nous suffit; il peut et il doit servir de guide pour la prophylaxie du coup de chaleur.

Il faut évidemment pour prévenir le coup de chaleur se mettre en garde contre toutes les circonstances capables d'élever la température du milieu intérieur et favoriser au contraire celles qui sont capables de l'abaisser.

En tête des conditions prédisposantes du coup de chaleur il faut citer l'exercice. Un grand nombre de faits démontrent que l'exercice et la fatigue jouent souvent un grand rôle dans la pathogénie du coup de chaleur. Dans l'armée, c'est presque toujours le fantassin qui est atteint [1] et c'est presque toujours pendant les marches que se produisent les accidents. Dans la cavalerie, les chevaux sont atteints plus souvent que les cavaliers.

Mais, il était important d'établir, par des expériences, comment et dans quelle mesure l'exercice favorise l'action de la chaleur.

Nous avons fait construire, dans ce but, M. Regnard et moi un appareil qui est représenté ci-dessous (fig. 7). Un des animaux en expérience est placé dans une roue mobile en fil de fer (R), l'autre est attaché dans un coin de la cabane en planches qui renferme la roue, un réchaud à gaz (G) permet d'élever au degré voulu la température de la cabane qui est ventilée par en haut, des portes vitrées (P, P') permettent d'observer du dehors ce qui se passe, et des thermomètres placés à différentes hauteurs indiquent la température.

Nous avons fait la plupart de nos expériences sur des chiens;

---

1. Il n'y a d'exception que pour les cuirassiers chez lesquels le casque et la cuirasse favorisent la production du coup de chaleur.

certains de ces animaux se prêtent très bien à l'expérience, ils font tourner eux-mêmes la roue dans laquelle ils se trouvent ; d'autres s'y prêtent moins, on est obligé alors de faire tourner la roue à l'aide d'une manivelle (M). Il est indispensable de garnir les pattes des chiens placés dans la roue avec de la peau de daim, afin que les chiens ne s'écorchent pas et aussi afin qu'ils ne puissent pas se servir de leurs griffes pour s'accrocher aux fils de fer.

Dans ces conditions, il est facile de constater que le chien qui

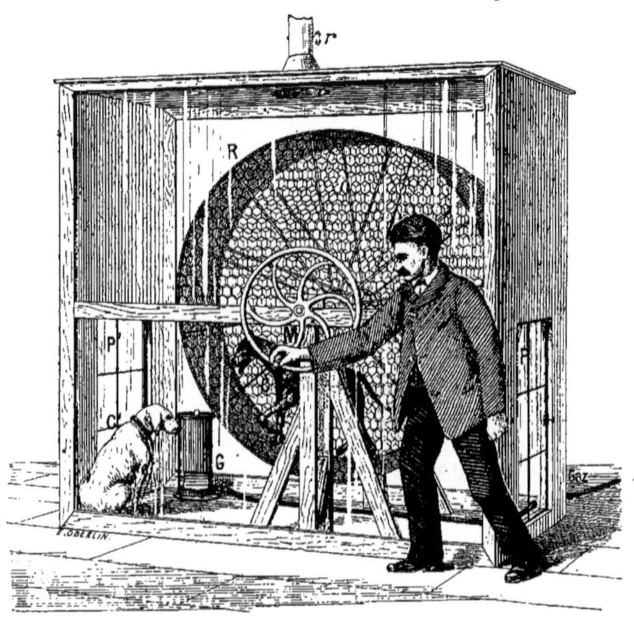

Fig. 7.

travaille est bien plus rapidement atteint d'accidents graves ou même mortels, si l'on prolonge suffisamment l'expérience, que le chien au repos ; cela ressort très nettement de toutes nos expériences.

L'action prédisposante de l'exercice sur le coup de chaleur est susceptible de plusieurs interprétations ; on peut se demander si l'exercice prolongé favorise le coup de chaleur en augmentant la production de la chaleur intérieure qui s'élève alors plus rapidement et qui agit sur les muscles ou sur les nerfs, ou bien si ce sont les déchets résultant d'un exercice prolongé qui, en s'ajoutant à ceux qui résultent de l'échauffement du corps, activent l'auto-intoxication ; on pourrait penser aussi que sous l'influence d'un exercice prolongé, l'acide carbonique s'accumule dans le sang des animaux et que la mort a lieu par asphyxie.

Il semble bien résulter de nos expériences que la mort n'est due, ni à une auto-intoxication, ni à l'asphyxie et qu'elle résulte simplement de l'action de l'hyperthermie sur le système nerveux et en particulier sur le système nerveux ganglionnaire du cœur.

Il n'est pas douteux que l'exercice prolongé augmente la température intérieure et que les effets de l'exercice venant s'ajouter à ceux de la chaleur, la température d'un chien qui travaille dans une atmosphère chaude atteint beaucoup plus rapidement 45° que celle d'un chien exposé à la même température, mais qui est au repos. Cela ressort clairement de nos expériences.

Sous l'influence seule de l'exercice, la température s'élève, mais beaucoup plus lentement que lorsque l'animal travaille dans l'étuve ; dans ces conditions, les animaux se remettent très vite, l'essoufflement disparaît dès qu'ils peuvent se reposer.

L'exercice prolongé est donc une cause adjuvante du coup de chaleur parce qu'il est, par lui-même, une cause d'échauffement du corps et que, sous l'action combinée de l'exercice et de la chaleur extérieure, la température du corps s'élève rapidement à un degré incompatible avec le fonctionnement de l'organisme.

Chez tous les animaux (chiens, lapins) qui sont morts au cours de nos expériences, la température prise dans le rectum était de 45°,5 au minimum ; nos expériences sont absolument d'accord sur ce point avec celles de Cl. Bernard et de M. Vallin.

Chez les hommes morts d'insolation on constate, comme chez les animaux tués par la chaleur, une élévation considérable de la température au moment de la mort.

Wood, Baumler, Jacubosch ont observé des températures de 42°,8 dans l'aisselle d'individus frappés du coup de chaleur ; Levick, dans un cas, a noté 43°,3 ; Dowler et Roch, 45° dans sept cas mortels (HILLER, *op. cit.*) ; Zuber, dans plusieurs cas : 42°, 43° et 43°,5 ; dans un cas, 44° au moment de la mort et 45°, 30 minutes après la mort, mais il faut dire que le thermomètre marquait ce jour-là 47°,5 à l'ombre.

Hiller a insisté avec beaucoup de raison sur l'influence adjuvante qu'exerce l'habillement du soldat, trop chaud en été et trop ajusté.

Les accidents du coup de chaleur très fréquents dans l'armée des Indes lorsque le soldat portait le même uniforme chaud et ajusté qu'en Angleterre sont devenus beaucoup plus rares depuis qu'on a adopté une tenue spéciale pour cette armée.

L'expérience suivante est très intéressante.

Le 8 septembre 1885, la température extérieure étant de 15° R., Hiller prend, à la fin d'une marche militaire, la température rectale de 8 fusiliers. « Les thermomètres dont les 8 soldats avaient été munis accusèrent en peu de minutes plus de 39° C. Les hommes avaient tous une température propre de 39°,2 à 40°,1 C., c'est-à-dire la température d'une forte fièvre. Pendant notre examen un fusilier perdit connaissance au moment même où le thermomètre qui montait à vue d'œil avait atteint 41°,1 C. » (Hiller, *op. cit.*, p. 26.)

Dans une autre expérience (*op. cit.*, p. 37), Hiller s'est assuré que l'élévation de la température était moindre chez le soldat en marche quand on avait soin de lui donner des effets plus légers que les effets réglementaires; nous aurons l'occasion de revenir sur cette question quand nous nous occuperons de l'habillement du soldat.

Lorsque l'air est saturé d'humidité, l'évaporation de la sueur se fait mal et par suite le corps ne peut pas se refroidir, il en est de même lorsque des soldats qui marchent en rangs serrés, transportent avec eux une colonne d'air qui se sature d'humidité; les hommes placés au centre de la colonne sont particulièrement exposés au coup de chaleur, ce qui se conçoit sans peine.

Un jour que Taylor accompagnait un régiment en marche pour Ferrozipour les symptômes du coup de chaleur se produisirent chez un certain nombre de soldats; Taylor pria le commandant de faire marcher ses hommes à distance les uns des autres; le résultat fut si heureux que, pendant toute la route, le régiment ne perdit qu'un homme par suite de coup de chaleur (Taylor, cité par Hirsch).

Les Romains, dit Niebuhr, avaient reconnu que rien n'est aussi nuisible aux soldats en marche et ne les fatigue davantage que de marcher en rangs serrés.

Nous verrons plus loin que dans les pays froids et par les temps très froids, il y a au contraire grand avantage à faire marcher les troupes en colonnes serrées.

La privation de boisson est une cause adjuvante des accidents produits par la chaleur; elle est signalée dans plusieurs des épidémies d'insolations dont il est fait mention plus haut, notamment dans celles de l'armée du prince Henri et des régiments prussiens de la Garde en 1827.

On croyait autrefois qu'il était très dangereux de boire quand on avait chaud et on défendait aux soldats d'approcher des fontaines pendant les marches. Lorsque le corps est en sueur il faut se garder, il est vrai, d'absorber une grande quantité d'eau glacée, surtout si on ne se remet pas aussitôt en marche, on a vu des cas de mort subite se produire dans ces conditions, mais les boissons non glacées, en quantité modérée, loin d'être nuisibles pendant les marches, sont d'une grande utilité. Il importe que l'organisme puisse réparer les pertes en eau qu'il fait par la transpiration cutanée et par l'exhalation pulmonaire, car la transpiration est son moyen principal de défense contre la chaleur.

Les excès alcooliques favorisent puissamment la production du coup de chaleur; Zuber a insisté avec raison sur cette cause adju_vante dont il faut tenir grand compte dans la prophylaxie.

La période de la digestion est favorable à la production du coup de chaleur surtout lorsqu'il s'agit de repas copieux.

B. *Prophylaxie du coup de chaleur.* — Les considérations qui précèdent nous permettent de formuler ainsi qu'il suit les mesures à conseiller pour prévenir les accidents dus à la chaleur.

1° Mettre le soldat au repos et à l'abri de l'action directe des rayons du soleil pendant les heures les plus chaudes du jour. Dans les pays chauds, en Algérie et même dans le midi de la France, pendant les mois les plus chauds, on consigne les troupes au quartier de dix heures du matin ou de midi à deux heures; c'est là une mesure excellente.

Les marches accomplies par des temps chauds doivent être réglées de manière à ce que les troupes soient rentrées dans les casernes ou rendues au gîte d'étape avant dix heures du matin et même plus tôt dans les pays chauds.

2° La durée des exercices sera diminuée par les temps très chauds, on fera des marches moins longues, on diminuera la vitesse de l'allure et on multipliera les poses.

3° Les troupes ne marcheront pas en rangs serrés; il importe que l'air puisse circuler facilement autour de chaque soldat; cette simple modification dans l'ordre de marche a suffi quelquefois à arrêter les accidents d'insolation qui commençaient à se produire dans une colonne de troupes.

4° Les haltes doivent se faire autant que possible dans des endroits ombragés ou du moins sur des points un peu élevés et bien ventilés et non dans des bas-fonds.

Pendant les haltes les hommes pourront s'asseoir, mais il leur sera défendu de se coucher sur le sol; par les temps très chauds la terre est en effet très échauffée surtout si elle est dénudée.

5° Il est indispensable que des soldats en marche par un temps chaud aient toujours de l'eau à leur disposition. Il faut donc veiller à ce que les hommes emportent leurs bidons pleins et se préoccuper de l'approvisionnement en eau potable pendant la route ; cela est facile dans nos pays : on enverra en avant une petite avant-garde qui prescrira aux habitants des localités que les troupes doivent traverser de préparer, devant les maisons qui bordent la route, des récipients pleins d'eau potable dans lesquels les hommes pourront facilement remplir leurs bidons.

Dans les pays chauds la question de l'eau est extrêmement importante ; comme on n'a pas les mêmes facilités d'approvisionnement que dans nos pays, il faut emporter dans des tonneaux ou dans des outres de l'eau en quantité suffisante, toutes les fois que l'approvisionnement d'eau n'est pas assuré dans les localités que doivent traverser les troupes.

6° On prendra des mesures très sévères contre l'alcoolisme qui favorise puissamment la production du coup de chaleur, les cabarets seront consignés à la troupe, défense sera faite aux cantiniers de vendre des boissons alcooliques. Dans les expéditions faites dans les pays chauds on interdira complètement les boissons alcooliques.

7° Lorsque des troupes prennent un repas pendant une marche ou une manœuvre accomplie par un temps très chaud, il faut avoir soin de faire faire ce repas lorsque l'étape ou la manœuvre est presque terminée ; on ralentira l'allure quand la marche sera reprise.

8° Dans les pays chauds il est nécessaire d'adopter un uniforme spécial ; les vêtements ne doivent pas être ajustés, la coiffure doit bien protéger la tête et la nuque ; dans nos pays il faudrait aussi que le soldat fût vêtu moins chaudement en été qu'en hiver. On peut faire déboutonner les premiers boutons de la veste ou de la capote et faire mettre les mouchoirs sous les képis pour protéger la tête et la nuque.

9° Lorsque, en raison de la température, il y a lieu de redouter les coups de chaleur il faut recommander aux sous-officiers d'exercer une très grande surveillance sur les hommes qu'ils commandent. Quand on voit un homme qui ne marche pas franchement, qui chancelle, il faut l'interpeller à haute voix ; si l'homme ne répond pas ou si la réponse n'est pas claire, il faut le faire sortir des rangs.

10° Les médecins des corps de troupe doivent faire connaître aux officiers quels sont les premiers secours à donner dans le cas de coup de chaleur. Après avoir fait sortir le malade des rangs on l'assoit ou on le couche à l'ombre, autant que possible, on le débarrasse de son sac, de ses armes, et on déboutonne sa capote et la ceinture du pantalon; on lui fait boire un peu d'eau additionnée de café, si la chose est possible, ou de vin, on flagelle la face et la poitrine avec un mouchoir trempé dans l'eau froide. Le plus souvent ces moyens suffisent pour faire revenir à lui le malade qu'on fait ensuite monter dans la voiture d'ambulance.

Lorsque les malades ont perdu connaissance et que la respiration se fait mal, on peut employer les tractions de la langue préconisées par M. le Dr Laborde. Cette méthode a déjà quelques succès à son actif dans le traitement des accidents d'insolation; à propos du traitement de l'asphyxie par submersion (Ch. iv, Bains froids) nous indiquerons comment les tractions de la langue doivent être pratiquées.

II. COURBATURE FÉBRILE. — A la suite de marches fatigantes il n'est pas rare, surtout si ces marches ont été faites en été et en plein soleil, de voir survenir les symptômes de l'embarras gastrique fébrile ou de la courbature fébrile; le malade a de la fièvre, il accuse de la céphalalgie et des douleurs plus ou moins vives dans les muscles des extrémités inférieures et de la région lombaire; la soif est vive, la langue sale, l'appétit nul. (LUBANSKI, De la courbature fébrile dans l'armée. *Arch. de méd. milit.*, 1883, t. II, p. 416. — RENDON, Des fièvres de surmenage, th. Paris, 1888.)

Ces accidents qui se présentent tantôt sous l'aspect de l'embarras gastrique, tantôt sous celui de la courbature fébrile, aboutissent facilement, chez des hommes surmenés, à la fièvre typhoïde comme nous avons eu l'occasion de le dire dans le chapitre précédent; en général ils se dissipent rapidement sous l'influence du repos.

III. SYNCOPES. — On observe quelquefois chez le soldat ce qu'on peut appeler des syncopes ou des lipothymies de fatigue. Ces accidents n'étaient pas rares autrefois, lorsque les soldats, levés de grand matin, partaient pour l'exercice ou pour les marches militaires sans avoir rien pris et souvent après un repos nocturne insuffisant (hommes de garde, permissionnaires etc,....); depuis qu'on a soin de distribuer le matin de la soupe ou du café, ces accidents sont devenus beaucoup plus rares. Il est d'autant plus nécessaire de faire prendre quelque chose au soldat le matin que, s'il n'a rien pris, il absorbe de l'eau-de-vie pour se soutenir. L'habitude de boire de l'eau-de-vie le matin, autrefois très répandue dans l'armée, avait des conséquences déplorables; on sait que l'eau-de-vie et surtout l'eau-de-vie de mauvaise qualité que se procure le soldat, est particulièrement nuisible lorsqu'elle est absorbée à jeun; cette habitude a heureusement disparu grâce aux distributions régulières de soupe ou de café.

IV. MESURES SPÉCIALES POUR LES MARCHES EN PAYS PALUSTRE. — Lorsque des marches doivent être exécutées dans des pays où l'endémie palustre règne avec intensité, il y a lieu de prendre des mesures particulières.

Lorsqu'il s'agit d'expéditions à entreprendre dans les pays chauds ou dans des régions marécageuses, on choisira avec soin la saison la plus salubre; dans la plupart des régions palustres l'endémie ne sévit que pendant quelques mois de l'année, ou du moins elle sévit avec beaucoup plus de force pendant une certaine période de l'année dite, à cause de cela, période *endémo-épidémique* (saison chaude dans les climats tempérés, chauds et juxta-tropicaux; dans les climats tropicaux la saison des pluies est la plus insalubre).

Toutes les fois que des armées ont occupé des pays palustres pendant la saison endémo-épidémique on a vu se développer des épidémies graves qui parfois ont pris les proportions de véritables désastres. On comprend que le soldat en campagne obligé de coucher en plein air, de remuer la terre, d'aller aux fourrages, réduit souvent à boire une eau de mauvaise qualité, soumis enfin à de grandes fatigues, se trouve dans des conditions très défavorables pour lutter contre le paludisme.

Les désastres dont nous parlons peuvent se produire, non seulement dans les pays chauds, mais aussi dans nos climats tempérés.

Pendant les campagnes de 1747 et de 1748, en Hollande, les troupes anglaises furent très fortement éprouvées par les fièvres palustres (PRINGLE, Observ. sur les malad. des armées. Londres, 1752).

Le désastre occasionné par les fièvres dans l'armée anglaise qui avait débarqué au mois d'août 1809 dans l'île de Walcheren est justement célèbre. Du 28 août au 23 décembre sur un effectif de 39 219 hommes, 4175 succombèrent aux fièvres; du 21 août au 18 novembre le nombre des entrées aux hôpitaux s'éleva à 26 846; à la fin de décembre 1809 après la rentrée en Angleterre, on comptait encore 11 503 hommes atteints de maladies de Walcheren.

Les armées en campagne dans les plaines du bas Danube ont été bien souvent éprouvées par les fièvres palustres qui en s'unissant au typhus produisaient ces épidémies mixtes qualifiées de *fièvres hongroises*.

En 1828 pendant la campagne de Morée et en 1859 pendant la guerre d'Italie les fièvres palustres ont régné avec une grande fréquence dans notre armée.

A plus forte raison l'endémie palustre est-elle redoutable aux armées qui opèrent dans les pays chauds. Les régions à parcourir doivent être l'objet d'une étude préalable approfondie et on doit s'efforcer de faire traverser aux troupes le plus vite possible les zones malsaines ; c'est presque toujours le littoral qui est le plus dangereux (Algérie, Mexique, Madagascar).

Les campements doivent être choisis avec soin et établis, toutes les fois que la chose est possible, sur les hauteurs. Les marins trouvent un abri dans leurs vaisseaux quand ils peuvent s'y retirer au moins pendant la nuit.

Les nécessités de la guerre imposent souvent l'obligation de parcourir ou d'occuper des régions très malsaines. Dans ces conditions il est indiqué d'avoir recours au traitement préventif du paludisme [1]. Des faits nombreux démontrent que le quinquina et les sels de quinine, qui guérissent le paludisme, peuvent aussi le prévenir.

Dans la marine anglaise, on emploie souvent le vin de quinquina et le sulfate de quinine à titre préventif. Chaque fois qu'on envoie des hommes à terre, dans les régions tropicales, on leur fait prendre, le matin, au moment où ils quittent le navire, et le soir, quand ils reviennent, du vin de quinquina.

La quinine et la cinchonine ont été employées à titre prophylactique pendant la guerre de la Sécession, lorsque les troupes étaient appelées à occuper des postes très insalubres. Les rapports des médecins militaires américains sont presque tous favorables à cette manière de faire. Chamberlain, Wilson, David Merrit, Maylert, Bache, Swift, Thompson, Warren, Samuel Logan cons-

---

1. Van Buren, Rapport à la Commission sanitaire des Etats-Unis, in Essais d'hygiène et de thérap. milit., par Evans. Paris, 1865. — Jilek de Pola, *Wochenbl. der Gesellsch. d. Wien. Aertz.* 1870, n° 17. — Thorel, Notes médicales du voyage d'exploration du Mékong, th. Paris, 1870. — The medic. and Surg. History of the War of Rebellion, 1888, t. 1. p. 111-166. — Bizardel, De la quinine comme prophylactique du paludisme, th. Paris, 1888. — Groeser, *Berlin. klin. Wochensch.*, 1888, 42, p. 845, et 1889, 53, p. 1065. — Longuet, La prophylaxie de la fièvre intermittente par la quinine. *Semaine médicale*, 1891, p. 5. — Tommasi Crudeli, Rapport présenté au ministre de l'agriculture. Rome, 18 mars 1883. — Résultats d'expériences faites dans l'armée italienne sur l'emploi de l'arsenic. *Journ. italien de méd. milit.*, 1886, p. 42. — Laveran, Traité des fièvres palustres. Paris, 1884. — Du même, Du paludisme, Paris, 1891.

tatent les bons effets de la quinine pour prévenir la fièvre et citent des faits très probants en faveur de cette méthode.

Jilek de Pola, Hertz d'Amsterdam ont constaté également l'efficacité de la quinine administrée préventivement.

Thorel a pu parcourir les localités les plus insalubres du Mékong grâce au sulfate de quinine pris à la dose de 0 gr, 60 à 0 gr. 80 par semaine; ceux de ses compagnons qui s'étaient astreints à la même précaution, échappèrent comme lui aux fièvres palustres.

Bizardel a cité de nouveaux exemples de l'efficacité de la quinine comme prophylactique du paludisme. Avec les faibles doses de quinine qui sont conseillées par Bizardel, on ne peut pas songer à prévenir entièrement l'infection palustre, mais c'est déjà beaucoup si l'on empêche le paludisme de se manifester sous ses formes les plus graves, et Bizardel signale à plusieurs reprises ce fait que, même dans les régions les plus malsaines, les individus qui prenaient de la quinine à titre préventif n'ont pas eu d'accidents pernicieux. Or ce sont là les accidents les plus à redouter pour des hommes isolés, qui ne peuvent pas recevoir immédiatement les soins d'un médecin.

Grœser qui a expérimenté le traitement préventif du paludisme par la quinine à Batavia, c'est-à-dire dans une des régions les plus insalubres du globe, conclut également en faveur de cette méthode; les atteintes de fièvre sont beaucoup moins fréquentes et beaucoup moins graves chez les marins qui en débarquant à Batavia se soumettent à la médication quinique que chez ceux qui négligent cette mesure prophylactique.

Évidemment il ne peut pas être question de soumettre un corps d'armée entier et pendant longtemps à la médication préventive du paludisme par la quinine; cette mesure doit toujours être une *mesure temporaire* et *exceptionnelle*, elle s'applique surtout aux hommes qui, par les postes qu'ils occupent ou par les travaux qu'ils sont chargés d'exécuter, sont particulièrement exposés à contracter des fièvres graves.

L'acide arsénieux a été expérimenté dans l'armée italienne à titre de médication préventive du paludisme, les résultats ont été peu satisfaisants.

L'eau de boisson doit être en pays palustre l'objet d'une scrupuleuse attention; si on n'a pas d'eau de source à sa disposition, il ne faut faire usage pour la boisson que d'eau filtrée avec soin ou bouillie.

Le café, en raison de ses propriétés toniques, est une excellente boisson dans les [pays chauds, aussi les Orientaux en font-ils une très grande consommation. Les infusions de café ou de thé ont en outre cet avantage que pour les préparer on est obligé de faire bouillir l'eau et de la stériliser par conséquent.

La fatigue, les excès alcooliques favorisent l'invasion du paludisme et augmentent la gravité des cas. Nous n'avons pas à revenir sur des mesures prophylactiques qui ont été indiquées déjà à popros de la prophylaxie du coup de chaleur.

Une première atteinte de paludisme, loin de conférer l'immunité, comme il arrive pour les fièvres éruptives, par exemple, constitue au contraire une prédisposition à de nouvelles atteintes qui le plus souvent ne sont que des rechutes. C'est là un fait très important et dont il faut tenir grand compte quand on envoie des troupes dans un pays palustre; il faut se garder de prendre des hommes ayant déjà eu les fièvres. On pourrait croire *a priori* que des hommes qui ont séjourné dans des pays palustres sont acclimatés, et qu'ils résisteront mieux que d'autres; c'est le contraire qui est vrai. On l'a bien vu lors de l'expédition du Mexique; ce sont les troupes venant d'Algérie qui ont fourni le plus grand nombre de cas de paludisme. Il est de règle aujourd'hui de choisir pour les expéditions qui se font dans les pays palustres des hommes n'ayant jamais eu les fièvres.

La race noire jouit d'une immunité remarquable, quoique incomplète, pour le paludisme; dans les régions insalubres il y a donc lieu d'utiliser autant que possible les troupes nègres comme font les Anglais et comme nous l'avons fait avec succès au Mexique sur le littoral.

V. Accidents généraux et accidents locaux produits par le froid. — Ces accidents ont été observés fréquemment dans les armées, non seulement dans les pays froids, mais dans nos climats tempérés et dans des pays où on ne devait pas les redouter, en Algérie par exemple. L'histoire de ces accidents est pleine d'intérêt pour le médecin militaire qui doit bien connaître les conditions dans lesquelles ils se produisent, et quelles sont leurs causes adjuvantes, afin de pouvoir prescrire, à l'occasion, les mesures convenables pour les prévenir.

Pendant la retraite des Dix-Mille l'armée de Xénophon eut à subir, après le passage de l'Euphrate, une tempête de neige qui fit un grand nombre de victimes (Xénophon, Anabasis, 1. IV).

L'armée d'Alexandre le Grand fut éprouvée à deux reprises par le froid, d'abord dans les régions sauvages de l'Asie avant d'arriver au Caucase, ensuite lorsqu'après avoir traversé le Caucase, l'armée franchit le Tanaïs pour aller soumettre les Scythes; un grand nombre d'hommes périrent sur les chemins ou perdirent les pieds par suite de congélations (QUINTE CURCE, l. VII, chap. x et xi).

L'armée de Charles-Quint qui assiégeait Metz pendant les mois de novembre et de décembre 1552, et qui était ravagée par le typhus et le scorbut, eut beaucoup à souffrir du froid. Carlois, secrétaire du maréchal de Vieilleville, fait un tableau navrant de l'état où se trouvait l'armée impériale à la fin du siège; A. Paré, qui était à Metz à cette époque, dit qu'un grand nombre de soldats moururent par le froid. D'après Forestus on trouvait des sentinelles mortes debout, la lance au poing, semblables à des individus frappés de catalepsie (FORESTI, Op. omnia, t. 1, p. 463).

« En 1568, dit Fabrice de Hilden, les armées allemandes dispersées en France, se trouvant poursuivies jusqu'en Savoie, furent obligées, pour échapper à la mort, de franchir des montagnes couvertes de neige et des fleuves à la nage. Il en périt beaucoup de lipothymie et de syncope, d'autres de gangrène et de sphacèle » (De la gangrène, chap. iv).

En 1632, le froid fut si vif entre Montpellier et Béziers, que seize gardes du corps de Louis XIII moururent en route.

L'hiver de 1709 détruisit une partie de l'armée de Charles XII dans l'Ukraine; dans une marche, deux mille hommes tombèrent morts de froid, l'armée manquait de tout (VOLTAIRE, Histoire de Charles XII, livre IV).

En 1719, sept mille Suédois, partis pour faire le siège de Drontheim, périrent de froid dans les montagnes qui séparent la Suède de la Norvège.

Lors de la retraite de Prague, en 1742, l'armée française commandée par le maréchal de Belle-Isle fut obligée de traverser par un froid extrême des défilés impraticables dans des montagnes couvertes de neige, quatre mille hommes périrent de froid et de misère; nulle précaution n'avait été prise, on manquait de vivres et de vêtements.

En 1793, bon nombre de soldats français succombèrent au passage des Alpes.

Au passage de la Guadarrama (23 et 24 décembre 1808) l'armée française eut beaucoup à souffrir du froid. Le vent était au nord, il était tombé beaucoup de neige les jours précédents, le thermomètre de Réaumur marquait — 9°. A mesure qu'on s'élevait sur la montagne, écrit Larrey, le froid augmentait, hommes et animaux tombaient sur le bord de la route pour ne plus se relever, ou bien ils étaient entraînés le long des pentes rapides. Quelques feux de bivouac qu'il fut possible d'allumer furent plus nuisibles qu'utiles à nos soldats ; tous ceux qui, sans précaution, présentèrent brusquement leurs mains ou leurs pieds à l'action du feu furent frappés de congélations, tandis qu'aucun militaire parmi ceux qui ne s'étaient pas approchés des feux n'en fut atteint (LARREY, Mémoires, t. III, p. 250).

Larrey nous a laissé dans ses Mémoires une magnifique description de la retraite de Russie. Jamais peut-être hiver plus rigoureux n'avait assailli une armée en marche, le thermomètre Réaumur de Larrey descendit à 24°, 27° et jusqu'à 28° au-dessous de zéro ; pour comble de malheur, l'armée traversait un pays dévasté, elle était dénuée de tout, les vivres manquaient, les hommes restaient quelquefois pendant plusieurs jours sans manger. « Nous étions tous, écrit Larrey, dans un tel état d'abattement et de torpeur que nous avions peine à nous reconnaître les uns les autres ; on marchait dans un morne silence, l'organe de la vue et les forces musculaires étaient affaiblis au point qu'il était difficile de suivre sa direction et de conserver l'équilibre ; l'individu chez qui il était rompu tombait aux pieds de ses compagnons, qui ne détournaient pas les yeux pour le regarder. Quoique l'un des plus robustes de l'armée, ce fut avec la plus grande difficulté que je pus atteindre Wilna. A mon arrivée dans cette ville, j'étais près de tomber pour ne plus me relever, comme tant d'autres infortunés qui ont péri sous mes yeux » (LARREY, op. cit., t. IV, p. 107).

Desgenettes, Moricheau-Beaupré et Jauffret ont aussi raconté ce lamentable épisode des guerres de l'Empire. A trois journées de Smolensk, dans les premiers jours de novembre, la neige commença à tomber à gros flocons ; c'est alors, dit Moricheau-Beaupré (th. Montpellier, 1817), que les accidents se produisirent avec la plus grande fréquence : le long des routes, dans les fossés ou les champs qui les bordent, on voyait entassés et couchés pêle-mêle, par cinq, dix, quinze ou vingt, des cadavres congelés ; la nuit était constamment plus meurtrière que le jour, surtout lorsque le ciel était pur. Il n'y avait plus de distribution régulière, les soldats vêtus d'uniformes en lambeaux marchaient sans ordre dans un morne désespoir, n'ayant plus d'autre alternative, quand leurs forces les abandonnaient, que de mourir de froid ou de tomber entre les mains des Cosaques qui harcelaient sans cesse l'armée. Tous les moyens de transport faisaient défaut, malades et blessés étaient abandonnés sans espoir.

Notre armée d'Afrique a été plus d'une fois éprouvée par le froid, notamment lors de la retraite dite du Bou-Thaleb. Le 2 janvier 1845, une colonne commandée par le général Levasseur fut surprise par la neige à quelques lieues de Sétif; le vent du nord soufflait avec violence; il fut impossible d'allumer les feux pour faire la soupe, les hommes fatigués par une marche pénible, privés de nourriture, mouillés par la neige fondue et glacés par le vent du nord, présentèrent un grand nombre de cas d'asphyxie par le froid et de congélation des extrémités. Le 4 janvier, la colonne composée de 2800 hommes arrivait à Sétif après avoir perdu 208 hommes en quarante-huit heures, 9 hommes moururent en entrant à l'hôpital de Sétif où furent envoyés encore 521 malades atteints de congélations légères ou graves; plusieurs subirent des opérations, 11 succombèrent, ce qui donne un total de 228 décès. Nous ne savons pas exactement quelle était la température le 2 janvier à l'endroit où les premiers accidents se produisirent, mais à quelques lieues de là, à Sétif, dont l'altitude est la même, le thermomètre ne descendit pas au-dessous de zéro; un vent du nord augmentait, il est vrai, les effets du froid. (SHRIMPTON, *Rec. mém. méd. milit.*, 1846, t. LXXII, p. 154.)

Des accidents analogues à ceux du Bou-Thaleb ont été observés à plusieurs reprises en Algérie notamment en 1836, pendant la retraite de Constantine. « L'armée tout entière, écrit le duc d'Orléans, succombait sous le poids de 72 heures de pluie, de neige, sans feu, sans nourriture et sans sommeil, dans un lac de boue. Le 22 novembre au matin 4 pouces de neige chassée par un vent glacial couvraient les soldats dont un grand nombre ne se relevèrent plus, quelques lambeaux de pantalons et de capotes paraissant à travers des flots de fange indiquaient çà et là les tas de cadavres raidis dans toutes les attitudes. La malheureuse armée d'Afrique trouvait sous le 36ᵉ degré de latitude les boues de la Pologne, les frimas de la Russie et la disette du désert.... Le moral lui-même ne soutient plus les soldats et les plus braves s'éteignent de faiblesse, le fusil à la main, veillant auprès des bivacs où il ne reste que les infortunés dont le tronc survit encore aux membres paralysés » (Campagnes d'Afrique, p. 223).

En Crimée (1854-1856) nos soldats, affaiblis par la diarrhée et le scorbut, présentèrent de nombreux cas de congélation: l'alimentation était insuffisante et de médiocre qualité, mais elle ne faisait pas défaut, comme lors de la retraite de Russie; de plus, les hommes avaient des abris, des vêtements chauds; aussi les accidents locaux de congélation furent beaucoup plus fréquents que les accidents généraux. (Chenu, Statistique de la guerre de Crimée, p. 512.)

Pendant le premier hiver, les Anglais, mal approvisionnés, eurent beaucoup plus de cas de congélation que nous, mais lorsque l'abondance eut remplacé dans leur camp le denûment de la première heure, les congélations disparurent de chez eux, tandis qu'elles persistaient chez nous.

Tous les médecins de Crimée s'accordent à reconnaître que les congélations ne s'observaient guère que sur des hommes affaiblis et malingres. Les gangrènes, dit Tholozan (*Gaz. méd. de Paris*, 1861), frappèrent surtout les hommes affaiblis par des maladies antérieures; plusieurs fois elles survinrent alors que les malades étaient aux ambulances depuis plusieurs jours. Les accidents de congélation, dit Fauvel (Hist. méd. de la guerre d'Orient, p. 99), se produisaient quelquefois dans le trajet de l'ambulance au point d'embarquement. Il n'y eut aucun cas de congélation parmi les officiers.

En 1870-1871, de nombreux cas de congélation ont été observés à Paris et dans les armées de la Loire et de l'Est, mais il s'agissait presque toujours de congélations partielles.

Pendant la guerre Turco-Russe (1877-1878) les accidents produits par le froid ont été fréquents. Une colonne envoyée pour tourner Chandornik à travers le Basagora eut 800 malades par congélations, 52 succombèrent.

A la fin du mois de mars 1879, une colonne composée de 755 hommes, partie d'Aumale pour se rendre à Laghouat, fut surprise par une tempête de neige, entre Souagni et le Tléta des Douairs (province d'Alger), 19 hommes succombèrent aux accidents généraux de congélation, 14 malades durent entrer à l'hôpital de Boghar, il y eut en outre une soixantaine de cas légers de congélation. (Lebastard, *Rec. mém. méd. milit.*, 1880, p. 401.)

A. *Nature et pathogénie des accidents produits par le froid.* — Larrey a très bien décrit les phénomènes qui précèdent la mort dans l'asphyxie par le froid : « La mort était devancée par la pâleur du visage, par une sorte d'idiotisme, par la difficulté de parler, la faiblesse de la vue et même la perte totale de ce sens, et dans cet état quelques-uns marchaient plus ou moins longtemps, conduits par leurs camarades ou leurs amis; l'action musculaire s'affaiblissait sensiblement, les individus chancelaient sur leurs jambes comme des hommes ivres; la faiblesse augmentait progressivement, jusqu'à la chute du sujet, signe certain de l'extinction totale de la vie.

« La marche non interrompue et rapide des soldats réunis en masse obligeait ceux qui ne pouvaient la soutenir à quitter le centre de la colonne pour se porter sur les bords du chemin et le côtoyer; séparés de cette colonne serrée et abandonnés à eux-mêmes, ils perdaient bientôt l'équilibre et tombaient dans les fossés remplis de neige d'où ils pouvaient difficilement se relever; ils étaient frappés aussitôt d'un engourdissement douloureux, passaient ensuite à un état d'assoupissement léthargique, et en peu de moments ils avaient terminé leur pénible existence » (LARREY, *op. cit.*, t. IV, p. 127).

Dans quelques cas l'invasion des accidents était brusque, on voyait au bivouac des hommes tomber comme foudroyés.

« Nous avons vu, dit Desgenettes, des hommes marchant avec toute l'apparence de l'énergie musculaire la mieux prononcée et la mieux soutenue se plaindre tout à coup qu'un voile couvrait incessamment leurs yeux. Ces organes, un moment hagards, devenaient immobiles; tous les muscles du cou et plus particulièrement les sterno-mastoïdiens se raidissaient et fixaient peu à peu la tête à droite ou à gauche. La raideur gagnait le tronc, les membres abdominaux se fléchissaient alors, et les hommes tombaient à terre, offrant, pour compléter cet effrayant tableau, tous les symptômes de l'épilepsie ou de la catalepsie » (Discours de la Faculté de méd., 7 nov. 1814).

Les hommes qui étaient sous le coup des accidents généraux de congélation marchaient, dit Moricheau-Beaupré (*op. cit.*), sans savoir où ils allaient, puis ils tombaient sur les genoux; les muscles du tronc étaient les derniers à perdre la force de contraction; une fois tombés, il leur était impossible de se relever; leur pouls était petit, imperceptible, la respiration rare, à peine sensible; chez quelques-uns, les yeux étaient fixes, ternes, hagards, il y avait du délire; du sang sortait par le nez et par les oreilles. Les uns, pâles et abattus par l'inanition et le froid, tombaient en défaillance et mouraient au bout de quelques instants, les autres étaient pris d'un frisson auquel succédaient la langueur et une tendance invincible au sommeil.

Shrimpton résume ainsi qu'il suit les accidents qui précédaient la mort par le froid : Les uns ayant le sentiment d'une fin prochaine repoussent brusquement ceux qui cherchent à les encourager ; d'autres qui ne souffrent pas et qui s'endorment doucement dans la mort, supplient de les laisser tranquilles et disent qu'après quelques minutes de repos ils se remettront en route. Chez plusieurs qui marchent encore et se plaignent seulement d'une grande fatigue, on remarque déjà les signes avant-coureurs d'une mort prochaine : engourdissement général, douleurs dans les membres et aux aines, contraction musculaire faible et incertaine, faciès rouge, tuméfié, lèvres bleuâtres, yeux saillants, lividité de la peau, gonflement des mains, pouls petit et faible, respiration lente. Tous ces symptômes s'aggravent rapidement : les yeux prennent une expression d'égarement, la marche est indécise, l'homme vacille et tombe enfin pour ne plus se relever. La peau des mains se fendille et laisse souvent couler de 60 à 100 grammes de sang. Quoique le malade conserve sa connaissance, il paraît en proie à l'ivresse, son corps est comme une masse inerte qui retombe aussitôt qu'on la relève.

Les congélations partielles frappent de préférence les extrémités inférieures, mal protégées par la chaussure et condamnées pendant les gardes, et le séjour dans les tranchées à une immobilité presque complète, souvent dans la neige ; les congélations partielles s'observent également aux extrémités supérieures, au nez, et aux oreilles.

Les parties du corps, qui ont subi un commencement de congélation, peuvent être décongelées si on prend les précautions convenables ; lorsqu'elles sont exposées brusquement à la chaleur, elles se mortifient rapidement.

Parmi les accidents locaux produits par le froid il faut signaler encore les engelures (mains, pieds), qui n'ont pas de gravité, mais qui occasionnent des douleurs vives et qui peuvent mettre un assez grand nombre d'hommes hors de service.

En Crimée, pendant les deux périodes d'hiver, un grand nombre d'hommes présentèrent du gonflement des extrémités inférieures avec de la rougeur et des douleurs vives ; ces accidents ont été rapportés par Tholozan à l'acrodynie mais la plupart des médecins de Crimée s'accordent à les attribuer au froid.

Pendant l'expédition de Kroumyrie (Tunisie) bon nombre de soldats qui, à la suite de pluies continuelles, étaient restés longtemps les pieds dans l'eau présentaient l'état suivant, que nous avons noté souvent chez des malades évacués sur l'hôpital de Constantine : les pieds étaient enflés, engourdis, froids, les malades accusaient des douleurs plus ou moins vives qui remontaient parfois jusqu'aux genoux ; ces accidents ne se dissipaient que lentement.

Les engelures sont dues vraisemblablement à des névrites périphériques.

La pathogénie des accidents généraux paraît être la suivante : la première impression de froid est suivie d'une contraction des vaisseaux périphériques, l'organisme concentre ses forces, sa chaleur, vers les parties centrales ; l'homme soumis au refroidissement comprend instinctivement le danger et il cherche à lutter contre le froid par un exercice violent, par une alimentation substantielle, par un habitat et des vêtements appropriés ; si ces auxiliaires lui font défaut, il arrive un moment où il ne peut plus maintenir sa température constante ; le sang refroidi à la périphérie n'est plus suffisamment réchauffé dans les parties profondes, la température générale s'abaisse ; c'est à ce moment que se font sentir des frissons accompagnés de malaise, de défaillances. Le refroidissement des muscles dont la circulation se fait mal est rapide ; la gêne apportée au fonctionnement régulier des muscles explique la lassitude extrême, le besoin presque insurmontable de repos, de sommeil ; de là aussi les douleurs musculaires, les raideurs cataleptiformes, et cette démarche incertaine, titubante, qui a été comparée par plusieurs auteurs à celle de l'homme ivre. Les parties périphériques se refroidissent avant les parties centrales, les muscles des membres se paralysent avant ceux du tronc ; les muscles des jambes faiblissent, le malade tombe et il lui est impossible de se relever, si l'on ne vient pas énergiquement à son secours pour rétablir la circulation des muscles. Une fois par terre, sur la neige, le malheureux qui a été saisi par le froid continue à se refroidir plus rapidement encore : les muscles du tronc, ceux qui président à la respiration et le cœur lui-même se paralysent, la respiration se ralentit, les battements du cœur diminuent de fréquence et deviennent parfois irréguliers, la mort arrive doucement, au milieu d'un délire tranquille, ou bien on voit survenir des attaques épileptiformes qu'il faut rattacher probablement à l'anémie bulbaire.

La mort par le froid, lorsque le corps est plongé dans l'eau très froide, fait ressortir d'une façon plus nette encore l'influence paralysante du froid ; les meilleurs nageurs se noient lorsqu'ils sont saisis par le froid. Le prince Poniatowski périt ainsi dans la rivière de l'Elster, en sortant de Leipzig. « Un grand nombre de nos

compatriotes qui savaient nager auraient pu se sauver au passage
de la Bérézina, si l'eau de cette rivière n'avait été sur le point
d'être entièrement gelée (elle fut prise la même nuit). A peine ces
malheureux étaient-ils entrés dans le fleuve que leurs membres
étaient frappés de raideur, et ils étaient morts sans doute avant
d'être noyés; car on en a vu qui avaient péri au milieu des gla-
çons entre lesquels ils étaient en quelque sorte suspendus »
(LARREY, *op. cit.*, t. IV, p. 131). Le pouvoir conducteur de l'eau
étant plus considérable que celui de l'air, on comprend que le
refroidissement soit bien plus rapide dans l'eau que dans l'air.

La mort arrive-t-elle par paralysie du système nerveux ou du
système musculaire (muscles de la respiration, cœur)? Il est probable que l'action paralysante du froid s'exerce à la fois sur les
nerfs et sur les muscles; lorsqu'une partie du corps a subi un commencement de congélation, elle devient insensible, ce qui indique
clairement que les nerfs sont en jeu.

La mort peut se produire brusquement, par syncope ou par congestion pulmonaire, principalement chez les individus qui, atteints
d'accidents généraux de congélation, sont réchauffés brusquement.

« Malheur à l'homme engourdi par le froid, écrit Larrey (*op. cit.*),
et chez qui les fonctions animales étaient près de s'anéantir, chez
qui surtout la sensibilité extérieure était éteinte, s'il entrait subitement dans une chambre trop chaude ou s'il s'approchait de trop
près d'un grand feu de bivouac! Les parties saillantes engourdies
ou gelées et éloignées du centre de la circulation étaient frappées
de gangrène qui se manifestait à l'instant même et se développait
avec une telle rapidité que ses progrès étaient sensibles à l'œil, ou
bien l'individu était tout à coup suffoqué par une sorte de turges-
cence qui paraissait s'emparer du système pulmonaire et cérébral ;
il périssait comme dans l'asphyxie. »

B. *Prophylaxie.* — On a vu plus haut que les accidents de congélation ont été toujours observés dans des armées ou dans des
colonnes de troupes mal ravitaillées, sur des soldats affaiblis par
la fatigue, les maladies et les privations, qui ne présentaient plus
au froid qu'une faible résistance, ou bien sur des troupes sur-
prises, dans de mauvaises conditions, par une tempête de neige.

Des hommes bien nourris, bien vêtus, qui ne sont ni malades, ni
surmenés, résistent admirablement au froid, voilà le fait important
au point de vue hygiénique. On ne peut pas soustraire le soldat,
surtout en campagne, à l'influence du froid, mais on peut en lui

fournissant des vêtements chauds, en réglant les marches et les exercices et surtout en augmentant la ration, lui permettre de lutter victorieusement contre le froid.

Une alimentation insuffisante favorise puissamment l'action du froid ; si nos soldats, pendant la retraite de Russie, avaient eu des distributions régulières de vivres, il est bien certain qu'ils auraient beaucoup mieux résisté au froid qu'ils ne l'ont fait ; le désastre du Bou-Thaleb s'explique par cette circonstance que les hommes enveloppés par la tempête de neige ne purent pas préparer leurs aliments.

Les aliments gras sont particulièrement indiqués attendu qu'ils se transforment rapidement et facilement en chaleur. Le vin, l'eau-de-vie, pris à petite dose, rendent de grands services, mais à forte dose, les boissons alcooliques loin de fortifier l'organisme le livrent sans défense aux atteintes du froid.

Tous les auteurs qui ont décrit les accidents produits par le froid ont insisté sur le besoin presque invincible de repos qu'on éprouve lorsqu'on est sous le coup de ces accidents. Ceux qui n'ont pas assez d'énergie pour résister à ce besoin de repos et qui se couchent dans la neige, sont voués à une mort certaine. Lorsqu'une troupe en marche par un temps très froid est surprise par la neige, il faut donc veiller avec soin à ce qu'aucun homme ne quitte la colonne, on ralentira l'allure au besoin, on fera serrer les rangs et on ne laissera personne en arrière.

Lorsqu'un homme est atteint d'asphyxie par le froid, il faut se garder de le transporter dans une atmosphère chaude, ce qui aggraverait son état et pourrait même déterminer rapidement la mort. On fera avaler au malade quelques gorgées d'une boisson stimulante et on le frictionnera, avec de la neige d'abord, puis à sec, avec des gants de crin ou avec de la flanelle ; les sinapismes, les ventouses seront employés pour combattre les congestions pulmonaires.

Pour prévenir les congélations des extrémités inférieures, très communes pendant les campagnes d'hiver, on distribuera aux soldats des chaussettes de laine ; si on en manque, on fera des chaussettes russes avec des bandes de drap. (V. Ch. xii.)

Il est indispensable que le soldat ait de fortes chaussures imperméables, bien adaptées au pied ; les chaussures mal faites se rétrécissent lorsqu'elles sont mouillées, compriment les orteils et le cou-de-pied et favorisent la production des congélations.

Pour prévenir les congélations des mains, on distribuera des gants chauds qui sont indispensables, alors même que le froid n'est pas très rigoureux, pour préserver des engelures et pour permettre au soldat de faire un bon usage de ses armes.

Il importe de donner pendant les marches ou les campagnes d'hiver des instructions très précises sur la conduite à tenir en cas de congélation des extrémités. Il arrive souvent que des hommes qui reviennent des tranchées, s'il s'agit d'un siège, ou bien qui ont été de garde, les pieds dans la boue ou dans la neige, s'approchent immédiatement des feux de bivouac pour se réchauffer ; les accidents de congélation sont très fréquents dans ces conditions.

Les parties qui ont subi un commencement de congélation doivent être frottées avec de la neige ou bien soumises à des frictions sèches, on peut plonger aussi la partie congelée dans l'eau froide (LARREY, *loc. cit.*).

En mettant à la disposition du soldat par les temps très froids de la glycérine ou de la vaseline dont il s'enduira les mains et les pieds le soir en se couchant on évitera le plus souvent les engelures [1].

VI. MAL DES MONTAGNES [2]. — Le soldat est parfois obligé de franchir des montagnes et il est, par suite, exposé aux accidents connus sous le nom de *mal des montagnes* ; ces accidents qui ont été observés à plusieurs reprises sur des troupes en campagne, méritent d'autant mieux de nous arrêter que, depuis quelques années, des corps spéciaux ont été organisés, tant en France qu'en Italie, pour garder les frontières des Alpes et que ces corps atteignent souvent, dans leurs marches, des points situés à une altitude considérable.

Le mal des montagnes a été décrit par un grand nombre de voyageurs en tête desquels il faut citer : Saussure, de Humbold, V. Jacquemont, il a été bien étudié par Boussingault, Jourdanet, Lortet, P. Bert. Ses principaux symptômes sont : l'accélération

---

1. Consulter sur les congélations dans les armées outre les travaux cités dans le texte : BOUDIN, Traité de géogr. et de statist. méd., 1857, t. I, p. 397. — L. LAVERAN, De la mortalité des armées en campagne. *Ann. d'hyg. publ. et de méd. lég.*, 1863. — LAVERAN, Traité des malad. des armées, 1875, et Art. FROID, in *Diction. encyclop. des sc. méd.* — LINARÈS, th. Paris, 1875.

2. JOURDANET, Influence de la pression de l'air sur la vie de l'homme. Paris, 1875. — P. BERT, La pression barométrique. Paris, 1878 ; et Influence des altitudes. *Congrès internat. d'hygiène*, Genève, 1883. — PAYOT, Du mal des montagnes, th. Paris, 1881. — RIGAL, *Revue milit. de méd.*, 1881. — LÉQUES, Hygiène des bataillons alpins. *Arch. de méd. milit.*, avril 1888. — P. REGNARD, Les causes du mal des montagnes. Soc. de biologie, 28 avril 1894 (*Bulletin* de la séance du 5 mai). — KRONECKER, Le mal de montagne. *Revue scientifique*. 26 janvier 1895.

du pouls et de la respiration, la dyspnée, les palpitations de cœur, les hémorragies (épistaxis, hémoptysies) ; les personnes atteintes de ce mal éprouvent une soif vive, de la céphalalgie, des douleurs dans les membres, une grande lassitude.

Ces troubles morbides ont été attribués par un certain nombre d'observateurs à la raréfaction de l'air sur les hautes montagnes, à l'insuffisance de l'oxygène dans l'air inspiré (Jourdanet).

Ainsi que nous l'écrivions en 1875 (Traité des maladies des armées, p. 77) des faits nombreux prouvent que les troubles morbides décrits sous le nom de mal des montagnes tiennent bien plutôt aux efforts musculaires nécessités par l'ascension qu'à la raréfaction de l'air. Dans les ascensions faites en ballon, c'est-à-dire sans fatigue, on n'éprouve pas ces troubles, à moins de s'élever à des hauteurs considérables ; Gay-Lussac, Barral et Bixio ont pu s'élever en ballon à plus de 7000 mètres sans éprouver la gêne de la respiration qui caractérise surtout le mal des montagnes.

Les personnes qui se font transporter sur des traîneaux, ou sur des civières à des altitudes élevées n'éprouvent pas le mal des montagnes, mais au moindre effort le pouls s'accélère chez elles et elles éprouvent une grande fatigue.

Des villes populeuses sont établies à 3 ou 4000 mètres au-dessus du niveau de la mer; en Bolivie on trouve à 4 et 4500 mètres des villages très prospères ; V. Jacquemont dans l'Himalaya a séjourné sans aucun préjudice pour lui, ni pour ses compagnons à des hauteurs de 5000 à 6200 mètres.

Lors de la guerre du Mexique nos soldats n'ont pas éprouvé de troubles graves lorsqu'ils se sont élevés sur les hauts plateaux (L. Coindet, Le Mexique considéré au point de vue médico-chirurgical. Paris, 1867).

Une expérience très ingénieuse due à M. le Dr P. Regnard démontre bien que la fatigue est la cause principale des accidents (*Comptes rendus de la Soc. de biol.*, 1894, p. 367).

Sous une grande cloche Cl (fig. 8) placée sur une platine rodée, M. Regnard met deux cobayes; l'un d'eux est libre, l'autre est enfermé dans une roue de treillage R qui peut être mise en mouvement par un petit moteur électrique M lequel reçoit sa force d'une source extérieure + —. Une série de résistances Re permet de faire varier la rapidité de rotation.

Quand on met la roue en mouvement le cobaye C placé dans la roue est obligé de se déplacer en avant et de monter sans cesse, le travail qu'il exécute est donc comparable à celui d'un ascensionniste.

Au moyen d'une trompe à eau T on diminue lentement la pression qui est indiquée par un manomètre.

Dans ces conditions tant que le manomètre n'indique pas une dépression correspondant à 3000 mètres de hauteur, les deux cobayes ne paraissent pas souffrir, mais, à partir de ce moment, le cobaye placé dans la roue tombe fréquemment en avant, est

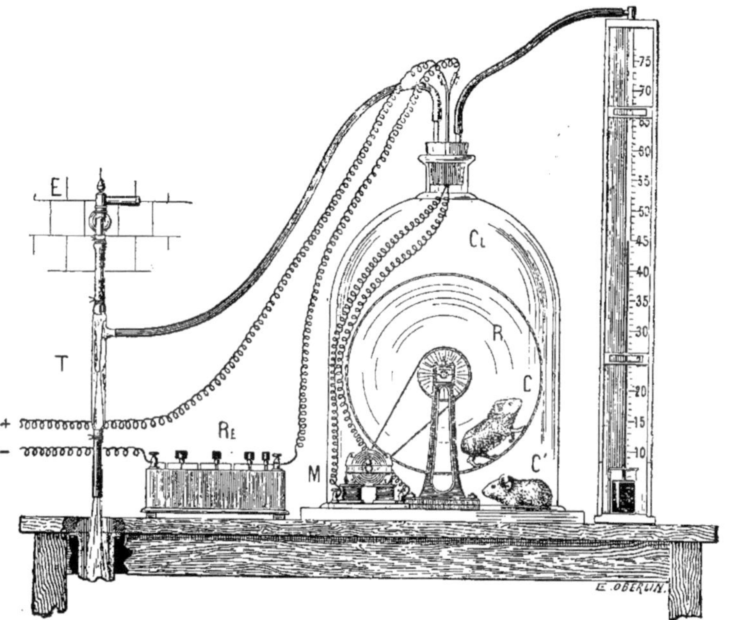

Fig. 8. — Expérience de M. P. Regnard sur le mal des montagnes.

fortement essoufflé, ou même se laisse rouler, tandis que l'autre cobaye C' ne donne aucun signe de malaise; à 4600 mètres (à peu près la hauteur du Mont-Blanc), le cobaye placé dans la roue se laisse tomber sur le dos, tandis que le cobaye resté immobile n'éprouve des accidents graves qu'à 8000 mètres.

La conclusion pratique à tirer de ces faits est que dans les ascensions, surtout lorsqu'on arrive au-dessus de 2000 mètres, il faut se mettre en garde contre la fatigue; on devra ralentir l'allure, faire des poses fréquentes et s'il s'agit d'une troupe en marche à ces hauteurs, les étapes devront être courtes. L'allure doit être d'autant plus lente, les poses doivent être d'autant plus fréquentes que la montée est plus rapide, il n'est donc pas possible de donner des règles précises à cet égard.

VII. Cœur forcé ou surmené[1]. — Les accidents cardiaques connus sous le nom de *cœur forcé* ou *surmené* ont fait l'objet de nombreux travaux qui sont pour nous d'un grand intérêt; il est très important de savoir dans quelles conditions ces accidents se produisent et si les exercices militaires peuvent les occasionner ou du moins les aggraver.

Da Costa a observé pendant la guerre de la Sécession des troubles cardiaques chez un certain nombre de jeunes soldats qui, débilités à la suite d'une maladie, avaient dû faire des marches forcées; les malades accusaient des palpitations de cœur, de l'angoisse précordiale, de la dyspnée, sans qu'il y eût aucun signe de lésion valvulaire (Da Costa, Irritable heart, *Americ. journ. of med. sc.*, 1871).

Des accidents semblables ont été décrits par Myers dans l'armée anglaise, par Thurn et par Fræntzel dans l'armée allemande.

Fræntzel n'a jamais constaté ces accidents chez le soldat en temps de paix; il ne les avait pas observés non plus pendant les guerres de 1864 et de 1866; c'est à la suite de la campagne de 1870-1871, chez des hommes qui avaient été soumis à de très grandes fatigues, qu'il a recueilli 19 observations de cœur surmené. Les malades, dit-il, s'étaient bien portés avant la campagne, et il n'existait pas de signes d'une lésion des orifices.

Peacok et Cl. Albutt ont observé des troubles cardiaques chez des ouvriers soumis à des travaux pénibles : forgerons, mineurs, portefaix; d'après Albutt on rencontrerait fréquemment chez ces ouvriers une dilatation simple du cœur sans lésion valvulaire (Cl. Albutt, The effects of overwork of the heart, *Saint Georges hosp. reports*, 1872).

Seitz et Lévy ont réuni bon nombre de faits qui tendent également à démontrer que le surmenage du cœur peut déterminer des

---

1. A consulter à ce sujet, outre les travaux cités dans le texte: E. Riordan, Origine et causes des malad. du cœur dans l'armée, Dublin, 1878. — Lebastard, Accidents de la marche chez le soldat, th. Paris, 1878. — Pitres, Hypertrophies et dilatations cardiaques indép. de lésions valvulaires, th. agrég., Paris, 1878. — Lécorché et Talamon, Études médicales, 1881, p. 441. — Veale, Des palpitations du cœur chez les soldats, *The army med. Rep.*, 1882, n° IV. — Collier, Sanson, Discussion au sujet de l'influence des exercices sur le cœur, Soc. méd. de Londres, 28 nov. 1892. — G. Sée, *Semaine médicale*, 7 janv. 1885. — Daga, *Arch. de méd. milit.*, 1885. — Longuet, Du cœur surmené, *Union méd.*, 1885. — Coustan, Les malad. du cœur chez le soldat, *Arch. de méd. milit.*, 1887. — Schott de Nauheim, Communic. au 9ᵉ Congrès de Vienne, 1890. — L. Boyer, Le cœur forcé dans l'infanterie de marine, th. Paris, 1890.

troubles cardiaques persistants (Seitz, *Deutsch. Arch. f. klin. Med.*, 1873. — Lévy, th. Nancy, 1875).

M. le professeur Potain a constaté chez les élèves de l'École de gymnastique de Joinville que, sous l'influence des exercices, la matité du cœur augmentait un peu; la surface du cœur qui est en moyenne chez les soldats de 91 centimètres carrés, atteint chez les élèves de cette école 99 centimètres carrés (*Médecine moderne*, 1892, p. 741). M. Potain admet que la dilatation fonctionnelle du cœur qui se produit à la suite d'exercices violents peut aboutir à une dilatation permanente.

M. le professeur J. Teissier a noté les troubles cardiaques qui suivent chez des hommes qui venaient d'effectuer une marche rapide de 80 kilomètres : 1° la pointe du cœur était fortement déviée en dehors; 2° la matité transversale du cœur était augmentée; 3° la circulation veineuse était très entravée : la systole était brève et se faisait très brusquement; 4° on percevait souvent un souffle méso-systolique; 5° sur les tracés on pouvait constater un abaissement de la pression artérielle d'au moins 3 centimètres (*Acad. de médecine*, 18 déc. 1894).

L'opinion défendue par les auteurs précédents sur le rôle de la fatigue et de l'effort dans la pathologie cardiaque a rencontré de nombreux adversaires.

M. le professeur G. Sée ne croit pas à l'influence exclusive de l'exercice sur le développement des maladies du cœur (Leç. clin. de la Charité, *France méd.*, 1875).

M. P. Spillmann qui a publié en 1876 une très bonne étude critique sur le rôle de la fatigue et de l'effort dans les affections du cœur (*Arch. gén. de méd.*, 1876, t. I, p. 69) estime que ni l'hypertrophie, ni la dilatation du cœur, ne peuvent se développer directement sous l'influence de ces causes; l'état qui a été décrit sous le nom de cœur forcé ou surmené ne constitue pas, d'après lui, une entité morbide, il peut dépendre de différentes causes.

Derblich ne croit pas au cœur forcé sous l'influence de la fatigue, lorsque l'organe est sain; ce qui est certain, dit-il, et ce sur quoi Oppolzer en particulier a attiré l'attention, c'est que les maladies du cœur s'aggravent rapidement sous l'influence d'exercices physiques fatigants (Derblich, Traité des malad. simulées, Trad. franç., 1883, p. 60).

M. le professeur Leyden (*Zeitschr. f. klin. Med.*, 1886) admet que le surmenage peut donner lieu aux accidents cardiaques décrits sous le nom de cœur forcé ou surmené, et il en cite dix observations, mais il reconnaît que le surmenage n'agit souvent qu'avec l'aide de certains facteurs secondaires et de maladies adjuvantes : rétrécissement aortique, néphrite, alcoolisme, cœur graisseux, anémie, etc.

Il n'est pas douteux qu'à la suite d'une longue course, le cœur se dilate (Potain, Teissier); mais il s'agit presque toujours d'un trouble passager qui disparaît rapidement par le repos. La course de Paris à Belfort n'a pas été pour les concurrents l'origine de maladies du cœur et pourtant le surmenage était tel que tous les concurrents avaient diminué de poids et quelques-uns dans la proportion de 6 à 7 kilogrammes (E. Lévy).

Nous n'avons jamais observé pour notre part les accidents du cœur forcé chez le soldat et nous croyons que ces accidents sont extrêmement rares chez les sujets qui ne présentent aucune tare du côté du cœur, ni du côté des gros vaisseaux. Si la fatigue à elle seule pouvait produire ces accidents, ce n'est pas 19 cas que Fraentzel aurait pu citer à la suite de la guerre de 1870, ce sont des milliers de cas, puisque des corps d'armée entiers ont dû fournir les marches fatigantes dont il parle.

S'il n'est pas démontré que le cœur, lorsqu'il est sain, puisse être forcé dans les conditions dont nous parlons, il est un point sur lequel tous les médecins sont d'accord, c'est que chez les sujets dont le cœur présente une tare, si faible soit-elle, les exercices violents peuvent déterminer rapidement des accidents graves.

Tous les ans on accepte au conseil de revision un certain nombre de jeunes gens qui ont des affections du cœur latentes; au repos et même pendant des exercices modérés ces affections ne donnaient lieu à aucune gêne, mais les exercices militaires les mettent en évidence; ces jeunes gens ne tardent pas à se plaindre de palpitations et à l'examen du cœur on trouve tantôt un peu d'hypertrophie, tantôt un bruit de souffle, tantôt quelques irrégularités dans les pulsations du cœur qui s'accélèrent au moindre effort.

Au moment d'une mobilisation les examens médicaux sont encore plus incomplets qu'ils ne le sont en temps normal pour les jeunes soldats, et on peut affirmer que bon nombre d'hommes atteints d'affections du cœur partent sans se douter eux-mêmes qu'ils sont malades. Si au bout de quelque temps on constate chez ces hommes l'existence d'affections cardiaques, on n'est pas autorisé à dire que ces affections sont la conséquence *directe* des fatigues de la campagne.

On peut supposer que les 19 soldats de Fræntzel, quoique notés comme sains au moment du départ, présentaient quelque lésion ignorée du côté du cœur.

La principale conclusion à tirer des recherches qui ont été faites sur ce sujet est qu'il faut éliminer rapidement de l'armée tous les jeunes soldats qui présentent des signes d'une affection organique du cœur ou même seulement des troubles fonctionnels persistants (arythmie, palpitations), ainsi que nous avons eu déjà l'occasion de le dire (Ch. i, p. 23).

VIII. Accidents locaux de la marche [1]. — a. *Ampoules, excoriations des pieds.* — Ces accidents peu graves par eux-mêmes puisqu'il suffit le plus souvent de quelques jours de repos pour obtenir leur guérison, présentent au point de vue militaire une réelle importance; ils peuvent en effet mettre rapidement un grand nombre d'hommes hors de service et diminuer, dans une forte proportion, les effectifs au début d'une campagne.

Tourraine estime qu'après quelques jours de marche, 20 à 25 sur 100 des hommes d'un régiment d'infanterie sont excoriés et que 10 sur 100 ne sont plus en état de suivre, ce qui donnerait 100 000 indisponibles pour 1 000 000 d'hommes, et Tourraine a fait ses observations sur des soldats qui, pour la plupart, avaient l'habitude des marches militaires et qui étaient accoutumés à la chaussure réglementaire. Au moment d'une mobilisation, parmi les réservistes et les territoriaux rappelés sous les drapeaux, beaucoup malgré les sages conseils qu'on leur donne, n'auront pas de chaussures convenables et devront mettre des chaussures neuves, mal ajustées à leurs pieds; on peut donc craindre de voir s'accroître encore le nombre des accidents locaux de la marche.

En 1870, dans l'armée allemande, le chiffre des hommes atteints de plaies des pieds fut très considérable, surtout pendant les premières semaines; on avait dû distribuer des bottes neuves qui étaient restées longtemps en magasin et dont le cuir s'était durci.

---

1. Carrière, Quelques notes d'hygiène milit., th. Paris, 1875. — Desprès, Leç. de chirurgie journalière. p. 206. — Lèques, Notes sur quelques lésions produites par la chaussure, *Rec. mém. méd. milit.*, 3e série, t. VIII. p. 175. — Lebastard, De quelques accidents de la marche chez le soldat, th. Paris. 1878. — Circulaire ministérielle au sujet des blessures aux pieds occasionnées par les chaussures, 11 août 1875. *Journ. milit..* partie supplém., 1875. — Duponchel, Hygiène du soldat en marche, th. Paris. 1880. — Emploi de l'acide chromique en solution contre l'hyperhydrose plantaire. *Arch. de méd. milit.*, 1889, t. XIV, p. 78. — Lesser, L'hyperhydrose plantaire et le pied plat. *Deut. med. Woch..* 1893, 44, p. 1070, et *Arch. de méd. milit.*, 1894. t. XXIV. p. 433.

Les *ampoules* sont formées par un soulèvement de l'épiderme comparable à celui que produit une brûlure au premier degré ou l'application d'un petit vésicatoire ; si l'on continue à marcher, l'ampoule crève, l'épiderme est arraché et le derme, enflammé et mis à nu, est le siège de vives douleurs.

Les ampoules se produisent naturellement, chez le marcheur, au niveau des points qui sont soumis aux pressions les plus fortes pendant la marche : talons, têtes des métatarsiens, surtout du premier.

On peut continuer à marcher lorsqu'on a des ampoules à un pied, on boite un peu et on porte le poids du corps autant que possible sur le côté sain, mais lorsqu'il existe des ampoules aux deux pieds, la marche devient très pénible, impossible pour le soldat.

Des *excoriations* très douloureuses se produisent souvent au niveau de l'insertion du tendon d'Achille, surtout lorsque les souliers sont mal faits et que le rebord dur du quartier vient, à chaque pas, frotter contre la peau.

La prophylaxie de ces accidents de la marche comprend les mesures suivantes :

1° Éliminer au conseil de revision tous les jeunes gens dont les pieds sont mal conformés ;

2° Donner au soldat et surtout au fantassin de bonnes chaussures ;

3° Prescrire une série de mesures prophylactiques ou curatives de ces accidents.

Les vices de conformation des pieds qui entraînent l'exemption du service militaire sont les suivants : orteils en marteau (quand on marche sur les ongles des orteils), chevauchement d'orteils, hyperhydrose plantaire très prononcée, ongles incarnés, lorsque la guérison serait longue et difficile à obtenir, pieds plats et déviés ; autrefois on exemptait tous les jeunes gens qui avaient les pieds plats, il est aujourd'hui prouvé que d'excellents marcheurs peuvent présenter cette conformation qui est commune chez les montagnards.

Dans les cas où la conformation des pieds, sans être incompatible avec le service militaire, laisse à désirer, les jeunes gens doivent être placés dans la cavalerie.

Nous nous occuperons plus loin de la chaussure du soldat (Ch. xii), nous ne [faisons qu'indiquer ici la grande importance de cette question au point de vue de la prophylaxie des accidents locaux de la marche ; chacun sait d'ailleurs par expérience personnelle combien la marche est facile quand on a de bonnes chaussures, combien fatigante et douloureuse lorsqu'on a des chaussures trop étroites ou qui blessent les pieds.

Pour éviter la formation des ampoules et des excoriations pendant les marches on recommandera de prendre les mesures suivantes.

Une demi-heure ou une heure après l'arrivée au gîte d'étape, passer un linge humide sur les pieds de façon à enlever la sueur et la poussière, graisser ensuite les pieds avec du suif frais de bœuf ou de mouton. Il faut se garder de prendre un bain de pieds prolongé qui aurait pour effet de ramollir l'épiderme et de faciliter la formation des ampoules.

Le procédé suivant donne de très bons résultats quand on a de longues marches à faire : on trempe une paire de chaussettes de coton dans du suif (chandelles fondues); on met ces chaussettes au moment du départ, on les enlève à l'arrivée et on lave légèrement les pieds avec un peu d'eau et d'alcool ou d'eau simple; les mêmes chaussettes peuvent servir pendant plusieurs jours.

Lorsque les ampoules se sont développées, on les traverse avec un fil propre et graissé; on graisse ensuite fortement la peau par-dessus.

M. le Dr Herz a conseillé récemment l'emploi de l'ichtyol en badigeonnage avec une solution à 20 pour 100. Il y aurait formation, après évaporation du liquide, d'une couche protectrice. Nous ignorons ce que vaut ce procédé n'ayant pas eu l'occasion de le mettre en pratique.

Contre les *excoriations* il faut employer des astringents : pommades à base de plomb, de zinc ou de tanin; on peut placer sur les excoriations une bande imbibée d'eau blanche et fortement graissée. Le mieux est de changer de chaussures ou de modifier celles qui ont produit les excoriations; on peut marteler le cuir au point où le soulier blesse; si c'est le bord supérieur du quartier qui a excorié la peau, on use le cuir en ce point avec un morceau de verre, de manière à l'amincir et à l'assouplir.

b. *Durillons forcés.* — Dans les pays où l'usage du sabot est général, on trouve souvent à la face dorsale du pied des durillons qui sous l'influence des pressions et des frottements, auxquels ils sont soumis pendant les marches avec la chaussure réglementaire, peuvent s'enflammer et donner naissance à des abcès (durillons forcés).

c. *Hyperhydrose plantaire.* — Elle n'entraîne l'exemption du service militaire que lorsqu'elle est très prononcée et qu'elle détermine, par son abondance et sa persistance, une macération de l'épiderme de la plante du pied qui ne reprend jamais son aspect normal. L'hyperhydrose plantaire a, entre autres inconvénients, celui de prédisposer à la formation des ampoules et des excoriations, il y a donc lieu de la traiter toutes les fois qu'elle est constatée.

Pour combattre l'hyperhydrose plantaire, on a conseillé de saupoudrer tous les jours la peau des pieds et les chaussettes, quand c'est possible, avec de la poudre d'alun très finement pulvérisé (SIMONTON, *London med. record*, 15 mai 1881); la peau des pieds se durcit et la sécrétion de la sueur est diminuée.

Dans les armées russe et allemande on s'est servi pendant quelque temps de la poudre suivante :

```
Acide salicylique. . . . . . . . . . . . .    3 parties.
Poudre d'amidon. . . . . . . . . . . .   10     —
Poudre de talc. . . . . . . , . . . . . . .   87     —
```

Le meilleur procédé consiste dans l'emploi de l'acide chromique en solution ; on frotte légèrement la surface plantaire et les espaces interdigitaux avec de l'ouate trempée dans une solution d'acide chromique à 1/10 ; on renouvelle cette application au bout de deux à six semaines ; s'il y a des excoriations, on se sert en commençant d'une solution à 1/20. Ce procédé est en usage dans l'armée allemande ; nous l'avons souvent employé avec succès.

d. *Tarsalgie* [1]. — A la suite de longues marches il se produit quelquefois des douleurs vives au niveau du tarse d'où le nom de *tarsalgie*. Le nom de *fourbure* souvent employé pour désigner cet accident est impropre ; en art vétérinaire on désigne sous ce nom une inflammation de l'appareil kératogène des grands animaux ongulés (BOULEY et RAYNAL, *Diction. de méd. vétér.*), maladie qui n'a rien de commun avec la tarsalgie.

Chez les malades atteints de tarsalgie, le pied est gonflé, douloureux surtout lorsque le malade essaie de marcher ; à la pression, les douleurs les plus vives se font sentir au niveau des articulations du tarse ; il y a quelquefois un œdème limité en avant des malléoles.

---

1. GOSSELIN, Clin. chirurg. de la Charité, t. I. — CABOT, th. Paris, 1866. — DUCHENNE DE BOULOGNE, De la crampe du pied, etc... *Union méd.*, 1868, p. 599: et Impotence fonct. du long péronier latéral, *Arch. gén. de méd.*, 1872. — CHOPINET, th. Paris, 1874. — DESCOCQS, th. Paris, 1874. — CARRIÈRE, th. Paris, 1875. — PUY LE BLANC, th. Paris, 1875. — TILLAUX, Traité d'anatomie topogr. — M. DUVAL, Art. MUSCLES, in *Dict. encyclop. des sc. méd.* — LEBASTARD, th. Paris, 1878. — NIMIER, De l'entorse métatarsienne chez les fantassins, *Arch. de méd. milit.*, 1893.

La pathogénie de la tarsalgie a été l'objet de nombreuses discussions.

Gosselin, qui a proposé le mot de *tarsalgie*, attribuait les accidents à une ostéo-arthrite du tarse qui provoquait consécutivement des contractures des muscles de la jambe.

Duchenne de Boulogne pensait que la cause de la maladie était dans l'impotence fonctionnelle du long péronier latéral; par suite de cette impotence, le pied se déformait (pied plat valgus), les articulations du tarse devenaient douloureuses et on observait des contractures, principalement dans le court péronier latéral et dans le long extenseur des orteils, quelquefois dans le jambier antérieur. Les lésions articulaires signalées par Gosselin seraient secondaires.

M. le professeur Tillaux a proposé une troisième théorie. La tarsalgie serait due à la pression prolongée du poids du corps sur la voûte plantaire; les ligaments plantaires se laisseraient distendre et, à la suite de l'affaissement de la voûte plantaire, on observerait des ostéo-arthrites et des contractures musculaires. La fréquence de la tarsalgie chez les jeunes gens s'expliquerait par ce fait que chez eux l'ossification du squelette du pied n'est pas encore complète.

Pingaud, ancien professeur agrégé du Val-de-Grâce, qui avait été atteint de tarsalgie à la suite d'une marche militaire, attribuait comme M. Tillaux les douleurs à l'affaissement de la voûte plantaire et à la compression des nerfs plantaires qui est la conséquence de cet affaissement (CARRIÈRE, th. Paris, 1875).

Il résulte des recherches de Féré et Demantké que, sous l'influence d'une longue marche, il y a un affaissement de la voûte plantaire. Cet affaissement est facile à constater lorsqu'on prend les empreintes du pied chez un même individu après une période de repos, le matin au réveil par exemple, et après une longue marche (*Soc. de biologie*, 23 mai 1891). On comprend que, chez quelques individus, cet affaissement soit assez prononcé pour déterminer la distension des ligaments articulaires ou la compression des nerfs plantaires.

La tarsalgie bilatérale dépend, en général, d'un vice de conformation des pieds, il est difficile d'y remédier autrement qu'en évitant la station prolongée et toute marche fatigante; la tarsalgie unilatérale peut au contraire guérir, surtout si on la traite rapidement. Lorsqu'un sujet atteint de tarsalgie continue à marcher, les accidents s'aggravent, il se produit des arthrites, des contractures et des rétractions des muscles de la jambe dont la guérison est difficilement obtenue.

Le repos, le massage, l'électricité lorsqu'il y a de l'impotence fonctionnelle du long péronier latéral, les bains, les douches, sont les principaux moyens de traitement à conseiller.

e. *Périostite des métatarsiens.* — Wiesbach, Pauzat et Poulet ont observé chez des fantassins, à la suite de marches fatigantes, une périostite qui se localisait d'ordinaire aux trois métatarsiens moyens. D'après Poulet il s'agirait d'une affection rhumatismale; Pauzat pense, et cette opinion paraît très admissible, que cette périostite est produite par les frottements répétés que les plis de l'empeigne exercent sur le dos du pied pendant la marche [1].

Le Dr Laub de Copenhague a observé fréquemment chez les soldats danois une périostite à laquelle il donne le nom de *périostite de fatigue*, qui se localise d'ordinaire au tiers supérieur du tibia, plus rarement à la partie inférieure de cet os ou bien aux os du pied et qui se traduit par des tuméfactions douloureuses, parfois assez persistantes pour entraîner la réforme (Congrès de Copenhague, *Revue d'hygiène*, 1884, p. 844).

---

1. Pauzat, Périostite des métatarsiens, *Arch. de méd. milit.*, 1887, t. X, p. 337. — Poulet, De l'ostéopériostite rhumatismale, *même Rec.*, 1888, t. XII, p. 245. — Martin, Inflamm. périosto-arthritique du pied à la suite de marches, *même Rec.*, 1891, t. XVIII, p. 336.

CHAPITRE IV

PROPRETÉ INDIVIDUELLE DU SOLDAT.
MESURES PROPHYLACTIQUES CONTRE LES MALADIES
VÉNÉRIENNES, LA VARIOLE, ETC.

I. Nécessité d'assurer la propreté individuelle du soldat. Visites de santé ou de propreté. Installation des lavabos dans les casernes. — II. Des bains. Bains de vapeur. Bains tièdes par immersion. Bains-douches, historique, systèmes adoptés dans l'armée française. Bains froids, accidents qu'ils peuvent occasionner. — III. Hygiène de la bouche. — IV. Prophylaxie de la gale, des teignes, de l'ophtalmie purulente. — V. Prophylaxie des maladies vénériennes. — VI. Vaccinations et revaccinations.

Autrefois la propreté corporelle du soldat laissait beaucoup à désirer ; un soldat était considéré comme suffisamment propre quand ses effets étaient bien brossés et bien entretenus ; on exigeait tout au plus qu'il se lavât la figure et les mains, encore ne mettait-on à sa disposition pour cet usage ni lavabos, ni serviettes. La cour de la caserne servait, par tous les temps, de cabinet de toilette, le robinet de la fontaine devait tenir lieu de lavabo, quant à des serviettes c'était un luxe inconnu.

On comprend que, dans ces conditions, le soldat avait plus d'un problème difficile à résoudre pour se laver et s'essuyer les mains et la figure ; quelques bains de pieds en hiver, quelques bains froids en été, quand il y avait une rivière à proximité, étaient tout à fait insuffisants pour assurer la propreté corporelle.

La nécessité des soins de propreté n'a pas besoin d'être démontrée ; les soins de propreté sont encore plus indispensables chez le soldat que dans d'autres classes de la population, parce que le soldat est astreint à de nombreux exercices et parce qu'il vit en commun dans les casernes.

Le soldat est soumis chaque jour à des exercices fatigants, il rentre à la caserne couvert de poussière et de sueur et on comprend que sa peau s'encrasse rapidement. Or, lorsque la peau est sale, elle fonctionne mal, ce qui constitue une prédisposition aux maladies générales et à certaines affections locales telles que : furoncles, eczéma, prurigo ; de plus les émanations provenant d'hommes malpropres contribuent à souiller l'air des casernes.

Pour que le soldat puisse se tenir proprement, il faut qu'il ait à sa disposition des lavabos pour se laver chaque jour les mains, la figure et le cou, et des bains de pieds pour se laver les pieds tous les huit jours au moins ; il faut en outre que tous les quinze jours il puisse nettoyer toute la surface de son corps dans un bain ou sous une douche d'eau tiède.

Depuis quelques années on a compris en France, comme à l'étranger, la nécessité d'installer des lavabos et des bains dans les casernes [1] et partout on a noté les heureux effets de cette réforme.

M. le Dr Haro résume ainsi qu'il suit les résultats obtenus à la suite de l'installation des bains-douches au 69° régiment d'infanterie, à Nancy : « Outre le sentiment de bien-être que les hommes éprouvent au sortir du bain, il y a une diminution notable des affections légères de la peau telles que : furoncles, prurigo, etc., ainsi que j'ai pu le constater en comparant l'état sanitaire actuel du régiment à ce qu'il était l'année dernière à pareille époque ; en outre les lits des hommes sont moins sales, leurs draps sont moins souillés et les chambres exhalent une odeur beaucoup moins prononcée » (*Rec. mém. méd. milit.*, 1878).

Il est indispensable que les médecins des corps de troupe s'assurent par des visites mensuelles [2] que les hommes se tiennent proprement, ils doivent aussi s'occuper pendant ces visites de l'hygiène

---

1. « Chaque jour, au lever, les hommes doivent se nettoyer la tête, se rincer la bouche et se laver avec soin la figure et les mains ; la serviette employée doit être propre ; il est interdit de se servir des serviettes d'un camarade...

« Il est donné un bain par aspersion tous les quinze jours au minimum. Une fois par semaine au moins, on procède au lavage des pieds et des jambes ; il est d'ailleurs fait de même chaque fois que cela est jugé nécessaire, notamment à la suite des marches militaires, les officiers s'assurent de l'exécution de ces prescriptions ». (Règlement du 20 oct. 1892 sur le service intér., Infanterie, § 353.)

2. « Tous les mois le médecin-major de 1re classe fait ou fait faire à la salle de visite, en présence des officiers de semaine, une visite individuelle des caporaux et des soldats pour reconnaître les maladies contagieuses ; il prend à cet effet les ordres du colonel.

« Les hommes rentrant des hôpitaux, de congé ou de permission sont présentés à la visite du médecin dès le lendemain de leur arrivée...

« Il visite les hommes qui quittent le corps par permission, congé, réforme ou retraite afin que ceux qui seraient atteints de maladies contagieuses soient traités avant leur départ. » (Règlement du 20 oct. 1892 sur le service intér., Infanterie, § 74.)

de la bouche, des cheveux et de la barbe et de la prophylaxie des
maladies cutanées ou vénériennes.

1. INSTALLATION DES LAVABOS DANS LES CASERNES. — Pour le lavage
journalier des mains et de la figure le soldat doit avoir à sa disposition des lavabos, du savon et des serviettes.

Les lavabos doivent être situés à proximité des chambres servant
de dortoirs, dans un local qui ne soit pas exposé aux courants
d'air. Lorsque les lavabos sont placés au rez-de-chaussée, dans un
couloir, comme cela arrive trop souvent, les soldats craignent, non
sans raison, de se refroidir; c'est à peine si en hiver ils se lavent
le bout des doigts, pressés qu'ils sont de remonter dans leurs chambres.

Pour que le lavage soit efficace, il faut que l'homme se découvre
largement les bras, le cou et la poitrine et qu'il se savonne convenablement, ce qui ne peut se faire que dans un local bien clos, à
l'abri des courants d'air.

Il ne faut pas mettre dans les casernes des lavabos munis de
cuvettes; les cuvettes qui servent à un grand nombre d'hommes
sont toujours sales et elles peuvent propager des maladies contagieuses : furoncles, ecthyma, clou de Biskra, ophtalmie purulente, etc. A bord des navires les ablutions en commun sont, d'après
Bertrand, la cause la plus fréquente de la conjonctivite catarrhale
propagée (*Arch. de méd. nav.*, 1894, p. 265).

On peut très bien se laver les mains et la figure sous le jet
d'eau fourni par un robinet.

Le long d'une des parois du local choisi pour les lavabos une
auge en grès vitrifié ou en ardoise est cimentée dans le mur; cette
auge est placée à une hauteur de 45 centimètres environ au-dessus du sol. Le mur est recouvert d'ardoise ou de carreaux en faïence
sur une hauteur de 1 mètre au-dessus de l'auge.

Les robinets placés à 30 centimètres les uns des autres doivent
être construits de manière à ne donner que la quantité d'eau
nécessaire au lavage des mains et de la figure, alors même qu'ils
sont largement ouverts; lorsque le débit est trop considérable il
en résulte un gaspillage d'eau, de plus l'eau éclabousse l'individu
qui se lave et mouille le sol. Une petite corniche en ardoise ou en
bois sert à mettre le savon.

Grâce à la disposition de l'auge qui est placée à 45 centimètres
seulement au-dessus du sol, le soldat peut, en été du moins, se
laver les pieds tous les jours, avantage précieux surtout pour le
cavalier qui est obligé de marcher dans les fumiers. Ces lavabos,

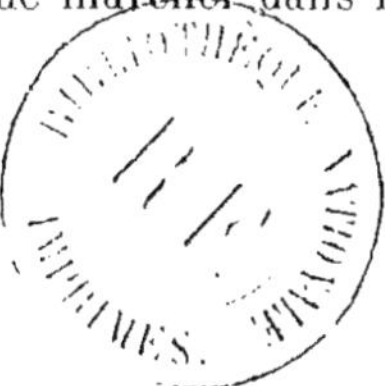

LAVERAN, Hyg. milit.   7

qui existent en Angleterre dans plusieurs casernes, nous paraissent excellents.

La figure 9 représente un lavabo de caserne en grès vitrifié et ardoise qui a été installé sur nos indications au musée d'hygiène du Val-de-Grâce par la maison Rogier-Mothes. Des lavabos semblables ont été construits depuis lors dans plusieurs de nos casernes. Le lavabo du musée d'hygiène du Val-de-Grâce est garni d'un lattis mobile en bois qui recouvre l'auge et sur lequel les hommes peuvent appuyer leurs pieds; cette addition ne nous paraît pas indispensable.

En installant les lavabos au milieu de la pièce on peut accoler

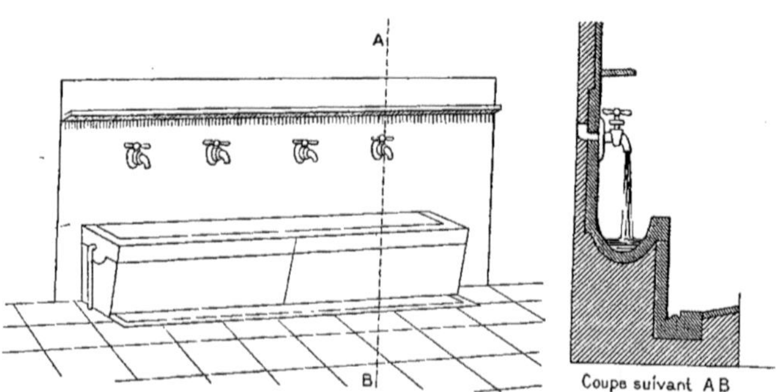

Fig. 9. — Lavabo de caserne.

deux auges sur les deux faces d'une petite cloison médiane, on double ainsi le nombre des robinets et on éloigne les lavabos de la muraille qui est souvent détériorée par l'humidité.

Dans les hôpitaux les lavabos doivent être installés aussi très simplement, *sans cuvettes*; il faut placer les auges plus haut que sur la figure 9, les malades ne se lavant jamais les pieds à l'eau froide.

Le sol de la chambre où sont installés les lavabos doit être garni d'un revêtement imperméable et facile à nettoyer : carrelage en briques vernissées ou en faïence, ciment, bitume, etc.

Des portemanteaux doivent être fixés aux murs.

Il ne faut pas mettre de linge commun à la disposition des hommes pour s'essuyer; chaque soldat doit avoir des serviettes qui ne servent qu'à lui. En France, chaque soldat possède deux serviettes en toile (note ministérielle du 3 janv. 1879) et il est interdit de se servir de la serviette d'un camarade. L'emploi de serviettes communes favorise la propagation de l'ophtalmie purulente, si fréquente dans quelques armées européennes qu'elle a mérité le nom d'ophtalmie militaire. Nous avons vu aussi en Algérie des serviettes employées en commun servir à la propagation du clou de Biskra.

Le savon noir lave mal, le savon de Marseille est préférable. Chaque homme dans les casernes, chaque malade dans les hôpitaux doit avoir un morceau de savon à sa disposition.

II. INSTALLATION DES BAINS OU DES BAINS-DOUCHES DANS LES CASERNES. BAINS FROIDS. — Tous les systèmes de bains peuvent se ramener aux quatre types suivants : bains de vapeur, bains tièdes par immersion, bains par aspersion, bains froids (bains de rivière, bains de mer).

1° *Bains de vapeur.* — Les bains de vapeur en usage dans tout l'Orient et en Algérie sont employés dans l'armée russe.

Au camp de Krasnoe-Sélo les soldats prennent un bain de vapeur tous les huit jours ; après 15 à 20 minutes de séjour dans l'étuve ils vont se plonger dans l'eau froide.

Les bains de vapeur sont aussi en usage dans l'armée roumaine. A l'hôpital de Bucharest il existe une grande salle de bains de vapeur pour la troupe. Toute la garnison de Bucharest peut y prendre des bains au prix de cinq centimes pour les soldats.

Les bains de vapeur ont été préconisés en France en 1866 par le commandant Marchand (VILLEDARY, Essai sur la question du lavage des soldats dans les casernes, th. Paris, 1878).

Le fait que les bains de vapeur ont été adoptés en Russie et en Roumanie montre que ce procédé est applicable au lavage des hommes dans les casernes, mais la dépense de combustible pour chauffer l'eau et les étuves doit être plus grande qu'avec les bains par aspersion, le temps nécessaire pour prendre le bain est plus considérable qu'avec ce dernier procédé, enfin et surtout, le bain de vapeur n'est pas entré dans nos mœurs et on aurait probablement quelque peine à l'y introduire.

2° *Bains tièdes par immersion.* — L'immersion du corps dans l'eau tiède est évidemment le procédé de lavage le plus agréable et le plus efficace ; c'est celui qu'on emploie en général dans la vie civile.

En Angleterre, on a adopté ce procédé pour les soldats. Au quartier des Horse Guards (Londres), les bains sont installés de la manière suivante : au voisinage des cuisines se trouvent plusieurs petites salles garnies d'une ou deux baignoires; quand un soldat veut prendre un bain il va chercher de l'eau chaude à la cuisine et il prépare lui-même son bain, l'eau froide arrive directement dans la baignoire; les soldats se baignent quand ils veulent; on passe fréquemment des visites de propreté et on punit ceux qui ne sont pas propres. Ce système n'est applicable que dans des corps de troupe dont l'effectif est peu considérable.

Des bains par immersion ont été installés à Paris dans les casernes des sapeurs-pompiers, mais là aussi on se trouve dans des conditions particulières [1].

Dans toutes les casernes une salle du rez-de-chaussée mesurant de 10 à 12 mètres carrés est affectée aux bains; le sol, en ciment de Portland, est canalisé pour l'écoulement de l'eau et recouvert de claies en bois. Chaque salle renferme deux baignoires en zinc, deux bancs, un portemanteau.

L'appareil qui sert à chauffer le bain et la salle en même temps, est une chaudière tubulaire à foyer intérieur, en tôle, contenant 375 litres d'eau chauffée au charbon ou au gaz.

Cet appareil se compose : 1° d'un cylindre en tôle placé verticalement dans un des angles de la salle; l'eau froide arrive dans ce cylindre par un robinet muni d'un flotteur à soupape, l'eau chaude sort à la partie supérieure par un tuyau muni d'un robinet qui la conduit jusqu'à la baignoire; l'eau chaude écoulée est remplacée immédiatement par de l'eau froide; 2° d'un foyer tubulaire (semblable à celui des locomotives) qui, en multipliant la surface de chauffe, élève rapidement la température de l'eau.

Le cylindre en tôle est enveloppé d'un cylindre en bois de sapin et un feutrage grossier sépare les deux parois, de manière à empêcher la déperdition du calorique.

L'appareil employé pour le chauffage des bains aux sapeurs-pompiers coûte 1050 francs et chaque bain revient à plus de dix centimes. La ville de Paris, très justement généreuse pour ses pompiers qui lui rendent de si grands services, a payé l'installation de ces bains et paie les frais d'entretien. Ces dépenses seraient beaucoup trop fortes si elles devaient être supportées par le régiment des sapeurs-pompiers et à plus forte raison par un régiment d'infanterie.

L'utilité des bains par immersion est d'ailleurs incontestable

1. Les renseignements qui suivent m'ont été fournis par mon très regretté ami le Dr Régnier, alors qu'il était médecin-major de 1re classe aux sapeurs-pompiers.

dans les casernes des sapeurs-pompiers : les hommes qui reviennent des incendies salis par la fumée et la suie ont besoin de pouvoir se nettoyer très complètement.

En 1866 Riolacci avait installé au 13e bataillon de chasseurs à pied des bains par immersion partielle ; les hommes s'accroupissaient dans de grands bassins en fer battu de 21 centimètres de haut, l'eau chaude était fournie par la cuisine et le bain ne revenait qu'à 2 centimes par homme (Riolacci, Nouveau système de bains, etc., *Rec. mém. méd. milit.*, 1867, t. XVIII, p. 108).

Dans ces dernières années on a établi dans plusieurs grandes villes, à Paris notamment, des piscines qui sont alimentées avec l'eau de condensation des machines à vapeur. A la piscine de la rue de Château-Landon la température de l'eau est de 29° centigr., on peut y nager en hiver comme en été (E. Cacheux, Congrès de Buda-Pest, 1894). Peut-être arrivera-t-on à mettre dans quelques villes des piscines semblables à la disposition de la troupe, mais il est probable que ce sera toujours l'exception.

A la caserne de cavalerie François-Joseph à Buda-Pest il existe dans un pavillon séparé une grande piscine (eau froide) qui sert aux exercices de natation ; la ville de Buda-Pest est d'ailleurs célèbre et avec raison pour la beauté de ses bains et l'étendue de ses piscines.

3° *Bains par aspersion, bains-douches* [1]. — Les bains par aspersion sont ceux qui permettent le lavage le plus rapide et le plus économique des hommes dans les casernes. Le matériel nécessaire pour l'installation de ces bains est beaucoup moins coûteux, beaucoup moins encombrant que celui qui est nécessaire pour l'installation des bains par immersion ; il faut moins d'eau chaude et par conséquent la dépense de combustible est bien moindre. Comme l'a écrit M. le Dr Merry-Delabost : « Pour se laver les mains dans une cuvette il est nécessaire d'employer une assez grande quantité d'eau, tandis qu'on arrive à un résultat tout aussi complet au

---

1. A consulter sur la question des bains-douches, outre les travaux cités dans le texte : Tollet, *Journal d'hygiène*, 1877, p. 364. — Vallin, *Revue d'hygiène*, 1879, p. 521. — Morache, *op. cit.*, p. 738. — Laveran, *Arch. de méd. milit.*, 1887, t. IX, p. 441. — *Cosmos, revue des sciences et de leurs applications*, 10 sept. 1887. — Merry-Delabost, *Annales d'hygiène publ.*, 1888, p. 217. — Otto Leonhardt, *Gesundheit's Ingenieur*, 1890, nos 20, 21, 23, et 1891, n° 4, anal. *in Revue d'hygiène*, 1891, p. 646. — Ravenez, *Génie sanitaire*, 15 sept. 1891. — Herbet, *Revue d'hygiène*, 1892, p. 408. — R. Schultze, Bau und Betrieb von Volk's Badeanstalten, Bonn, 1893. — Wolff, Das Brausebad und seine Einrichtung in Volksbadeanstalten, Casernen, etc., *Deutsche Viertelj. f. öffentl. Gesund.*, 1894, anal. *in Revue de Hayem*, 1895, t. XLV, p. 131. — O. Du Mesnil, Les bains à bon marché à Bordeaux, *Ann. d'hyg. publ.*, 1894.

moyen d'une proportion beaucoup plus faible d'eau coulant d'un robinet » (Note sur un système d'ablutions pratiqué à la prison de Rouen, *Annales d'hygiène*, 1875).

Un grand nombre de systèmes de bains-douches ont été préconisés dans ces dernières années pour le lavage des hommes dans les casernes, nous ne les décrirons pas tous, mais nous croyons devoir signaler quelques-uns de ceux qui ont été employés lorsqu'on était à la période d'essai ; il est juste de laisser aux inventeurs de ces systèmes le mérite de leur initiative, et puis, parmi les systèmes nouveaux, plusieurs ne sont que des perfectionnements des anciens.

La première tentative de lavage des hommes dans les casernes au moyen de bains-douches remonte, croyons-nous, à 1857 ; elle nous est connue par un travail du Dr Dunal (*Rec. mém. méd. milit.*, 3e série, t. V, p. 380).

Le général de Courtigis avait fait installer dans la caserne de la Corderie, à Marseille, une petite baraque en planches dans laquelle les hommes prenaient des affusions froides. Les soldats se plaçaient par trois à la fois, et pendant trois minutes environ, sous un tube terminé en pomme d'arrosoir d'où l'eau tombait de 2 m. 60 de haut. On était à Marseille et en été, ces douches froides donnèrent de très bons résultats, mais pendant l'hiver il fallut interrompre les douches et la baraque fut abandonnée.

Les affusions froides ne conviennent pas pour le lavage des hommes dans les casernes. Il n'y a aucun inconvénient à prendre des douches froides en hiver dans un établissement hydrothérapique, mais les salles d'affusions des casernes ne sont pas comparables aux salles de douches des hôpitaux ou des établissements hydrothérapiques, et dans les établissements les mieux installés personne ne songe à prendre des douches froides pour se laver. Le procédé de la douche froide ne serait accepté par le soldat qu'avec une répugnance très justifiée. Ajoutons que l'eau froide lave beaucoup moins bien que l'eau chaude.

En 1873 M. le Dr Merry-Delabost installa dans la prison de Rouen des douches chaudes qui donnèrent de très bons résultats (*op. cit.*) ; il faut dire que M. Merry-Delabost se trouvait dans des conditions exceptionnellement favorables au point de vue de cette installation. L'eau, chauffée à 34° ou 35° par la vapeur d'une machine servant à d'autres usages, descendait d'un réservoir placé dans une tour, à 14 mètres au-dessus du sol, et tombait en pluie par six tuyaux munis chacun d'une pomme d'arrosoir.

En 1877 M. le Dr Brachet fit installer des bains-douches à Auch, dans la caserne de cavalerie; l'eau était chauffée en été par le soleil, dans de grands réservoirs, en hiver par les fumiers au milieu desquels se trouvaient des réservoirs en tôle d'une capacité de 500 litres. La température de l'eau introduite dans ces réservoirs s'élevait au bout de 6 heures à 35° ou 40°, et au bout de 24 heures à 60°; on utilisait chaque jour cette eau chaude qui était aspirée à l'aide d'une pompe et remplacée par de l'eau froide; à la fin de la semaine il fallait 24 heures pour avoir de l'eau à 25°, les fumiers étaient alors changés. L'eau d'une bouteille placée dans un fumier s'élève en quelques heures à 70° et même 75°. Le maniement de la pompe destinée à remplir les réservoirs et à aspirer l'eau pour les douches était très pénible, ce qui fit abandonner cette installation; comme le dit M. le Dr Brachet dans une note qu'il a bien voulu nous remettre : « pour qu'une installation hydrothérapique soit bonne il faut qu'elle soit simple, automatique ».

M. Brachet s'est inspiré plus tard de ce principe dans l'installation suivante des bains-douches de la caserne Schomberg (caserne de la garde républicaine à Paris).

Un tuyau de cuivre de 3 centimètres de diamètre, d'une longueur de 15 mètres, et dont les parois ont 3 millimètres d'épaisseur, est roulé en spirales de 50 centimètres de diamètre avec un écartement de 8 centimètres entre chaque tour de spire, et placé dans un fourneau en maçonnerie à tirage très puissant.

L'extrémité afférente de ce tuyau est en rapport avec une conduite d'eau de la Dhuis dont la pression, assez variable, est en moyenne d'une atmosphère. L'extrémité efférente est reliée à un système de douches en pluie. Un robinet à portée de main commande chaque douche.

Tout l'appareil est revenu à 236 francs; à cette somme il faut ajouter 52 fr. pour les portemanteaux et les planchers à claire-voie, soit au total 288 fr.

Ce système a le grand avantage d'être *automatique*, c'est-à-dire de fonctionner sans l'aide d'une pompe dont la manœuvre est fatigante; il n'est applicable, il est vrai, que dans les casernes qui reçoivent de l'eau sous pression. *A priori* on pourrait croire que l'eau ne s'échauffe pas suffisamment pendant la courte durée de son passage dans le serpentin, lorsque tous les robinets des douches sont ouverts; il n'en est rien, on est obligé au contraire de veiller à ce que l'eau ne s'échauffe pas à plus de 35°, ce qui pour M. Brachet est un maximum qui ne doit pas être dépassé : à cette température il se produit de la vapeur d'eau en grande quantité qui remplit la salle et qui gêne beaucoup les baigneurs. L'idée d'employer pour les bains-douches de l'eau sous pression qui s'échauffe en traversant des tuyaux chauffés à l'aide d'un feu de coke ou du gaz était excellente ; elle a été mise à profit dans plusieurs des appareils qui ont été construits dans ces dernières années.

En 1877 Haro eut l'idée de se servir d'une pompe d'arrosage ordinaire pour le lavage des soldats et il installa ce système de bains-douches au 69° régiment d'infanterie à Nancy. La pompe était munie d'une bâche dans laquelle on versait une partie d'eau chaude pour deux d'eau froide ; la gerbe liquide sortait par une lance flexible munie d'une pomme d'arrosoir ; un baigneur placé sur une échelle dirigeait le jet de haut en bas sur chaque homme ; on pouvait baigner ainsi tout le régiment en quinze jours et la dépense ne s'élevait même pas à un centime par homme (Haro, Note sur le système de bains par aspersion employé au 69° régiment d'infanterie, *Rec. mém. méd. milit.*, 1878, p. 502).

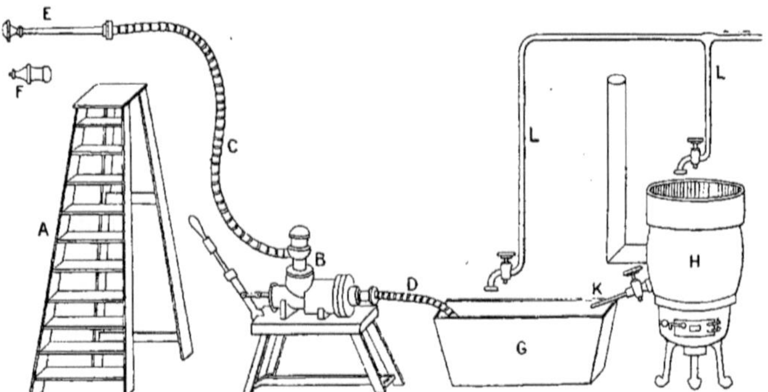

Fig. 10. — Bains-douches (système Haro-Forgues). — A, Echelle ; B, Pompe aspirante et foulante ; C, Tuyau de projection ; D, Tuyau d'aspiration ; E, Lance avec pomme d'arrosoir ; F, Jet droit ; G, Caisse au mélange ; H, Fourneau avec chaudière de 120 litres ; K, Conduite d'eau bouillante ; L, Conduite d'eau froide.

M. le Dr Forgues installa peu après dans la caserne du 113° de ligne à Blois le système de bains par aspersion imaginé par Haro en le modifiant ainsi qu'il suit :

1° La pompe ordinaire d'arrosage est remplacée par une pompe aspirante et foulante beaucoup plus puissante (système Samain).

2° L'eau chaude vient se déverser directement dans la bâche ainsi que l'eau froide. La figure 10 montre la disposition de la bâche et des robinets d'eau froide et d'eau chaude.

Le baigneur s'assied sur la plate-forme qui termine l'échelle A pour donner les douches; les hommes désignés pour prendre des bains sont alternativement employés à la manœuvre de la pompe.

La pompe avec les accessoires revient à 113 francs; on peut baigner 90 hommes à l'heure, à condition d'avoir deux salles qui servent aux hommes à se déshabiller et à se rhabiller; le prix du bain s'élève à peine à un centime par homme.

La douche est oblique et non verticale comme dans les douches ordinaires; dans le cas spécial, c'est là un avantage : un homme qui reçoit une douche oblique se lave plus commodément que s'il recevait une douche verticale qui l'aveuglerait; les hommes peuvent d'ailleurs se laver ensuite la figure dans des lavabos annexés à la salle de bains.

M. le médecin inspecteur Vallin a préconisé l'installation suivante (thèse de Villedary, Paris, 1878) :

On choisit une salle de 40 mètres carrés de superficie environ et de 4 mètres au moins de hauteur, située au rez-de-chaussée. Le sol est bitumé avec un caniveau central pour l'écoulement de l'eau et un plancher à claire-voie dans la partie de la salle où devront se mettre les hommes pour recevoir les douches.

Une cuve en bois doublé de zinc de deux mètres cubes environ de capacité est fixée à 3 m. 50 au-dessus du sol; une pompe placée dans la cour de la caserne sert à élever l'eau dans cette cuve si l'eau de la ville ne peut pas y arriver directement.

Deux tubes verticaux partant du fond de la cuve aboutissent à deux tubes horizontaux portant chacun trois pommes d'arrosoir. Chaque tube est muni d'un robinet à contrepoids du modèle usité dans les établissements hydrothérapiques. La cuve est munie en outre d'un tube servant de trop-plein.

Un fourneau en fonte avec générateur de vapeur permet de chauffer la salle et l'eau destinée aux douches; la vapeur provenant du générateur est conduite à l'aide d'un tube dans l'eau de la cuve; elle se dégage presque sans pression et elle élève rapidement la température de l'eau.

En une heure, cinquante hommes pourraient se laver.

M. le Dr H. Colin a fait construire à Cambrai un appareil de bains-douches qui a été employé également dans plusieurs autres garnisons.

Cet appareil consiste en une buanderie en fonte de 275 litres qui déverse son eau chaude dans une cuve à mélange (la baignoire de l'infirmerie peut être utilisée à cet effet), dans laquelle donne également un robinet d'eau froide. Une pompe aspirante et foulante puise dans la cuve à mélange de l'eau tiède qu'elle refoule dans un cylindre réservoir. Ce réservoir est formé par un gros cylindre de cuivre rouge de 18 centimètres de diamètre et de 6 mètres de longueur en plusieurs sections unies entre elles par des brides-rondelles à joints ; il est muni de 8 pommes d'arrosoir à trous fins, à soupape ; chaque soupape surmontée d'une tige métallique traversant verticalement le cylindre, se soulève au moyen d'un cordon qui se réfléchit au plafond et vient pendre à la disposition du baigneur.

Le cylindre réservoir est suspendu au plafond, à 2 mètres du sol, au moyen de 4 colliers et de tiges de fer qui, traversant le plancher supérieur, vont y faire un retour d'équerre. Il est encore immobilisé dans le sens latéral par 2 tiges de fer l'arc-boutant au mur.

M. Herbet, ingénieur civil, a imaginé plusieurs appareils pour les bains-douches ; les appareils qui sont désignés sur les catalogues par les lettres A et C sont bien appropriés aux conditions dans lesquelles doit se faire le lavage des hommes dans les casernes.

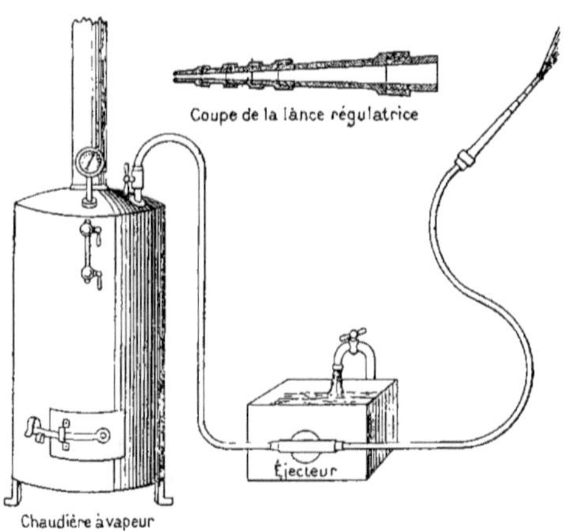

Fig. 11. — Appareil Herbet A pour bains-douches.

L'appareil Herbet A (fig. 11) se compose d'une chaudière à vapeur qui peut être d'un système quelconque, reliée à un éjecteur, lequel est fixé sur une bâche d'eau froide et prolongé par un tube en caoutchouc qui se termine par une lance.

Quand la chaudière est en pression et que la bâche est remplie d'eau froide, il suffit d'ouvrir le robinet de vapeur pour que l'appareil fonctionne ; la vapeur, en passant dans l'éjecteur, aspire l'eau froide, et se condense en la réchauffant; le mélange tiède s'échappe au dehors par la lance, chassé qu'il est par la vapeur de la chaudière.

Un robinet d'eau froide placé au-dessus de la bâche est ouvert de façon à remplacer sans cesse l'eau qui s'échappe par l'éjecteur.

Une disposition ingénieuse de la lance permet de régler facilement la température de l'eau servant aux douches, de l'abaisser ou de l'élever à volonté.

L'extrémité effilée de la lance conique par laquelle s'échappe l'eau est formée de viroles qui se vissent les unes sur les autres; le diamètre de chaque virole est, par suite, différent du diamètre des viroles voisines (voir sur la figure 11 la coupe de la lance). Supposons la lance complète avec toutes ses viroles, l'eau s'échappe par exemple à 36°; si on dévisse la première virole, la température tombe à 34° et ainsi de suite.

L'augmentation de pression dans la chaudière n'a pas pour effet d'augmenter sensiblement la température de l'eau, car alors la vapeur aspire une plus grande quantité d'eau froide et la température du mélange reste à peu près la même. Au contraire, si on fait varier l'orifice de sortie, on augmente ou on diminue beaucoup la résistance que le liquide doit vaincre pour s'échapper. Les frottements sont rendus considérables par une petite diminution de diamètre de cet orifice, la quantité d'eau froide qui afflue dans l'éjecteur diminue, la quantité de vapeur restant à peu près la même; par suite, la température du mélange augmente.

Dans les garnisons de Belfort et de Besançon où ce système de bains-douches est employé on lave 86 hommes à l'heure et l'appareil peut fonctionner sans interruption pendant plusieurs heures. On consomme 12 kilogrammes de charbon par heure et 1200 litres d'eau.

Le prix de l'appareil complet est de 2000 francs mais plusieurs corps peuvent, comme cela a eu lieu à Belfort et à Besançon, réunir les fonds dont ils disposent pour installer des bains en commun.

Cet appareil peut fonctionner à l'aide de la machine à vapeur de la cuisine Egrot, ce qui serait économique si cette cuisine à vapeur était adoptée dans l'armée, mais nous verrons (Ch. v) que la cuisine Egrot présente, au moins pour les casernes, de sérieux inconvénients.

L'appareil C de M. Herbet (fig. 12) se compose :

1° D'une chaudière A logée dans un fourneau en maçonnerie B ;

2° D'un tuyau d'arrivée d'eau froide T muni d'un robinet de réglage R;

3° D'un tuyau de départ d'eau chaude S aboutissant à une nourrice N, chargée de déverser l'eau tiède à environ 35° par 2, 4, 6 ou 8 pommes d'arrosoir suivant les cas, formant de préférence des jets obliques. La nourrice peut être remplacée par un petit réservoir qui répartit l'eau comme on le désire;

4° D'un thermomètre D qui permet de constater la température de l'eau à chaque instant, et qui, relié à une sonnerie électrique, avertit dès que la température de l'eau atteint 45 degrés;

5° D'une cheminée H munie d'un registre Q.

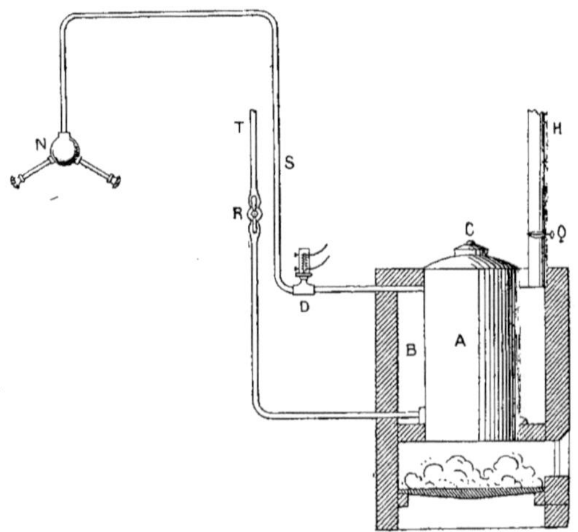

Fig. 12. — Appareil Herbet C pour bains-douches.

Pour faire fonctionner l'appareil on ouvre le robinet R d'arrivée d'eau froide, et on remplit la chaudière, on referme ce robinet dès que l'eau sort en N et on allume le feu; pour cela, après avoir brûlé un peu de bois sur la grille, on ajoute peu à peu le combustible (de préférence du coke n° 0) par l'ouverture C, jusqu'à ce que la trémie soit pleine et on ferme avec le couvercle.

Le registre Q de la cheminée doit être ouvert en plein pendant l'allumage; au bout de 15 minutes on a de l'eau chaude.

Dès qu'on constate au thermomètre D une température de 45°, on ouvre progressivement le robinet d'arrivée d'eau froide pour la mise en train et on arrive au bout de quelques minutes au débit normal.

L'appareil une fois en marche, il suffit de mettre du coke toutes les demi-heures par l'ouverture C, pour remplacer celui qui est brûlé ; une heure et demie avant la fin prévue de l'opération, on cessera de mettre du coke.

La régularité de la température, pour un débit donné, s'obtient par la manœuvre du registre Q ; suivant que la température tend à descendre ou à monter, l'homme chargé du service des bains doit ouvrir ou fermer progressivement ce registre.

L'appareil peut débiter à l'heure 1400 litres d'eau à 35° en dépensant 60 litres de coke en trois heures de fonctionnement (HERBET, Note sur l'installation de bains-douches, Paris). Grâce à la construction particulière de la chaudière, M. Herbet dit avoir réussi à éviter les variations trop grandes de température qui s'observaient jusqu'alors dans les appareils à circulation d'eau.

Il suffit pour que l'appareil fonctionne d'avoir de l'eau à la pression de trois mètres.

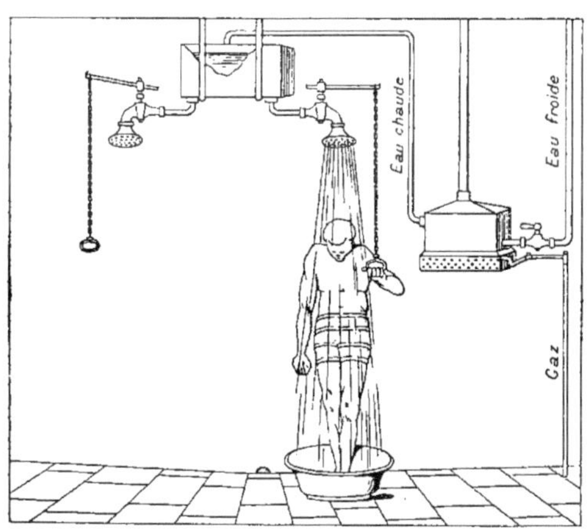

Fig. 13. — Appareil Flicoteaux pour bains-douches.

M. Flicoteaux a construit, à l'usage des casernes qui peuvent employer le gaz pour le chauffage de l'eau des bains, un appareil qui est représenté dans la figure 13.

Cet appareil se compose d'un chauffage en cuivre, à surface tubulaire, muni d'une rampe à gaz, relié avec un réservoir en tôle sur lequel sont fixées les pommes des douches.

L'appareil est d'une installation facile, et il permet de donner des douches à un nombre considérable d'hommes aussitôt après l'allumage et avec une dépense de gaz peu considérable.

Il résulte d'expériences faites en 1891 à la caserne du quai d'Orsay qu'un mètre cube de gaz suffit pour donner des douches tièdes à 100 hommes en été et à 50 hommes en hiver.

Le prix d'un appareil permettant de donner 4 douches à la fois est de 600 francs.

M. le Dr L. Barois a fait construire par MM. Bouvier et Descotte, ingénieurs-constructeurs à Angers, un appareil simple et pratique.

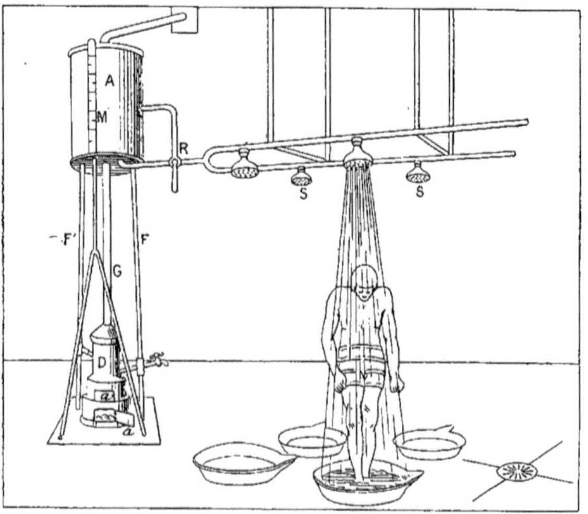

Fig. 14. — Thermo-siphon du Dr Barois, pour bains-douches.

Il est basé sur le principe du thermo-siphon et comprend : une chaudière D (fig. 14) à double paroi et à foyer central ; un tuyau de fumée G, qui traverse le réservoir, afin d'utiliser la chaleur perdue ; deux tuyaux de circulation FF', formant, par l'addition d'un pied à fourche, les quatre points d'appui d'une charpente métallique qui supporte un réservoir A, de 500 litres de capacité. En bas le tuyau F' s'abouche à la partie supérieure de la chaudière, et le tuyau F à la partie inférieure ; en haut, ils s'abouchent l'un et l'autre au fond du réservoir A. Il en résulte que la chaudière, le réservoir et les tuyaux ne forment en réalité qu'un seul et même récipient. Dès qu'on allume le foyer, l'eau tiède étant plus légère, monte dans le réservoir par le tuyau F', et est remplacée par de l'eau froide qui, descendant par le tuyau F, s'échauffe dans la chaudière, monte à son tour, et ainsi de suite. (*Arch. de méd. milit.*, 1890, t. XV, p. 393.)

En une demi-heure ou une heure, suivant la température extérieure, l'eau du réservoir A est portée à 36° ou 37°, avec une consommation de 6 à 10 kilogrammes de charbon, soit une dépense de 25 à 40 centimes.

La distribution a lieu par une artère principale formant nourrice de deux rampes, portant chacune quatre pommes d'aspersion S, percées, à leur périphérie seulement, de deux rangées de 40 trous, du diamètre d'une épingle (sur la figure on n'a indiqué que 4 pommes au lieu de 8).

L'artère principale est munie d'un robinet-chef R; deux autres robinets (non indiqués sur la figure) sont placés sur les deux rampes de distribution.

Le robinet-chef est ouvert de façon à ne pas donner un débit supérieur à 3 litres un quart par pomme en une minute.

A l'aide d'un de ces appareils muni de 8 pommes d'arrosoir on peut laver 80 hommes (soit, en moyenne, tous les disponibles d'une compagnie) en 25 minutes, dont 11 sont consacrées aux allées et venues et à l'habillement.

Le prix d'un appareil à 8 pommes (sans robinets individuels) est de 515 francs.

La circulaire ministérielle du 31 juillet 1879 sur l'organisation dans les casernes d'infanterie d'un système de bains chauds (étendue ensuite à tous les autres corps de l'armée française [1]), tout en recommandant le système des bains par aspersion, laissait aux corps le soin de choisir le système le plus convenable pour donner les bains. Une note ministérielle du 29 novembre 1893 prescrit qu'à l'avenir on choisira pour l'installation des bains par aspersion dans les casernes un des appareils suivants : appareil Bouvier, appareil Flicoteaux ou appareil Herbet modèle C; ces trois appareils ont été décrits et figurés ci-dessus.

Le système des bains par aspersion tend de plus en plus à se répandre; il est employé aujourd'hui non seulement dans la plupart des armées européennes, mais aussi dans un grand nombre de

---

1. Notes ministérielles du 18 mai, du 21 mai 1880 et du 19 novembre 1883 (pour les corps en Algérie). Par la circulaire du 31 juillet 1879 les corps d'infanterie sont autorisés à prélever à titre de première mise sur les fonds de la 2e portion de la masse générale d'entretien une somme de 200 à 300 fr. pour couvrir les dépenses d'achat et d'installation des salles de bains et lavabos, et une allocation annuelle de 100 fr. sur les mêmes fonds pour frais de chauffage et d'entretien.

villes pour donner des bains à bon marché aux ouvriers, dans les asiles de nuit, dans les écoles, etc.

En Allemagne, les instructions relatives à l'aménagement intérieur des casernes prescrivent de réserver dans toute nouvelle caserne un espace de 30 à 40 mètres carrés pour la salle de bains par aspersion et ses dépendances. Il est recommandé d'éviter les jets d'eau atteignant directement la tête; la durée du bain est fixée à 3 minutes, la quantité d'eau par homme à 15 ou 20 litres; les séries sont de 8 à 10 hommes (ZŒLLER, Le casernement des troupes allemandes. *Revue d'hygiène*, 1881, p. 562). A l'Albertstadt (Dresde) la douche en pluie est à la fois descendante et ascendante, cette disposition qui augmente les frais d'installation et la dépense d'eau ne nous paraît pas devoir être imitée.

Depuis quelques années on a organisé dans un certain nombre de villes en Allemagne et en Autriche des bains-douches à l'usage du peuple. Un premier établissement de bains-douches a été ouvert à Vienne en 1886; en 1888 Francfort-sur-le-Mein suivait cet exemple; depuis lors les bains par aspersion ont été en se multipliant. Schültze et Wolff, dans des travaux récents sur les bains par aspersion, constatent que ces bains sont une précieuse acquisition pour l'hygiène populaire; en donnant des bains par aspersion on économise, dit Schültze, à la fois l'espace, le temps, l'eau et l'argent.

A Bordeaux, l'établissement des bains-douches à bon marché a eu un grand succès.

A l'avenir dans toute caserne neuve il y aura lieu de prévoir un petit pavillon pour l'installation des bains-douches; cette règle aujourd'hui admise en France [1] et en Allemagne a déjà été appliquée dans quelques constructions neuves. Dans les casernes du type Tollet un petit pavillon séparé est réservé pour cet usage (voir Ch. xiv). Dans les anciennes casernes, les locaux dans lesquels sont installés les bains-douches sont en général insuffisants.

Outre le local dans lequel on prend les douches, il est nécessaire d'avoir une ou mieux deux salles dans lesquelles les hommes se déshabillent et se rhabillent. La meilleure disposition nous paraît être la suivante : la porte d'entrée du pavillon des bains ouvre sur un vestibule qui communique : 1° avec une salle centrale dans laquelle se donnent les douches, 2° par deux portes latérales avec

---

1. D'après la notice sur les casernements types 1889 (V. Ch. xiv), la salle de bains par aspersion sera annexée à l'infirmerie, mais elle restera sans communication directe avec celle-ci et elle aura son entrée sur la cour de la caserne.

des salles dans lesquelles les hommes sont introduits par séries
pour se déshabiller et pour se rhabiller ; ces salles communiquent
par une autre porte avec la salle de bains de manière à ce que les
hommes qui viennent de prendre leur douche ou qui vont la prendre
ne soient pas exposés à se refroidir en passant par le vestibule.
Dans ces conditions il n'y a pas de temps perdu, pas d'encombrement à craindre : une série de 8 hommes se déshabille pendant
qu'une autre série prend sa douche et une troisième série peut
attendre dans le vestibule. Les chambres ne doivent être ni trop
grandes, ni trop hautes, afin qu'il soit facile de les chauffer ; on
mettra des cloisons incomplètes entre les chambres latérales et la
chambre aux douches pour qu'un seul poêle puisse servir à chauffer
les trois chambres.

Le sol sera cimenté ou bitumé ; si l'on adopte le ciment, qui est
plus froid que le bitume, mais qui est plus propre, on établira avec
des planches des pistes qui permettront aux baigneurs de passer
d'une chambre à l'autre sans marcher sur le ciment ; les planches
seront un peu surélevées, afin qu'elles ne pourrissent pas dans
l'eau ; un caniveau central permettra à l'eau de s'écouler facilement.
Les murs seront garnis d'un enduit hydrofuge.

Le nombre des douches sera de 8 au moins pour une caserne
ordinaire destinée à un régiment d'infanterie.

Les hommes qui prennent leur douche doivent avoir les pieds
dans de grands bassins en fer-blanc, ainsi que cela est indiqué dans
les figures 13 et 14 ; de cette manière l'eau de savon qui a servi à
laver le corps tombe dans les bassins et les pieds trempent dans
l'eau pendant toute la durée de la douche, ce qui permet de les
mieux nettoyer.

On pourrait, pour la décence, laisser pendre une toile entre les
baigneurs de manière à les soustraire aux regards de leurs voisins
sans empêcher la surveillance de s'exercer.

La température de la salle de douches et des salles annexes doit
être de 18° environ.

D'après les expériences faites par M. Villedary il suffirait de
chauffer l'eau à 20° pour les bains-douches ; cette température
nous paraît trop basse ; nous pensons que les bains-douches
doivent être donnés à la température de 30° environ ; il ne faut
pas dépasser la température de 35°.

Il faut accorder au moins 5 minutes à chaque homme pour se
laver, mais, bien entendu, la douche ne doit pas fonctionner pendant tout ce temps, le baigneur commence par se bien mouiller ;

puis il se savonne, il fait marcher de nouveau la douche, achève le savonnage par la partie inférieure du corps et une dernière aspersion enlève le savon resté à la surface de la peau, il suffit ainsi de trois courtes aspersions.

La quantité d'eau nécessaire pour ces trois aspersions varie beaucoup d'un appareil à l'autre; avec les appareils qui donnent des douches en pluie fine et sans une forte pression de l'eau, avec l'appareil Bouvier, par exemple, on peut arriver à laver un homme en employant seulement 4 à 5 litres d'eau, mais c'est là un minimum qui est souvent dépassé; d'ailleurs lorsque la douche est en pluie trop fine, elle entraîne mal le savon et nous croyons qu'il ne faut pas chercher à pousser aussi loin l'économie d'eau. Les chiffres de 15 à 20 litres d'eau par homme nous paraissent devoir être adoptés.

Le savon de Marseille nettoie mieux que le savon noir, mais il a l'inconvénient d'être plus difficile à dissoudre dans l'eau (VILLE-DARY, *op.- cit.*). On prépare aujourd'hui un savon liquide à base d'oléate de soude, comme le savon de Marseille, qui serait peut-être utilisé avec avantage pour le lavage des hommes dans les casernes.

4° *Bains froids*. — Les bains froids (bains de mer ou de rivière) sont excellents en été et ils doivent être prescrits toutes les fois que la chose est possible. Le bain froid ne sert pas seulement au lavage des hommes, il est tonique, excitant, le bain de mer surtout; de plus la natation constitue un exercice des meilleurs et des plus utiles.

Les bains froids peuvent toutefois être la cause d'accidents et ils demandent à être surveillés de très près; un médecin doit toujours dans les corps de troupe assister à la baignade.

L'endroit qui sert à la baignade doit être choisi avec soin, de manière à ce que les hommes qui ne savent pas nager ne risquent pas de se noyer; si les bains ne sont pas pris dans un établissement de natation, on commencera par faire explorer la rivière par de bons nageurs et on indiquera à l'aide de pieux et de cordes les limites que ne doivent pas dépasser les hommes qui ne savent pas nager; on évitera les endroits vaseux et remplis d'herbes.

Les soldats qui se rendent aux bains froids marcheront à une allure modérée, de manière à ne pas arriver couverts de sueur à l'endroit où ils doivent se baigner; une fois déshabillés, ils n'attendront pas en plein air qu'ils se soient refroidis; il vaut beaucoup mieux qu'ils se mettent immédiatement à l'eau. On peut sans inconvénient se plonger dans de l'eau, même très froide, alors que le corps est couvert de sueur, la preuve en est dans l'innocuité des bains russes; au contraire il est dangereux de rester, en cet état, dans un courant d'air.

Les hommes doivent être avertis du danger qu'il y a à se mettre à l'eau après avoir mangé. Tous les ans des accidents graves et souvent mortels se produisent chez des personnes qui se mettent à l'eau immédiatement après un repas.

L'impression subite de l'eau froide peut amener un érythème généralisé; quelques personnes sont prises régulièrement d'urticaire lorsque, au retour de l'été, elles commencent à prendre des bains froids.

Tourraine, Bedié, Granjux, Mestrude, Pugibet, Ballet ont observé chez des soldats, aux bains froids, des accidents caractérisés par un érythème généralisé d'un rouge très intense, suivi bientôt chez quelques-uns de perte de connaissance. Ces accidents ont été signalés surtout chez des hommes qui, ne sachant pas nager, ne prenaient pas un exercice suffisant dans le bain; ils se produisent d'autant plus facilement que l'eau est plus froide; ordinairement, le malaise et la syncope ne surviennent qu'après la sortie du bain et à ce moment les téguments pâlissent. Granjux et Mestrude attribuent ces troubles nerveux à la paralysie exagérée des vaso-moteurs périphériques suivie d'un brusque reflux du sang de la périphérie au centre [1].

Les individus qui sont pris de ces érythèmes généralisés peuvent se noyer alors même qu'ils se trouvent à un endroit où ils ont pied; il faut donc, lorsqu'on voit un homme qui présente cette coloration rouge des téguments, se hâter de le faire sortir de l'eau; quelques frictions sèches, quelques gorgées d'une boisson excitante empêchent la syncope de se produire. On dispensera des bains froids les hommes qui auront présenté des accidents de cette nature.

Malgré toutes les précautions prises il arrive quelquefois qu'un imprudent qui s'est aventuré trop loin ou bien qui a été entraîné par le courant est retiré de l'eau en état d'asphyxie.

L'homme qui est retiré de l'eau dans cet état doit être couché sur le côté droit, la tête un peu inclinée en avant et soutenue par un aide; il faut en effet faciliter l'écoulement de l'eau qui remplit

1. TOURRAINE, Des bains froids, Rec. mém. méd. milit., 1874, 3ᵉ série, t. XXX, p. 92. — MESTRUDE, même Rec., 1877, t. XXXIII, p. 109. — PUGIBET, même Rec., 1879, t. XXXV, p. 202. — BALLET, mém. Rec., 1879, t. XXXV, p. 209.

la gorge et les voies aériennes. Pour rétablir la respiration le moyen le plus efficace consiste dans l'emploi des tractions de la langue ; cette méthode, préconisée par M. le Dr Laborde, a donné de très beaux succès dans des cas où les méthodes anciennes avaient échoué et où l'asphyxie par submersion paraissait définitive.

L'instruction suivante rédigée par M. Laborde indique très clairement comment on doit faire les tractions rythmées de la langue. Tous les ans, à l'époque des bains froids, il y aura lieu dans les corps de troupe d'appeler l'attention sur ce procédé si commode et si efficace.

« Sitôt le noyé retiré de l'eau, lui ouvrir la bouche, et si les dents sont serrées, les écarter, en forçant avec les doigts, ou avec un corps résistant quelconque, morceau de bois, manche de couteau, dos de cuiller ou de fourchette, extrémité d'une canne...

« Saisir solidement la partie antérieure de la langue entre le pouce et l'index de la main droite, nus, ou revêtus d'un linge quelconque, d'un mouchoir de poche, par exemple (pour empêcher le glissement), et exercer sur elle *de fortes tractions répétées, successives, cadencées ou rythmées, suivies de relâchement, en imitant les mouvements rythmés de la respiration elle-même, au nombre d'au moins 20 par minute.*

« Introduire, en même temps, l'index de l'autre main au fond de l'arrière-gorge, en pressant sur la base de la langue, de façon à provoquer le vomissement dans le but de dégager l'estomac de l'eau ou des aliments qui l'encombrent.

« Les tractions linguales qui constituent, en ce cas, le moyen le plus puissant et le plus efficace de ranimer la respiration, doivent être pratiquées de suite, sans le moindre retard, et avec persistance, durant une demi-heure, une heure et plus, pendant que l'on donne simultanément au noyé ou à l'asphyxié les autres soins consécutifs habituellement recommandés et en usage.

« Le même procédé peut et doit être employé, de la même manière, dans toutes les sortes d'asphyxie et de syncope (perte de connaissance). »

M. le Dr Laborde a présenté à l'Académie de médecine, dans la séance du 4 décembre 1894, une pince spéciale destinée à opérer les tractions rythmées de la langue ; cette pince n'est pas nécessaire, surtout chez l'adulte. Le procédé de M. Laborde est facile à mettre en œuvre par des personnes étrangères à la médecine et il ne nécessite pas d'instruments spéciaux ; il ne faudrait pas compromettre ce dernier avantage sous prétexte de perfectionner le pro-

cédé (LABORDE, Les tractions rythmées de la langue, Paris, 1894.
— MARESCHAL, *Arch. de méd. milit.*, 1893, t. XXI, p. 394).

Un rouleau spécial [1] est mis à la disposition du médecin dans les régiments pour secourir les asphyxiés; il renferme notamment des moufles de crin qui permettent de faire des frictions énergiques.

On peut encore faire la respiration artificielle en élevant les bras et en les rapprochant ensuite de la poitrine qu'on comprime à ce moment.

Il est bon de provoquer le vomissement afin d'évacuer l'eau qui se trouve dans l'estomac; dans ce but on introduira le doigt dans l'arrière-gorge, comme cela est indiqué dans l'instruction de M. Laborde.

III. HYGIÈNE DE LA BOUCHE. — L'hygiène de la bouche doit être surveillée et pendant les visites de santé le médecin portera son attention de ce côté; les soldats sachant qu'on examine leurs dents et leur bouche prendront les soins indispensables pour empêcher les altérations des dents et les maladies de la bouche.

Lorsque les dents sont couvertes de tartre et déchaussées, les gencives enflammées et saignantes, le soldat est exposé à de nombreux accidents : les dents s'ébranlent et se carient, il se produit des périostites, des phlegmons, etc.

La stomatite ulcéreuse était autrefois commune dans l'armée et souvent elle régnait à l'état épidémique; depuis une vingtaine d'années elle est devenue beaucoup plus rare, on ne l'observe plus guère qu'à l'état sporadique.

Le soldat qui a perdu une partie de ses molaires arrive encore à manger sa ration en temps de paix; en temps de guerre, cela lui deviendrait impossible.

Ajoutons que les hommes qui ont la bouche malade sont incommodes et dangereux pour leurs voisins; leur haleine fétide contribue à souiller l'air des chambres et leurs crachats contiennent un grand nombre de microbes dangereux : streptocoques, staphylocoques, pneumocoques, etc.

Il ne semble pas pratique de distribuer des brosses à dents, mais beaucoup d'hommes peuvent s'en procurer et on doit en encourager l'usage. Les brosses en caoutchouc sont particulièrement recommandables; on pourrait faire en sorte que le soldat

---

1. Notice du 29 mai 1894 sur le rouleau de secours pour asphyxiés et notice annexe sur les secours à donner aux asphyxiés. Le procédé des tractions de la langue est indiqué dans cette notice.

pût en acheter à très bon compte; les ayant achetées, il en aurait grand soin.

Alors même qu'on n'a pas de brosse à dents à sa disposition, on peut se nettoyer les dents avec un cure-dents improvisé, avec une allumette taillée en pointe et avec un peu de cendre de cigare ou de craie.

Avec le cure-dents on enlève le tartre qui tend à s'accumuler à la base des dents, surtout à la mâchoire inférieure, on frotte ensuite les dents avec le bout du doigt ou mieux avec un petit morceau de linge enduit de craie (Mory, Hygiène dentaire, travail inédit). Il suffirait donc de distribuer aux hommes, une fois ou deux par semaine, un peu de craie et de petits morceaux de linge avec lesquels ceux qui n'ont pas de brosses se nettoieraient les dents.

Les dents cariées doivent être arrachées ou obturées, car la carie se propage des dents malades aux dents saines. Avec un outillage des plus simples on peut cautériser et obturer ensuite les dents qui présentent un commencement de carie (L. Richard, Quelques considérations sur l'hygiène de la bouche du soldat, th. Paris, 1875).

La carie dentaire est beaucoup plus commune dans certaines régions que dans d'autres, en Normandie par exemple. La fréquence de la carie dentaire en Normandie ne s'explique ni par la nature des eaux, ni par l'usage du cidre qui a été souvent incriminé; les Bretons, qui boivent autant de cidre que les Normands, ont en général une denture excellente. M. Magitot a montré qu'il y avait là une influence de race; la prédisposition de certaines populations à la carie dentaire semble résulter de conditions particulières de structure du système dentaire transmises par hérédité (Magitot, Société d'anthropologie de Paris, 17 janvier 1867).

IV. Prophylaxie de la gale, des teignes, de l'ophtalmie granuleuse. — La gale, autrefois très commune dans les armées, est devenue très rare depuis qu'on la guérit en vingt-quatre heures; il est facile pendant les visites de propreté de reconnaître les malades atteints de gale.

La pelade est depuis quelques années assez commune dans certaines de nos garnisons; il y a lieu de prendre des mesures sévères pour éviter son extension, il s'agit en effet d'une maladie transmissible et d'une guérison difficile.

En 1892, 1009 cas de pelade ont été traités à l'infirmerie et 985 à l'hôpital, soit un total de 1994 (le chiffre avait été de 1899 en

1891), 38 réformes ont été prononcées pour cette cause (Statist. méd. de l'armée française pour 1892).

Pendant les visites de santé le médecin peut reconnaître sur la tête des soldats, dont les cheveux doivent être coupés court, les plaques rondes de la teigne tonsurante ou de la pelade lorsqu'elles ont pris une certaine étendue, mais c'est surtout au perruquier du régiment qu'incombe ce soin et il est nécessaire qu'il ait des instructions précises à cet égard. Dès que le perruquier constate quelque chose d'anormal en coupant les cheveux ou la barbe d'un soldat il doit faire présenter l'homme à la visite médicale. La tondeuse et les peignes qui ont servi pour ce malade doivent être désinfectés, les brosses seront détruites si le diagnostic de teigne est confirmé. La tondeuse a servi plus d'une fois à propager la pelade [1], le rasoir à propager la mentagre.

Toutes les fois que la pelade ou telle autre maladie contagieuse du cuir chevelu ou de la face est signalée dans un corps de troupe, il faut défendre l'emploi de la tondeuse qu'il est très difficile de nettoyer et de désinfecter; on n'emploiera que des ciseaux pour tailler la barbe et les cheveux. Dans les hôpitaux ou dans les dépôts servant aux teigneux les perruquiers auront des ciseaux et des rasoirs spéciaux pour ces malades; chaque malade aura son peigne; les brosses, qu'on ne peut pas désinfecter, doivent être détruites, elles ne servent qu'à répandre des pellicules dangereuses. Comme les cheveux sont taillés très court, il est facile de tenir la tête propre au moyen de lavages sans recourir à l'emploi de la brosse. Les ciseaux et les rasoirs des perruquiers seront désinfectés avec soin lorsqu'ils auront servi aux malades atteints de teigne ou de mentagre.

Les hommes atteints de teigne (teigne faveuse, trichophytie, pelade) ne doivent pas rester à la caserne, il faut les isoler et se bien garder de les envoyer en congé de convalescence, ce qui donne à leurs camarades le désir de jouir des mêmes faveurs et ce qui favorise la propagation volontaire de la maladie.

Le passage suivant emprunté à la statistique médicale de l'armée pour 1892 est à méditer :

« La disparition presque complète de l'épidémie (de pelade) du 5e régiment du génie à Versailles lorsqu'on eut supprimé les congés de convalescence et installé pour les convalescents une

---

1. COUSTAN. La pelade au 122e en 1886, *Revue d'hygiène*. 1887. — L. COLIN, La pelade dans le gouvernement militaire de Paris, *Arch. de méd. milit.*, 1888, t. XII, p. 81.

sorte de sanatorium où ils subissaient certaines contraintes, a suggéré la pensée que la maladie avait dû assez fréquemment être contractée volontairement (Statist. méd. de l'armée pour 1892, p. 120).

En Autriche-Hongrie, les hommes atteints de conjonctivite granuleuse sont envoyés dans des casernes spéciales et ils continuent à faire leur instruction militaire tout en suivant le traitement convenable; à plus forte raison pourrait-on appliquer cette règle aux hommes atteints de pelade; personne ne serait tenté de se faire envoyer dans la caserne des peladeux, et loin de désirer contracter la maladie, chacun prendrait les précautions recommandées pour y échapper.

Dans les régiments de cavalerie on a signalé plus d'une fois la transmission du trichophyton du cheval à l'homme (Dieu, Mégnin, Larger, Longuet) [1], il faut donc redoubler d'attention lorsque dans un régiment de cavalerie la trichophytie règne sur les chevaux ; on veillera à ce que les hommes chargés du pansage des chevaux malades prennent les précautions nécessaires : se couvrir la tête, changer de vêtements, se laver les mains et la figure, après le pansage, avec une solution de sublimé, etc.

Lorsque des cas d'*ophtalmie* ou de *conjonctivite granuleuse* ont été observés dans un corps de troupe il faut examiner avec soin, lors des visites mensuelles, les yeux de tous les soldats et isoler ceux qui présentent des signes de conjonctivite.

L'armée belge a été une des plus éprouvées par l'ophtalmie granuleuse, les mesures prophylactiques prises pour empêcher la contagion ont donné d'excellents résultats [2]; parmi ces mesures, une des plus efficaces a consisté dans des visites fréquentes de santé qui permettaient de reconnaître l'existence de la conjonctivite granuleuse dès son apparition et d'isoler les hommes qui en étaient atteints avant qu'ils eussent eu le temps d'en contaminer d'autres.

V. PROPHYLAXIE DES MALADIES VÉNÉRIENNES. — Autrefois on punissait les hommes qui avaient contracté des maladies vénériennes ; la conséquence de cette manière de faire était que le soldat dissimulait le plus longtemps possible l'affection dont il était atteint

---

1. MÉGNIN, Soc. de méd. publ., 22 déc. 1880, *Revue d'hygiène*, 1881, p. 55. — LARGER, Soc. de méd. publ., 26 janv. 1881, *Revue d'hygiène*, 1881, p. 138. — LONGUET, *Rec. mém. méd. milit.*, 1882. p. 48.

2. WARLOMONT et TESTELIN. *in* Traité des malad. des yeux de Mackenzie, t. 1, p. 712. — LAVERAN, Traité des malad. des armées. p. 726.

ce qui avait presque toujours pour effet de l'aggraver; on a
reconnu depuis longtemps les inconvénients de ce système et
aujourd'hui on ne punit le soldat que s'il est prouvé qu'il a dissimulé une maladie vénérienne. Le soldat a donc tout intérêt à
déclarer sa maladie dès qu'il la constate et à se faire traiter; néanmoins un certain nombre d'hommes, par fausse honte, ou pour
ne pas être traités à l'hôpital dans les services des vénériens, dis-
simulent encore leur mal ou se font traiter au dehors. Il est bon
que ces hommes sachent qu'ils seront examinés et que leur
maladie sera très probablement reconnue par le médecin au moment
de la visite mensuelle, ce qui leur vaudra une punition.

Tout soldat qui a pris une maladie vénérienne doit déclarer où
il l'a prise; la femme incriminée est signalée à la police, examinée
avec soin et envoyée à l'hôpital s'il y a lieu [1].

La fréquence des maladies vénériennes dans les armées diminue
ou augmente suivant qu'on exerce une surveillance plus ou moins
attentive sur les prostituées (SORMANI, *Revue d'hygiène*, 1881,
p. 897); l'exemple de l'armée anglaise est très instructif à cet
égard.

Une enquête provoquée par M. le Dr Balfour a été faite en
Angleterre sur la fréquence des maladies vénériennes dans
14 garnisons assujetties au règlement sur la prostitution (*under the
act*) et dans 14 garnisons exemptes de toute surveillance (*not under
the act*) (*Army med. depar. report for the year 1878*, London, 1888).

Il résulte de cette enquête que le nombre annuel des militaires
entrés dans les hôpitaux pour maladies vénériennes, a été en
moyenne de 63 pour 1000 hommes d'effectif dans les localités
assujetties à la surveillance et de 103 dans les localités libres.
Il est intéressant de remarquer que les garnisons soumises au
règlement ont été souvent celles qui comptaient auparavant le
plus grand nombre de vénériens. Voici quelques chiffres cités par
Sormani; les chiffres des vénériens se rapportent à 1000 hommes
d'effectif.

---

1. Arrêté du 10 mai 1842 relatif aux mesures propres à empêcher les progrès
dans l'armée des affections syphilitiques et cutanées. — VLEMINCKX, *Archives belges
de méd. milit.*, 1862. — LAVERAN, Traité des maladies des armées, Paris, 1875, p. 448.
— J. SORMANI, La prophylaxie des malad. vénér. dans les armées, *Revue d'hygiène*, 1881, p. 897. — MATHIEU, De la fréquence des malad. vénériennes dans l'armée, *Rec. mém. méd. milit.*, 1882, 3ᵉ série, t. XXXVIII, p. 433. — R. RITTER V. TÖPLY,
Congrès internat. d'hygiène de Buda-Pest, 1894. — Les malad. vénér. dans l'armée
anglaise. *Arch. méd. milit.*, 1894, t. XXIV, p. 365. — COMMENGE, Les malad. vénér.
dans les armées anglaise, française et russe, Paris, 1895.

GARNISONS SANS RÈGLEMENT		GARNISONS AYANT UN RÈGLEMENT	
1867	1877	1867	1877
Dublin ..... 129 vénériens.	103 vénériens.	Portsmouth. 116 vénériens.	27 vénériens.
Manchester. 177 —	131 —	Colchester.. 145 —	52 —
Londres.... 163 —	166 —	Canterbury. 119 —	19 —
		Maidstone.. 242 —	34 —

On voit que de 1867 à 1877 il y a progrès même dans les garnisons non assujetties à la surveillance, mais le progrès est beaucoup plus lent dans ces garnisons que dans les autres.

Malgré l'évidence de ces faits les *contagious diseases acts* ont été supprimés dans toute l'Angleterre depuis 1883. Une enquête prescrite par la Chambre des communes et dont les résultats ont été publiés en 1894 nous apprend que de 1870 à 1873, alors que les *contagious diseases acts* étaient appliqués, le nombre des malades traités pour maladies vénériennes dans l'armée anglaise était journellement de 12, 33 sur 1000 hommes d'effectif; depuis la suppression des *Acts*, cette proportion s'est élevée à 17,48. Pour les troupes aux colonies la proportion est encore plus élevée. L'armée anglaise compte sur toute la surface du globe 196 334 hommes et la moyenne annuelle des hospitalisations pour maladies vénériennes atteint 52 155, soit plus du quart de l'effectif; la moyenne journalière des vénériens hospitalisés est de 4191 hommes.

En 1874 on a essayé de diminuer le nombre des vénériens dans l'armée anglaise en prenant des mesures disciplinaires contre ces malades; on opérait la retenue de la solde pendant la durée du séjour à l'hôpital; le résultat, facile à prévoir, fut que les soldats dissimulaient leur mal qui s'aggravait faute de soins; la diminution du chiffre des vénériens ainsi obtenue n'était qu'apparente, on fut obligé de renoncer à ce système.

De 1850 à 1853 le nombre des vénériens monta dans l'armée piémontaise à 204 sur 1000; on fit des visites sanitaires rigoureuses, et en 1858 le nombre des vénériens était descendu à 91 sur 1000 (Castiglioni).

De 1863 à 1865 l'armée italienne avait eu 120 vénériens sur 1000 hommes d'effectif; sous l'influence des visites sanitaires et d'une surveillance plus rigoureuse de la prostitution ce chiffre tomba de 1874 à 1876 à 66 p. 1000.

Le chiffre des vénériens est resté élevé dans quelques villes d'Italie et il s'agit précisément des villes où la prostitution est le moins surveillée, comme à Naples. M. le Dr Montanari signalait récemment l'augmentation du chiffre des vénériens dans l'armée italienne et demandait une surveillance plus rigoureuse de la prostitution (*Soc. royale ital. d'hygiène*, 5 juin 1894).

En Amérique, où la prostitution est libre, les vénériens sont très nombreux dans l'armée : la proportion s'élève à 218 ou même à 239 sur 1000 au dire du Dr Dupont cité par Sormani.

D'après les dernières statistiques de l'armée française la morbidité pour maladies vénériennes est de 43 à 44 pour 1000 hommes d'effectif. La prophylaxie des maladies vénériennes a fait chez nous de 1876 à 1884 un progrès considérable; depuis 1884 le nombre des vénériens est à peu près stationnaire (*Statist. méd. de l'armée, pour 1892, p. 121*).

Ce chiffre de 43 à 44 pour 1000 hommes d'effectif est calculé pour l'année entière ; il n'est donc pas comparable aux chiffres donnés plus haut de la moyenne *journalière* des vénériens dans l'armée anglaise; en calculant la moyenne, non plus journalière, mais annuelle des vénériens dans l'armée anglaise on trouve qu'il y a plus de 1 vénérien sur 4 hommes alors que dans l'armée française il y en a environ 1 sur 25.

Dans un travail récent M. le Dr Commenge, en comparant les armées anglaise, française et russe au point de vue de la morbidité par maladies vénériennes, est arrivé aux chiffres suivants (*Acad. de méd.*, 21 mai 1895; *Médecine moderne*, 22 mai 1893) qui indiquent le nombre de soldats atteints de maladies vénériennes pour 1000 hommes d'effectif :

	Angleterre.	France.	Russie.
1889.	217,1	45,8	40,7
1890.	212,2	43,8	43,0
1891.	197,4	43,7	41,5
1892.	201,2	44,0	44,6

On trouve donc, en France comme en Russie, quatre fois moins de soldats ayant des maladies vénériennes que dans l'armée anglaise de la métropole.

En France, le nombre des vénériens pour chaque garnison est en rapport direct avec le degré de développement de la prostitution clandestine.

Les corps d'armée qui ont la moyenne la plus élevée de maladies vénériennes sont presque toujours les mêmes : corps d'armée du Midi et de l'Algérie, gouvernement militaire de Paris.

M. le professeur Fournier, dans un travail sur la prophylaxie publique de la syphilis présenté à l'Académie de médecine en 1888, résumait ainsi qu'il suit les mesures prophylactiques spéciales applicables à l'armée :

Instituer dans l'armée une série de conférences ayant pour objet d'éclairer les soldats sur les affections vénériennes et les dangers de la syphilis en particulier, sur le bénéfice à attendre d'un traitement scientifique, sur la nécessité d'un traitement prolongé, sur les périls de la prostitution clandestine exercée par les insoumises, les rôdeuses, les bonnes de cabaret, etc. Ces conférences seraient faites par les médecins militaires de chaque corps; elles seraient annuelles, et auraient lieu de préférence après l'enrôlement des jeunes recrues. Une conférence semblable serait faite aux réservistes le lendemain de leur arrivée au corps.

Provoquer de la part de tout soldat récemment affecté de syphilis une déclaration relative à la femme dont il a contracté la maladie.

Consigner les établissements déguisés sous le nom de débits de vins ou de liqueurs et ne constituant en réalité que des maisons de prostitution non surveillées; interdire formellement aux soldats la fréquentation de ces établissements.

Écarter toute punition du programme prophylactique de la syphilis dans l'armée.

Supprimer les visites faites en commun, et les remplacer par des examens privés, individuels, discrets.

Instituer un service de police spécial autour des camps.

Prendre toutes les dispositions nécessaires pour assurer au soldat syphilitique, dont le traitement a été commencé à l'hôpital, la faculté de continuer à son corps, sous la direction des médecins de son régiment, le traitement ou la série de traitements ultérieurs indispensables à sa guérison.

Nous avons vu plus haut que la plupart des mesures conseillées par M. Fournier sont en usage depuis 1842 dans l'armée française et qu'elles ont donné d'excellents résultats, nous ne croyons pas beaucoup à l'efficacité de conférences faites aux recrues et aux réservistes sur le danger des maladies vénériennes.

Les statistiques relatives à la morbidité par maladies vénériennes dans les armées austro-hongroise, allemande, française et italienne montrent que la fréquence de ces maladies dépend surtout des conditions locales de la population et que par conséquent le premier remède contre ce mal doit être apporté par l'administration civile (R. Ritter v. Töply, Congrès internat. d'hygiène, Buda-Pest, 1894).

C'est aussi la conclusion du travail de M. le Dr Commenge sur les maladies vénériennes dans les armées.

« Les maladies vénériennes, dit M. le Dr Commenge (*op. cit.*), sont de beaucoup plus nombreuses dans les pays où existe la liberté de la prostitution que dans les pays où la réglementation est conservée.

« La réglementation de la prostitution a pour résultat d'atténuer le développement des maladies vénériennes et d'en enrayer la marche ascendante. »

En somme, sauf en Angleterre, on est partout d'accord pour demander une surveillance rigoureuse de la prostitution ; les résultats qu'a donnés en Angleterre le régime de la prostitution libre sont un puissant argument contre ce régime.

Les soldats et les marins ont la mauvaise habitude de se faire tatouer, or le *tatouage* peut entraîner des accidents, il y a notamment de nombreux exemples de transmission de la syphilis par le tatouage [1].

Les individus qui pratiquent le tatouage portent souvent à leurs lèvres les aiguilles dont ils se servent pour cette opération et s'ils sont atteints de plaques muqueuses des lèvres, ils inoculent leur maladie à tous les individus qu'ils tatouent ; on peut ainsi observer de véritables épidémies de syphilis consécutive au tatouage ; Tardieu, Robert, Bergasse ont cité des exemples remarquables de ces accidents.

Le tatouage peut être aussi l'occasion de lymphangites et d'abcès. Ajoutons que beaucoup de soldats qui se sont fait tatouer sur différentes parties du corps des inscriptions ou des images plus ou moins obscènes regrettent vivement plus tard de ne pouvoir pas se débarrasser de ces tatouages.

Il nous paraît indispensable d'interdire le tatouage dans l'armée ; il sera facile de s'assurer, au moment des visites de propreté, si cet ordre est exécuté.

---

1. Robert, Inocul. syphil. par le tatouage, *Rec. mém. méd. milit.*, 1879, t. XXXV, p. 609. — Cheinisse, Chancres syphil. multiples conséc. au tatouage. *Ann. de dermatol.*, 1895, p. 1. — Bergasse, Nouveaux faits de syphilis par tatouage, *Arch. de méd. milit.*, 1895, t. XXV, p. 203. — Josias, Hutin, Maury et Delles, T.-R. Barker, H.-R. Whitead, ont également publié des cas de chancres syphilitiques consécutifs au tatouage.

VI. Vaccinations et revaccinations[1]. — La variole figure en tête des maladies *évitables* suivant l'heureuse expression de M. le professeur Brouardel. Depuis longtemps les statistiques militaires ont démontré qu'à l'aide des vaccinations et des revaccinations on pouvait faire disparaître presque complètement la variole; mais pour obtenir ce résultat il est nécessaire de pratiquer des revaccinations à plusieurs reprises chez le soldat, la durée du service militaire étant aujourd'hui très longue.

Dès 1831 on commença à revacciner les soldats dans le royaume de Wurtemberg et on eut des succès dans le tiers des cas, ce qui montrait combien l'opération était nécessaire. La pratique des revaccinations fut adoptée successivement dans les armées prussienne, suédoise, danoise, badoise, bavaroise, wurtembergeoise, etc. En France, la revaccination de tous les soldats a été prescrite en 1857.

Grâce au vaccin animal les revaccinations sont beaucoup plus faciles qu'autrefois dans les armées et on peut les répéter plus souvent, ce qui explique les remarquables résultats qui ont été obtenus.

Lorsqu'on vaccinait de bras à bras il était difficile de se procurer des vaccinifères en nombre suffisant; d'autre part, malgré toutes les précautions prises, on ne pouvait pas toujours éliminer les enfants syphilitiques, et on risquait d'inoculer la syphilis en même temps que la vaccine. La vaccine animale a fait disparaître ce danger et a permis de mettre, à tout moment, à la disposition des médecins militaires les quantités de vaccin nécessaires pour vacciner et revacciner les nombreux contingents des armées actuelles.

Grâce aux revaccinations la variole est devenue une maladie des plus rares dans les armées qui naguère lui payaient un lourd tribut.

En 1877 et 1878 le chiffre annuel des décès par variole s'élevait encore dans notre armée à 92 et à 98, en 1881 il tombait à 40, en 1883 à 15, en 1890 à 4, en 1892 à 3, et enfin en 1892 (dernière statistique publiée) il n'est mort qu'un homme par suite de variole (Statist. méd. de l'armée pour 1892).

En France, les médecins-chefs dans les corps de troupe et dans les écoles sont tenus : 1° de vacciner ou de revacciner tous les

---

1. Laveran, Traité des malad. des armées, 1875, p. 374. — Warlomont, Traité de la vaccine et de la vaccination humaine et animale, Paris, 1883. — Vaillard, Manuel pratique de vaccination animale. Paris, 1886. — Brouardel, Les malad. évitables, *Acad. de méd.*, 11 nov. 1890. — Antony, Le fonctionnement du centre vaccinogène du Val-de-Grâce, *Arch. de méd. milit.*, t. XVII. p. 211; et Rech. sur la valeur des différentes prépar. vaccinales, même Recueil. 1893. t. XXII, p. 465.

jeunes soldats ou élèves dès leur arrivée, ainsi que les hommes des contingents antérieurs chez lesquels l'inoculation est restée stérile ; 2° de renouveler l'opération chez les sujets réfractaires, pendant les quatre mois qui suivent le premier essai ; 3° de vacciner ou de revacciner, dès leur arrivée, tous les hommes de la réserve, de l'armée territoriale, à la disposition, etc., à l'occasion des périodes d'exercices pendant lesquelles ils sont convoqués, à l'exception de ceux dont le livret individuel portera mention d'une vaccination ou revaccination opérée avec succès certain, depuis moins de huit ans, ainsi que de ceux qui produiront, à leur arrivée au corps, un certificat établi par un docteur en médecine et dûment légalisé, constatant qu'ils ont subi une vaccination ou revaccination suivie de succès certain dont la date sera indiquée et ne devra pas être antérieure à une période de huit années ; 4° de soumettre à la vaccination, en temps d'épidémie variolique, tous les hommes chez lesquels les inoculations antérieures seraient restées stériles, ou ceux dont la revaccination suivie de succès remonterait à plus de cinq ans. Les médecins-chefs des hôpitaux ont les mêmes obligations pour les hommes des catégories ci-dessus définies qui seraient entrés à l'hôpital sans avoir été vaccinés ou revaccinés au corps (Règlem. sur le service de santé de l'armée à l'intér., notice n° 3).

Il existe cinq centres vaccinogènes : à Paris, à l'hôpital militaire du camp de Châlons, à l'hôpital militaire de Bordeaux, à l'hôpital d'Alger et à l'hôpital de Philippeville.

Le vaccin est employé frais ou bien à l'état de pulpe glycérinée. La pulpe glycérinée paraît devoir être adoptée d'une façon générale, de préférence même à la sérosité vaccinale fraîche.

CHAPITRE V

ALIMENTATION

La question de l'alimentation du soldat est une des plus importantes de l'hygiène militaire. Lorsque le soldat est bien nourri, il
se porte bien en général et il fait régulièrement son service;
lorsque la nourriture est mauvaise ou insuffisante dans un corps
de troupe le nombre des malades s'accroît, le soldat fait mal son
service et le nombre des punitions augmente. Une alimentation
insuffisante diminue la force de résistance de l'organisme aux
agents pathogènes qui l'assiègent sans cesse, et constitue par
suite une prédisposition très marquée et bien connue pour les
maladies infectieuses.

La question de l'alimentation du soldat en campagne présente
des difficultés particulières; il n'est pas facile d'assurer l'alimentation des armées modernes dont les effectifs sont si nombreux,
d'autre part une armée en marche doit pouvoir se passer de ses
convois pendant quelques jours; il est donc indispensable que le
soldat ait sur lui des vivres faciles à transporter et à préparer.
Vauban l'a dit : *l'art de la guerre n'est rien sans l'art de subsister.*

La première question qui se pose est celle de savoir quelle
doit être la ration du soldat; il importe, d'une part, que cette
ration soit suffisante et, d'autre part, qu'elle ne dépasse pas le taux
reconnu nécessaire, afin que les dépenses faites pour l'alimentation

du soldat ne grèvent pas trop le budget; on comprend donc qu'il faille la fixer aussi exactement que possible [1].

1. RATIONS NORMALES. — La question de la ration de l'homme adulte est aussi intéressante au point de vue théorique qu'au point de vue pratique et elle a fait l'objet, de la part des physiologistes, d'un grand nombre de travaux.

Depuis l'antiquité les poètes comparent la vie humaine à une lampe qui brûle un temps et qui s'éteint quand l'huile a été consumée. La physiologie a démontré que cette belle comparaison était très juste; la vie, comme la flamme de la lampe, s'entretient à l'aide d'oxydations, les phénomènes sont seulement beaucoup plus compliqués dans un être vivant que dans une lampe qui brûle.

Pour savoir combien une lampe consomme d'huile par jour, on peut calculer la quantité d'huile qu'il faut introduire chaque jour: on peut aussi recueillir les gaz de la combustion et calculer à quelle quantité d'huile correspond l'acide carbonique produit; ces deux procédés ont été mis en usage pour fixer la ration physiologique de l'homme adulte ou, plus exactement, les rations physiologiques de l'homme adulte.

Chez l'homme qui travaille les oxydations sont beaucoup plus actives que chez celui qui est au repos, par suite le premier a besoin de plus d'aliments que le second, sa ration doit être plus forte; de même la ration d'un homme qui se livre à un travail très

---

1. A consulter au sujet de la fixation de la ration de l'homme adulte et de l'alimentation du soldat : DE GASPARIN, Cours d'agriculture. — A. PAYEN, Précis théorique et pratique des substances alimentaires, 2ᵉ édit., Paris, 1865. — H. LETHEBY, Conférences à la Soc. des arts de Londres, Trad. de l'abbé Moigno, Paris, 1869 (collection des actualités scientif.). — LYON PLAYFAIR, *Med. Times a. Gazette*, 1865, t. I, p. 459. — PETTENKOFER et v. VOIT, Zeitschr. f. Biologie, t. II, p. 457; et même Rec., 1873, t. IX. — MEINERT, Armee und Volksnährung, Berlin, 1880. — BEAUNIS, Nouveaux éléments de physiologie, 2ᵉ édit., Paris, 1882. — MORACHE, *op. cit.*, p. 511. — ROTH et LEX, *op. cit.*, p. 513. — ANTONY, Étude pratique de l'alimentation dans les corps de troupe, *Arch. de méd. milit.*, 1884, t. IV, p. 351. — L. KIRN, L'alimentation du soldat, *in Revue des sc. milit.*, 1884, et broch. in-8, Paris, 1885 (chez Baudoin). — SCHINDLER, L'alimentation dans l'armée, Paris, 1885, in-8, chez V. Rozier. — D. MAESTRELLI, Il vitto del soldato, Firenze, 1886. — DE MONTÉTY, De la ration alim. en général, th. Paris, 1887. — Règlement du 23 oct. 1887 sur la gestion des ordinaires de la troupe (chez Baudoin). — SCHINDLER, L'alimentation du soldat en campagne, Paris, 1887 (chez Ch. Lavauzelle). — LAPICQUE, La ration normale d'entretien, *Médecine moderne*, 1890, p. 364. — G. SÉE, Le nouveau régime alim. pour l'individu sain et pour le dyspeptique, Acad. de méd., 28 juin 1892. — LAPICQUE, Ration alim. des Abyssins (Soc. de biol., 4 mars 1893), des Malais (Soc. de biol., 3 févr. 1894). — Principales dispositions concernant l'alimentation des troupes en temps de guerre, Paris, 1894 (chez Baudoin). — MAESTRELLI, Quantita, qualita ed apprestamento del vitto per la truppa, *Rivista militare Italiana*, 1889. — G. POUCHET, Alimentation en général, *in Encyclop. d'hygiène*, 1890, t. II, p. 207. — J. ARNOULD, Nouv. éléments d'hygiène, 3ᵉ édit., Paris, 1895. — LEJEUNE, Manuel de l'alimentation du soldat, Paris, 1895.

fatigant doit être plus forte que celle d'un homme qui exécute un travail facile, n'exigeant pas de grands efforts.

Les physiologistes ont établi en général trois rations : 1° ration d'un homme au repos ou *ration d'entretien*, c'est par exemple la ration d'un prisonnier qui n'est astreint à aucun travail; 2° ration de l'homme qui exécute un travail modéré, le soldat en garnison rentre dans cette catégorie; 3° ration de l'homme soumis à un travail fatigant, c'est la ration qui convient au soldat en campagne et pendant les grandes manœuvres.

Le nombre des corps simples qui entrent dans la composition de nos tissus est assez considérable, mais l'azote et le carbone sont de beaucoup les plus importants; les autres corps simples se trouvent toujours en quantité suffisante dans les substances alimentaires; aussi se contentait-on, naguère, d'indiquer les chiffres d'azote et de carbone que devait contenir la ration.

De Gasparin, qui a fait ses observations sur les ouvriers des campagnes, a analysé les aliments qu'ils consommaient d'ordinaire à leurs repas; il s'est donc servi du premier des deux procédés que nous venons d'indiquer pour savoir quelle est la quantité d'huile brûlée chaque jour dans une lampe. Il est arrivé aux chiffres suivants :

	Azote.	Carbone.
Ration d'entretien.	$12^{gr},50$	264^{gr}
Ration supplémentaire de travail. . .	12 ,50	45
Soit pour un homme soumis à un travail fatigant	25^{gr} d'azote et 309 de carbone.	

Les chimistes et la plupart des physiologistes ont procédé de l'autre manière : ils ont recherché quelles étaient les quantités de carbone dans l'air expiré, d'azote dans les sécrétions ou excrétions, principalement dans l'urine. Nous résumerons, en chiffres ronds, les résultats auxquels sont arrivés Payen, Playfair et Letheby.

	Azote.	Carbone.
Adulte au repos.	$12^{gr},5$	360^{gr}
Travail modéré.	20	360
Travail rude.	25	380

On voit que cette deuxième méthode a conduit aux mêmes résultats, à peu près, que la première. Le soldat devrait donc recevoir en temps de paix une ration renfermant 20 grammes d'azote et 360 grammes de carbone et en campagne une ration renfermant 25 grammes d'azote et 380 grammes de carbone.

Il ne s'en suit pas que toute ration qui renfermera ces chiffres d'azote et de carbone ou des chiffres supérieurs pourra être déclarée bonne. Les physiologistes et les médecins ont eu bien souvent à rompre des lances sur ce terrain avec les chimistes. La composition chimique d'une substance ne permet pas, à elle seule, de juger de sa valeur nutritive, il faut s'assurer comment l'organisme humain utilise cette substance.

L'analyse chimique, si on s'y confiait aveuglément, conduirait à de graves erreurs en matière d'alimentation.

Si nous prenons le tableau de Payen sur la composition des matières alimentaires nous voyons que :

	Azote.	Carbone.
100 gr. de bœuf renferment. . .	$3^{gr},528$	$17^{gr},76$
100 gr. de fèves.	4 ,50	42
100 gr. de haricots.	3 ,92	43

Les fèves et les haricots constitueraient donc d'après ce tableau des aliments plus riches que la viande ; il est certain, cependant, que la viande est un aliment beaucoup plus réparateur que les haricots.

Certains aliments riches en azote ne sont pas nutritifs ; la gélatine, par exemple, qui contient de l'azote en assez forte proportion n'est pas un aliment ; elle n'est pas digérée et comme on l'a dit très justement : on est nourri par ce qu'on digère et non par ce qu'on ingère.

Les physiologistes ont reproché avec raison au mode de fixation de la ration en azote et carbone, la confusion qui est faite du carbone des matières amylacées et de celui qui provient des matières grasses. Au point de vue de la digestion et de l'utilisation rapide des aliments, les matières grasses se comportent en effet tout autrement que les matières amylacées. La graisse est le combustible le plus riche que l'organisme puisse recevoir ; au point de vue du pouvoir calorifique, 1 gr. de graisse équivaut à 1 gr., 7 d'amidon. De plus la graisse pénètre à l'état d'émulsion dans la circulation, elle n'a pas besoin, comme l'amidon, de subir des modifications avant d'être utilisée, transformée en chaleur. On s'explique ainsi pourquoi les habitants des pays froids et la plupart des hommes assujettis à un travail manuel très fatigant recherchent beaucoup dans leur alimentation les corps gras.

Les observations faites sur l'importance des matières grasses ont amené un changement considérable dans le mode de fixation de la ration alimentaire. On ne se contente plus de donner les chiffres de carbone et d'azote, on indique les quantités d'albuminoïdes, de matières grasses et de matières amylacées qui doivent entrer dans la ration. La plupart des physiologistes attribuent même aujourd'hui une importance plus grande, dans la ration de travail, aux matières grasses qu'aux matières albuminoïdes qui étaient considérées naguère comme les aliments les plus précieux pour les travailleurs et pour le soldat en campagne.

D'après les recherches de von Voit et Pettenkofer un ouvrier robuste consomme :

	Albumine.	Graisse.	Hydrocarbonés autres que la graisse.
	gr.	gr.	gr.
Au repos.	137	72	352
Pendant le travail.	137	173	352

La quantité de graisse seule aurait donc besoin d'être augmentée chez l'individu qui est astreint à un travail fatigant.

La ration de guerre du soldat allemand fixée d'après les indications de von Voit doit contenir des principes nutritifs dans les proportions suivantes (règlement du 10 janvier 1878) : albumine 150 gr., graisse 100 gr., autres principes hydrocarbonés 500 gr.

Dans ces dernières années plusieurs physiologistes ont cherché à montrer que von Voit et Pettenkofer avaient encore exagéré l'importance de l'azote dans la ration d'entretien. Ils ont fait remarquer que certains peuples consomment très peu de matières azotées; tels sont : les Irlandais qui se nourrissent surtout de pommes de terre, les Japonais dont le riz est le principal aliment. Les travaux des médecins japonais ont établi que depuis des siècles la ration du Japonais était insuffisante au point de vue des données classiques et qu'elle ne renfermait pas, à beaucoup près, les 18 ou 20 grammes d'azote exigés par les auteurs [1].

On a adopté en général comme minimum de la quantité d'azote devant entrer dans la ration d'entretien, la quantité d'azote excrétée en 24 heures pendant le jeûne. Or cette quantité diminue si on donne à l'homme ou à l'animal en expérience des hydrates de carbone. Rubner cite l'expérience suivante : un chien de 6 kg., 500 à l'état d'inanition excrète 1 gr., 97 d'azote, mais si on lui donne du sucre, le chiffre d'azote tombe successivement à 1,64, 1,23, 1,10 et

---

1. 6 gr., 5 d'albumine renferment 1 gr. d'azote ; les 137 gr. d'albumine demandés par von Voit et Pettenkofer correspondent donc à 21 gr. d'azote ; 2 gr., 25 d'amidon correspondent à 1 gr. de carbone.

finalement à 1,04. A l'état d'inanition le chien vit de ses muscles, c'est-à-dire de matière azotée; lorsqu'on lui donne du sucre, la dénutrition est moins rapide, d'où la diminution du chiffre de l'azote excrété.

Il est certain que les matières albuminoïdes peuvent être en très petite quantité dans la ration, si les autres principes alimentaires sont fournis en quantité suffisante.

Les recherches de Muneo Kumagawa, médecin japonais (*Arch. de Virchow*, 1889), montrent qu'on peut s'alimenter avec un régime dont le riz est la base et qui renferme seulement la moitié de la quantité d'albuminoïdes réclamée par von Voit.

Klemperer (*Arch. de Dubois-Reymond*, 1889), en employant un régime composé de pain, de beurre, de glucose et de 280 cc. de cognac par jour, a pu obtenir l'équilibre physiologique avec une circulation journalière d'environ 3 gr. d'azote. Lapicque fait observer avec raison qu'en introduisant dans le régime cette forte dose d'alcool on sort des conditions de la nutrition normale (*Médecine moderne*, 1890, p. 361).

Ces critiques de la ration fixée par von Voit et Pettenkofer sont plutôt du domaine de la physiologie que de celui de l'hygiène et elles ne diminuent en rien la valeur pratique des chiffres donnés plus haut.

Au congrès allemand d'hygiène de Wurzbourg, en 1893, Pfeiffer a repris cette question de la ration alimentaire de l'homme adulte et sa conclusion a été qu'il n'y avait rien à changer aux chiffres donnés par von Voit et Pettenkofer (*Revue d'hygiène*, 1893, p. 1086).

II. Rations du soldat français. — 1° *Ration en temps de paix.* — La ration du soldat français se compose : 1° d'une partie fixe qui est fournie par l'État en nature ou au moyen d'une indemnité représentative et qui comprend : 300 gr. de viande, 750 gr. de pain de munition ou 550 gr. de biscuit et une demi-ration de sucre et café.

2° D'une partie variable suivant les localités, les corps de troupe et les ressources de l'ordinaire[1], qui se compose du pain de soupe,

---

1. La réunion d'hommes de troupe vivant en commun au moyen de prestations qui leur sont allouées individuellement constitue un *ordinaire*. En principe il est formé un ordinaire par compagnie, escadron ou batterie; mais, toutes les fois que la chose est possible, les compagnies d'un même bataillon, les escadrons ou les batteries d'un même groupe sont réunis pour former un seul ordinaire.

Les économies réalisées sont désignées sous le nom de *boni*, elles servent à amédes légumes frais et secs, des corps gras, des condiments : sel, poivre, etc. Les corps achètent cette deuxième partie de la ration au moyen d'un versement de 20 centimes au minimun fait à l'ordinaire.

Cette ration se décompose ainsi qu'il suit au point de vue de la teneur en azote et en carbone :

	Azote.	Carbone.
1000 gr. de pain (750 gr. de pain de munition et 250 gr. de pain de soupe [1])	12^{gr},00	300^{gr},00
300 gr. de viande (non désossée. La viande de bœuf sans os contient 3 0/0 d'azote). .	5 ,41	19 ,80
100 gr. de légumes frais.	0 ,24	5 ,60
100 gr. de légumes secs.	1 ,02	12 ,60
	18 ,67	338 ,00

Soit en chiffres ronds : azote 19 gr. et carbone 340 gr. ou bien : matières albuminoïdes 124 gr. environ et matières hydrocarbonées 760 gr.

On a calculé que la quantité de graisse avec l'ancien mode d'alimentation du soldat français n'était que de 10 grammes par jour environ.

Le soldat reçoit en outre une demi-ration de sucre et de café.

A ne considérer que les chiffres d'azote et de carbone cette ration était à peu près suffisante ; nous avons vu qu'on demandait autrefois pour la ration de l'homme soumis à un travail modéré : 20 grammes d'azote et 360 grammes de carbone ; en réalité la ration péchait par insuffisance des matières grasses, insuffisance signalée depuis longtemps, mais que les travaux de von Voit et Pettenkofer ont rendue évidente en montrant le grand rôle que jouent les matières grasses dans l'alimentation.

L'alimentation du soldat français prêtait en outre à la critique par son uniformité ; sur quatorze repas qu'il faisait par semaine le soldat mangeait douze fois la soupe et le bœuf bouilli, deux fois du ragoût de mouton ou *rata*.

Ce manque de variété avait des conséquences déplorables, le soldat ne consommait qu'une partie de son pain et de sa soupe, les résidus des repas étaient abondants, de sorte que la ration *absorbée*

liorer l'ordinaire et à faire les avances de fonds nécessaires pour les achats en gros dans le commerce. (Voir le règlement du 23 oct. 1887 sur la gestion des ordinaires de la troupe.)

1. Le pain de soupe est en général réduit à 100 gr., mais cette diminution est plus que compensée par les aliments variés qui sont donnés en remplacement.

était loin de contenir les 19 grammes d'azote et les 340 grammes de carbone qu'elle représentait théoriquement. Dans un bataillon de chasseurs à pied Schindler a constaté qu'il y avait plus de 200 grammes de résidus (sans les os) par homme et par jour, en outre beaucoup de pain de munition était ou jeté ou vendu.

Ajoutons que ce régime donnait lieu souvent à des troubles des voies digestives : anorexie, embarras gastrique, diarrhée.

Depuis quelques années on a réussi, sans changer les allocations, à améliorer notablement la ration du soldat français en variant l'alimentation et en augmentant dans une forte proportion la quantité de corps gras. Il suffit d'introduire dans la ration 60 grammes de lard salé qui coûtent 0 fr., 066, ou 50 grammes de saindoux qui coûtent 0 fr., 055 pour augmenter beaucoup sa valeur nutritive ; le saindoux rend en outre les plus grands services pour la préparation de l'alimentation variée, il permet de rôtir la viande et de préparer les légumes de différentes manières. Comme le dit M. le Dr Schindler dont les travaux ont puissamment contribué à la réforme de l'alimentation du soldat : l'emploi judicieux du saindoux est un des secrets de l'alimentation variée (L'alimentation variée dans l'armée, Paris, 1885).

Des essais d'alimentation variée étaient faits dès 1883 par M. Schindler à Vernon, dans la 10e compagnie d'ouvriers d'administration ; la réforme inaugurée par notre collègue s'est généralisée ; depuis 1887 [1] on prépare des aliments variés dans tous les corps de troupe de l'armée française et les résultats sont excellents.

Le soldat consomme tout son pain parce qu'il peut le manger avec ses aliments, tandis qu'autrefois il devait le manger uniquement avec sa soupe qui en contenait déjà.

Nous reviendrons plus loin sur la pratique de l'alimentation variée.

D'autres améliorations ont été apportées dans la préparation des aliments et dans la manière de prendre les repas : nous aurons l'occasion de les signaler plus loin.

En conclusion nous dirons que, grâce aux modifications apportées depuis 1887 dans le régime alimentaire du soldat, la ration du temps de paix est aujourd'hui bien suffisante. Jusque dans ces derniers temps cette ration prêtait encore à la critique sur deux points : le soldat gaspillait presque toujours le biscuit qui lui était

---

1. Une circulaire ministérielle du 31 oct. 1879 avait déjà indiqué les moyens d'introduire un peu de variété dans l'alimentation du soldat.

distribué en remplacement d'une certaine quantité de pain, et la qualité de la viande laissait souvent à désirer; nous verrons plus loin que des mesures ont été prises récemment pour remédier à ces deux inconvénients (Ch. vi, biscuit et pain de guerre; Ch. vii, viande).

2° *Ration du soldat français en manœuvres et en campagne.* — Nous avons vu qu'un homme qui se livre à un travail fatigant, comme l'est celui du soldat en campagne doit recevoir une ration supérieure à celle d'un homme soumis à un travail modéré; tous les physiologistes et tous les hygiénistes sont d'accord sur ce point. Cependant jusque dans ces dernières années la ration du soldat français en temps de guerre différait très peu de celle du temps de paix; les généraux commandant les armées étaient libres à la vérité d'augmenter les allocations, et la ration de viande était portée toujours de 300 à 400 grammes au moins; mais il n'y avait là rien de régulier et cette augmentation de la ration pouvait ne pas entrer dans les prévisions de l'administration et les déranger.

Les décisions ministérielles des 19 mai et 17 octobre 1890 ont mis fin à cette situation regrettable en fixant ainsi qu'il suit les rations de vivres en campagne.

Tableau donnant la composition des rations de vivres et indiquant les substitutions et suppléments de rations en ce qui regarde les vivres (Décisions ministérielles des 19 mai 1890 et 17 octobre 1890).

DENRÉES	CAMPS DE MANŒUVRES	RATION FORTE DE CAMPAGNE	RATION NORMALE DE CAMPAGNE
Pain..........................	0ᵏ,750	0ᵏ,750	0ᵏ,750
ou biscuit....................	0 ,550	0 ,600[1]	0 ,600
ou pain biscuité..............	0 ,700	0 ,700	0 ,700
Riz...........................	0 ,030	0 ,100	0 ,060
ou légumes secs..............	0 ,060	0 ,100	0 ,060
Sel	0 ,016	0 ,020	0 ,020
Sucre	0 ,021	0 ,031	0 ,021
Café torréfié [2].............	0 ,016	0 ,024	0 ,016
Viande fraiche................	0 ,300	0 ,500	0 ,400
ou lard salé.................	0 ,240	0 ,300	0 ,240
ou conserves de viande ...	0 ,200	0 ,250	0 ,200
Graisse de saindoux.........	"	0 ,030	0 ,030
Potage condensé [3]..........	"	0 ,025	8 ,025
Vin [4].......................	0ˡ,25ᶜ	0ˡ,25ᶜ	0ˡ,25ᶜ
Eau-de-vie [4]...............	0ˡ,0625	0ˡ,0625	0ˡ,0625

1. 3 galettes en moyenne.
2. 0ᵏ,015 quand le café est en tablettes; 0ᵏ,019 de café vert peuvent être distribués en remplacement de café torréfié.
3. Le jour où il est consommé des conserves de viande.
4. A titre exceptionnel.

Ces rations se distinguent en : 1° ration de camps de manœuvres ; 2° ration forte de campagne qui est allouée dans la période active d'une campagne ; 3° ration normale de campagne qui est réservée aux stationnements de quelque durée ou à toute période de la guerre n'imposant pas aux troupes des fatigues exceptionnelles. Des suppléments extraordinaires peuvent être alloués accidentellement à raison des fatigues exceptionnelles supportées par une troupe ou en prévision d'un effort insolite devant exiger une grande dépense de force.

La ration des troupes faisant partie de la division expéditionnaire de Madagascar a été fixée ainsi qu'il suit (*Journal officiel*, 1895, p. 355) :

Pain ordinaire.	$0^k,750$
Sel.	$0\ ,020$
Sucre.	$0\ ,035$
Café vert.	$0\ ,024$
Riz.	$0\ ,040$) soit 100 gr.
Haricots.	$0\ ,030$) de
Julienne.	$0\ ,030$) légumes.
Viande fraîche.	$0\ ,500$
Vin (ou en cas d'impossibilité, une boisson de substitution).	$0^l,40$
Tafia.	$0^l,04$
Thé.	$0^k,004$
Graisse de saindoux.	$0\ ,030$

En temps de guerre il faut vivre le plus possible sur le pays où l'on se trouve ; il est donc indispensable que l'on tire parti de toutes les ressources locales et qu'on ne cherche pas toujours à se procurer les vivres réglementaires comme on le faisait autrefois.

M. le Dr Schindler a insisté avec raison sur la nécessité de bien faire pénétrer dans les esprits qu'à défaut de pain, de biscuit et de viande, on peut utiliser beaucoup d'autres aliments pour la nourriture du soldat en campagne.

Si les distributions de pain et de viande venaient à manquer, nos soldats, dit Schindler, se trouveraient au dépourvu alors même que le service des réquisitions pourrait mettre des sacs de farine à leur disposition. « Dans les mêmes circonstances, nos voisins de l'Est seraient en liesse, car leurs habitudes d'alimentation leur suggéreraient la manière d'utiliser cette farine de bien des façons différentes. Ils mettraient un peu de graisse au fond d'une gamelle, et dans cette graisse chauffée ils feraient roussir quelques cuillerées de farine pendant dix minutes au plus. Ils verseraient ensuite de l'eau par-dessus pour remplir la gamelle, porteraient le tout à l'ébullition (28 à 30 minutes), puis, trempant leur pain ou leur biscuit s'ils en avaient, ils auraient ainsi en moins d'une heure une soupe très chaude, très nutritive, alors que nos hommes seraient réduits à crier misère et famine.

« Ou mieux encore (s'ils n'ont ni pain, ni biscuit), ils feraient bouillir de l'eau dans une marmite de campement, et pendant cette mise en train ils prépareraient, d'autre part, dans une gamelle, une pâte suffisamment consistante avec de l'eau et de la farine. Puis, prenant cette pâte par petites portions au moyen d'un couteau ou d'une cuiller, ils la porteraient dans l'eau en ébullition, l'y laisseraient cuire pendant cinq minutes en quantité aussi considérable qu'exigerait leur appétit et que permettraient leurs ressources en farine, et seraient ainsi en mesure de faire un repas copieux au bout d'une demi-heure. Nous pourrions multiplier ces exemples à l'infini » (L'alimentation du soldat en campagne, p. 65).

Les règlements allemands contiennent le tableau analytique d'une foule de denrées pouvant être utilisées en temps de guerre. Nos nouveaux règlements sur l'alimentation du soldat en campagne ont prévu aussi des substitutions pour la viande et pour les légumes; nous reproduisons les tableaux-tarifs des substitutions qui peuvent être prescrites par tout officier chef de corps ou de détachement quand on vit sur le pays (Principales dispositions concernant l'alimentation des troupes en temps de guerre, 11 janvier 1893).

Tarif des substitutions.

1° On peut remplacer la ration de viande de bœuf par :	RATION FORTE (0ᵏ,500).	RATION NORMALE (0ᵏ,400).
	grammes.	grammes.
Veau, mouton, porc, lapin, volaille, cheval, poisson frais.	500	400
Boudin, œufs, fromage mou	375	300
Morue salée	300	250
Lard fumé et lard salé	300	240
Cervelas, viande fumée, viande d'Amérique ou d'Australie fumée ou marinée et salée, thon mariné, hareng salé, sardines salées	250	200
Fromages de Gruyère ou de Hollande, Chester, Neufchâtel, Roquefort, Parmesan	250	200
Saucisse ou saucisson fumé, caviar, hareng fumé	200	150
Sardines à l'huile	150	100
Morue sèche, poudre de viande	125	100
Lait de vache	3 litres.	2ˡ 1/2

2° On peut remplacer la ration de légumes secs ou de riz par :	RATION FORTE (100 gr.).	RATION NORMALE (60 gr.).
	grammes.	grammes.
Pommes de terre	750	450
Navets, carottes, choux	1000	600
Choucroute	600	360
Navets confits	600	360
Semoule, orge perlé	100	60
Châtaignes ordinaires ou décortiquées	150	90
Conserves de légumes (julienne, choux, épinards, carottes, navets)	120	70
Conserves de légumes en boîte (haricots, flageolets, petits pois)	120	70
Fruits secs	200	120
Farine de froment	100	60
Pâtes d'Italie (nouilles, macaroni, vermicelle, etc.)	100	60
Farine de maïs	100	60
Farine de haricots, lentilles, pois	90	50
Fromage de Gruyère ou de Hollande	70	40
Fromage mou	110	60

La ration réglementaire de café peut être remplacée par 5 grammes de thé, et la ration de graisse de saindoux par 40 grammes de graisse de bœuf.

On peut remplacer 250 grammes de pain ou 200 grammes de biscuit par :

> Farine de froment, de maïs, de riz, de légumes. . . $0^{kg},180$
> Pâtes d'Italie, semoules. . . . . $0 ,180$
> Pommes de terre . . . . $1 ,300$

La question de la ration du soldat français en campagne nous paraît avoir été résolue d'une façon très satisfaisante comme celle de la ration en temps de paix; on ne peut plus faire aux tarifs actuels qu'une critique, c'est que la ration n'est pas augmentée pendant les manœuvres, bien que les fatigues soient presque aussi grandes qu'en temps de guerre. Dans la pratique cet inconvénient disparaît en partie; les chefs de corps réussissent, au moyen des boni de l'ordinaire, à améliorer le régime du soldat, mais les boni sont souvent épuisés avant la fin des manœuvres et ils font ensuite défaut au retour dans la garnison, alors qu'ils rendraient de grands services pour la pratique de l'alimentation variée.

Nous croyons qu'il est indispensable d'augmenter d'une façon régulière l'alimentation du soldat pendant les manœuvres; il faudrait porter à 400 grammes la ration de viande fraîche et accorder 30 grammes de saindoux ou du lard salé, de manière à augmenter la quantité de matière grasse de la ration. A la suite des manœuvres et surtout des manœuvres en pays de montagnes on observe toujours des accidents dus au surmenage (voir p. 38); on éviterait en partie ces accidents en augmentant la ration.

Il est nécessaire qu'en campagne le soldat puisse à l'occasion se passer des convois de vivres qui suivent l'armée; à cet effet chaque soldat reçoit des vivres qui portent le nom de *vivres du sac ou de réserve*; au moment de la mobilisation, il touche en outre des vivres dits *de débarquement* qui doivent être consommés à l'arrivée au point de débarquement, tandis que les vivres de réserve sont conservés avec soin et ne sont consommés que sur un ordre exprès du commandement.

En dehors des vivres de réserve qui représentent deux jours de vivres dans l'infanterie, les convois régimentaires qui suivent toujours les corps de troupe transportent deux jours de vivres, et les convois administratifs quatre jours, sauf pour le biscuit, parce que, autant que possible, on distribue du pain. Lorsque le soldat a mangé un jour de vivres de réserve, on remplace les vivres consommés avec ceux du convoi régimentaire qui se réapprovisionne au convoi administratif.

Les tableaux suivants indiquent : 1° la nature et la quantité des vivres emportés par les hommes; 2° la nature et la quantité des vivres des convois administratifs.

1° Vivres emportés par les hommes.

			NOMBRE DE JOURS		
			Vivres du sac ou de réserve.	Vivres de débarquement.	Total.
Éléments de toutes armes et de tous services, autres que les régiments de cavalerie.		Pain	»	2	2
		Biscuit	2	»	2
	Petits vivres.	Riz ou légumes.	2	2	4
		Sel	2[1]	2	4
		Sucre	2[1]	2	4
		Café torréfié	2[1]	2	4
		Viande de conserve	»	»	2
		Potage condensé (portion).	»	»	2
Régiments de cavalerie.		Pain	»	2	2
		Biscuit	»	»	»
	Petits vivres.	Riz ou légumes.	»	2	2
		Sel	»	2	2
		Sucre	5	»	5
		Café torréfié	5	»	5
		Viande de conserve	»	1	1
		Potage condensé (portion).	»	1	1

1. En tablettes.

2° *Vivres régimentaires.*

			NOMBRE DE JOURS
Troupes de toutes armes excepté les divisions de cavalerie indépendante.	Biscuit		1
	Petits vivres.	Riz	1
		Légumes	1
		Sel	2[1]
		Sucre	2[1]
		Café torréfié	2[1]
	Graisse de saindoux		2
	Viande de conserve		2
	Potage condensé (portion)		2
Divisions de cavalerie indépendante (éléments sans distinction d'armes).	Biscuit		1
	Petits vivres.	Riz ou légumes	1
		Sel	1
		Sucre	1
		Café torréfié	1
	Graisse de saindoux		1
	Viande de conserve		1
	Potage condensé (portion)		1

1. Dont un jour en tablettes, le reste en denrées ordinaires.

3° *Vivres des convois administratifs* [1].

			NOMBRE DE JOURS
Troupes de toutes armes excepté les divisions de cavalerie indépendante.	Biscuit		2
	Petits vivres.	Riz	3
		Légumes	1
		Sel	4[1]
		Sucre	4[1]
		Café torréfié	4[1]
	Graisse de saindoux		4
	Viande de conserve		4
	Potage condensé (portion)		4
	Eau-de-vie		2
Divisions de cavalerie indépendante (éléments sans distinction d'armes).	Il n'est pas entretenu de vivres de convois administratifs pour les divisions de cavalerie indépendante.		

1. Dont deux jours en tablettes.

1. Un certain nombre de voitures des convois administratifs partent à vide ; on les chargera de deux jours de pain dès que le convoi administratif cessera d'être une réserve roulante pour devenir un organe de ravitaillement.

III. Rations du soldat dans les armées étrangères [1]. — A. *Armée allemande.* — Il existe trois rations dans l'armée allemande : ration en garnison, ration en grandes manœuvres, ration en temps de guerre.

En garnison le soldat déjeune le matin avec du café au lait ou du café noir; il fait à midi son principal repas, et il soupe à 7 heures du soir avec de la soupe en hiver, avec du café ou avec un morceau de fromage en été, souper frugal.

Il existe dans chaque bataillon une commission des ordinaires ou des ménages (*Menagen-Commission*) qui peut modifier à son gré l'ordinaire pourvu qu'elle ne dépasse pas les crédits alloués.

Le soldat reçoit de l'État : 750 grammes de pain par jour (pain de seigle assez grossier et indigeste); il achète la viande et les légumes sur la solde et à l'aide d'un supplément de 10 à 20 pfennigs par jour; la ration de viande varie de 166 à 250 grammes.

La moyenne journalière de la ration en azote est de 17 gr., 5.

On fait depuis longtemps en Allemagne de l'alimentation variée; voici d'après M. Kirn quelques menus des garnisons de Mayence et de Berlin.

La ration du matin est d'un demi-litre de café au lait; celle du déjeuner, d'un litre de légumes; celle du soir, quand il y a lieu, d'un litre de soupe (Kirn, *op. cit.*, p. 31).

Garnison de Mayence, janvier 1883.

JOURS	DÉJEUNER	DINER		SOUPER
		VIANDE	LÉGUMES	
1er	Café noir.	Porc.	Pommes de terre, pois et choucroute.	Saucisson.
2e	—	Bœuf.	Pommes de terre et semoule.	Café.
3e	—	Porc.	Pommes de terre et haricots.	Café.
4e	—	Veau rôti.	Pommes de terre et haricots.	Café.
5e	—	Porc.	Pommes de terre, pois et choucroute.	Saucisson.
6e	—	Bœuf.	Pommes de terre et riz.	Café.
7e	—	Veau rôti.	Pommes de terre et choux blancs.	Café.

1. Douillot, Aperçu comparatif du régime alimentaire dans les armées d'Europe, Paris, 1869. — Meinert, Armee und Volksnährung, Berlin, 1880. — Roth et Lex, *op. cit.*, t. II, p. 564. — Morache, *op. cit.*, p. 534. — Kirn, *op. cit.* — Laveran, État sanitaire de l'armée italienne. *Arch. de méd. milit.*, 1883, t. I, p. 204; et L'exposition d'hygiène de Londres au point de vue de l'hygiène milit., *même Rec.*, 1884, t. IV. — Calmette, L'aliment. dans l'armée japonaise, *Arch. de méd. milit.*, 1887, t. X, p. 150. — De Santi, L'armée japonaise en 1884, *même Rec.*, 1888, t. XI, p. 147. — Maestrelli, *op. cit.*

Garnison de Berlin (Garde), février 1882.

JOURS	DÉJEUNER	DINER		SOUPER
		VIANDE	LÉGUMES	
1er	Café au lait.	Porc.	Pommes de terre et choucroute.	Le souper
2e	—	Mouton.	Pommes de terre et haricots blancs.	se règle d'après
3e	—	Bœuf.	Pommes de terre et haricots blancs.	les économies
4e	—	Porc.	Pommes de terre et choucroute.	de la journée
5e	—	Lard.	Pommes de terre et pois.	et le boni.
6e	—	Mouton.	Pommes de terre et carottes.	
7e	—	Bœuf.	Pommes de terre et carottes.	

Le soldat est autorisé à recevoir tous les produits alimentaires que lui envoie sa famille, et la poste se charge de ces envois moyennant un port très modique; cette disposition contribue beaucoup à améliorer le régime.

La ration journalière du soldat allemand en campagne comprend :

Pain	750 grammes.
ou biscuit.	500 —
Viande fraîche.	375 —
ou fumée.	250 —
ou conserves	200 —
ou lard	170 —
Riz, orge ou gruau.	125 —
ou légumes secs.	250 —
ou pommes de terre.	1500 —
Sel.	25 —
Café.	25 —

La ration de café peut être portée à 40 grammes.

Le soldat d'infanterie porte 3 jours de vivres de réserve (biscuit, conserves, légumes secs, sel et café).

B. *Armée anglaise.* — L'alimentation du soldat anglais est excellente, mais on ne peut pas comparer l'armée anglaise, peu nombreuse et recrutée seulement à l'aide d'engagés volontaires, aux autres armées européennes. La solde du soldat est de 1 fr. 55 par jour et, tous frais payés, il lui reste 0 fr. 60 par jour comme argent de poche.

En temps de paix et en garnison le soldat reçoit en nature :

Pain.	453 grammes.
Viande	339 —

Il dépense en outre pour sa nourriture 37 à 47 centimes par jour.

L'alimentation est variée. Les cuisines sont bien tenues. La viande est rôtie le plus souvent; les légumes sont cuits à la vapeur.

La ration du temps de paix contient : 22 grammes d'azote et 330 grammes de carbone.

En campagne le soldat reçoit comme principaux éléments de la ration :

```
Pain . . . . . . . . . . . . . . . . . .   670 grammes.
ou  biscuit. . . . . . . . . . . . .   453    —
Viande fraîche ou salée. . . . . . .   453    —
```

C. *Armée austro-hongroise*. — Il y a dans l'armée austro-hongroise : une ration ordinaire ou de paix et une ration d'étape ou de guerre.

La ration de paix comprend :

Pain, 875 grammes; viande, 190; légumes secs en assez grande quantité ou pommes de terre; au total : azote, 17 grammes, et carbone, 363.

On a modifié dernièrement la ration d'étape ou de guerre; elle comporte :

```
Conserves viande-légumes. . . . . .   200 grammes.
Pain comprimé. . . . . . . . . . . .   400    —
Café, sucre, sel (de chaque). . . . .    25    —
```

Ce qui correspond à 102 grammes d'albumine, 35 grammes de graisse et 408 grammes de matières amylacées.

D. *Armée belge*. — La ration du soldat belge se compose de :

```
Pain de munition. . . . . . . . . .   750 grammes.
Pain de soupe. . . . . . . . . . . .    20    —
Viande de bœuf non désossée. . .   250    —
Pommes de terre. . . . . . . . . .  1000    —
Beurre. . . . . . . . . . . . . . .    20    —
Lard. . . . . . . . . . . . . . . .    10    —
Café . . . . . . . . . . . . . . . .   0',25
Sel. . . . . . . . . . . . . . . . .    30 grammes.
```

Ce qui correspond à 17 grammes d'azote et 382 de carbone. La quantité de matière grasse est d'environ 40 grammes (KIRN, *op. cit.*, p. 27).

E. *Armée espagnole*. — En temps de paix le soldat espagnol reçoit par jour 46 centimes, sur lesquels il consacre 36 centimes à sa nourriture; en plus l'État fournit 700 grammes de pain. Sur le pied de guerre, un supplément de solde de 12 à 24 centimes est accordé ou remplacé par des aliments fournis sous le titre de ration d'étape (MORACHE, p. 539).

F. *Armée hollandaise.* — La ration du soldat hollandais se compose de : pain, 750 grammes (fourni en nature par le gouvernement); viande, 250 grammes; riz, 50 grammes; pommes de terre, 2 litres; légumes frais en quantité variable; sel, 20 grammes; graisse, 25 grammes; café sucré, 25 centilitres (DOUILLOT. MORACHE).

G. *Armée italienne.* — Il existe dans l'armée italienne deux rations : ration en station, ration en marche.

La ration en station se compose de :

Pain.	750 gr. (pas de pain de soupe).
Viande.	220 —
Pâte ou riz.	240 —
Lard.	20 —
Sel.	20 —

La ration en marche se compose de :

Pain.	750 grammes.
ou biscuit.	560 —
Viande.	400 —
Lard.	10 —
Sel.	10 —

Les distributions de sucre et de café ou de vin se font en raison de 300 par an dans tous les corps autres que les pontonniers où elles ont lieu à raison de 400 par an.

Le soldat ne touche que le pain en nature; il achète tous les autres aliments avec 35 centimes prélevés sur la solde qui est de 45 centimes.

H. *Armée russe.* — La ration de garnison comprend :

Farine.	820 grammes.
ou pain.	1230 —
ou biscuit	820 —
Gruau	136 —
Viande fraîche.	205 —
Légumes.	quantité variable.

En temps de paix l'administration ne distribue que de la farine et du gruau; la farine est de la farine de seigle que les corps font eux-mêmes manutentionner.

En temps de guerre la ration est toujours augmentée dans une forte proportion.

La ration du corps expéditionnaire de Khiva se composait de :

Viande (sur pied).	820	grammes.
Pain biscuité.	820	—
Gruau.	205	—
Farine.	17	—
Graisse.	21	—
Pois secs	140	—
Sel.	55	—
Thé, sucre, eau-de-vie.		

I. *Armée japonaise.* — Le riz forme la base de la nourriture du soldat japonais. En mélangeant du riz desséché à des haricots pulvérisés on obtient une sorte de pain appelé *misso*, qui renferme sous un petit volume une quantité considérable de matières nutritives. Les fèves forment avec le lait un fromage *tofou* qu'on peut manger seul ou additionné de riz ou de poisson. La ration est de 1091 grammes. Les vivres de réserve du soldat en temps de guerre consistent en *dornyaji* (riz cuit et pulvérisé) et en *katmobuschi* (poisson desséché). (RINTARO MORI, *Arch. f. Hygiene*, 1886, analyse de E. Calmette in *Arch. de méd. milit.*, 1887, t. X, p. 150.)

J. *République Argentine.* — A côté de la ration du soldat japonais dans laquelle n'entrent ni la viande, ni le pain, il est curieux de placer la ration du soldat dans la République Argentine, ration qui comporte : 1370 grammes de viande fraîche (non désossée); biscuit, 250 grammes; riz, 56 grammes; maté, 77 grammes; sucre, 100 grammes; café, 36 grammes. Cette différence énorme dans la composition des rations s'explique par les habitudes locales et par ce fait que la viande, très rare au Japon, est très abondante dans la République Argentine.

K. *Armée chilienne.* — Au Chili, la ration du soldat se compose de :

Viande.	460	grammes.
Riz et blé.	120	—
Farine.	340	—
Haricots.	250	—
Graisse.	40	—
Sucre.	45	—
Pommes de terre.	100	—
Café.	15	—
Sel.	25	—
Poivre.	5	—
Oignons.	50	—

GACHE, Climatologie de la République Argentine, 1895, p. 103.)

Il est difficile de comparer les rations des soldats des différentes armées même en s'en tenant aux armées européennes. Il faut tenir compte dans cette comparaison non seulement de la quantité, mais aussi de la qualité des aliments et de la manière dont ils sont apprêtés. Nous avons vu, par exemple, qu'on avait réussi à améliorer beaucoup la ration du soldat français sans changer le taux des allocations de pain, de viande, ni de légumes ; il a suffi pour obtenir ce résultat de préparer des aliments variés et d'introduire un peu de graisse dans la ration qui autrefois en était très pauvre.

Le pain de seigle du soldat allemand est plus difficile à digérer que le pain du soldat français, et il est probable qu'il est rarement consommé en totalité.

Il faut aussi tenir compte des différences de climats et de races. La ration qui suffit à un soldat espagnol ou à un soldat italien serait évidemment insuffisante pour un soldat anglais.

Le soldat anglais mis à part, nous croyons que le soldat français est aujourd'hui celui dont la ration est la plus forte et la meilleure.

IV. Pratique de l'alimentation variée dans les corps de troupe. — Pour composer le menu d'un repas varié il faut connaître d'abord la composition chimique et le prix du kilogramme des différentes substances alimentaires ; il est nécessaire en effet que les aliments choisis soient suffisamment réparateurs, et il est non moins nécessaire qu'en achetant ces aliments on ne dépasse pas les crédits dont on dispose.

La composition chimique des aliments est donnée dans les ouvrages de physiologie ; nous reproduisons ci-dessous, d'après Schindler, un des tableaux les plus connus, celui de Meinert (Étude sur la question alimentaire, 1883).

Tableau analytique indiquant le poids d'albuminoïdes, de graisse et d'hydro-carbonés contenu dans 1000 grammes de :

	Albuminoïdes.	Graisse.	Hydro-carbonés.
	grammes.	grammes.	grammes.
Bœuf maigre désossé. . . .	219	9	»
Bœuf demi-gras désossé. .	175	100	»
Veau désossé.	189	74	»
Mouton maigre désossé. .	203	28	»
Mouton demi-gras désossé.	145	90	»
Porc maigre désossé. . . .	198	67	»

	Albuminoïdes.	Graisse.	Hydro-carbonés.
	grammes.	grammes.	grammes.
Porc très gras désossé. . .	133	425	»
Boudin.	118	114	»
Saucisse.	231	228	»
Saucisson fumé.	228	114	»
Cervelas.	176	397	»
Hareng salé.	189	166	»
Hareng fumé.	211	85	»
Morue sèche.	779	3	»
Lard fumé du pays. . . .	26	778	»
Lard salé d'Amérique. . .	67	757	»
Saindoux d'Amérique. . . .	2	900	»
Texas beef.	296	39	»
Viande de bœuf américaine marinée, salée	289	2	»
Pressed Corned beef. . . .	338	64	»
Viande d'Australie en boîtes.	293	121	»
Poudre de viande brevetée.	730	»	»
OEufs.	131	104	»
Lait de vache.	40	35	»
Lait écrémé.	32	4	»
Beurre.	»	850	»
Fromage maigre du pays..	430	78	»
Fromage gras du pays. . .	329	250	»
Fromage suisse	247	320	»
Farine de froment blutée..	89	11	741
Nouilles, macaroni, etc. . .	90	3	768
Riz.	67	5	770
Pois secs.	225[1]	25	581
Haricots secs.	242[2]	18	558
Lentilles.	249[3]	20	542
Fécule de pois.	265[4]	29	540
Fécule de haricots.	265[5]	15	551
Fécule de maïs.	140	38	706
Pain de froment.	68	7	523
Biscuit de froment.	156	10	734
Pommes de terre.	20[6]	2	210
Carottes.	13[7]	2	98
Navets.	12[7]	1	68
Choux-raves.	27[7]	2	86
Asperges.	19	2	27
Pois verts.	61	4	124
Choux-fleurs.	23	9	53
Choux blancs.	19	2	66
Épinards.	20	3	60
Têtes de salade.	14	3	22

1. Assimilables 135.
2. Assimilables 145.
3. Assimilables 150.
4. Assimilables 238.
5. Assimilables 239.
6. Assimilables 13, et déduction faite des déchets.
7. Déduction faite des déchets.

A l'aide de ce tableau on calcule quelle doit être la ration individuelle de chacun des aliments qu'on se propose d'associer.

On établit alors des tableaux ou barêmes donnant pour les différentes substances alimentaires employées : 1° le prix de l'unité (prix variable suivant les localités, les saisons, etc...); 2° la ration individuelle; 3° les rations pour 2, 3, 4,... 10, 50, 100 hommes, de façon à pouvoir calculer rapidement, au moyen d'une simple addition, la quantité de chaque substance à acheter suivant l'effectif des hommes mangeant à l'ordinaire. Nous empruntons au travail de M. Schindler le tableau-tarif suivant :

Tableau-Tarif.

ALIMENTS	UNITÉ	PRIX de l'unité.	NOMBRE DE RATIONNAIRES											
			1	2	3	4	5	6	7	8	9	10	50	100
		fr.c.												
Bœuf, mouton, veau.......	K&.	1,32	0,150	0,300	0,450	0.600	0,750	0,900	1,050	1,200	1,350	1,500	7,500	15,000
Porc frais ou lard	—		0.150											
Lapin.........	—		0,130											
Saucisses	—		0,150											
Boudin.......	—		0,200											
Morue	—		0,150											
Pain de soupe.	—		0,075											
Pâtes d'Italie.	—		0,030											
Vermicelle...	—		0,030											
Beurre	—		0,010											
Huile.......	—		0,0125											
Saindoux	—		0,015											

Un second tableau indique la quantité de chaque substance entrant dans la composition des préparations culinaires les plus employées, exemple :

Macaroni au gruyère pour 200 hommes :

Macaroni. . . . . 15 kg.
Gruyère râpé. . . . . 4 kg.
Beurre. . . . . 1 kg. 500

A l'aide de ce deuxième tableau on compose le menu de la semaine, et en face de chaque repas on inscrit au moyen du tableau-tarif le décompte et le poids des denrées nécessaires pour la confection des différents plats. Il est alors facile d'établir : 1° un relevé détaillé, par jour, des quantités d'aliments à acheter, et 2° un relevé général par catégories donnant le prix en regard des quantités. Comme les mêmes plats reviennent toujours dans les menus, cela facilite beaucoup le travail.

Voici un exemple de menu d'hiver (SCHINDLER, *op. cit.*, p. 31) :

Lundi....   Matin : Soupe à l'oignon, — boudin sur le gril, — salade de pommes de terre.

—   Soir : Bœuf rôti, — pommes de terre au lard, — fromage.

Mardi ....   Matin : Potage gras au riz, — bœuf bouilli, — hareng frais sur le gril.

—   Soir : Civet de lapin, — pommes de terre en robe de chambre, — salade.

Mercredi..   Matin : Soupe aux pommes de terre, — biftecks sur le gril, — pommes de terre frites.

—   Soir : Bœuf à la mode, — carottes, — confiture mirabelle.

Jeudi.....   Matin : Potage gras au vermicelle, — bœuf bouilli, — macaroni au gruyère.

—   Soir : Mouton rôti, — haricots, — salade.

Vendredi..   Matin : Soupe maigre aux haricots, — blanquette de veau, — pommes de terre robe de chambre.

—   Soir : Bœuf rôti, — pommes de terre au gras, — fromage.

Samedi ...   Matin : Potage gras au riz, — bœuf bouilli, — harengs frais sur le gril.

—   Soir : Porc frais rôti, — lentilles, — salade.

Dimanche.   Matin : Soupe à l'oseille, — mouton sur le gril, — pommes de terre frites, — fromage.

—   Soir : Mouton rôti, — pommes de terre et navets, — fromage[1].

V. PRÉPARATION DES ALIMENTS. CUISINIERS. FOURNEAUX DE CUISINE [2]. — La préparation et le mode de cuisson des aliments ont une grande importance. Lorsque les aliments sont mal préparés le soldat ne les mange qu'avec dégoût et il en jette une partie ; il est donc nécessaire que les cuisiniers des corps de troupe sachent leur métier et qu'on ne charge pas le premier soldat venu de préparer les aliments ainsi qu'on l'a fait trop longtemps. Des mesures excellentes ont été prises depuis quelques années en France pour remédier à cet état de choses.

---

1. On trouvera dans le travail de M. Schindler un certain nombre de ces menus très bien composés mais un peu compliqués. Voyez aussi sur cette question le règlement du 23 octobre 1887 sur la gestion des ordinaires (tableaux 1 à 7), et le *Manuel du caporal d'ordinaire* et du *Cuisinier de compagnie*, par Ch. G. Treille, lieutenant d'infanterie (chez Baudoin), 1891.

2. JEANNEL, Sur la coction économique des aliments, *Ann. d'hyg. et de méd. lég.*, 1874. — LOYRE, Note sur l'emploi des marmites thermostatiques, *Mémorial de l'officier du génie*, 1874. — CORBIN, Mémoire sur les cuisines à vapeur, Paris, 1874 ; — Les appareils de cuisine dans l'armée autrichienne, *Arch. de méd. milit.*, 1887, t. X, p. 301. — H. MAMY, Les appareils de cuisine pour l'alimentation des troupes, *Génie civil*, 10 déc. 1887. — GOETSCHY, Le concours d'appareils de cuisine pour la troupe, *Revue du génie milit.*, n° de sept.-oct. 1887 ; — Les appareils de cuisine milit. en Allemagne, *même Rec.*, 1888, t. II, p. 469. — Expériences sur la prépar. des aliments dans les corps de troupes russes, *Revue milit. de l'étranger*, 15 oct. 1887, et *Arch. de méd. milit.*, 1889. — KARJEJEW, Expér. sur les températures nécessaires à la cuisson, *Roth's Jahresbericht*, 1888, p. 59. *Anal. in Revue de Hayem*, 1889, p. 722. — NEUDÖRFER, *Wiener medicin. Blätter*, 1888, *Revue de Hayem*, 1889, p. 723.

Dans chaque bataillon et dans chaque groupe de deux escadrons ou de deux batteries, un cuisinier de profession remplit les fonctions de cuisinier-chef et il peut être maintenu en permanence. Il est chargé de guider et de former les autres cuisiniers, tout en exerçant lui-même les fonctions de cuisinier d'une compagnie, d'un escadron ou d'une batterie. Les autres soldats ne peuvent pas remplir pendant plus de trois mois les fonctions de cuisinier. Le cuisinier-chef est affecté tous les trois mois à la cuisine d'une unité différente.

En Angleterre, on a créé à Aldershot une école de cuisiniers militaires, ce qui n'est pas indispensable en France, le recrutement fournissant toujours des hommes capables de faire des cuisiniers; ceux-là en instruisent d'autres.

Des mesures très utiles ont été prises aussi pour assurer la propreté des cuisiniers et des cuisines.

Le cuisinier-chef porte une toque en toile blanche et, au-dessus des effets de cuisine, un tablier à bavette également en toile blanche. Les cuisiniers portent un tablier à bavette et une toque en toile bleue, il en est de même des aides de cuisine (Règlement sur le service intérieur, Infanterie, § 392).

Autrefois, aux heures des repas, chaque homme allait à la cuisine chercher ses aliments dans sa gamelle; il en résultait que le sol de la cuisine était toujours souillé; actuellement quelques hommes sont désignés dans chaque compagnie pour aller prendre les aliments à la cuisine, et les plats leur sont remis à travers un guichet.

Deux systèmes de *fourneaux de cuisine* ont été préconisés pour la préparation des aliments du soldat : les *fourneaux à feu libre*, et les *cuisines à la vapeur*.

A. *Fourneaux à feu libre.* — Les fourneaux à feu libre, connus sous le nom de fourneaux François-Vaillant, sont les plus employés en France: ce sont ceux qui se trouvent dans la plupart de nos casernes.

Les fourneaux construits par la maison François-Vaillant sont établis sur les mêmes principes que les marmites Choumara, précédemment employées dans nos casernes, ils n'en constituent qu'un perfectionnement.

En 1830 le capitaine Choumara proposa, dans le but d'économiser le combustible, de remplacer les marmites à section circulaire par des marmites à section demi-circulaire associées deux par deux ; on obligeait les gaz de la combustion et l'air chaud mélangé à ces gaz à parcourir l'espace de 5 à 6 centimètres qui existait entre les marmites, et à contourner ensuite leur surface externe avant de s'échapper par le tuyau de fumée.

L'expérience démontra qu'en se servant de fourneaux ainsi modifiés on réalisait en effet une grande économie de combustible, et les marmites Choumara furent adoptées.

Les fourneaux François-Vaillant sont en fonte avec des marmites en tôle d'acier ; chaque fourneau comporte un ou deux foyers ; sur chaque foyer se trouvent 2 ou 3 marmites formant des segments de cylindre.

D'utiles modifications ont été apportées à ces fourneaux dans le but de permettre la préparation d'aliments variés et d'économiser encore davantage le combustible. Ces améliorations peuvent se résumer ainsi qu'il suit :

1° Emploi d'une enveloppe en fonte ou *bassine* ayant la forme d'un cylindre régulier surmontant le foyer et entourant les marmites. Cette bassine dirige le calorique développé par le foyer et l'oblige à circuler entre les marmites et autour d'elles sans rencontrer les parois du fourneau.

2° Des marmites profondes en tôle d'acier, en forme de segments cylindriques d'une capacité de 100, 110 ou 124 litres, établies par groupes de 2, 3 ou 4 par foyer servent à la préparation du bouilli, des soupes et des légumes.

3° Des marmites en fonte peu profondes, pouvant s'adapter sur le même foyer que les premières, servent à la préparation des rôtis ; dans ces marmites se trouve une lèchefrite en tôle munie de deux poignées, sur laquelle repose un croisillon qui porte six broches verticales. Ces marmites se substituent aux marmites en acier suivant les besoins.

4° Un réservoir à eau chaude est destiné à chauffer l'eau pour la préparation du café et pour d'autres usages. Ce réservoir en fonte ou en tôle d'acier étamée, peut être chauffé à l'aide d'un foyer spécial. Lorsque ce foyer n'est pas allumé, l'eau se maintient à 40° environ grâce à la chaleur développée par le ou les foyers voisins.

5° On peut préparer le café au moyen d'un récipient muni d'un filtre qui se place sous le robinet du réservoir d'eau chaude et se passer ainsi des percolateurs. (Voir plus loin : café, Ch. ix.)

6° Enfin il est possible d'entretenir les foyers par l'extérieur, on évite ainsi de salir les cuisines en y introduisant et en y manipulant le charbon.

La figure 15 représente un fourneau François-Vaillant avec
deux marmites en tôle d'acier de 50 litres chacune (A, B) et un
réservoir en fonte de cinquante litres (R). Un foyer (F) sert à
chauffer les marmites, un autre foyer indépendant du premier sert

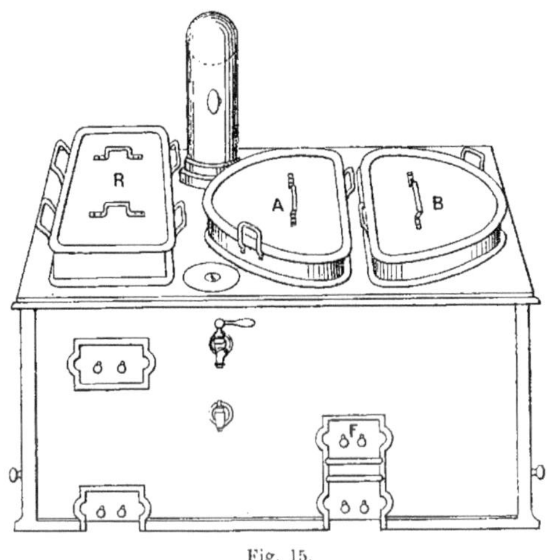

Fig. 15.

à chauffer le réservoir d'eau. Trois étuves permettent de tenir
chauds des aliments.

Lorsque le fourneau est à 4 marmites, les deux foyers destinés

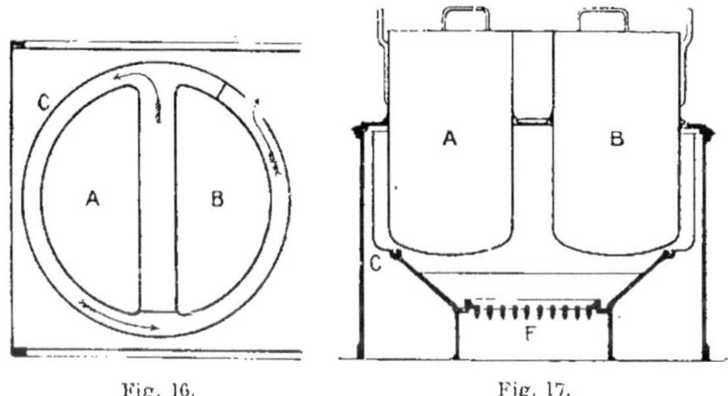

Fig. 16.   Fig. 17.

aux marmites sont sur les côtés et le réservoir d'eau chaude est
au milieu.

Les figures 16 et 17 représentent les coupes horizontale et verticale passant par deux marmites.

La figure 16 (coupe horizontale) montre bien la forme des

marmites (A, B); les flèches indiquent la marche que doivent suivre les gaz de la combustion avant de s'échapper par le tuyau de fumée. Sur les deux figures 16 et 17 on voit la disposition de l'enveloppe en fonte (C) qui surmonte le foyer et qui concentre la chaleur autour des marmites.

B. *Cuisines à la vapeur*. — Parmi les cuisines à la vapeur qui ont été proposées dans ces dernières années pour les casernes, les plus connues sont : la *cuisine Egrot* qui a été expérimentée en France et la *cuisine Becker* qui est très employée en Allemagne.

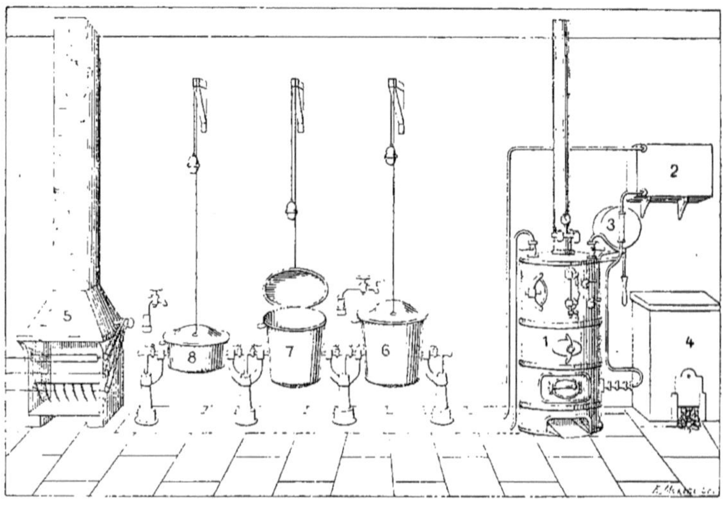

Fig. 18.

La cuisine Egrot fonctionne depuis plusieurs années à la caserne de la Pépinière à Paris; elle est également employée dans plusieurs grands établissements, notamment aux magasins du Louvre.

Cette cuisine (fig. 18) se compose : 1° d'un générateur de vapeur (1) qui doit être placé en dehors de la cuisine (dans la figure 18 il a été placé dans la cuisine pour simplifier le dessin); 2° d'une série de marmites à double paroi (6, 7, 8); la vapeur provenant du générateur circule dans l'intervalle des parois de ces marmites, de sorte que les aliments cuisent *sans être baignés par la vapeur*, ce qui est très important; en effet si les légumes cuisent bien dans la vapeur, la cuisson de la viande se fait mal dans ces conditions. Les marmites en cuivre peuvent résister à la pression de 2 ou 3 atmosphères; le couvercle est à contrepoids et se lève aisément; chaque marmite peut basculer sur son axe de suspension, ce qui permet de vider facilement le contenu.

On peut utiliser toutes les marmites ou bien n'en chauffer qu'une seule. On obtient des températures un peu supérieures à 100° qui sont suffisantes pour la préparation des aliments, sauf pour celle du rôti. A côté des marmites se trouve un four à feu libre pour rôtir la viande (5).

La vapeur d'eau condensée est ramenée au générateur de vapeur.

Ces cuisines sont très propres et fonctionnent bien avec un petit nombre de cuisiniers, mais le prix d'installation est élevé et le maniement des appareils est assez délicat ; il faut un ouvrier mécanicien capable de conduire le générateur de vapeur et de faire les petites réparations ; si la machine se dérange, il est impossible de faire la cuisine. L'économie de combustible est peu considérable.

La cuisine Egrot nous paraît être un appareil trop coûteux et trop compliqué pour les casernes.

Dans l'armée allemande on se sert beaucoup de la cuisine Becker qui a été expérimentée avec succès en 1882 par le régiment des chemins de fer ; cette cuisine a été mise définitivement en service dans ce régiment et elle sera introduite progressivement dans les autres corps.

La cuisine Becker se compose : 1° d'un générateur de vapeur vertical, en cuivre, avec revêtement extérieur en bois, soupape de sûreté, niveau d'eau, manomètre, robinets divers. La surpression intérieure ne dépasse pas 1 atmosphère à 1 atmosphère 1/2. 2° D'un four à rôtir. Les gaz de la combustion servent à chauffer le four à rôtir qui est muni d'un foyer particulier pour le cas où le générateur n'est pas en marche ; deux vannes permettent de faire passer les produits de la combustion par le four ou d'interrompre la communication. 3° D'une caisse à marmites composée d'une double paroi avec couvercle. L'intervalle entre les 2 parois est rempli de matières non conductrices de la chaleur. L'intérieur de la caisse est garni de cuivre étamé ou de tôle. La paroi extérieure est revêtue de tôle et renforcée par des cornières et des tirants. Le couvercle, également à double paroi, est mobile, à charnières, et équilibré par un contrepoids, son revêtement intérieur en cuivre étamé présente des rebords très saillants qui pénètrent dans l'intérieur de la caisse (Fig. 19 ; les marmites II et IV ont leurs couvercles soulevés).

Les marmites sont en cuivre étamé, en tôle étamée ou en fer

battu nickelé, elles sont fixées à demeure sur le fond de la caisse ou mobiles. A 10 centimètres en contre-bas du dessus de la caisse règne une plaque fixe qui emboîte exactement la caisse et les marmites. Au moyen d'un rebord continu de 0, 04 de hauteur, cette plaque retient une lame d'eau de 0 m., 04, indépendante du bain proprement dit, dans laquelle plongent le rebord du couvercle de la caisse et les rebords des couvercles des marmites. C'est cette lame d'eau qui constitue la fermeture étanche de la caisse et des marmites.

La caisse est remplie d'eau jusqu'à une faible hauteur au-dessous de la plaque horizontale.

La vapeur arrive par un tuyau au fond de la caisse et s'y répand

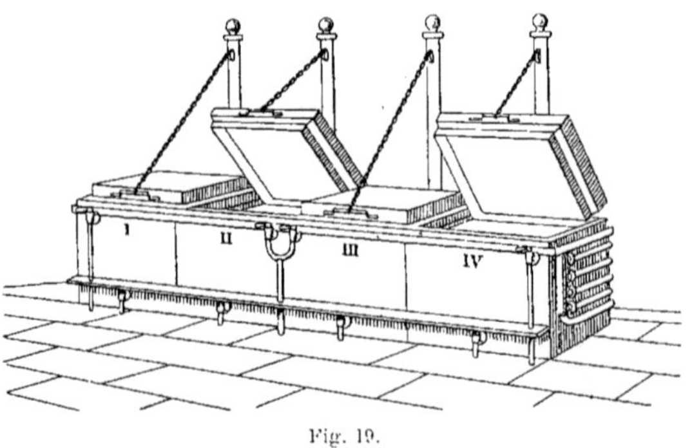

Fig. 19.

par des pommes d'arrosoir. Lorsque l'eau contenue dans les caisses a atteint une température voisine de 100°, on peut supprimer l'arrivée de la vapeur, la cuisson continue comme dans la marmite norvégienne.

Un tuyau de trop-plein fait monter l'excès d'eau sur la plaque horizontale et de là un autre tuyau de trop-plein conduit l'eau dans le réservoir d'alimentation du générateur.

Il existe deux robinets de vidange pour le bain proprement dit et pour la nappe d'eau supérieure et d'autres robinets pour les marmites.

Grâce à la plaque supérieure, la fermeture à lame d'eau de la caisse et des marmites peut être obtenue quelle que soit la hauteur du bain-marie.

Dans les marmites destinées à la cuisson de la viande, il existe une série de plateaux superposés en gros fil de fer sur lesquels on place la viande coupée en rations.

La cuisine Becker peut être installée sur wagon (la vapeur est prise sur la machine locomotive) ou sur voiture.

Les rapports faits sur la cuisine Becker dans les régiments allemands où elle a été mise en usage ont été très favorables.

On réalise une grande économie de combustible; la cuisine Becker ne consomme que 50 kilogr. de charbon par jour, alors que les anciens fourneaux de cuisine de l'armée allemande en consomment 120 kilogr.

Le service est simple, la cuisine est propre et on a constaté une augmentation de rendement des aliments; le rendement de la viande est supérieur, en moyenne, de 24 0/0 au rendement que donnent les fourneaux ordinaires et le volume de la ration de légumes est augmenté de 1/3. Il ne faut pas s'exagérer d'ailleurs les avantages de ce rendement supérieur qui tient surtout à ce que les aliments contiennent une plus grande quantité d'eau. On ne peut pas faire rôtir la viande dans ces marmites, mais un four à rôtir leur est annexé.

Les *appareils Senking* en usage en Autriche dans les casernes sont construits sur le même principe que la cuisine Becker. Les aliments cuisent dans des marmites à double paroi, ils sont entourés d'un manchon d'eau à 100° environ et de vapeur d'eau.

La *marmite tubulaire Bernard* qui a été mise à l'essai en France dans un certain nombre de régiments n'a donné que des résultats très médiocres; nous croyons donc inutile de la décrire. Cette marmite dans laquelle les aliments cuisaient au bain-marie permettait de réaliser une économie sur le combustible; c'est là assurément une considération importante quand il s'agit d'un fourneau de cuisine de caserne, mais il y a une considération plus importante encore : il faut que le fourneau permette de préparer dans de bonnes conditions une alimentation variée, ce qui n'était pas possible avec la marmite tubulaire Bernard.

M. Schindler, si compétent dans ces questions, se prononce énergiquement contre les cuisines à vapeur. « Les appareils à vapeur, écrit-il (*op. cit.*, p. 77), fournissent au maximum une température de 111 degrés centigrades, insuffisante pour les rôtis et les fritures. Avec eux, il faudra limiter à la soupe et au rata tous progrès dans l'alimentation variée du soldat : on pourra cuire des aliments, on ne pourra jamais rôtir la viande ou frire les légumes. La friture et le rôti à la graisse exigent que celle-ci soit portée à une température de 180 degrés, et plus souvent de 190 degrés centigrades et au delà. Nous avons déterminé exactement ces températures.

« Ces températures élevées s'obtiennent facilement avec le fourneau François-Vaillant, à feu direct ; ce fourneau est certainement très éloigné de la perfection mais, tel quel, il est le seul, parmi tous ceux actuellement en usage dans l'armée, qui permette de préparer une alimentation variée. »

Il nous semble qu'on pose mal la question lorsqu'on demande s'il faut préférer les cuisines à feu libre ou les cuisines à vapeur. Certains aliments : la soupe, le bouilli, la plupart des légumes, cuisent très bien dans la vapeur et au bain-marie, d'autres aliments ne peuvent se préparer que dans des marmites à feu libre (rôtis, fritures) ou dans des fours ; on devrait donc avoir des appareils de cuisine permettant de faire cuire certains aliments par la vapeur et d'en préparer d'autres à feu libre.

Nous avons vu, dans des casernes anglaises, des fourneaux très simples qui permettaient ces deux procédés de cuisson. A la caserne des Horse-Guards le fourneau de cuisine présentait, quand nous avons visité cette caserne, la disposition suivante : au-dessus du fourneau alimenté au coke se trouvait un four dans lequel on faisait cuire la viande et, en arrière du four, un réservoir d'eau. Sur les côtés du four deux caisses rectangulaires pouvaient être mises en communication avec la partie supérieure du réservoir d'eau ; les légumes étaient suspendus dans ces caisses à l'aide de filets ou d'une cage métallique, et ils cuisaient dans la vapeur d'eau. Il y avait toujours de l'eau chaude en abondance, qui servait pour les bains. Ce fourneau très simple consommait, nous a-t-on dit, très peu de combustible.

Le procédé de la *marmite norvégienne* appliqué dans la cuisine Becker est excellent pour la préparation de la soupe et des légumes, et il permet de réaliser une grande économie de combustible.

D'après Jeannel la marmite dite *norvégienne* a été inventée à Paris par un nommé Maire ; elle est en usage dans l'armée norvégienne, de là son nom. Elle se compose : 1° d'une boîte métallique (A, fig 20) fortement matelassée, munie d'un couvercle également matelassé ; on emploie en général pour le matelassage, qui doit avoir une épaisseur de 10 centimètres environ, de la bourre en poil de vache qui est maintenue à l'aide d'une étoffe en forte laine ; 2° d'une marmite B, en fer-blanc, avec couvercle, qui a exactement les dimensions de l'espace vide laissé au centre de la boîte A. On prépare les aliments qu'on veut faire cuire, le pot-au-feu par exemple, dans la marmite B, et on fait chauffer cette marmite sur un fourneau à feu libre. Lorsque l'eau bout, on

place la marmite dans la boîte, on la recouvre avec le coussin C
et on ferme la boîte qu'on peut même cadenasser. Au bout de 5
à 6 heures l'eau est encore à 90°. Le bouillon préparé par ce
procédé est excellent.

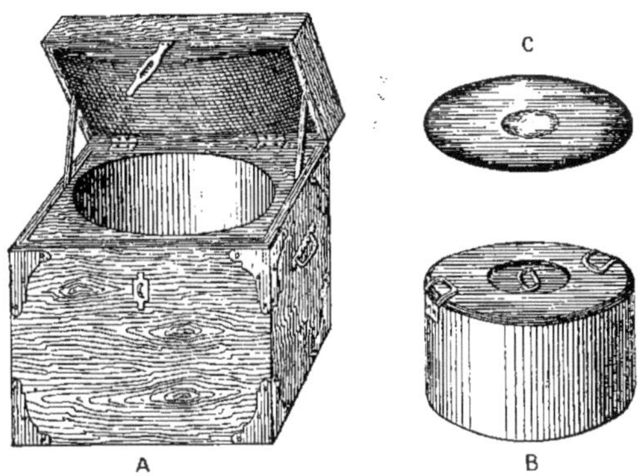

Fig. 20. — Marmite norvégienne.

Karjejew et Neudörfer ont constaté qu'une température inférieure
à 100° était suffisante pour la cuisson des aliments et même, d'après
Karjejew, la température de la cuisson ne devrait jamais atteindre
100°. Jeannel avait déjà montré que pour la préparation du bouilli
il y avait avantage à ne pas dépasser 95° (voir Ch. vii. Cuisson de
la viande).

En 1869 la marmite norvégienne a été mise à l'essai dans la
flotte française; pendant le siège de Paris (1870-1871), 150 marmites de la capacité de 20 litres chaque, ont été employées dans les
cantines municipales.

Les essais faits dans la marine ont été abandonnés, principalement parce que le rembourrage souillé par le bouillon s'infectait
rapidement; c'est là en effet un gros inconvénient quand on se sert
d'appareils semblables à celui qui est représenté ci-dessus, mais
on peut modifier ce type. Dans la cuisine Becker la substance mauvaise conductrice est comprise entre deux enveloppes métalliques.

Neudörfer a conseillé l'emploi d'un appareil construit sur le
principe de la marmite norvégienne.

Les *appareils thermostatiques du colonel Loyre* mis à l'essai il y a
quelques années à Paris, à Grenoble et à Chambéry étaient également basés sur ce principe.

A côté des appareils à vapeur dans la construction desquels on
pourrait utiliser le principe de la marmite norvégienne, il serait

indispensable d'avoir des fours pour la cuisson de la viande ; nous avons vu que ces fours existaient dans les cuisines Egrot et Becker ; ils sont aussi très utiles dans les cuisines munies de fourneaux François-Vaillant. La circulaire ministérielle du 5 février 1894 sur l'hygiène du casernement constate que certains corps ont réussi à installer des fours à rôtir peu coûteux et d'un usage commode.

En résumé nous croyons qu'il ne faut adopter d'une façon exclusive dans les casernes, ni les cuisines à la vapeur, ni les cuisines à feu libre, et nous pensons que des *cuisines mixtes*, permettant la cuisson à la vapeur de certains aliments et la cuisson à feu libre ou dans des fours d'autres aliments, permettront seules de concilier les conditions d'économie et de cuisson convenable des aliments, que doivent réaliser les cuisines des casernes.

On a tenté à plusieurs reprises de doter les régiments en campagne de *cuisines roulantes*. Éviter au soldat en campagne le soin de préparer ses aliments et la fatigue qui en résulte, lui fournir des aliments cuits dans de bonnes conditions et pouvant être distribués peu de temps après l'arrivée au cantonnement, ce seraient là de grands avantages ; on comprend donc que cette idée des cuisines roulantes ait été reprise souvent et que de nombreuses tentatives aient été faites pour la réaliser.

Le maréchal de Saxe aurait voulu avoir une cuisine roulante par compagnie. En 1808 une voiture portant une marmite fut mise à l'essai dans l'armée française. Des modèles de cuisines roulantes ont été proposés par M. Cavalli, officier sarde, par M. Goffinet, par le colonel Terwangue de l'armée belge, par le colonel de Pittoni de l'armée austro-hongroise, par M. Malen en France ; les appareils thermostatiques du colonel Loyre pouvaient aussi être montés sur roues ou utilisés pour les transports en chemin de fer [1].

Les essais faits à l'aide des cuisines roulantes dans les armées allemande, austro-hongroise, française et italienne ont été toujours abandonnés. Les cuisines roulantes (il en faudrait au moins une par bataillon) augmenteraient le train régimentaire et diminueraient la mobilité des troupes qui craindraient de se séparer de leurs cuisines ; comme d'autre part il faudrait toujours prévoir le cas où ces cuisines, pour une cause ou pour une autre, ne pourraient pas être utilisées, les hommes devraient continuer à

---

1. LOYRE, Note sur l'emploi des marmites thermostatiques, *Mémorial de l'officier du génie*, 1874. — MORACHE, Hygiène milit., 1886, p. 733. — La voiture-cuisine de campagne de M. le chevalier de Pittoni, Vienne, 1888.

transporter leurs marmites de campement. Les fours roulants de
campagne qui ont été adoptés dans les armées allemande et française (voir Ch. vi) ne présentent pas les mêmes inconvénients
parce qu'ils ne suivent pas les régiments; ils font partie des convois administratifs.

Les objections faites aux cuisines roulantes ne s'adressent pas aux
cuisines portatives qui seraient installées dans les trains servant
au transport des troupes ou bien à l'évacuation de malades ou de
blessés; ces cuisines portatives qu'il serait facile d'installer dans un
fourgon de marchandises en utilisant pour le chauffage la vapeur
fournie par la locomotive, pourraient rendre de grands services.

VI. Des repas. Nécessité d'installer des réfectoires dans les
casernes. Matériel nécessaire pour la pratique de l'alimentation
variée. — Le soldat français fait deux repas par jour, à dix heures
du matin et à cinq heures du soir, sans compter le café du matin.
Cette distribution est meilleure que celle des repas du soldat allemand qui ne fait qu'un grand repas par jour, à midi. Il n'est pas
bon de surcharger l'estomac, ce qui arrive nécessairement quand
on ne fait dans la journée qu'un repas complet.

La manière dont on prend les repas a une grande importance
dans l'hygiène de l'alimentation. Est-on à son aise, dans une salle
à manger propre, convenablement aérée, chauffée et éclairée? on
mange avec plaisir, sans se presser, et la digestion se fait bien:
se trouve-t-on dans des conditions opposées? on mange vite et
on est vite rassasié; les aliments avalés rapidement et avec dégoût,
si l'on est dans un endroit malpropre, sont mal digérés et font
moins de profit, si même ils ne déterminent des accidents gastro-
intestinaux.

Jusque dans ces dernières années la manière dont le soldat
français prenait ses repas était des plus défectueuses et constituait,
on peut le dire, un des vices de son alimentation.

Le soldat ne disposait, pour aller chercher ses aliments et pour
les manger, que de sa gamelle individuelle [1] et d'une cuiller; à
l'heure des repas il devait se rendre à la cuisine où le cuisinier
lui remettait sa gamelle pleine, il se hâtait alors de regagner sa
chambre en répandant souvent une partie du contenu de la gamelle

---

1. L'adoption de la gamelle individuelle avait été déjà un grand progrès sur la
gamelle commune dans laquelle avant 1852 chacun devait tremper sa cuiller en se
dépêchant de manger gloutonnement pour ne pas laisser absorber sa part par des
camarades.

sur les escaliers ou sur le plancher de la chambre et pour manger il s'asseyait sur un banc ou sur son lit. Le soldat se dépêchait d'ingérer ses aliments, souvent il jetait une partie du contenu de sa gamelle ou bien il ne mangeait pas tout son pain.

Un autre inconvénient de ce système était que le cuisinier favorisait ses amis, leur donnait les meilleurs morceaux, tandis que les jeunes soldats ne recevaient souvent que des os et des tendons. Pour éviter ce dernier inconvénient on a, en Allemagne, des plats en faïence vernissée qui portent un numéro d'ordre et on distribue chaque jour au hasard des jetons portant des numéros qui correspondent à ceux des plats; chaque soldat se présente avec son jeton à la cuisine et on lui remet le plat qui porte le numéro du jeton et qui a été rempli à l'avance.

Il était impossible de faire de l'alimentation variée en ne donnant au soldat que sa gamelle individuelle et une cuiller. Les règlements autorisent aujourd'hui l'achat de la vaisselle et des ustensiles nécessaires pour les repas variés.

Pour chaque table il faut : une soupière avec couvercle et cuiller à pot, un plat pour les légumes et la viande, une salière et poivrière. De plus chaque homme doit avoir : une assiette creuse, une cuiller, une fourchette, et un verre.

On a employé d'abord des assiettes en fer battu étamé, mais on a reconnu que la faïence blanche, épaisse, était préférable. Les assiettes en faïence sont beaucoup plus propres, plus faciles à nettoyer que les assiettes en fer battu qui, en outre, donnent souvent un goût désagréable aux aliments; la casse ne grève pas sensiblement le budget de l'ordinaire; les assiettes en faïence coûtent en effet moins cher que les assiettes en fer-blanc et on fait l'économie de l'étamage (Schindler).

Depuis longtemps les médecins militaires demandent que le soldat prenne ses repas, non dans la chambre où il couche, mais dans des salles aménagées à cet effet, dans des *réfectoires*. C'est aujourd'hui une cause gagnée, aussi croyons-nous inutile d'insister sur les inconvénients graves qu'il y avait à faire manger le soldat dans les chambres, à côté des lits et même souvent sur les lits, car les places à table étaient en trop petit nombre pour que chacun pût y prétendre.

En France et en Allemagne, il est admis que dans toutes les casernes neuves on devra réserver des locaux spéciaux pour les réfectoires. Dans les anciennes casernes on manque souvent de place pour organiser les réfectoires, mais là aussi on s'ingénie à en créer; une circulaire ministérielle récente recommande de généraliser l'usage des réfectoires partout où la chose est possible (Note sur l'hygiène du casernement, *Bulletin offic. du ministère de la guerre*, 1894, n° 7).

Dans les réfectoires, il faut avoir des tables et des bancs en quantité suffisante pour que les hommes puissent s'asseoir commodément. Les tables sont recouvertes de toile cirée, ce qui permet de les nettoyer rapidement et de les tenir propres. On fait faire par le menuisier du régiment des casiers numérotés adossés au mur dans lesquels chaque homme peut mettre une serviette, son verre, sa cuiller et sa fourchette après les avoir nettoyés.

En hiver le réfectoire doit être chauffé et éclairé le soir.

Il est souvent nécessaire de transporter des aliments pour nourrir les hommes de service dans les postes; ce transport est plus difficile avec l'alimentation variée qu'avec l'ancien système d'alimentation, mais en somme on est arrivé partout à surmonter cette difficulté. En admettant même que les hommes de garde soient un peu moins bien nourris que ceux qui mangent à la caserne, ce n'est pas là une objection bien sérieuse à la pratique de l'alimentation variée. Le nombre des hommes de garde est peu considérable dans un régiment, et chacun est de garde à son tour. On pourrait utiliser pour le transport des aliments le principe de la marmite norvégienne (MORACHE, *op. cit.*, p. 579. — SCHINDLER, *op. cit.*, p. 84).

CHAPITRE VI

PAIN. — BISCUIT. — LÉGUMES

I. Des blés et de la farine, du blutage. — De la panification. — Du pain de munition. Caractères d'un pain de munition de bonne qualité, expertise du pain. — Altérations et adultérations du pain : moisissures, bactéries, etc... — Accidents produits par le pain altéré ou contenant des produits toxiques. — Fabrication du pain en campagne, fours de campagne, fours locomobiles.

II. Pain biscuité et biscuit, pain comprimé, pain de guerre. Caractères du biscuit de bonne qualité. — Altérations du biscuit. — Accidents produits par le biscuit.

III. Légumes frais et légumes secs. De la nécessité de faire entrer les légumes frais dans la ration du soldat.

Après avoir envisagé d'une façon générale l'alimentation du soldat, nous devons maintenant nous occuper des différents aliments, en particulier.

Le pain constitue un élément très important de la ration du soldat, et le biscuit, grâce à la facilité avec laquelle il se conserve, rend de très grands services en temps de guerre ; l'étude du pain dit en France *pain de munition*, qui est distribué au soldat, et celle du biscuit ou de ses analogues : pain comprimé, pain de guerre, présentent donc pour l'hygiéniste militaire un grand intérêt.

En 1588 on donnait en France, aux hommes à pied, 24 onces d'un pain composé de : un quart de seigle et trois quarts de froment. La ration de pain fut portée ensuite à 28 onces. En 1758 on éleva au tiers la proportion de seigle dans le pain du soldat, et en 1776 à la moitié. Colombier nous apprend que les jeunes soldats avaient beaucoup de peine à s'habituer à ce pain, qui était très indigeste.

Depuis 1822 le blé est seul employé, en France, pour la fabrication du pain du soldat, et le taux du blutage des farines a été

successivement élevé de 10 pour 100, à 15 pour 100 en 1846, et
à 20 pour 100 en 1852 (MICHEL LÉVY, Rapport sur les progrès de
l'hygiène militaire, 1867).

Dans les pays du Nord et notamment en Allemagne, où la production du blé est moins abondante qu'en France, le pain du soldat
est encore fabriqué avec du seigle.

1. DES BLÉS ET DE LA FARINE. DU PAIN. — A. *Des blés et de la farine.*
— Les blés se rapportent à deux types principaux : les *blés tendres*
et les *blés durs* [1].

Les blés tendres, auxquels appartiennent presque tous nos blés
indigènes, présentent les caractères suivants : le grain est arrondi
et bombé, opaque, d'un jaune clair, légèrement flexible sous la dent :
la cassure est blanche et farineuse, l'enveloppe est épaisse et le sillon
prononcé. Les blés tendres pèsent environ 74 kilogr. à l'hectolitre et contiennent en moyenne de 10 à 15 pour 100 de matières
azotées.

Les blés durs proviennent d'Algérie ou des pays chauds. Le
grain est d'un jaune plus ou moins foncé, de forme allongée,
moins opaque que le grain des blés tendres; le grain est résistant,
la cassure est nette, vitreuse; la pellicule est fine, le sillon peu
prononcé. L'hectolitre de blé dur pèse de 78 à 80 kilogr. La proportion des matières azotées est de 18 à 20 pour 100, c'est-à-dire
notablement supérieure à celle que contiennent les blés tendres.

On distingue encore dans le commerce une variété de blés
intermédiaire aux blés durs et aux blés tendres qui est connue
sous le nom de blés *mitadins.* Les blés mitadins se rapprochent
tantôt des blés durs, tantôt des blés tendres, suivant leur origine;
ils sont fournis par l'Italie, l'Espagne et le midi de la France.

L'administration militaire est obligée d'entretenir dans les
places de guerre et dans les manutentions militaires de grandes
provisions de blé dont la conservation présente des difficultés.

Un grand nombre de parasites s'attaquent au blé. En tête de
ces parasites il faut citer : le *charançon* ou *calandre (Calandra
graniara)*, petit coléoptère qui se multiplie avec une rapidité pro-
digieuse et dont les larves dévorent les grains de blé, l'*alucite* ou
fausse teigne (Sitotroga cerealella), petit papillon nocturne dont la

1. Règlement provisoire sur le service des subsistances milit., *Journal milit. offic.*,
édit. refondue, 1872, p. 597, 638, etc., de la pagin. spéciale. — Formulaire pharmaceutique des hôp. milit., Paris, 1884. — BURCKER. Traité des falsific. et altér. des
substances alimentaires, Paris, 1892. — BALLAND, Les blés, les farines et le pain,
Paris, 1894.

larve produit dans les grains de blé les mêmes ravages que les charançons, enfin la *teigne* (*Tinea granella*); les tas de blés attaqués par la teigne se recouvrent d'une sorte de toile, et on trouve de nombreuses larves entre les grains agglutinés. La *cadelle du midi* (*Trogosita mauritanica*), très commune dans le midi de la France, est, contrairement à l'opinion vulgaire, un insecte utile car il mange les larves des teignes et des charançons (RAILLIET, *Zoologie méd. et agric.*, 1895, p. 900).

Le blé doit être mis dans des locaux bien secs et bien aérés, sans quoi il s'échauffe et germe; un des meilleurs moyens de le protéger contre les insectes, est de le remuer souvent (pelletage); dans certaines grandes manutentions, on fait circuler le blé d'un étage à l'autre au moyen d'appareils assez compliqués (greniers Huart). Le sulfure de carbone est un excellent parasiticide; il suffit de mettre dans un tas de blé une bouteille, non bouchée, renfermant du sulfure de carbone, pour le protéger contre les insectes; malheureusement les vapeurs de sulfure de carbone sont très inflammables et l'emploi de ce procédé expose par suite à des accidents (incendie, explosions).

Pour faire du pain il faut d'abord moudre le blé, le transformer en farine.

Le blé, débarrassé par le criblage des impuretés qu'il peut contenir (graines étrangères, terre, pierres), est soumis à la mouture après avoir été légèrement humecté (surtout s'il s'agit de blé dur), afin de faciliter la séparation de l'enveloppe extérieure du grain. « La mouture est pratiquée aujourd'hui à l'aide de meules ou à l'aide de cylindres. Ce dernier procédé ou procédé hongrois tend de plus en plus à se substituer en France à l'ancien procédé des meules. Le produit brut que l'on obtient porte le nom de *boulange*; on le débarrasse des *issues* : son, recoupette, par un blutage approprié, à l'aide de blutoirs formés par des tissus de soie dont les mailles ont des grosseurs différentes, selon la proportion de farine que l'on veut retirer de la boulange. Dans les manutentions militaires on extrait, par le procédé des meules et par mouture basse, c'est-à-dire les meules étant très rapprochées, 12 pour 100 d'issues de blé dur et 20 pour 100 de blé tendre; avec le blé dur on obtient donc 88 kilogr. de farine panifiable avec 100 kilogr. de blé nettoyé et 80 kilogr. avec 100 kilogr. de blé tendre. Pour le blé mitadin le blutage est de 16 à 17 pour 100 » (BURCKER, *op. cit.*, p. 317).

Les farines employées en France dans les manutentions militaires se distinguent comme le blé en trois espèces : la farine de blé dur qui est d'un blanc jaunâtre, granuleuse au toucher; la farine de blé tendre, d'un blanc mat, à peine jaunâtre, douce à la main, soyeuse; la farine de blé mitadin qui tient le milieu entre les deux espèces précédentes : on aperçoit à peine quelques piqûres de son dans ces farines. (Règlement sur le service des subsistances militaires.)

La composition chimique de la farine de blé tendre et de la farine de blé dur des manutentions militaires est donnée par le tableau suivant que nous empruntons au Formulaire pharmaceutique des hôpitaux militaires (p. 329).

Composition moyenne, en centièmes, de la farine de blé tendre blutée à 20 p. 100, et de la farine de blé dur blutée à 12 p. 100.

DÉSIGNATION DES ÉLÉMENTS	FARINE	
	DE BLÉ TENDRE	DE BLÉ DUR
Eau (par dessiccation à 110°-115°)	14.0	13,0
Gluten desséché à 110°	10.0	14.0
Albumine	1,5	3,0
Amidon, dextrine, glucose	72,2	66,1
Matières grasses	0,8	1,2
Matières minérales	0,7	1,3
Cellulose	0,8	1,4
TOTAL	100,0	100,0

Les farines s'altèrent facilement; elles s'échauffent et subissent des fermentations qui modifient considérablement leur composition chimique; les matières albuminoïdes et les matières grasses se transforment d'abord : les matières grasses rancissent, le gluten perd ses propriétés qui sont si importantes pour la panification et au point de vue de la valeur nutritive du pain, puisque le gluten représente la presque totalité de la matière azotée de la farine. La farine altérée a une odeur désagréable, un goût amer ou de moisi, d'autres fois un goût acide ou alcalin; la farine trop vieille a un goût particulier dit *goût de vieux* ou *goût de mite*. Lorsque l'altération est profonde, la farine se réunit en grumeaux noirâtres ou verdâtres, d'une odeur infecte, on y trouve des vers (vers de farine) et souvent aussi des acariens (mite ou ciron).

Pour constater si une farine est de bonne qualité ou si elle a subi des altérations, le meilleur moyen consiste, après examen des propriétés physiques et organoleptiques, dans l'étude du gluten, car, ainsi que le dit Coulier : *c'est toujours par le gluten qu'une farine commence à s'altérer* (Art. PAIN, in *Diction. encyclop. des sc. méd.*).

Pour avoir la proportion de *gluten*, on fait une pâte, dans un mortier en verre, avec 20 grammes de farine et environ 10 grammes d'eau. On pétrit cette pâte, et, lorsqu'elle est homogène, on l'abandonne à elle-même pendant une demi-heure, afin que l'hydratation soit complète. On malaxe alors la pâte sous un mince filet d'eau et au-dessus d'un tamis de soie à mailles serrées, jusqu'à ce que le liquide s'écoule limpide. L'eau qui entraîne les grains d'amidon est reçue dans une terrine, tandis que les particules de gluten adhèrent entre elles et forment une masse grisâtre et élastique (Formulaire pharmaceut. des hôpitaux milit., p. 327).

A l'état hydraté, le gluten retient environ les deux tiers de son poids d'eau; on ne peut déterminer rigoureusement la quantité d'eau qu'en desséchant le gluten à 110°, après l'avoir étalé en couche mince dans une capsule en porcelaine.

Les farines de blé tendre de bonne qualité donnent de 9 à 11 p. 100 de gluten sec, ou environ de 28 à 32 p. 100 de gluten hydraté.

Dans les farines de blé dur, la proportion de gluten sec est de 12 à 16 p. 100; soit environ 35 à 47 p. 100 de gluten hydraté.

On détermine la quantité de son en recueillant le son qui s'est déposé sur le tamis de soie pendant le dosage du gluten; après l'avoir lavé à l'eau froide on le dessèche à 110° et on le pèse.

On introduit fréquemment dans la farine de froment des substances étrangères : remoulage des gruaux bis, farines d'orge, de seigle, de légumineuses, de maïs, de sarrasin, de riz, fécule de pomme de terre; on y introduit quelquefois aussi du sulfate ou du carbonate de chaux, etc. [1].

« Ces diverses falsifications diminuent la quantité relative de gluten et en altèrent le plus souvent les qualités; par conséquent on doit, avant toute chose, déterminer la proportion de ce produit par le procédé qui a été indiqué, et examiner attentivement les caractères physiques qu'il présente. De plus, dans les expertises, il est toujours utile de constater la qualité de la farine de blé par un essai de panification sur quelques kilogrammes.

---

1. Formulaire pharmaceut. des hôpitaux militaires, p. 330. — CAUVET, Procédés pratiques pour l'essai des farines, altérations, falsifications, Paris, 1886. — BURCKER, *op. cit.*, p. 319. — BALLAND, *op. cit.*

« La recherche de la fécule de pomme de terre, qu'on mêle du
reste rarement aujourd'hui avec la farine, se fait en mettant une
petite quantité de celle-ci sur le porte-objet du microscope, avec
une solution de potasse contenant 1,75 p. 100 d'alcali. Les grains
de fécule se gonflent considérablement et s'étalent ensuite en plaques minces et transparentes, tandis que l'amidon des céréales
n'éprouve qu'une modification peu sensible.

« On reconnaît la farine de légumineuses en mettant sur le
porte-objet du microscope une très petite quantité de farine suspecte, après l'avoir traitée avec une lessive alcaline renfermant
6 p. 100 de potasse ; les principes albuminoïdes se dissolvent,
l'amidon devient transparent, ce qui permet de voir un tissu cellulaire réticulé, à mailles irrégulières, propre aux graines des légumineuses. Si l'on n'ajoute pas de potasse, on observe des grains
ovoïdes, dont les deux extrémités ont sensiblement le même diamètre. Le hile, situé toujours à la partie centrale, a la forme
d'une fente parallèle au grand axe. De ce hile partent des déchi-
rures qui apparaissent sous forme de fentes, et qui lui sont à peu
près perpendiculaires ; quelquefois on observe des fentes parallèles
au hile.

« Si la farine contenait du tourteau de lin, l'examen au
microscope ferait voir de petits corps colorés, d'un aspect vitreux,
d'une forme ordinairement carrée ou rectangulaire, qui sont les
débris de l'enveloppe corticale de la graine de lin. Pour cet essai,
il faut employer une solution de potasse contenant 14 p. 100 d'alcali.

« Lorsque la farine de blé contient de la farine de légumineuses,
telle que celle de haricot, de féverole, de lentille, de pois et de
vesce, les caractères physiques du gluten sont modifiés. Ainsi, la
farine de pois lui communique une couleur verdâtre, celle de lentille
une couleur brune, celle de féverole une teinte rosée. On remarque
en outre que le gluten est tellement désagrégé, qu'on a de la peine,
particulièrement avec la farine de haricot, à en extraire une faible
quantité. La pâte glisse entre les mains et presque tout le gluten
est entraîné par l'eau en même temps que les substances amylacées.

« On recherche la farine de riz, de maïs, de sarrasin, en ma-
laxant, sous un filet d'eau, la farine suspecte et en recevant le
liquide sur un tamis de soie, comme pour l'extraction du gluten :
la liqueur, qui traverse le tamis, entraîne l'amidon qui se dépose.
Si l'on observe alors au microscope les portions qui se déposent

les premières, on voit les fragments anguleux et demi-transparents du périsperme du riz et du maïs, et la fécule polyédrique du sarrasin.

« L'addition du seigle et de l'orge à la farine de froment ne peut être reconnue que par les caractères physiques de la farine, une épreuve de panification, et les propriétés du gluten. Ainsi, le seigle rend le gluten visqueux et noirâtre, l'orge le désagrège et lui donne une teinte d'un brun rougeâtre.

« La falsification de la farine de blé par les substances minérales, heureusement très rare, peut être facilement reconnue à l'aide du microscope et des procédés chimiques. Le mélange, observé au microscope, présente des particules étrangères au milieu des grains transparents d'amidon. En incinérant dans un creuset en porcelaine la farine suspecte, on trouve, au lieu de 0,9 à 1,5 p. 100, une proportion beaucoup plus considérable de cendres. C'est dans ce résidu qu'il faut rechercher les substances minérales par les procédés ordinaires d'analyse. » (Formulaire pharmaceut. des hôpitaux militaires, p. 330.)

Les figures 21 à 28, empruntées au Traité des falsifications et altérations des substances alimentaires de M. Burcker, reproduisent l'aspect des grains d'amidon des différentes céréales et des légumineuses, et celui de la fécule de pomme de terre.

Les grains d'amidon de blé (fig. 21) sont arrondis ou ovalaires, de grosseur très variable (de 8 à 35 millièmes de millimètre de diamètre); sur les plus gros, on aperçoit souvent une petite fente ou hile en croissant.

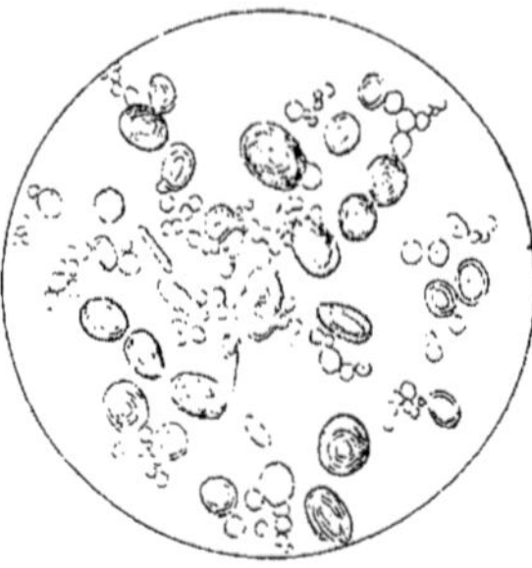

Fig. 21. — Amidon de blé.

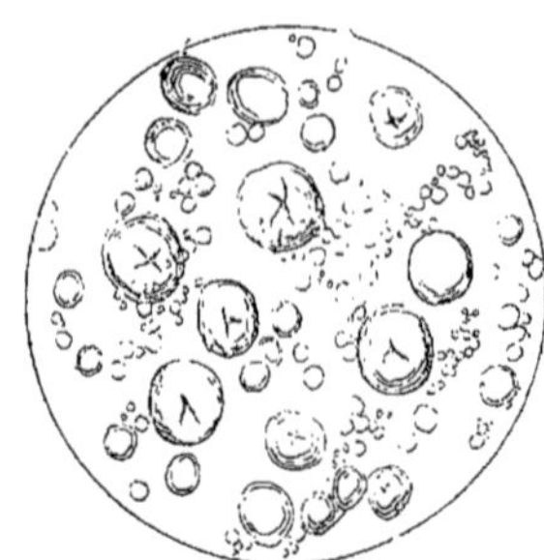

Fig. 22. — Amidon de seigle.

Les grains de l'amidon de seigle (fig. 22) sont plus gros que ceux de l'amidon de blé; sur les grains les plus gros on aperçoit d'ordinaire un hile étoilé.

L'amidon d'orge (fig. 23) est assez difficile à distinguer de celui
du blé; les grains sont en général plus petits que ceux de l'amidon
de blé, leur diamètre peut s'abaisser jusqu'à un millième de milli-

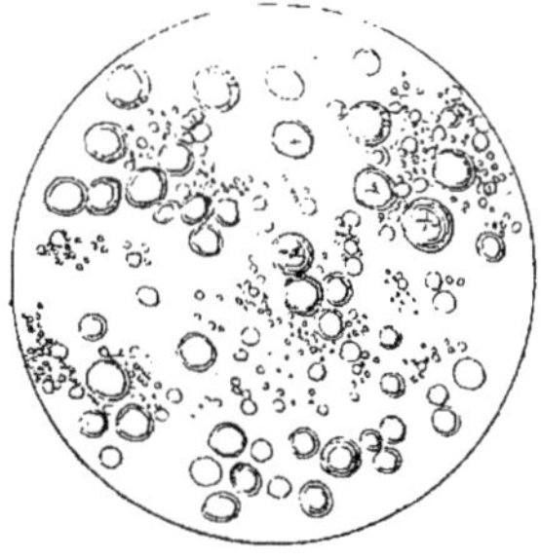

Fig. 23. — Amidon d'orge.

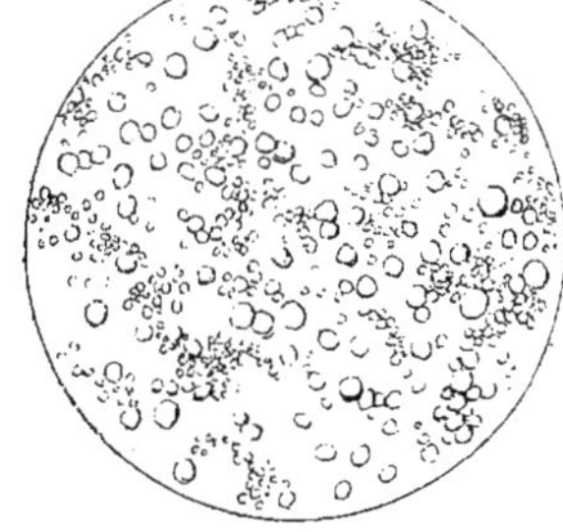

Fig. 24. — Amidon de riz.

mètre. Le contour des grains est souvent chagriné.

Les grains de l'amidon de riz (fig. 24) sont petits (6 à 7 millièmes
de millimètre de diamètre), souvent polyédriques, assez faciles à
reconnaître.

Les grains de l'amidon de maïs sont polyédriques (fig. 25), deux
à trois fois plus gros que ceux du riz; ils présentent un hile étoilé
très visible et ils sont presque toujours réunis par groupes.

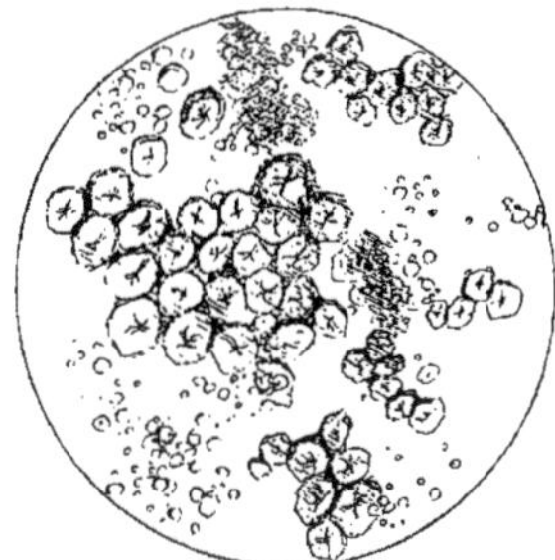

Fig. 25. — Amidon de maïs.

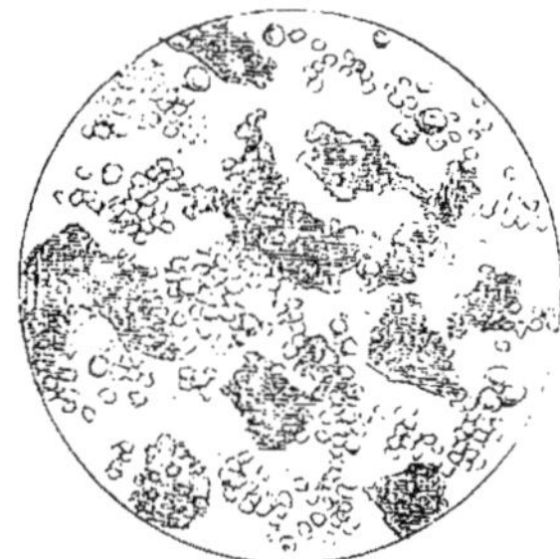

Fig. 26. — Amidon de sarrasin.

Les grains de l'amidon de sarrasin sont arrondis ou légèrement
polyédriques (fig. 26), généralement agglomérés; ils ressemblent
à ceux du riz, mais ils sont un peu plus gros que ces derniers.

Les grains d'amidon de légumineuses sont faciles à reconnaître,
ils ont une forme allongée ovalaire, ou réniforme, avec un hile
allongé d'où partent souvent de petites fentes perpendiculaires à

la fente qui constitue le hile (fig. 27). A côté de ces grains on trouve toujours dans la farine de légumineuses de nombreux débris du tissu réticulé qui contenait les grains d'amidon.

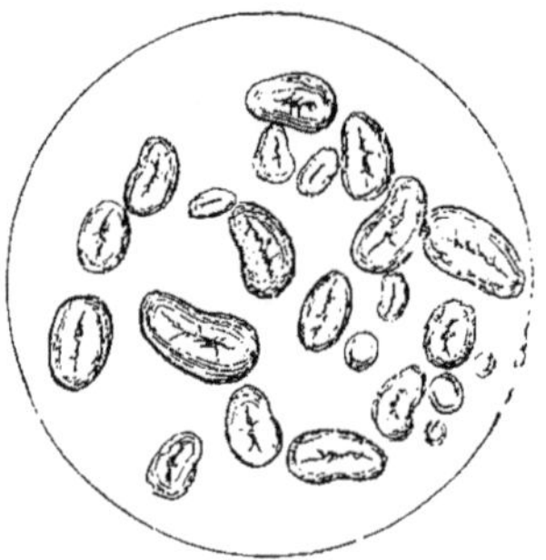

Fig. 27. — Amidon de légumineuses.

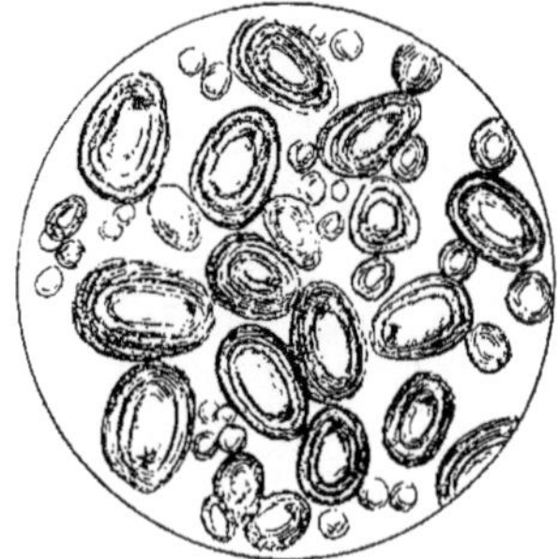

Fig. 28. — Fécule de pomme de terre.

La fécule de pomme de terre (fig. 28) se présente sous l'aspect de grains volumineux (60 à 185 millièmes de millimètre de diamètre), transparents, ovoïdes; au voisinage de leur petite extrémité se trouve un point noir ou hile d'où partent des lignes courbes concentriques qui sont la trace des différentes couches dont se compose le grain.

Lorsque la farine est de bonne qualité, le gluten est blanc jaunâtre, il se réunit facilement et il est très extensible; les farines altérées donnent au contraire un gluten d'une coloration plus ou moins foncée qui se réunit difficilement et qui manque d'élasticité; lorsque l'altération est profonde on ne réussit plus à réunir le gluten [1].

« Pour éviter les altérations des farines et leur assurer une conservation d'une certaine durée, question très importante quand il s'agit de grands approvisionnements comme ceux que l'administration de la guerre est forcée de tenir en réserve, il est nécessaire tout d'abord d'employer des blés de bonne qualité, parfaitement sains et secs, et de préférence des blés durs; puis, par une mouture bien conduite, de ménager le plus possible l'enveloppe du blé, de bluter les farines à un taux élevé et de les conserver enfin dans des récipients où elles soient à l'abri de toute humidité; il conviendrait aussi d'étuver les farines destinées à être conser-

1. Pour de plus amples détails sur l'expertise des farines et pour la question des falsifications, nous renvoyons le lecteur aux ouvrages cités plus haut, notamment à l'ouvrage de M. Burcker.

vées pendant un certain temps [1], de façon à ne leur laisser que de
5 à 6 p. 100 d'eau » (Burcker, *op. cit.*, p. 335).

B. *Taux du blutage*. — Le taux du blutage des farines destinées
à la fabrication du pain de troupe a été successivement élevé en
France, c'est-à-dire que l'on donne aujourd'hui au soldat du pain
plus blanc, et renfermant beaucoup moins de son qu'autrefois.

Le taux du blutage, qui en 1822 n'était que 10 pour 100 (blé
tendre), a été porté en 1846 à 15 pour 100 et en 1852 à 20 pour 100
(taux actuel).

On a critiqué souvent cette élévation du taux du blutage, en
arguant que le son est riche en matière azotée et que le pain noir,
préparé avec des farines renfermant encore une grande quantité
de son, doit être, par suite, plus nourrissant que le pain blanc [2]. Le
pain blanc et la farine blanche, a écrit Millon, font la disette.

L'enveloppe des grains de blé qui fournit le son représente 14 à
15 pour 100 du poids du blé; en l'éliminant, on sacrifie 14 à 15
pour 100 du produit de la culture, sacrifice d'autant plus regrettable, au point de vue chimique, que l'enveloppe du blé renferme
beaucoup de matière azotée; mais, ainsi que nous l'avons déjà dit,
la chimie ne peut pas, à elle seule, trancher ces questions d'alimentation; c'est à la physiologie et à l'hygiène qu'il appartient de
prononcer en dernier ressort. Dans le cas particulier il s'agit de
savoir si l'homme est en état d'utiliser les sons, de les digérer; or
la plupart des auteurs qui ont étudié cette question sont d'accord
pour dire que les sons renferment très peu de principes pouvant
être assimilés par l'homme.

Dans son Traité sur la fabrication du pain et le commerce du
blé (Paris, imp. royale, 1777), Parmentier déclarait déjà « que le
son en substance, quelque divisé qu'on le suppose, fait du poids
et non du pain, qu'il ne *nourrit* pas, qu'il passe en entier, tel qu'on
l'a pris, sans être digéré [3] ».

Poggiale, quoique chimiste, a défendu le blutage et a cherché
à montrer par des expériences sur des animaux que le son n'avait
pas les propriétés alibiles que lui attribuait Millon. Mais quand il

1. Application de l'étuvement à la conservation des farines, *Revue du service de
l'intendance milit.*, 1889, t. II, p. 51. — Carles, Étuvage des farines d'armement.
même Recueil, 1895, p. 46.

2. Mège-Mourriès, Du froment et du pain de froment, Paris, 1860. — V. Galippe
et G. Barré, Le pain. In Encyclop. de Léauté, 1895.

3. Voir aussi le remarquable Rapport de Parmentier sur le pain des troupes,
annoté par Poggiale, *Rec. mém. méd. milit.*, 1856, 2ᵉ série, t. XVIII, p. 406; et
Poggiale, Rech. sur la composit. chimique et les équivalents nutritifs des aliments
de l'homme, *Rec. mém. méd. milit.*, 1856.

s'agit de l'alimentation de l'homme, c'est sur l'homme qu'il faut expérimenter et non sur les animaux, car la digestion s'opère très différemment suivant les espèces : le lapin, le porc et un grand nombre d'animaux digèrent bien le son que l'homme ne digère pas ou digère très incomplètement.

Aimé Girard, par une série d'expériences faites sur lui-même, a démontré que les matières azotées du son n'étaient assimilables pour l'appareil digestif de l'homme que dans la proportion de 6 à 7 pour 100 (*Annales de chimie et de physique*, 1884).

En 1885 Rubner a fait des expériences qui l'ont conduit aux mêmes résultats [1] ; il a nourri des hommes avec différentes farines de froment de fourniture anglaise : 1° farine fine utilisant 30 0/0 du grain, 2° farine moyenne utilisant 70 0/0 du grain, 3° farine de tout grain. L'analyse des déjections des sujets en expérience a montré que chez les individus nourris avec de la farine fine, les pertes étaient beaucoup moins considérables que chez ceux qui étaient nourris avec la farine de tout grain :

	Perte pour 100.
Pain de farine fine	4,00
— de farine moyenne	6,66
— de farine de tout grain	12,23
— noir de seigle	19,00

MM. V. Galippe et G. Barré ont repris récemment la question et ont cherché à montrer (*op. cit.*) l'utilité du son dans le pain en insistant principalement sur ce fait que les phosphates se trouvent en quantité beaucoup plus considérable dans le son que dans la farine. Il est incontestable que si l'homme devait se nourrir exclusivement de pain il faudrait donner la préférence au pain renfermant du son en assez grande quantité, mais avec le régime varié qui est en usage, il ne paraît pas vraisemblable que les phosphates puissent faire défaut.

Nous conclurons des faits qui précèdent qu'en élevant le taux du blutage de la farine, on a pris une excellente mesure, le son ingéré encombre inutilement les voies digestives et il peut provoquer des troubles gastro-intestinaux ; pour la même raison le pain de froment est bien supérieur au *pain de seigle*. Le son n'est pas perdu : il est donné aux animaux, qui le transforment en viande.

1. Rubner, Rech. sur la valeur alim. des différentes espèces de pain, analyse *in Revue d'hygiène*, 1885, p. 158. — Samtschine, Étude comparative de la valeur nutritive de diverses espèces de pain. Travaux du laboratoire d'hygiène de Moscou. 1894. anal. *in Revue d'hygiène*. 1895, p. 86.

Il n'y a pas lieu d'ailleurs d'élever davantage le taux du blutage: le pain plus blanc qu'on obtiendrait ainsi serait moins nourrissant et plus coûteux que le pain de munition actuel.

Dans ces dernières années un industriel a proposé d'utiliser la matière azotée du son en remplaçant, dans la préparation de la pâte, l'eau ordinaire par une décoction de son (30 grammes de son de blé tendre pour un litre d'eau tiède qui est portée ensuite à ébullition). M. Barillé a montré que ce procédé de panification, dit procédé Souvant, ne présentait pas d'avantages appréciables sur le procédé ordinaire et qu'il le compliquait inutilement (*Arch. de méd. milit.*, mars 1891).

M. Gallavardin a préconisé un procédé de panification qui se rapproche du procédé Souvant et qui est passible des mêmes critiques.

Hundhausen a proposé d'introduire dans le pain le gluten de blé qui est un résidu des amidonneries (aleuronate): on augmente par ce procédé la quantité d'azote du pain, mais il s'agit de savoir si ce gluten provenant des amidonneries n'a pas subi telle transformation qui le rend impropre à l'alimentation de l'homme. Des essais ont été faits à ce sujet dans l'armée suisse (Congrès d'hygiène de Wurzbourg, 1893. *Revue d'hygiène*, 1893, p. 1083).

C. *De la panification*[1]. — Pour faire du pain on mélange à la farine de l'eau et du sel dans des proportions données, on pétrit la pâte, on ajoute de la levure ou du levain, on partage la pâte en pâtons ayant le poids voulu, on laisse lever, puis on fait cuire dans des fours.

Le rôle le plus important dans la panification appartient à la *levure* ou au *levain*. Le pain de luxe est préparé avec de la levure : pour la fabrication du pain ordinaire et notamment du pain de munition, on se sert de levain, ce qui est beaucoup moins onéreux. Le levain n'est autre chose qu'une pâte déjà en fermentation qui a été prélevée sur une panification antérieure et abandonnée à elle-même à une température de 25 à 30°.

Quand on délaie dans de l'eau une parcelle de levain et qu'on l'examine au microscope, on voit au milieu des grains d'amidon un grand nombre de cellules arrondies ou ovalaires, de 8 à 9 millièmes de millimètre de diamètre, présentant chacune un ou deux noyaux. Ces cellules se reproduisent par bourgeonnement, aussi

1. POGGIALE. Du pain de munition distribué aux troupes des puissances européennes. *Rec. mém. méd. milit.*. 1853. 2ᵉ série. t. XII. p. 351. — COULIER, art. PAIN. *in Diction. encyclop. des sc. méd.* — MORACHE, BURCKER. BALLAND. *op. cit.*

trouve-t-on souvent à la périphérie des bourgeons plus ou moins saillants (fig. 29). Ce sont des cellules de la *levure* (*Saccharomyces cerevisiæ*) qui donne lieu à la fermentation de l'orge dans la fabrication de la bière et qui est connue à cause de cela sous le nom de *levure de bière*.

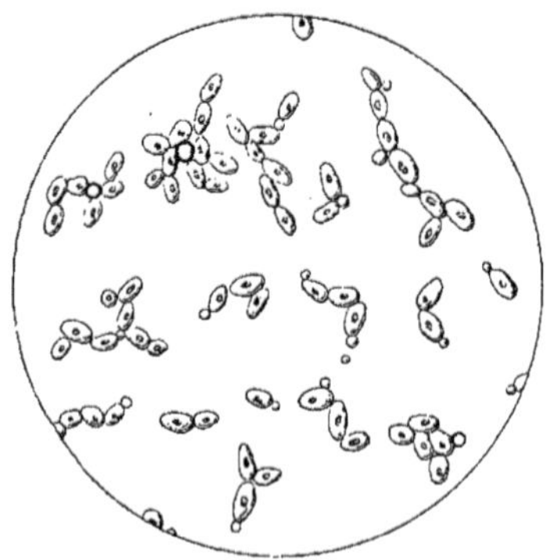

Fig. 29. — Levure (d'après A. Gautier, La chimie et la cellule vivante).

Pour distinguer facilement, sur les préparations histologiques du levain, les cellules de levure des grains d'amidon, on peut ajouter une goutte d'eau iodée qui colore fortement en bleu les grains d'amidon et qui ne colore pas les cellules de levure.

On trouve en outre dans le levain des bactéries en grand nombre.

Le levain a un arrière-goût acide assez désagréable; le pain de qualité inférieure prend souvent ce goût, qui est dû à la grande quantité de levain nécessaire pour faire lever la pâte faite avec une farine de mauvaise qualité.

Sous l'influence de la levure une partie de l'amidon de la farine se transforme en dextrine, puis en glucose qui se dédouble en alcool et en acide carbonique. C'est l'acide carbonique qui, en se dégageant au milieu de la pâte, la fait lever.

Les matières protéiques subissent aussi des transformations pendant la fermentation.

Pendant la fermentation le gluten a un rôle mécanique important à remplir : il doit retenir l'acide carbonique qui se forme ; quand le gluten est altéré l'acide carbonique produit par la fermentation s'échappe, la pâte ne peut pas lever ; c'est ce qui se produit souvent avec les farines de mauvaise qualité.

Le pétrissage de la pâte se fait aujourd'hui à la mécanique dans les manutentions militaires, ce qui constitue un grand progrès sur le pétrissage à la main pénible et malpropre.

Après pétrissage, la pâte est partagée en pâtons de 1750 grammes qui, une fois cuits, pèsent 1500 grammes, poids réglementaire du pain de munition.

On a essayé dans ces derniers temps de préparer le pain par les méthodes chimiques. Au lieu de produire l'acide carbonique au sein de la pâte, à l'aide de la fermentation due à la levure, on mélange à la pâte de l'acide carbonique sous pression qui, *au point de vue mécanique*, produit les mêmes effets que la levure.

Après pétrissage, la pâte est placée dans un cylindre fermé, muni d'un agitateur : on fait passer de l'acide carbonique dans ce cylindre, en le reliant avec une bouteille qui renferme de l'acide carbonique liquide et on agite fortement la pâte. La pâte est maintenue pendant une heure au contact de l'acide carbonique sous pression, après quoi elle est découpée en pains et enfournée aussitôt.

L'eau contenue dans la pâte se sursature d'acide carbonique ; à la sortie du cylindre les parties superficielles perdent seules leur gaz, les parties profondes, grâce à la cohésion de la pâte, le conservent. La pâte étant enfournée, la chaleur fait dégager l'acide carbonique qui, en se dilatant, donne lieu à la formation de cavités plus ou moins grandes (*Revue de chimie industrielle*, 1894).

On peut obtenir ainsi un pain léger et qui présente, au premier abord, tous les caractères d'un pain de bonne qualité, mais ce pain diffère notablement du pain ordinaire, puisque l'amidon et les matières azotées n'ont pas subi les transformations que produit la levure dans le pain ordinaire ; il y a donc lieu de se demander si le pain fabriqué avec l'acide carbonique, sans levure, serait doué de propriétés alibiles égales à celles du pain fabriqué par le procédé ordinaire ; on a déjà reconnu qu'il était moins agréable au goût, moins savoureux.

La cuisson du pain de munition se fait dans des fours de types variés ; elle dure de 45 à 50 minutes. La chaleur dilate les gaz, arrête la fermentation, vaporise une partie de l'eau et donne de la consistance à la pâte.

Le pain à sa sortie du four est placé dans des chambres bien aérées pendant 12 ou 15 heures ; c'est ce qu'on appelle le *ressuage*.

En sortant du four le pain est mou, brûlant et il se refroidit lentement. Le pain *chaud* est d'une digestion laborieuse ; la mie qui s'agglutine est difficilement attaquée par les sucs digestifs, ce qui peut déterminer des troubles gastro-intestinaux.

Lorsque le pain est refroidi, il prend le nom de pain *frais*.

Au bout de 24 heures le pain est *rassis*, la mie devenue plus ferme peut s'émietter entre les doigts.

Pourquoi le pain prend-il les qualités du pain rassis? Autrefois on attribuait cette modification à la perte d'une certaine quantité d'eau. Boussingault a démontré que d'autres causes intervenaient.

Un pain qui, à sa sortie du four, pèse 3 kg.. 760 et qui a perdu au bout de 24 heures et par une température de 18°, 8 p. 100 de son poids primitif, présente les qualités du pain rassis. Si on remet ce même pain au four, il reprend les qualités du pain frais dès que la mie atteint la température de 70°; il a cependant perdu à ce moment 32, 5 p. 100 de son poids.

Cette transformation du pain rassis en pain frais peut s'effectuer plusieurs fois de suite; ce fait est bien connu des boulangers qui font repasser au four le pain non vendu la veille, afin de lui rendre l'aspect du pain frais plus recherché en général par le consommateur (COULIER, *op. cit.*).

On ne distribue au soldat que du pain rassis. Nous pensons qu'on abuse un peu du pain rassis et qu'on devrait s'efforcer au contraire de distribuer du pain frais qui est plus tendre, plus facile à manger par conséquent et plus savoureux que le pain rassis.

Avec 100 parties de farine on obtient 120 à 135 parties de pain; la proportion d'eau qui est de 10 à 16 p. 100 dans la farine s'élève de 36 à 47 p. 100 dans le pain.

La quantité d'eau est beaucoup plus considérable dans la mie que dans la croûte; d'après Burcker la quantité d'eau varie de 40 à 47 p. 100 dans la mie et de 16 à 27 p. 100 dans la croûte (*op. cit.*, p. 346).

D'après les recherches de Balland la mie du pain renferme ordinairement 38 à 49 p. 100 d'eau et la croûte 16 à 25 p. 100; au point de vue alimentaire, 100 grammes de croûte représentent assez exactement 135 grammes de mie; à poids égal, il y a donc avantage à avoir des pains riches en croûte (BALLAND, Expér. sur le pain et le biscuit, *Revue du service de l'intendance milit.*, 1893).

La forme du pain exerce une grande influence sur le degré d'hydratation, elle n'est donc pas indifférente. « Un pain rond de 1500 grammes contient 39 p. 100 d'eau, alors qu'un pain rond de 750 grammes, obtenu avec la même pâte, n'en contient

que 35 p. 100 et qu'un pain long du même poids (longueur 0 m.,50)
n'en renferme que 33 à 34 p. 100. » (BALLAND, *op. cit.*, p. 17.)

Il était important de savoir si les germes qui existent en grand
nombre dans le levain et dans l'eau, parfois prise à une source
suspecte, qui sert à préparer la pâte, étaient complètement détruits
par la cuisson, si, en un mot, le pain était stérilisé à sa sortie
du four.

MM. Balland et Masson ont fait à ce sujet des recherches intéressantes (*Arch. de méd. milit.*, 1893, p. 535).

La pâte du pain de munition a, au moment de l'enfournement,
une acidité moyenne représentée en acide sulfurique monohydraté
par 0 gr., 15 à 0 gr., 20 p. 100 ; dans la mie, après cuisson, l'acidité
est à peu près la même. Dans le pain obtenu avec la levure de bière
l'acidité est moins forte que dans le pain préparé avec du levain.
Cette acidité est, comme le disent MM. Balland et Masson, une
condition défavorable au développement des bactéries, mais les
moisissures s'en accommodent très bien ; nous verrons plus loin
que les moisissures susceptibles de se développer sur le pain sont
nombreuses.

Lorsqu'on fait cuire un pain de munition dans un four dont la
température est de 300° environ et qu'on prend la température de
la partie centrale du pain, au moment où il sort du four, en y
enfonçant un thermomètre, on observe des températures de 100
à 102° C. ; la température du biscuit atteint au moins 110° C. Des
fragments de la mie du pain de troupe détachés avec des instruments stérilisés et plongés dans du bouillon de culture sont restés
stériles. Dans les pâtes préparées avec la levure de bière et moins
acides que la pâte du pain de munition la stérilisation n'est pas
aussi certaine. Quelques germes qui ont une grande résistance à
la chaleur comme le *B. subtilis* peuvent résister à la cuisson du
pain, mais les germes pathogènes qui nous intéressent le plus à
cause de leur présence dans l'eau : le B. d'Eberth et le B. du
choléra en particulier, sont certainement détruits (BALLAND et
MASSON, *loc. cit.*).

D. *Du pain de munition. Caractères du pain de munition de
bonne qualité.* — En France, le pain de munition est délivré en
nature au soldat. La ration est de 750 grammes par jour, soit la
moitié d'un pain de 1500 grammes. Le soldat avait en outre autrefois 250 grammes de pain de soupe, ce qui faisait 1000 grammes
de pain par jour.

La ration de 750 grammes de pain de munition a été jugée trop forte par quelques hygiénistes qui ont proposé de la réduire pour augmenter la ration de viande (Kirn, *op. cit.*).

Ainsi que nous avons eu déjà l'occasion de le dire, la ration de pain de munition était en effet trop forte lorsque le soldat n'avait à manger que la soupe et le bœuf, mais depuis qu'on a adopté l'alimentation variée cet inconvénient est beaucoup moins marqué. Le soldat mange aujourd'hui la plus grande partie de son pain; d'ailleurs le pain de munition peut être mis en commun et quand les quantités réglementaires ne sont pas consommées, on réalise des boni qui sont utilisés pour l'achat d'autres aliments.

On a réduit avec raison la quantité du pain de soupe de 250 à 100 grammes environ.

Dans toutes les grandes villes de garnison il existe des manutentions militaires chargées de fabriquer le pain de munition et le biscuit [1]; dans les garnisons où il n'y a pas de manutention militaire, des marchés sont passés avec des boulangers civils. Le pain de soupe et le pain des hôpitaux militaires sont fournis par le commerce; dans quelques garnisons on a installé des fours et les corps fabriquent eux-mêmes le pain de soupe.

A Montpellier, M. le général Berge a fait installer des fours qui servent à la fabrication du pain de soupe et à la cuisson de la viande (*Revue d'hygiène*, 1888, p. 990).

Le pain de munition a la forme d'un disque aplati sur une de ses faces et bombé sur l'autre. Il doit, autant que possible, ne pas présenter de *baisures*, ou du moins les baisures, c'est-à-dire les parties au niveau desquelles la croûte fait défaut, doivent être peu nombreuses et peu étendues. Les pains de forme ronde se touchent par quelques points sur la sole du four; quand on les retire, après cuisson, les adhérences sont rompues et sur ces points il n'y a pas de croûte, de là les *baisures*. Les pains qui ont des baisures nombreuses et étendues se dessèchent rapidement, ils sont moins bien protégés que les autres contre les poussières et les insectes, enfin la quantité de mie est augmentée aux dépens de la croûte plus agréable au goût et plus nutritive.

Le poids du pain de munition doit être de 1500 grammes; son diamètre de 27 cm. et sa hauteur à la partie moyenne de 9 cm., 5 environ.

---

1. En 1850 on mit à l'essai dans 5 régiments l'achat direct du pain de troupe chez les boulangers civils, moyennant une indemnité représentative de 16 centimes par homme; dès l'année suivante ce système fut abandonné (Michel Lévy, Rapport sur les progrès de l'hygiène milit., 1867).

La croûte supérieure doit être adhérente à la mie, lisse, fine, de couleur franche, tirant sur le jaune foncé, sans soufflures, ni crevasses. La croûte inférieure légèrement brune, bien formée, ne doit pas avoir plus de 4 millimètres d'épaisseur. La mie doit être bien ouverte, sèche, légère, élastique.

Le pain de bonne qualité a une odeur douce et balsamique, une saveur agréable. Il doit pouvoir se conserver de 8 à 10 jours sans se gâter et sans moisir.

Lorsqu'on distribue du biscuit, comme on est obligé souvent de le faire pour renouveler les approvisionnements, on diminue le poids du pain, on donne 100 grammes de biscuit et on fabrique des pains qui ne pèsent que 1300 grammes au lieu de 1500 et qui fournissent des rations de 650 grammes.

Le tableau suivant donne la composition chimique du pain de munition préparé avec la farine de blé tendre ou avec la farine de blé dur (*Formulaire pharmac. des hôp. milit.*, p. 333).

DÉSIGNATION DES ÉLÉMENTS	COMPOSITION MOYENNE EN CENTIÈMES DU PAIN PRÉPARÉ AVEC LA FARINE	
	de blé tendre.	de blé dur.
Eau (par dessiccation à 110°).............	36.0	40,0
Matières azotées........................	8,0	10.9
Amidon, dextrine, glucose	53.8	45.7
Matières grasses........................	0,6	0.8
Matières minérales......................	1.0	1,5
Cellulose pure	0,6	1,1
Totaux...................	100.0	100.0
Proportion de matières azotées pour 100 grammes de pain desséché à 110°......	12,5	18,2

Le plus souvent, le pain de munition est préparé avec un mélange de farine de blé dur et de farine de blé tendre ; il présente alors une composition intermédiaire entre celles qui sont indiquées dans le tableau ci-dessus.

Lorsqu'on fait l'*expertise* d'un pain de munition, il faut examiner d'abord avec soin la surface extérieure : couleur de la croûte à la partie supérieure et à la partie inférieure, nombre et étendue des baisures, soufflures et crevasses ; on percute le pain pour voir s'il est sonore, puis on presse fortement et simul-

tanément avec les deux mains sur les faces inférieure et supérieure et on constate si le pain reprend rapidement sa forme ;
lorsque le pain est mou, mal cuit, il est peu élastique et à la
suite de cette compression il ne reprend pas sa forme ou bien il
ne la reprend que lentement.

On pèse le pain et on mesure le diamètre de la face inférieure.

On coupe alors le pain en deux et on examine la couleur, l'odeur,
l'épaisseur de la croûte, et l'élasticité de la mie qui, comprimée
avec un doigt, doit reprendre sa forme primitive; si la dépression
persiste c'est que le pain est mal cuit. On mesure la hauteur du
pain à la partie centrale.

On doit ensuite s'assurer que le pain a bon goût.

Enfin il faut doser la quantité d'eau : à cet effet on détache un
segment du poids de 40 à 50 grammes formé de mie et de croûte
dans la même proportion que le pain entier ; on pèse exactement
ce segment, on le chauffe dans l'étuve sèche d'abord à 60°, puis à
100° pendant 6 à 8 heures; au bout de ce temps on le divise en
petits morceaux et on le chauffe à 100° pendant deux heures
environ, au bout de ce temps le pain est pesé de nouveau; la différence des deux pesées donne la quantité d'eau que contenait
l'échantillon sur lequel on a opéré, une simple règle de proportion
indique combien 100 grammes de pain en renferment.

Le pain de munition du soldat français est très bon, on ne peut
lui faire qu'un reproche c'est qu'il contient une trop grande quantité de mie. Comme le dit Balland (*op. cit.*), en remplaçant le pain
de munition de 1500 grammes par deux pains de 750 grammes,
de forme longue, on aurait un pain de repas bien supérieur au pain
actuel; il est vrai que ce pain, qui renfermerait moins d'eau, re-
viendrait un peu plus cher que le pain rond actuel, mais on pourrait sans inconvénient réduire un peu le poids de la ration de
pain.

Pour la fourniture des hôpitaux militaires il y aurait aussi avantage à avoir du pain long, au lieu du pain rond qui est souvent
mal cuit et qui contient trop de mie. Il serait facile au moment des
adjudications de modifier dans ce sens les cahiers des charges.

Le pain des hôpitaux militaires est fait avec de la farine blutée
à 25 p. 100, il présente tous les caractères du pain de première
qualité de la boulangerie civile.

E. *Pain de mauvaise qualité. Altérations du pain; moisissures, etc.... Adultérations du pain.* — Le pain peut être de mauvaise qualité parce qu'il a été mal fait et mal cuit, parce qu'il a

été fait avec des farines de qualité inférieure ou adultérées, ou enfin, parce qu'il est envahi par des moisissures.

Lorsqu'on met le pain dans un four trop chaud, il est *saisi*; la croûte devient très brune, et la mie, mal cuite, contient beaucoup d'eau. Les boulangers ont intérêt à fabriquer le pain dans ces conditions : le pain qui contient beaucoup d'eau pèse en effet davantage.

Lorsque l'hydratation est supérieure à 38 et surtout à 40 p. 100 elle doit être considérée comme une fraude.

Quand le pain est mal levé on dit qu'il est *poussé à plat*; cela se produit surtout lorsque les boulangers se servent de farines de mauvaise qualité, de farines échauffées, etc.

La pâte est quelquefois mélangée à de l'empois de riz ou bien à des farines de légumineuses. Ces fraudes sont assez difficiles à constater dans le pain cuit, on les reconnaît beaucoup plus facilement en examinant la pâte au microscope avant cuisson.

Le pain préparé avec de la pâte mélangée à du riz concassé, soumis à la cuisson, renferme 7 à 8 p. 100 d'eau de plus que le pain ordinaire; au microscope on réussit quelquefois à retrouver quelques grains anguleux et demi-transparents du riz. Pour rechercher la présence de farine de légumineuses dans le pain, on délaie un peu de mie de pain dans une petite quantité d'une solution de potasse à 10 p. 100; au microscope on constate la présence du tissu réticulé qui est abondant dans les graines de légumineuses et qui persiste alors même que les grains d'amidon ont disparu, mais cette recherche dans le pain cuit est, nous le répétons, délicate, tandis que, dans la farine ou dans la pâte non cuite, il est très facile de constater la présence de l'amidon de légumineuses (fig. 27).

L'addition de substances minérales (carbonate et sulfate de chaux) se reconnaît par l'incinération du pain.

On ajoute souvent à la pâte du sulfate de cuivre, du sulfate de zinc ou de l'alun; cette fraude est surtout en usage dans les départements du nord de la France (Formulaire pharmac. des hôp. milit., p. 337).

Les sulfates de cuivre et de zinc ont la propriété de rendre au gluten altéré son élasticité; il suffit d'ajouter de 1 à 2 grammes de sulfate de cuivre pour 70 kilogrammes de pain; à cette dose le sulfate de cuivre n'est pas dangereux, mais il y a sophistication, puisque le boulanger emploie le sulfate de cuivre dans le but d'utiliser des farines de mauvaise qualité.

Les boulangers mélangent assez souvent de l'alun à la farine pour augmenter la blancheur du pain. Payen a trouvé jusqu'à 0 gr., 50 de ce sel par kilogramme de pain de première qualité. Les boulangers qui ne panifient que de bonnes farines n'ont pas recours à cette addition.

On a également employé l'eau de chaux qui a même été conseillée par Liebig. L'eau de chaux enlève au pain de médiocre qualité son arrière-goût acide.

Toutes ces matières minérales sont faciles à reconnaître dans le produit de l'incinération du pain. La présence du sulfate de cuivre peut être constatée en touchant la mie du pain suspect avec une baguette de verre trempée dans une solution de ferrocyanure de potassium qui produit une tache brune en chaque point touché s'il existe du cuivre (BURCKER, *op. cit.*, p. 354).

Moisissures, bactéries. — Le pain est souvent envahi par des moisissures que le médecin militaire doit connaître, car il peut être chargé de faire l'expertise d'un pain ainsi altéré.

Après avoir noté tous les caractères macroscopiques du pain qui est envahi par les moisissures : couleur, étendue des taches, etc., on procède de la manière suivante à l'examen histologique : on détache avec de petits ciseaux courbes une parcelle des moisissures et on la dépose sur une lamelle porte-objet ; on ajoute quelques gouttes d'alcool (l'eau ne mouille pas les moisissures), puis on recouvre avec une lamelle couvre-objet et on remplace peu à peu l'alcool par de la glycérine. Pour avoir des préparations persistantes, on dessèche la parcelle de moisissure sur une lamelle porte-objet, après l'avoir bien étalée, on colore avec le bleu de méthylène et on monte dans le baume du Canada ou dans la gélatine additionnée d'acide phénique. S'il y a des taches d'aspects différents il faut procéder successivement à l'examen de chacune d'elles.

Cet examen histologique ne suffit pas ; pour bien étudier une moisissure il faut obtenir des cultures pures. A cet effet on ensemence les taches de moisissure sur du pain stérilisé dans des tubes de Roux ou sur pomme de terre. Le pain stérilisé est naturellement ici le milieu le plus favorable ; on choisit de petits fragments de croûte doublés d'un peu de mie, qui ne s'émiettent pas après stérilisation à l'autoclave.

On peut enfin procéder à des expériences sur des animaux auxquels on fait manger le pain moisi ou bien auxquels on inocule le produit des cultures.

Les moisissures qu'on rencontre le plus souvent sur le pain sont les suivantes [1].

1° *Penicillium glaucum*. Ce champignon forme à la surface du pain, surtout du pain mal fait, trop aqueux ou conservé dans des endroits humides, des taches verdâtres bien connues. Lorsqu'on examine au microscope, comme il a été dit plus haut, une parcelle de l'espèce de gazon verdâtre qui forme ces taches, on constate la présence d'un mycelium constitué par des filaments ramifiés qui se terminent en pinceaux (fig. 30, B); ces pinceaux sont formés par des chapelets de spores, on trouve en outre dans les préparations un grand nombre de spores libres.

2° *Aspergillus*. On trouve sur le pain moisi plusieurs espèces d'aspergillus :

A. flavus qui produit des taches jaunâtres ou brunâtres.

A. glaucus qui donne des taches verdâtres analogues au premier abord à celles de *Penicillium glaucum*, mais qui s'en distinguent par leur aspect granuleux.

A. niger qui forme des taches noires granuleuses à leur surface.

A. albus qui donne des taches blanches également granuleuses.

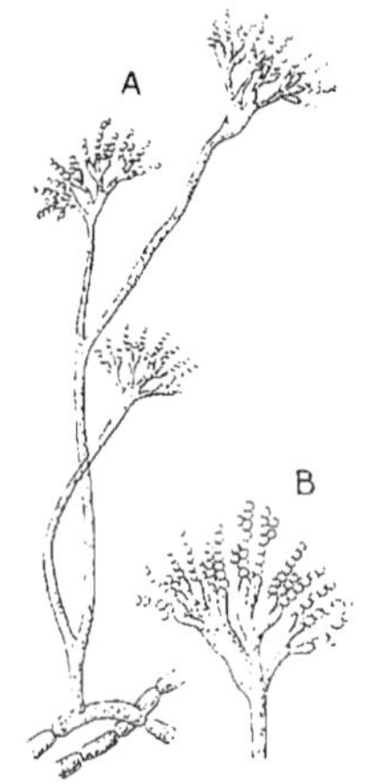

Fig. 30. — Penicillium glaucum. A, mycelium et spores (gross. 100 D.); B, capitule chargé de spores vu à un plus fort grossissement (200 D. environ).

Au microscope les Aspergillus se distinguent facilement du Penicillium. Les tiges de mycelium au lieu de se terminer en pinceaux se renflent à leur extrémité et sur ce renflement les spores se disposent d'une façon très régulière, comme sur une pelote (fig. 31, A); lorsque les sporanges ont été aplatis dans les préparations histologiques, leur aspect peut être comparé, comme on l'a dit, à la fleur du tournesol (fig. 31, B). Les sporanges de l'A. niger sont noirs.

---

1. Pour l'étude des moisissures du pain consulter : COMMAILLE, Étude sur les champignons rouges du pain. *Rec. mém. méd. milit.*, 1862, 3° série, t. VIII, p. 383. — POGGIALE Sur une altération spéciale et extraordinaire du pain de munition. Acad. de médecine, 1871. — GAULTIER DE CLAUBRY, De diverses altérations du pain par diverses espèces de champignons, Acad. de méd., 1871. — FÉLIX ROCHARD, Du parasitisme végétal dans les altérations du pain, *Ann. d'hyg. et de méd. lég.*, 1873, t. XL, p. 83. — MÉGNIN, *Revue d'hygiène*, 1881, p. 61. — J. DE SEYNES, Art. OÏDIUM, *in Diction. encyclop. des sc. méd.*

Ce sont les sporanges qui donnent aux taches formées par les aspergillus leur aspect granuleux.

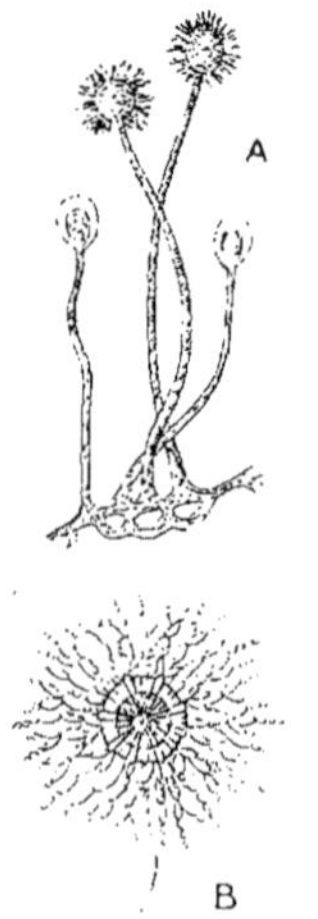

3° *Mucor*. On peut rencontrer sur le pain moisi trois espèces de mucor :

Mucor mucedo, c'est l'espèce la plus commune ; *M. mucedo* forme à la surface du pain des taches blanches d'abord, puis grisâtres et noirâtres. Le mycelium est formé de longues tiges qui s'enchevêtrent en tous sens ; les cultures ressemblent souvent à de l'ouate, surtout lorsqu'elles ont été obtenues dans un tube de verre qu'elles remplissent.

Au microscope on distingue, à l'extrémité des tiges de mycelium longues et non ramifiées, des sporanges de forme arrondie avec une petite collerette à la base (fig. 32). Lorsque les spores sont mûres, la petite membrane qui recouvre les sporanges se détache (C) et les spores se répandent de tous côtés ; comme les spores sont noirâtres la culture prend à ce moment une coloration grise de plus en plus foncée.

Fig. 31. — Aspergillus niger. A. mycelium et sporanges à un faible grossissement (70 D. environ) ; B. sporange vu à un plus fort grossissement.

Mucor racemosus. Il forme à la surface du pain des taches d'un jaune sale ; les tiges du mycelium sont plus courtes que celles de *M. mucedo*.

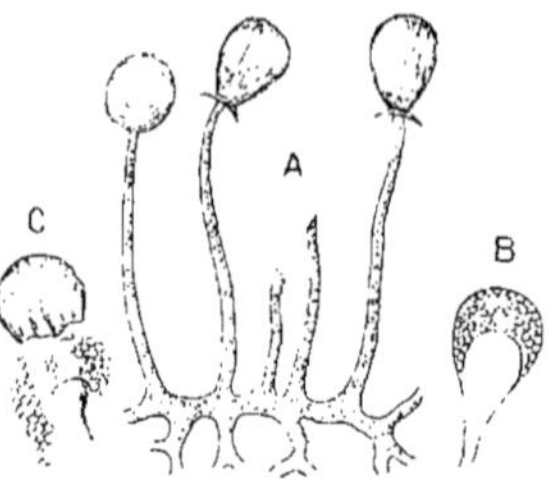

Fig. 32. — Mucor mucedo. A, mycelium et sporanges ; B, sporange mûr ; C. sporange mûr dépouillé de sa membrane, les spores s'échappent (gross. 100 D. environ).

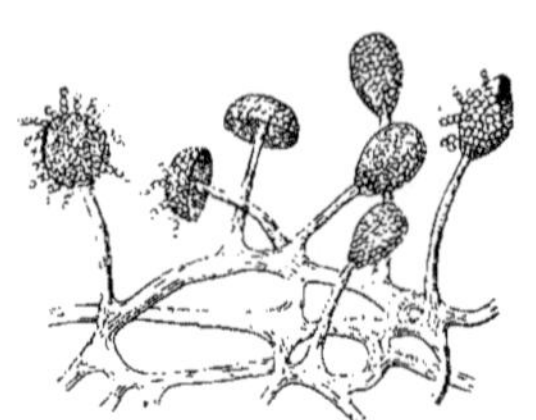

Fig. 33.   Rhizopus nigricans ou Ascophora nigricans.

Mucor stolonifer ou *Rhizopus nigricans* ou *Ascophora nigricans*. Il donne lieu à des taches noirâtres ou jaunâtres. Le mycelium est composé de tiges courtes et ramifiées, les sporanges en ampoule prennent en se vidant une forme caractéristique. l'ampoule se

retourne, si bien qu'à la place des sporanges on trouve des formes
en champignon (fig. 33).

En 1890 Rœser a observé à Versailles de nombreuses taches de
Rhizopus nigricans sur du pain biscuité qui était exposé pour le
ressuage dans une pièce située non loin d'une fosse à fumier : les
mouches provenant du fumier transportaient les spores des moisissures sur le pain (Rœser, Note sur un mode de contamination du
pain par le Mucor stolonifer, *Arch. de méd. milit.*, 1890, t. XV,
p. 462).

4°. *Oïdium*. L'*Oïdium aureum* ou *aurantiacum* forme sur le pain
des taches d'un jaune d'or ou couleur saumon : au microscope on

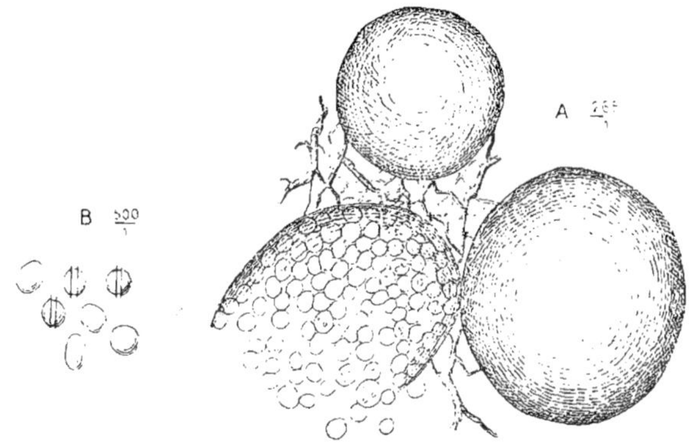

Fig. 34.   Oïdium aurantiacum. A, mycelium et périthèques sessiles globuleuses ; B, spores.
(D'après Mégnin, *Revue d'hygiène*, janv. 1881.)

constate l'existence d'un mycelium très peu abondant ramifié
(fig. 34) avec des périthèques sessiles, globuleuses, contenant des
spores discoïdes à faces bombées en forme de bonbonnière
(Mégnin).

A plusieurs reprises on a constaté que le pain de munition se
recouvrait de taches d'un rouge orangé ; cette altération a été
signalée pour la première fois en 1842 ; Payen, rapporteur de la
commission chargée d'examiner le pain, décrit deux champignons,
l'*Oïdium aurantiacum* et un autre champignon auquel il ne donne
pas de nom.

En 1871 la même altération a été observée sur du pain distribué
à l'École militaire à Paris ; Decaisne, Poggiale et Gaultier de Claubry
qui examinèrent le pain attribuèrent l'altération à l'*Oïdium aureum*.

D'après Commaille il y aurait trois espèces de champignons
rouges du pain. On voit que la question est encore assez obscure

et que, à l'occasion, elle mériterait d'être étudiée de nouveau avec les procédés perfectionnés d'examen et de culture dont nous disposons aujourd'hui.

On sait que le *Micrococcus prodigiosus* en se développant sur le pain peut produire des taches d'un beau rouge.

L'*Oïdium lactis* peut aussi se développer sur le pain en donnant un enduit muqueux d'un blanc sale; au microscope on ne trouve que des cellules allongées d'abord, puis arrondies réunies bout à bout (fig. 35, B); l'aspect est à peu près celui de l'*Oïdium albicans*, quelques mycologues assimilent d'ailleurs ces deux espèces.

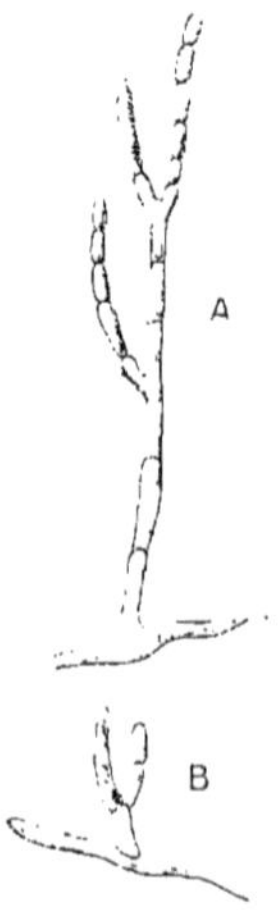

D'autres causes peuvent déterminer des colorations anormales du pain.

Au mois d'avril 1856, à la manutention militaire de Paris on obtint du pain de munition d'un bleu noirâtre. Poggiale, chargé d'examiner ce pain, reconnut que cette coloration était due à la présence dans le blé de graines de *Melampyrum arvense* (*Scrofulariacées*). Ces graines, dont le volume se rapproche de celui du blé, ne peuvent pas être séparées par le criblage. La coloration noirâtre ne se produit qu'après fermentation, cuisson et refroidissement. Les farines qui ont donné lieu à ce phénomène provenaient de blés durs d'Afrique et de blés de qualité inférieure de Smyrne et de Salonique.

Fig. 35. — Oïdium lactis. A, oïdium vieux; B, oïdium jeune. (Gross. 150 D. environ. (D'après Flügge.)

Les graines de la *Cephalaria Syriaca* (scabieuse) peuvent donner lieu à une coloration analogue (*Revue du service de l'intendance milit.*, 1888, p. 135). La coloration du pain due à la présence de ces graines ne peut pas être confondue avec les altérations qui sont produites par des moisissures ou par des bactéries; nous avons vu que le pain était stérilisé dans le four, et la teinte bleu noirâtre dont nous parlons apparaît trop vite après la sortie du four pour qu'on puisse soupçonner les moisissures ou les microbes d'en être la cause.

On consomme assez souvent dans les environs de Munich du pain bleu ou violet, fabriqué avec du blé qui contient des graines de *Melampyrum* ou de *Rhinantus*. L'usage de ce pain n'entraîne pas d'accidents; Lehmann a fait manger à des lapins des graines de *Rhinantus* et il en a mangé lui-même jusqu'à 35 grammes, sans observer aucun trouble morbide. Le pain bleu doit être cependant rejeté comme ayant été fabriqué avec du blé de qualité inférieure (LEHMANN, *Sur le pain bleu, Congrès des naturalistes et médecins allemands*, Berlin, 1886, Anal. *in Revue d'hygiène*, 1886, p. 1066).

F. *Accidents produits par le pain altéré ou contenant des produits toxiques* [1]. — Le pain moisi lorsqu'il est ingéré par l'homme ou par les animaux donne lieu à des accidents plus ou moins graves.

En 1862 Decaisne a observé en Italie des accidents chez des personnes qui avaient mangé du pain couvert d'*Oïdium aureum*.

Cornevin a cité des faits d'empoisonnement par le pain moisi chez le porc et chez le cheval.

Allen a publié le récit de l'empoisonnement de huit personnes qui avaient mangé du pudding fait avec du pain moisi.

Cameron a observé des faits analogues.

M. Mégnin a publié en 1881 la relation d'accidents observés à Oran sur des chevaux du 2e hussards qui avaient mangé du pain de munition moisi (*Ascophora nigricans, Oïdium aureum*); un des chevaux resta paraplégique.

D'après Mégnin le *Rhizopus* ou *Ascophora nigricans* serait le plus dangereux des champignons du pain; il est bien probable que les moisissures du pain sont surtout dangereuses à cause des modifications qu'elles déterminent dans le pain, à cause des toxines auxquelles elles donnent naissance et que, par suite, elles sont toutes plus ou moins dangereuses.

La facilité avec laquelle le pain peut devenir un milieu de culture pour les moisissures commande certaines précautions; le pain doit être mis à l'abri des insectes et de la poussière; il ne faut pas le laisser séjourner dans des locaux humides, il s'y ramollit et s'y couvre de moisissures.

Le pain du soldat est placé en France sur des planches qui sont suspendues au centre des chambres des casernes. On l'a mis ainsi à l'abri des rongeurs mais on l'a exposé sans protection aux poussières. Quand on balaie les chambres, quand on fait les lits, ou qu'on brosse les habits, une partie de la poussière va se déposer sur le pain [2]. La circulaire ministérielle du 28 mars 1894 sur l'hygiène du casernement recommande de protéger le pain

---

1. DECAISNE, *Gaz. médic.*, 1871, p. 370. — ALLEN, *The Analyst*, nov. 1878. — CORNEVIN, *Recueil vétérinaire*, 1872, p. 776. — MÉGNIN, *Revue d'hygiène*, 1881, p. 61.
2. MALJEAN, Le pain des soldats et la poussière des chambres, *Arch. de méd. milit.*, 1891, t. XVIII, p. 40.

avec une toile d'emballage, ce qui nous paraît utile, mais insuffisant. Le pain devrait être mis dans les réfectoires et non dans les chambres où les hommes couchent.

Le pain peut renfermer d'autres substances toxiques que celles qui proviennent des altérations produites par les moisissures.

L'*ergotisme* ne se produit guère que dans les pays où l'on consomme du pain de seigle.

En Algérie, on a observé à plusieurs reprises des accidents graves chez des Kabyles qui, à la suite d'années de disette, avaient fait usage de farines de très mauvaise qualité, obtenues en broyant toutes les graines des plantes parasites récoltées avec le blé ; on voyait survenir tantôt des paralysies, tantôt des gangrènes des extrémités. Ces accidents ont été attribués aux graines de *Lathyrus clymenum* (plante très voisine de *Lathyrus cicera* ou pois chiche)[1].

On a signalé encore de petites épidémies de *saturnisme* dues à l'emploi de farines renfermant du plomb. Ces épidémies ont eu généralement pour cause l'emploi de matières plombiques ou de plomb métallique dont les meuniers se servaient pour combler les fissures des meules. Telle fut l'origine de la grave épidémie relatée par Lion qui fit aux environs de Chartres 20 victimes sur 350 malades.

En 1885, le docteur Gailhard a relevé dans quatre communes des Hautes-Pyrénées, 72 cas de saturnisme qui étaient dus à la même cause.

En 1894, le docteur H. Strauss a observé des faits analogues dans un village des environs de Giessen ; le plomb provenait d'une composition qui servait à la restauration des meules (*Berlin. klin. Wochenschr.*, 1894).

Le docteur Ducamp a donné la relation d'une épidémie qui sévit dans les 17e et 18e arrondissements de Paris à la suite de la consommation de pains cuits dans des fours chauffés avec des bois de démolition recouverts de peintures plombifères.

Bertrand et Ogier ont vu une épidémie de saturnisme se produire dans les conditions suivantes : le moulin qui fournissait la farine incriminée était très bien tenu, les meules étaient en bon état, mais pour conduire la farine des meules aux blutoirs, on se servait de godets en tôle plombée (*Soc. de méd. lég.*, 14 nov. 1887, et *Bulletin méd.*, 1887).

---

1. HATTUTE, Des gangrènes spontanées chez les Kabyles. *Rec. mém. méd. milit.*, 1868, n° de décembre, p. 518. — GRANDJEAN, *Arch. de méd. milit.*, 1883, t. I, p. 95.

G *Fabrication du pain en campagne. Fours de campagne. Fours locomobiles.* — En campagne on doit distribuer du pain toutes les fois que la chose est possible; nous verrons en effet que lorsqu'on abuse du biscuit, on voit apparaître des troubles gastro-intestinaux.

On réquisitionne les fours des boulangers civils, on peut aussi faire venir par les chemins de fer du pain fabriqué dans les villes voisines des points occupés par les troupes; mais ces moyens sont souvent insuffisants, les fours des boulangers civils sont en trop petit nombre et les trains d'approvisionnement ne circulent pas toujours facilement, les voies ferrées pouvant être encombrées ou coupées. Dans beaucoup de pays (Algérie au début de la conquête, Mexique, Tonkin, etc.), on n'a d'ailleurs ni l'une ni l'autre de ces ressources. Il est donc indispensable d'avoir des fours de campagne.

Le four Lespinasse, qui était encore en usage dans notre armée en 1870, se composait d'un grand nombre de pièces en tôle qu'il fallait emballer et ajuster. Ces fours une fois installés donnaient de bons résultats (chaque appareil permettait de cuire 2000 à 2500 rations par jour), mais leur déplacement demandait beaucoup de temps, sans compter que les pièces, très nombreuses, se faussaient, se cassaient ou se perdaient, ce qui rendait le montage long et difficile, sinon impossible.

On se sert actuellement dans l'armée française :

1° D'un four Lespinasse simplifié ;

2° D'un four démontable de campagne (système Geneste, Herscher et Somasco) ;

3° De fours locomobiles.

Le four Lespinasse modifié, beaucoup plus petit que l'ancien, se compose de travées qu'il suffit de juxtaposer sur le sol pour monter le four. Il ne diffère guère du four démontable de campagne que par ce fait qu'il doit être recouvert de terre, ce qui n'est pas nécessaire avec le four démontable du système Geneste, Herscher et Somasco. Le four Lespinasse divisible en travées peut être transporté à dos de mulets (il faut cinq mulets pour transporter un de ces fours) ou sur une voiture-boulangerie dite *manutention roulante* (voir plus bas).

Les grands fours Lespinasse de l'ancien modèle ne sont utilisables que dans les places fortes, dans les camps retranchés, en un mot toutes les fois qu'il doit y avoir stationnement prolongé des troupes.

Le *four démontable de campagne* (système Geneste, Herscher et Somasco) se compose de travées en tôle, à double paroi, avec un espace intermédiaire rempli d'une matière mauvaise conductrice de la chaleur. La sole du four est en terre réfractaire, les panneaux de la sole sont enchâssés dans des boîtes métalliques qui en assurent la solidité.

Les travées, en nombre variable, sont juxtaposées sur le sol qui a été recouvert avec les panneaux de la sole.

La figure 36 représente un de ces fours composé de cinq travées.

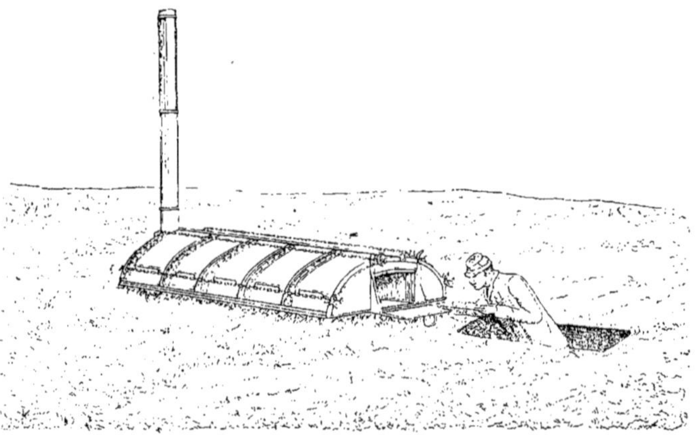

Fig. 36. — Four démontable de campagne (système Geneste, Herscher et Somasco), adopté dans l'armée française.

Des pièces de tôle ferment le four à ses deux extrémités ; d'un côté est une porte qui permet d'enfourner le pain et de le défourner, à l'autre extrémité s'adapte une cheminée. Des chaînes de serrage permettent de rapprocher les unes des autres les différentes travées.

Le montage est très facile et très rapide ; il suffit de placer les travées sur le sol, les unes à côté des autres, de serrer les chaînes, de dresser la cheminée et de creuser devant le four un trou dit *trou du brigadier*, dans lequel se met l'homme chargé de faire cuire le pain. Le four se chauffe comme un four ordinaire. Il n'est pas nécessaire de le recouvrir avec de la terre.

Le poids de chaque travée est de 25 à 30 kilogr., aussi est-il facile de transporter le four dans des voitures ou bien à dos de mulets.

Pour transporter un four composé de cinq travées il faut six mulets.

Le four entier peut être chargé sur une voiture spéciale dite *manutention roulante.*

La manutention roulante se compose d'un coffre monté sur des ressorts, des essieux et des roues, des modèles des équipages militaires.

A l'avant du coffre est disposé le siège pour les conducteurs, avec ses accessoires.

A l'intérieur du coffre se placent dans un ordre déterminé, et chacun à leur place respective, les objets suivants : un pétrin dans lequel on emballe pour la route deux toiles de tente, les piquets pour le montage, une balance à pâte, une hachette, un merlin, des pannetons entoilés, les pelles à braise, à enfourner et à défourner et quelques menus objets. Des banquettes sont disposées pour recevoir les boulangers; derrière les banquettes sont placées les armatures en bois des tentes. En face de l'une des banquettes se trouve le petit pétrin dans lequel on rafraîchit les levains. A côté de ce pétrin, une marmite à concentration de chaleur, dans laquelle l'eau peut être conservée chaude pendant plusieurs jours, complète le matériel indispensable à la fabrication des levains en marche, pour laquelle l'eau chaude est nécessaire.

Au-dessus de la voiture, formant plafond, se trouve le four démontable, il est recouvert lui-même par une bâche imperméable placée sur des arceaux en fer.

Au-dessous, dans un coffre, se placent les panneaux céramiques composant la sole du four.

Enfin, suspendus à l'arrière et sur les côtés de la voiture se trouvent : une pelle et une pioche de terrassier, deux poulains pour descendre facilement les travées du four; le timon de rechange, etc.

La voiture avec tous ses accessoires pèse environ 1700 kilogr.; le peu de place que prend tout le matériel, par suite du rangement méthodique, permet le transport de la farine nécessaire à la fabrication des levains.

Lorsque l'ordre du départ est donné, le matériel est remis en place, le four est monté sur la voiture, et on fait chauffer de l'eau que l'on transvase, au moment du départ, dans le récipient à concentration de chaleur.

Un four de cinq travées qui, une fois monté, mesure 3 m. 25 de long, sur 1 m. 36 de large et 0 m. 50 de hauteur peut servir à cuire en 24 heures 945 à 1170 kilogrammes de pain. Le poids approximatif du four est de 520 kilogr.

Le *four locomobile* (système Geneste, Herscher et Somasco) se compose d'une voiture montée sur quatre roues ayant les dimensions ordinaires des grands fourgons du train.

Le coffre métallique de cette voiture contient deux fours superposés (fig. 37 et 38). Chaque four se compose d'une sole en bri-

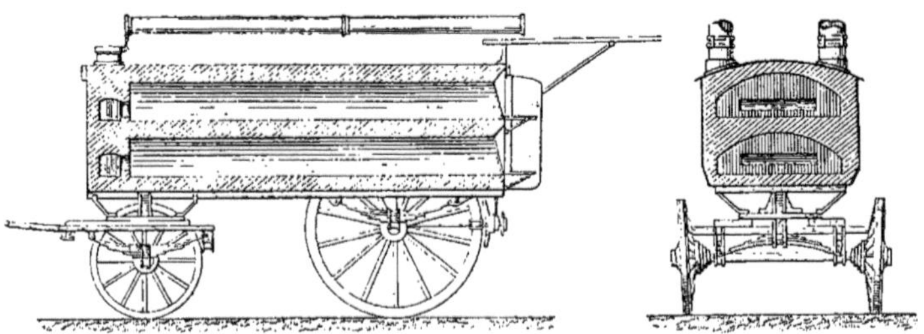

Fig. 37. — Four locomobile (système Geneste. Herscher et Somasco)   Fig. 38. — Four locomobile.
adopté dans l'armée française. Coupe longitudinale.   Coupe transversale.

ques spéciales et d'une voûte en tôle ; les bouches d'enfournement sont à l'arrière de la voiture, deux cheminées indépendantes, qui s'abaissent pendant la marche, permettent à la fumée de s'échapper au dehors pendant le chauffage du four. Une double paroi garnie de matière isolante, incombustible, empêche la déperdition de la chaleur.

Les fours sont chauffés de la manière ordinaire au moyen de bois introduit sur la sole et chauffant directement la voûte.

Des fourgons spéciaux accompagnent ces fours ; chaque fourgon contient le matériel de deux fours locomobiles ; les ouvriers boulangers sont transportés dans ces fourgons et peuvent préparer le levain pendant la marche.

Chaque corps d'armée est doté d'une boulangerie de campagne portant le numéro de ce corps d'armée ; elle se compose de sections égales (de huit fours chacune), à raison d'une section pour le quartier général et d'une section pour chaque division.

La boulangerie de campagne assure la fabrication du pain nécessaire au corps d'armée, concurremment avec les boulangeries du pays traversé ; elle est, en principe, à la disposition de l'intendant du corps d'armée [1].

L'armée allemande possède également des fours locomobiles de campagne.

1. Principales dispositions concernant l'alimentation des troupes en temps de guerre, Paris, 1894 (chez Baudoin). — Instruction spéciale sur les boulangeries de campagne.

II. Pain biscuité. Biscuit. Pain de guerre. — A. Le *pain biscuité* est du pain de munition auquel on fait subir une cuisson plus prolongée qu'au pain ordinaire, afin de le rendre susceptible d'une plus longue conservation.

Autrefois il y avait trois types de pain biscuité : au quart biscuité, à demi biscuité, et aux trois quarts biscuité ; il n'y a plus aujourd'hui qu'un seul type, le pain à demi biscuité.

La fabrication du pain biscuité est la même que celle du pain ordinaire, seulement pendant la cuisson on fait évaporer une plus grande quantité d'eau.

Les pâtons sont de 1750 grammes. Au moment de l'enfournement, on fait à la partie supérieure des pains deux coupures en croix qui facilitent l'évaporation de l'eau.

La cuisson dure 1 h. 10′. Le poids de chaque pain doit être de 1400 gr. ; le pain représente deux rations comme le pain ordinaire.

Le pain biscuité se conserve de quinze à vingt jours.

B. *Biscuit* [1]. L'usage du biscuit dans l'alimentation du soldat en campagne est très ancien. Le mot *biscuit* vient des mots latins *bis coctum* ; le biscuit est soumis en effet à une cuisson beaucoup plus prolongée que le pain ordinaire.

Au temps des Antonins les armées romaines faisaient usage du biscuit comme approvisionnement de campagne.

Au XVI° siècle le biscuit portait le nom de *pain de pierre des Turcs*. Sous Louis XIV et sous Louis XV il fut souvent utilisé : son emploi devint réglementaire à partir de 1792 pour les troupes en campagne.

Le biscuit qui a été en usage jusqu'en 1894 dans l'armée française était fabriqué avec les mêmes farines que le pain ordinaire.

Primitivement on ne mettait dans la pâte ni sel, ni levain, par la raison que le sel est hygrométrique et que le levain produit des boursouflures. Le biscuit ainsi préparé se conservait bien, mais il était d'une digestion difficile. On réussit par la suite à introduire dans la pâte une petite quantité de sel et de levain sans nuire sensiblement à la conservation du biscuit. Le pétrissage se faisait à la mécanique ; le pétrissage à bras employé primitivement était très pénible, car la pâte très dense du biscuit renferme moins d'eau que celle du pain ordinaire.

---

1. Fonssagrives, art. Biscuit. *in Diction. encyclop des sc. méd.* — Morache, *op. cit.* — Gurtii, Les conserves alimentaires, *Org. d. Militärwissen. Ver.*, 1893, Anal. *in Arch. de méd. milit.*, 1893, t. XXII, p. 564. — Notice sur le concours pour un pain de guerre, *Journal officiel*, 14 avril 1894.

Après pétrissage, la pâte était soumise à un foulage énergique entre des rouleaux de fonte ; elle passait ensuite dans une espèce de laminoir ; un coupe-pâte donnait aux galettes les dimensions voulues et perçait sur chaque face des trous destinés à faciliter l'évaporation de l'eau.

Pour la cuisson, le four était moins chauffé que pour celle du pain.

A la sortie du four le biscuit était exposé dans des chambres chauffées à 20 ou 30° où s'achevait la dessiccation.

Le biscuit sortant du four renferme le plus souvent de 12,5 à 14,5 p. 100 d'eau ; dans ce cas, il ne perd que 1 à 3 p. 100 par le fait de sa dessiccation spontanée à l'air libre. Il arrive parfois que le biscuit, sortant du four, contient moins de 10 p. 100 d'eau ; il reprend alors du poids pour revenir à la proportion d'eau ordinaire, mais il reste cassant. Le même fait se produit avec les biscuits que l'on repasse au four pour en prolonger la conservation (BALLAND, *op. cit.*). A la sortie du four la température à l'intérieur du biscuit atteint 110° ; le biscuit sort du four complètement stérilisé (BALLAND et MASSON, *op. cit.*).

Le Formulaire pharmaceutique des hôpitaux militaires résume ainsi qu'il suit les caractères du biscuit de bonne qualité. Le biscuit a une couleur fauve pâle, une odeur et une saveur agréables ; sa surface, percée de trous, n'est pas boursouflée ; il est sonore, cassant, parfaitement sec, et n'attire pas l'humidité de l'air ; l'intérieur est d'un blanc jaunâtre, sec, serré, uni et comme feuilleté ; il ne présente pas les cavités que l'on remarque dans la mie du pain ; la croûte est peu épaisse. Le biscuit a une cassure nette, ne s'émiette pas et se gonfle dans l'eau ; il est parfaitement cuit dans toute son épaisseur, sans être brûlé. Les galettes ont une forme carrée ; le poids est de 200 grammes environ, il peut varier de 185 à 215 grammes.

La limite ordinaire de conservation était d'une année, mais le biscuit pouvait se conserver beaucoup plus longtemps et c'était là sa plus précieuse qualité. Nous avons eu entre les mains en 1894 du biscuit qui provenait du siège de Paris et qui avait par conséquent vingt-quatre ans de fabrication. Ce biscuit était très bien conservé et il aurait pu être consommé. Il nous avait été remis pour le musée d'hygiène du Val-de-Grâce par M. le médecin principal Badour et il doit encore se trouver dans ce musée.

Autrefois le biscuit était gardé et transporté dans des caisses en bois qui ne le protégeaient pas suffisamment ; on se sert aujourd'hui pour cet usage de caisses étanches en tôle galvanisée, ce qui permet de disperser les approvisionnements dans les forts et de les placer dans des casemates, sans avoir à craindre les altérations qui autrefois se produisaient très souvent dans ces conditions.

Le biscuit est très dur et lorsqu'on veut le manger tel quel, il constitue évidemment un aliment peu agréable; il faut le casser et faire tremper les morceaux dans du café; le biscuit s'imbibe et on prépare ainsi une soupe au café qui est très bonne.

Pour renouveler les approvisionnements on était obligé de faire consommer assez souvent du biscuit en temps de paix et le soldat jetait presque toujours ou vendait le biscuit qu'on lui distribuait, ce qui constituait un déchet regrettable sur la ration réglementaire. Le remplacement du biscuit par un pain de guerre plus facilement accepté que le biscuit par le soldat, et pouvant être utilisé en temps ordinaire comme pain de soupe, était donc très désirable.

C. *Pain comprimé. Pain de guerre.* — Le pain mis en lieu sec et aéré se dessèche lentement et ne retient, au bout d'un temps variable avec la grosseur et la forme du pain, que 12 à 14 p. 100 d'eau, c'est-à-dire la même quantité que la farine. Ce pain desséché se laisse d'ailleurs très bien imbiber par les liquides (Balland, Expér. sur le pain et le biscuit, 1893, *loc. cit.*). On pourrait donc employer comme pain de réserve ou de guerre, du pain simplement desséché; malheureusement ce pain occuperait un grand volume et il serait difficile à emmagasiner, à conserver et à transporter. Aussi a-t-on songé à se servir de pain comprimé, formant des galettes semblables à celles de l'ancien biscuit. Le pain comprimé qui a été mis en expérience dans l'armée autrichienne en 1891 a donné de très bons résultats, il se conserve bien et trempe facilement (Gurth); il a été adopté dans cette armée.

En France, de nombreux spécimens de pain de guerre ont été proposés et mis à l'essai : bispain de Serrant, biscuit Périer, pain de réserve Besnard etc.... Le *pain Périer* mérite une mention spéciale à cause de ses qualités incontestables. La composition de la pâte qui sert à fabriquer ce pain-biscuit est la même que celle du pain ordinaire, à cela près qu'on y met très peu de sel.

Le pain Périer a la forme d'un biscuit de troupe, mais il est un peu plus épais; il s'imprègne d'eau ou de bouillon beaucoup plus rapidement que le biscuit ordinaire. On le ramène à l'état frais en le plongeant dans l'eau pendant quelques minutes et en le présentant ensuite au feu, ou en le laissant simplement ressuer à l'air. Employé comme pain de soupe il absorbe une quantité de bouillon égale à sept ou huit fois son poids et il trempe complètement. Ce produit est évidemment supérieur à l'ancien biscuit, mais il présente encore des inconvénients lorsqu'on veut l'employer en temps de paix pour remplacer le pain de soupe : 1° il faut casser les biscuits avec un maillet et il en résulte des déchets ; 2° alors que le pain de soupe ordinaire est trempé en 5′, le pain Périer exige 30′ environ, et pendant ce temps la soupe peut refroidir ; 3° les soldats préfèrent le pain ordinaire et laissent souvent le pain Périer quand on l'emploie à tremper la soupe ; 4° enfin le pain Périer coûte beaucoup plus cher que le pain de soupe ordinaire.

M. Destenet, sous-intendant militaire à Saint-Germain, et M. Vaury, entrepreneur de biscuit de la place de Paris, ont obtenu en dernier lieu un *pain de guerre* qui a été adopté. Ce pain de guerre se présente sous la forme de petites galettes qui ont à peu près la moitié du volume des anciens biscuits. Ces galettes sont piquetées ; elles sont fabriquées sans moules, avec de la pâte assez ferme et peu fermentée, leur cuisson est analogue à celle du biscuit ordinaire (*Médecine moderne*, 5 janv. 1895).

La galette de l'ancien biscuit ne correspondait pas à la ration, les distributions se faisaient au poids ; quand le biscuit était distribué seul, la ration était de 600 grammes. La ration de pain de guerre sera la même que celle de biscuit, du moins aucune modification n'a été apportée jusqu'ici aux allocations.

L'ancien biscuit a donc vécu, et le nom même de *biscuit* va disparaître en France du vocabulaire officiel ; une note ministérielle du 25 novembre 1894 prescrit de substituer à l'avenir l'expression de *pain de guerre* à celle de *biscuit*.

Dans l'armée allemande on distribue du biscuit en petits morceaux de 3 centimètres de long environ sur $1^{cm},5$ de large que les soldats peuvent manger tout en marchant ; pour rendre le biscuit moins fade on y introduit quelques semences d'anis.

D. *Altérations du biscuit. Accidents produits par le biscuit altéré.* — Les altérations du biscuit sont produites ou bien par des insectes, ou bien par des moisissures.

Les insectes parasites du biscuit sont différents de ceux du blé. On trouve souvent dans les biscuits des larves qui, après avoir creusé des galeries dans tous les sens, se transforment en chrysalides et en papillons. Il s'agit d'un microlépidoptère du genre *Ephestia* [1].

D'après Decaux les principaux parasites du biscuit sont au nombre de trois : *Ephestia elutella*, *Ephestia interpunctata*, *Asopia farinalis*.

Les trous dont les biscuits sont percés pour permettre l'évaporation de l'eau favorisent la pénétration des insectes.

Les jeunes larves de l'Ephestia pénètrent dans les caisses en bois les mieux fermées ; pour défendre contre elles les biscuits ou le pain de guerre, il est nécessaire d'employer des boîtes métalliques stérilisées et hermétiquement closes dans lesquelles on enferme le biscuit à peine refroidi.

Les biscuits, surtout lorsqu'ils ont été emmagasinés dans des locaux humides, sont souvent envahis par les moisissures, on retrouve sur les biscuits ainsi altérés les mêmes moisissures que sur le pain ; en raison de la composition du biscuit, de sa dureté et de sa sécheresse, ces moisissures ont un aspect un peu différent de celui qu'elles présentent sur le pain : accroissement moins rapide, tiges de mycelium plus petites, etc....

On comprend quels ravages peuvent produire les insectes et les moisissures dans les approvisionnements quand on songe que les magasins de la guerre contiennent 100 000 quintaux de biscuit, et que le biscuit n'est consommé que 14 mois (au minimum) après sa fabrication (TROUESSART, Les parasites des habit. humaines et des denrées alimentaires, Paris, 1895, p. 153).

Lorsqu'on est obligé de nourrir pendant longtemps des soldats ou des marins avec du biscuit, on voit souvent apparaître au bout d'un certain temps des troubles gastro-intestinaux chez un certain nombre d'hommes ; la diarrhée est si commune dans ces conditions qu'on lui a donné le nom de *diarrhée du biscuit*.

Ces accidents se produisent surtout lorsque les biscuits sont altérés et ils peuvent prendre, lorsque ces altérations sont profondes, les allures de véritables intoxications (biscuits envahis par les moisissures ou par les parasites).

Lorsqu'on n'a à sa disposition que du biscuit altéré, il est indiqué de le faire passer au four avant de le consommer afin de détruire les parasites qui se trouvent à l'intérieur (Kéraudren). On peut

---

1. STROEBEL, Sur une altération du biscuit de troupe, *Arch. de méd. milit.*, 1892, p. 18. — DECAUX, Les parasites du biscuit de troupe. Moyens de préservation, *Arch. de méd. milit.*, 1892, t. XX. p. 81. — DANYSZ, *Mém. du labor. de la Bourse de commerce*, Paris. 1893 ; Origine et multiplic. de l'*Ephestia Kuehniella*, Acad. des Sc. et *Revue du service de l'intendance milit.*, 1894, p. 185.

aussi employer les vapeurs sulfureuses qui tuent les parasites et qui arrêtent le développement des moisissures sans donner au pain ou au biscuit exposé à ces vapeurs des propriétés nuisibles (Hoppe-Seyler); mais on ne remédie ainsi qu'en partie au mal; les cadavres des parasites, leurs déjections, les altérations chimiques subies par le biscuit expliquent les troubles graves qui peuvent se produire à la suite de l'ingestion de ces biscuits altérés (Fonssagrives, *op. cit.*).

III. Légumes frais et légumes secs. De la nécessité de faire entrer les légumes frais dans la ration du soldat. — Les légumes secs sont beaucoup plus riches en azote que les légumes frais, aussi a-t-on conseillé de remplacer en partie les légumes frais par des légumes secs dans la ration du soldat.

100 grammes de légumes frais ne renferment, en moyenne, que $0^{gr},24$ d'azote et $5^{gr},55$ de carbone, tandis que 100 grammes de haricots secs renferment $3^{gr},92$ d'azote et 43 grammes de carbone.

On peut certainement opérer avec avantage cette substitution dans une certaine mesure, mais il ne faut pas oublier que les végétaux frais doivent toujours faire partie de l'alimentation du soldat en temps de paix et en campagne. Lorsqu'on est amené à supprimer les végétaux frais dans l'alimentation du soldat ou du marin, on voit apparaître une des maladies qui ont fait autrefois le plus de ravages dans les armées de terre et de mer : le scorbut.

Le scorbut est devenu rare dans les armées, parce que nous possédons dans la pomme de terre un précieux antiscorbutique, mais on le voit reparaître dès que les légumes frais font défaut. Le scorbut a régné avec force en Crimée (1854-1855), il a été observé en 1870 pendant le siège de Paris et il n'est pas rare de le voir apparaître dans les prisons ou dans les pénitenciers militaires.

L'analyse des épidémies scorbutiques montre que la maladie s'est toujours développée sur des hommes privés depuis un certain temps de végétaux frais ou n'en recevant qu'une quantité insuffisante, et qu'elle a toujours disparu dès que les conditions d'alimentation ont été modifiées. Lorsqu'on fait une enquête sur les causes d'une épidémie de scorbut, il ne faut pas se contenter de cette assertion que les malades recevaient des vivres frais; sous ce nom on peut n'avoir en vue que la viande fraîche, et la viande fraîche ne suffit pas à prévenir le scorbut. On ne doit pas non plus se contenter de voir si les légumes frais figurent dans le régime alimentaire; il faut s'assurer si pendant quelque temps les légumes frais n'ont pas été remplacés par des légumes secs, si les légumes frais étaient de bonne qualité et en quantité suffisante. Il faut rechercher enfin si les malades n'ont pas été mis à un régime particulier, privés par mesure disciplinaire d'une partie de leurs aliments ; dans les pénitenciers de l'Algérie, le scorbut s'observe presque exclusivement chez les hommes qui, punis de cellule, ne reçoivent pour toute alimentation que du pain et de l'eau. C'est parce qu'ils ont négligé de se livrer à ces investigations que quelques observateurs ont pu soutenir que le scorbut se développait quelquefois chez des individus bien nourris et recevant des vivres frais.

Le fait que la privation de végétaux et de fruits frais est la principale cause du scorbut est si bien démontré depuis Bachstrom et Lind que, dans la marine, il est de règle de faire des distributions régulières de suc de limon (lime juice) toutes les fois qu'on ne peut pas se procurer des vivres frais. En Angleterre, une loi oblige les capitaines des navires marchands à distribuer le lime juice toutes les fois que leurs navires sont en mer depuis 14 jours, et des condamnations ont été souvent prononcées par les tribunaux pour des contraventions à cette loi [1].

Dans un grand nombre de garnisons des jardins sont mis à la disposition des corps de troupe pour y établir des potagers. Le rôle de ces jardins militaires a été très bien défini par Schindler.

Le jardin militaire doit être le suppléant et non le concurrent du fournisseur de légumes ; il faut planter surtout des légumes qu'on ne trouve que difficilement dans le commerce à des prix abordables pour le soldat. Dans nos climats c'est à la fin de l'hiver que les légumes frais deviennent rares, il faut donc s'efforcer de s'en procurer à ce moment dans les jardins militaires. On plantera du persil, du cerfeuil, de l'oseille en bordures, de l'ail, des oignons, des poireaux ; la plus grande partie du jardin sera réservée aux salades et aux haricots verts. Pour avoir de la salade tout l'hiver il suffit de semer en août et en septembre de la mâche ou des pissenlits soit en planches, soit à la volée dans tout le jardin [2].

---

1. LIND, Traité du scorbut, 1753. — LE ROY DE MÉRICOURT, Acad. de médecine. Discuss. sur la nature du scorbut, 1874. — LAVERAN, Traité des malad. des armées, 1875, p. 478. — DE BEURMANN, Le scorbut des prisons, *Arch. gén. de méd.*, 1884. — LANCEREAUX, même sujet, *Ann. d'hyg. publ.*, 1885.

2. Les végétaux frais ou secs donnent lieu très rarement à des accidents. Nous devons signaler cependant des accidents d'intoxication qui ont été observés en 1888 par Cortial. au 139e d'infanterie à Lyon. et attribués par lui à l'emploi de pommes de terre très petites, et encore vertes dont la pelure difficile à enlever à cause de la petitesse des tubercules renfermait beaucoup de solanine (*Arch. de méd. milit.*, 1889, t. XIV, p. 3).

CHAPITRE VII

VIANDE

I. — Comment peut-on procurer de la viande de bonne qualité au soldat?
Boucheries militaires. Estampillage des viandes. — II. Expertise de la viande
sur pied, en quartiers, en morceaux. Caractères d'une viande de bovidé de
bonne qualité. — III. Des qualités et des catégories. — IV. Viandes de veau,
de mouton, de porc, de cheval. — V. Des viandes de mauvaise qualité.
Viandes fiévreuses, étiques, hydroémiques. Viandes altérées, accidents
auxquels elles peuvent donner lieu. Intoxications par la morue altérée.
Viandes d'animaux atteints de maladies virulentes ou parasitaires transmissibles à l'homme. Charbon bactéridien. Tuberculose. Ladrerie. Trichinose.
— VI. Cuisson de la viande. Préparation du bouillon. Rendement de la
viande. — VII. Lait contaminé ou provenant d'animaux malades. Maladies
transmissibles par le lait.

I. La viande constitue, comme le pain, un des éléments les plus
importants de la ration du soldat; au point de vue pratique l'étude
de la viande saine ou malade présente un grand intérêt pour nous;
l'expertise de la viande qui est souvent confiée au médecin militaire, est beaucoup plus difficile que celle du pain, et il est indispensable qu'elle soit faite avec beaucoup de soin et de compétence. Non seulement les viandes de qualité inférieure sont peu
nutritives, mais les viandes altérées ou provenant d'animaux
malades peuvent provoquer chez l'homme des accidents plus ou
moins graves.

Ainsi que nous l'avons vu (Ch. v) le soldat français reçoit
chaque jour, en temps de paix, 300 grammes de viande non
désossée, ce qui, après enlèvement des os, des aponévroses et
des tendons et après cuisson représente 140 grammes de viande
environ, soit 70 grammes à chaque repas. Il importe beaucoup
que la viande soit de bonne qualité, sans quoi la ration tombe
encore au-dessous de ce chiffre.

On a essayé de différents procédés pour se procurer la viande destinée à l'alimentation du soldat.

En 1873 on a mis la fourniture de la viande en adjudication dans chaque garnison, d'après le procédé en usage pour la plupart des fournitures dans l'armée. Ce procédé avait l'avantage d'être simple et économique, les corps n'avaient plus besoin de passer des marchés particuliers avec les bouchers, et on réalisait de belles économies, car on trouvait toujours des bouchers qui pour devenir fournisseurs de l'armée et pour l'emporter sur leurs concurrents soumissionnaient à des prix inférieurs au cours.

On s'aperçut bientôt des graves inconvénients de cette manière de faire. Les bouchers qui avaient soumissionné à un prix trop bas étaient obligés d'acheter pour la troupe des animaux spéciaux : bœufs âgés, fatigués par le travail, vieilles vaches, animaux malades, qui fournissaient une viande de qualité tout à fait inférieure désignée par le soldat sous le nom expressif de vache enragée.

Il fallut revenir à l'ancien procédé qui consistait à faire faire les achats de viande directement par les corps de troupe.

On donne actuellement au soldat pour l'achat de la viande une allocation spéciale dont le taux varie de 30 à 45 centimes ; le prix de la viande est en effet variable suivant les régions, et il faut que partout le soldat puisse se procurer les 300 grammes de viande auxquels il a droit.

Chaque ordinaire choisit son boucher et passe directement un marché avec lui ; le boucher qui a une clientèle civile à côté de sa clientèle militaire, n'a pas besoin de tuer des animaux spéciaux pour la troupe ; il vend les morceaux de choix à sa clientèle civile et il peut fournir au soldat des morceaux provenant d'animaux de deuxième qualité.

Ce procédé de fourniture de la viande, bien que meilleur que le précédent, a donné lieu encore dans ces dernières années à des plaintes nombreuses ; dans beaucoup de garnisons on a constaté que la viande était de qualité inférieure, et il s'est trouvé des bouchers pour fournir aux corps de troupe de la viande qui, provenant d'animaux malades ou ayant subi un commencement d'altération, donnait lieu à des accidents plus ou moins graves. A plusieurs reprises les tribunaux ont prononcé des condamnations contre ces bouchers malhonnêtes, et ces faits ont eu à juste raison un grand retentissement.

A cette situation il n'y a, croyons-nous, qu'un remède conseillé déjà par un grand nombre d'auteurs, c'est d'installer, au moins dans les grandes garnisons, des boucheries militaires. Les essais qui ont été faits dans cette voie, tant en Allemagne, qu'en France ont donné les meilleurs résultats.

Les boucheries militaires de Strasbourg et de Metz fonctionnent depuis 1883 ; la boucherie militaire de Verdun a été organisée en 1887, celle de Toul en 1890. Tous les documents que nous possédons sur ces boucheries militaires montrent qu'on est arrivé dans les garnisons où elles existent à améliorer dans une mesure très appréciable la ration du soldat.

L'expertise de la viande sur pied est beaucoup plus facile que celle de la viande en quartiers ou en morceaux ; en achetant les animaux vivants on est sûr qu'on distribuera au soldat de la viande de bonne qualité ; de plus, en supprimant les intermédiaires, on réalise un bénéfice notable sur les *issues* et l'on peut disposer des morceaux de choix (filets, aloyaux, etc.), que les marchés militaires conclus avec les bouchers excluent toujours de la fourniture militaire.

Lorsqu'un bœuf est abattu, il est partagé d'ordinaire en deux lots : le premier, désigné sous le nom de *cinquième quartier*, est formé par la peau, les abats rouge et blanc, le sang, le suif, les pieds et les intestins ; le cinquième quartier d'un bœuf de 500 kilogrammes vaut au moins 70 francs ; c'est l'une des principales sources de bénéfices des intermédiaires connus sous le nom de *chevillards* ; l'autre lot porte le nom des *quatre quartiers*.

En achetant les animaux sur pied on bénéficie du cinquième quartier, ce qui permet d'augmenter la ration de viande du soldat (A. Boucher, Les avantages de l'achat de la viande sur pied, *Arch. de méd. milit.*, 1887, t. X, p. 428).

La boucherie militaire qui fonctionne à Toul depuis le 1er janvier 1890 peut servir de type aux boucheries militaires. Elle est dirigée par une commission administrative composée d'un officier supérieur président, de huit capitaines, d'un vétérinaire militaire et d'un officier d'administration qui, chargé de la surveillance du service, de la gestion des fonds, de la comptabilité, a sous ses ordres seize hommes de troupe dirigés par un sous-officier.

La commission a obtenu du ministère de la Guerre un roulement de 100 000 francs, ce qui lui permet de faire ses achats sur tous les marchés. Elle a créé une réserve de cent têtes de gros bétail qu'elle entretient par des achats faits en temps opportun. L'abatage se fait à l'abattoir de la ville, dont une partie a été concédée à l'autorité militaire et aménagée par les soins du génie.

La boucherie de Toul ne se borne pas à fournir de la viande à l'ordinaire des corps de troupe, elle en délivre aux ménages d'officiers, aux gendarmes, aux forestiers.

M. l'intendant militaire Marcheix constate dans un rapport que la boucherie militaire de Toul a eu pour résultats :

« 1° D'assurer aux ordinaires la fourniture quotidienne de viandes de bonne qualité provenant d'animaux soigneusement examinés et rigoureusement sains.

2° De procurer les mêmes avantages aux ménages militaires.

3° De maintenir l'indemnité de viande à un taux raisonnable et qui procure à l'État un bénéfice d'environ 150 000 francs par an » (ROCHARD, Inspection des viandes dans l'armée, *Union médicale*, 21 août 1894).

« Le meilleur système d'achat, écrit M. Max de Nansouty, est l'achat direct chez les cultivateurs, avec payement au comptant, au moyen d'une avance à faire par le corps ; cette avance n'est que de quelques milliers de francs, cinq ou six mille pour un régiment, et l'expérience a prouvé qu'elle était rapidement couverte par les bénéfices réalisés...

« L'acheteur sera un sous-officier, boucher de profession, sur l'honnêteté duquel on puisse absolument compter ; et ce serait faire injure à notre armée que de croire impossible de trouver un pareil serviteur. On lui donnera comme adjoint, pour l'abatage et les distributions, un caporal et un soldat, également bouchers de profession. Le service fonctionnera sous le contrôle de la commission des ordinaires du régiment, dont la composition est déterminée par les règlements, et qui réglera toutes les questions de comptabilité. Voilà pour le personnel.

« Pour local, il faudra une écurie pouvant contenir vingt bêtes, un petit abreuvoir, un magasin pour le découpage et la distribution. Il n'est pas de garnison de province où l'on ne puisse réaliser, à peu de frais, cette modeste installation. Quant à l'abatage, il se fera à l'abattoir municipal, ce qui assurera le contrôle de la bonne qualité des animaux. » (Organis. pratique d'une boucherie militaire, *Revue scientif.*, 11 mai 1895.)

Les boucheries militaires fonctionnent en campagne et pendant les manœuvres ; rien n'empêche de les faire fonctionner en tout temps sous la direction de l'intendance, ce qui vaudrait peut-être mieux que d'avoir des boucheries régimentaires, comme le propose M. Max de Nansouty.

Des boucheries militaires installées sur le modèle de celles de

Verdun et de Toul, très avantageuses pour le soldat, le sont aussi pour le cultivateur qui peut vendre ses bestiaux sans passer par des intermédiaires qui font payer trop cher leurs offices : les chevillards et les bouchers [1].

L'installation des boucheries militaires ne convient qu'aux garnisons importantes, un grand nombre de corps de troupe et d'établissements militaires devront donc con'inuer à se fournir chez des bouchers. La meilleure garantie, pour la viande qui ne peut pas être examinée sur pied, est fournie par l'*estampillage* fait à l'abattoir. Les abattoirs sont aujourd'hui bien surveillés dans les grandes villes; les viandes les plus malsaines, les plus dangereuses sont celles qui proviennent d'animaux qui ont été abattus clandestinement en dehors des abattoirs. M. Nocard a insisté avec raison sur la nécessité de l'estampillage de la viande après la visite qui en est faite par les vétérinaires chargés de la surveillance des abattoirs; cette mesure, qui est appliquée depuis plusieurs années en Belgique et dans quelques villes d'Italie [2], a été adoptée depuis peu dans l'armée française. L'instruction ministérielle du 4 décembre 1894 prescrit l'estampillage de la viande destinée à l'alimentation du soldat.

II. EXPERTISE DE LA VIANDE. — L'expertise de la viande sur pied doit être faite autant que possible par un vétérinaire, mais l'expertise de la viande en quartiers ou en morceaux rentre aussi bien dans les attributions du médecin militaire que dans celles du vétérinaire. D'après l'instruction du 4 décembre 1894 sur le contrôle et l'inspection de la viande destinée aux troupes, dans un régiment, le médecin chef de service, membre de la commission des ordinaires avec voix consultative, doit être convoqué à toutes les réunions de la commission.

« Lorsque de petites unités se procurent la viande par des achats effectués directement, le chef de corps fixe l'heure à laquelle la viande ainsi achetée doit être déposée chaque jour à la boucherie pour y être examinée avant d'être remise aux cuisiniers.

---

1. Un bœuf vendu 410 francs par l'éleveur donne souvent aux intermédiaires entre l'éleveur et le consommateur un bénéfice de 300 francs, c'est-à-dire une somme égale aux 2/3 du bénéfice que le cultivateur a encaissé. Les chevillards sont les grands marchands de bestiaux qui vendent aux bouchers (GRANDEAU, *Revue agronomique*, Journal *le Temps*, 1er mai 1888).

2. LIGNIÈRES. Abattoirs et boucheries, *Rec. méd. vétér.*, mai 1893, anal. *in Revue d'hygiène*, 1894, p. 731. — NOCARD, *Acad. de méd.*, 1895. Discussion sur les intoxications par la viande de veau.

L'examen en est fait soit par un médecin ou un vétérinaire, soit par le chef de bataillon de semaine, soit par tout autre officier désigné par le chef de corps ou de détachement.

« Si l'officier chargé de la visite de la viande a des doutes sur la qualité de celle-ci, il rend compte immédiatement au chef de corps ou de détachement; dans ce cas, le médecin (et le vétérinaire dans les troupes à cheval) doivent toujours être appelés à se prononcer.

« Lorsque l'importance de la fourniture comporte la livraison de bêtes entières ou de quartiers entiers, il est organisé un service de contrôle et d'inspection chargé de la reconnaissance et de l'examen des animaux sur pied et abattus.

« Ce service, confié à un vétérinaire ou, à défaut, à un médecin militaire de la garnison, est assuré dans les abattoirs mêmes, ou, en cas d'impossibilité, à l'intérieur des casernes et quartiers. » (Instruction du 4 décembre 1894.)

Le médecin militaire doit donc savoir faire l'expertise de la viande, et pour bien s'acquitter de cette tâche il doit acquérir des connaissances spéciales qu'on s'efforce d'ailleurs d'inculquer aux élèves de l'École du Val-de-Grâce : le Professeur d'hygiène insiste dans son cours sur cette partie de l'enseignement et les médecins stagiaires font fréquemment l'expertise de la viande saisie aux Halles [1].

L'instruction du 4 décembre 1894 a réalisé un grand progrès en prescrivant que la constatation de l'examen de la viande sur pied ou en quartiers serait assurée par le marquage des animaux sur pied et par l'estampillage de la viande abattue.

« Les animaux reconnus, avant abat, propres à fournir la viande destinée à l'alimentation des troupes, sont marqués d'un signe apparent à une corne ou à un pied de devant. On peut employer, pour apposer cette marque, le fer rouge, le plombage ou tout autre procédé fournissant des indications certaines et indélébiles.

« Les quartiers de viande ou les demi-bêtes provenant des animaux reconnus, après abat, définitivement propres à la consom-

---

1. Qu'il me soit permis de remercier ici M. Villain, chef du service de l'inspection des viandes de Paris, du très obligeant concours qu'il m'a prêté pour cette partie de mon enseignement lorsque j'étais professeur d'hygiène au Val-de-Grâce. Chaque année M. Villain mettait à ma disposition pour les cours et les conférences des spécimens remarquables de viandes malades; de plus les médecins stagiaires faisaient sous son habile direction des visites très instructives au pavillon de la criée des viandes aux Halles centrales.

mation, sont estampillés à l'aide d'un timbre humide en deux endroits au moins, dont un proche du point habituellement usité pour placer le crochet de suspension.

« Il en sera de même pour les quartiers de viande ou les demi-bêtes examinés dans les casernes ou quartiers, lorsque cet examen n'a pas lieu à l'abattoir.

« Le timbre humide employé pour l'estampillage aura 5 centimètres environ de diamètre. Il portera en exergue le nom de la place ou de la ville de garnison, et les mots « Alimentation des troupes ». Les chiffres mobiles, placés au centre du timbre formant composteur, permettront d'indiquer la date du jour de l'admission et le mois.

« Tout quartier de viande ou toute demi-bête non revêtu, d'une façon très apparente, de l'estampille d'admission, devra être rigoureusement refusé. Il en sera de même si la date remonte à plus de trois jours en hiver ou plus de deux jours en été » (Instruction du 4 décembre 1894).

1° *Expertise de la viande sur pied.* — C'est la plus facile et la plus probante. Les bovidés qui sont en bon état se reconnaissent faciment aux signes suivants. Les animaux ont l'œil doux, les oreilles et les cornes chaudes, les naseaux frais et humides, le poil brillant et net, sans croûtes ni pustules ; il n'y a pas d'engorgements ganglionnaires, la respiration est lente, les selles sont molles mais non fluides ; l'animal mange avec appétit, il n'a pas de soif immodérée, enfin il rumine.

« L'état de maladie se dénonce par une attitude pénible et comme embarrassée, une physionomie triste, des yeux ternes, sans expression et quelquefois larmoyants. Le mufle est sec, avec ou sans écoulement par les naseaux, la bouche chaude et souvent baveuse ; la peau sèche et chaude manque de souplesse, le poil est terne.

« La colonne vertébrale est voussée en contre-haut ou trop sensible ; on remarque souvent de l'empâtement et un peu de météorisation dans le flanc gauche. Il y a parfois de la plainte ou de la toux. La rumination est irrégulière et interrompue.

« Un écoulement par la vulve chez la vache, une queue salie et gluante indiquent une parturition récente ou la non-délivrance. Des engorgements œdémateux sous la gorge ou sous la poitrine, chez le bœuf, la vache et le mouton, sont toujours des indices morbides. Des taches rouges ou violacées chez le porc, des grognements plaintifs, indiquent des maladies fébriles. » (Instruction du 4 décembre 1894.)

Chez les bovidés tuberculeux la région des reins présente une sensibilité anormale ; les pressions exercées sur les côtes ou dans la région des reins provoquent des plaintes et une toux qui est presque toujours sèche, rauque, sifflante, quinteuse. Lorsque la tuberculose est arrivée au 2° degré, la respiration est accélérée, courte, entrecoupée. Il est rare que la percussion et l'auscultation fournissent des indications utiles, surtout à la première période de la maladie (Nocard, Les tuberculoses animales). A la dernière période de la tuberculose on observe de l'hypertrophie avec induration noueuse de tous les ganglions lymphatiques que l'on peut explorer : ganglions sous-maxillaires, cervicaux, sus-sternaux, etc.

On apprécie facilement le sexe, l'âge et le degré d'engraissement des animaux, ce qui fournit des données très importantes sur la qualité de la viande.

Pour connaître l'âge d'un bovidé on examine les cornes et les dents.

Il existe à la base des cornes des sillons dont le premier compte pour 3 ans et les autres pour une année chacun. La fig. 39 représente une corne de bovidé âgé de neuf ans. Il arrive assez souvent que les marchands de bestiaux font disparaître les sillons des cornes avec une râpe ; il est donc nécessaire de procéder en même temps à l'examen des dents.

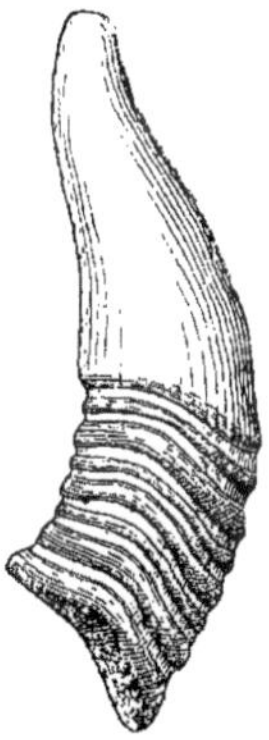

Il suffit d'examiner les incisives de la mâchoire inférieure qui portent les noms de : *pinces* (les

Fig. 39.

deux dents médianes), *mitoyennes* (les deux dents situées de chaque côté des pinces) et *coins* (aux extrémités de l'arc décrit par les incisives).

Chez les bovidés il y a, comme chez l'homme, deux dentitions ; il est facile de calculer l'âge des jeunes bovidés d'après le développement des dents de la première ou de la deuxième dentition ; plus tard l'usure plus ou moins forte des dents fournit des renseignements assez précis.

Le veau naît souvent avec les pinces et les premières mitoyennes ou bien ces dents poussent dans les huit premiers jours ;

Les deuxièmes mitoyennes poussent vers le vingtième jour ;

Les coins au bout d'un mois.

Vers cinq ou six mois toutes les dents sont poussées, ce qu'on exprime en disant que la mâchoire est bien *ronde*.

Les dents commencent alors à s'user; la petite excavation qui se trouve à leur face interne disparaît.

Les pinces de lait sont *rasées* vers dix mois, les premières mitoyennes à un an, les deuxièmes mitoyennes vers quinze mois, les coins vers dix-huit à vingt mois.

Les pinces de lait tombent à dix-huit mois et sont remplacées par les pinces définitives qui ont toute leur hauteur à deux ans (2, fig. 40).

Le remplacement des dents de lait par les dents de la deuxième dentition se fait dans l'ordre suivant :

De deux ans et demi à trois ans, remplacement des premières mitoyennes;

De trois ans et demi à quatre ans, remplacement des secondes mitoyennes;

De quatre ans et demi à cinq ans, remplacement des coins.

Vers cinq ou six ans la mâchoire est bien ronde (5, fig. 40). Il faut alors, pour se rendre compte de l'âge d'un animal, examiner le degré d'usure des dents que l'instruction du 4 décembre résume ainsi qu'il suit :

De six à sept ans, rasement des premières mitoyennes, commencement d'usure des secondes mitoyennes et nivellement des pinces.

De sept à huit ans, rasement des secondes mitoyennes, nivellement des pinces, achèvement de celui des premières mitoyennes.

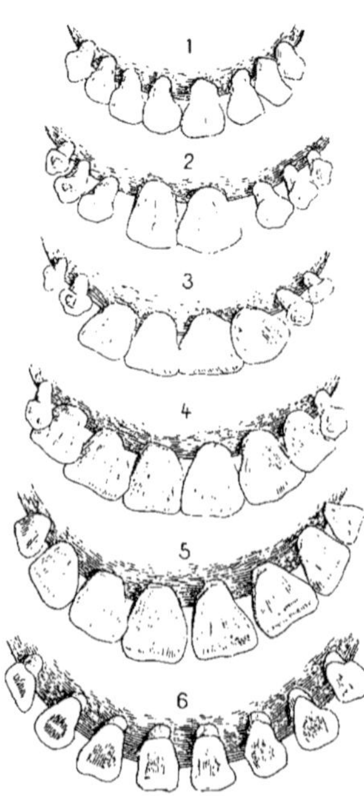

Fig. 40. — 1. Mâchoire inférieure du veau de 18 à 20 mois; 2. Mâchoire inférieure du veau à 2 ans; 3. Mâchoire inférieure du bœuf de 2 ans 1/2 à 3 ans; 4. Mâchoire du bœuf de 3 ans 1/2 à 4 ans; 5. Mâchoire inférieure du bœuf à 5 ans; 6. Mâchoire inférieure du bœuf à 12 ans (d'après le *Traité de l'extérieur du cheval et des animaux domestiques*, par Lecoq).

De huit à neuf ans, rasement des coins; la table des pinces et des premières mitoyennes commence à présenter une concavité.

De neuf à dix ans, nivellement complet des pinces, concavité des mitoyennes, changement de forme des pinces et apparition sur leur table de l'étoile dentaire; la mâchoire est au ras, les dents commencent à s'écarter.

L'*étoile dentaire* présente d'abord la forme carrée sur toutes les dents (6, fig. 40). L'usure continuant, les incisives s'écartent de plus en plus, et l'étoile dentaire tend à prendre une forme ronde parce que la coupe de la dent correspond, non plus à la palette, mais à la racine.

2° *Expertise de la viande en quartiers, en morceaux. Caractères d'une viande de bonne qualité*[1]. — Lorsque les animaux ont été simplement divisés par le milieu en deux moitiés ou quartiers, il est facile de reconnaître aux caractères suivants s'il s'agit d'un bœuf, d'un taureau ou d'une vache; la viande de taureau ou de vache peut être de bonne qualité si l'animal est jeune et convenablement engraissé, mais elle est, plus souvent que la viande de bœuf, de qualité inférieure.

Chez le bœuf on constate la présence des corps caverneux (*nerf* en style de boucherie) et de l'ischio-caverneux; dans la région du scrotum on trouve une graisse frisée, ondulée (dessous de bœuf).

Les corps caverneux sont volumineux chez le taureau, deux fois plus gros, environ, que chez le bœuf; les muscles sont plus développés que chez le bœuf, notamment ceux du cou ou collier. Les saillies musculaires ont un aspect nacré qui tient à l'épaisseur des aponévroses. La viande est plus rouge que celle du bœuf et son grain est plus gros, elle a souvent une odeur spermatique assez forte.

Le bassin de la vache est plus large que celui du bœuf, les côtes sont plus courbées. Les traces des ligaments suspenseurs des mamelles et l'absence des corps caverneux permettent de reconnaître immédiatement le sexe de l'animal. La viande a un grain plus fin que celle du bœuf et la graisse est généralement plus jaune.

Chez les vaches qui n'ont pas encore porté les glandes mammaires restent sur l'animal et y forment un gras fin et soyeux sur lequel les bouchers font parfois des incisions quadrillées, qui ne peuvent, d'ailleurs, tromper qu'un œil peu expérimenté. Si les mamelles sont gorgées de lait, on les enlève et leur ablation se traduit par une dépression marquée.

Les bovidés doivent être convenablement engraissés, l'abon-

---

1. Villain et Bascou, Manuel de l'inspecteur des viandes, Paris, 1886. — Villain, Les odeurs et les couleurs des viandes, Paris, 1889. — Pautet, Précis de l'examen des viandes, 1892. — Villain, La viande malade, Paris, 1894. — Instruction du 4 décembre 1894 sur le contrôle et l'inspection de la viande destinée à l'alimentation des troupes, *Bullet. offic. du ministère de la guerre*, 1894, n° 56. — Nous avons fait de nombreux emprunts dans ce chapitre aux excellents ouvrages de M. Villain.

dance et l'aspect de la graisse constituent donc des éléments très importants dans l'expertise de la viande. La graisse s'accumule surtout à la superficie, c'est la graisse dite *en couverture*, et autour des reins ou rognons, ce sont les *rognons de graisse*. On trouve aussi dans l'intérieur des muscles de petits îlots de graisse qui, sur les coupes des muscles, forment des taches blanchâtres ou jaunâtres qui constituent ce qu'on appelle le *persillé*.

Les bovidés convenablement engraissés ont des rognons de graisse volumineux, la graisse de couverture est bien répartie et abondante. La graisse doit être ferme, d'un blanc jaunâtre; elle a quelquefois chez des bœufs de première qualité une teinte jaune prononcée, mais c'est là une exception; l'abondance de la graisse et sa consistance permettent de reconnaître que cette teinte jaune est accidentelle. Chez les sujets maigres, notamment chez la vache, la teinte jaune de la graisse caractérise la vieillesse et l'usure (VILLAIN, La viande malade, p. 53).

Lorsqu'on coupe en travers les muscles d'un bovidé, on constate une mosaïque de petits polygones qui représentent les sections des faisceaux des fibres musculaires, en passant le doigt sur cette coupe on apprécie le *grain* de la viande qui est plus ou moins fin. Le grain de la viande de bonne qualité doit être fin, il est plus gros chez le taureau que chez le bœuf, plus fin chez la vache que chez le bœuf.

On attribue en général une très grande importance au *persillé* de la viande. Il faut bien savoir toutefois que dans certaines races le persillé est peu abondant même chez les animaux de première qualité. Chez les bœufs normands et manceaux qui sont élevés au pâturage, le persillé est toujours beaucoup moins développé que chez les bœufs de race choletaise, limousine ou charolaise, nourris en stabulation permanente.

La consistance de la viande est variable suivant le moment de l'examen, elle varie aussi un peu avec les conditions atmosphériques.

Immédiatement après l'abatage, la viande dite *chaude* ou *pantelante* est molle, elle ne se raffermit bien que dix heures environ après la mort, la rigidité diminue ensuite; la viande dite alors *rassise* doit conserver un certain degré de fermeté. Le transport en voiture ou en chemin de fer empêche le raffermissement de la viande ou le retarde.

Après *ressuage* la viande augmente de consistance et perd un peu de son poids (évaporation d'une certaine quantité d'eau). Le froid augmente la consistance de la viande, la chaleur humide la diminue.

Quand la viande est poisseuse, collante aux doigts, qu'elle tache, ou bien qu'elle est flasque, et donne une sensation de fluctuation, on peut en conclure qu'il s'agit d'une viande de mauvaise qualité.

La bonne viande ne doit pas tacher la main, elle ne doit donner lieu à aucun écoulement de sang ni de sérosité; il ne doit pas y avoir d'infiltrations sanguines, ni séreuses.

Par le toucher on s'assure encore du degré de soufflage auquel la viande a été soumise; les bouchers soufflent quelquefois très fortement les animaux dont ils veulent dissimuler la maigreur; en palpant la viande on a alors la sensation d'un parchemin qui serait tendu.

La viande du bœuf qui vient d'être abattu a, sur la coupe, une coloration d'un rouge violacé; après le raffermissement des chairs la coloration des parties exposées à l'air passe au rouge vif, la couleur se ternit ensuite et devient d'un brun foncé.

La viande qui a subi un commencement de putréfaction prend des reflets irisés et une teinte verdâtre quand la putréfaction est avancée.

La viande de bovidé doit avoir une odeur franche, *sui generis*. Pour bien apprécier l'odeur, il faut faire une incision fraîche et flairer aussitôt la partie incisée; cette exploration est très utile, il arrive souvent qu'elle décèle à elle seule la mauvaise qualité d'une viande.

La viande des animaux atteints de maladies aiguës au moment où ils ont été abattus a une odeur spéciale dite *odeur de fièvre*, quelquefois une odeur excrémentitielle, ammoniacale, urineuse, ou de beurre rance, suivant la nature des maladies (VILLAIN, *op. cit.*). L'odeur de lait a été signalée chez les vaches sacrifiées dans un état avancé de gestation (Morot). Les animaux auxquels on a administré certains médicaments fournissent une viande qui dégage des odeurs spéciales : odeur de chloroforme, odeur d'acide phénique (animaux renfermés dans des locaux désinfectés avec l'acide phénique), d'acide sulfhydrique, de camphre, d'assa fœtida, etc.

Chez les animaux de bonne qualité la moelle des os longs est rosée ou jaune beurre-frais, assez consistante pour que le doigt ne puisse pas l'entamer; c'est là un caractère très important, lorsqu'on procède à l'expertise d'une viande il est donc indispensable de faire scier un os long. Chez les animaux atteints de maladies chroniques, cachectiques, la moelle des os est diffluente, on dit que ces animaux *n'ont pas la moelle*.

La section de la colonne vertébrale doit être nette, d'un rouge vif ou rosé, sans ecchymoses.

Lorsque la viande d'un bovidé est présentée en quartiers, il importe beaucoup d'examiner les séreuses : plèvre, péritoine, qui doivent être en place et intactes. Lorsque les séreuses ont été arrachées par le boucher, c'est qu'elles étaient malades et le plus souvent il s'agit d'un animal tuberculeux.

III. Des qualités et des catégories. — Les viandes des bovidés sont divisées en viandes de première, deuxième et troisième qualité ; pour établir ces distinctions on se base surtout sur le degré d'engraissement des animaux.

Dans chaque animal, qu'il soit de 1re, 2e ou 3e qualité, il y a des

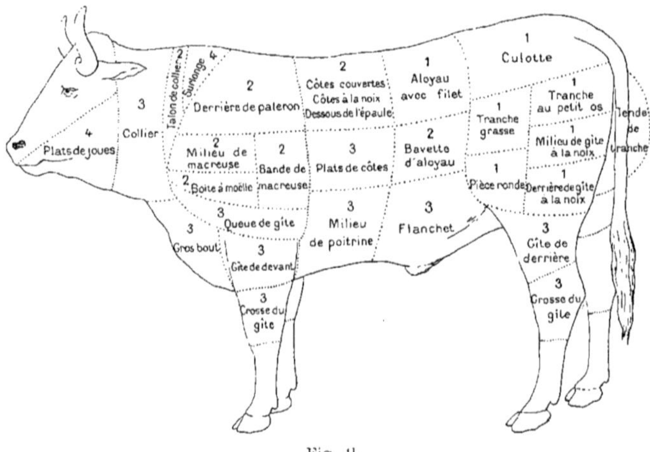

Fig. 11.

morceaux de 1re, 2e et 3e catégorie ; il ne faut donc pas confondre, en style de boucherie, la *qualité* et la *catégorie*.

La viande de 1re qualité des bovidés est fournie par le mâle, châtré de bonne heure, âgé de quatre à huit ans, engraissé systématiquement et pesant 250 kilogrammes au moins.

La viande de 2e qualité, par le bœuf de huit à dix ans, enlevé au travail, mais engraissé ensuite ; par la vache au-dessous de cinq ans engraissée convenablement ou par le taureau jeune, engraissé.

La viande de 3e qualité, par les vieux taureaux, par les bœufs fatigués par le travail, par les vaches épuisées par la lactation.

En principe, la viande fournie à la troupe doit être de 2ᵉ qualité.

Les morceaux provenant du dépeçage des bovidés ont été divisés en trois catégories d'après leur valeur marchande. On a conservé en général les noms qui étaient employés autrefois par la corporation des bouchers, pour désigner les différentes parties des animaux, quoique ces noms soient souvent étranges (fig. 44).

La 1ʳᵉ catégorie, la plus recherchée par le consommateur, comprend les morceaux qui correspondent aux muscles des régions fessières, ischio-tibiales, sus et sous-lombaires. En termes de boucherie, ces morceaux portent les noms de : *culotte, tranche, gîte à la noix, aloyau, filet.* Les muscles des régions fessières sont souvent désignés aussi sous le nom de *rumstek.*

Les morceaux de 2ᵉ catégorie sont fournis par les muscles de l'épaule et de la région costale; ils portent les noms de : *paleron, macreuse, talon de collier, train de côtes, bavette d'aloyau.*

La 3ᵉ catégorie comprend les morceaux fournis par les muscles du cou, de la tête, les muscles abdominaux, la partie inférieure des membres. On les désigne sous les noms de : *collier, plats de joues, plats de côtes* ou *plates côtes, gîtes de devant* ou *de derrière.*

IV. **Viandes de veau, de mouton, de porc, de cheval.** — La viande de *veau* doit être d'un blanc légèrement rosé; la graisse doit être bien répartie, abondante surtout autour des rognons, d'un blanc satiné.

Lorsque la viande de veau remplit ces conditions, on dit qu'elle est de première qualité.

La viande de veau de deuxième qualité a une coloration rosée rappelant la couleur de la viande du porc; dans les fournitures faites aux hôpitaux militaires, on est presque toujours obligé de se contenter de cette deuxième qualité qui constitue d'ailleurs un bon aliment.

Le veau de troisième qualité a une couleur encore plus foncée, la graisse est grisâtre et peu abondante.

Les veaux trop jeunes ne sont pas propres à l'alimentation, leur chair, flasque et gélatineuse, est indigeste et se corrompt facilement, aussi dans tous les pays des mesures de police interdisent la vente de la chair des veaux trop jeunes, mais il y a de grandes divergences quant à l'âge *minimum* imposé pour la consommation. A Paris, le veau de boucherie doit avoir six semaines, dans d'autres villes, l'âge minimum est fixé à trois ou quatre semaines, ou même seulement à quinze jours. D'après l'instruction du 4 décembre 1894, les veaux doivent avoir plus de six semaines.

Si la viande des veaux trop jeunes est dangereuse, cela tient surtout à ce que les veaux malades sont abattus très jeunes et livrés à la consommation (VALLIN, *Acad. de méd.*, 28 mai 1895).

Les morceaux provenant du dépeçage du veau sont divisés, comme ceux provenant du bœuf, en trois catégories, mais ils sont moins nombreux et ils portent d'autres noms.

Les morceaux de 1re catégorie, qui correspondent à peu près aux mêmes morceaux du bœuf, portent les noms de : *cuisseau, longe* et *rognons*; les morceaux de 2e catégorie, ceux de : *poitrine, épaule*; dans la 3e catégorie se trouve le *collet*.

La viande de *mouton* doit être rouge, suffisamment consistante, non infiltrée, elle ne doit pas avoir d'odeur forte.

Le mouton ne doit pas être trop gras, la graisse du mouton très gras est perdue en grande partie, et elle communique souvent à la viande une odeur de suint désagréable.

La chair du *bélier* se reconnaît facilement à l'odeur forte et particulière qu'elle dégage.

La conformation de la *chèvre* diffère essentiellement de celle du mouton. La chèvre a les jambes postérieures plus longues, les extrémités plus déliées que le mouton, le gigot est plus droit. La poitrine est haute, le thorax aplati dans le sens latéral. Les apophyses des vertèbres dorsales sont saillantes; le cou est long et frêle. Le peaucier est d'une intensité de couleur remarquable. Les muscles sont très rouges.

Certains moutons d'Algérie ont une conformation qui se rapproche beaucoup de celle de la chèvre; le seul moyen de n'être pas trompé est d'exiger que les pieds restent adhérents aux membres (Instruction du 4 déc. 1894).

La chair du *porc* doit être rosée, avec un certain degré d'infiltration graisseuse; le lard est blanc; lorsque les porcs ont été engraissés avec des résidus de toute sorte : débris de clos d'équarissage, marcs d'huile d'olive, etc..., la chair est pâle, comme lavée et répand une odeur désagréable (Villain).

La viande de porc demande à être surveillée de très près au point de vue de la ladrerie et de la trichinose; nous reviendrons plus loin sur ce point.

Chez les porcs atteints du rouget, il existe des plaques rouges sur la peau, principalement aux régions fessières, à la gorge et au ventre.

La viande de *cheval* n'est pas consommée en temps ordinaire par le soldat, mais elle peut rendre de grands services en campagne.

C'est avec de la viande de cheval que Larrey nourrit les blessés après la bataille d'Essling en 1809 ; les blessés réunis dans l'île Lobau manquaient de tout ; on tua des chevaux, on les dépeça et on fit cuire la viande dans des cuirasses.

Pendant les sièges, la viande de cheval a rendu de grands services ; elle a contribué pour une grande part à l'alimentation de l'armée et de la population civile pendant les sièges de Metz et de Paris (1870-1871).

Depuis quelque temps, la consommation de la viande de cheval a beaucoup augmenté ; il existe pour Paris deux abattoirs hippophagiques, à Villejuif et à Pantin. En 1892, on a sacrifié dans ces abattoirs plus de 20 000 chevaux pour le service de la boucherie.

La viande de cheval est vendue à moitié prix de celle du bœuf ; elle est surtout consommée sous forme de poudres, de peptones, ou de saucissons.

La viande de cheval a un aspect peu agréable ; elle est d'un rouge brun plus ou moins foncé suivant les régions ; cette couleur devient encore plus foncée au contact de l'air, la viande prend une teinte rouillée ou terre de Sienne.

L'odeur, peu sensible chez les chevaux en bon état, rappelle l'odeur d'écurie quand il s'agit d'animaux fatigués ; l'odeur devient plus forte lorsqu'on met la viande hachée dans une éprouvette et qu'on agite après avoir ajouté de l'acide sulfurique concentré.

De consistance assez ferme chez les sujets adultes, la chair est molle et gluante chez les chevaux âgés et fatigués ; les fibres musculaires sont plus friables que celles du bœuf ; lorsqu'on malaxe un petit morceau de viande fraîche de cheval, la viande adhère fortement aux doigts et se réduit presque en bouillie.

La graisse de couverture fait ordinairement défaut, la graisse intérieure est jaunâtre, huileuse, elle tache le papier, ce que ne fait pas la graisse de bœuf.

La viande de cheval donne un bouillon pâle, très médiocre, d'un goût désagréable ; il faut autant que possible la faire rôtir ; elle constitue alors un aliment excellent, surtout quand l'animal qui l'a fournie était jeune et bien nourri.

Edelmann et Brautigam ont récemment indiqué un moyen simple de reconnaître la viande de cheval, même quand elle est mélangée en petite quantité à d'autres viandes. Ce moyen consiste à préparer du bouillon avec le produit suspect et à traiter ce bouillon par l'eau iodée ; avec le bouillon de viande de cheval, il se produit dans ces conditions une coloration rouge brun, qui fait défaut avec le bouillon des autres viandes.

On procède de la manière suivante :

1° 50 grammes de tissu musculaire coupé en menus morceaux sont soumis à l'ébullition pendant une heure dans 200 grammes d'eau ; 2° le liquide ainsi obtenu est, après refroidissement, additionné d'acide azotique du commerce (environ cinq centimètres cubes pour 100 de bouillon), puis filtré ; 3° le bouillon mis dans un tube à essai est traité par l'eau iodée préparée à chaud et à saturation. En versant l'eau iodée doucement, goutte à goutte, de façon à ne pas mélanger les deux liquides, on obtient avec la viande de cheval un cercle rouge violet plus ou moins foncé qui fait défaut avec les principales viandes comestibles (bœuf, veau, mouton, porc) [1].

V. Caractères des viandes de mauvaise qualité. Accidents qu'elles peuvent produire. — La viande peut être de mauvaise qualité :

1° Parce qu'elle provient d'un animal qui, au moment de l'abatage, était ou en mauvais état, ou atteint d'une maladie qui d'ailleurs n'est pas transmissible à l'homme ; à cette classe appartiennent les viandes gélatineuses, fiévreuses ou saigneuses, les viandes étiques et les viandes hydroémiques.

2° Parce qu'elle a subi un commencement d'altération, de putréfaction, ou qu'elle provient d'animaux morts de maladies septiques.

3° Parce qu'elle provient d'animaux atteints de maladies virulentes ou parasitaires transmissibles à l'homme.

Ces deux dernières classes de viandes sont particulièrement dangereuses ; les viandes fiévreuses, étiques ou hydroémiques doivent être rejetées de la consommation comme peu alibiles et en raison de la facilité avec laquelle elles s'altèrent.

A. La viande *gélatineuse* est fournie par les animaux trop jeunes, notamment par les veaux (veaux mort-nés ou âgés de moins de trois à quatre semaines) ; les muscles sont flasques,

---

1. Brautigam et Edelmann, Pharmac. Centralhalle, XXV, et *Hyg. Rundsch.*, 1er avril 1894. — E. Nocard, De l'emploi de la viande de cheval dans certains saucissons, *Ann. d'hyg. publ. et de méd. lég.*, 1895, p. 289.

gélatineux, la graisse est peu abondante, grisâtre; les rognons sont d'un brun foncé, violacé, la moelle des os n'a aucune consistance.

La taille des animaux ne peut pas entrer en considération, la race bretonne fournissant des veaux très petits qui néanmoins sont fort estimés (VILLAIN, La viande malade, p. 90).

B. Les viandes *fiévreuses* ou *saigneuses* sont fournies par des bovidés surmenés ou atteints de maladies aiguës et saignés peu avant, ou même après la mort, c'est-à-dire dans des conditions où la saignée est toujours incomplète.

Ces viandes proviennent d'animaux atteints de météorisation, d'indigestion, d'accidents de parturition, d'apoplexie, de paraplégie, de typhus, de péripneumonie, d'affections inflammatoires, etc.

La viande a une coloration brunâtre ou même noirâtre (fièvre de fatigue); l'exposition à l'air ramène une teinte plus normale à la surface, il faut donc avoir soin de faire des coupes fraîches. D'autres fois, au contraire, la viande est décolorée et présente une teinte chair de saumon.

La viande tache la main et laisse écouler du sang et de la sérosité, d'où le nom de viande *saigneuse*; elle a une odeur spéciale dite *odeur de fièvre*, quelquefois une odeur cadavérique lorsque les animaux ont été saignés après la mort ou une odeur médicamenteuse.

Le tissu musculaire est mou, friable, le tissu conjonctif est injecté ou présente des infiltrations séro-sanguinolentes ainsi que les séreuses. La graisse de couverture et les nerfs sont également injectés.

Les ganglions lymphatiques sont souvent augmentés de volume.

La moelle des os est d'un brun foncé.

Çà et là on trouve de petites ecchymoses, les veines renferment un peu de sang ou des caillots.

La viande des animaux atteints de clavelée, de fièvre aphteuse et du typhus contagieux des bêtes à cornes peut être consommée sans danger lorsque les circonstances l'exigent, comme cela se produit souvent en temps de guerre.

En 1814 les troupeaux qui suivaient l'armée alliée introduisirent en France le typhus des bêtes à cornes, tout Paris s'alimenta impunément de viande provenant des animaux malades. En 1815 la garnison de Strasbourg ne se nourrit que d'animaux atteints du typhus, il n'y eut aucun accident. En 1870 les troupeaux qui suivaient l'armée allemande ont encore introduit en France le typhus des bêtes à cornes, il n'y a pas eu plus d'accidents qu'en 1814 et 1815.

Les viandes des animaux atteints de charbon symptomatique dégagent une odeur de beurre rance; leur tissu offre l'aspect de la viande bouillie et on y rencontre parfois des tumeurs caractéristiques.

C. Les viandes *étiques* sont fournies par les animaux mal nourris, soumis à un travail excessif, par des vaches après une lactation prolongée, ou par des animaux atteints de maladies chroniques.

La viande étique est flasque, plus ou moins décolorée. La graisse a disparu en grande partie, elle est mal répartie, sans consistance, et, dans les cas extrêmes, elle est remplacée par un liquide jaunâtre tenant en suspension des globules graisseux.

La moelle osseuse est transformée en une gelée jaunâtre diffluente, l'animal *n'a pas la moelle*.

Quand l'étisie est la conséquence de la tuberculose on trouve en général des traces de tubercules sur les plèvres, principalement sur la partie charnue du diaphragme.

Les ganglions lymphatiques renferment souvent dans ce cas de la matière caséeuse; il y a donc lieu de les examiner avec soin et de les inciser.

Nous reviendrons plus loin sur la question des viandes tuberculeuses.

Les moutons atteints de phtisie vermineuse sont très maigres, les os font de fortes saillies (apophyses épineuses des vertèbres, côtes); les muscles s'atrophient et perdent leur consistance habituelle [1].

Sur le porc l'étisie est caractérisée par la disparition du lard et de la graisse intérieure ou *panne*.

Il n'y a lieu à rejet de la viande maigre que si la maigreur diminue le rendement en viande d'une façon assez notable pour que le poids des os atteigne 35 à 40 p. 100 du poids total (Instruction du 4 déc. 1894).

La tuberculose vraie est extrêmement rare chez le mouton, qui présente même ainsi que la chèvre une résistance notable aux inoculations expérimentales (Nocard).

---

1. La phtisie vermineuse du mouton est produite par des strongles : *Strongylus filaria* et *rufescens*, qu'il est facile de trouver au centre des petits foyers pneumoniques qui sont la conséquence de la pénétration des parasites dans les bronchioles (VILLAIN, *op. cit.* — RAILLIET, Traité de zoologie méd. et agric., Paris, 1893).

D. Les viandes *hydroémiques* sont fournies surtout par les moutons atteints de cachexie aqueuse, maladie très commune, en hiver surtout, et dans les années pluvieuses.

« Au début tout en conservant un état de graisse satisfaisant et une viande assez ferme, les animaux sont, une fois dépouillés, humides et froids au toucher. La main passée à la surface du pannicule charnu reste imprégnée d'une certaine quantité de liquide qui dénote un état cachectique commençant. Le rognon de graisse est d'assez belle apparence. La viande, à cette première période, est toujours consommée.

« Plus tard elle s'imbibe entièrement d'eau, le tissu cellulaire se remplit de liquide, surtout là où il devrait y avoir des amas de graisse ; le gigot s'atrophie et s'écrase facilement à la pression des doigts, la graisse qui enveloppe les rognons est presque fluide, enfin l'économie sue l'eau de toutes parts.

« Le sang est très aqueux, il a perdu une partie de ses éléments constitutifs. Les globules diminuent de volume et de nombre, en même temps que l'albumine perd de sa qualité.

« Arrivés à cette période, les moutons atteints de pourriture se pénètrent d'eau comme le fait une éponge plongée dans un liquide ; ils ne peuvent en aucune manière être livrés à la consommation. » (VILLAIN, La viande malade, p. 100.)

La cachexie aqueuse du mouton est la conséquence de la distomatose, et le foie des animaux cachectiques présente toujours des altérations très apparentes. Les canaux biliaires fortement dilatés ont des parois dures, incrustées de sels calcaires, çà et là il se forme des renflements, des tumeurs, qui contiennent de la bile et un grand nombre de distomes qu'il est facile de faire sortir en pressant un peu sur les canaux biliaires après les avoir incisés. Ces distomes appartiennent à deux espèces différentes : *D. hepaticum* (fig. 42), *D. lanceolatum*.

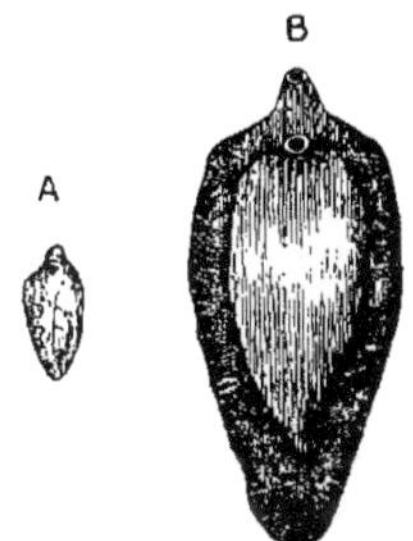

Fig. 42. — Distoma hepaticum, grandeur naturelle : A, jeune ; B, adulte (d'après Railliet).

On trouve fréquemment sur les animaux de boucherie atteints d'étisie ou d'hydroémie des parasites des muscles, du tissu conjonctif ou des viscères. Nous devons signaler ici ceux de ces parasites qui, n'étant pas transmissibles à l'homme, nuisent seulement à la qualité de la viande.

Les *psorospermies* découvertes en 1843 par Miescher sont extrêmement communes dans les muscles des animaux de boucherie.

Il résulte des recherches de Villain et Bascou que ces parasites s'observent presque constamment (96 fois sur 100) chez les moutons cachectiques; les psorospermies ont été trouvées 44 fois sur 100 chez les moutons bien portants, mais dans ce cas les parasites étaient en petit nombre.

Contrairement à l'opinion anciennement admise, les psorospermies sont plus rares chez le porc que chez le mouton (39 fois sur 100) et encore plus rares chez le bœuf (37 fois sur 100 bovidés étiques).

Les psorospermies se présentent sous la forme de tubes ou utricules allongés, fusiformes, ordinairement invisibles à l'œil nu, situés dans l'intérieur des fibres musculaires ou dans le tissu conjonctif (fig. 43).

Quelquefois les psorospermies forment dans les muscles des amas blanchâtres qui sont visibles à l'œil nu (*Balbiania gigantea*) et qui peuvent devenir purulents ou crétacés; dans ces cas la saisie de la viande est prononcée (VILLAIN et BASCOU, *op. cit.*, p. 91).

On rencontre très fréquemment, surtout dans le foie et les poumons du mouton et du bœuf, des poches d'échinocoques tout à fait semblables à celles qu'on observe chez l'homme et que nous n'avons pas à décrire ici. Il est extrêmement rare d'observer des kystes d'échinocoques dans les muscles.

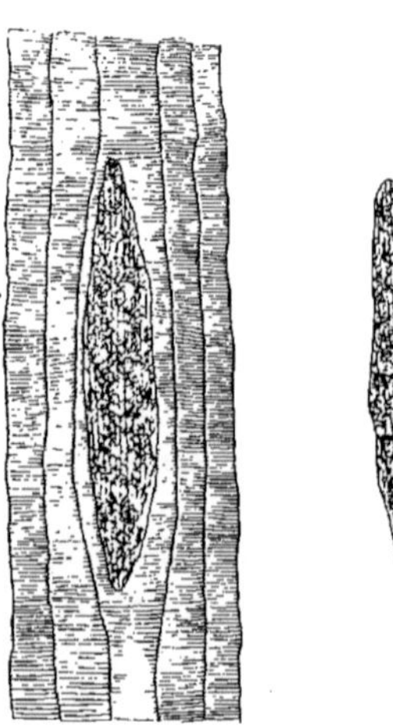

Fig. 43. — Psorospermies (d'après Moulé, in Villain et Bascou. *op. cit.*): A. Psorospermie dans le tissu musculaire du mouton (oc. 1. obj. IV de Verick); B, Psorospermie isolée (chèvre) (oc. 1. obj. 0).

Le *Cysticercus tenuicollis* (*boule d'eau* des bouchers) est commun sur le péritoine et sur la plèvre des animaux domestiques; il se présente sous l'aspect d'une vésicule remplie de liquide. Ce cysticerque a été rencontré quelquefois dans les muscles du mouton, ce qui avait fait croire à l'existence de la ladrerie chez les ovinés, erreur qui a été relevée par **J.** Chatin. *Cysticercus tenuicollis* est le cysticerque du *Tenia marginata* du chien.

Cysticercus pisiformis, état kystique du *Tenia serrata* du chien, est, comme on sait, très commun dans le péritoine du lapin et du lièvre.

Nous nous occuperons plus loin des cysticerques du porc et du bœuf qui produisent le tenia chez l'homme et des trichines.

Signalons encore parmi les maladies parasitaires l'*actinomycose* qui a été rencontrée en France, principalement sous l'aspect de tumeurs du maxillaire inférieur chez le bœuf (Nocard), l'actinomycose de la langue a été observée fréquemment chez le bœuf en Italie. L'actinomycose des muscles du porc a été signalée par Dunker en 1864; elle n'a pas encore été observée, croyons-nous, sur les porcs français.

Chez les porcs atteints d'actinomycose musculaire on trouve de petits grains jaunes ramollis ou calcifiés dans l'intérieur des muscles; la viande est molle, friable.

Il n'y a pas de faits qui démontrent que l'homme peut être infecté par la viande du porc atteint d'actinomycose, mais comme la transmission de la maladie est possible, il y a lieu de prononcer la saisie de cette viande ainsi que celle des langues de bœuf infiltrées d'actinomyces. L'actinomyces du bœuf est tout à fait semblable à l'actinomyces de l'homme (fig. 44).

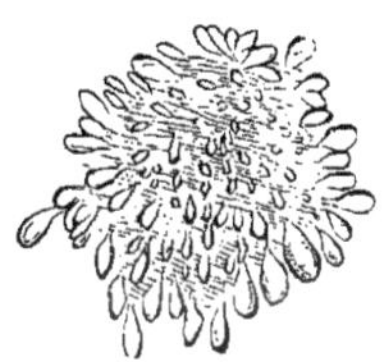

Fig. 44. — Actinomyces du bœuf (d'après Villain et Bascou, *op. cit.*). Gross. 500 D environ.

E. *Viandes ayant subi un commencement de putréfaction ou provenant d'animaux morts de maladies septiques, leurs caractères. Accidents produits par ces viandes.* — La rapidité avec laquelle les viandes se putréfient dépend beaucoup des conditions atmosphériques et aussi des conditions dans lesquelles les animaux ont été sacrifiés; en été, par un temps chaud et orageux, l'altération est très rapide; les viandes fiévreuses en particulier s'altèrent très vite.

La viande qui commence à s'altérer dégage une odeur particulière connue sous le nom de *relent*; elle présente sur la coupe une teinte irisée, puis une teinte verdâtre; l'odeur de putréfaction devient alors insupportable. On trouve dans ces viandes des vibrions qui sont les agents de la putréfaction (Pasteur). Le vibrion septique se présente sous l'aspect de longs filaments animés de mouvements onduleux (fig. 45), il est anaérobie.

Quelquefois la viande en voie d'altération présente le phénomène de la phosphorescence, plus commun sur le poisson. Plusieurs microbes peuvent produire ce phénomène; le plus connu est le bacille de Fischer qui, cultivé sur la gélatine ou sur la gélose, donne des colonies qui luisent dans l'obscurité.

Les salaisons qui ont subi un commencemeut d'altération ont l'odeur de *piqué* qu'on a comparée à l'odeur de la vidange.

Le lard rance n'est pas dangereux, il n'en est pas de même du lard et du jambon piqués. Les jambons avariés ont sur la coupe une coloration lie de vin qui devient rapidement verdâtre à l'air.

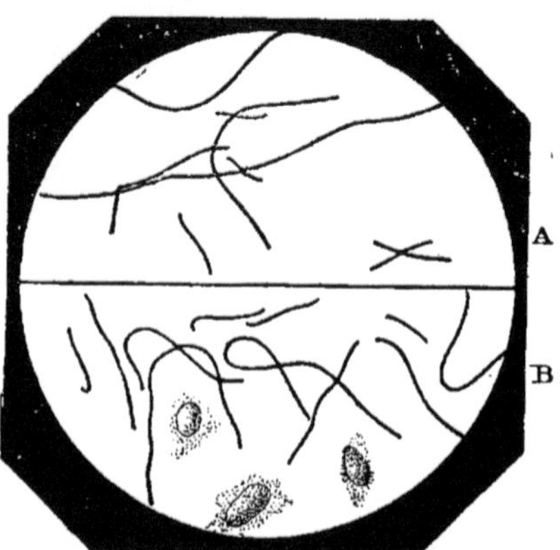

Fig. 15. — Septicémie : A, culture; B, éléments recueillis à la surface du foie d'un cobaye (d'après Duclaux, *Ferments et maladies*).

Pour examiner les jambons et les saucissons sans les détériorer par des incisions, on se sert d'une sonde d'ivoire aplatie et pointue à une de ses extrémités; on enfonce la sonde dans le jambon à examiner, on l'y laisse un instant, puis on la retire et on la flaire aussitôt.

Les viandes qui ont subi un commencement d'altération sont assez souvent mises en consommation; on compte sur la cuisson et sur les épices pour remédier à la mauvaise qualité de ces viandes; or, il faut bien savoir que les viandes altérées peuvent produire des accidents graves et même mortels chez l'homme alors même qu'elles ont subi une cuisson complète.

Au point de vue des accidents qu'elles peuvent produire il faut rapprocher des viandes ayant subi un commencement d'altération, celles qui proviennent d'animaux morts de maladies septiques et en particulier de septico-pyohémie; il est d'ailleurs souvent difficile de dire, quand il s'agit de viandes de cette espèce, si la toxicité dépend d'altérations antérieures ou postérieures à l'abatage des animaux.

La *septico-pyohémie* est commune chez la vache à la suite du part et chez le veau; on s'explique ainsi la fréquence des épidémies

d'intoxications produites par la viande de veau. La viande présente
dans ce cas les caractères des viandes fiévreuses ; de plus il existe
souvent des abcès et des arthrites purulentes.

A côté de la septico-pyohémie, il faut citer la *pneumo-entérite
septique* du veau (VALLIN, Acad. de méd., 28 mai 1895).

Il existe dans la science de très nombreux exemples d'intoxications produites par des viandes ou par des salaisons ayant subi
un commencement de putréfaction. Les accidents produits par les
saucisses altérées sont si communs en Allemagne qu'on a créé le
nom de *bautulisme* pour les désigner [1].

Des accidents dus à l'ingestion de viande altérée ont été observés
à plusieurs reprises dans notre armée ; nous nous contenterons de
rappeler ici l'épidémie du camp d'Avor en 1889 décrite par
MM. Polin et Labit (*Arch. de méd. milit.*, 1889, t. XIV, p. 372).

Le 27 mai 1889, le 95ᵉ et le 85ᵉ de ligne en séjour au camp
d'Avor accomplissaient une marche d'entraînement par un temps
assez frais. Les hommes emportaient dans leur musette une portion de viande froide, cuite et distribuée la veille au soir qui était
consommée pendant la grand'halte. Le 28 mai, 21 hommes se
présentaient à la visite du matin accusant du malaise et de la
diarrhée depuis la veille ; dans la journée un grand nombre d'hommes étaient atteints des mêmes accidents. Le chiffre total des
malades s'éleva à 192 pour le 95ᵉ de ligne et à 35 pour le 85ᵉ, en
tout 227. Dans un cas les accidents se terminèrent par la mort.
Une enquête minutieuse démontra qu'on ne pouvait accuser que la
viande mangée le 27 pendant la marche ; cette viande avait un peu
d'odeur au moment de la mise à la marmite et après cuisson elle
avait un mauvais goût ; les hommes qui n'en avaient pas mangé
furent tous épargnés.

L'ingestion de viande provenant d'animaux morts de septicémie,

1. A. GAUTIER, Traité de chimie appliquée à la physiologie, Paris, 1884. — BRIEGER.
Microbes, ptomaïnes et maladies, trad. de Roussy et Winter, Paris, 1887. —
BROUARDEL. POUCHET et P. LOYE. Rapport sur les accidents causés par les subs. alim.
d'origine animale, Congrès internat. d'hygiène, Paris, 1889. — POLIN et LABIT, Étude
sur les empoisonnements alimentaires, Paris, 1890. — E. BALLARD, Empoisonn.
alimentaire par les viandes. Congrès d'hyg. de Londres, 1891. — GAMALÉIA, Les
poisons microbiens, Paris, 1892. — JUHEL RENOY, Des intoxic. alimentaires, *Ann.
d'hyg. publ.*, 1893, p. 113. — MARTHA. Intoxic. alimentaires in Bibliothèque de chimie
pratique, Paris, 1894. — DROUINEAU. Essai critique sur les intoxic. alimentaires, th.
Lyon, 1894. — L. GUINARD et J. ARTAUD, De la période latente des empoisonnements
par injections veineuses de toxines microbiennes. Soc. de biologie, 3 mars 1895. —
E. VALLIN. Les intoxications alimentaires par la viande de veau, Acad. de méd..
28 mai 1895. — E. DANDE et P. VIGER, Des intoxications par la viande de veau.
Arch. de méd. milit., 1895. t. XXV, p. 433. — ROGER. Les intoxic. alimentaires, in
Traité de pathol. gén. publié par CH. BOUCHARD, t. I, p. 675.

de péritonite, de fièvre puerpérale a donné lieu fréquemment à des accidents.

MM. Darde et Viger ont donné récemment la relation de plusieurs épidémies d'intoxications alimentaires produites par de la viande de veaux malades, l'une de ces épidémies a été observée dans l'armée au 72e de ligne en garnison à Abbeville au mois de juin 1894. On célébrait dans ce régiment, le 24 juin 1894, l'anniversaire de Solférino ; au banquet qui eut lieu à 6 heures du soir on servit un ragoût de mouton et de la viande de veau rôtie. Le lendemain vers 4 heures du soir un certain nombre d'hommes se plaignirent de coliques très fortes et de diarrhée ; à 6 heures du soir, 75 hommes étaient alités. Il y eut en tout 135 malades sur 147 qui avaient mangé du rôti de veau ; dix cas graves et deux décès.

L'enquête démontra que la viande de veau pouvait seule être incriminée, ceux qui n'en avaient pas mangé ne furent pas malades. La viande avait été servie *peu cuite*, elle n'avait pas de mauvais goût.

MM. Darde et Viger signalent en outre les épidémies de Souchez et de Quéant dans le Pas-de-Calais, produites également par de la viande de veaux malades.

A l'hospice des vieillards de Souchez, 56 personnes furent malades et 6 succombèrent ; la viande consommée était celle d'un veau âgé de 15 jours qui présentait de la diarrhée et un gonflement marqué des articulations (probablement des arthrites purulentes) au moment où il fut abattu.

A Quéant, le veau qui avait fourni la viande était âgé d'un mois et en mauvais état.

Sur 30 épidémies d'intoxications par la viande fraîche, M. Vallin a constaté que la viande de veau devait être incriminée 14 fois, chiffre considérable si l'on songe que la viande de veau est une viande de luxe ; heureusement que cette viande n'entre que d'une façon tout à fait exceptionnelle dans l'alimentation du soldat.

Les accidents éclatent en général dans les vingt-quatre heures qui suivent l'ingestion du repas pendant lequel la viande altérée ou provenant d'animaux atteints de maladies septiques a été consommée, mais ils peuvent être plus tardifs (36 ou 48 h. après l'ingestion du repas).

Les malades éprouvent du malaise, de la lassitude, de la céphalalgie, ils ressentent dans l'abdomen, surtout à l'épigastre, une douleur qui va croissant ; souvent cette douleur s'accompagne de nausées et de vomissements, puis de tranchées et de diarrhée. Les matières vomies par quelques-uns des malades du camp d'Avor renfermaient des larves de mouches [1].

Dans les cas légers, tout se borne à ces symptômes qui sont en somme ceux de l'indigestion, mais, dans d'autres cas, l'état s'aggrave rapidement, les vomissements et la diarrhée sont incoercibles, les selles sont très fétides et quelquefois sanguinolentes, les pupilles sont dilatées, d'autres fois normales, la face se grippe, les extrémités se refroidissent, tandis que la température centrale est souvent fébrile; les malades souffrent de crampes comme dans le choléra et la mort survient dans le collapsus. Dans cette forme le tableau est en général celui de la gastro-entérite cholériforme, quelquefois l'état typhoïde est très marqué.

Darde et Viger ont noté chez plusieurs malades de l'albuminurie et de l'hématurie.

A l'autopsie on constate une injection des muqueuses stomacale et intestinale, quelquefois de petites ulcérations qui ne sont pas localisées sur les plaques de Peyer.

Nous savons, grâce aux recherches de A. Gautier, de Selmi et de Brieger, qu'on trouve, dans les viandes altérées, des principes toxiques ou *ptomaïnes* (de πτῶμα, cadavre) tout à fait comparables aux alcaloïdes d'origine végétale. La *névrine putréfactive* que Brieger a retirée de la viande altérée est très toxique; au point de vue de ses propriétés, elle se rapproche de la *muscarine*, principe actif des champignons vénéneux.

En dehors des ptomaïnes, les microbes donnent lieu souvent à la formation de *toxines* qui ont été comparées aux diastases et qui sont encore plus actives que les ptomaïnes. Telles sont les toxines fabriquées par le bacille de la tuberculose et par le bacille de la diphtérie. On conçoit que les microbes de la putréfaction puissent produire des toxines semblables, et on s'explique ainsi pourquoi les accidents ne surviennent pas toujours immédiatement après l'ingestion de la viande altérée.

Les recherches de MM. Courmont, Doyon, Enriquez, Hallion, L. Guinard et J. Artaud, montrent que les toxines microbiennes n'agissent pas toujours immédiatement après leur pénétration dans le sang comme font les poisons ordinaires; après l'introduc-

---

1. Plusieurs observateurs ont signalé la présence de larves vivantes de mouches dans le tube digestif de l'homme. A. PASQUALE, *Giornale internaz. di sc. med.*, t. XII, p. 781-796. — ABBAMONDI et CIPOLLONE, *Journ. méd. de l'armée ital.*, n° de mai 1894. Dans ce dernier cas, il s'agissait de larves de *Sarcophaga hæmorroïdalis*.

tion de certaines toxines dans l'économie il y a *une période latente ou d'incubation*.

D'après les recherches de Gaertner, certaines des viandes altérées qui donnent lieu aux accidents décrits plus haut contiendraient un bacille spécial qui produirait des toxines très actives.

A Frankenhausen, 58 personnes qui avaient mangé de la viande provenant d'une vache atteinte de diarrhée présentèrent des accidents graves, l'une d'elles mourut, d'autres personnes qui avaient consommé de cette viande restèrent indemnes. Gaertner, qui fit l'examen de la viande malade, y trouva un bacille qu'il a décrit sous le nom de *Bacillus enteritidis* (*Correspondenzbl. des allg. aerztl. Vereins von Thuringen*, 1888). Ce même bacille existait dans la rate du jeune homme qui succomba.

Ce bacille se cultive facilement sur les milieux ordinaires; en injections intra-péritonéales ou sous-cutanées, ces cultures tuent rapidement les souris, les lapins et les cobayes; par ingestion elles tuent seulement les souris. Les cultures stérilisées ont encore une action toxique manifeste.

Karlinski a retrouvé ce même bacille dans un cas d'intoxication par de la viande séchée (*Centralbl. f. Bakter.*, 1889).

Lors de l'épidémie de Moorseele (Flandres occidentales) observée au mois d'août 1892 et causée par de la viande provenant d'un veau atteint de pneumo-entérite septique, M. van Ermengem a trouvé dans les viscères de deux personnes qui avaient succombé à l'intoxication un bacille assez semblable au *B. enteritidis*. Ce bacille produisit chez divers animaux inoculés une entérite grave ou même mortelle (Van Ermengem, Rech. sur les empoisonnements produits par la viande de veau à Moorseele, Bruxelles, 1892).

Comme les ptomaïnes et probablement aussi certaines toxines microbiennes résistent à une température assez élevée, on conçoit que la cuisson, même complète, de la viande ne mette pas à l'abri des intoxications. La cuisson tue les microbes, elle ne détruit pas les principes toxiques auxquels ils avaient donné naissance.

Les épidémies par intoxication alimentaire ont une évolution rapide, et par suite très caractéristique; en vingt-quatre ou quarante-huit heures, les accidents éclatent chez un grand nombre de malades, il est d'ailleurs facile de constater que tous les individus qui présentent des accidents ont consommé un même aliment et que tous ceux qui n'ont pas mangé de cet aliment sont épargnés.

Nous aurons l'occasion de revenir plus loin sur ces épidémies par intoxication alimentaire à propos de la morue altérée et à propos des conserves de viande.

Il existe dans la science un certain nombre de faits qui tendent à démontrer que la fièvre typhoïde peut se développer à la suite de l'ingestion d'une viande altérée provenant d'animaux malades. La plupart de ces accidents ont été observés en Suisse, à la suite de banquets pendant lesquels de la viande de mauvaise qualité avait été consommée.

A Andelfingen en 1839, à la suite d'un banquet d'orphéonistes auquel 500 à 600 personnes avaient pris part, une épidémie atteignit un grand nombre des personnes qui avaient mangé de la viande de veau servie à ce banquet. La plupart des convives ne tombèrent malades que plusieurs jours après leur retour dans leurs foyers. La maladie était longue et évoluait comme la fièvre typhoïde, il y eut neuf décès et on constata l'existence des ulcérations des plaques de Peyer caractéristiques de la fièvre typhoïde.

L'épidémie de Kloten en 1878 frappa, dans les mêmes conditions qu'à Andelfingen, 668 personnes qui avaient consommé la viande d'un veau très malade au moment où il avait été saigné. Les symptômes étaient ceux de la fièvre typhoïde, et dans cinq autopsies, dont trois pratiquées par Eberth, on constata les lésions caractéristiques de la fièvre typhoïde; 49 personnes qui n'avaient pas pris part au banquet, mais qui avaient été en contact avec les malades, furent atteintes, ce qui démontre que la maladie était contagieuse.

Citons encore les épidémies de Birmenstorf en 1879, de Würenlos en 1880 et de Spreitenbach en 1881, moins importantes au point de vue du nombre des cas que celles d'Andelfingen et de Kloten. A Birmenstorf, on avait mangé de la viande d'un veau malade, à Würenlos de la viande d'un veau très jeune et malade, à Spreitenbach, de la viande d'une vache malade (métrite et péritonite puerpérales).

La Revue de Hayem (t. XIX, p. 749) fait mention encore d'une petite épidémie observée à Mayence dans un régiment d'artillerie, à la suite de l'ingestion de viande crue hachée; il y eut 46 malades et un décès; on constata dans ce cas les lésions ordinaires de la fièvre typhoïde.

On a dit, pour expliquer ces épidémies, qu'il s'agissait, non de fièvre typhoïde, mais d'empoisonnements alimentaires analogues à ceux décrits plus haut. Le diagnostic de fièvre typhoïde porté par tous les médecins qui ont vu ces malades et qui ont fait des autopsies, notamment lors de l'épidémie de Kloten, ne paraît pas contestable, d'ailleurs l'invasion était tardive, la maladie était longue, elle avait l'évolution typique de la fièvre typhoïde, enfin elle était *contagieuse* (épidémie de Kloten), ce qui suffirait à faire exclure l'idée d'une intoxication.

A la vérité, il est impossible de comprendre, avec les données que nous possédons actuellement sur l'étiologie de la fièvre typhoïde, comment la viande d'un veau ou d'une vache malade peut produire la fièvre typhoïde, mais il y a encore beaucoup d'inconnues dans l'étiologie de la fièvre typhoïde, malgré la décou verte du bacille d'Eberth. On trouvera peut-être pour ce bacille, comme Metchnikoff l'a fait pour le bacille virgule, des microbes empêchants et des microbes favorisants. On peut supposer que la viande consommée à Andelfingen et à Kloten renfermait des microbes ou des principes chimiques capables de favoriser le développement des bacilles d'Eberth qui existaient à l'état latent, ou même la transformation du B. coli communis en B. d'Eberth, transformation admise par un certain nombre d'observateurs.

L'hypothèse d'une transmission directe de la fièvre typhoïde du veau à l'homme, par l'intermédiaire de la viande, paraît devoir être écartée; il n'est pas démontré, en effet, que le veau soit susceptible de contracter la fièvre typhoïde [1].

F. *Accidents produits par l'ingestion de morue altérée.* — Ces accidents qui ont été observés à plusieurs reprises dans notre armée doivent être rapprochés des accidents produits par l'ingestion de viande altérée.

En 1878, à Sidi-bel-Abbès, une épidémie d'intoxications a été observée par M. le Dr Schaumont à la suite d'un repas de vendredi saint pendant lequel les hommes de la légion étrangère avaient mangé de la morue qui avait subi un commencement d'altération; 122 hommes tombèrent malades quelques heures après le repas, plusieurs présentèrent des accidents cholériformes très graves, il n'y eut pas de décès (SCHAUMONT, *Rec. mém. méd. milit.*, 1878, t. XXXIV, p. 504).

En 1884, à Lorient, une épidémie semblable à celle de Sidi-bel-Abbès a été observée par M. le Dr Bérenger-Féraud sur des troupes de la marine. Le choléra régnait à cette époque à Toulon, et en présence des accidents gastro-intestinaux qui se produisaient

---

1. WALDNER, *Berlin. klin. Wochensch.*, 1878. — ZUBER, De la fièvre typhoïde due à l'ingestion de viandes altérées. *Revue d'hygiène*, avril 1879. — PROUST, *Bulletin médical*, 13 juin 1888 (leçon recueillie par M. Netter). — POLIN et LABIT, *op. cit.*

à Lorient chez un grand nombre d'hommes on put croire, pendant quelques heures, qu'on avait affaire à une brusque invasion cholérique. Il fut bientôt démontré que tous les soldats malades avaient mangé de la morue de même provenance; il y eut plus de 200 malades sans aucun décès (BÉRENGER-FÉRAUD, *Annales d'hyg. publ.*, 1885, et *Arch. de méd. nav.*, 1884-1885).

En 1886, M. le Dr Millet a signalé une troisième épidémie sur la garnison d'Ajaccio à la suite d'un repas pendant lequel on avait consommé de la morue qui présentait un commencement d'altération; il y eut une centaine de malades sans aucun décès (*Arch. de méd. milit.*, 1886, t. VIII, p. 417).

On a admis pendant quelque temps que la morue qui est connue sous le nom de *morue rouge*, à cause de la coloration qu'elle présente, était la cause de ces accidents.

On n'est pas encore très exactement fixé sur la cause de la coloration rouge ou plutôt rosée que prend souvent la morue. D'après Mégnin il faudrait incriminer un champignon, *Coniothecium sanguineum,* qui se présente sous l'aspect de cellules munies de noyaux et groupées d'ordinaire par deux ou par quatre. Pour Le Dantec, le rouge de la morue est dû à un bacille (bâtonnet mobile habituellement terminé par une spore comme le bacille du tétanos), auquel cet observateur propose de donner le nom de *Bacille rouge de Terre-Neuve* (*Annales de l'institut Pasteur*, 1891, p. 656). Cette question, très intéressante au point de vue scientifique, a perdu de son intérêt au point de vue de l'hygiène pratique; on s'accorde en effet aujourd'hui à reconnaître que si la morue donne lieu quelquefois à des accidents, ce n'est pas parce qu'elle contient les microbes du rouge, mais parce qu'elle a subi un commencement de putréfaction. Il est démontré que la morue rouge n'est pas nécessairement toxique et que, d'autre part, des morues qui ne présentent pas cette coloration particulière peuvent produire des accidents graves.

Les empoisonnements par la morue altérée sont tout à fait assimilables, au point de vue pathogénique, à ceux que produisent les viandes altérées; dans les deux cas ce sont les ptomaïnes et les toxines d'origine microbienne qui sont en jeu.

Brieger (*op. cit.*, p. 62) a réussi à isoler dans la morue en voie de putréfaction plusieurs ptomaïnes; l'une d'elles est identique à la muscarine et a des propriétés toxiques très marquées. On comprend, par suite, que l'empoisonnement par la morue altérée présente des analogies avec l'empoisonnement par les champignons vénéneux. Cet empoisonnement a aussi, au point de vue symptomatique, des analogies avec l'empoisonnement par l'atropine ou par l'hyoscyamine.

La morue doit être examinée avec beaucoup de soin avant d'être mise en consommation.

La morue altérée a une odeur désagréable et sa consistance est notablement diminuée. La morue rouge présente souvent, en dehors de sa coloration spéciale, d'autres altérations; elle sera donc rejetée. La morue sera fournie sans être dessalée; le dessalage faisant disparaître la coloration rouge et ne permettant pas d'apprécier dans de bonnes conditions le degré de consistance. On ne fera pas d'approvisionnements, la morue pouvant s'altérer rapidement dans les magasins.

Pour empêcher le développement du rouge, il suffit d'après Heckel de saler les morues avec du sel auquel on ajoute 5 p. 100 de son poids de sulfobenzoate de soude (*Revue sanit. de Bordeaux*, 1887, *Revue d'hygiène*, 1887, p. 783) [1].

Les principales maladies virulentes transmissibles des animaux à l'homme par la viande sont : la maladie charbonneuse ou charbon bactéridien et la tuberculose.

G. *Charbon bactéridien.* — La viande des animaux atteints du charbon bactéridien présente au plus haut degré les signes des viandes fiévreuses dont elle ne se distingue d'ailleurs par aucun caractère macroscopique; pour faire un diagnostic certain il faut procéder à l'examen histologique du sang et constater la présence des bactéridies de Davaine (fig. 46); encore faut-il savoir que si la mort remonte à plus de vingt-quatre heures, surtout si la viande a voyagé en chemin de fer, les bactéridies peuvent avoir disparu; on ne trouve plus que les vibrions septiques qui, très mobiles, ne peuvent pas être confondus avec les bactéridies, lesquelles d'ailleurs sont beaucoup plus courtes et ne se présentent jamais dans le sang sous forme de longs filaments comme dans les cultures.

On a dit que la viande charbonneuse bien cuite n'était pas dangereuse; il est certain que, dans les fermes de la Beauce, on a consommé bien souvent et impunément de la viande charbonneuse. Mais d'abord il faut manipuler la viande avant de la faire cuire et la manipulation des viandes charbonneuses est dangereuse.

1. Consulter en outre sur cette question : E. BERTHERAND, *Journal de médecine de l'Algérie*, 1884. — E. MAURIAC, La question des morues rouges, Bordeaux, 1886. — BERTHIER, La morue rouge, th. Lyon, 1888-1889. — POLIN et LABIT, *op. cit.*

Autrefois les forts de la halle employés au transport de la viande en quartiers étaient souvent atteints de pustule maligne qui siégeait d'ordinaire à la nuque. Ces accidents sont devenus beaucoup plus rares depuis que ces hommes font usage de couvre-nuques en tissu imperméable qui empêchent les contacts de la viande avec la peau.

D'autre part des faits nombreux et très probants démontrent que la viande charbonneuse, alors même qu'elle a été rôtie, peut donner le charbon à ceux qui la consomment. Fodéré, Enaux et

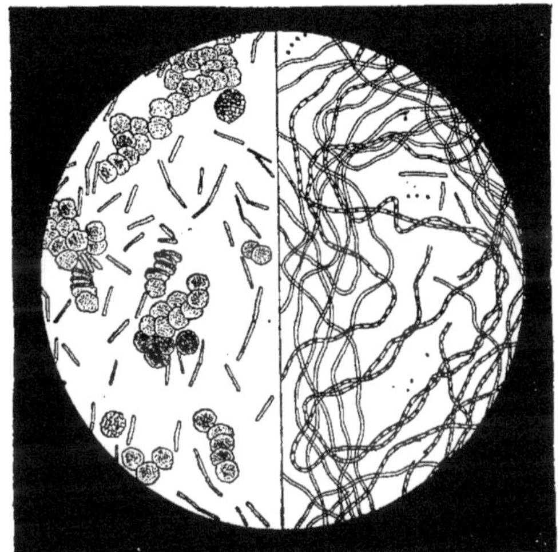

Fig. 46. — Bactéridie charbonneuse. A droite, culture dans le bouillon de veau. A gauche, dans le sang d'un animal mort du charbon (d'après Duclaux, *op. cit.*).

Chaussier, Paulet, J. Levin, Delafond, Verheyen ont cité des faits qui ne laissent subsister aucun doute à cet égard; d'après Sauvage et Fournier, la chair des moutons atteints de sang de rate, vendue furtivement en Languedoc aux habitants des campagnes, leur communique souvent le charbon (RAIMBERT, art. CHARBON, *Nouv. Diction. de méd. et de chir.*).

Boutet de Chartres a montré en 1876 que les viandes rôties saignantes pouvaient transmettre la maladie charbonneuse; toutes les inoculations faites avec le jus d'un bifteck provenant d'un animal charbonneux donnèrent des résultats positifs, ce qui se conçoit facilement quand on sait que souvent la température intérieure des pièces de viande rôtie n'atteint pas 55° C.

Deux observations publiées par Œmler et reproduites par M. le professeur Straus dans ses excellentes leçons sur le charbon (Paris, 1887, p. 180) sont particulièrement probantes et se présentent avec toutes les garanties scientifiques que l'on peut exiger aujourd'hui.

La viande des animaux charbonneux doit être non seulement rejetée de la consommation mais dénaturée et détruite.

II. *Tuberculose*[1]. — La tuberculose est très commune chez les bovidés, sa fréquence varie d'ailleurs beaucoup d'une contrée à l'autre et même d'une étable à une étable voisine.

Dans certains pays le nombre des bovidés tuberculeux s'élève à 20 p. 100 (Saxe). En France, l'Auvergne, le Limousin, une grande partie de la Normandie sont presque complètement épargnés, tandis qu'en Champagne, en Bretagne, dans le Nivernais, dans le Béarn et surtout dans la Beauce et la Brie la tuberculose fait de grands ravages ; certains vétérinaires estiment qu'en Beauce et en Brie 25 p. 100 au moins des bovidés sont tuberculeux.

Dans les étables où la tuberculose existe depuis longtemps la proportion des animaux malades atteint souvent 50 ou 60 p. 100.

Les adultes sont les plus sévèrement frappés ; on ne compte d'ordinaire parmi les jeunes qu'un très petit nombre de malades, ce qui prouve bien que la contagion joue un rôle beaucoup plus important dans l'étiologie de la tuberculose des bovidés que l'hérédité (Nocard).

Les lésions de la tuberculose se présentent chez les ruminants sous un aspect macroscopique qui diffère sensiblement de celui qu'elles ont chez l'homme ; on trouve dans les poumons de grosses masses qui s'infiltrent rapidement de sels calcaires et qui, en raison de leur volume, ont valu à la maladie le nom de *pommelière* ; sur les séreuses l'aspect macroscopique des lésions est également différent[2].

---

1. Villemin, Études sur la tuberculose, 1867. — Chauveau, Expér. sur l'inoculation de la tuberculose, *Gaz. hebdom.*, 1868 et 1873. — Vallin, Dangers de l'alimentation avec la viande et le lait des animaux tuberculeux, *Revue d'hygiène*, 1884, p. 737. — Nocard, Arloing, Sanderson, Bang, Communic. au congrès internat. d'hygiène de Londres en 1891. — Nocard, *Annales d'hygiène publ. et de méd. lég.*, 1892, p. 385. — Du même, *Ann. de l'institut Pasteur*, 1892 (diagnostic de la tuberc. bovine à l'aide des injections de tuberculine) ; — Du même, Communic. au congrès internat. d'hygiène de Buda-Pest, 1894 ; — Du même, Les tuberculoses animales, Paris, 1895. — E. Leclainche, La virulence des viandes tuberculeuses, *Revue de la tuberculose*, 15 avril 1894, *Anal. in Revue d'hyg.*, 1894, p. 1008. — I. Straus, La tuberculose et son bacille, Paris, 1895. — O. Bollinger, *Münchener mediz. Wochenschr.*, 1895, n°s 1 et 2.

2. On trouvera dans l'excellent livre de M. Straus sur la tuberculose et son bacille des planches qui représentent très exactement ces lésions.

Les tumeurs des poumons, de dimensions très variables, sont formées par des agglomérations de tubercules. « Elles sont parfois dures, résistantes, criant sous l'instrument tranchant; sur la coupe leur tissu se montre d'une couleur jaune intense, rugueux au toucher, ramolli çà et là avec des grains durs dans la substance caséeuse qui s'écrase entre les doigts; parfois au contraire elles sont plus ou moins obscurément fluctuantes; leur incision donne issue à une matière épaisse, jaune, grumeleuse, semblable à du mortier » (NOCARD, Les tuberculoses animales, p. 14). A côté de ces amas tuberculeux on trouve d'ordinaire des tubercules miliaires. Quelquefois les poumons contiennent des tubercules fibreux (petites masses caséeuses enkystées dans du tissu fibreux).

Les ganglions bronchiques sont presque toujours malades quand le poumon est envahi; ils sont hypertrophiés, indurés, noueux; sur la coupe on voit des tubercules durs ou des masses caséeuses souvent infiltrées de sels calcaires.

Sur les séreuses les tubercules forment souvent saillie, et à mesure qu'ils deviennent plus volumineux ils se pédiculisent. Il en résulte « de petites tumeurs arrondies ou aplaties mécaniquement, fermes, denses, blanchâtres, luisantes à la surface avec un reflet nacré, parfois disséminées à la surface de la séreuse, plus souvent agglomérées en forme de grappes, de choux-fleurs ou de polypes, qui peuvent acquérir un volume considérable » (NOCARD, *op. cit.*, p. 21).

Dans la mamelle la tuberculose se caractérise d'abord par de la sclérose; au centre du tissu de nouvelle formation on trouve de fines granulations tuberculeuses, plus tard ces granulations augmentent de volume, se réunissent en amas plus ou moins volumineux, subissent la dégénérescence caséeuse et se calcifient en partie.

Le tissu musculaire n'est presque jamais envahi par les tubercules, il semble impropre à leur développement.

Sur 100 cas de tuberculose observés chez des bovidés, 40 environ portent à la fois sur le poumon et sur la plèvre, 20 à 25 sur le poumon seul, 15 à 20 sur les séreuses seules (plèvre et péritoine), dans les autres cas il s'agit de tuberculose aiguë généralisée ou de lésions localisées aux ganglions lymphatiques, aux organes génitaux, au tissu osseux, etc. (NOCARD, *op. cit.*, p. 13).

La différence d'aspect des lésions macroscopiques de la tuberculose des bovidés et de la tuberculose humaine a pu faire croire autrefois qu'il s'agissait de deux maladies différentes, mais cette opinion n'est plus soutenable aujourd'hui. Les granulations tuberculeuses des bovidés ont la même structure histologique que les granulations tuberculeuses chez l'homme et on y trouve le bacille de Koch avec ses réactions caractéristiques; enfin on peut inoculer la tuberculose aux lapins et aux cobayes aussi bien avec les lésions de la pommelière qu'avec celles de la tuberculose humaine; le doute n'est plus permis.

Villemin ayant démontré que la tuberculose est une maladie virulente, inoculable, il y a donc lieu de prendre les mesures nécessaires pour empêcher l'infection par la viande ou le lait des animaux tuberculeux.

Les recherches de Gerlach, celles de Chauveau surtout, ont parfaitement établi que la tuberculose peut se transmettre par ingestion de matière tuberculeuse, mais il est important de noter qu'on ne réussit à produire la tuberculose par ce procédé qu'autant qu'on fait ingérer aux animaux en expérience une quantité assez considérable de matière tuberculeuse. « Chez le cobaye des crachats tuberculeux dilués au cent millième peuvent encore donner la tuberculose quand on injecte dans le péritoine ou sous la peau un centimètre cube de la dilution; le cobaye ne meurt pas toujours quand on lui fait ingérer deux centimètres cubes de crachats dilués dans dix fois leur volume d'eau » (NOCARD, *op. cit.*, p. 117).

Tout le monde est d'accord aujourd'hui sur un point important, c'est que la viande des animaux tuberculeux ne doit jamais être mise en consommation lorsque la tuberculose est généralisée, c'est-à-dire lorsqu'il existe des tubercules dans plusieurs viscères ou bien lorsque la tuberculose pulmonaire ou abdominale est arrivée à un degré notable de développement et qu'elle a envahi les plèvres ou le péritoine.

Quelques hygiénistes ont préconisé des mesures plus radicales; M. Arloing notamment a demandé la saisie totale des animaux tuberculeux avec indemnisation des propriétaires.

En 1889 le congrès international d'hygiène vétérinaire et en 1888 et 1891 les congrès pour l'étude de la tuberculose se sont prononcés pour la saisie totale de la viande des animaux tuberculeux, si limitées que fussent les lésions. Mais une réaction s'est produite depuis lors dans l'opinion des hygiénistes; on a constaté que, dans la pratique, la saisie totale présentait de grands inconvénients et on s'est convaincu que la viande des animaux ayant des lésions tuberculeuses localisées pouvait être consommée sans danger.

La tuberculose des bovidés lorsqu'elle est bien localisée est compatible avec un très bon état d'engraissement; à plusieurs reprises on a signalé des lésions tuberculeuses chez des animaux qui venaient d'être primés dans des concours d'animaux gras.

D'autre part il est démontré que le tubercule envahit très rarement les muscles.

Lorsqu'on extrait le suc des muscles d'un animal tuberculeux et qu'on en inocule à des cobayes de un à dix centimètres cubes, il est très rare que les animaux deviennent tuberculeux.

Les expériences de Kastner démontrent qu'il n'est pas facile d'inoculer la tuberculose à l'aide du suc musculaire, alors même qu'on se place dans les conditions les plus favorables au succès des inoculations.

Kastner a pris un kilogramme de viande sur différents points d'un animal reconnu tuberculeux à l'abattoir et, à l'aide d'une presse, il a extrait de cette viande du jus qui a été inoculé à la dose de un centimètre cube dans le péritoine d'une série de cobayes. Sur 16 animaux ayant reçu le suc musculaire de 12 animaux de boucherie tuberculeux, *aucun* n'a contracté la maladie (*München. med. Wochenschr.*, 1889. Analyse in *Ann. de l'instit. Pasteur*, 1889, p. 486).

Quelques expérimentateurs ont réussi il est vrai à tuberculiser des cobayes dans ces conditions, mais cela ne prouve pas que la viande, ingérée par l'homme, aurait produit la tuberculose. Peuch, Galtier, Nocard, Perroncito ont cité des faits nombreux qui démontrent que la tuberculose se développe bien plus difficilement par ingestion de produits tuberculeux que par injection de ces produits dans le tissu conjonctif ou dans le péritoine et aucun de ces observateurs n'a réussi à produire la tuberculose expérimentale *en faisant manger* à des animaux de la viande de bovidés atteints de tuberculose même *généralisée*. On peut conclure *a fortiori* de ces expériences que la viande des animaux atteints de tuberculose *localisée* peut être ingérée sans danger (NOCARD, *op. cit.*, p. 135).

A Wurzbourg, on a autorisé la consommation de la viande des animaux tuberculeux dans certaines localités et, au bout d'un an, on a procédé à une enquête qui a démontré que la consommation de cette viande n'avait eu aucune suite fâcheuse. Depuis lors la vente de la viande des animaux atteints de tuberculose localisée est autorisée à l'étal de basse boucherie ou Freibank (SCHOTTELIUS, *Virchow's Archiv*, 1883 ; STRAUS, *op. cit.*, p. 657).

Ajoutons enfin que la viande est toujours consommée cuite dans l'armée et que le bacille de la tuberculose est tué à la température de 75°.

D'après l'instruction du 4 déc. 1894, les viandes provenant d'animaux tuberculeux ne sont expressément exclues de la consommation que dans les cas suivants :

1° Si les lésions sont généralisées, c'est-à-dire non localisées dans les organes viscéraux et leurs ganglions lymphatiques ;

2° Si les lésions, bien que localisées, ont envahi la plus grande partie d'un viscère ou se traduisent par une éruption sur les parois de la poitrine ou de la cavité abdominale.

Toutefois, dit l'instruction, on devra se montrer extrêmement prudent avant d'accepter comme propre à la consommation la viande provenant d'un animal reconnu tuberculeux à un degré moins avancé.

Nous parlerons plus loin des dangers de l'infection par le lait.

1. *Morve.* — Aux abattoirs hippophagiques on trouve souvent des animaux atteints de morve latente ; la viande de ces animaux ne doit pas être livrée à la consommation bien que des faits nombreux démontrent que de la viande provenant de chevaux morveux a pu être consommée sans danger après cuisson (Michel Lévy, Traité d'hygiène, 4° édit., t. II, p. 711. — Decroix, La viande de cheval et les viandes réputées dangereuses, *Ann. d'hyg. publ.*, juin 1885). C'est surtout la manipulation de la dépouille des chevaux morveux qui est dangereuse.

La viande des animaux atteints de *rage* et de *tétanos* ne doit pas être mise non plus en consommation.

Les principales maladies parasitaires transmissibles des animaux à l'homme par la viande sont : la ladrerie qui produit chez l'homme le *ténia* et la *trichinose.*

K. *Ladrerie du porc et des bovidés. Ténia armé et ténia inerme ; fréquence du ténia inerme en Algérie*[1]. — On croyait autrefois que la ladrerie était spéciale au porc ; la fréquence du ténia en Algérie et en Abyssinie chez des musulmans qui ne consomment jamais de viande de porc était en complet désaccord avec cette opinion.

Arnould le premier constata en 1866 l'existence de cysticerques dans de la viande de bœuf en Algérie ; Cauvet en 1874 vérifia ce

<hr>

1. A. Delpech, art. *Ladrerie in Diction. encyclop. des sc. méd.* — Davaine, Traité des entozoaires, 2° édit., Paris, 1877. — R. Blanchard, Traité de zoologie médicale, Paris, 1889. — Railliet, Traité de zoologie médicale et agricole, Paris, 1893, p. 232 et 242. — Morot, Sur la nécessité de rechercher la ladrerie bovine dans les abattoirs de France, *Journ. des connaiss. méd.* 18 oct., 1894.

fait; il est aujourd'hui bien établi que la ladrerie est très commune chez le bœuf au moins en Algérie et en Tunisie. E. Alix a trouvé dans quelques localités d'Algérie et de Tunisie des cysticerques chez un cinquième des bovidés examinés (E. Alix, La ladrerie des bêtes bovines et le ténia inerme de l'homme, Paris, 1887).

La ladrerie bovine est commune en Prusse; en 1892-1893, elle a été constatée à l'abattoir de Berlin sur 225 bovidés; en France, elle paraît rare, mais peut-être n'est-elle pas recherchée avec assez de soin.

On sait que le ténia armé est produit par le cysticerque du porc (*Cysticercus cellulosæ*) et le ténia inerme ou mediocanellata par le cysticerque des bovidés (*Cysticercus bovis*).

La ladrerie du bœuf diffère notablement au point de vue des caractères macroscopiques de la ladrerie du porc, ce qui explique comment elle a été longtemps méconnue.

La viande de porc ladre est facile à reconnaître surtout lorsque les cysticerques sont nombreux; on peut même diagnostiquer la maladie sur le porc vivant en examinant la partie inférieure de la langue qui est un des lieux de prédilection des cysticerques, d'où le nom de *langueyeurs* donné aux experts qui examinaient autrefois les porcs sur les marchés. Les vendeurs font quelquefois disparaître les vésicules qui se trouvent sous la langue en les perçant avec une épingle.

La viande de porc ladre présente sur la coupe une série de petits kystes gélatineux, transparents, qui se laissent énucléer facilement par la pression; ces kystes ont en moyenne le volume d'un pois, ils sont souvent un peu allongés dans le sens des fibres musculaires (fig. 47, 1); après énucléation des kystes il reste dans le tissu musculaire une cavité qui a la forme du kyste.

Lorsqu'on examine un de ces kystes après l'avoir énucléé, on constate que l'enveloppe présente sur un point une espèce de hile et qu'au-dessous de l'enveloppe il existe une tache blanchâtre opaque; si l'on écrase le kyste entre deux lames de verre on fait saillir par le hile la tête du cysticerque qui a exactement l'aspect de la tête du ténia armé (7, 8, fig. 47), on distingue les 4 ventouses, le rostre conique, la double couronne de crochets et au-dessous de la tête, une série d'anneaux.

Lorsque la viande est cuite, les kystes sont d'un blanc nacré, opaques. Les cysticerques sont tués à 47 ou 48° C.

Les sièges de prédilection des cysticerques sont chez le porc : la langue, le cœur, le triangulaire du sternum, les muscles du cou, les intercostaux ; quand il s'agit d'examiner un animal entier c'est donc sur ces muscles que doit porter surtout l'examen.

Les cysticerques des bovidés (*Cysticercus bovis*) sont beaucoup plus difficiles à voir que ceux du porc, les kystes s'affaissent rapidement, principalement sur les coupes exposées à la dessiccation produite par l'air, et leur présence peut ainsi être méconnue si l'on n'est pas prévenu et si l'on ne pratique pas des coupes fraîches. Pour rendre les kystes plus apparents, il convient d'humecter la

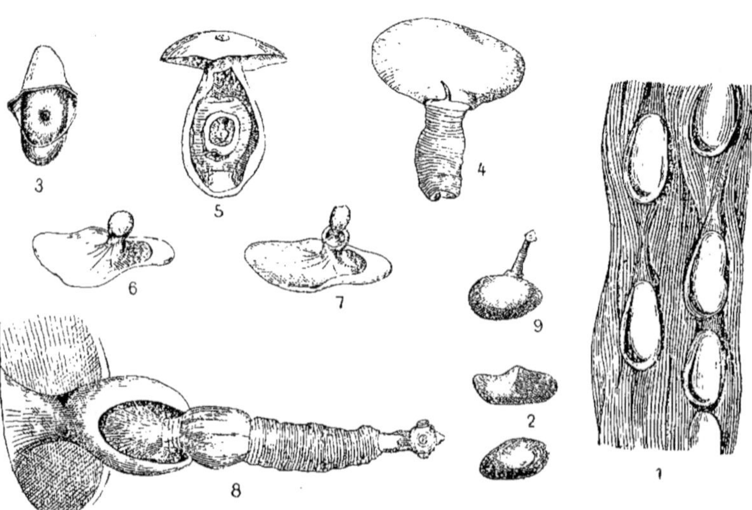

Fig. 47. — 1. cysticerques au milieu des fibres musculaires; 2. deux cysticerques extraits des loges qu'ils occupaient dans le muscle; la tête et le corps sont invaginés; 3. kyste adventif, un lambeau enlevé laisse voir le cysticerque ; 4, corps du cysticerque sorti de la vésicule; 5. cysticerque invaginé dans sa vésicule, celle-ci n'est représentée que par un segment qui correspond au pertuis, deux segments du corps du cysticerque ont été enlevés pour montrer l'invagination de la tête, du col et du col en lui-même; 6, vésicule extérieure ouverte pour montrer la vésicule intérieure ouverte renfermant le cysticerque; 7, même disposition; par une incision pratiquée à la vésicule intérieure le corps a été renversé en dehors; 8, même disposition, seulement la figure est grossie et la tête n'est pas invaginée comme dans la figure précédente; 9. cysticerque ladrique du porc; tête, col et corps sortis de la vésicule (d'après DAVAINE, Traité des entozoaires, Paris, 1877).

surface des pièces (LABOULBÈNE, Sur la difficulté de reconnaître la ladrerie bovine, *Acad. des sc.*, 7 juillet 1890). La tête de *Cysticercus bovis* est inerme, pourvue de quatre ventouses et d'une dépression centrale.

Le ténia est très commun en Algérie et en Tunisie dans notre armée [1] ; on n'observe guère que le ténia inerme ; pour notre part,

1. JUDAS, Docum. sur la fréquence du ténia en Algérie, *Rec. mém. méd. milit.*, 1854. — VITAL, Les entozoaires à l'hôpital milit. de Constantine, *Gaz. méd. de Paris,*

nous n'avons pas rencontré une seule fois le ténia armé chez les malades ayant contracté le ténia en Algérie.

En Tunisie, la fréquence du ténia inerme était devenue telle qu'on dut organiser un service d'inspection des viandes : c'est à la suite de l'organisation de ce service que M. E. Alix, vétérinaire militaire, a pu constater la ladrerie chez un cinquième des bovidés abattus.

En Abyssinie, presque tous les indigènes ont le ténia, ce qui s'explique par l'usage de la viande de bœuf crue (H. Blanc, *Gaz. hebdom.*, 29 mars, 1874).

En France, le danger de contracter le ténia est devenu plus grand pour le soldat depuis que l'alimentation variée a introduit le porc frais, le lard et la charcuterie dans les menus ; une grande surveillance est donc nécessaire.

En 1876, de nombreux cas de ténia ont été constatés dans un régiment à Vincennes ; le charcutier qui fournissait du lard infecté de ladrerie, fut poursuivi, condamné à trois mois de prison et à l'affichage du jugement à sa porte (Villain et Bascou, *op. cit.*, p. 217).

En 1889, au 9ᵉ corps, deux fournisseurs ont été condamnés, l'un à huit jours de prison, l'autre à 50 francs d'amende pour avoir tenté de livrer de la viande de porc ladre.

Il arrive quelquefois que les cysticerques, au lieu de se transformer en ténias dans l'intestin de l'homme, passent dans le tissu conjonctif et produisent des lésions analogues à celles de la ladrerie du porc. La présence de cysticerques dans le cerveau, dans les yeux, dans le tissu conjonctif, a été notée un assez grand nombre de fois [1]. La coexistence de la ladrerie et du ténia chez les mêmes individus est fréquente.

L. *Trichinose.* — Les premières observations sur les trichines enkystées dans les muscles de l'homme sont dues à J. Hilton, à J. Paget et à R. Owen, mais l'étude de la trichinose n'a pris de l'importance pour le médecin et pour l'hygiéniste que depuis 1860 et grâce aux travaux de Zenker.

Zenker, dans le cours de ses recherches sur les altérations des muscles dans la fièvre typhoïde, constata en 1860 que, chez certains sujets qui avaient présenté à un degré plus ou moins marqué les symptômes de la fièvre typhoïde, on trouvait, à l'autopsie, des tri-

---

1874. — L. Colin. Du ténia dans l'armée. *Soc. méd. des hôp.*, 26 déc. 1875, et *Union méd.*, 1876. — Laveran, 23 ténias expulsés le même jour, *Arch. de méd. milit.*, 1885, p. 174.

1. Lancereaux, *Arch. gén. de méd.*, 1872, t. II, p. 543. — Millard, Soc. méd. des hôp., 1888. — R. Blanchard, Traité de zoologie méd., Paris, 1889.

chines en grand nombre dans l'intérieur des muscles. Peu après Zenker démontrait que cette maladie nouvelle, la *trichinose*, était produite par l'ingestion de viande de porc trichinée. Les travaux de Virchow et de Leuckart ont confirmé et complété sur quelques points ceux de Zenker ; des faits nombreux ont établi la fréquence de la trichinose chez le porc, principalement en Allemagne et en Amérique ; les exemples de trichinose chez l'homme se sont aussi beaucoup multipliés.

Dans son très intéressant ouvrage sur la trichine et la trichinose publié en 1883, M. J. Chatin pouvait citer déjà 90 épidémies de trichinose observées, pour la plupart, en Allemagne ou aux États-Unis. Quelques-unes de ces épidémies ont été observées dans l'armée allemande : épidémies de Thionville en 1878, de Cologne et du Brunswick en 1882 ; dans cette dernière épidémie il y eut plus de 150 malades ; au nombre des victimes figurent des officiers et environ 40 hommes du 67e régiment.

Une seule de ces épidémies a été observée en France : la petite épidémie de Crépy-en-Valois (1878) qui a été décrite par Laboulbène (Acad. de méd., février 1881, et *Annales d'hyg. publ.*, 1881) ; il n'y eut qu'un décès.

Récemment, une petite épidémie de trichinose a été signalée en Algérie dans la population civile. Cinq personnes d'une même famille espagnole ont été traitées à l'hôpital de Dellys pour trichinose et trois d'entre elles ont succombé. D'après Sézary, 17 personnes furent atteintes et il y eut en tout 8 décès. Les symptômes ressemblaient à ceux de la fièvre typhoïde. Les Espagnols mangent une saucisse sèche faite avec de la chair de porc crue, ce qui les expose d'une façon toute particulière à la trichinose (Quivogne, Une épid. de trichinose, *Arch. de méd. milit.*, 1894, t. XXIV, p. 294. — Sézary, Communic. au congrès de médecine interne de Lyon, 1894).

Bien que la trichinose soit rare chez notre porc indigène, l'étude des caractères des viandes trichinées n'en est pas moins intéressante pour nous ; le soldat français consomme aujourd'hui des salaisons qui peuvent provenir d'Allemagne ou d'Amérique, et d'autre part, les faits de Crépy-en-Valois et ceux observés en Algérie montrent que notre porc indigène et le porc algérien ne sont pas à l'abri de la trichinose.

En Allemagne et aux États-Unis, la proportion des viandes trichinées est de 2 pour 100 environ.

La recherche des trichines est moins facile que celle des cysti-

cerques, elle nécessite l'emploi du microscope; la viande trichinée
ne présente en effet, le plus souvent, aucun caractère macroscopique
permettant de la reconnaître; quelquefois de petits kystes crétifiés
forment des points blancs assez apparents, mais le fait est rare.

En Allemagne, tous les porcs qui sont tués doivent être examinés au point de vue de la trichinose et les experts, désignés à
cet effet, sont rendus responsables lorsqu'ils ont déclaré saine une
viande qui était trichinée.

Si le porc est entier, cela facilite beaucoup l'expertise. A Berlin,
on prélève des échantillons dans les muscles suivants qui sont plus
particulièrement atteints : diaphragme, muscles de l'abdomen,
muscles du larynx, intercostaux. On pratique une coupe grossière
dans le muscle à examiner, et on écrase cette coupe entre deux
verres assez épais pour permettre une forte compression; les trichines enkystées résistent bien à cette compression, elles restent
très visibles après écrasement du muscle; on examine la préparation avec un grossissement de 70 diamètres environ et, avec un peu
d'habitude, on arrive à trouver très vite les kystes dont la forme
est caractéristique.

On a imaginé pour l'examen rapide des viandes un petit appareil qui se compose de deux lames de verre épaisses fixées l'une
sur l'autre au moyen d'écrous qu'on peut serrer à volonté; ces
lames sont divisées en carrés numérotés de 1 à 20. Après avoir
séparé ces deux lames, on met sur chacun des carrés des fragments de viande en ayant soin de numéroter les pièces à examiner
dans le même ordre que les carrés de la lame de verre; on applique
alors la deuxième lame de verre sur la première et on serre les
écrous de manière à écraser la viande. On peut faire ainsi rapidement l'examen de vingt échantillons et reconnaître quels sont
ceux qui contiennent des trichines.

Lorsque la viande est en morceaux (saucisses, bandes de lard, etc.,
provenant d'Amérique), il est nécessaire de procéder à l'examen
morceau par morceau; il faut examiner le lard qui peut renfermer des trichines aussi bien que le tissu musculaire et aussi les
boyaux de porc.

Les trichines se présentent dans les tissus du porc à l'état
enkysté; les kystes ont le plus souvent une forme allongée, elliptique, les extrémités de l'ellipse étant un peu amincies en pointe
mousse (3, fig. 48), mais cette forme n'est pas constante, le kyste
peut avoir une forme sphéroïdale plus ou moins régulière.

Dans l'intérieur de chaque kyste se trouve d'ordinaire une tri-

chine enroulée d'où le nom de *Trichina spiralis*; dans les kystes
de la viande de porc on peut trouver 2, 3, 4 et jusqu'à 7 trichines
(4, fig. 48); quelquefois deux kystes communiquent et forment
un kyste biloculaire (1, fig. 48).

Les trichines peuvent vivre sous la forme enkystée pendant
plusieurs années. Lorsque la chair qui contient les kystes est
ingérée par l'homme sans avoir été cuite, le suc gastrique dissout

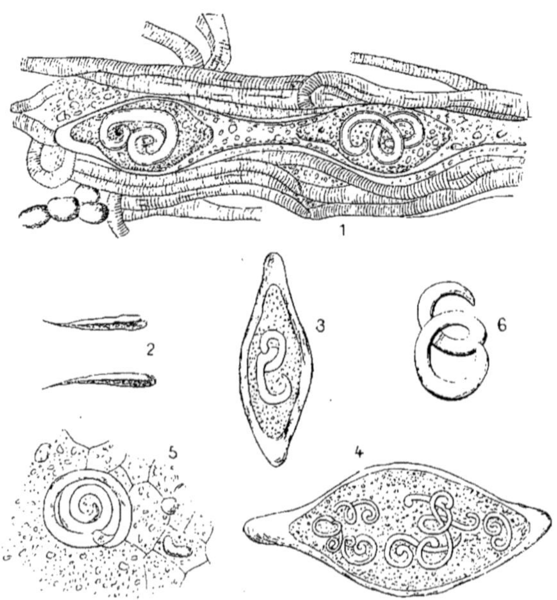

Fig. 48. — Trichines (d'après J. Chatin); 1, kyste pluriloculaire au milieu de fibres musculaires; 2, trichines embryonnaires; 3, trichine enkystée; 4, kyste volumineux contenant
7 trichines; 5, trichine dans le tissu adipeux, spiralée mais sans kyste; 6, trichine spiralée
en forme de 8 extraite de son kyste.

les kystes et les trichines mises en liberté grandissent rapidement,
se sexuent et donnent naissance à un grand nombre de trichines
embryonnaires (2, fig. 48) qui traversent la paroi intestinale et qui
vont se répandre dans les tissus, principalement dans les muscles
où elles s'enkystent.

La trichine adulte mâle a une longueur de 1 mm. 4; la trichine
femelle atteint 3 à 4 mm. de long; les trichines embryonnaires
n'ont que 0 mm. 16 de long (CHATIN, *op. cit.*).

On croyait naguère que les embryons seuls pouvaient pénétrer
dans les tissus; il résulte des recherches du Dr Cerfontaine qu'on

trouve dans la paroi intestinale et dans le mésentère des animaux
infectés une assez grande quantité de trichines adultes femelles
et fécondées. Les femelles qui pénètrent ainsi dans les tissus infectent plus facilement l'organisme que les autres, parce que les
embryons auxquels elles donnent naissance ne peuvent pas être
entraînés avec les fèces (*Arch. belges de biologie*, t. XIII, p. 125).

Les accidents produits par les trichines chez l'homme sont
d'abord des troubles gastro-intestinaux : diarrhée, coliques, douleurs abdominales ; si l'on examine à ce moment les matières
fécales, on y trouve des trichines embryonnaires ou adultes.

Pendant la migration des trichines dans les tissus, les malades
éprouvent des douleurs musculaires plus ou moins vives qui ont
été prises souvent pour des douleurs rhumatismales ; en même
temps il se produit de la fièvre et, dans les cas graves, un état
typhoïde très marqué ; on s'explique très bien que certaines épidémies de trichinose aient pu être confondues avec des épidémies de
fièvre typhoïde ; l'examen des selles présente dans ces cas un grand
intérêt. Lorsqu'un malade succombe dans le cours d'une de ces
épidémies il est facile, par l'examen histologique des muscles, de
vérifier le diagnostic.

On peut infecter facilement le rat, la souris, le cobaye et le
lapin en leur faisant manger de la viande trichinée ; la trichinose
est très commune chez le rat, il est même probable que les porcs
s'infectent d'ordinaire en mangeant des cadavres de rats trichinés
(voir notamment la relation de l'épidémie de Crépy-en-Valois et
celle de l'épidémie de Dellys) ; chez les oiseaux, les trichines se
développent dans le tube digestif, mais elles ne passent pas dans
les muscles, elles sont expulsées avec les fèces.

Les trichines sont tuées par la cuisson, il est donc indiqué de
ne consommer la viande de porc et les salaisons qu'après une
cuisson complète ; à ce point de vue nos habitudes nationales sont
une grande garantie contre la trichinose ; nous ne mangeons pas,
comme cela se fait en Allemagne, de la viande de saucisses crue,
et l'usage du jambon fumé et non cuit est beaucoup moins répandu
chez nous que chez nos voisins.

Perroncito fixe à 50° C. la température nécessaire pour tuer
les trichines ; d'après les recherches de M. Vallin, il faut atteindre
au moins la température de 60° pour détruire les trichines anciennes, et dans la pratique il serait plus sûr d'arriver à la température de 70° ; pour obtenir cette température dans la partie centrale
d'un jambon de dimensions moyennes il est nécessaire que l'ébul-

lition soit continuée pendant deux heures (VALLIN, Le danger des viandes trichinées, *Revue d'hygiène*, 1881, p. 1) [1].

VI. CUISSON DE LA VIANDE. BOUILLI ET RÔTI. PRÉPARATION DU BOUILLON. RENDEMENT DE LA VIANDE. — La viande peut être cuite dans l'eau (viande bouillie, pot-au-feu), rôtie au feu, cuite au four ou dans le saindoux. Il n'est pas indifférent, au point de vue de la digestion et par suite de la nutrition, de manger de la viande bouillie ou de la viande cuite par les autres procédés.

La viande bouillie constitue un aliment médiocre, peu sapide, d'une digestion assez difficile et toujours incomplète. La fibre musculaire qui a bouilli pendant longtemps se rapproche de la gélatine dont les propriétés nutritives sont nulles.

Les faits suivants établis par la Commission connue sous le nom de *Commission de la gélatine* montrent bien l'influence que la cuisson exerce sur les propriétés nutritives des substances animales.

Les pieds de mouton déphosphatés à froid, dans l'eau acidulée, sont un très bon aliment pour le chien ; déphosphatés dans l'eau chaude, ils ne nourrissent plus les chiens qui, soumis à cette alimentation, meurent dans le marasme.

Les chiens, qui se nourrissent très bien avec des os crus, meurent au bout de deux mois si l'on essaie de les nourrir exclusivement avec des os cuits.

La cuisson de la viande a le grand avantage de détruire les microbes et autres parasites qui s'y trouvent ; mais il faut bien savoir que, lorsqu'il s'agit d'une pièce de viande rôtie un peu grosse (gigot, rosbif), la température des parties centrales reste de beaucoup inférieure à 100° ; en général la viande rôtie est servie *saignante* et on sait que l'albumine du sang se coagule à 70°. Il résulte des expériences de M. Vallin que souvent la température centrale d'une grosse pièce de viande de boucherie n'atteint pas 55°, alors qu'à la périphérie on a des températures de 120 à 130°. Cela permet de comprendre comment des viandes rôties peuvent être dangereuses malgré la cuisson, lorsqu'elles proviennent d'animaux atteints de maladies transmissibles à l'homme, telles que la maladie charbonneuse.

---

1. A consulter, outre les ouvrages cités dans le texte : ZENKER, Ueber die Trichinenkrankheit des Menschen, *Virchow's Archiv*, 1860, t. XVIII, p. 361. — KORTUM, Épid. de trichinose dans la garnison de Cologne, *Deutsche militärärztliche Zeitschr.*, 1883, p. 1. — GRANCHER, Épid. d'Emersleben, *Soc. de biologie*, 5 janv. 1884, et *Gaz. méd. de Paris*, 1884. — R. BLANCHARD, Traité de zoologie médicale et article *Trichinose in Diction. encyclop. des sc. méd.* — RAILLIET, Traité de zoologie médicale et agricole, 1893, p. 490. — P. CERFONTAINE, Contrib. à l'étude de la trichinose, *Arch. belges de biologie*, t. XIII, p. 125.

Il faut quatre heures d'ébullition pour que la température de la partie centrale d'une pièce de bœuf atteigne 90° à 100° (E. Vallin, *Revue d'hygiène*, 1881, p. 177). La cuisson, même complète, comme elle l'est en général pour la viande bouillie, ne détruit pas toutes les propriétés nuisibles des viandes ; ainsi que nous avons eu déjà l'occasion de le dire, les viandes qui proviennent d'animaux malades ou qui ont subi un commencement d'altération renferment souvent des ptomaïnes ou des toxines qui ne sont pas détruites à 100°.

Tous les hygiénistes s'accordent à dire que le bouillon est un aliment de peu de valeur ; il est certain que le bouillon contient peu de principes nutritifs, mais ces principes sont très facilement utilisables par l'organisme ; aussi le bouillon est-il un aliment précieux pour les malades.

Pour la préparation du bouillon, la viande doit être placée dans la marmite avec de l'eau froide ou tiède ; si l'on mettait la viande dans de l'eau très chaude, l'albumine se coagulerait rapidement à la surface de la viande, ce qui empêcherait les sucs de la partie centrale de se mélanger à l'eau ; on chauffe jusqu'à une température voisine de l'ébullition, on écume, on ajoute le sel et on a soin de ralentir le feu ; si on laissait bouillir à gros bouillons, tout l'arome s'évaporerait. Il faut laisser cuire pendant 4 à 5 heures.

Après la première heure ou plus tard (suivant la nature des légumes), on ajoute les légumes convenablement épluchés et les aromates : carottes, navets, poireaux, persil, quelques clous de girofle. Le soldat a de la tendance à mettre dans le pot-au-feu autant de légumes qu'il peut s'en procurer ; c'est là une erreur culinaire ; lorsqu'il y a trop de légumes le bouillon devient acide.

La quantité d'eau à mettre dans la marmite est fixée dans les hôpitaux militaires à 2 lit. 75 au maximum par kilogramme de viande. Pendant la cuisson, la réduction doit être d'un tiers au plus.

Il ne faut pas trop pousser le feu ; il résulte des expériences faites par Jeannel à l'hôpital Saint-Martin que le bouillon est beaucoup meilleur, beaucoup plus aromatique, quand on ne dépasse pas 95°.

L'analyse du bouillon de l'hôpital du Val-de-Grâce faite par Chevreul a donné les résultats suivants (Coulier, art. bouillon, *in* Dict. encyclop. des sc. méd.) :

Eau	991
Matière organique soluble dans l'alcool faible	8.820
Matière organique insoluble	1,515
Sels solubles	9,150
Sels insolubles	0,510

La matière organique se compose en partie de substances non assimilables : créatine, créatinine, inosite, acide inosique.

Sous l'influence de la cuisson la viande diminue toujours de poids.

On appelle *rendement* de la viande, le rapport qui existe entre le poids de la viande cuite et celui de la viande crue. Dans les hôpitaux militaires le rendement de la viande mise à la marmite doit être au moins de 46 pour 100.

Il résulte des recherches faites par Goubaux à l'École d'Alfort que la viande de bœuf de bonne qualité cuite à l'eau, perd en moyenne 36,7 pour 100 de son poids.

Les viandes rôties perdent de leur poids par l'évaporation des liquides et par la fusion de la graisse, par suite la perte est d'autant plus forte que la viande est plus grasse.

La viande de veau cuite au four perd en moyenne 25 pour 100 de son poids, la viande de mouton 23,8 pour 100, la viande de porc 32,9 pour 100 (Villain et Bascou, *op. cit.*, p. 114)[1].

Le bouillon doit être passé dans une passoire en fer-blanc (circulaire minist. du 4 mai 1843) ; quand on ne prend pas cette précaution, des fragments d'os mélangés au pain de soupe peuvent être avalés. Cet accident était très commun chez le soldat lorsqu'il mangeait à la gamelle commune et qu'il était obligé de lutter de vitesse avec ses camarades pour s'assurer sa bonne part d'aliments ; les fragments d'os s'arrêtaient souvent dans l'œsophage et les chirurgiens devaient s'ingénier pour les en extraire. C'est également afin d'éviter ces accidents qu'il est défendu de débiter les animaux de boucherie autrement qu'avec le couteau et la scie ; lorsqu'on brise les os, on produit de nombreuses esquilles souvent pointues et fort dangereuses. Grâce à ces mesures les accidents dus à la présence de fragments d'os dans le pharynx ou l'œsophage sont devenus très rares.

VII. Lait contaminé ou provenant d'animaux malades ; maladies transmissibles par le lait. — Le lait n'entre dans l'alimentation du soldat que lorsqu'il est à l'hôpital, aussi ne nous arrêterons-nous pas à l'étude du lait et de ses falsifications[2], nous dirons seulement quelques mots des maladies transmissibles par le lait.

---

1. Voir aussi E. Ferrati, Sur la perte du poids de la viande par la cuisson. *Archiv f. Hygiene*, Bd. XIX, p. 317, anal. *in Revue d'hygiène*, 1894, p. 1011.

2. Nous renvoyons le lecteur pour cette étude au Traité des falsifications de M. E. Burcker.

Un grand nombre de microbes peuvent vivre et multiplier dans le lait qui, d'ordinaire, est très riche en bactéries.

D'après de Freudenreich, on trouve à Berne de 10 000 à 20 000 bactéries par centimètre cube de lait. Un lait qui renferme 9000 bactéries par centimètre cube au moment de la traite, en contient 60 000 après sept heures, 5 000 000 après vingt-cinq heures, si la température est de + 15°.

Montefusco à Naples a trouvé jusqu'à 10 000 bactéries par centimètre cube de lait.

Ces bactéries proviennent des souillures des mamelles, des mains des vachers, des vases, etc. ; quand on lave le pis des vaches et les mains du vacher, cela diminue déjà beaucoup le nombre des microbes [1].

Si l'on cherche combien de temps les microbes pathogènes peuvent vivre dans le lait, on arrive à des résultats très différents, ainsi qu'on pouvait s'y attendre, suivant qu'on ensemence les microbes dans du lait stérilisé ou non stérilisé.

Hesse a vu que, dans le lait stérilisé, le bacille du choléra résistait plus de 4 semaines, et le bacille de la fièvre typhoïde plus de 4 mois.

Au point de vue hygiénique, les résultats obtenus avec du lait non stérilisé sont plus intéressants pour nous.

D'après Heim, la durée maxima de résistance des bacilles du choléra, de la fièvre typhoïde et de la tuberculose, dans le lait non stérilisé et dans le beurre, est la suivante :

	Choléra.	Fièvre typhoïde.	Tuberculose.
Lait	6 jours.	35 jours.	10 jours.
Beurre	32 —	21 —	30 —

Le lait peut être infecté dans les mamelles, c'est ce qui arrive chez les vaches qui ont des lésions tuberculeuses de ces glandes; il peut être souillé par les mains des personnes chargées de traire les vaches, par l'addition d'une eau renfermant des germes pathogènes ou encore par les poussières et par les mouches qui, après s'être posées sur des fumiers, sur des déjections de typhoïdiques, sur des crachats de tuberculeux, pénètrent dans les récipients qui contiennent le lait et s'y noient.

---

1. DUCLAUX. Principes de laiterie. — MONTEFUSCO. Le lait à Naples. *Ann. d. Istituto d'Igiene della R. Univ. di Roma*, 1893. — E. DE FREUDENREICH, Les microbes et leur rôle dans la laiterie. Paris, 1894. — LANGLOIS. Le lait *in Encyclopédie de Léauté*.

Spillmann et Haushalter ont montré que la cavité abdominale des mouches qui ont absorbé des crachats tuberculeux contient des bacilles de la tuberculose.

Hoffmann a examiné le contenu intestinal de six mouches prises dans la chambre d'un phtisique et chez quatre de ces mouches il a pu constater la présence du bacille de la tuberculose. Les excréments des mouches recueillis sur les parois de cette chambre contenaient également des bacilles de Koch.

Les recherches faites avec des mouches provenant d'autres chambres donnèrent des résultats négatifs. L'inoculation des excréments bacillifères dans la chambre antérieure de l'œil chez des lapins fut suivie du développement de la tuberculose (E. HOFFMANN, cité par I. STRAUS, *op. cit.*, p. 602).

Simmonds à Hambourg, Uffelmann à Rostock ont reconnu lors de l'épidémie cholérique de 1892 que les mouches peuvent conserver vivants dans leur corps pendant 1 heure 1/2 à 2 heures les bacilles cholériques qu'elles ont pris dans les selles. Flügge regarde les mouches comme des agents très importants de la dissémination du choléra.

Lors d'une épidémie récente de choléra à la prison de Gaya, dans l'Inde, Haffkine a fait l'expérience suivante : des jattes de lait stérilisé ont été exposées au contact des mouches qui abondaient dans la prison ; au bout de peu de temps on pouvait constater la présence des bacilles virgules dans le lait[1].

Il faut donc s'efforcer, surtout dans les salles d'hôpital, de mettre le lait à l'abri des mouches et des poussières ; le lait ne sera pas conservé dans des assiettes ou dans des bols découverts, comme il arrive trop souvent, on se servira pour cet usage de pots à tisane munis de couvercles ; pour boire le lait, les malades auront des tasses munies également de couvercles ; lorsque les malades n'ont qu'un verre pour boire leur lait et leur tisane, il reste toujours un peu de lait dans le verre, ce qui attire les mouches et d'autre part le lait qui reste trouble la tisane et lui donne un aspect désagréable.

En tête des maladies transmissibles par le lait il faut placer la *tuberculose*.

Il est aujourd'hui bien établi que le lait provenant d'une vache

---

1. SPILLMANN et HAUSHALTER, De la dissémination du bacille de la tuberculose par les mouches, Acad. des sc., 16 août 1887. — HEIM, Arbeit. a. d. k. Gesundh., t. V, p. 294. — DUCLAUX, Sur la vitalité de divers microbes pathogènes dans le lait, *Ann. de l'inst. Pasteur*, 1890, p. 185. — SIMMONDS, *Deutsche med. Wochenschr.*, 13 octobre 1892. — FLÜGGE, *Zeitschr. f. Hygiene*, 1893, t. XIV, p. 165.

qui a des lésions tuberculeuses des mamelles peut donner la tuberculose s'il est consommé sans avoir été bouilli, et il n'est pas douteux que l'infection se soit produite souvent par cette voie. On a trouvé plus d'une fois dans les vacheries des bêtes dont le lait était livré aux consommateurs, malgré l'existence de lésions tuberculeuses manifestes des glandes mammaires. Dans les vacheries de Paris la tuberculose a disparu presque complètement : les nourrisseurs ne font plus saillir leurs vaches, ils les achètent fraîches vêlées, en pleine lactation, et ils les entretiennent toujours en bon état de graisse; dès qu'une vache maigrit ou fournit moins de lait, ils la font abattre et ils la remplacent par une autre en bon état, mais il n'en est pas de même dans les étables de province (Nocard, *op. cit.*).

Le Dr Gosse de Genève et M. Brouardel ont cité des exemples très probants d'infection par le lait de vaches atteintes de tuberculose mammaire.

Heureusement les mamelles sont assez rarement le siège des lésions tuberculeuses; Bang estime que sur 100 vaches tuberculeuses il y en a tout au plus 3 ou 4 chez lesquelles on observe ces lésions.

La tuberculose mammaire se traduit par une tuméfaction diffuse un peu dure, parfois la glande malade est fortement augmentée de volume. Le lait reste d'abord normal, puis il devient plus séreux, avec de petits coagulums dans lesquels on trouve des bacilles, enfin la sécrétion devient purulente et elle finit par se tarir.

Dans quelle mesure le lait d'une vache tuberculeuse, mais qui ne porte pas de lésions apparentes des mamelles, est-il dangereux?

D'après Bollinger le lait d'une vache phtisique n'est virulent qu'autant que la mamelle est infiltrée de tubercules; M. Nocard n'a jamais trouvé le lait virulent quand la mamelle était exempte de lésions tuberculeuses (Les tuberculoses animales, p. 142). Il résulte des recherches de Bang que, même chez les vaches atteintes de tuberculose généralisée, mais dont les mamelles paraissent indemnes, le lait est rarement virulent. Au contraire, les recherches de Hirschberger et Ernst tendraient à démontrer que le lait des vaches tuberculeuses est virulent dans une forte proportion (28 à 55 fois sur 100), alors même que les mamelles *paraissent* absolument saines (*Revue d'hygiène*, 1893, p. 750). Il faut faire remarquer que la tuberculose mammaire est d'un diagnostic difficile à sa première période; d'autre part dans ces expériences on a procédé par inoculations dans le tissu conjonctif ou dans le péritoine, c'est-à-dire qu'on s'est placé dans des conditions beaucoup plus favorables à l'infection que lorsqu'il y a ingestion du lait. Dans une expérience de Peuch, un porcelet a pu boire impunément, en cinq jours, 4 lit. 1/2 de lait sécrété par une mamelle tuberculeuse, le même lait injecté dans le péritoine, à faible dose, tuait les lapins en quelques semaines (NOCARD, *op. cit.*, p. 145).

Le lait des vaches tuberculeuses ne paraît susceptible de produire la tuberculose *par ingestion* que lorsqu'il provient d'une vache atteinte de lésions tuberculeuses avancées des mamelles et qu'il contient, par suite, un grand nombre de bacilles, mais comme on ne connaît pas, en général, la provenance du lait qu'on boit et que le diagnostic de la tuberculose mammaire au début est difficile, il est prudent de ne consommer le lait qu'après l'avoir fait bouillir. Dans les hôpitaux on donnera donc toujours du lait bouilli.

Il résulte des recherches de Bang, que les bacilles de la tuberculose sont détruits sûrement lorsque le lait qui les contient est chauffé à 85° pendant cinq minutes ; entre 75 et 80° ils ne sont pas toujours tués, et à 70° ils résistent, mais leur virulence est atténuée ; à 60° la virulence n'est pas modifiée [1].

Le lait de vaches atteintes de *fièvre aphteuse* peut transmettre à l'homme cette maladie (PROUST, *Revue d'hygiène*, 1888, p. 576). En ce moment même on observe à Berlin une épidémie de fièvre aphteuse qui paraît avoir cette origine (*Médecine mod.*, 20 mars 1895).

On a cité un certain nombre d'épidémies de *fièvre typhoïde*, de *scarlatine* et de *diphtérie*, propagées par le lait.

L'épidémie de fièvre typhoïde de Dublin rapportée par Cameron (*Revue d'hygiène*, 1879, p. 526) est remarquable. Sur 30 maisons, où le lait provenant de la vacherie incriminée était distribué, il y eut en deux mois 67 personnes atteintes de fièvre typhoïde, tandis que les familles voisines qui prenaient leur lait chez d'autres laitiers étaient épargnées. La vacherie, point de départ de cette épi-

---

1. VALLIN, Le lait des vaches phtisiques peut-il transmettre la tuberculose ? Société de médecine publique, 1878. — HIRSCHBERGER, Expériences sur la contagiosité du lait des animaux tuberculeux, *Archiv f. klin. Med.*, 1889. — DUCLAUX, Sur la vitalité de divers microbes pathogènes dans le lait, *Ann. de l'inst. Pasteur*, 1890. — BANG, Congrès d'hyg. de Londres, 1891 ; Discuss. sur la transmission de la tuberculose à l'homme par la viande et le lait des animaux tuberculeux. — DREYFUS, Transmission de la tuberculose par le lait de vache, th. Nancy, 1891. — DUCLAUX, Sur la stérilisation du lait, *Ann. de l'inst. Pasteur*, 1891. — FIORENTINI et PARIETTI, Sur la transmission de la tuberculose par le lait, anal. *in Revue d'hyg.*, 1893, p. 280. — TH. SMITH, Expér. sur le lait de bestiaux tuberculeux, Washington, 1893, anal. *in Revue d'hygiène*, 1894, p. 644. — NOCARD, Les tuberculoses animales, Paris, 1895. — 1. STRAUS, La tuberculose et son bacille, Paris, 1895.

démie, était mal installée : plusieurs personnes avaient été atteintes de fièvre typhoïde et les déjections des malades étaient jetées sur le fumier, à côté de l'endroit où on trayait le lait.

En 1881, au congrès de Londres, Hart citait déjà 50 épidémies de fièvre typhoïde propagées par le lait.

Goyon, Bouchereau et Fournial ont publié, en 1892, la relation d'une épidémie propagée par le lait à Clermont-Ferrand (*Revue d'hygiène*, 1892, p. 993). Dans l'écurie de la vacherie incriminée se trouvait un puits dont l'eau fortement souillée était très probablement employée pour le mouillage du lait.

Des faits semblables ont été signalés en Suède par Almquist, aux États-Unis par Sedywick et W. H. Chapin (Rapport du comité de santé de Massachussets en 1892, anal. *in Revue d'hyg.*, 1894, p. 710), et en Allemagne par Reich (*Berlin. klin. Wochenschr.*, 1894, n° 30).

On a souvent cité en Angleterre des faits de transmission de la scarlatine par le lait.

D'après Hart, le nombre des épidémies de scarlatine propagées par le lait en Angleterre dépasserait aujourd'hui le chiffre de 14.

Ces faits peuvent se résumer ainsi : une petite épidémie de scarlatine éclate dans une localité ; on fait une enquête et l'on apprend que tous les malades boivent du lait provenant de chez le même fournisseur et que, parmi les personnes qui manipulent le lait, une ou plusieurs ont été atteintes de scarlatine (faits d'Airy, de Foulis) ; c'est probablement aussi de cette manière qu'il faut expliquer l'épidémie de Hendon (1885), plutôt que par une transmission de la vache à l'homme ; rien ne prouve, en effet, que la vache soit susceptible de contracter la scarlatine.

Une nouvelle épidémie de scarlatine propagée par le lait a été observée récemment dans le district de Hornsey (Londres) ; 233 personnes ont été atteintes, l'épidémie a cessé rapidement à la suite de l'interdiction du lait suspect.

Le lait a été accusé aussi d'avoir propagé des épidémies de diphtérie (Hart). D'après les recherches de Vladimirow, le lait n'est pas un bon milieu de culture pour le bacille de Löffler ; de plus, lorsqu'on injecte à des vaches des cultures du bacille diphtérique, les bacilles ne passent pas dans le lait. Il est donc difficile d'admettre la propagation de la diphtérie par le lait (Vladimirow, *Arch. des sc. biol. de Saint-Pétersbourg*, 1894).

CHAPITRE VIII

CONSERVES DE GUERRE

Nécessité d'avoir des conserves pour assurer l'alimentation du soldat en campagne. — Conserves de viande par le procédé Appert modifié. — Altérations que peuvent subir ces conserves et accidents qui peuvent en résulter. — Viande desséchée, poudre de viande. — Légumes desséchés, poudre de légumineuses. — Rations de guerre complexes. Saucisson aux pois. Rations de viande-légumes. Biscuits de viande. — Conservation de la viande par le froid. — Extraits de viande. — Bouillons concentrés. — Conserves de lait.

Il a toujours été difficile d'assurer l'alimentation du soldat en campagne et les difficultés du problème ont augmenté à mesure qu'augmentait l'effectif des armées. Avec les armées modernes, qui se chiffrent par millions d'hommes et que le général de Goltz compare justement à ces nuées de sauterelles qui dévorent tout sur leur passage, les ressources fournies par le pays occupé seront bien vite épuisées.

Les convois de vivres et les troupeaux de bestiaux qui suivent les colonnes en marche ne suffisent pas à assurer dans toutes les conditions l'alimentation du soldat. Les convois sont souvent retardés dans leur marche ou dirigés sur un point, alors que les troupes auxquelles ils étaient destinés doivent aller en occuper un autre. Beaucoup de circonstances peuvent empêcher le ravitaillement régulier. En 1870, la peste bovine se déclara dans les parcs à bestiaux de l'armée allemande; il fallut abattre un grand nombre de bœufs et organiser un cordon sanitaire qui rendait très difficile l'approvisionnement en viande fraîche. C'est alors que fut installé à Mayence un abattoir de campagne dans lequel la viande était soumise à une courte ébullition, à un séchage incomplet et à une friction avec du sel et du poivre, ce qui permettait de la conserver plusieurs jours et de la transporter; cet établissement est devenu la grande usine de Mayence (Kirx, L'alimentation du soldat, Paris, 1883, p. 97).

Pendant cette même campagne, malgré la richesse du pays où ils se trouvaient, les Allemands ont eu, à plusieurs reprises, beaucoup de peine à se ravitailler et ils ont été très heureux d'avoir une conserve de guerre, le fameux saucisson aux pois (*Erbswurst*); la gratification de 30 000 thalers (112 500 fr.) attribuée après la guerre à l'inventeur de cette conserve est une excellente preuve des services qu'elle a rendus.

Pendant les marches rapides de concentration qui précèdent les batailles, les jours de bataille, lorsqu'une armée poursuit l'ennemi ou lorsqu'elle bat en retraite, il est évidemment nécessaire que le soldat puisse se nourrir sans attendre les convois. Un général qui devrait subordonner tous ses mouvements à la marche des convois de vivres, serait évidemment dans un état d'infériorité marquée vis-à-vis d'un adversaire qui n'aurait pas la même obligation.

Tous les écrivains militaires modernes ont insisté sur l'importance des conserves alimentaires en temps de guerre.

Le général de Goltz, dans son ouvrage intitulé *Le peuple en armes*, s'exprime ainsi [1] : « Les vivres frais ont cet inconvénient qu'ils tiennent beaucoup de place ; ils se gâtent facilement, ils sont difficiles à conserver et à préparer. Le soldat qui devrait emporter des vivres frais pour trois jours seulement, en remplirait presque entièrement son sac, même si le pain était remplacé par le biscuit ordinaire... Des heures se passent avant que tout soit cuit, et souvent le soldat a dû renoncer, bien à contre-cœur, à en manger quoi que ce soit, quand la viande trop fraîche reste dure et coriace en dépit de tout, quand il ne peut toucher aux légumes, parce que le vent ou la pluie ne permettent pas de les faire cuire, ou que des nuages de poussière passent sur le camp et les fourneaux. Combien de fois ne donne-t-on pas l'alarme, et l'ordre de se mettre en route n'arrive-t-il pas juste au moment où l'eau commence à bouillir dans les marmites? Il ne faut pas du tout se mettre à cuire des vivres frais, si l'on n'est pas sûr de jouir d'un repos assuré...

« Les conserves seront donc d'un grand secours. Elles n'occupent que peu de place, pèsent moins que les vivres frais, si bien que le soldat peut emporter bien plus de vivres sans être chargé davantage. Une poignée de tablettes de café ou de légumes condensés, jetée dans le sac, ne l'alourdit guère, et elle peut à son

---

1. Von der Goltz, Das Volk in Waffen. Citation empruntée à l'excellent travail du capitaine Kirx, L'alimentation du soldat, Paris, 1883, p. 112.

heure fournir, pour un temps assez long, une boisson rafraîchissante et un mets nourrissant. Il ne faut pour cela qu'un peu d'eau : tout le reste s'y trouve. Quelques minutes suffisent à la cuisson, qui n'exige ni connaissances, ni adresse spéciales. L'aliment reste propre, et ne se corrompt pas. Il ne faut pas d'emballage, les conserves étant vendues dans des boîtes en fer-blanc ou dans d'autres enveloppes garanties. La viande en boîtes, le biscuit de farine et de viande hachée, les tablettes de légumes conservés, etc., peuvent en outre contenir bien plus d'éléments nutritifs que les vivres frais. Les conserves de toutes sortes seront indispensables dans les guerres futures, parce qu'elles sont d'un transport et d'un emploi extrêmement facile. Elles permettent au soldat de vivre un certain nombre de jours avec ce qu'il a dans le sac, s'il ne trouve pas de vivres suffisants dans le pays. Et ceci peut avoir une importance décisive à l'avenir, lors de la concentration rapide de grandes masses, ou dans des circonstances particulièrement difficiles, alors que l'ennemi est le maître de toutes les voies de communication, grâce à des forts de barrage, ou bien quand on a fait sa trouée dans une ligne de forts de ce genre, pour livrer bataille, sans qu'on ait pu se faire suivre de son train. Dans de telles circonstances, des masses énormes, comme elles le sont actuellement, ne peuvent plus être nourries avec de la viande et du pain frais, avec du biscuit, du lard et du riz, ou bien même avec des pois et du café. Pour les chevaux aussi, on emploiera avec succès les rations condensées; elles permettront à la cavalerie de tenter des entreprises hardies et de longue haleine. On devra à l'avenir se servir le plus largement possible du précieux moyen que l'on a de pouvoir se passer de son train et de ses colonnes de vivres pour un temps relativement long : cela aussi constitue une supériorité sur l'ennemi. »

M. le général Lewal (Études de guerre, Paris, 1876) a beaucoup insisté aussi sur la nécessité de munir le soldat en campagne d'aliments faciles à transporter dans le sac et dont la préparation exige peu de temps. « Je crois, écrit M. le général Lewal, que celui qui aura les moyens de faire à propos deux grandes marches de suite et de se passer de ses convois pendant quatre jours sera maître de la victoire. »

Pour que le soldat puisse se passer pendant plusieurs jours des convois, il faut qu'il ait dans son sac des vivres qui se gardent bien et qu'il lui sera facile de consommer dans toutes les circonstances de la guerre.

On voit quelle est l'importance des conserves destinées à l'alimentation du soldat en campagne.

La principale difficulté du problème réside dans la nécessité où l'on est d'avoir de grands approvisionnements et de garder ces approvisionnements en bon état. Pour que les conserves alimentaires ne s'altèrent pas, on est obligé de les mettre en distribution lorsqu'elles arrivent à la limite de leur conservation: or le soldat n'accepte pas volontiers ces conserves en temps de paix, il jette ou gaspille son biscuit, il apprécie peu la viande en boîtes et pas du tout la poudre de viande, qu'il serait bien heureux d'avoir en temps de guerre. Dans ces conditions il nous semble qu'il serait indiqué de restreindre autant que possible les approvisionnements et de s'outiller de manière à pouvoir produire à un moment donné, et très rapidement, les grandes quantités de conserves nécessaires aux armées.

On peut à cet effet ou bien avoir de grandes usines spéciales à l'armée, comme en Allemagne, ou bien s'adresser à l'industrie privée.

L'usine de Mayence a pris depuis 1870 un développement considérable. En 1882, elle pouvait déjà livrer journellement en temps de guerre (KIRN, *op. cit.*) : 62 500 rations de biscuits, 160 000 rations de farine comprimée, 500 000 rations de conserve de café, 62 500 rations de viande conservée en boîtes de fer-blanc et 83 500 rations de soupe-légumes.

Depuis 1885 cette usine a encore été agrandie et d'autres usines semblables ont été créées à Spandau et à Dhoon (*Progrès militaire*, 21 et 24 juin 1893).

En Italie, la fabrique de Casaralta (près de Bologne), créée en 1872 et complétée en 1876, peut produire 30 000 boîtes de conserves de viande et au besoin 50 000 dans les 24 heures. Cet établissement est dirigé par un industriel, sous la surveillance de l'administration militaire représentée par une commission composée d'un médecin militaire, d'un vétérinaire, d'un commissaire et d'un officier comptable. Les animaux sont achetés sur pied et examinés par le vétérinaire avant l'abatage et après (MAESTRELLI, Il vitto del soldato, p. 265).

Si l'industrie privée est chargée de la fabrication des conserves de guerre (c'est le système qui paraît avoir prévalu définitivement en France), il est indispensable que les industriels soient outillés dès le temps de paix de manière à pouvoir fabriquer ces conserves en grande quantité, dès le début d'une guerre, et des mesures doivent être prises pour que le personnel des usines désignées pour cette fabrication ne soit pas désorganisé au moment d'une mobilisation [1].

Nous avons parlé dans un précédent chapitre du biscuit et du pain de guerre, qui sont consommés en campagne lorsqu'il n'est pas possible de préparer du pain frais, nous n'avons pas à y revenir ici.

Nous examinerons dans l'ordre suivant les conserves utilisables pour l'alimentation du soldat en campagne :

1° Conserves de viande en boîtes (procédé Appert modifié).

2° Viande séchée, poudre de viande.

3° Légumes desséchés, poudre de légumineuses.

4° Rations de guerre complexes.

5° Viande conservée par le froid.

6° Extraits de viande, bouillons concentrés.

7° Lait stérilisé, lait concentré.

Plusieurs autres procédés peuvent être employés pour conserver les matières alimentaires, mais ils présentent moins d'intérêt, au point de vue de l'alimentation du soldat en campagne, que ceux énumérés plus haut.

Les salaisons sont employées en temps ordinaire dans l'alimentation du soldat ; le lard salé rend des services en temps de guerre, mais il n'offre en somme que des ressources assez limitées, d'autant que le lard salé, lorsqu'on le conserve en magasin, devient facilement rance.

La viande peut être fumée ou enrobée, après cuisson, dans de la graisse.

La viande fraîche peut être conservée pendant quelque temps au moyen de l'acide sulfureux. Les pièces de viande sont suspendues dans un local bien clos où l'on dégage de l'acide sulfureux ; la viande soumise à ces vapeurs se conserve bien ; il est nécessaire de renouveler l'opération de temps en temps.

1° *Conserves de viande par le procédé Appert modifié.* — Le procédé imaginé par Appert en 1804 consistait à placer les substances alimentaires dans des vases de verre bouchés avec le

---

1. Consulter au sujet de l'alimentation du soldat en campagne : Baratier, L'art de ravitailler les grandes armées. *Journ. des sc. milit.*, Paris, 1873. — Morache, Roth et Lex, *op. cit.* — Kirn, L'alimentation du soldat, Paris, 1885. — L'alimentation des armées, par X..., *Revue scientifique*, 29 août 1885. — Schindler, L'alimentation du soldat en campagne, Paris, 1887. — Peyrolle, De l'alimentation des troupes en campagne, *Revue du service de l'intendance milit.*, 1891. — Maestrelli, Il vitto del soldato, Florence, 1886. — Gurth, Les conserves alimentaires, *Org. d. militärwiss. Ver.* 1893, XLVI, 3. — Principales dispositions concernant l'alimentation des troupes en temps de guerre, Paris, 1894 (chez Baudoin).

plus grand soin au moyen de bons bouchons de liège neufs; les flacons étaient ensuite plongés jusqu'au col dans un bain-marie à 100°. C'était un procédé empirique; on ne savait pas pourquoi les matières alimentaires ainsi préparées ne s'altéraient pas. Gay-Lussac, chargé d'examiner ce procédé, constate dans son rapport que l'air recueilli dans les flacons ne renferme plus d'oxygène et il attribue la conservation des aliments à ce manque d'oxygène; il n'est pas question de la destruction des germes par la chaleur [1].

On a apporté de nombreuses et très utiles modifications au procédé primitif.

Collin de Nantes a remplacé les trop fragiles flacons de verre par des boîtes en fer-blanc. On introduisait dans les boîtes en fer-blanc la viande cuite, encore bouillante, et on soudait le couvercle à l'étain; au milieu du couvercle était une ouverture assez grande pour permettre d'introduire la douille d'un entonnoir. On remplissait la boîte de jus de viande ou de bouillon et on soudait à l'étain un petit disque de fer-blanc qui rendait l'obturation complète. Les boîtes étaient alors placées dans de l'eau bouillante; quand on les retirait de l'eau le couvercle était bombé, mais par le refroidissement il redevenait plat et même il se creusait.

Un certain nombre de boîtes ainsi préparées subissaient des altérations. Fastier imagina de remplacer l'eau dans laquelle on chauffait les conserves par une solution de chlorure de calcium, ce qui permettait de porter la température à 115°; dès lors il n'y eut presque plus de déchets dans la fabrication de ces conserves.

Dans le *procédé de Fastier* on opérait de la manière suivante : la viande échaudée était introduite dans les boîtes; on soudait le couvercle qui était muni d'un petit orifice et on chauffait dans un bain-marie additionné de sels qui permettaient d'élever la température à 115°. Les liquides contenus dans les boîtes étaient portés à l'ébullition et de la vapeur s'échappait avec force par les petits orifices ménagés dans les couvercles. Après refroidissement convenable, les orifices étaient bouchés avec une goutte d'étain et les boîtes étaient de nouveau plongées dans le bain-marie jusqu'à cuisson de la viande.

Dans le *procédé Chevalier-Appert* et *de Lignac* les boîtes étaient portées dans des chaudières autoclaves à la température de 110°.

---

1. APPERT. L'art de conserver pendant plusieurs années toutes les substances animales ou végétales, 2e édit., Paris, 1811. — COULIER, art. CONSERVES ALIMENTAIRES, in *Diction. encyclop. des sc. méd.* — J. STRAUS, De la stérilisation et de la désinfection par la chaleur. *Arch. de méd. expérimentale*, 1890, p. 307.

De Lignac imagina de dessécher en partie les viandes et de les comprimer de manière à diminuer leur volume. A cet effet, la viande découpée en lanières était chauffée à 40° dans une étuve où elle perdait les deux tiers de son eau. On la soumettait alors à une pression énergique et on l'introduisait dans des boîtes où elle cuisait (COULIER, *loc. cit.*). L'idée de de Lignac était bonne; nous verrons plus loin qu'on fabrique aujourd'hui en Amérique des conserves de viande de bœuf comprimée qui paraissent convenir très bien à l'alimentation du soldat en campagne.

Grâce aux beaux travaux de M. Pasteur, nous pouvons aujourd'hui expliquer facilement tous les faits relatifs à la conservation des substances alimentaires par le procédé Appert et les procédés qui en dérivent. Dans le procédé Appert, on réussissait le plus souvent à assurer la conservation des substances alimentaires parce que la plupart des germes sont détruits à 100°, surtout lorsque cette température est maintenue quelque temps, mais un certain nombre de germes résistent à la température de 100° et il faut arriver à 112 et 115° pour être sûr de les détruire tous, ainsi s'explique le succès de la modification apportée par Fastier au procédé Appert.

Aujourd'hui on prépare très simplement ces conserves en mettant les boîtes complètement soudées dans de grands autoclaves et en les maintenant pendant un temps suffisant à la température de 110 à 115°. A l'usine de Casaralta (armée italienne), on laisse les boîtes pendant deux heures [1] dans les autoclaves à la température de 110°C.; on fait cuire la viande avant de la mettre dans les boîtes.

Les boîtes, après leur passage à l'autoclave, doivent être peintes ou enduites d'un vernis capable de les protéger contre l'oxydation.

Les conserves de viande en boîtes sont en usage dans l'armée française depuis 1866. Les boîtes qui ont été réglementaires jusqu'ici renfermaient 1 kilogr. de viande (jus et gelée compris).

Les anciennes boîtes cylindriques étaient difficiles à fixer sur le sac du fantassin et sur la selle du cavalier; quand l'anneau qui servait à maintenir la boîte venait à casser, celle-ci était souvent perdue. On a adopté depuis quelques années, pour l'infanterie, une boîte un peu concave sur une de ses faces, dite boîte *en*

---

1. Un séjour de 2 h. à l'autoclave paraît exagéré, surtout pour de la viande déjà cuite. Il y aurait lieu de faire des expériences pour déterminer exactement le temps nécessaire à la stérilisation. Il y a des inconvénients à laisser sans nécessité la viande à la température de 110°. En faisant cuire la viande avant de l'introduire dans les boîtes on perd une partie des sucs de la viande, mais la viande cuite occupe un moins grand volume que la viande crue. Peut-être y aurait-il avantage à commencer par dessécher la viande suivant le procédé de de Lignac.

rognon, qui se fixe facilement sur le sac, et pour la cavalerie, une boîte *tronc-conique* qui peut se fixer sur le devant de la selle.

Ces boîtes ont l'inconvénient d'être lourdes, elles pèsent 1230 grammes dont 230 grammes de poids mort (boîte) et elles ne contiennent pas 1000 grammes de viande, car dans ce poids sont compris le jus et la gelée. Enfin, on donne une boîte pour deux hommes dans l'infanterie et si le porteur de la boîte vient à disparaître son camarade n'a plus à manger.

On a mis à l'essai dans ces dernières années des boîtes renfermant 250 grammes de viande qui paraissent présenter des avantages sur les anciennes.

Dans l'armée italienne, chaque soldat reçoit 440 grammes de viande en deux boîtes facilement transportables.

Les boîtes de conserve de viande employées dans l'armée allemande pèsent 320 grammes (ration pour un jour). La viande de ces conserves ressemble beaucoup à celle des nôtres, il y a seulement moins de gelée.

Il est à désirer que les boîtes de conserves destinées au soldat s'ouvrent facilement, comme celles qui se trouvent dans le commerce, au moyen d'une petite clef sur laquelle on enroule la bande de fer-blanc qui maintient le couvercle.

La viande qui sert à fabriquer ces conserves doit être de qualité irréprochable, désossée et suffisamment dégraissée; tous les bas morceaux sont exclus; la viande peut être placée crue dans les boîtes que l'on ferme hermétiquement et que l'on met à l'autoclave pendant deux heures, à la température de 110°. Au bout de ce temps la viande est cuite et stérilisée.

La viande ainsi préparée se conserve bien, cependant elle prend, au bout d'un certain temps, un goût désagréable; il est prudent de ne pas compter sur une conservation de plus de trois ans.

On peut manger la viande froide ou bien s'en servir pour préparer la soupe; dans ce dernier cas on procédera ainsi qu'il suit : ouvrir la boîte et la faire chauffer au bain-marie jusqu'à ce que la gelée et la graisse soient à l'état liquide; enlever alors la viande et jeter sur le jus de l'eau bouillante salée dans laquelle on a fait cuire à l'avance les légumes; tremper la soupe avec le pain et ajouter la viande *au dernier moment*; de cette manière la viande conserve sa consistance.

On trouve dans le commerce des conserves de viande comprimée (*pressed corned beef*), qui sont excellentes et qui pourraient être employées avec avantage pour l'alimentation du soldat en campagne. La valeur de cette conserve paraît supérieure à celle de la conserve ordinaire qui, sur 1000 grammes, contient 200 grammes de gelée ou de bouillon et 800 grammes seulement de viande.

D'après M. Schindler (*op. cit.*) 200 grammes de la conserve réglementaire en France renferment 53,8 de matières albuminoïdes et 7,8 de graisse, alors que 200 grammes de *pressed corned beef* renferment 67,6 d'albuminoïdes et 12,8 de graisse.

Les conserves de viande en boîtes destinées à l'armée française ont été achetées jusqu'ici en Australie et en Amérique (Texas, Chicago, Canada, Plata). On sait que dans ces pays la viande est à très bas prix.

A Rio de Janeiro, à Buenos Aires, à Montévidéo le kilogramme de bonne viande ne vaut pas plus de 0 fr. 75 : les morceaux de choix se vendent 1 franc et 1 fr. 25. Dans les petites villes le kilogramme de viande ne vaut que 20 à 25 centimes ; le plus souvent la viande n'est même pas vendue au poids, on achète à simple vue d'énormes morceaux pour quelques francs. Le prix d'un bœuf est de 60 à 70 francs, sur lesquels il y a 25 francs pour la peau (COURY, *Revue d'hygiène*, 1881).

On comprend que, dans ces conditions, on puisse fabriquer en Amérique des conserves de viande à bon marché.

Il a été décidé récemment, qu'à l'avenir on aurait recours à l'industrie nationale pour la fabrication de ces conserves.

Les conserves américaines ne coûtaient que 135 francs le quintal métrique : les conserves fabriquées en France reviendront à 270 francs, soit à un prix double.

L'achat des conserves de viande en France aura le grand avantage d'obliger un certain nombre d'industriels à s'outiller pour leur fabrication et comme il paraît décidé qu'on n'installera pas chez nous de grandes usines spéciales aux conserves de guerre[1], analogues à celle de Mayence, il est indispensable que l'industrie privée soit en mesure, au moment d'une déclaration de guerre, de fabriquer les conserves nécessaires à l'armée ; pour cela il faut qu'elle soit outillée dès le temps de paix, on n'improvise pas une fabrication aussi importante.

D'autre part on peut espérer que les conserves faites en France seront d'une qualité supérieure à celle des conserves d'Amérique.

---

1. M. de Freycinet avait l'intention de créer en France cinq usines entre lesquelles la fabrication des conserves de guerre aurait été répartie, cette idée paraît abandonnée définitivement. (Chambre des députés, séance du 8 mars 1895. Discussion au sujet des conserves destinées à l'armée.)

D'après M. le député Chapuis, le jus de la viande serait utilisé en Amérique pour fabriquer de l'extrait de viande et on ajouterait ensuite au bœuf bouilli de la gélatine pour obtenir la gelée qui se trouve dans les boîtes (Chambre des députés, séance du 8 mars 1895). Si les choses se passent ainsi. les conserves américaines méritent la sévère appréciation de M. Chapuis: mais le bas prix de la viande en Amérique explique que. en dehors de toute fraude, les fabricants de ce pays puissent livrer leurs conserves à bien meilleur marché que les fabricants français.

Les conserves de viande en boîtes sont employées dans la plupart des armées européennes. L'inconvénient résultant du poids de ces conserves (poids mort des boîtes, bouillon ou jus peu nutritifs entourant la viande) est compensé largement par l'avantage qu'on a d'avoir une conserve qui se garde bien et qui est acceptée volontiers par le soldat. Nous pensons qu'il y aurait avantage à adopter des boîtes renfermant de la viande comprimée.

On fabrique des boîtes de conserves de viande munies de chauffoirs; au-dessous de la boîte se trouve un godet contenant une mèche et une petite quantité d'alcool. La préparation des aliments est ainsi rendue très facile. On enlève le couvercle de la boîte et on détache le godet qui est fixé par le même procédé que le couvercle, la boîte est placée sur deux pierres et on fait brûler la mèche au-dessous. Ces boîtes qui renferment différentes préparations culinaires peuvent être utilisées pour l'alimentation des officiers en campagne.

Altérations que peut subir la viande de conserve en boîtes et accidents qui peuvent en résulter. Danger des soudures renfermant du plomb. — Le contenu des boîtes mal stérilisées ou mal fermées subit des altérations plus ou moins profondes. En général on reconnaît facilement les boîtes altérées de celles qui sont en bon état; dans ces dernières le fond et le couvercle sont légèrement excavés [1], tandis que dans les premières ils sont plus ou moins convexes, suivant que la pression des gaz développés dans la boîte est plus ou moins forte. On peut donc, le plus souvent, éliminer les boîtes altérées. Lorsque l'altération de la viande n'est pas décelée par l'état de la boîte, on est averti par l'aspect de la viande

---

1. Dans les conserves en boîtes préparées à l'autoclave ces caractères sont moins nets que dans les anciennes conserves qui étaient fermées avec une goutte de soudure alors que le contenu était chaud. Des boîtes préparées à l'autoclave et dont le couvercle présente une légère convexité ne sont pas nécessairement mauvaises. (MAESTRELLI, *op. cit.*, p. 274.)

et par son goût : au lieu de gelée on trouve autour de la viande un liquide blanchâtre, visqueux et la viande a un goût fade ou aigre.

Si malgré ces signes la viande est consommée, elle peut donner lieu à des accidents analogues à ceux que produisent les viandes ayant subi un commencement d'altération et qui ont été décrits dans le chapitre précédent (p. 226).

Il existe des exemples d'accidents survenus chez des soldats à la suite de l'ingestion de conserves de viande altérées, mais ces accidents sont en somme très rares, si l'on tient compte de la grande quantité des boîtes de conserves mises chaque année en distribution, car il faut renouveler les approvisionnements et consommer la viande qui est arrivée à sa limite de conservation.

M. le Dr Duriez a publié en 1883 la relation d'accidents observés sur 10 hommes qui avaient mangé de la viande de conserve altérée (*Arch. de méd. milit.*, 1883, t. II, p. 97). Il n'y eut pas de décès.

Au mois d'août 1888, MM. Bouchereau et Noir ont observé au 92e régiment d'infanterie une petite épidémie d'intoxications par la viande de conserve. Il y eut 70 malades qui tous guérirent. La viande incriminée datait de 1884; la gelée était liquéfiée, brunâtre, la viande était fade, sans mauvaise odeur du reste (Intoxication par viandes de conserve altérées. *Arch. de méd. milit.*, 1889, t. XIII, p. 97).

En 1890, dans des conditions semblables, 36 hommes du 12e cuirassiers, à Lunéville, furent atteints d'accidents légers (Stat. méd. de l'armée pour 1890).

Au mois de septembre 1892, au milieu d'un état sanitaire irréprochable, un assez grand nombre de cavaliers de deux escadrons du 4e chasseurs à cheval, à Saint-Germain, présentèrent des accidents gastro-intestinaux : vomissements, diarrhée, accompagnés de malaise général, vertiges, tendance à la syncope, crampes; 14 hommes furent hospitalisés. La viande de conserve incriminée avait l'aspect saumoné et la gélatine était liquéfiée. Des chiens nourris avec cette viande présentèrent des accidents analogues à ceux observés sur les malades.

Au mois de février 1892, une petite épidémie d'intoxications, attribuée également à la viande de conserve, a été observée au 74e de ligne à Évreux; 54 hommes furent malades, quelques-uns assez gravement, il n'y eut pas de décès (Stat. méd. de l'armée pour 1892).

Les conserves de viande en boîtes s'altèrent rapidement lorsque les boîtes sont ouvertes ; il faut les consommer le jour même de l'ouverture pour éviter des accidents.

D'après MM. Poincaré et Macé, les conserves de viande en boîtes renferment d'ordinaire des germes ; ces germes restent à l'état latent, par suite du manque d'oxygène, tant que les boîtes sont bien closes, mais ils se développent dès qu'on les ouvre, d'où la rapide altération qui se produit alors (POINCARÉ, Rech. expérim. sur l'action toxique des conserves, *Revue d'hygiène*, 1888, p. 107. — POINCARÉ et MACÉ, Sur la présence de germes vivants dans les conserves alim., *Revue d'hygiène*, 1889, p. 107).

M. Fernbach conclut au contraire de ses recherches que les conserves en boîtes ne renferment pas, en général, de germes vivants (*Annales de l'institut Pasteur*, 1888, p. 279).

Nous avons examiné souvent les conserves de viande mises en distribution dans l'armée et nous n'avons jamais trouvé de germes dans celles de ces conserves qui ne présentaient pas les signes d'altération mentionnés plus haut. Nous avons employé pour cet examen le procédé de M. Fernbach, qui nous paraît offrir plus de garanties contre les causes d'erreur que le procédé de M. Poincaré. M. Poincaré ouvre largement les boîtes, il sort la viande et avec des instruments stérilisés il détache, au centre de la conserve, des fragments de viande qui servent à ensemencer le bouillon ; M. Fernbach flambe une petite partie de la surface de la boîte, il fait un trou avec un instrument flambé et par ce trou il introduit profondément dans l'intérieur de la conserve un fil de platine suffisamment résistant qui sert aux ensemencements. Ce procédé expose évidemment moins que le premier à la pénétration des germes atmosphériques.

Sforza et Caporaso, qui ont examiné les conserves de viande en boîtes en usage dans l'armée italienne, au point de vue bactériologique, sont arrivés, comme Fernbach et nous, à cette conclusion que les boîtes qui présentent, au moment de l'ouverture, tous les caractères d'une bonne conservation ne contiennent pas de germes vivants (Contrib. allo studio delle conserve alimentari. *Giornale medico del R° Esercito*, 1889) [1].

Les conserves de viande en boîtes peuvent donner lieu à l'intoxication saturnine et, autrefois, c'était là une des causes principales de la colique dite des pays chauds, très commune chez les marins. Schutzenberger et Boutmy ont trouvé dans de la viande de con-

---

1. Voyez aussi sur cette question : CASSEDEBAT, Bactéries et ptomaïnes des viandes de conserve, *Revue d'hygiène*. 1890. p. 569.

serve provenant des arsenaux de la marine une quantité de plomb qui variait de 8 à 148 milligr. pour 100. Les équipages des navires en station dans les pays chauds consomment beaucoup de conserves et d'autre part, sous l'influence de la chaleur, le plomb des soudures se dissout plus facilement.

Depuis les beaux travaux de Lefèvre [1], depuis qu'on a supprimé sur nos navires de guerre toutes les causes d'intoxication saturnine et en particulier celles provenant des conserves, la colique dite des pays chauds a disparu complètement; mais la surveillance ne doit pas se relâcher; il est indispensable, lorsqu'on fait l'expertise de conserves en boîtes, de rechercher si les soudures et l'étamage des boîtes renferment du plomb et dans quelle proportion.

M. le professeur A. Gautier a formulé récemment ainsi qu'il suit, les règles qui doivent présider à la soudure et à l'étamage des boîtes de conserves au moyen de l'étain fin :

1° L'étain fin est celui qui contient au moins 997 millièmes d'étain pur, les trois derniers millièmes pouvant être constitués par diverses impuretés;

2° Le fer-blanc employé à la confection des boîtes de conserves alimentaires doit avoir été étamé à l'étain fin :

3° La soudure extérieure est celle qui, de quelque façon qu'elle ait été pratiquée, ne met en aucun point cette soudure en contact avec le contenu des boîtes ;

4° Toute soudure non extérieure doit être faite avec de l'étain ne contenant jamais plus d'un millième de plomb.

Les boîtes de conserves dans lesquelles les soudures sont remplacées par le sertissage doivent être aussi surveillées avec soin. Le caoutchouc et les bandelettes d'étain dont se servent les fabricants pour le sertissage contiennent souvent des sels de plomb en très forte proportion.

2° *Viande séchée, poudre de viande* [2]. — Dans les régions septentrionales de l'Amérique du Nord on se sert depuis longtemps de viande de buffle séchée et pulvérisée à laquelle on ajoute de la graisse de buffle et des épices, c'est le *pemmican*.

Dans les régions chaudes des deux Amériques la *carne secca* est en grand honneur. La viande est coupée en lanières minces, ces lanières sont salées, puis pressées et séchées au soleil pendant plu-

---

1. A. LEFÈVRE, Rech. sur les causes de la colique sèche. Paris, 1859.
2. LUX, De l'alimentation rationnelle. *Public. de la réunion des officiers*. Paris. 1881. — KIRN, L'alimentation du soldat, Paris, 1885. — HASSLER, Des poudres de viande, *Arch. de méd. milit.*. 1884.

sieurs jours; la carne secca a un assez mauvais aspect mais elle est facile à transporter et à conserver (Couty, *L'alimentation au Brésil et dans les pays voisins, Revue d'hygiène*, 1881, p. 183).

L'idée d'employer pour l'alimentation du soldat en campagne de la viande séchée et pulvérisée remonte à Louvois. La viande était séchée dans de grands fours en cuivre, et ensuite pulvérisée. Cet essai donna probablement des résultats peu satisfaisants, car il fut rapidement abandonné (Kirn, *op. cit.*, p. 138).

Pendant la guerre de Crimée on fit dans l'armée française un nouvel essai de la poudre de viande, mais les procédés de préparation et de conservation étaient imparfaits, la poudre de viande prenait rapidement une odeur et un goût désagréables.

C'est seulement depuis 1883 que la question de l'utilisation de la poudre de viande pour l'alimentation du soldat en campagne est entrée dans une voie réellement pratique. Le professeur Hoffmann a indiqué un procédé qui permet de préparer une poudre de viande qui se conserve bien et une société dite *Carne pura* a été fondée à Brême pour l'achat de bœufs dans l'Amérique du Sud et pour la fabrication sur place de la poudre de viande par ce procédé. A la suite d'essais favorables de cette poudre dans l'armée, un médecin et un vétérinaire militaires allemands furent envoyés à Buenos Aires pour surveiller la fabrication de la poudre de viande.

Fabrication de la poudre de viande. — Après avoir débarrassé la viande de la graisse et de toutes les parties tendineuses, on la coupe en minces lanières que l'on passe au saloir. Ces lanières sont alors introduites dans une machine à déchiqueter et le produit du déchiquetage est placé sur des claies, dans une étuve à circulation d'air chaud chauffée à 60° ou 80°. Il est très important que la dessiccation se fasse à cette température; au-dessous, la viande prend l'odeur de la colle-forte, au-dessus l'odeur de brûlé. La viande, complètement desséchée à l'étuve, est passée à la meule qui la réduit en poudre; elle est ensuite tamisée, le tamis sépare les éléments fibreux qui ne sont pas pulvérisés, comme le sont les fibres musculaires.

La poudre de viande de bonne qualité est jaunâtre ou grisâtre; elle doit être bien sèche, non agglomérée (si elle n'a pas été comprimée), sans odeur désagréable; le goût est *sui generis* et salé.

On falsifie quelquefois la poudre de viande en la mélangeant à d'autres poudres moins coûteuses : farine de légumineuses, etc.; l'examen histologique permet de reconnaître facilement cette fraude.

On fait une préparation histologique en délayant un peu de

poudre de viande dans de l'eau, les fragments des fibres musculaires qui se gonflent dans l'eau se distinguent facilement à leur striation régulière ; au milieu de ces fragments il est facile de reconnaître les poudres étrangères et notamment les grains si caractéristiques de l'amidon de légumineuses (p. 171).

La poudre de viande venant d'Amérique vaut 11 francs le kilogr. La poudre de viande qui se vend 6 fr. 50 le kilogr. dans le commerce, à Paris, est fabriquée avec de la viande de cheval.

Lorsqu'elle est placée à l'abri de l'humidité, dans des vases bien clos ou sous forme de tablettes de poudre comprimée, enveloppées dans du papier parcheminé, la poudre de viande peut se conserver pendant deux ans sans subir d'altérations.

Les propriétés nutritives de la poudre de viande ont été bien établies. Kirn admet que 50 grammes de poudre de viande représentent 325 grammes de viande fraîche, ce qui nous paraît exagéré. 100 grammes de poudre de viande renferment :

Eau	10 grammes.
Chlorure de sodium	10 —
Matière albuminoïde	73 —
Matières extractives et sels divers	7 —
Total	100 grammes.

L'analyse chimique ne suffit pas pour démontrer qu'une substance a des propriétés nutritives, il faut s'assurer que cette substance introduite dans l'organisme est facilement digérée et utilisée. Les expériences faites en Allemagne et en Russie sur les propriétés nutritives de la poudre de viande nous paraissent très probantes. Dans la prison de Plötzensée, près de Berlin, 60 prisonniers pris au hasard ont été nourris, pendant trois semaines, exclusivement avec des soupes préparées avec la poudre de viande, ou avec des conserves de viande-légumes, et on a constaté qu'ils n'avaient pas diminué de poids à la fin de l'expérience.

La même expérience, faite à Cronstadt, a donné les mêmes résultats. Rönneberg, médecin militaire à Rostock, s'est nourri pendant dix semaines avec la ration du soldat dans laquelle la viande fraîche était remplacée par de la poudre de viande ; à la fin de l'expérience Rönneberg n'avait pas perdu de son poids.

L'assimilation de la poudre de viande se fait bien ; on ne trouve pas trace des fibres musculaires dans les selles des individus soumis à cette alimentation.

La poudre de viande peut être employée pour l'alimentation du soldat en campagne, soit pure, soit mélangée à des poudres de légumes. Dans l'armée française on a adopté des tablettes de poudre de viande comprimée et assaisonnée d'avance (potage condensé) ; dans l'armée allemande on a employé des rations de poudres de viande et de légumes, sur lesquelles nous reviendrons plus loin.

Chacune des tablettes de potage condensé en usage dans l'armée française pèse 32 grammes et représente 180 grammes de viande de bœuf, 40 grammes de légumes de la marmite et 2 gr. 50 de sel.

La poudre de viande fortement comprimée est enveloppée dans du papier parcheminé d'abord, puis dans du papier ordinaire.

Au moyen de ces tablettes la préparation de la soupe est très facile et très rapide, ce qui est un grand point en campagne.

On délaie dans 400 grammes d'eau froide la tablette réduite en poudre à l'aide d'un couteau, on porte sur le feu et, après 10 minutes d'ébullition, on passe à travers un linge ou une passoire fine. On obtient ainsi 0 lit. 375 de bouillon. Le résidu, partie essentiellement nutritive de la tablette, est mélangé à des purées de légumes lorsque la chose est possible ; on peut aussi boire le bouillon sans le passer, mais ce bouillon trouble est peu appétissant.

En mélangeant la poudre de viande à de la poudre de légumineuses on obtient une poudre qui permet de préparer rapidement une purée très nutritive (voir plus loin : *Rations complexes*).

Les tablettes de potage condensé rendraient en campagne de très grands services pour l'alimentation du soldat et surtout pour celle des malades et des blessés, si l'on était assuré de pouvoir les conserver en bon état dans les magasins où elles doivent séjourner longtemps avant d'être utilisées ; malheureusement la poudre de viande est sujette à s'altérer dans ces conditions [1].

3° *Légumes desséchés et comprimés, poudre de légumineuses.* — On a essayé de conserver les légumes frais en les soumettant à la compression et à la dessiccation.

Le procédé imaginé par Masson en 1850 a été perfectionné par Chollet et Morel-Fatio.

Les légumes épluchés, lavés et coupés, sont cuits à la vapeur dans des appareils en tôle, à la température de 112 à 115° ; au sortir de ces appareils ils sont placés sur les tablettes d'un

---

[1]. **A la date du 14 juillet 1895 le Ministre de la Guerre a décidé que les tablettes de potage condensé n'entreront plus dans la composition des approvisionnements du service de santé et les quantités existantes ont été détruites.**

séchoir dont la température est de 45 à 50° et qui est traversé par un fort courant d'air. Au bout de deux à trois heures les légumes sont secs et friables, à l'air ils reprennent un peu d'humidité, ce qui les rend flexibles, ils sont alors soumis à la presse hydraulique et on obtient des tablettes carrées, dures, plus pesantes que le bois. Ces tablettes sont enveloppées de papier d'étain ou placées dans des boîtes de fer-blanc ou de zinc.

Les légumes ainsi préparés conservent pendant quelque temps leur couleur, et comme ils se gonflent, quand on les met dans l'eau ou dans le bouillon, ils donnent l'illusion de légumes frais. Malheureusement les légumes desséchés et comprimés prennent assez rapidement une odeur de foin désagréable et on a constaté en Crimée qu'ils n'avaient plus les propriétés antiscorbutiques des légumes frais.

Les graines des légumineuses se prêtent très bien à l'alimentation du soldat en campagne, elles se gardent facilement et elles sont riches en matière azotée; on peut les réduire en farine et fabriquer avec cette farine comprimée de petites tablettes qui prennent peu de place dans le sac et qui fournissent un excellent aliment; nous y reviendrons plus loin (*Rations complexes*).

Le riz, qui se conserve très longtemps et très facilement, est utilisé en France pour l'alimentation du soldat en temps de guerre. Nous avons vu qu'il formait la base de l'alimentation du soldat japonais; les farines de légumineuses, plus faciles à mettre en œuvre pour la préparation d'un repas, et qui ont une valeur nutritive supérieure à celle du riz doivent lui être préférées.

4° *Rations de guerre complexes.* — A. *Erbswurst.* — Nous avons vu qu'en 1870 le saucisson aux pois avait rendu de grands services à l'armée allemande; le procédé de fabrication de ce saucisson a été tenu secret pendant longtemps.

Il y avait des saucissons de deux qualités : dans le saucisson de 1re qualité (pour officiers) on ne distinguait pas les morceaux de lard, le saucisson était enveloppé d'une feuille d'étain.

Le saucisson de 2e qualité (pour soldats) était de fabrication plus grossière; on distinguait à l'intérieur les morceaux de lard et le saucisson était enveloppé avec du papier parcheminé à l'acide sulfurique.

Chaque saucisson pesait une livre et représentait trois repas.

Pour obtenir une soupe ou une purée, il suffisait de racler un morceau de saucisson dans un vase contenant de l'eau et de maintenir à l'ébullition pendant quelques minutes; on ajoutait du pain ou du biscuit, du riz, des légumes quand on pouvait s'en procurer, les condiments étaient dans la pâte du saucisson.

D'après Ritter la composition chimique du saucisson aux pois (de 2e qualité) était la suivante :

```
Matières albuminoïdes.............    15,733 p. 100
Amidon ...........................    12,260   —
Graisse...........................    29,700   —
Sels..............................    12.172   —
```

Les soupes et les purées préparées au moyen de l'Erbswurst constituaient des aliments assez grossiers, dont on se dégoûtait rapidement; aussi a-t-on essayé depuis 1870 d'obtenir une meilleure conserve de guerre. On a préparé des saucissons de qualité supérieure à l'Erbswurst de 1870, on a préconisé surtout les rations mixtes de poudres de viande et de légumineuses.

B. *Rations de poudres de viande et de légumes.* — La société *Carne pura* a fabriqué ces conserves en mélangeant à la poudre de viande, de la graisse et des principes hydrocarbonés dans les proportions indiquées par von Voit et Pettenkofer pour avoir un aliment complet.

Pour préparer ces rations on ajoute à la poudre de viande et à la farine de légumineuses, du sel et de la graisse chaude, à l'état liquide; le tout est mélangé dans un bac tronc-conique dans lequel se meuvent des ailettes en sens variés; à l'aide d'une presse hydraulique on comprime le mélange dans des moules en fer, et on enveloppe la poudre comprimée, devenue très résistante, dans du papier parcheminé à l'acide sulfurique (Kirn, *op. cit.*).

Ces produits ont été expérimentés en Allemagne dans la plupart des régiments. La formule générale adoptée pour les conserves militaires était la suivante :

```
Poudre de viande....................    25 p. 100.
Graisse.............................    15   —
Condiments..........................     2   —
Sel.................................     8   —
Farine de légumineuses .............    50   —
```

On employait des rondelles de 6 centimètres de diamètre sur 4 de haut, du poids de 130 grammes, enveloppées dans du papier parcheminé à l'acide sulfurique.

Kirn et Adrian ont préconisé en France des rations de guerre qui avaient une composition analogue à celle des précédentes (Kirn, *op. cit.*, p. 156).

Chaque rondelle destinée à un repas pesait 75 grammes et contenait environ :

> Poudre de viande..................... 25 grammes.
> Poudre de légumes................ 40 —
> Graisse et épices.................. 10 —

Ces rations avaient le grand avantage d'être légères, faciles à transporter dans le sac et d'assurer au soldat en campagne un aliment d'une préparation facile et rapide : soupe ou purée. Pour obtenir une purée, on émiettait la rondelle dans 500 grammes d'eau et on faisait bouillir pendant quelques minutes. MM. Kirn et Adrian variaient la nature des légumes qui entraient dans les rations, sans réussir, il faut bien le dire, à varier beaucoup le goût du produit culinaire obtenu.

Le prix de deux rondelles constituant la ration journalière était de 45 centimes.

Ces conserves qui étaient difficilement acceptées par le soldat, et qui ne présentaient pas toutes les garanties désirables au point de vue de la conservation, ont été abandonnées.

C. *Biscuits de viande.* — On a mis à l'essai en 1885 dans l'armée allemande, sous le nom de *Kraft Zwieback*, un biscuit composé d'un mélange de farine de froment, de lard et de viande de bœuf râpée avec une dose convenable de sel et d'épices (*Revue militaire de l'étranger*, 1885, t. XXVII, p. 62).

Le Dr Port a proposé la conserve suivante : on hache la viande crue, on la mêle à de la farine, on ajoute du sel et on fait une pâte que l'on cuit au four jusqu'à dessèchement aussi complet que possible. On obtient ainsi, au bout de deux ou trois heures, une sorte de biscuit de viande qui se conserve bien et qui n'a besoin d'aucun emballage, on divise la masse en portions pour un jour; 100 parties de viande peuvent être incorporées (sans addition d'eau) à 70 parties de farine. Le soldat doit recevoir à part la quantité de graisse dont il a besoin.

Les biscuits sont cuits dans la graisse et mangés tels quels, ou bien utilisés sous forme de soupe, après cuisson dans l'eau pendant une demi-heure (*Deutsche Militärärztl. Zeitschr.*, 1886. Anal. *in Arch. de méd. milit.*, 1886, t. VIII, p. 317).

Un autre biscuit de viande a été proposé par M. le Dr Merry Delabost sous le nom de *Bisvigum* et expérimenté à la prison de Rouen (*Revue d'hygiène*, 1887, p. 280).

Enfin on a expérimenté en 1891 dans l'armée autrichienne une conserve de viande-légumes qui se composait, pour une ration, de :

Farine de pois	95 grammes.
Viande de bœuf finement hachée, salée ou fumée.	65 —
Graisse	27 —
Sel, etc	13 —
En tout	200 grammes.

(GURTH. Anal. *in Arch. de méd. milit.*, 1893, t. XXII, p. 565.)

Les biscuits à la viande peuvent donner de bons résultats aux essais, lorsqu'ils ont été récemment préparés, mais leur conservation est très difficile, et de fait, on ne les a adoptés nulle part; en cas de nécessité, en temps de guerre, on pourrait y avoir recours.

D. *Farine de légumineuses et graisse.* — On a mis à l'essai il y a quelques années, dans l'armée française, des tablettes de farine de légumineuses comprimée, évidées sur une de leurs faces: cette cavité était remplie de graisse de rognon de bœuf; on pouvait préparer rapidement avec cette conserve des soupes ou des purées (SCHINDLER, L'aliment. du soldat en campagne, p. 46).

Dans l'armée allemande, on emploie une conserve de farine de pois comprimée, additionnée de graisse; on émiette avec la main 150 grammes de cette conserve dans un litre d'eau et on fait cuire cinq à dix minutes pour obtenir une purée. La conserve de pois fabriquée à l'usine de Mayence, qui contient 5 grammes de chlorure de sodium et 15 grammes de graisse environ pour 100, nous paraît excellente pour l'alimentation du soldat en campagne; la question est de savoir si la graisse incorporée à la poudre de légumes ne rancit pas au bout de quelque temps. On pourrait en tous cas s'outiller pour fabriquer des conserves semblables en grande quantité en cas de guerre.

En Autriche, on emploie également des tablettes de conserve de purée de pois qui fournissent rapidement au soldat une excellente soupe-purée (DALLY, Cahiers d'enseignement illustrés).

En résumé, on n'est pas parvenu jusqu'ici à obtenir, pour le soldat en campagne, une ration alimentaire complète sous un petit volume, facile à transporter dans le sac et offrant les garanties nécessaires au point de vue d'une longue conservation. Les meilleures conserves de guerre nous paraissent être, en dehors du biscuit ou du pain de guerre : la viande de conserve en boîtes et la poudre de légumineuses comprimée et additionnée de sel et de graisse.

A ces conserves il faut ajouter la poudre de café comprimée dont nous parlerons plus loin (Ch. ix).

3° *Conservation de la viande par le froid* [1]. — A l'Exposition universelle de 1878, on montrait comme une curiosité le bateau dit *Le Frigorifique*, destiné à transporter des viandes congelées; aujourd'hui la conservation des viandes par le froid est entrée dans la pratique; dès 1886 on débarquait à Londres plus d'un million de moutons ou de bœufs congelés venant de la Plata et de la Nouvelle-Zélande. Dans un grand nombre de villes d'Angleterre ou d'Écosse, au Havre, à Paris, à Genève il existe des entrepôts frigorifiques dans lesquels les viandes congelées sont placées jusqu'au moment où, la viande ayant trouvé acheteur, on la dégèle.

« En 1893, il a été importé à Londres, d'Australie, de Nouvelle-Zélande, de la Plata, etc... : 171 640 quartiers de bœuf et 3 905 000 moutons congelés. La Nouvelle-Zélande seule compte 22 établissements se livrant à ce commerce, avec 88 vapeurs munis d'appareils frigorifiques. A Londres, ces viandes sont entreposées sur le quai de la Tamise, dans un grand bâtiment à 6 étages, sans fenêtres et dont les portes sont protégées contre le réchauffement; cet entrepôt est éclairé à l'électricité. Le déchargement des navires est opéré par des élévateurs à raison de 1500 moutons par heure. La circulation à l'intérieur du bâtiment s'effectue exclusivement par des ascenseurs. Il y règne une température de 4 à 5° au-dessous de zéro. Les quartiers de bœuf et les moutons congelés, enveloppés isolément dans de la toile grise, sont empilés le long des parois, de manière que l'air froid amené par des tuyaux puisse circuler entre eux. Il y a de la place pour 250 000 moutons. Souvent ces viandes séjournent des mois sans se déprécier; le prix de revient pour l'importateur est d'environ 40 centimes la livre. » (*Hyg. Rundsch.*, 15 août 1894. Anal. *in Revue des sc. méd..* 1895, t. XLV, p. 528.)

La viande qui a été soumise à la congélation est de très bonne qualité, elle est même plus tendre que la viande ordinaire; placée à l'air libre elle dégèle plus ou moins vite, suivant la température de l'air ambiant; elle se couvre d'une couche d'eau de condensation

---

1. Dussutour, Conservation des viandes à l'état naturel par l'air froid et sec. *Revue du service de l'intendance milit.*, 1888, p. 224. — Keraval, De la conservation des viandes par le froid, *Progrès médical*, 1889, p. 499. — E. Richard. Précis d'hygiène appliquée, Paris, 1891, p. 728. — L'usine frigorifique de Verdun. Journal *l'Avenir militaire*, 29 septembre 1893. — Frank Tate, *Journ. of the Sanitary Institute*, janv. 1895, et *Revue d'hygiène*, 1895, p. 531.

et devient molle, ce qui lui donne un aspect assez peu engageant ;
on évite cet inconvénient en faisant dégeler la viande dans une
chambre où l'on fait passer, à l'aide d'un ventilateur, un fort courant d'air.

La conservation de la viande à l'aide des appareils frigorifiques
rendra les plus grands services dans les villes assiégées et dans les
camps retranchés en temps de guerre. On pourra abattre dès l'investissement de la place ou du camp retranché une grande partie
des animaux de boucherie qu'on devait autrefois parquer et nourrir
à grand'peine pendant toute la durée du siège, bien heureux
quand une épizootie ne venait pas détruire une partie du troupeau.

D'après le rapport de M. Cochery sur le budget de la guerre de
1894, l'installation d'une usine frigorifique dans un camp retranché
permet de réduire de 50 p. 100 les quantités de fourrages à entretenir dans les places pour alimenter le bétail, si l'on peut congeler
dès les premiers jours de l'investissement le tiers du troupeau.
L'économie de fourrage couvre la dépense de l'installation frigorifique et au delà. De plus on évite ainsi le risque d'une épizootie.

Il faut encore observer qu'un troupeau de mille bœufs exige un
parc d'une superficie de près d'un hectare, pour que le bétail soit
dans des conditions satisfaisantes ; la conservation de 1000 bœufs
placés après congélation dans des magasins à — 4° n'exige qu'une
superficie de 750 mètres carrés.

L'armée allemande possède des dépôts frigorifiques à Metz et à
Strasbourg.

En France, l'installation d'usines frigorifiques a été décidée à
Paris et dans les places de Verdun, Belfort et Épinal (*Avenir militaire*, 29 sept. 1893).

Lorsqu'il s'agit seulement de conserver la viande pendant 4 à
5 semaines, la simple réfrigération suffit (température de + 2°) ;
les quartiers de viande doivent être suspendus à distance les uns
des autres ; dans ces conditions la viande conserve pendant dix
jours son apparence normale, après ce temps la surface se dessèche.

Si l'on veut conserver la viande plus longtemps, il faut la congeler, ce qui nécessite une température de — 20° au moins.

Les viandes, après ressuage dans une chambre rafraîchissante
soumise à une ventilation énergique, sont enveloppées dans des
sacs de toile ou de coton, puis exposées pendant 36 heures dans
la chambre de froid à une température de — 20°. On congèle les
moutons entiers, les bœufs sont coupés par quartiers.

Lorsque la viande est congelée, elle est dure et cassante comme du bois; on la porte alors dans des chambres frigorifiques à la température de — 4° à — 6°.

Il peut être utile de constater si une viande a été ou non congelée; il suffit pour cela d'examiner les globules du sang.

Rollett a montré que la congélation avait pour effet de déterminer la dissolution de l'hémoglobine; son action est analogue à celle de l'eau. Lorsqu'on soumet à la congélation une préparation de sang bordée à la paraffine et qu'on la laisse ensuite dégeler, on constate que le sérum s'est coloré en jaune et que la plupart des hématies sont sphériques et décolorées (ROLLETT, Stricker's Handbuch, p. 284. — RANVIER, Traité technique d'histologie, 1875, p. 191. — MALJEAN, *Arch. de méd. milit.*, 1891, t. XVIII, p. 389).

Les procédés employés pour congeler la viande peuvent se ramener à deux principaux :

1° Le procédé Giffard dans lequel on utilise le refroidissement produit par la détente de l'air comprimé.

2° Les procédés qui utilisent (comme dans l'appareil Carré destiné à la fabrication de la glace) le refroidissement qui se produit lorsque des gaz liquéfiés, comme l'ammoniaque ou l'acide sulfureux, repassent à l'état gazeux.

Dans le procédé Giffard on comprime de l'air atmosphérique au moyen d'une machine à vapeur, dans un cylindre. L'air échauffé à la suite de cette compression passe dans des tubes extérieurement refroidis à l'aide d'un courant d'eau et de l'air venant de la chambre de froid, il arrive à la température de + 25° environ dans un cylindre détendeur où sa propre détente abaisse sa température à — 60°; de là l'air est conduit dans une caisse en bois où il se dépouille des dernières traces d'humidité qu'il contient et enfin il arrive dans les chambres frigorifiques.

Les chambres frigorifiques, que l'on peut installer dans des caves, doivent être à double paroi, avec une matière mauvaise conductrice de la chaleur dans l'intervalle des parois.

Ce procédé, qui se recommande par sa simplicité, est excellent lorsqu'il s'agit de dépôts frigorifiques dans lesquels on reçoit les viandes déjà congelées, mais lorsqu'il s'agit de congeler rapidement des quartiers de bœuf ou des moutons entiers, il est préférable de recourir au deuxième procédé qui permet d'obtenir plus rapidement et plus sûrement la congélation des viandes.

A l'aide d'une machine à vapeur on liquéfie du gaz ammoniac ou de l'acide sulfureux qui, en repassant à l'état gazeux, produisent un froid considérable. Les gaz refroidis peuvent être envoyés dans des tuyaux fixés à la partie supérieure des chambres frigorifiques où les viandes congelées sont conservées, mais alors ces tuyaux se recouvrent d'une couche épaisse de glace qui, par suite de sa faible conductibilité, empêche l'air de venir se refroidir au contact des tuyaux.

Il est préférable de procéder de la manière suivante : on refroidit un liquide incongélable (solution à 15 p. 100 de chlorure de calcium ou de sodium), en faisant passer dans un bac qui contient ce liquide, un serpentin que traversent sans cesse les gaz froids. Le liquide refroidi est alors refoulé à l'aide d'une pompe dans la chambre frigorifique et on le fait tomber en pluie dans un bac (système Pictet) ou bien descendre le long de toiles métalliques verticales (système Rouart); le même liquide peut servir pendant longtemps, il vient se refroidir sans cesse au contact du serpentin dans lequel circulent les gaz froids.

6° *Extraits de viande. Bouillons condensés.* — L'extrait de viande le plus connu est celui de Liebig. On le prépare dans l'Amérique du sud, au Texas et en Australie avec de la viande de bœuf dont on extrait par l'eau toutes les substances solubles; l'extrait aqueux est évaporé au bain-marie et donne en résidu, une masse brune, pâteuse.

Cet extrait de viande ne renferme guère que des sels et des matières extractives; les matières protéiques, assimilables, ne s'y trouvent qu'en très faible quantité, aussi ses propriétés alimentaires sont presque nulles; on a même vu des animaux nourris exclusivement avec de l'extrait de Liebig mourir plus vite que ceux qui étaient soumis à une diète complète (KEMMERICH cité par ARNOULD, Traité d'hygiène, 2e édit., p. 986).

Le bouillon concentré de Cibils est préférable au bouillon préparé avec l'extrait de Liebig; le bouillon préparé avec les tablettes' de poudre de viande peut rendre les mêmes services.

Les *peptones* entrent dans la composition de quelques-uns des produits alimentaires qui ont été préconisés pour l'armée en campagne; on les prépare en soumettant la viande à une digestion artificielle. Pour faire un kilogramme de peptones il faut 10 kilogrammes de viande de bœuf; il s'agit donc d'un produit très coûteux et dont l'emploi semble peu pratique pour l'alimentation du soldat.

7° *Conserves de lait.* — Le *lait concentré* et le *lait stérilisé* rendent de grands services pour l'alimentation des soldats malades en campagne, principalement dans les pays chauds, alors que la diarrhée et la dysenterie règnent avec intensité et qu'il est impossible de se procurer du lait frais.

Pour préparer le lait concentré on fait réduire le lait de vache, préalablement sucré, jusqu'à consistance sirupeuse, soit au cinquième du volume primitif, en le chauffant au bain-marie sous une faible épaisseur ; le lait ainsi concentré est ensuite mis dans des boîtes de fer-blanc qui sont chauffées à 100° [1].

La composition chimique du lait concentré est, d'après Burcker, la suivante (*op. cit.*, p. 282) :

Eau	25,61 p. 100
Matières azotées	11,79 —
Beurre	10,35 —
Sucre de lait	13,84 —
Sucre de canne	36,22 —
Cendres	2,19 —

On vend aussi dans le commerce des laits condensés sans addition de sucre, mais la proportion d'eau est plus forte et la conservation du produit plus difficile.

Pour se servir du lait concentré il suffit d'ajouter de l'eau dans la proportion de 400 grammes pour 100 grammes de lait. L'inconvénient du lait concentré est qu'il est fortement sucré, ce qui déplaît à beaucoup de malades. On peut remédier à cet inconvénient en ajoutant du sel.

D'après les recherches de Cassedebat, le lait concentré a, dans une certaine mesure, des propriétés microbicides tant qu'il n'a pas été étendu d'eau, ce qui explique pourquoi il se conserve plus facilement que le lait non concentré.

Les altérations de ces conserves sont d'ailleurs assez fréquentes : le lait concentré, au lieu de se présenter sous forme sirupeuse, se solidifie, se caséifie ; dans cet état il ne se mélange plus à l'eau ; il se forme des gaz qui soulèvent le couvercle des boîtes, ce qui permet de reconnaître les boîtes altérées avant de les ouvrir. Cette altération se produit surtout dans les laits concentrés qui renferment peu de sucre.

Ce sont les ferments de la caséification qui sont presque toujours en cause, ce qui s'explique facilement, les ferments lactiques

---

1. Art. LAIT, *in* Diction. de Wurtz. — CASSEDEBAT, Sur les altér. du lait concentré. *Revue d'hygiène*, 1892. — BURCKER, *op. cit.* — ARNOULD, Stérilis. alimentaire, Paris. 1894. — RODET, Sur la stérilis. du lait, *Revue d'hygiène*, 1894, p. 1025. — CAZENEUVE, Un nouveau mode de stérilis. du lait, Acad. de méd., 12 mars 1895.

étant tués à une température bien inférieure à celle que peuvent supporter les agents de la caséification (KAYSER. — DUCLAUX, *Ann. de l'inst. Pasteur*, 1895).

En chauffant le lait pur à 100° et en le maintenant pendant quelques minutes à cette température, on détruit les microbes pathogènes qu'il peut contenir, mais on ne le stérilise pas sûrement.

Le lait chauffé à 100° est excellent lorsqu'on peut l'employer peu de temps après qu'il a été chauffé, mais lorsqu'il faut le conserver pendant plusieurs mois, il prend un goût désagréable et il s'altère souvent.

Pour le service de l'armée il est nécessaire d'avoir des conserves que l'on peut garder dans les magasins pendant plusieurs années et envoyer dans les colonies les plus lointaines; nous n'avons donc pas à nous occuper ici des procédés dans lesquels on se propose seulement de conserver le lait pendant quelques jours ou quelques semaines : pasteurisation du lait qui est chauffé à 70°, procédé de Soxhlet dans lequel on ne dépasse pas la température de 100°, etc.

Pour stériliser sûrement le lait pur, il faut le chauffer à 110°; le lait ainsi stérilisé prend une teinte brunâtre due à une altération de la caséine (Duclaux), et au bout d'un certain temps, un goût de rance très différent du goût du lait bouilli et beaucoup plus désagréable. Ce goût de rance paraît dépendre d'une transformation de la matière grasse qui, au lieu de se présenter à l'état d'émulsion, comme dans le lait normal, forme souvent des gouttelettes huileuses.

Quelques maisons obtiennent des résultats favorables en chauffant le lait à des températures inférieures à 110°; Popp et Becker à Francfort-sur-le-Mein stérilisent à 101 ou 102°, d'autres maisons stérilisent à 104° en employant des procédés particuliers.

Le lait pur stérilisé occupe un volume beaucoup plus considérable que le lait concentré et les bouteilles qui le renferment sont beaucoup plus difficiles à transporter que les boîtes de ferblanc dans lesquelles on met le lait concentré. Les bouteilles sont aussi plus difficiles à fermer hermétiquement que les boîtes. En somme le lait concentré, en boîtes, paraît bien préférable au lait pur stérilisé, en tant que conserve de guerre.

CHAPITRE IX

CAFÉ ET PRODUITS SIMILAIRES. — BOISSONS ALCOOLIQUES.
TABAC

Café. Sa composition et ses propriétés. Préparation du café dans les corps de troupe. Conserves de sucre et café. — Chocolat. — Thé. — Maté. — Coca. — Noix de kola. Rations accélératrices à la kola.

Boissons alcooliques. Leur valeur hygiénique. Utilité des boissons alcooliques fermentées. Vin. Bière. Cidre. Dangers des boissons alcooliques distillées. Alcoolisme et absinthisme. De l'alcoolisme dans les armées. Mesures prophylactiques.

Tabac. Mesures à prendre pour diminuer les inconvénients qui résultent de l'habitude de fumer.

Le café renferme quelques principes nutritifs, mais il doit surtout ses propriétés à la caféine.

Le thé, le maté, la coca, la noix de kola ne renferment pas de principes nutritifs, assimilables. Ces substances, qui possèdent à des degrés divers, grâce aux alcaloïdes qu'elles contiennent, la propriété de soutenir les forces, ont été désignées par quelques observateurs sous le nom d'*aliments d'épargne*; ce sont en réalité des toniques qui permettent à l'organisme de mieux supporter la fatigue, propriété précieuse surtout pour le soldat en campagne exposé à tant de fatigues.

Le chocolat est un aliment très riche en principes hydrocarbonés (sucre, matière grasse), il contient de plus un alcaloïde qui a des propriétés toniques et excitantes.

Le café est assurément, de tous ces produits, celui qui a rendu les plus grands services dans l'armée et il mérite par conséquent d'attirer le premier notre attention.

CAFÉ. — On a l'habitude de distinguer dans le commerce les cafés en *Moka*, *Bourbon* et *Martinique*, d'après la grosseur des grains, la couleur, etc.... Ces trois variétés commerciales ne correspondent pas à des espèces distinctes. « Il est prouvé que sur un même arbre on peut récolter des cafés se rapportant à chacun des trois types, selon que l'on cueille le fruit à l'extrémité, au milieu ou à la naissance des branches. De même la couleur ne caractérise nullement une espèce, car elle ne dépend que du moment de la récolte ; en effet le café vert provient d'un fruit récolté avant maturité et le café jaune d'un fruit mûr. Ce qu'il faut considérer surtout dans un café, c'est l'égalité dans la grosseur du grain, sa forme, sa dureté et sa couleur qui, dans les bonnes espèces, est toujours claire, qu'elle soit jaune ou verte. L'odeur sert aussi souvent d'élément d'appréciation. Certains cafés (Rio, Moka, Haïti) possèdent en effet une odeur spéciale... Le goût est aussi un élément d'appréciation très important, non pas tant pour le café vert que pour le café torréfié » (BURCKER, *op. cit.*, p. 358).

Le principe actif qui donne au café des propriétés toniques et excitantes est la *caféine*, mais le café renferme en outre des matières azotées et des matières grasses.

Composition du café torréfié (d'après Kœnig).

Eau...	1,15 p. 100.
Matières azotées..........................	13.98 —
Caféine....................................	1,24 —
Matière grasse............................	14.48 —
Matière sucrée............................	0,66 --
Autres matières non azotées..............	45,09 --
Cellulose	19.89 —
Cendres	4.75 —

L'infusion de café constitue une boisson tonique, excellente et très appréciée du soldat qui peut préparer une soupe au café en faisant tremper du biscuit dans l'infusion de café ; bien souvent en 1870 nos soldats ont dû se contenter de cet aliment, le temps faisant défaut pour faire cuire de la viande.

Dans les pays chauds le café est doublement utile et on s'explique la grande consommation qu'en font les Turcs, les Égyptiens et les Arabes. L'infusion de café, loin d'affaiblir l'organisme comme feraient d'autres boissons aqueuses, prises en grande quantité, le tonifie ; de plus, pour préparer le café, on est obligé de faire bouillir l'eau, et l'ébullition détruit tous les germes pathogènes.

C'est pendant la campagne d'Égypte et sur les conseils de Larrey que du café fut distribué pour la première fois dans l'armée française ; Larrey avait très bien su apprécier les avantages de cette boisson qu'il considérait comme un préventif de la fièvre palustre. Les services que le café a rendus à nos soldats pendant les campagnes de Crimée, d'Italie, du Mexique, du Tonkin, ceux qu'il a rendus et qu'il rend encore à l'armée d'Afrique sont considérables.

Le café et le sucre [1] entrent dans la ration du soldat français en temps de paix et en campagne ; la ration de sucre est de 24 grammes et la ration de café de 16 grammes. En temps ordinaire le soldat n'a droit qu'à une demi-ration de sucre et de café par jour, mais on s'arrange pour compléter cette ration et le soldat prend tous les matins du café ou de la soupe avant d'aller à l'exercice.

Le café est acheté vert par l'administration et torréfié par ses soins.

En temps de paix la préparation du café est facile dans les corps de troupe ; on se sert en général pour cette préparation d'appareils connus sous le nom de *percolateurs*.

Un percolateur se compose de deux récipients superposés A et B

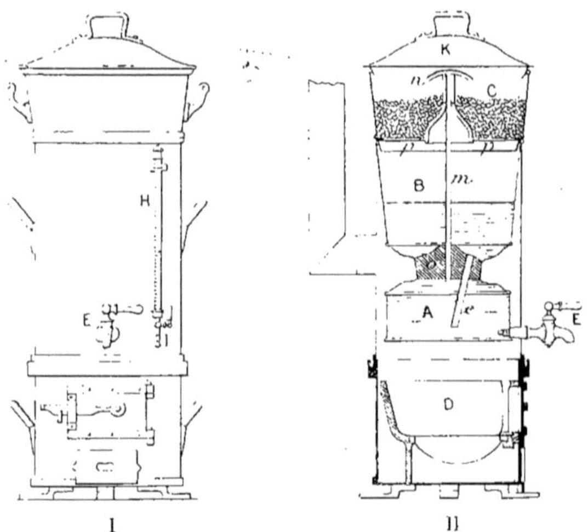

Fig. 49. — Percolateur : I. élévation ; II. coupe longitudinale.

(fig. 49) séparés par une cloison *o* qui donne passage à deux tubes

1. Le café, le sucre, le sel, le riz et les légumes secs sont compris en France, dans le style administratif, sous le nom de *petits vivres*.

e et *m*; le tube *m* monte jusqu'à la partie supérieure de l'appareil et se termine par un champignon *n* formé de deux disques métalliques entre lesquels l'eau peut passer pour se répandre sur la poudre de café placée en C sur un filtre *pp*. Le robinet E sert à recueillir le café quand il est préparé. Un tube de niveau gradué H indique la quantité d'eau qui doit être introduite dans l'appareil, suivant le nombre des rationnaires. Le robinet 1 interrompt la communication entre le tube H et le réservoir A pendant la préparation du café; en D est le foyer; enfin l'appareil est muni d'un couvercle K.

Lorsque l'eau entre en ébullition, la vapeur s'accumule à la partie supérieure du réservoir A, l'eau monte par le tube *m*, se répand au moyen du champignon *n* sur la poudre de café et retombe dans le réservoir B, puis dans le réservoir A par le tube *e*.

Le temps nécessaire pour la préparation du café varie avec la grandeur des appareils et la quantité des rations à préparer. Avec un percolateur dans lequel on met 50 litres d'eau, représentant 200 rations de café, il faut 50 minutes pour que le premier jet d'eau chaude se produise sur la poudre de café et, à partir de ce moment, il faut continuer l'opération pendant 30 minutes; la durée totale de l'opération est donc de 1 heure 20 minutes.

Le café est reçu ensuite dans de grands bidons qui servent à le répartir entre les hommes après addition du sucre.

MM. Malen et Déglise ont construit en dernier lieu des percolateurs dans lesquels on peut ajouter le sucre avant de retirer le café de l'appareil.

Nous avons vu qu'avec les cuisines François-Vaillant du dernier modèle (Ch. v) on pouvait se passer des percolateurs.

En campagne il est indispensable que le soldat puisse préparer rapidement son café. Autrefois on distribuait du café torréfié, en grains, que le soldat devait moudre; il arrivait même quelquefois que, le café torréfié faisant défaut, on était obligé de distribuer du café vert que le soldat devait griller lui-même dans une gamelle. On était obligé d'avoir toujours dans les magasins une grande quantité de café torréfié, en cas de mobilisation, et par suite on distribuait souvent au soldat du café qui, torréfié depuis plusieurs mois, avait perdu ses propriétés aromatiques. Chacun sait que pour préparer une bonne infusion de café il faut avoir du café torréfié depuis peu de temps.

On a adopté dans les armées française et allemande des conserves de café qui remédient en partie à ces inconvénients ; la poudre de café comprimée, et bien enveloppée dans du papier parcheminé, est très facile à utiliser en campagne ; il suffit de faire chauffer de l'eau et d'y émietter la tablette de café, on ajoute le sucre quand le café est chaud ; la poudre de café se précipite par le repos comme dans le café arabe.

Les rations de sucre sont également enveloppées dans du papier parcheminé.

Ces rations de sucre et de café, faciles à transporter dans le sac et faciles à conserver, nous paraissent excellentes. Primitivement le café torréfié et réduit en poudre était mélangé au sucre en poudre, l'expérience a démontré qu'on obtenait de meilleurs résultats en conservant à part le café et le sucre.

On a mis à l'essai en France le sucre comprimé, qui ne présente pas de grands avantages sur le sucre en grains ordinaire, et comme il serait difficile de s'en procurer dans le commerce en cas de guerre, on y a renoncé [1].

Nous avons vu que l'usine de Mayence était outillée dès 1882 pour livrer 500 000 rations de conserves de café par jour ; il est en effet nécessaire qu'on puisse fabriquer très rapidement ces conserves en temps de guerre pour qu'on ne soit pas obligé d'en entasser une grande quantité dans les magasins en temps de paix ; la poudre de café comprimée et enveloppée dans un papier imperméable perd moins rapidement son arome que le café grillé conservé dans des caisses, mais il est évident qu'elle perd de ses qualités en vieillissant.

On a proposé de remplacer la poudre de café par de l'essence ou de l'alcoolé de café. Il faut se garder de transformer le café en une boisson alcoolique qui n'aurait pas les propriétés du café et qui n'obligerait pas le soldat à faire bouillir l'eau destinée à la préparation du café ; la substitution d'un alcoolé de café à la poudre de café serait particulièrement dangereuse dans les pays chauds. Ajoutons que le transport de l'alcoolé de café dans le sac du soldat présenterait des difficultés, tandis que le transport des tablettes de sucre et café est des plus faciles [2].

---

1. On a renoncé de même aux rations de sel comprimé.
2. Morache, Arnould, Burcker, *op. cit.* — Thomas, Note sur des tablettes de café et sucre à l'usage du soldat en campagne, *Rec. mém. méd. milit.*, 1874, 3° série. t. XXX, p. 187. — Maestrelli, Il vitto del soldato, Florence, 1886, p. 198. — Darolles. Le café sur le marché français. *Revue du service de l'intendance milit.*, 1890, p. 215

CHOCOLAT. — Le chocolat est une excellente conserve, très riche en principes hydrocarbonés ; 100 grammes de chocolat de la Compagnie coloniale renferment : 56 grammes de sucre de canne, 23 gr. 80 de beurre de cacao, 6 gr. 25 de principes albuminoïdes et 1 gr. 93 de théobromine.

Nous avons vu combien les matières grasses étaient utiles dans l'alimentation et spécialement dans l'alimentation du soldat en campagne ; d'autre part la théobromine rapproche le chocolat des aliments dits d'épargne ; le chocolat, qui se conserve très bien, pourrait donc prendre une place honorable dans les rations de guerre. Malheureusement il coûte cher et d'autre part ses qualités mêmes lui nuisent ; si l'on mettait du chocolat dans le sac du soldat, il n'y resterait pas longtemps et on ne le retrouverait plus au moment où il pourrait servir utilement. Si l'on introduisait le chocolat dans l'alimentation du soldat en campagne, il faudrait garder les approvisionnements dans les voitures régimentaires. Jusqu'à présent le chocolat a été réservé aux hôpitaux de campagne et aux ambulances.

THÉ. — Le thé est divisé dans le commerce en deux espèces principales : *thé noir* et *thé vert* ; les qualités de ces deux espèces de thé dépendent des manipulations que les feuilles ont subies. « Le thé destiné à l'exportation est dit *thé vert* ou *thé noir* suivant que la fermentation, arrêtée de bonne heure, n'a pas encore complétement oxydé la matière colorante verte ou qu'au contraire le thé a pris, sous cette influence, une couleur noire ; le thé vert est beaucoup plus aromatique que le thé noir, plus riche en tannin, en matières extractives, son action sur le système nerveux est sensiblement plus marquée » (MORACHE, *op. cit.*, p. 657).

100 grammes du thé noir le plus employé en France renferment (BURCKER, *op. cit.*, p. 374) :

Eau	6.44	p. 100.
Théine	1.32	—
Extrait aqueux	33.75	—
Tannin	11.63	—
Cendres	6,17	—

La *théine* est un excitant du système nerveux comparable à la caféine.

Les Anglais, les Américains et les Russes font un grand usage du thé en campagne. Dans l'armée allemande on distribue du thé comprimé qui est enveloppé dans du papier avec deux petits morceaux de sucre (thé, 5 gr., sucre, 15 grammes).

Des distributions de thé ont été faites à plusieurs reprises dans notre armée, notamment en Tunisie, au Tonkin, à Madagascar; le soldat français préfère de beaucoup le café au thé, dont il n'a pas l'habitude, et qu'il considère comme un médicament.

L'infusion légère de thé constitue une boisson d'autant meilleure qu'il est nécessaire de faire bouillir l'eau pour la préparer (voir Ch. xi, purification de l'eau par la chaleur).

MATÉ. — Le maté dont on fait une grande consommation dans l'Amérique du Sud est comparable au thé dont il n'a pas toutefois l'agréable arome : il est fourni par les feuilles desséchées de l'*Ilex Paraguiayensis*. Pour préparer une décoction de maté on met 30 grammes de feuilles environ dans un litre d'eau froide et on chauffe ; dès que l'eau entre en ébullition, la boisson est prête, on sucre et on peut ajouter, comme dans le thé, un peu de lait ou de rhum.

« Le maté constitue, écrit M. Couty, une boisson agréable et utile pouvant remplacer facilement le café pour ceux qui n'y sont pas habitués. Son arome se rapproche de celui du thé mais est plus pénétrant, comme si on avait ajouté quelques gouttes d'essence de citron par exemple ; sa saveur est nettement amère, plus amère que le thé, moins que le café et plus agréable, car le café amer est de plus astringent et il laisse la bouche moins humide que le maté » (*Revue d'hygiène*, 1881. p. 287).

COCA. — La culture de l'arbre qui produit la coca (*Erythroxylum coca*) a une importance considérable au Pérou et en Bolivie; au Pérou la récolte de la coca est estimée à 25 000 000 par an, ce qui montre bien qu'il s'agit d'un produit dont on fait une grande consommation, car les feuilles de coca ne coûtent pas cher.

Les Indiens chiquent continuellement des feuilles de coca; au centre des feuilles enroulées en boulette, on met une substance alcaline, un peu de chaux, qui aide, paraît-il, à la dissolution des principes actifs; un Indien qui consomme 30 à 40 grammes de coca par jour peut faire de très longs parcours sans prendre de nourriture.

La coca est employée dans les armées du Pérou et de la Bolivie.

On sait que Niemann de Vienne a extrait en 1859 la *cocaïne* des feuilles de la coca. Lorsqu'on mâche ces feuilles on éprouve d'abord une saveur aromatique, il se produit ensuite de l'anesthésie de la muqueuse buccale, et probablement aussi de la muqueuse stomacale, ce qui empêche la sensation de la faim.

Noix de Kola. — La noix de kola est fournie par le *Sterculia acuminata*, arbre de l'Afrique occidentale dont le port est semblable à celui du châtaignier.

Les cotylédons de la noix de kola ont des propriétés toniques et stimulantes qui paraissent dépendre de la *caféine* qui s'y trouve en assez grande quantité avec un peu de théobromine. D'après M. Heckel ces graines contiendraient un autre principe actif : le *rouge de kola*, dont l'existence a été contestée, notamment par M. G. Sée.

D'après les recherches du Dr Knebel le rouge de kola serait un glycoside capable de se dédoubler sous l'influence de l'eau acidulée en caféine, en glucose et en un autre produit tannique, ce qui concilierait les opinions émises par MM. Germain Sée et Heckel (*Médecine moderne*, 5 décembre 1894) : en définitive c'est la caféine qui est le principe actif.

Uffelmann et Börner ont constaté que la noix de kola renfermait 2 gr. 08 de caféine pour 100 gr. (Moyenne de 10 analyses. *Apoth. Zeitung*, 1895, p. 54, anal. *in Journ. de pharmacie et de chimie*, 1895).

D'après M. le Dr Le Bon, la kola devrait ses propriétés à l'association de la caféine et de la théobromine ; avec des pastilles renfermant 10 centigr. de caféine et 2 centigr. de théobromine, on obtiendrait à peu près les mêmes résultats qu'avec la kola de bonne qualité.

Les voyageurs qui ont employé la kola fraîche en Afrique, sont unanimes pour déclarer que la kola desséchée ne produit pas les mêmes effets que la kola fraîche ; on ne trouve dans le commerce que des graines desséchées.

On a fabriqué avec la noix de kola une teinture et un vin qui sont assez employés en thérapeutique. M. Heckel a proposé de fabriquer, avec la kola, pour les troupes en campagne, des rations dites *accélératrices*. Ces rations qui se composaient tantôt de chocolat, tantôt de petits biscuits à la kola, ont été mises à l'essai dans plusieurs corps de troupe en 1887 et 1888. Beaucoup d'expérimentateurs ont constaté que les rations dites accélératrices facilitent la marche et retardent le moment où se produit la fatigue : malheureusement en donnant de la kola, on donne un médicament actif, difficile à doser, dont le marcheur abuse volontiers, espérant toujours qu'il obtiendra un effet plus favorable en augmentant les doses, si bien que des accidents se produisent. Ces accidents, qui se traduisent surtout par des vomissements, ont été observés dans les essais faits dans l'armée, ils ont été signalés aussi chez plusieurs des coureurs de la course Paris-Belfort qui avaient usé et probablement abusé des rations accélératrices. Il n'est pas admissible qu'on mette entre les mains du soldat un produit susceptible de le rendre malade; c'est donc avec raison que les rations dites accélératrices n'ont pas été adoptées dans l'armée [1].

BOISSONS ALCOOLIQUES [2]. — En temps de paix et à l'intérieur, c'est à titre tout à fait exceptionnel que le soldat français reçoit une boisson alcoolique. On fait des distributions de vin à l'occasion des grandes fêtes, des inspections générales ou bien encore par mesure hygiénique lorsqu'il existe une maladie épidémique.

Lorsqu'il y a des boni dans les compagnies, on les emploie quelquefois à acheter du vin; le vin qu'on achète ainsi est le plus souvent de très médiocre qualité. Comme l'a dit M. Schindler (*op. cit.*), il vaut beaucoup mieux employer les boni pour l'amélioration de la ration alimentaire, que pour l'achat d'une boisson qui n'a que l'apparence du vin et qui d'ailleurs ne peut jamais être distribuée que très rarement. Dans les pays à cidre ou à bière, lorsque les boni sont suffisants, on peut donner du cidre ou de la bière qui coûtent beaucoup moins cher que le vin.

En temps de guerre la ration du soldat français comprend, mais à titre exceptionnel :

Vin...........................	1/4 de litre.
Ou eau-de-vie.................	1/16 de litre.
Ou bière ou cidre.............	1/2 litre.

En Algérie, le soldat touche alternativement une ration de vin et une ration de sucre et café. Le vin est fourni par l'administration des subsistances comme le sucre et le café.

---

1. SCHLAGDENHAUFEN, Des Kolas africains..., Paris, 1884. — Rapports des chefs de corps et des médecins militaires sur les expériences faites avec les rations accélératrices du Dr Heckel, Marseille, 1886. — NATTON, De la Kola. *Bulletin méd.*, 1888, p. 544. — HECKEL, Acad. de méd., 8 avril 1890. — LAPICQUE, Soc. de biologie, 10 mai 1890. — G. LE BON, Les recherches récentes sur la noix de kola, *Revue scientifique* et *Revue de l'intendance milit.*, 1894, p. 356.

2. PERRIN, L. LALLEMAND et DUROY, Du rôle de l'alcool et des anesthésiques dans l'organisme, Paris, 1860. — J. ARNOULD, De l'alcool considéré comme source de force et du parti que l'on peut en tirer dans la pratique de la guerre, Paris, 1873. — LAVERAN, Traité des maladies des armées, Paris, 1875. — MORACHE, *op. cit.* — ZUBER, Les spiritueux en campagne, *Arch. de méd. milit.*, t. I, p. 286.

Pendant les chaleurs de l'été (pendant 45 à 75 jours suivant les régions de la France), le soldat reçoit une indemnité d'eau-de-vie de 5 centimes par jour. La meilleure manière d'employer cette indemnité consiste à fabriquer une *boisson hygiénique* de la manière suivante : on met dans un tonneau, de l'eau en quantité suffisante pour la boisson journalière des hommes d'un bataillon ou d'un escadron, on ajoute de la glyzine ou glycirrhizine (extrait de réglisse) qui entre dans les approvisionnements régimentaires (0 gr. 30 par litre environ), quelques bouteilles d'eau-de-vie et quelques citrons coupés en tranches; il faut avoir soin que le tonneau qui sert à la préparation de la boisson hygiénique soit placé dans un endroit frais. M. le général Lewal conseille de préparer la boisson hygiénique en utilisant les marcs du café du matin additionnés d'un peu de café frais. On peut ajouter un peu d'eau-de-vie à cette infusion légère de café.

Dans les armées étrangères il n'y a que le soldat anglais qui ait une boisson alcoolique; chaque soldat a une allocation de 10 centimes par jour pour la bière.

A. *Valeur hygiénique des boissons alcooliques* — Perrin, L. Lallemand et Duroy ont montré que la plus grande partie de l'alcool ingéré était éliminée en nature ou bien s'accumulait dans les organes, et ils sont arrivés à conclure que l'alcool n'était pas un aliment, dans le sens que les physiologistes donnent en général à ce mot.

Perrin, dans ses recherches sur l'influence des boissons alcooliques prises à petites doses, a d'ailleurs reconnu les heureux effets que pouvaient produire ces boissons, et il a été conduit, pour expliquer ces effets, à édifier la théorie des aliments d'épargne.

« L'alcool, écrit-il, peut être considéré comme le type d'une nouvelle classe d'agents qui, sans participer directement à l'entretien de la vie organique par leur propre destruction, y coopèrent très activement, non en augmentant la recette, mais en faisant diminuer la dépense. Si quelque prévision pouvait devancer l'expérience, n'y aurait-il pas lieu de croire qu'il n'est pas le seul?... que d'autres principes, tels que le thé, le café, la coca, etc., qui ont, comme l'alcool, la réputation de *tromper la faim*, de retarder les besoins de restauration, exercent une action analogue, sinon identique?...

« Si, en buvant du vin, on brûle moins de carbone, on consomme nécessairement moins des matières alimentaires qui le fournissent. C'est ainsi que les boissons alcooliques exercent une action très active, quoique indirecte, sur le mouvement de la nutrition, non en nourrissant, mais en empêchant de se *dénourrir*. C'est ainsi que, sans avoir besoin de recourir à aucune hypothèse, l'expérience, substituée à la théorie, vient d'elle-même fournir la justification de cette opinion populaire, autorisée par des faits imposants et profondément enracinée, que l'alcool soutient, qu'il nourrit, que son usage permet de manger moins souvent. » (De l'influence des boissons alcooliques prises à doses modérées sur la nutrition, Paris, 1864.)

On a objecté avec raison à Perrin, Lallemand et Duroy qu'on ne retrouvait jamais, dans les expériences faites sur les animaux, la totalité de l'alcool ingéré et que par conséquent il était difficile d'affirmer que tout l'alcool ingéré était éliminé en nature. Chez l'homme, à la suite de l'ingestion de quantités normales de boissons alcooliques, on ne trouve presque jamais d'alcool dans les urines; dans les expériences de Perrin, Lallemand et Duroy les animaux prenaient des doses très fortes d'alcool, souvent des doses toxiques.

Dans une revue intitulée : L'alcool est-il un aliment? M. le professeur Duclaux répond à cette question par l'affirmative; mais il donne de l'aliment une définition très différente de celle qui est généralement adoptée. Est réputé aliment, dit M. Duclaux, tout ce qui contribue à assurer le bon fonctionnement de l'un quelconque des organes d'un être vivant (*Ann. de l'inst. Pasteur*, 1890, p. 750). L'eau, le sel, le fer deviennent des aliments de par cette définition, qui nous paraît un peu trop compréhensive.

En somme l'alcool par lui-même contribue fort peu, si tant est qu'il y contribue, à réparer les pertes de l'organisme, mais il n'en est pas de même des boissons alcooliques fermentées, en particulier de la bière qui renferme une assez grande quantité de principes assimilables.

A faible dose l'alcool a une action stimulante sur le système nerveux; à forte dose, après une période d'excitation, il agit comme un poison stupéfiant. C'est un stimulant dangereux parce qu'il procure des sensations agréables et que l'abus suit souvent l'usage. Or l'abus des boissons alcooliques donne lieu à des accidents graves, à une intoxication aiguë ou chronique, à l'*alcoolisme* en un mot, dont nous n'avons pas à faire ici le tableau clinique. L'abus des boissons alcooliques est particulièrement dangereux pour le soldat qui, sous l'influence de l'ivresse, commet presque toujours des fautes graves contre la discipline. Le soldat qui abuse des boissons alcooliques est toujours un mauvais soldat.

Parmi les boissons alcooliques il faut faire une grande différence entre les boissons fermentées : vin, bière, cidre, qui renferment une petite quantité d'alcool et les boissons alcooliques distillées très riches en alcool et souvent en essences volatiles plus dangereuses encore que l'alcool.

B. *Boissons alcooliques fermentées.* — *Vin.* — Les vins de Bourgogne et de Bordeaux contiennent en général de 9 1/2 à 12 p. 100 d'alcool éthylique; il ne faut pas attribuer trop d'importance à la quantité d'alcool contenue dans le vin, un vin naturel qui ne renferme que 8 à 9 p. 100 d'alcool est bien préférable à un vin qui a été travaillé et alcoolisé.

En dehors de l'alcool et de l'eau, on trouve dans le vin naturel : de la glycérine (3 à 8 grammes par litre), une petite quantité de matières grasses et de matières sucrées, du tannin, en plus grande quantité dans les vins rouges que dans les vins blancs, des matières colorantes, enfin des sels minéraux (phosphates de potasse, de magnésie et de chaux, etc.): on voit que le vin ne renferme qu'une très petite quantité de substances assimilables.

Dans les vins *plâtrés* on trouve une forte proportion de sulfate de potasse. L'addition de plâtre au moût de raisin est faite dans le but d'aviver la couleur du vin, de lui donner de la limpidité et de faciliter sa conservation. Le sulfate de chaux décompose le bitartrate de potasse et il se forme du sulfate de potasse qui peut provoquer des troubles digestifs lorsqu'il est en trop grande quantité dans le vin.

En 1858, dans une garnison du Midi, cinq cents hommes tombèrent subitement malades, et il fut reconnu que la cause de cette maladie devait être attribuée au plâtrage du vin. Le ministre de la guerre interdit alors l'achat de vins renfermant par litre plus de 4 grammes de sulfate de potasse.

Une nouvelle circulaire du ministre de la guerre (16 août 1876) a abaissé ce maximum à deux grammes par litre.

Depuis 1880 une décision des ministres du commerce et de la justice a généralisé cette proscription des vins plâtrés au-dessus de 2 grammes par litre; d'où une autre fraude, celle du *déplâtrage* des vins au moyen des sels solubles de baryte, fraude très dangereuse, étant données les propriétés toxiques des sels de baryte.

Le vin rouge de bonne qualité a une coloration très variable; quelle que soit la coloration, elle doit être franche; la limpidité doit être parfaite, un vin trouble et louche est un vin altéré ou adultéré, et il doit être refusé. L'odeur qui est variable doit être agréable; pour développer le *bouquet*, il faut chauffer légèrement le vin. La saveur doit être franche, ce qu'on exprime en disant que le vin est *droit en goût*; la saveur alcoolique est plus ou moins forte, plus ou moins persistante après la déglutition, ce qui permet d'apprécier la force ou *corps*; les vins acides, sans saveur ou *plats*, doivent être refusés.

Bière. — La quantité d'alcool contenue dans la bière est très variable. Le porter et l'ale des Anglais contiennent jusqu'à 8 p. 100 d'alcool; la bière de Strasbourg n'en contient que 2,5 à 4,5 p. 100; celle de Lille 2,9 à 3, 5 p. 100; celle de Paris, dite bière double, 2,5 à 3 p. 100, et la petite bière 1,1 p. 100.

Outre l'eau et l'alcool, on trouve dans la bière : de la dextrine, de la maltose, des matières azotées, des traces de substances grasses, une huile essentielle aromatique, un principe amer, des substances gommeuses, des matières colorantes, des phosphates de potasse, de magnésie et de chaux, etc... Le principe amer et l'huile essentielle aromatique du houblon donnent à la bière une saveur agréable et contribuent à sa conservation.

La quantité d'extrait pour un litre de bière varie de 40 à 80 grammes (Formulaire pharmac. des hôp. milit., 1884, p. 322). Parmi les substances qui composent cet extrait, plusieurs, comme la dextrine, sont assimilables; la bière a donc des propriétés nutritives.

La bière doit être limpide, transparente, modérément amère; l'amertume doit être celle que donne le houblon et non celle d'autres substances souvent employées pour le remplacer (feuilles de buis, de petite centaurée, etc...); les amateurs de bière reconnaissent facilement cette dernière fraude.

On a employé l'acide salicylique pour assurer la conservation de la bière; cette fraude est facile à constater; les bières salicylées doivent être refusées.

Cidre. — D'après M. Girard (documents sur les travaux du laboratoire municipal), le cidre de bonne qualité fabriqué en Normandie renferme en moyenne 5,2 p. 100 d'alcool, 41 gr. 8 d'extrait pour 1000, 8 gr. 9 de sucre et 2 gr. 8 de cendres.

On a signalé à plusieurs reprises de petites épidémies de saturnisme produites par du cidre qui avait séjourné dans les pots en étain impur qui servent souvent en Normandie à tirer le cidre [1].

---

1. Pour l'étude des falsifications du vin, de la bière et du cidre nous renvoyons le lecteur au Traité des falsifications et altérations des substances alimentaires et des boissons, de M. Burcker, Paris, 1892.

Le vin, la bière et le cidre de bonne qualité constituent évidemment d'excellentes boissons de table; l'action tonique de ces boissons sur l'organisme est incontestable, et il est évident qu'il serait désirable que le soldat pût boire du vin, de la bière ou du cidre à ses repas.

Dans son Traité d'hygiène militaire, M. le médecin inspecteur Morache exprime le vœu de voir entrer le vin dans le régime alimentaire du soldat : « En demandant de voir introduire le vin dans l'alimentation normale et régulière des troupes françaises, et non point seulement à l'état éventuel dans leur ration de campagne, l'hygiéniste émet un vœu dont la réalisation entraînerait certainement une surcharge notable pour le budget de la guerre, mais cette dépense serait compensée en partie par la diminution des frais de maladies, et par le bénéfice qu'en retirerait la population tout entière.

« Les jeunes gens de toute provenance sociale qui servent actuellement sous les drapeaux ont été pour la plupart habitués dans leurs familles à faire usage du vin d'une façon régulière, leur en imposer la privation, au moment où l'on demande au contraire à leurs organes une suractivité matérielle, semble un contre-sens hygiénique. On allègue, il est vrai, que les jeunes soldats, dont la situation sociale était telle qu'ils pouvaient boire du vin à leurs repas, pourront toujours s'en procurer à leurs frais et que, dans le fait, il en a toujours été ainsi. C'est là précisément qu'est le vice de notre système; si l'on veut l'égalité vraie sous les drapeaux, il faut l'imposer et maintenir un régime uniforme, mais aussi suffisant pour tous. Le jour où le vin entrerait dans les distributions régulières faites aux troupes en temps de paix, les cantines n'auraient plus de raison d'être, on pourrait donc les supprimer, et avec elles disparaîtraient de nos casernes ces institutions d'un caractère douteux, tenant du cabaret et du restaurant de bas étage, où les hommes sont incessamment tentés, sollicités, malgré toute la surveillance des chefs » (MORACHE, *op. cit.*, p. 689).

On peut très bien se passer de boissons alcooliques; des peuples entiers ne font jamais usage de ces boissons dont le Coran interdit l'usage aux Musulmans. En Europe, un grand nombre de personnes, soit par goût, soit par principe, ne boivent jamais de vin, ni de liqueurs, et ces personnes se font en général remarquer par leur bonne santé. Mais, comme le dit M. Morache, pour les jeunes gens qui ont été habitués à faire un usage journalier des boissons alcooliques, la suppression de ces boissons coïncidant avec les fatigues de l'apprentissage du service militaire est évidemment regrettable. Il est donc à désirer qu'on arrive à distribuer au soldat du vin, de la bière ou du cidre (suivant les régions) à ses repas. Le soldat qui aura une boisson saine fréquentera moins les cantines et les cabarets dans lesquels il consomme souvent des préparations alcooliques dangereuses.

En attendant et pour que le soldat ne prenne pas au régiment l'habitude de l'absinthe, nous pensons qu'il faut mettre à sa disposition, dans les cantines, du vin, de la bière ou du cidre dont on peut surveiller la qualité. Le soldat qui trouvera à la caserne des boissons saines et à un très bas prix, sera beaucoup moins tenté par tous les cabarets voisins des casernes dans lesquels on lui sert de l'absinthe et de l'eau-de-vie de très mauvaise qualité (voir *Cantines*, Ch. xiv).

C. *Boissons alcooliques distillées.* — Les eaux-de-vie renferment de 45 à 60 p. 100 d'alcool absolu en volume; les plus estimées sont celles qui proviennent de la distillation du vin, mais elles sont très rares et très chères; l'eau-de-vie commune est préparée avec de l'alcool d'industrie étendu d'eau et additionné de certaines substances aromatiques.

Sur les deux millions d'hectolitres d'alcool qui sont consommés annuellement en France, 1 900 000 sont des alcools d'industrie obtenus par fermentation des mouts (riz, maïs, blé), des pommes de terre, des jus de betteraves ou des mélasses. Lorsque ces alcools d'industrie ont été convenablement *rectifiés*, c'est-à-dire lorsqu'ils ont été débarrassés des produits étrangers et notamment des essences dangereuses qu'ils contenaient, ils peuvent entrer sans danger dans la fabrication des eaux-de-vie; malheureusement on emploie souvent des alcools qui ont été très imparfaitement rectifiés (Burcker, *op. cit.*, p. 213).

Une des impuretés les plus dangereuses des alcools non rectifiés est l'*aldéhyde pyromucique* ou *furfurol* (Laborde).

Grâce aux *bouquets artificiels*, on fabrique de toutes pièces le cognac sans raisin et sans vin, le rhum sans canne à sucre, le kirsch sans cerises, le gin sans genièvre, et ainsi de suite pour toutes les liqueurs dites apéritives ou autres. Le bouquet de cognac est un produit absolument artificiel, obtenu en attaquant un mélange d'huile de ricin, d'huile de coco et autres matières grasses avec de l'acide nitrique (Girard). C'est un poison redoutable qui, à la dose de un ou deux centigrammes injectés sous la peau, détermine la mort d'un chien de haute taille (un terre-neuve par exemple) en moins d'un quart d'heure (LABORDE, Acad. de méd., 23 juillet 1895).

En aromatisant avec ce bouquet l'alcool de grain ou de mélasse le moins rectifié, on fabrique des eaux-de-vie portant l'étiquette de vieux cognac.

On pourrait en dire autant du rhum et de sa fabrication (LABORDE, *loc. cit.*).

L'absinthe et les boissons similaires qui sont vendues sous les noms d'*amers*, d'*apéritifs* sont particulièrement dangereuses parce que, à l'action de l'alcool, s'ajoute celle des essences et malheureusement la consommation de ces boissons augmente en France avec une rapidité inquiétante. La quantité d'absinthe consommée à Paris a plus que doublé dans l'espace de sept années; de 1885 à 1892 elle s'est élevée de 57 732 à 129 678 hectolitres, elle doit dépasser aujourd'hui 165 000 hectolitres (LANCEREAUX, Acad. de méd., 5 mars 1895).

L'absinthe est un alcoolat chargé d'huiles essentielles dont la nature varie suivant les substances employées à sa fabrication.

L'absinthe suisse, la plus estimée, se prépare avec :

Grande absinthe sèche........................	$2^{kg}.500$
Anis vert...............................	5
Fenouil de Provence......................	5
Alcool à 85°...........................	95^{lit}.

Les absinthes de bonne qualité contiennent jusqu'à 60 et 72 p. 100 d'alcool.

L'absinthe est toujours colorée artificiellement, soit avec des feuilles d'épinard, soit avec des feuilles d'ache, de persil, etc., qui sont inoffensives. On a trouvé néanmoins de l'absinthe directement fabriquée avec de l'alcool et des essences et colorée par du sulfate de cuivre ou par un mélange de gomme-gutte et d'indigo. Ces deux fraudes sont dangereuses et doivent être recherchées (Formulaire pharmac. des hôp. milit., 1884, p. 324).

L'absinthisme se traduit par des symptômes qui diffèrent notablement de ceux de l'*alcoolisme*; les absinthiques ont de l'exagération des réflexes, de l'hyperesthésie, ils sont sujets aux attaques épileptiformes, enfin ils se font remarquer par l'exaltation de leurs idées, exaltation qui aboutit fréquemment à l'aliénation mentale [1].

1. MAGNAN. Rech. de physiol. pathol. avec l'alcool et l'essence d'absinthe, *Arch. de physiol.*, 1873. p. 115. - DUJARDIN-BEAUMETZ et ANDIGÉ, Rech. expér. sur la puissance toxique des alcools. Paris. 1879. — LANCEREAUX, De l'absinthisme, Acad. de méd., 7 sept. et 19 oct. 1880, et Leçons de clin. méd., 1892.

L'eau-de-vie ne doit être distribuée dans l'armée qu'en campagne, lorsqu'il est indispensable de donner au soldat un stimulant et que d'ailleurs on n'a pas de vin à sa disposition ; le vin est encombrant, très lourd à transporter, l'eau-de-vie qui se donne en quantité beaucoup plus faible est bien plus facile à distribuer à des troupes en marche.

L'eau-de-vie de troupe doit marquer au moment où elle est mise en distribution 47° centésimaux.

D. *Prophylaxie de l'alcoolisme dans les armées*. — L'alcoolisme était autrefois assez commun dans l'armée française ; les vieux soldats avaient presque tous l'habitude des boissons alcooliques, ils étaient désœuvrés et passaient une grande partie de leur temps à la cantine ou dans les cabarets ; d'un autre côté, les remplaçants avaient de l'argent dont une bonne part était employée en libations ; l'alcoolisme était pour beaucoup dans l'usure rapide des vieux soldats signalée par tous les auteurs.

Dans l'armée actuelle, avec nos jeunes soldats qui ont très peu de loisirs et en général peu d'argent à dépenser à la cantine, les mœurs militaires ont changé, et l'alcoolisme est devenu rare.

Au cours de la discussion qui a eu lieu récemment à l'Académie de médecine sur les mesures à prendre contre l'alcoolisme, M. Laborde a appelé l'attention sur le danger qu'il y a à distribuer au soldat de l'eau-de-vie qui est en général de très médiocre qualité (Acad. de méd., séance du 23 juillet 1895).

On peut dire qu'en France, dans l'armée de terre, on ne distribue jamais d'eau-de-vie au soldat en temps de paix ; l'indemnité représentative d'eau-de-vie de cinq centimes par homme et par jour, qui est allouée pendant les mois les plus chauds de l'année, ne peut servir qu'à préparer une boisson hygiénique ; c'est seulement en campagne, et à titre exceptionnel, qu'on donne six centilitres et quart d'eau-de-vie ; les craintes de M. Laborde en ce qui concerne les effets de l'eau-de-vie distribuée au soldat ne paraissent donc pas justifiées ; il y aura lieu toutefois de s'assurer que l'eau-de-vie destinée aux troupes en campagne est fabriquée avec de l'alcool rectifié.

Le soldat anglais qui a des loisirs et une forte paye s'adonne trop souvent aux boissons alcooliques. Nous avons montré (Traité des maladies des armées, p. 531) que, pour la période antérieure à 1870, le chiffre des décès par alcoolisme était 10 fois plus considérable dans l'armée anglaise que dans la nôtre ; l'écart serait encore plus grand aujourd'hui.

En 1869, on essaya de mettre à l'amende les soldats anglais qui s'étaient enivrés, dans l'espoir que l'amende serait plus efficace que n'était la prison; en onze mois le montant des amendes fut de 360 647 francs dont : 8050 payés par la cavalerie, 7263 par le génie et 262 645 par l'infanterie.

Le général Wolseley a fait de très louables efforts pour réprimer l'alcoolisme dans l'armée anglaise, et il en a signalé tous les dangers, dangers d'autant plus grands que le soldat anglais est appelé souvent à servir aux colonies dans les pays chauds, aux Indes, etc... et que l'abus des boissons alcooliques est, dans ces pays, encore plus pernicieux qu'en Angleterre [1]. Le général Wolseley proscrit avec raison le *grog*, cette boisson préférée du soldat anglais; pendant les expéditions de la Côte d'Or, d'Abyssinie, d'Égypte, toutes les boissons alcooliques ont été interdites dans l'armée anglaise, et l'état sanitaire des troupes, malgré de grandes fatigues, a toujours été excellent.

« Donnez à vos hommes, écrit le général Wolseley, aussi peu de spiritueux que possible; le thé et le café sont bien plus réparateurs et plus faciles à transporter » (The soldier's pocket-book, London, 1882).

Cette règle nous paraît excellente pour les expéditions dans des pays chauds; nous avons vu que l'alcoolisme favorisait la production du coup de chaleur, il prédispose aussi à l'hépatite, si commune dans ces pays.

Dans les pays froids ou tempérés, les boissons alcooliques prises à dose modérée, sans être indispensables, sont certainement utiles, particulièrement en campagne.

Tabac [2]. — En terminant ce chapitre, nous croyons devoir dire quelques mots du tabac dont on fait une grande consommation dans les armées.

1. Lieutenant général Sir Garnet Wolseley, The soldier's pocket-book for field service. London, 1882. — Jansen, Étude sur les moyens de prévenir et de combattre l'abus des boissons alcooliques dans les armées, Bruxelles, 1881. — Schmulewitsch, Les boissons alcooliques dans l'armée. Congrès internat. des sc. méd. de Copenhague. *Revue d'hygiène*. 1884. — Morache, *op. cit.* — J. Bergeron, Labonde, Darem-berg, Magnan, Les mesures prophylactiques contre l'alcoolisme, Acad. de médecine, 11 juin 1895, et discussion de cette proposition.

2. Dans l'armée française, depuis 1853, on fournit, à prix réduit, du tabac dit *de cantine* à raison de 10 gr. par jour aux hommes qui en font la demande, c'est-à-dire à presque tous.

Les premières distributions gratuites de tabac aux soldats dans notre armée remontent à 1688 (Bardin. Diction. de l'armée de terre). Un règlement de 1720 fixe à une livre l'allocation de tabac par homme et par mois: la réglementation relative au tabac de cantine était tombée en désuétude au commencement de ce siècle.

On sait que le tabac fut importé d'Amérique en Espagne par un missionnaire de la suite de Christophe Colomb et que ce fut Jean Nicot, ambassadeur de France à Lisbonne, qui, en 1560, l'introduisit en France. Le tabac fut d'abord employé sous la forme de tabac à priser; depuis la fin du siècle dernier l'habitude de priser a fait place à celle de fumer. Dans les armées de terre, le soldat fume surtout la pipe; le marin, auquel il n'est pas permis de fumer à bord, a souvent la funeste habitude de chiquer.

L'alcaloïde du tabac est la *nicotine* dont la toxicité est très grande; il suffit d'instiller quelques gouttes de nicotine sur la conjonctive d'un animal pour le tuer en quelques instants; huit gouttes de nicotine instillées sur la conjonctive d'un cheval produisent la mort au bout de quelques minutes. Si chez les fumeurs les accidents sont rares, c'est que la quantité de nicotine qui se trouve dans la fumée du tabac est très faible et que cette fumée est rarement avalée; il se produit aussi une accoutumance. L'existence de la nicotine dans la fumée du tabac a été contestée, la nicotine, sous l'influence de la chaleur, se décomposerait et donnerait naissance à des sels à base de picoline, de pyridine, de collidine; il est certain en tous cas que la fumée de tabac contient des substances toxiques (expériences de Heubel).

D'après les recherches de Cl. Bernard, le tabac est un poison des nerfs vagues. Chez les animaux auxquels on administre de faibles doses de nicotine, on observe l'accélération et l'ampleur des respirations, l'accélération ou le ralentissement des battements cardiaques; ces phénomènes ne se produisent plus après la section des nerfs vagues.

L'abus du tabac donne lieu à des accidents, et on ne peut pas dire où commence l'abus; certaines personnes sont beaucoup plus sensibles que d'autres à l'intoxication par la nicotine, de même que certaines personnes présentent une susceptibilité particulière pour d'autres alcaloïdes.

Les accidents se produisent du côté des voies digestives, du système nerveux et principalement du côté du cœur.

Du côté des voies digestives, on observe des nausées, des vomissements, surtout chez les fumeurs novices qui n'ont pas encore l'accoutumance, de la dyspepsie.

Du côté du système nerveux : des vertiges que certaines qualités de tabac produisent plus facilement que d'autres, des migraines, l'irritation psychique, l'inaptitude au travail.

Decaisne a insisté sur les accidents qui se produisent du côté du cœur, il a constaté la grande fréquence des intermittences des battements du cœur chez les fumeurs incorrigibles (21 fois sur 28).

M. Le Roy de Méricourt a décrit des accidents nicotiniques observés sur lui-même : subitement, il était pris de palpitations de cœur, le pouls devenait insensible, la radiale ne donnait plus au toucher que la sensation d'un frémissement à peine perceptible; le corps était inondé de sueur froide; « rien ne peut ressembler mieux, dit-il, à l'approche de la mort ».

MM. Vallin et Huchard ont constaté sur eux-mêmes que le tabac donnait lieu à des intermittences cardiaques, et tous les fumeurs qui s'observent un peu ont pu faire des constatations analogues à la suite d'excès de tabac.

D'après M. le Dr Huchard, le tabac pourrait produire non seulement des troubles fonctionnels du cœur, mais aussi des troubles organiques : dégénérescence du cœur et sclérose.

Ajoutons que la fumée de tabac et le jus provenant de la pipe ou du cigare irritent les muqueuses de la bouche et de la gorge, favorisent la production de la gingivite et de l'angine chronique dite granuleuse, et donnent lieu à une abondante salivation qui est une cause d'affaiblissement pour le fumeur et une cause d'infection pour les planchers; enfin la fumée de tabac vicie l'air.

En comparaison de ces inconvénients et de ces dangers, les avantages hygiéniques du tabac sont faibles; on fume au début pour faire comme tout le monde, et cela devient bientôt une habitude et un besoin.

L'hygiéniste doit donc en principe se prononcer contre l'usage du tabac, mais il est obligé de constater que l'action de fumer procure des satisfactions qu'il serait cruel de refuser au soldat, d'autant que l'usage modéré du tabac est en général sans inconvénients chez des hommes forts et bien constitués.

Dans son rapport sur les progrès de l'hygiène militaire, Michel Lévy s'exprime ainsi qu'il suit : « Je suis du petit nombre des hommes qu'une répugnance insurmontable éloigne du tabac, et ma raison se refuse à ne point considérer comme nuisible l'abus d'une substance contenant un principe (nicotine) dont l'activité toxique est foudroyante à la dose d'une goutte; mais l'hygiène doit compter avec une habitude dont l'invétération et la diffusion impliquent l'innocuité dans une certaine mesure, avec l'être moral surtout qui vit dans l'homme et le soumet à tant d'oscillations. En échange du tabac, que donnerez-vous au matelot, à l'officier de quart, pendant les heures qu'ils passent sur le pont, par les nuits brumeuses ou glaciales de l'hiver? Quel autre correctif de l'ennui? Et le soldat, en marche, au bivac? L'un et l'autre, comme l'ouvrier, ne s'imposent-ils point des privations pour acheter leur tabac? »

Malgré sa répugnance personnelle pour le tabac, Michel Lévy range le décret du 29 juin 1853 sur le tabac de cantine parmi les *progrès* de l'hygiène militaire. C'est aller un peu loin, mais Michel Lévy, chargé d'exposer dans un rapport officiel les progrès de l'hygiène militaire, faisait flèche de tout bois.

Il nous semble que le rôle de l'hygiéniste doit se réduire à demander qu'on remédie autant que possible aux inconvénients qu'entraîne l'habitude de fumer.

Il est évident que les hommes qui ne fument pas ne doivent pas être gênés par ceux qui fument; il devrait donc être défendu de fumer dans les chambres communes et surtout dans les dortoirs; il est pernicieux de respirer toute la nuit de l'air imprégné de fumée de tabac; quand les hommes fument dans les chambres, cela les incite d'ailleurs à cracher par terre; il est beaucoup moins dangereux de fumer en plein air que dans des chambres closes, parce qu'en plein air la fumée se dissipe rapidement.

L'habitude de chiquer est évidemment plus dangereuse et plus malpropre que celle de fumer; elle n'a d'excuse que dans la dure existence du marin; il doit être défendu au soldat de chiquer[1].

---

1. COUSTAN, De l'abus du tabac, *Journ. de la Soc. contre l'abus du tabac*, 1880. — LAGNEAU. Rapport sur l'abus du tabac, Acad. de méd., 24 mai 1881. — ROSÉ, Étude expérimentale sur l'empoisonnement par la fumée de tabac, th. Nancy, 1881. — JACQUES. De l'intoxic. dans les manufactures de tabac, th. Paris, 1882. — E. VALLIN, Sur quelques accidents causés par le tabac, *Revue d'hygiène*, 1883. p. 223. — DECAISNE, Soc. de méd. publ., 1883. — ROCHARD, Soc. de méd. publ., avril 1883. — MORACHE, Traité d'hygiène milit., 1886, p. 786. — ARNOULD, Nouveaux éléments d'hygiène, p. 963. — POTAIN, Angine de poitrine liée au tabagisme, *Bullet. méd.*, 30 juin 1895.

CHAPITRE X

DE L'EAU ET DE SON EXPERTISE

I. Importance de la question de l'eau potable en hygiène militaire. Maladies d'origine hydrique : fièvre typhoïde, choléra, diarrhée et dysenterie, maladies parasitaires, etc... — II. Approvisionnement en eau potable nécessaire dans les casernes. — III. Des eaux considérées au point de vue de leur provenance. — Eau des nappes souterraines, eau de source. — Eau de puits. — Eaux superficielles. — Eau de citerne. — Des réservoirs et des récipients de toute sorte comme cause de pollution des eaux. — IV. Expertise de l'eau. — Caractères physiques et organoleptiques. — Examen optique. — Analyse chimique. Hydrotimétrie. Dosage rapide de la matière organique. — Examen histologique. — Analyse bactériologique. Numération des germes en suspension dans l'eau. Recherche des microbes pathogènes. — Résistance des microbes pathogènes dans l'eau. — Résumé des caractères d'une eau potable.

L'eau est la boisson ordinaire du soldat, et les agents pathogènes auxquels elle peut servir de véhicule sont nombreux et redoutables, il est donc très important de fournir au soldat une eau de bonne qualité. Avant d'examiner quels sont les caractères d'une eau potable, nous devons jeter un coup d'œil sur les maladies qui peuvent être occasionnées par l'eau, il est en effet indispensable de savoir sous quel état les agents pathogènes se rencontrent le plus souvent dans l'eau.

I. MALADIES D'ORIGINE HYDRIQUE. — En tête des maladies qui sont souvent d'origine hydrique, il faut citer la fièvre typhoïde et le choléra. La fièvre typhoïde, qui donne lieu si fréquemment à des épidémies dans les armées, mérite tout particulièrement notre attention [1].

Des causes multiples interviennent dans l'étiologie des épidé-

1. BUDD, Typhoïd fever, its nature..., London, 1873. — MURCHISON, La fièvre typhoïde, Trad. fr., Paris. 1878. — GUÉNEAU DE MUSSY. Rech. sur l'étiologie de la fièvre typhoïde. — JACCOUD, Discus. sur l'étiologie de la f. typh., Acad. de méd., 1877. —

mies de fièvre typhoïde : foyers locaux d'infection, encombrement, contagion, prédisposition résultant du surmenage, etc.., mais parmi ces causes, celle qui reparaît le plus souvent dans les relations des épidémies typhoïdiques, c'est la mauvaise qualité de l'eau potable ; on comprend facilement l'importance de cette cause, il suffit en effet qu'un cours d'eau, une source soient infectés pour qu'une épidémie se développe parmi les personnes qui boivent l'eau de ce cours d'eau ou de cette source.

Budd et Murchison avaient déjà signalé le rôle que peuvent jouer les eaux souillées dans les épidémies typhoïdiques, mais en admettant que l'air était l'agent de propagation le plus ordinaire ; de plus, ces illustres observateurs étaient en désaccord sur un point important : Budd soutenant que le germe spécifique devait exister dans l'eau pour qu'elle fût capable de produire la fièvre typhoïde, tandis que d'après Murchison toutes les eaux souillées, chargées de matières organiques, pouvaient occasionner la fièvre typhoïde.

A. Hirsch, Guéneau de Mussy, Jaccoud ont cité des faits nombreux d'épidémies typhoïdiques occasionnées par des eaux souillées par la présence des matières fécales.

En 1877, à l'Académie de médecine, M. le professeur Jaccoud relevait 74 observations dans lesquelles la fièvre typhoïde paraissait avoir pour cause la souillure de l'eau de boisson par les *matières fécales* sans préciser si les matières fécales capables de provoquer la fièvre typhoïde devaient nécessairement provenir de typhoïdiques.

Malgré la découverte du bacille d'Eberth et les nombreuses recherches dont cette découverte a été le point de départ, il s'en faut de beaucoup que toutes les questions relatives à l'épidémicité de la fièvre typhoïde soient résolues ; on peut dire que le débat qui existait entre Budd et Murchison s'est reproduit sur un autre terrain, puisque un certain nombre de bactériologistes contestent la

L. Colin, Traité des malad. épid.. Paris, 1879. — H. Guéneau de Mussy. De la part des eaux potables dans l'étiologie de la fièvre typhoïde, Paris, 1884. — J. Arnould. art. *F. typhoïde* in Dict. encyclop. des sc. méd. — Brouardel, Des modes de propag. de la f. typh., Congrès d'hyg. de Vienne, 1887. — Du même, Les maladies évitables. Paris, 1890, et Communic. à l'Acad. de médecine, 17 avril 1894. — Chantemesse. art. *Fièvre typhoïde* in Traité de méd. de Charcot et Bouchard. — Du même, La question des eaux potables, Congrès de Buda-Pest, 1894. — Gasser. Les causes de la fièvr. typh. in Biblioth. Charcot-Debove. — Kelsch, Traité des malad. épid.. Paris, 1894, t. I, p. 381. — Durbulle, La fièvre typhoïde dans la garnison de Bourg. *Arch. de méd. milit.*, 1895, t. XXV. — Brouardel et Thoinot. La fièvre typhoïde. Paris, 1895.

spécificité du bacille d'Eberth dont ils font une simple variété du *B. coli communis*, mais un fait s'est dégagé de plus en plus clairement depuis quelques années, fait qui nous intéresse tout particulièrement, c'est la fréquence de l'origine hydrique de la fièvre typhoïde.

« Les germes de la fièvre typhoïde, dit M. le professeur Brouardel, ont pour véhicules l'eau, l'air, les linges des malades, et les mains de leurs gardes. Mais au point de vue du tribut que les populations paient à cette maladie, l'eau est le distributeur qui la porte 90 fois sur 100. Quand une source ou une fontaine est polluée par des bacilles typhiques, elle empoisonne une famille s'il s'agit d'un puits, un groupe de maisons quand il s'agit d'une source, une ville tout entière quand c'est la rivière ou une des sources canalisées qui a été infectée. » (Congrès d'hygiène de Vienne, 1887.)

Parmi les faits les mieux établis d'épidémies de fièvre typhoïde dues à l'eau potable souillée par des matières fécales typhoïdiques, il faut citer : l'épidémie d'Auxerre (1882-1883) relatée par Dionis et celle de Villerville observée par Brouardel et Thoinot.

Malheureusement, il n'est pas facile de constater que des eaux ont été souillées par des matières typhoïdiques. Nous verrons plus loin qu'on ne peut pas déceler la présence du bacille d'Eberth dans l'eau quand il s'y trouve en même temps que le *B. coli communis*.

Il faut donc s'appuyer sur d'autres preuves pour affirmer l'origine hydrique de la fièvre typhoïde.

Les meilleurs arguments en faveur de cette opinion sont fournis par les heureux résultats obtenus dans les villes et dans les casernes qui ont été approvisionnées d'eau de source.

Des exemples nombreux attestent que le meilleur moyen de préserver la population d'une ville de la fièvre typhoïde consiste à l'approvisionner en eau de source.

En 1874, une grande partie de la ville de Vienne est pourvue d'eau de source ; à partir de ce moment, la mortalité due à la fièvre typhoïde décroît rapidement, et ce sont les maisons non pourvues d'eau de source qui fournissent la plus forte mortalité par cette cause (Mosny, L'eau potable à Vienne et la fièvre typhoïde, in *Revue d'hygiène*, 1888, p. 18). Dans la garnison, la proportion des cas sur 100 hommes est, de 1874 à 1888, de 0,15 dans les casernes pourvues d'eau de source et de 2, 69 dans les casernes pourvues d'eau du Danube.

Il est vrai de dire qu'à Vienne le changement dans le régime des eaux a coïncidé avec la réfection des égouts et que en 1888 la fièvre typhoïde s'est montrée à l'état épidémique alors que la ville entière était approvisionnée en eau de source.

A Rennes, de 1870 à 1882, la mortalité typhoïdique est de 13,4 pour 10 000 habitants; après amenée d'eau pure, ce chiffre tombe à 4,2 pour 10 000 et on n'a pas fait autre chose pour assainir la ville. Dans la garnison, la mortalité par fièvre typhoïde qui était de 43,4 pour 10 000 hommes s'abaisse à 2,07 (fig. 50. BROUARDEL, Les maladies évitables).

A Angoulême, avec l'ancien régime des eaux il y avait 21,5 décès typhoïdiques pour 10 000 habitants; à partir de 1889, époque à laquelle la ville est approvisionnée en eau de source, la mortalité tombe à 2,61. La moyenne mensuelle des cas de fièvre typhoïde

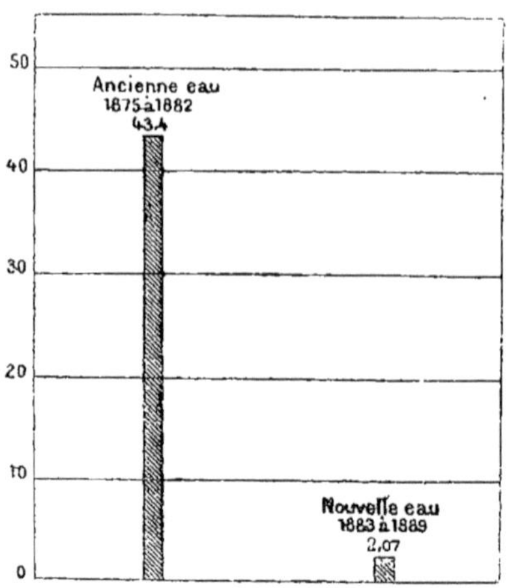

Fig. 50. — Mortalité par fièvre typhoïde dans la garnison de Rennes (1 p. 10 000 d'effectif), avant et après la distribution d'eau de source.

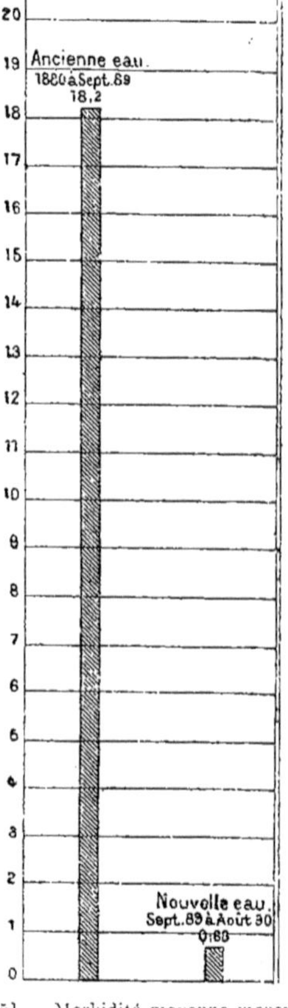

Fig. 51. — Morbidité moyenne mensuelle des entrées à l'hôpital militaire d'Angoulême pour fièvre typhoïde, avant et après la nouvelle amenée d'eau (Proportion : 1 p. 10 000 d'effectif).

qui était dans la garnison de 18,2 s'abaisse à 0,63 (fig. 51).

En 1892, on a observé il est vrai une nouvelle poussée épidémique à Angoulême.

A Amiens, la population civile et la garnison étaient autrefois

très éprouvées par la fièvre typhoïde; aujourd'hui il ne reste plus
qu'une endémie des plus faibles, ainsi qu'on peut s'en rendre compte
en examinant la figure 52, et on ne peut attribuer cet heureux

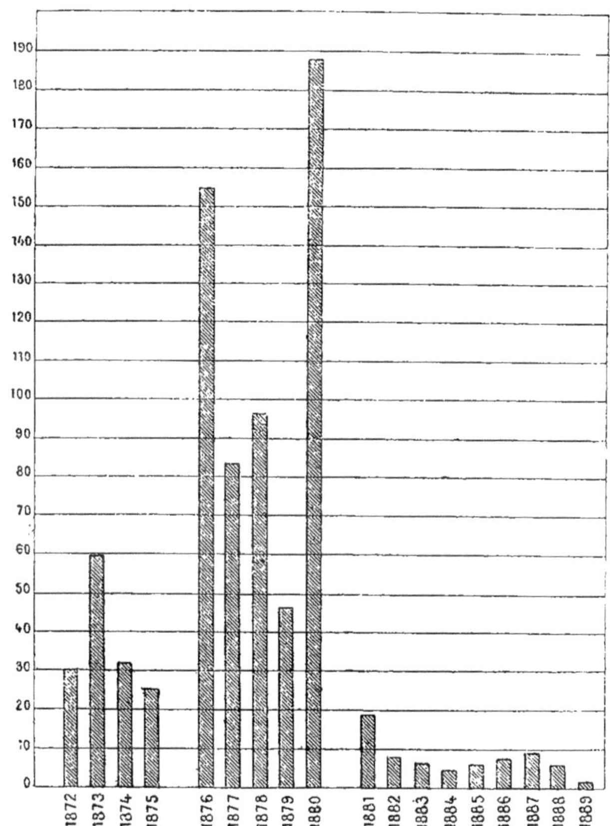

Fig. 52. — Décès par fièvre typhoïde dans la garnison d'Amiens de 1872 à 1889, pour
10 000 hommes. En 1881, on modifie le régime des eaux.

changement qu'aux modifications apportées dans le régime des
eaux potables en 1881 (Brouardel, *loc. cit.*).

Au premier corps d'armée, M. le médecin principal Renard a
constaté également que la fièvre typhoïde disparaissait des garnisons qui avaient de l'eau de boisson de bonne qualité (Lille,
Cambrai, Valenciennes, Saint-Omer, Boulogne, Dunkerque), et
que les poussées épidémiques étaient dues à l'infection de l'eau

de boisson par des causes accidentelles (Avesnes, Maubeuge). (*Ann. d'hyg. publ.*, 1895, p. 408.)

La fièvre typhoïde, autrefois si commune dans la garnison de Paris, alors que le soldat buvait de l'eau de l'Ourcq ou de l'eau de Seine, est devenue rare depuis que l'eau de source arrive dans toutes les casernes.

La moyenne des cas de fièvre typhoïde qui, pour les années 1886 et 1887, était de 1270 pour la garnison de Paris, s'est abaissée à 531 en 1889, à 309 en 1890, à 325 en 1891, à 282 en 1892, et le chiffre des décès est tombé de 136 (moyenne des années 1886 et 1887), à 82, 52, 68, 55 (Statistique méd. de l'armée).

La fièvre typhoïde reparaît dès que la pénurie d'eau de source oblige à employer l'eau de Seine.

L'installation des filtres Chamberland dans les garnisons où il n'était pas possible de se procurer de l'eau de source a donné aussi, en général, de bons résultats, notamment à Auxerre, Melun, Cherbourg, Dinan, Lorient.

A côté de ces faits qui attestent l'importance de l'origine hydrique, on peut il est vrai en citer d'autres qui démontrent qu'on ne fait pas toujours cesser la fièvre typhoïde, en remédiant à la mauvaise qualité des eaux : dans bon nombre de casernes, l'installation des filtres Chamberland n'a pas réussi à faire disparaître la fièvre typhoïde, dans beaucoup d'épidémies militaires l'eau est notée comme irréprochable (voir notamment la Statistique médicale de l'armée pour 1892), enfin malgré toutes les mesures prises pour assurer au soldat de l'eau potable de bonne qualité, la morbidité et la mortalité par fièvre typhoïde dans l'armée restent assez élevées.

En 1892, il y a eu encore 6358 cas de fièvre typhoïde dans l'armée française et 1026 décès par cette cause.

Ces faits ne détruisent pas ceux qui sont cités plus haut, ils démontrent seulement que les causes de la fièvre typhoïde sont complexes et qu'en évaluant à 90 sur 100 les cas d'origine hydrique M. Brouardel a exagéré quelque peu le rôle étiologique de l'eau.

L'eau peut être souillée d'une façon accidentelle ou d'une façon continue. Dans le premier cas, il se produit dans l'agglomération qui fait usage de l'eau souillée, une épidémie à début brusque, à évolution rapide; dans le deuxième cas, on observe une *endémo-épidémie*, c'est-à-dire que la fièvre typhoïde règne en permanence, avec, à certains moments, des poussées épidémiques plus ou moins violentes, qui peuvent s'expliquer par la multiplication plus active des germes, par l'accroissement de leur virulence ou par la réceptivité plus grande d'une partie des individus qui forment l'agglomération (Brouardel et Thoinot).

L'histoire de l'épidémie de fièvre typhoïde qui a régné à Paris en 1894, épidémie qui a été généralement attribuée à une pollution accidentelle de l'eau de la Vanne, montre bien avec quelle rapidité une épidémie d'origine hydrique peut se répandre ; le nombre des entrées pour fièvre typhoïde qui n'était que de 14 par semaine pour les hôpitaux de Paris, s'éleva tout à coup à 237 ; l'épidémie, après avoir atteint rapidement son apogée, entra non moins rapidement en décroissance.

L'eau potable joue également un rôle très important dans la propagation du *choléra* ; le bacille virgule a été trouvé par Koch, en grande quantité, dans les eaux stagnantes des foyers indiens du choléra, et depuis lors sa présence a été constatée mainte fois dans l'eau des localités où régnait le choléra ; on connaissait d'ailleurs depuis longtemps le danger de la souillure de l'eau par les déjections cholériques et la facilité avec laquelle ces eaux souillées propageaient la maladie [1].

La dernière épidémie de Hambourg a été citée par Koch comme un exemple de l'influence de la qualité des eaux sur la propagation du choléra. On sait que la ville de Hambourg a été très fortement éprouvée par le choléra, tandis que la ville d'Altona, dont les faubourgs se confondent avec ceux de Hambourg, était presque complètement épargnée ; or les conditions étaient les mêmes dans ces deux villes, à ceci près qu'à Hambourg on buvait de l'eau de l'Elbe non filtrée, et à Altona de l'eau filtrée sur le sable (*Semaine médicale*, 1893, p. 305).

On a objecté à la théorie hydrique que le bacille de Koch avait été trouvé dans l'eau de localités où ne régnait pas le choléra. Les recherches de Metchnikoff sur l'action favorisante ou empêchante que certains microbes exercent sur les bacilles du choléra fournissent une excellente explication de ce fait.

Les eaux de mauvaise qualité produisent souvent la *diarrhée* et la *dysenterie* (L. Colin, De l'ingestion des eaux marécageuses comme cause de la dysenterie et des fièvres, *Ann. d'hyg. publ.*, 1872).

---

1. L. Laveran, art. Choléra in Dict. encyclop. des sc. méd. — Marey, Les eaux contaminées et le choléra, Acad. de méd., 14 oct. 1884. — Koch et Gaffky, Rapport de la commission chargée d'étudier le choléra en Égypte et aux Indes, Arbeiten aus dem k. Gesundheitsamte, 1887. — Metchnikoff, Communic. au Congrès internat. d'hygiène de Buda-Pest, 1894, et *Ann. de l'inst. Pasteur*, 1894. — Le choléra à Hambourg. Rapport de Gaffky au nom de la commiss. impériale du choléra, anal. in *Revue d'hygiène*, 1894, p. 1107.

A Saïgon, la diarrhée et la dysenterie sont devenues beaucoup plus rares depuis qu'on se sert du filtre Chamberland (CALMETTE).

Les voyageurs qui, dans les pays chauds, s'astreignent à ne boire que de l'eau bouillie échappent presque toujours à la dysenterie.

Plusieurs épidémies de *fièvre bilieuse* observées dans l'armée ont été attribuées avec beaucoup de vraisemblance à de l'eau souillée provenant de réservoirs mal entretenus [1].

L'eau de boisson paraît jouer aussi un rôle important dans l'étiologie de la *fièvre jaune* et des *fièvres palustres*.

La fièvre jaune qui régnait, comme on sait, à la Vera-Cruz à l'état endémique, a disparu presque complètement depuis que l'eau de source est distribuée dans toutes les maisons (CHANTEMESSE, *op. cit.*, Congrès d'hygiène de Buda-Pest, 1894).

Des faits nombreux tendent à démontrer que l'infection palustre peut avoir lieu par l'eau, aussi bien que par l'air. Boudin, Pereyra, Bettington et Moore, Parkes, Ch. Blanc, de Chaumont, Daly ont cité des exemples de ce mode d'infection [2].

Dans une même localité, des individus vivant dans des conditions identiques, mais faisant usage pour la boisson d'eaux de provenance différente sont, les uns atteints dans une forte proportion, les autres épargnés par les fièvres palustres.

Dans des localités autrefois insalubres, il a suffi de mettre à la disposition des habitants une eau pure, à la place de l'eau stagnante qui servait primitivement à la boisson, pour voir les fièvres palustres disparaître.

Les voyageurs qui parcourent des contrées très malsaines ont beaucoup de chances de se préserver des fièvres, s'ils ne boivent que de l'eau bouillie ou filtrée avec soin; ceux qui ne prennent pas cette précaution sont atteints dans une très forte proportion.

L'eau peut servir de véhicule à un grand nombre de *parasites* qui donnent lieu chez l'homme à des troubles morbides plus ou moins graves; ces parasites sont très nombreux dans les pays chauds et par suite l'eau doit être dans ces pays l'objet d'une surveillance toute particulière [3].

---

1. L. LAVERAN, Épid. de f. rémittente bilieuse de la caserne de Lourcine, *Rec. mém. méd. milit.*, 1866. — LAVERAN. Traité des malad. et épid. des armées, Paris, 1875, p. 295. — ROUFFIGNAC, th., Paris, 1885.

2. PARKES, Traité d'hygiène, 1869. — DE CHAUMONT, *Revue d'hygiène*. 1879. p. 102. — LAVERAN, Traité des fièvres palustres. 1884, et Du paludisme. Paris, 1891. — SALOMONE MARINO, *Riforma medica*, 1890, et *Sicilia medica*, 1891. — DALY, *New-York med. Record*, 15 sept, 1891.

3. RAPHAEL BLANCHARD, Les animaux parasites introduits par l'eau dans l'orga-

Les *amibes* qui se trouvent souvent dans le tube digestif de l'homme (*Amœba coli*), et auxquelles plusieurs observateurs attribuent un grand rôle dans l'étiologie de la dysenterie des pays chauds et des abcès du foie (Lösch, Kartulis, Councilman), pénètrent vraisemblablement dans les voies digestives avec l'eau de boisson.

Il en est de même du *Cercomonas hominis* (DAVAINE) et du *Trichomonas intestinalis* (LEUCKART) qui sont au nombre des parasites intestinaux les plus communs de l'homme.

La *Lamblia intestinalis* (LAMBL) et le *Balantidium coli* (STEIN) ne produisent pas en général de troubles graves, non plus que les précédents, mais la présence de ces parasites, en grand nombre, à la surface de la muqueuse intestinale, est une cause d'irritation et favorise la production de la diarrhée et de la dysenterie.

On trouve très fréquemment dans l'eau des œufs d'helminthes : *ascaride lombricoïde*, *oxyure vermiculaire*, *trichocéphales*; œufs ingérés par l'homme se développent dans le tube digestif.

Quelques auteurs pensent que des œufs de ténia ingérés avec l'eau de boisson peuvent se développer dans le tube digestif de l'homme; il paraît démontré que ces œufs doivent toujours passer par un état intermédiaire avant de produire le ténia chez l'homme (*Cysticercus cellulosæ* chez le porc, *Cysticercus bovis* chez le bœuf, état larvaire du *Bothriocephalus latus* chez certains poissons).

Les œufs du *Tenia echinococcus* du chien rejetés avec les matières fécales souillent l'eau et produisent chez l'homme, chez le bœuf et chez le mouton les *kystes hydatiques*.

Les *distomes* qui sont si communs dans le foie de certains animaux (moutons, bovidés) et qu'on a rencontrés aussi dans le foie de l'homme, notamment au Tonkin, donnent des œufs qui se développent dans l'eau; les embryons, après une courte phase de vie libre, s'introduisent dans des limnées où ils accomplissent une phase de leur existence; enfin les *cercaires* résultant de cette transformation deviennent libres dans l'eau, sont absorbées par les herbivores ou par l'homme, et donnent naissance aux distomes du foie.

La *Bilharzia hæmatobia*, très commune en Égypte, a été observée chez des soldats italiens à Massouah; elle ne paraît pas très rare en Tunisie [1].

La bilharzie vit dans le sang (veine porte, veines du petit bassin),

nisme, *Revue d'hygiène*. 1892. t. XII, nᵒˢ 9 et 10. Nous avons fait de nombreux emprunts à cet excellent travail.

1. J. BRAULT, Bilharziose contractée en Tunisie. *Gaz. hebdom.*, 8 août 1891. —

ses œufs, de forme elliptique, avec un éperon très caractéristique, s'accumulent dans les capillaires qu'ils finissent par perforer à l'aide de leur éperon. L'hématurie est un des principaux signes de la bilharziose. Les urines hématuriques émises par les malades renferment des œufs en grand nombre qui donnent naissance à des embryons ciliés. On ne sait pas exactement ce que deviennent ces embryons, mais il est hors de doute que l'infection a lieu chez l'homme par l'eau de boisson. En Égypte, la bilharziose est à peu près inconnue dans les villes qui sont approvisionnées d'eau filtrée; elle est au contraire très commune dans les villages dont l'eau est de mauvaise qualité.

L'*ankylostome duodénal* (*Uncinaria duodenalis*, DUBINI, 1843), qui donne lieu à une anémie profonde et souvent mortelle (anémie pernicieuse ou chlorose d'Égypte, anémie des mineurs), peut se propager aussi par l'eau; les œufs expulsés avec les excréments continuent à se développer dans la terre humide; ils donnent naissance à des embryons, puis à des larves qui vivent dans l'eau vaseuse ou dans la boue. Introduites dans le tube digestif de l'homme, soit avec l'eau, soit avec des aliments souillés, les larves passent à l'état adulte en l'espace de quelques semaines.

L'eau de boisson joue un grand rôle dans l'étiologie de la *filariose* qui est produite par la *Filaria sanguinis hominis* (LEWIS, 1872). Les embryons de la filaire qui se trouvent en grand nombre dans le sang de l'homme, sont absorbés par les moustiques qui viennent sucer le sang des malades; ils se transforment dans les moustiques, et quand ceux-ci meurent et tombent dans l'eau, les larves de filaires deviennent libres dans l'eau et de là elles passent dans le tube digestif de l'homme, puis dans le sang (MANSON).

La filariose est très répandue à la surface du globe; sa fréquence est grande en Chine, au Japon, aux Indes, sur quelques points de l'Australie, à Taïti, au Brésil, aux Antilles, en Égypte, à Madagascar, sur les côtes orientale et occidentale d'Afrique. D'après Manson[1] il faudrait distinguer plusieurs espèces de filaires : *F. noc-*

CAHIER. Soc. de biologie, 1892, et *Archives de méd. milit.*, t. XXI, p. 101. — MOTY, Soc. de biol., 1893, p. 51. — VILLENEUVE, La bilharziose en Tunisie, *Marseille médical*, 1892, p. 153. — LAVERAN et BLANCHARD, Les hématozoaires, Paris, 1895, t. II, p. 40. — LORTET et VIALLETON, Études sur la Bilharzia hæmatobia, Paris, 1894.

1. P. MANSON, *The Lancet*, 1891, et *Revue d'hygiène*, 1891, p. 734. — NIELLY, Éléments de pathologie exotique, Paris, 1881. — BLANCHARD, Traité de zoologie médicale. — MOTY, Contrib. à l'étude de la filariose, Revue de chirurgie, 1892, XI. p. 1. — LAVERAN, Sur un cas de filariose, Soc. méd. des hôp., 10 nov. 1893. — RAILLIET, Traité de zoologie médicale et agricole, 1893, p. 515. — LAVERAN et BLANCHARD, Les hématozoaires, Paris, 1895.

turna, qui ne se trouve dans le sang périphérique que pendant la nuit, *F. diurna* qui ne s'y trouve que pendant le jour, *F. perstans* qui s'y trouve jour et nuit.

La filaire du sang est un parasite très redoutable, elle donne lieu tantôt à l'hématurie ou à l'hémato-chylurie, tantôt à des tumeurs lymphatiques du scrotum ou des aines, tantôt à l'éléphantiasis des Arabes. Quelquefois la filariose se traduit uniquement par des symptômes généraux, par des accès de fièvre qui peuvent être confondus avec des accès palustres, nous avons eu l'occasion de signaler un cas de ce genre en 1893, le malade avait contracté la filariose au Soudan.

La *filaire de Médine* ou *dragonneau* (*Filaria Medinensis*, LINNÉ, 1767) donne des embryons en grand nombre qui se développent dans de petits crustacés du genre Cyclops. Le plus souvent les larves de la filaire de Médine s'introduisent directement sous la peau de l'homme et non par les voies digestives, de là la fréquence de la filaire aux extrémités inférieures et chez les individus qui marchent pieds nus dans l'eau.

La filaire de Médine est très répandue en Arabie, en Perse, dans le Turkestan et aux Indes. En Afrique, elle est commune sur la côte de Guinée, dans la Sénégambie et le Soudan. Un certain nombre de soldats du corps expéditionnaire du Dahomey en ont été atteints. On l'observe aussi dans les Guyanes et au Brésil [1].

L'*Anguillula stercoralis* et l'*Anguillula intestinalis*, auxquelles Normand et Bavay [2] ont attribué un rôle important dans l'étiologie de la diarrhée de Cochinchine, s'introduisent dans les voies digestives de l'homme avec l'eau de boisson. Il est démontré aujourd'hui que les deux espèces décrites par Normand et Bavay ne représentent que deux phases du développement d'un même parasite (*Rhabdonema intestinale*, BAVAY, 1877).

Ces anguillules ont été trouvées sur différents points du globe et chez des sujets qui n'étaient atteints ni de diarrhée, ni de dysenterie; par contre, leur présence n'est pas constante dans la diarrhée de Cochinchine; ce ne sont donc pas des agents pathogènes spécifiques de la diarrhée de Cochinchine, mais il nous paraît certain que lorsque ces parasites existent en grand nombre dans l'intestin, lorsqu'ils pullulent dans toutes les anfractuosités de la muqueuse

---

1. DAVAINE, R. BLANCHARD, RAILLIET. *op. cit.*
2. NORMAND et BAVAY, *Arch. de méd. nav.*, 1877-1878. — NIELLY, Éléments de pathol. exotique, Paris, 1881. — LAVERAN. *Gaz. hebdom.*, 1877, p. 42. — R. BLANCHARD, Traité de zoologie médicale.

intestinale malade, ils contribuent puissamment à aggraver la diarrhée ou la dysenterie.

Des *sangsues* filiformes qui existent souvent en grand nombre dans l'eau stagnante, notamment en Algérie, peuvent se fixer dans la gorge au moment où cette eau est absorbée ; les médecins militaires français ont observé fréquemment en Algérie des accidents graves, et parfois mortels, causés par l'introduction de ces sangsues dans les voies respiratoires [1].

Il est facile de comprendre comment ces sangsues peuvent être ingérées avec l'eau qu'on puise directement dans un ruisseau ; à leur première phase de développement elles ne mesurent que quelques millimètres de long, et elles ont à peine l'épaisseur d'un fil ordinaire, de plus elles sont demi-transparentes. Une fois fixées dans le pharynx ou à la partie supérieure du larynx, les sangsues grandissent et finissent par atteindre le volume des sangsues officinales ; elles donnent lieu à des hémorragies et à des accidents de suffocation, quelquefois mortels, lorsqu'elles pénètrent dans le larynx.

Il résulte des recherches de R. Blanchard que ces sangsues n'appartiennent pas au genre *Hæmopis*, comme on l'a cru pendant longtemps ; il s'agit de la *Limnatis Nilotica* décrite par Savigny en 1820.

Les eaux de boisson peuvent renfermer des poisons minéraux et en particulier des sels de plomb provenant de conduites en plomb, ou de toitures, de terrasses garnies de feuilles de plomb, lorsque l'eau de pluie est recueillie dans des citernes. Il existe dans la science un assez grand nombre d'exemples de petites épidémies de saturnisme dues à cette cause [2]. Le plus célèbre est celui du château de Claremont. Une citerne avait été revêtue partiellement de plomb, et l'eau de pluie circulait dans des tuyaux de plomb, 13 personnes sur 38 qui habitaient le château furent intoxiquées (H. Guéneau de Mussy).

Lorsque les eaux sont chargées de sels calcaires, elles incrustent

---

1. Baizeau, *Arch. gén. de médecine*, 1863, t. II, p. 164. — Masse, *Abeille médicale*, 1881. — F. Kaddour. *Bull. de la Soc. des sc. phys. et nat. de l'Algérie*, 1888. — Chavasse, Des accidents causés par l'introduction de l'Hæmopis dans les voies aériennes de l'homme, *Arch. de méd. milit.*, 1893, t. XXI, p. 81. — R. Blanchard, Sur la sangsue de cheval du Nord de l'Afrique, *Comptes rendus de la Soc. de biologie*, 1891, p. 693, et *Bullet. de la Soc. zool. de France*, 1891, t. XVI, p. 218.

2. H. Guéneau de Mussy, *Ann. d'hyg. publ. et de méd. lég.*, 1853, 2e série, t. IV, p. 318, et Clinique médicale, 1874. — A. Gautier, art. Eau, in Encyclop. d'hyg. et de méd. publ., t. II, p. 133. — Sokoloff, Les conduites d'eau en plomb au point de vue hygiénique, anal. in *Revue d'hygiène*, 1895, p. 92.

rapidement les conduites de plomb et le danger est peu considérable, mais les eaux très pures, les eaux de pluie en particulier, attaquent le plomb et en dissolvent une quantité suffisante pour donner lieu à des intoxications.

D'après les recherches de Sokoloff, ce qui favorise le plus la dissolution du plomb, c'est la présence de l'acide carbonique et l'action alternante de l'eau et de l'air.

On doit employer des conduites en poterie ou en fer pour la grosse canalisation des eaux potables et des tuyaux de plomb doublés d'étain pour la petite. Lorsqu'on recueille l'eau de pluie dans les citernes, il faut veiller avec soin à ce que l'eau ne soit nulle part en contact avec du plomb.

Londres, Édimbourg, Stockolm, Munich, ont renoncé complètement aux conduites de plomb pour les eaux potables. A Paris, les grandes artères des conduites d'eau sont formées de larges tubes de fer; les branchements qui en partent pour monter dans les maisons sont seuls en plomb. A Vienne et à Buda-Pest, les artères principales sont en fonte, les tuyaux qui distribuent l'eau aux maisons doivent être en plomb doublé d'étain ou en plomb sulfuré (A. GAUTIER).

En Suisse, en Allemagne et en Angleterre, des intoxications ont été provoquées par des eaux qui avaient traversé des pyrites arsenicales (CHANTEMESSE, *op. cit.*, Congrès d'hyg. de Buda-Pest, 1894).

Enfin les eaux paraissent recéler les agents pathogènes du *goitre* qui a été observé souvent à l'état épidémique dans quelques-unes de nos garnisons, mais la nature de cet agent est encore complètement inconnue.

II. APPROVISIONNEMENT EN EAU POTABLE NÉCESSAIRE DANS LES CASERNES. — Dans les grandes villes on peut estimer à 200 litres par jour et par habitant la quantité d'eau nécessaire. Dans les casernes, où l'on n'a pas à compter avec tous les services de la voie publique, la quantité de 120 litres par tête et par jour est suffisante; c'est le chiffre auquel on s'est arrêté à Paris.

Il vaut mieux n'avoir dans les casernes que de l'eau de bonne qualité, mais la chose n'est pas toujours possible; lorsqu'il existe deux espèces d'eaux, l'une bonne, destinée à la boisson, l'autre médiocre destinée aux autres usages, il faut indiquer avec grand soin, à toutes les prises d'eau, s'il s'agit de l'eau destinée à la boisson ou de l'eau qui ne doit pas servir à cet usage.

La ville de Paris assure aujourd'hui la distribution dans chaque caserne de 120 litres d'eau (dont 40 en eau de source) par jour et par homme ou par cheval, en prenant pour base l'état annuel des hommes et des chevaux inscrits sur l'assiette du casernement.

Pour les établissements spéciaux, tels que les hôpitaux, la fourniture est de 420 mètres cubes par jour, dont le tiers en eau de source; le service des bains, la buanderie, l'arrosage des jardins absorbent dans les hôpitaux une grande quantité d'eau.

Dans les circonstances où l'approvisionnement en eau est difficile, dans certains forts, en temps de guerre, on est obligé de se contenter d'un minimum d'eau qui peut être fixé à 9 litres par homme et par jour :

Boisson, café, préparation des aliments	4ᴸ,500
Soins de propreté	3
Eau perdue	1 ,500

III. Des eaux considérées au point de vue de leur provenance [1]. — A. *Nappes d'eau souterraines. Eau de source.* L'eau de pluie pénètre dans le sol et s'y infiltre jusqu'à ce qu'elle rencontre, à une profondeur variable suivant la constitution géologique du sol, une couche imperméable; l'eau s'accumule au-dessus de cette couche et forme la nappe dite *superficielle* ou mieux *supérieure* dont la hauteur varie naturellement avec l'abondance des pluies. Cette eau, qui est infiltrée dans les terrains poreux et non à l'état de couche continue, comme pourrait le faire croire l'expression de *nappe*, suit les pentes naturelles et contribue, pour la plus grande part, à la formation des rivières et des fleuves, véritables drains à ciel ouvert, qui reçoivent le trop-plein de la nappe.

Les puits ordinaires sont creusés à travers les couches superficielles du sol, jusqu'au-dessous du niveau moyen de la nappe d'eau supérieure.

L'eau s'accumule dans la partie inférieure des puits et son niveau donne exactement la hauteur de la nappe d'eau supérieure.

1. Wolffhügel, Wasserversorgung, Handbuch der Hygiene von Pettenkofer und Ziemssen, 1882. — Arnould, Nouveaux éléments d'hygiène et art. Eau, in Diction. encyclop. des sc. méd. — Duclaux, Microbes des eaux, *Annales de l'institut Pasteur*, 1889, p. 559; Action de l'eau sur les bactéries pathogènes, *Même Rec.*, 1890, p. 109, et Sur les relations du sol et de l'eau qui le traverse, *Même Rec.*, 1890, p. 172. — Bechmann, Distributions d'eau, assainissement, 1888. — Richard, Précis d'hygiène appliquée, Paris, 1891.

La figure 53 montre la disposition de la nappe d'eau supérieure
dans un terrain qui comprend, en allant de la superficie vers la
profondeur : de la terre végétale AA, du sable BB et de l'argile DD ;
la nappe d'eau CC occupe toute la partie inférieure de la couche

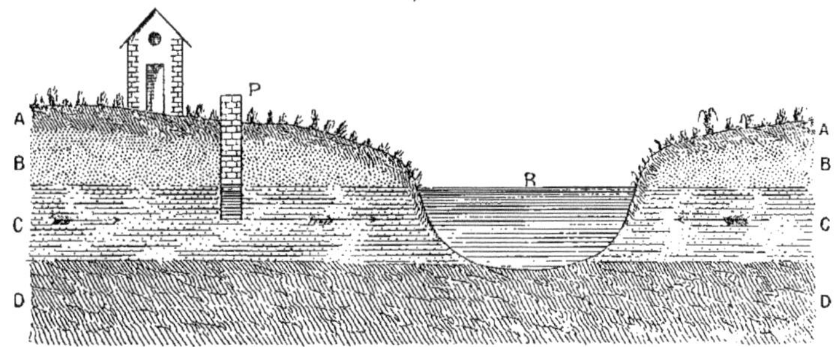

Fig. 53. — Montrant la disposition de la nappe d'eau supérieure. — A. terre végétale ;
B. sable ; C, nappe d'eau souterraine ; D. argile peu perméable ; P, puits ; R, rivière.

de sable, retenue qu'elle est par la couche d'argile très peu perméable ; une rivière R et un puits P sont indiqués sur la figure,
des flèches montrent la direction du courant des eaux de la
nappe CC.

Le niveau de la nappe d'eau supérieure est toujours plus élevé que
celui des cours d'eau dont elle est tributaire. A Paris par exemple,
la nappe d'eau est à 30 mètres au-dessus du niveau de la mer à
l'Observatoire, et à 40 mètres à Belleville, alors que le niveau de
la Seine est à 25 mètres environ au-dessus du niveau de la mer.
Nous aurons à revenir sur ce fait à propos des galeries filtrantes
qui ont été creusées quelquefois le long des fleuves dans le but
d'obtenir de l'eau potable.

Lorsqu'on traverse les couches imperméables qui se trouvent
au-dessous de la nappe d'eau supérieure, il arrive souvent qu'on
rencontre une autre nappe d'eau ; les puits, en général très profonds, qui sont creusés jusqu'à cette nappe inférieure portent le
nom de *puits artésiens*.

L'eau de pluie qui arrive dans la nappe d'eau supérieure et, à
plus forte raison, dans la nappe d'eau profonde, après avoir filtré
lentement à travers les couches superficielles du sol, est très pure :
si, par suite d'un accident de terrain, la nappe d'eau se déverse
à la superficie du sol, on a l'eau dite *de source* qui est considérée à
juste titre comme la meilleure, comme celle qu'il faut toujours
rechercher pour l'approvisionnement des villes.

Pasteur et Joubert ont montré dès 1878 que les eaux de source à leur émergence du sol ne renfermaient pas de germes vivants tandis que les eaux superficielles en contenaient un grand nombre (Acad. des sciences, 1878).

L'eau de la Vanne, prise au griffon d'émergence, est presque complètement dénuée de germes ; à son arrivée à Paris elle contient des micro-organismes provenant de la canalisation, mais en très petit nombre. Les eaux fournies par les puits artésiens sont absolument stériles.

Même dans les grandes villes, où le sol est souillé depuis des siècles, la nappe d'eau souterraine se maintient dans un état de pureté remarquable, à moins d'infiltrations qui la font communiquer directement avec les fosses d'aisance, dépotoirs, etc... Fraenkel a constaté que, dans un quartier central de Berlin, la nappe d'eau située à 4 mètres de profondeur était absolument exempte de germes (*Zeitschr. f. Hygiene*, 1889, p. 23).

On s'est demandé pourquoi les eaux des nappes souterraines étaient stériles. On conçoit très bien comment l'eau, filtrée par le sol, arrive dans la nappe d'eau supérieure et à plus forte raison dans la nappe profonde, après s'être débarrassée de la plupart de ses germes ; il est plus difficile de comprendre pourquoi les germes du sol et ceux, en petit nombre, qui doivent échapper à la filtration n'arrivent pas à repeupler l'eau.

Il faut d'abord remarquer que les germes deviennent de plus en plus rares dans le sol à mesure qu'on descend de la superficie vers la profondeur. Dans le sol de Berlin on ne trouve presque plus de microbes à 3 mètres de profondeur (Fraenkel) ; l'absence d'oxygène ou du moins la raréfaction de ce gaz dans les parties profondes du sol et la prédominance de l'acide carbonique, sont des obstacles au développement d'un grand nombre de microbes, on sait que le nombre des microbes diminue rapidement dans de l'eau chargée d'acide carbonique ; enfin la température assez basse de la nappe d'eau souterraine s'oppose à la culture de bon nombre de microbes.

Pour que l'eau de source reste pure, il faut qu'elle soit *captée* dans de très bonnes conditions, qu'elle ne soit pas exposée à être souillée par des engrais (fumiers, produits de vidange) déposés sur le sol ou par un mélange avec des eaux impures. L'épidémie de fièvre typhoïde de 1894 à Paris a été attribuée en général à ce que l'eau des sources de la Vanne était mélangée à de l'eau provenant de drains assez superficiels.

« Les travaux de captage consistent à rechercher les filets naturels, à les dégager, à les suivre et à en recueillir le produit. S'ils sont peu abondants, un simple *drain* suffit ; s'ils fournissent un plus grand volume d'eau, on construit une *galerie* ; on a recours à une *chambre* pour le captage d'un groupe naturel de sources ou pour rassembler les apports d'une série naturelle de drains ou de galeries.

« Lorsqu'une source s'échappe d'une couche rocheuse, on y pratique des conduits souterrains ; si elle émerge d'un coteau, on établit un drain suivant une des horizontales du terrain, ou une galerie avec paroi imperméable du côté du vallon et perméable au contraire vers le coteau ; si elle sourd en jets verticaux de la profondeur du sol, on emprisonne les *bouillonnements* dans des galeries ou des chambres maçonnées sans radier, qu'il est avantageux de fermer et de couvrir ; si elle s'épand dans le sol et se perd en ruisselets sur une grande surface, on la draine au moyen de conduits perméables. » (BECHMANN, Distributions d'eau, assainissement, 1888.)

Après avoir été captée soigneusement dans des endroits où elle est à l'abri de toute souillure, l'eau de source est conduite dans les villes à l'aide d'aqueducs ; si la pente naturelle n'est pas suffisante, on fait usage de machines élévatoires.

C'est à l'aide d'aqueducs que, depuis l'antiquité, Rome est approvisionnée d'une eau excellente qui vient des montagnes voisines ; c'est aussi à l'aide d'aqueducs que Paris reçoit aujourd'hui de l'eau de source de très bonne qualité : aqueducs de la Dhuis, de la Vanne, des sources de Verneuil et de l'Avre et bientôt des sources du Loing et du Lunain.

Dans les villes qui sont alimentées en eau de source, il arrive quelquefois que cette eau venant à manquer, pour une cause ou pour une autre (accidents à la canalisation, consommation exagérée d'eau ou diminution du débit des sources), on est obligé de substituer temporairement de l'eau de rivière à l'eau de source ; les municipalités doivent toujours avertir de ces substitutions, afin qu'on puisse prendre les précautions nécessaires pour purifier l'eau suspecte.

« Il appartient au commandant d'armes de s'entendre avec la municipalité pour être informé, en temps utile, de toute substitution éventuelle de l'eau de rivière à l'eau de source alimentant habituellement les casernes, afin que l'on puisse préserver les troupes de l'action nuisible de l'eau de rivière non filtrée » (Instruct.

minist. du 30 mars 1895 sur l'hygiène des hommes de troupe).

B. *Eau de puits*. L'eau de puits qui provient de la nappe d'eau supérieure peut être très bonne, si le puits qui la fournit est bien construit et suffisamment éloigné des habitations et des foyers locaux d'infection ; malheureusement les puits sont placés presque toujours à proximité des habitations, et des infiltrations se produisent souvent entre les puits et les fosses fixes ou les fosses à fumier situées au voisinage. D'autre part les puits sont, en général, installés de telle sorte que des détritus de toute sorte tombent à l'intérieur et les salissent ; ce sont des poussières, des feuilles mortes, des cadavres d'insectes, de rongeurs, etc..., qui finissent par former à la partie inférieure des puits une couche épaisse de matière organique.

Fraenkel et Koch ont montré qu'il existe de grandes différences entre les puits maçonnés et largement ouverts et ceux qui sont constitués uniquement par le tube plongeant d'une pompe qui sert à faire monter l'eau ; au fond des premiers il se forme toujours une couche de boue chargée de matière organique ; si le puits se compose uniquement d'une cuvette dans laquelle vient plonger le tuyau de la pompe, l'eau est beaucoup plus pure (Fraenkel, *Zeitschr. f. Hyg.*, 1889). Dans les grandes villes les eaux de puits sont presque toujours mauvaises, elles sont chargées de matière organique, de plus, à Paris, elles sont fortement séléniteuses.

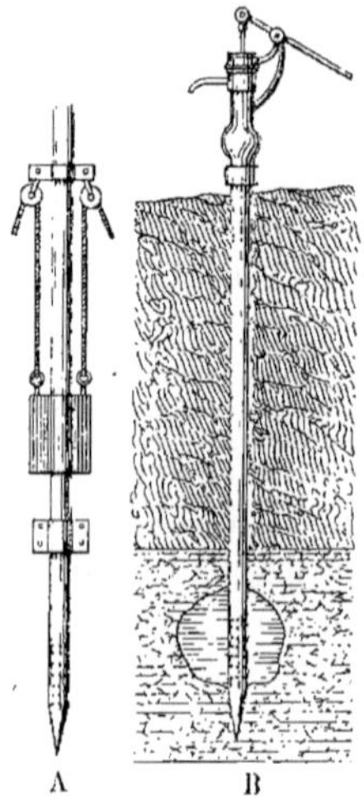

Les puits Norton, qui se forent très rapidement, ont été utilisés souvent par les Américains pendant la guerre de la Sécession et par les Anglais notamment en Abyssinie.

Pour forer ces puits on se sert d'un tube de fer de 4 mètres de long terminé en pointe à une extrémité (fig. 54, A) ; au-dessus de la pointe se trouvent des ouvertures ou yeux, recouverts d'une forte toile métallique pour empêcher la pénétration de débris volumineux dans la cavité intérieure du tube en fer ; l'autre extrémité du tube s'adapte à un système de tiges, de poulies et de cordes destinées à faire mouvoir un poids qui fait l'office de bélier pour enfoncer le tube en fer dans

Fig. 54. — Puits Norton. — A, tube avec le mouton qui sert à l'enfoncer dans le sol ; B, puits Norton en place avec la pompe qui sert à faire monter l'eau.

le sol. Si l'eau se présente dans le premier tube en fer, avant qu'il soit enfoncé complètement dans le sol, on y adapte une pompe (fig. 54, B). Sinon, on visse un deuxième tube sur la tête du premier. L'appareil s'enlève en faisant heurter le mouton de bas en haut contre une barre d'appui fixée aux tubes en fer. En remplaçant l'extrémité inférieure du tube en fer par une vis, on peut supprimer le mouton; il suffit de faire tourner le tube à l'aide d'une barre transversale pour qu'il s'enfonce dans le sol comme une vrille.

L'eau des puits *artésiens* qui provient de la nappe souterraine profonde est souvent trop chaude et trop minéralisée pour servir à la boisson, mais c'est une eau très pure qui peut être utilisée toutes les fois que la chose est possible. La garnison de Saint-Denis boit de l'eau de puits artésiens qui est excellente. (*Revue d'hygiène*, 1894, p. 286.)

C. *Eaux superficielles. Eaux des fleuves, des rivières, des lacs.* Les eaux superficielles peuvent être de bonne qualité, telles sont les eaux des ruisseaux et des torrents qui coulent dans les montagnes, loin de toute habitation; en général l'eau des rivières est souillée plus ou moins profondément, parce que, sur les bords des rivières, se trouvent des villes, des villages, des fabriques qui envoient leurs eaux d'égout et des résidus de toute sorte à la rivière; la batellerie sur les cours d'eau navigables et sur les canaux, les lavoirs doivent être signalés aussi parmi les causes d'infection. L'eau des canaux s'altère plus que celle des rivières parce qu'elle se renouvelle beaucoup moins.

L'eau des fleuves et des rivières a une tendance naturelle à se purifier; cette purification est d'autant plus rapide que le courant est plus fort; c'est ainsi que l'Isar qui a un cours torrentueux se purifie vite et peut recevoir sans grands inconvénients les eaux d'égout de Munich.

L'eau de l'Isar qui, en arrivant à Munich, ne contient que 305 germes par centimètre cube, en renferme 12 600 à 7 kilomètres au-dessous de Munich, après avoir reçu à différentes hauteurs les eaux d'égout de la ville. Le nombre des germes tombe à 9100 à 13 kilomètres de Munich, à 4800 à 22 kilomètres et à 2400 à 33 kilomètres [1]. Le fleuve ne met que huit heures à parcourir cette

1. Prausnitz, Influence de la canalisation de Munich. 1889. — Pfeiffer et Eisenlohr, Assainissement spontané des cours d'eau, *Arch. f. hyg.*, 1892. anal. in *Revue d'hygiène*, 1892, p, 936. — Duclaux, Revue critique in *Annales de l'institut Pasteur*, 1894.

distance et ce court espace de temps suffit pour que l'eau se débarrasse des 5/6 des germes qu'elle contenait.

Parmi les causes de l'épuration naturelle des cours d'eau, il faut citer en première ligne les causes physiques ; soit une rivière dans laquelle se déverse un égout, toutes les particules grossières qui se trouvent dans l'eau ne tardent pas à se déposer, et les particules de sable, de terre, etc., qui se déposent au fond de la rivière entraînent une grande quantité de microbes. On sait que lorsqu'on projette dans une culture en bouillon, une substance pulvérulente insoluble, cette substance entraîne au fond du vase une grande quantité des microbes en suspension ; c'est pour cela aussi qu'en ajoutant un peu d'alun à une eau terreuse on arrive à la purifier par une action comparable à celle du collage.

La lumière exerce aussi une influence très heureuse. Le nombre des germes subit une décroissance rapide dans l'eau insolée ; lorsque l'eau est conservée à l'obscurité la décroissance est beaucoup plus lente.

Buchner, Frankland et Marshall Ward ont fait d'ingénieuses expériences pour mettre en évidence l'action de la lumière sur les germes vivants.

Une boîte de Pétri contenant une mince couche de gélatine est ensemencée avec le microbe sur lequel on veut étudier l'action de la lumière : B. d'Eberth, B. pyocyaneus, Bacille du choléra, Bactéridie charbonneuse, etc. Cette boîte repose sur un disque de papier noir dans lequel est découpée, en large majuscule, une lettre de l'alphabet, ou bien on colle sur le fond de la boîte des caractères opaques découpés dans du papier noir. La boîte placée sur un support annulaire est exposée, pendant un temps donné (cinq ou six heures), à la lumière diffuse réfléchie par une glace, et ensuite portée à l'étuve. Dans ces conditions il est facile de constater que, sur le passage des rayons solaires, les germes ont été tués. Avec les caractères découpés, on a sur la gélatine des lettres transparentes sur un fond opaque ; avec les caractères opaques, des inscriptions en gris sur un fond transparent. Buchner a obtenu au bout d'une heure ou une heure et demie d'exposition à la lumière solaire directe, ou après cinq heures à la lumière diffuse, une stérilisation complète des microbes pathogènes. La bactéridie charbonneuse elle-même est détruite dans ces conditions (DUCLAUX, *loc. cit.*).

La couleur des eaux des fleuves, des rivières, des ruisseaux, leur flore et leur faune, peuvent fournir des indications utiles au médecin militaire et à l'officier qui, en campagne, doivent souvent apprécier rapidement la qualité d'une eau.

Lorsque l'eau vue en grande masse, dans les fleuves ou les lacs, est pure, elle est très transparente et présente une teinte bleue; les eaux souillées sont peu ou pas transparentes, leur couleur est verdâtre ou même jaunâtre, si l'eau contient beaucoup de matières terreuses.

Dans les fleuves, dans les rivières ou les ruisseaux dont les eaux sont de bonne qualité on trouve des poissons, des mollusques, des plantes qui ne peuvent pas vivre dans les eaux souillées.

Les poissons disparaissent des rivières quand les eaux se corrompent; à certains jours les rivières qui ont été souillées par les eaux d'égout, ou par des résidus d'usines, se couvrent de poissons morts. Les poissons ont besoin, pour respirer, de l'oxygène dissous dans l'eau; si les matières organiques déversées dans les fleuves absorbent cet oxygène, les poissons meurent d'asphyxie comme nous ferions dans une atmosphère privée d'oxygène. On sait que la truite est particulièrement difficile sur la qualité de l'eau, il lui faut l'eau des torrents qui, dans son cours rapide et semé d'obstacles, s'aère plus que les autres.

Dans des eaux très pures on trouve souvent la *Physa fontinalis* (petit mollusque), du cresson de fontaine et de petites algues vertes (*Cladophora*, etc.).

Dans des eaux assez bonnes on rencontre des limnées et des plantes ou algues vertes (*Sparganium, Zygnema*).

Dans les eaux très médiocres, on trouve en fait de mollusques : *Planorbe corneus, Bithynia impura, Cyclas cornea*; en fait de plantes et d'algues : *Arundo phragmites* et des algues blanches : *Hypheothrix, Beggiatoa alba*.

Enfin dans les eaux profondément souillées on ne rencontre plus que quelques algues blanchâtres (en particulier des *Beggiatoa*) et des bactéries (A. GÉRARDIN, Altération, corruption et assainissement des rivières, Paris, 1875, et Des eaux et de leurs rapports avec l'air et les lieux, Versailles, 1883).

En somme les eaux superficielles : fleuves, rivières, canaux, lacs, sont toujours suspectes, et autant que possible on ne doit les employer pour la boisson qu'après les avoir purifiées.

Les agglomérations humaines sont la principale cause de souillure des cours d'eau; lorsqu'il s'agit de faire une prise d'eau sur une rivière qui traverse une ville, un camp, il faut donc avoir grand soin de prendre l'eau en amont de la ville ou du camp et de rejeter en aval tous les résidus qui peuvent souiller l'eau.

D. L'eau de *citerne* est en général mauvaise dans les villes et l'eau de source doit toujours lui être préférée, quand la chose est possible, mais dans les pays chauds et dans les forts qui sont généralement situés sur des hauteurs où l'approvisionnement en eau est très difficile, les citernes rendent de très grands services [1]; on doit seulement les surveiller avec beaucoup de soin.

On se sert presque toujours de l'eau de pluie pour remplir les citernes; lorsqu'il n'a pas plu depuis quelque temps, il faut laisser perdre la première eau qui tombe et qui est fortement souillée par les poussières et les détritus de toute espèce qui s'accumulent sur les toits et dans les gouttières; il faut veiller aussi à ce qu'on ne projette dans les gouttières aucun produit susceptible d'altérer l'eau.

Nous avons signalé déjà les dangers des toitures qui sont faites en totalité ou en partie avec des feuilles de plomb; les conduites qui vont à la citerne ne doivent pas non plus contenir de plomb.

En Algérie, dans les endroits où il pleut très rarement, comme à Biskra, on se sert pour remplir les citernes de l'eau des cours d'eau ou *oueds* qui, à certains moments, se transforment en torrents et dont on peut dériver une partie.

L'eau doit être filtrée à son entrée dans les citernes. Nous décrirons dans le chapitre suivant un filtre très simple qui peut être utilisé pour cet usage.

Les citernes doivent être construites en ciment et parfaitement étanches, il importe en effet que l'eau ne se perde pas dans le sol et qu'il ne s'établisse pas d'infiltrations du sol vers la citerne.

Des réservoirs et des récipients de toute sorte servant à conserver l'eau ou à la transporter, comme cause de pollution de l'eau. — L'eau est souvent conservée dans des réservoirs ou recueillie dans des récipients malpropres où elle s'altère.

Des réservoirs mal entretenus renfermant des matières organiques en décomposition, ont été plus d'une fois l'occasion d'accidents graves dans les casernes [2]; il est évident qu'en envoyant l'eau filtrée dans un réservoir souillé, on annihile les effets de la filtration.

Des tonneaux dans lesquels on a transporté de l'eau de mauvaise qualité et qui servent ensuite à transporter de l'eau très pure

<hr>

1. GRANDMOUGIN. Notice sur Belfort, *Arch. de méd. milit.*, 1888, t. XI, p. 125.
2. Voir notamment l'histoire des petites épidémies de fièvre bilieuse des casernes de Saint-Cloud et de Lourcine (LAVERAN, Traité des malad. des armées, 1875, p. 295).

peuvent souiller cette dernière ; les cruches dans lesquelles on met l'eau à boire dans les casernes, sont souvent malpropres et l'eau filtrée recueillie dans ces cruches s'y charge de nouveau de microbes.

L'instruction du 30 mars 1895 recommande de prendre les précautions suivantes :

« Lorsqu'on sera obligé d'aller chercher de l'eau à une source éloignée ou à une fontaine de la ville, un gradé surveillera le puisage de l'eau.

« Le tonneau employé à cet usage devra, autant que possible, être en tôle et non en bois ; il sera nettoyé chaque jour avec soin, et même, dans la saison chaude, après chaque voyage. Sans cette précaution les récipients s'infectent rapidement et souillent l'eau la plus pure. »

Les cruches qui se trouvent dans les chambres des casernes doivent être munies de couvercles pour empêcher les poussières d'y tomber ; on les rincera chaque jour avec de l'eau filtrée et chaque semaine avec de l'eau bouillante (instruction précitée).

IV. EXPERTISE DE L'EAU. CARACTÈRES D'UNE EAU POTABLE DE BONNE QUALITÉ. — Les médecins et les pharmaciens militaires sont souvent chargés d'examiner l'eau des casernes ou d'autres établissements militaires ; il est donc nécessaire qu'ils soient très au courant des opérations que nécessite cette expertise.

Pendant longtemps l'expertise de l'eau a été faite uniquement au point de vue chimique ; lorsque les découvertes modernes eurent démontré que les germes animés étaient les agents pathogènes de la plupart des maladies infectieuses, on fut amené à négliger l'analyse chimique de l'eau pour l'analyse bactériologique faite au moyen de cultures permettant la numération des microbes de l'eau, et parfois la détermination d'espèces pathogènes. Nous verrons plus loin, en indiquant les principales méthodes en usage pour l'analyse bactériologique de l'eau, que ces méthodes sont loin d'être parfaites ; les causes d'erreur sont nombreuses et la recherche de certains microbes pathogènes dans l'eau, celle du bacille d'Eberth en particulier présente les plus grandes difficultés. L'analyse bactériologique ne doit donc pas être employée à l'exclusion des autres procédés d'expertise de l'eau [1].

---

[1]. DUCLAUX, Moyens d'examen des eaux potables, *Ann. de l'institut Pasteur*, 1894, p. 511. — CHANTEMESSE. La question des eaux potables, Communic. au congrès d'hygiène de Buda-Pest, 1894. — W. KRUSE, Appréciation hygiénique de l'eau, *Zeitschr. f. Hyg.*, 1895, et *Hyg. Rundsch.*, V, n° 3, p. 114.

L'expertise d'une eau doit comprendre :

1° L'étude des caractères physiques et organoleptiques.

2° L'analyse chimique.

3° L'examen histologique (dans certains cas).

4° L'analyse bactériologique.

1. *Caractères physiques et organoleptiques de l'eau potable.* — Une eau pure doit être incolore si elle est examinée sous une faible épaisseur, limpide, parfaitement transparente.

Lorsque l'eau est en grande masse, elle présente une teinte bleue plus ou moins foncée et elle est très transparente; les eaux de qualité inférieure sont verdâtres.

Lorsqu'on ne peut examiner l'eau que sous une faible épaisseur, dans une carafe ou dans un flacon, le principal caractère physique est fourni par la transparence. On regarde d'ordinaire l'eau par transparence dans un verre ou dans une carafe, cet examen n'est suffisant que dans les cas où l'eau est très trouble.

Le procédé suivant permet d'examiner l'eau sous une grande épaisseur et de se rendre mieux compte de son degré de transparence. Deux longues éprouvettes de mêmes dimensions sont remplies : la première avec l'eau à examiner, la deuxième avec de l'eau distillée; au préalable on a eu soin de coller au fond de chaque éprouvette quelques caractères d'imprimerie; on regarde à la partie supérieure des deux éprouvettes et on compare la netteté des images. Si l'eau est trouble, les caractères sont très peu distincts dans la première éprouvette, tandis qu'ils sont très nets dans l'éprouvette qui contient de l'eau distillée.

Un procédé meilleur consiste à faire l'*examen optique de l'eau* de la manière suivante.

On sait que lorsqu'on est dans une chambre obscure et qu'un rayon lumineux pénètre dans cette chambre par un trou foré dans les volets, il se forme une traînée lumineuse dans laquelle dansent de très fines poussières, invisibles à l'état normal, lorsque la chambre est largement éclairée.

Il est facile d'appliquer à l'eau ce procédé d'examen de l'air souvent employé par Tyndall. Soit une chambre noire dont une des parois est percée d'un trou qui donne accès à un faisceau de rayons lumineux fournis par une lampe ou par un bec de gaz; sur le trajet de ce faisceau lumineux on présente un grand ballon renfermant l'eau à expertiser; si l'eau est impure, on aperçoit dans le cône lumineux qui traverse l'eau, un très grand nombre de fines particules qui étaient invisibles quand le ballon était éclairé de tous les côtés.

Afin d'éviter l'installation d'une chambre noire on peut procéder ainsi qu'il suit : deux grands ballons de verre sont recouverts, dans les deux tiers environ de leur surface, avec un enduit noir suffisamment épais (bitume de Judée dissous dans l'alcool par exemple), au centre de la partie noircie on ménage un petit orifice arrondi, de 2 millimètres de diamètre environ. On remplit l'un des ballons avec l'eau à examiner et l'autre avec de l'eau très pure ; les ballons sont alors portés à tour de rôle devant une fenêtre bien éclairée ou devant un foyer de lumière artificielle, de manière que les rayons lumineux pénètrent par le petit orifice ménagé au centre de la partie noircie, tandis qu'on examine la partie du ballon située à l'opposite et non noircie. Lorsque l'eau est impure, on voit se dessiner un cône lumineux dans lequel dansent de nombreuses particules ; dans le ballon qui contient l'eau pure le cône lumineux se dessine moins bien et on ne distingue aucune particule en suspension.

La figure 55 représente la coupe d'un des ballons qui servent à faire l'examen optique de l'eau, la face $a\,b$ est recouverte par l'enduit noir, le point c excepté ; le ballon est rempli d'eau jusqu'en e, le cône lumineux dans lequel on voit les particules en suspension est figuré en d.

Ce procédé d'examen de l'eau, trop négligé en général, permet déjà de se faire une idée assez exacte du degré de pureté d'une eau.

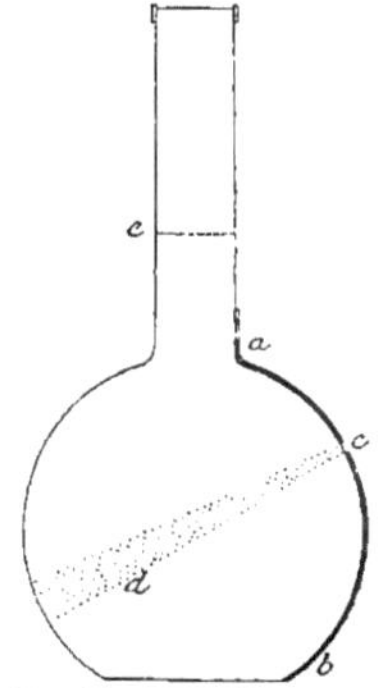

Fig. 55. — Ballon pour l'examen optique de l'eau (coupe).

L'eau ne doit pas avoir d'odeur ; pour apprécier l'odeur on agite le flacon bouché qui contient l'eau et on fait une forte inspiration au moment où on le débouche. On peut renouveler l'expérience après avoir laissé l'eau séjourner quelque temps dans la bouteille.

Il faut aussi goûter l'eau qui ne doit pas présenter de goût particulier ; les eaux séléniteuses sont *dures* ; les eaux privées de gaz sont *fades*, au contraire les eaux qui renferment de l'acide carbonique ont une saveur fraîche, agréable.

Dans les cas où l'on fait l'expertise au point de puisement, il est important de noter la température de l'eau. Une bonne eau potable doit être fraîche, l'eau chaude est indigeste, désagréable à boire et s'altère rapidement.

2. *Analyse chimique* [1]. — Une eau très pure au point de vue chimique pourrait évidemment servir de véhicule à des microbes pathogènes ; mais dans la pratique il n'en est jamais ainsi. Les bacilles de la fièvre typhoïde et ceux du choléra, par exemple, sont introduits dans l'eau en même temps que des urines et des matières fécales et on peut dire que la plupart des eaux riches en microbes sont également très chargées de matière organique, d'ammoniaque et de chlorures. L'analyse chimique de l'eau présente donc beaucoup d'intérêt au point de vue de l'hygiène.

Une eau de bonne qualité doit bien cuire les légumes et dissoudre le savon ; les eaux chargées de sels calcaires forment avec les acides gras du savon et avec les acides organiques des légumes des sels insolubles ; de plus ces eaux sont dures, désagréables au goût et elles paraissent favoriser la production des lésions athéromateuses des artères.

Les eaux séléniteuses (chargées de sulfate de chaux) fournissent par la solution de chlorure de baryum, un précipité abondant de sulfate de baryte. Lorsque l'eau, après une ébullition de huit à dix minutes, se trouble beaucoup, cela prouve qu'elle renferme un excès de bicarbonates terreux.

A l'aide de l'*hydrotimètre* il est facile de déterminer la quantité des sels de chaux ou de magnésie dissous dans l'eau [2].

L'hydrotimètre est une burette graduée de telle sorte que 23 de ses divisions égalent 2 centimètres cubes et 4 dixièmes (fig. 56, A).

Le zéro de l'échelle est placé sur le second trait, et non sur le premier, comme dans les burettes ordinaires. Néanmoins, quand on remplit l'instrument, *il faut que la liqueur affleure au premier trait*, la quantité de liquide qui dépasse le zéro est employée à produire une mousse persistante et n'est par conséquent pas décomposée par les sels de l'eau que l'on analyse. On voit que, par la disposition de la graduation, il n'est pas tenu compte de cette quantité dans la lecture du liquide qui manque dans l'hydrotimètre.

La liqueur hydrotimétrique se prépare en prenant : savon médi-

---

1. ARNOULD, Nouveaux éléments d'hygiène et art. EAU du Diction. encyclop. des sc. méd. — Formulaire pharmaceutique des hôpitaux militaires, Paris, 1884, p. 293. — MOULLADE, Méthodes d'essais rapides des eaux en campagne, *Arch. de méd. milit.*, 1888. t. XI, p. 46. — BURCKER, Traité des falsific. et altérations des substances alim. et des boissons, Paris, 1892. — GIRARD, Méthode d'analyse des eaux potables, *Revue d'hygiène*, 1893, p. 115.

2. Nous empruntons au Formulaire pharmaceutique des hôpitaux militaires la description de ce procédé d'analyse de l'eau ainsi que celle du dosage de la matière organique par le permanganate de potasse et des gaz de l'eau.

cinal râpé et séché à l'air 100 grammes et alcool à 90°, 1600 grammes ;
on fait dissoudre à chaud, on filtre et on ajoute eau 1000 grammes.

Une solution d'azotate de baryte (azotate de baryte 59 centigrammes et eau distillée un litre) sert de liqueur d'épreuve pour
vérifier si la liqueur hydrotimétrique est
au degré convenable.

On met dans un flacon gradué (B,
fig. 56) 40 centimètres cubes de la solution de baryte, on remplit l'hydrotimètre
avec la solution savonneuse et on laisse
couler peu à peu cette solution dans le
flacon, en ayant soin d'agiter vivement
celui-ci après chaque addition. L'opération est terminée dès qu'il se produit une
mousse persistante. Si le nombre de degrés observés sur l'hydrotimètre est 22,
la liqueur savonneuse est bonne. Si le
nombre des degrés est supérieur à 22,
il faut ajouter un peu d'alcoolé de savon ;
dans le cas contraire on ajoutera un peu
d'eau et on fera un nouvel essai.

Après s'être assuré ainsi que la liqueur
hydrotimétrique est bonne, on procède
de la manière suivante :

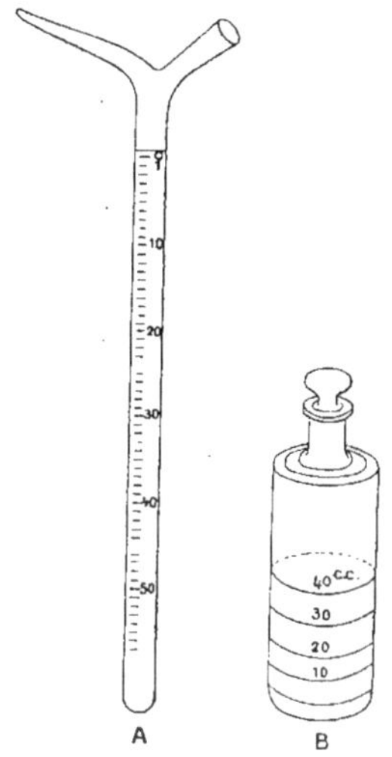

Fig. 56. — A. burette hydrotimétrique ; B. flacon gradué.

On verse 20 à 25 grammes de l'eau à examiner dans un verre
à expérience, et on ajoute 1 centimètre cube environ de liqueur
savonneuse. Si après quelques instants d'agitation, l'eau prend
une teinte opaline, sans qu'il se forme de grumeaux, on peut faire
directement l'essai. Dans le cas où il se forme des grumeaux, on
étend l'eau à essayer d'un volume d'eau distillée convenable pour
que cet effet n'ait plus lieu. On tient compte de cette eau ajoutée
dans le résultat final. Il faut s'assurer que l'eau distillée qu'on
ajoute ainsi marque zéro à l'hydrotimètre. Cet essai préliminaire
est nécessaire, parce que les grumeaux de savon insoluble que
produit une eau trop calcaire s'opposent à ce que la mousse puisse
se former.

On verse alors dans le flacon B, 40 centimètres cubes de l'eau à
essayer, et on ajoute peu à peu, surtout à la fin de l'opération, la
liqueur savonneuse. Dès que, par l'agitation du flacon, on obtient
une mousse persistante et épaisse, l'essai est terminé. Le chiffre
obtenu indique le degré hydrotimétrique de l'eau. Supposons que

ce degré soit 18; on peut en conclure : 1° qu'un litre de cette eau décompose 18 décigrammes de savon, avant de pouvoir dissoudre ce corps; 2° qu'un litre de cette eau contient, à très peu de chose près, 18 centigrammes de matières terreuses fixes.

Le degré hydrotimétrique français ne doit pas dépasser 21° pour une eau potable.

La connaissance du degré hydrotimétrique est très utile lorsqu'il s'agit de déterminer quelle est la provenance d'une eau. M. le D⟨r⟩ Livache a tiré un très bon parti de ce caractère à Paris; les eaux de la Vanne, de la Dhuis et de la Seine ont des degrés hydrotimétriques assez constants pour qu'il soit possible de les distinguer par ce procédé.

Les eaux souillées renferment toujours une proportion élevée de matière organique qu'il importe de doser.

Lorsqu'on chauffe dans une capsule de platine le résidu obtenu par l'évaporation d'un litre d'eau, ce résidu noircit d'autant plus qu'il renferme davantage de matière organique. On peut apprécier la proportion de celle-ci en calcinant, au contact de l'air et au rouge naissant, le résidu déjà desséché à 120° et pesé. Après l'incinération, on ajoute quelques centimètres cubes d'une solution de carbonate d'ammoniaque, on évapore au bain-marie, on dessèche à 120° et on pèse. La différence de poids donne approximativement la quantité de matière organique.

Un procédé plus employé consiste à doser la matière organique au moyen du permanganate de potasse. Ce dosage comporte les liqueurs suivantes : 1° solution contenant : permanganate de potasse pur cristallisé 3 gr. 9525, et eau distillée Q. S. pour un litre; un centimètre cube de cette liqueur renferme 3 milligr. 95 de permanganate de potasse, et peut céder à la matière organique 1 milligr. d'oxygène; 2° solution contenant : acide oxalique pur, cristallisé, 7 gr. 875, et eau distillée Q. S. pour un litre; cette liqueur décolore volume à volume la solution précédente; 3ⁿ soude caustique à l'alcool, en solution au dixième environ; 4° acide sulfurique pur, étendu de son volume d'eau (D = 1,54).

Après s'être assuré, par un essai préalable, du titre des deux premières liqueurs, on procède au dosage de la manière suivante : On introduit dans un ballon un demi-litre d'eau; on ajoute 10^{c3} de la solution de soude caustique, et 10^{c3} de la solution de permanganate; on chauffe au bain de sable et on maintient l'ébullition pendant vingt minutes. Le liquide doit présenter encore une coloration franchement violacée; dans le cas contraire, on ajouterait

5 ou 15^{cc} de la solution de permanganate. On laisse refroidir la
liqueur jusqu'à 50° environ, puis on ajoute 10^{cc} d'acide sulfurique
étendu, et 10^c de la solution d'acide oxalique, ou un volume égal
à celui de la solution de permanganate employé. Le liquide se
décolore [1]. A l'aide d'une burette graduée en dixièmes de centimètre cube, on verse de la solution de permanganate jusqu'à ce
que l'on ait ramené une teinte rose persistante. Les deux solutions se décomposant volume à volume, la quantité de permanganate employé dans cette dernière opération représente exactement
celui qui a été réduit par la matière organique de l'eau. Supposons qu'il ait fallu employer 0^{cc},75 de la solution.

On fait une deuxième expérience dans des conditions identiques,
mais en opérant sur un demi-litre d'eau distillée très pure. Supposons que dans ce dernier cas on ait employé 0^{cc},20 de solution de
permanganate pour ramener la teinte rose persistante.

En retranchant cette quantité de celle qu'il a fallu employer
dans la première expérience, on obtient le volume de solution de
permanganate qu'il faut attribuer aux matières organiques de l'eau
soumise à l'analyse :

$$0^{cc},75 — 0^{cc},20 = 0^{cc},55$$ pour un demi-litre, et $1^{cc},1$ pour un
litre.

Les résultats de ce dosage sont exprimés soit en poids d'oxygène
absorbé, soit en poids de permanganate décomposé.

M. Moullade a simplifié cette méthode d'analyse, mais les résultats obtenus par le procédé rapide qu'il préconise, sont moins
exacts que ceux fournis par le procédé que nous venons d'exposer.

On introduit dans un ballon ordinaire 100^{cc} de l'eau à examiner, on ajoute 15 gouttes d'acide sulfurique pur, et on porte à
l'ébullition sur la lampe à alcool. Au moyen d'un compte-gouttes
en verre, on laisse tomber goutte à goutte (en maintenant l'ébulli
tion et en notant le nombre de gouttes successivement versées)
la solution titrée de permanganate de potasse, dont il est question
plus haut.

On s'arrête quand une dernière goutte de la solution manganique n'est plus décolorée et donne une teinte rose qui persiste au
moins cinq minutes.

Un centimètre cube de la liqueur manganique renfermant

---

1. L'acide permanganique cède facilement son oxygène à la matière organique, il
se forme du sulfate d'oxyde de manganèse et du chlorure de manganèse qui sont
incolores. Plus l'eau renferme de matière organique, plus la quantité de solution
qui se décolore est grande.

3 milligr. 95 de permanganate et pouvant céder à la matière organique 1 milligr. d'oxygène, il s'ensuit que chaque goutte de cette liqueur correspond à 1/20, soit à 0 milligr. 05 d'oxygène ou à une quantité environ quadruple de permanganate de potasse, soit 0 milligr. 20.

Une eau potable devant absorber par litre moins de 0 gr. 003 d'oxygène ou décomposer moins de 0 gr. 012 de permanganate, 100^{c3} de cette eau doivent absorber moins de 0 gr. 0003 d'oxygène, ou décomposer moins 0 gr. 0012 de permanganate de potasse, soit moins de six gouttes de la solution titrée ci-dessus.

Le dosage à l'aide du permanganate de potasse ne fournit que des données approximatives sur la quantité de matière organique renfermée dans l'eau ; en effet les corps oxydables empruntent à ce sel des quantités d'oxygène variables, beaucoup plus fortes pour l'acide tartrique et le sucre, par exemple, que pour la tyrosine et la leucine (DUCLAUX, *Annales de l'institut Pasteur*, 1890, p. 48), dans la pratique ces données sont néanmoins très utiles.

Une bonne eau potable doit absorber par litre moins de 0 gr. 003 d'oxygène, ce qui correspond à 0 gr. 012 de permanganate de potasse.

Comme une eau renferme d'autant moins d'oxygène qu'elle est plus riche en matière organique, on peut arriver indirectement à apprécier la richesse en matière organique en dosant la quantité d'oxygène qui s'y trouve.

Gérardin a employé, pour le dosage de l'oxygène de l'eau, l'hydrosulfite de soude qui se transforme en bisulfite en absorbant rapidement l'oxygène dissous dans l'eau ; l'hydrosulfite décolore les solutions de bleu d'aniline et le bisulfite ne les décolore pas, il est donc facile de savoir quand tout l'oxygène libre dans l'eau a été utilisé pour transformer l'hydrosulfite en bisulfite et, à l'aide d'une liqueur d'hydrosulfite convenablement titrée, de savoir combien l'eau renfermait d'oxygène (GÉRARDIN, Des eaux et de leurs rapports avec l'air et les lieux, Versailles, 1883, p. 17).

Un bon moyen de déterminer le volume et la composition de l'air contenu dans l'eau consiste à le séparer de ce liquide par l'ébullition. On prend un ballon d'une capacité connue, 3 ou 4 litres par exemple, et, après l'avoir rempli d'eau, on y adapte un tube recourbé plein d'eau propre à conduire les gaz dans une éprouvette graduée pleine de mercure et contenant 8 à 10 grammes d'huile. On fixe le bouchon avec un fil de fer, on le couvre de mastic des fontainiers ; puis on place le ballon sur un fourneau, te on le chauffe avec précaution. Des bulles de gaz ne tardent pas à paraître; on fait bouillir et on arrête l'opération lorsqu'il ne passe plus de gaz dans l'éprouvette. On mesure alors le volume de ce gaz, que l'on ramène par le calcul à la température de zéro et à la pression de 760 mm.; ensuite on absorbe l'acide carbonique par la potasse et l'oxygène par l'acide pyrogallique et la potasse déjà ajoutée. Le résidu est formé d'azote.

Dans le volume total de l'acide carbonique, on doit faire la part de celui qui provient de la décomposition des bicarbonates terreux.

Lorsqu'on ne possède pas de cuve à mercure, on peut recueillir le gaz sur l'huile; l'eau donnerait des résultats beaucoup moins exacts. (Formulaire pharmac. des hôpitaux militaires.)

Les bonnes eaux sont aérées, elles contiennent de 25 à 30^{c3} d'air très oxygéné par litre.

Le règlement allemand sur le service de santé en campagne indique des procédés rapides de dosage pour l'ammoniaque, les azotates et les chlorures.

Böhr prépare des liqueurs de contrôle avec de l'eau distillée renfermant de l'ammoniaque, des azotates ou des chlorures dans les proportions qu'on regarde comme compatibles avec l'innocuité de l'eau; on compare les réactions fournies par ces liqueurs avec celles de l'eau à expertiser.

Pour l'ammoniaque, la liqueur de contrôle renferme 2 milligr. d'ammoniaque par litre; 10^3 de cette liqueur et 10^{c3} de l'eau en expertise sont traités dans deux verres à expérience par 4 à 5 gouttes de réactif de Nessler (après précipitation de la chaux et de la magnésie s'il y a lieu) et l'on compare les teintes que prennent les deux échantillons d'eau.

Pour les azotates, la liqueur d'épreuve renferme 12 milligr. 8 d'acide azotique par litre; on traite 3 à 4 gouttes de cette liqueur et autant de l'eau à expertiser par quelques gouttes de solution saturée de brucine et 6 à 8 gouttes d'acide sulfurique concentré, dans des soucoupes de porcelaine blanche, et on compare les teintes obtenues.

Pour les chlorures, 20^{c3} d'une solution de chlorure de sodium à 20 milligr. de chlore par litre et 20^{c3} de l'eau à expertiser sont traités dans deux verres à expérience par quelques gouttes d'une solution de nitrate d'argent à 1 p. 20, on compare l'intensité du trouble qui se produit dans les deux verres.

Ces procédés rapides ne fournissent évidemment que des résultats très approximatifs et ils ne paraissent pas susceptibles de rendre de grands services en campagne.

3. *Examen histologique.* — Lorsque les eaux sont claires, transparentes, l'examen histologique ne fournit pas de données importantes ; lorsque les eaux sont très impures, il permet de constater la présence d'infusoires et d'algues microscopiques.

On procédera d'abord à l'examen histologique de l'eau en faisant une préparation avec une goutte d'eau recueillie à l'aide d'une pipette ou simplement à l'aide d'une baguette de verre.

Les infusoires : amibes, paramécies, vorticelles, kolpodes, etc..., n'habitent guère que des eaux riches en matière organique, leur présence montre donc que l'eau examinée est de mauvaise qualité.

Les algues microscopiques vertes ne sont pas nuisibles et peuvent se développer dans des eaux de bonne qualité ; les algues incolores, les beggiatoa notamment, ne se rencontrent au contraire que dans des eaux impures.

Les eaux légèrement ferrugineuses sont quelquefois envahies par une petite algue, *Crenothrix polyspora*, qui les colore et leur donne un aspect désagréable, sans toutefois leur communiquer des propriétés nuisibles. Cette altération a été observée à Berlin sur les eaux du Tegel et à Lille en 1882 ; le *Crenothrix polyspora* a mérité, par la difficulté qu'on éprouve à s'en débarrasser, le surnom de : *Calamité des eaux.*

L'examen histologique permet enfin de reconnaître la présence dans l'eau impure d'un grand nombre de schizophytes : microcoques, bacilles, spirilles.

Pour examiner ces microbes, on peut faire dessécher une ou plusieurs gouttes d'eau sur une lamelle de verre et colorer les microbes desséchés avec une goutte de solution de bleu de méthylène ; mais si l'on fait dessécher l'une sur l'autre plusieurs gouttes d'eau, on est gêné bientôt par l'accumulation des cristaux provenant des sels de l'eau. On réussit quelquefois à constater par ce moyen la présence des bacilles virgules dans l'eau. Il faut avoir soin, quand on recherche ces bacilles, de prendre l'eau tout à fait à la surface, car c'est dans la couche la plus superficielle, la plus aérée par suite, qu'ils se trouvent en plus grand nombre (HÉRICOURT, Les bacilles courbes des eaux, *Revue d'hygiène*, 1885).

M. Certes a employé le procédé suivant pour recueillir les infusoires quand ils se trouvent en petite quantité dans l'eau : on met dans une éprouvette 30^{c3} de l'eau à analyser, on ajoute 1 gr. 50 environ d'une solution d'acide osmique à 1 p. 100 et on laisse déposer. Les infusoires tués et durcis par l'acide osmique tombent au fond de l'éprouvette et, au bout de 24 heures, on peut les recueillir avec une pipette qui doit être plongée jusqu'au fond du vase. L'iode et le sublimé donnent des résultats semblables (CERTES, Sur l'analyse microgr. des eaux, Assoc. pour l'avanc. des sc., La Rochelle, 1882).

4. *Examen bactériologique*[1]. — Nous venons de voir que l'examen histologique direct fournissait peu de renseignements sur les microcoques, bacilles ou spirilles des eaux. En semant ces microbes dans de la gélatine, on leur permet de se reproduire, de former des colonies qu'on peut facilement examiner et compter, c'est là ce qui constitue l'examen bactériologique de l'eau. Les réserves que nous avons faites plus haut relativement aux données de l'analyse bactériologique n'ont trait qu'à l'emploi *exclusif* de cette méthode pour l'expertise de l'eau; l'importance des résultats déjà obtenus, grâce à l'étude bactériologique des eaux, est incontestable, et l'on peut espérer que, les procédés d'examen se perfectionnant, de nouveaux progrès pourront être faits dans cette voie.

Lorsqu'on veut procéder à l'analyse bactériologique d'une eau, il faut d'abord prendre les précautions nécessaires pour que l'échantillon d'eau sur lequel doit porter l'analyse ne soit pas souillé par le récipient dans lequel on le recueille, et pour que les microbes qui existent dans l'eau n'aient pas le temps de se multiplier dans l'intervalle qui s'écoule entre la prise d'eau et le moment où les ensemencements sont faits. On reçoit sans cesse dans les laboratoires de bactériologie des échantillons d'eau qui ont été mis dans des bouteilles non stérilisées, bouchées avec des bouchons malpropres ou qui ont passé plusieurs jours en route; l'analyse bactériologique de l'eau recueillie dans ces conditions donne des résultats absolument erronés.

Les observations suivantes, dues à M. Miquel, montrent avec quelle rapidité les microbes se multiplient dans l'eau (*Revue d'hygiène*, 1887, p. 730).

De l'eau de la Vanne prise au réservoir
d'arrivée contenait.................. 48 bactéries par c³.
3 heures après elle contenait......... 125 —
24 — .... 38 000 —
48 — .... 125 000 —
72 — .... 590 000 —

1. MIQUEL, Manuel pratique d'analyse bactériologique des eaux, Paris, 1891. — F. HUEPPE, Die methoden der Bakterien Forschung. Wiesbaden, 1891. p. 455. — G. ROUX, Analyse bactériologique de l'eau. Paris, 1892.

Le nombre des bactéries alla ensuite en décroissant.

On emploiera pour recueillir l'eau, des fioles de 100 à 200^{c3}, stérilisées à 200° ou lavées avec de l'acide sulfurique et rincées ensuite avec l'eau à expertiser; il faut remplir la fiole une dizaine de fois avant de recueillir l'échantillon sur lequel portera l'analyse afin de s'assurer qu'il ne reste pas trace d'acide sulfurique.

Les fioles seront bouchées à l'émeri et on aura soin de flamber les bouchons; à défaut de fioles fermant à l'émeri on peut se servir de bouchons de liège neufs et flambés. Lorsque l'eau doit être transportée à une certaine distance du point d'origine, il faut plonger dans de la cire ou dans de la paraffine fondue le bouchon et le goulot de la bouteille.

S'il s'agit d'une fontaine ou d'une pompe, on laissera couler l'eau pendant 10 minutes environ, avant de recueillir l'échantillon; la première eau qui s'écoule a séjourné dans la partie terminale de la canalisation et a pu s'y altérer.

S'il s'agit d'un cours d'eau, on ne prendra pas l'eau sur les bords, en plongeant la main dans l'eau avec la bouteille, on attachera la bouteille à une ficelle et on la remplira à une certaine distance des bords.

Le mieux serait de procéder à l'examen bactériologique dès que la prise d'eau est faite, mais cela est souvent impossible; il faut alors placer la fiole remplie d'eau et bien bouchée dans de la glace. Grâce à l'abaissement de la température, la pullulation des bactéries est arrêtée ou ralentie, mais il se produit des modifications dans la composition bactérienne de l'eau, certains microbes supportant mieux que d'autres cet abaissement de température.

MM. Miquel et Rietsch ont fait construire des boîtes spéciales pour transport dans la glace des échantillons d'eau destinés àl 'analyse bactériologique. A défaut de boîte spéciale, on peut mettre la fiole contenant l'eau dans une boîte métallique de forme cylindrique avec couvercle, qui est placée dans une boîte métallique beaucoup plus grande, avec couvercle, remplie de glace (2 kilogr. environ); le tout est enfoui dans une caisse en bois remplie de sciure [1].

---

1. Dans l'armée française, l'instruction suivante prescrit les mesures à prendre pour recueillir les échantillons d'eau destinés à l'analyse bactériologique :

« Une minime quantité d'eau suffit : 100 ou 200 centimètres cubes environ. Mais il est essentiel que l'échantillon prélevé soit inclus dans des vases rigoureusement propres et maintenus, pour l'expédition, à une température aussi basse que possible.

« 1° Les flacons destinés au prélèvement des échantillons doivent être préalablement stérilisés. Dans ce but, après en avoir fermé le goulot par un tampon d'ouate, il conviendra de les soumettre à une température sèche élevée (200° environ), jusqu'à ce que le coton soit légèrement roussi. (La température nécessaire pour la

Plusieurs procédés ont été préconisés pour l'analyse bactériologique des eaux ; nous nous contenterons d'indiquer ici le procédé très pratique qui consiste à ensemencer l'eau dans de la gélatine de culture.

a. Dilution de l'eau à examiner. En général l'eau contient un grand nombre de microbes et si on l'ensemençait directement sur gélatine, le nombre des colonies serait trop considérable pour qu'il fût possible de les compter, d'autant que beaucoup de microbes liquéfient la gélatine. Il est donc nécessaire de diluer l'eau à expertiser avec de l'eau stérilisée.

Pour diluer l'eau il faut avoir : 1° de petits matras Pasteur stérilisés, 2° des pipettes graduées de 10 ³ et de 1ᶜ³ également stérilisées, 3° de l'eau stérilisée.

On trouve facilement des pipettes graduées de 10ᶜ³; à défaut de pipettes graduées de 1ᶜ³ on peut se servir de tubes en verre finement effilés (pipettes de Pasteur); on calcule combien il faut de gouttes d'eau distillée d'une pipette donnée pour faire un centimètre cube d'eau distillée, soit un gramme; il suffit d'avoir une balance sensible ou bien une petite éprouvette graduée en centimètres cubes. La grosseur des gouttes variant avec le calibre des tubes, ce calcul doit être fait pour chacune des pipettes dont on se sert, mais la même pipette peut servir pendant longtemps.

Dans quatre petits matras on met 9ᶜ³ d'eau stérilisée. A l'aide d'une pipette graduée on porte 1ᶜ³ de l'eau à expertiser dans le premier matras, ce qui donne une dilution au dixième; après avoir bien agité, afin de mélanger exactement l'eau à expertiser avec l'eau stérilisée, on prend un centimètre cube de la dilution au dixième et on le porte dans le deuxième matras,

---

stérilisation des vases pourra être obtenue dans les fourneaux ordinaires ou dans les fours de boulanger.)

« Le flacon sera débouché seulement au moment de l'emplissage; immédiatement après on substituera à la bourre de coton, un bouchon de liège légèrement carbonisé à sa surface par la flamme d'une lampe à alcool. Le bouchon sera ensuite cacheté à la cire.

« 2° Les eaux recueillies pour l'expédition au loin doivent être maintenues, après le prélèvement et pendant le transport, à une température voisine de 0°. afin d'empêcher la pullulation des germes qui fausserait le dosage quantitatif des bactéries et gênerait la recherche des microbes pathogènes. Le dispositif suivant mérite d'être recommandé; il n'exige pas plus de deux kilogrammes de glace pour maintenir au-dessous de 5°. pendant 36 heures, un volume d'eau de 200 à 300 centimètres cubes.

« L'échantillon d'eau est introduit à frottement doux dans une boîte métallique de forme cylindrique. Cette première boîte est déposée au centre d'une seconde boîte métallique beaucoup plus vaste et remplie de glace concassée en gros morceaux; le tout est enfin enfoui dans une caisse de bois remplie de sciure. »

ce qui donne une dilution au centième. En opérant de même avec le troisième, on a une dilution au millième qui n'est nécessaire que lorsqu'il s'agit d'une eau très fortement souillée. En général il vaut mieux utiliser le troisième matras pour faire une dilution à 1 pour 500 [1]. Le quatrième matras qui n'a reçu que de l'eau stérilisée sert de témoin.

b. Ensemencement sur gélatine. On a préparé à l'avance quatre fioles coniques d'Erlenmayer stérilisées et renfermant chacune 10^{c3} environ de gélatine de culture. La gélatine qui sert pour ces ensemencements doit être assez consistante, surtout en été, car on l'additionne encore d'eau en l'ensemençant. A défaut de fioles coniques d'Erlenmayer on peut se servir de cristallisoirs de Pétri qui protègent moins bien la gélatine que les fioles coniques contre l'introduction des germes de l'air, mais qui facilitent l'examen des colonies et leur réensemencement, lorsqu'on se propose d'isoler en cultures pures les microbes contenus dans l'eau.

Après avoir liquéfié à une température convenable la gélatine dans les fioles coniques ou dans les cristallisoirs, on ensemence chaque fiole ou cristallisoir avec 1^{c3} de l'eau de chacun des matras.

La première fiole reçoit donc 1^{c3} de l'eau diluée au dixième.

La deuxième fiole 1^{c3} de l'eau diluée au centième.

La troisième fiole 1^{c3} de l'eau diluée au cinq-centième.

La quatrième fiole 1^{c3} de l'eau stérilisée qui a servi à diluer l'eau en expertise.

Après avoir ajouté l'eau à la gélatine, il faut avoir soin d'agiter de façon à bien mélanger les deux liquides; on porte ensuite les fioles sur une plaque métallique horizontale et froide de manière à obtenir une couche uniforme et à assurer la solidification rapide de la gélatine; si la gélatine tardait à se solidifier cela permettrait aux microbes de se multiplier.

Lorsque la gélatine est solidifiée, les fioles coniques ou les cristallisoirs sont mis dans l'étuve à 20°. Si l'on a eu recours aux boîtes de Pétri, il faut avoir soin de les placer dans un grand cristallisoir couvert renfermant un peu d'eau, afin que la gélatine ne se dessèche pas.

---

1. Si l'on mettait dans les matras 10^{c3} d'eau, cela donnerait, pour le premier matras auquel on ajoute 1^{c3} de l'eau à expertiser, une dilution au onzième et non au dixième. A défaut de pipette permettant de mesurer 9^{c3} d'eau, on peut se servir d'une pipette de 10^{c3}, on retire 1^{c3} d'eau avec la pipette de 1^{c3}. Pour diluer l'eau à 1 pour 500 on mettra dans le troisième matras 8^{c3} d'eau stérilisée et on ajoutera 2^{c3} de la dilution à 1 pour 100.

c. Numération des colonies. Au bout de quarante-huit heures on voit poindre les colonies qui se montrent naturellement en plus grand nombre sur la gélatine ensemencée avec l'eau diluée au dixième, que sur celle qui a été ensemencée avec l'eau diluée au centième et à plus forte raison au cinq-centième. Quelquefois la gélatine ensemencée avec l'eau diluée au dixième est rapidement liquéfiée et ne peut pas servir à faire la numération pour laquelle on utilise alors les autres cultures.

La gélatine qui n'a reçu que de l'eau stérilisée doit naturellement rester stérile.

La numération des colonies, facile quand ces colonies sont en petit nombre, devient difficile quand elles sont nombreuses.

On procède alors de la manière suivante : s'il s'agit d'une fiole conique, on la renverse et avec une plume trempée dans l'encre on trace sur le fond une série de lignes parallèles, à un centimètre de distance environ les unes des autres, et une deuxième série de lignes perpendiculaires aux premières ; on a ainsi des carrés qui ne renferment chacun qu'un petit nombre de colonies.

On commence la numération dans le carré situé en haut et à gauche et on continue en allant toujours de gauche à droite. S'il s'agit d'une boîte de Pétri, on la pose sur un morceau de papier noir quadrillé de blanc ou bien on la renverse et on procède comme pour la fiole conique. Il est nécessaire de pratiquer cette numération à plusieurs reprises, car les germes se développent successivement.

Du nombre des colonies contenues dans une des cultures il est facile de déduire celui des microbes qui existent dans un centimètre cube de l'eau examinée, ce qui constitue l'unité ordinaire pour les microbes de l'eau. Si la fiole ensemencée avec de l'eau étendue au dixième a fourni 100 colonies, l'eau examinée contient 1000 germes au moins par centimètre cube, etc....

La rapidité avec laquelle les microbes liquéfient la gélatine fournit une indication sur le degré de pollution de l'eau. L'eau de Vanne ne liquéfie la gélatine qu'au bout de dix-huit jours ; l'eau du canal de l'Ourcq la liquéfie au bout de cinq jours ; l'eau de Seine à Clichy (en aval du collecteur) au bout de deux jours.

Esmarch a indiqué un procédé qui permet de faire l'examen bactériologique de l'eau avec de simples tubes à essai.

Dans un tube à essai un peu large, stérilisé, on met 10^{c3} de gélatine de culture, liquéfiée, et une goutte de l'eau à examiner ou plusieurs gouttes de cette eau diluée ; le tube est fermé avec de l'ouate et avec une capsule de caoutchouc; on fait alors tourner rapidement entre les doigts le tube maintenu horizontalement sous un jet d'eau froide; la gélatine s'étale sur les parois du tube et s'y solidifie. Lorsque les colonies se sont développées, on peut les examiner par transparence et même les compter.

Ce procédé présente un inconvénient. Il suffit d'une colonie liquéfiant rapidement la gélatine pour détériorer toute la culture, la gélatine liquéfiée coule sur les parties voisines et les souille, au lieu de rester sur place, comme dans les cultures en plaques. On peut, il est vrai, au lieu d'enrouler la gélatine autour du tube, la laisser se déposer dans une des moitiés, en maintenant le tube fortement incliné, mais alors la couche de gélatine est trop épaisse, les colonies qui sont dans la profondeur se développent moins bien que celles qui sont superficielles et la numération est difficile.

Néanmoins ce procédé peut rendre des services, et à cause de sa grande simplicité, on peut le recommander, surtout aux médecins militaires qui sont en général si mal outillés pour ces recherches [1].

M. Miquel, qui a fait de nombreux travaux sur ce sujet, se servait primitivement, pour la numération des germes de l'eau, d'un procédé long et compliqué; il ensemençait 70 à 80 matras de Pasteur renfermant du bouillon de culture, avec de très petites quantités de l'eau à examiner; pour que les résultats fussent concluants, il fallait que la moitié au moins des matras restassent stériles. Une opération était donc nécessaire pour évaluer approximativement la richesse de l'eau en microbes, avant de procéder à la numération proprement dite. Pendant cette opération qui nécessitait plusieurs jours, le nombre des microbes variait dans l'eau à expertiser; malgré l'opération préliminaire l'expérience pouvait échouer; enfin il fallait admettre que chaque matras ayant donné une culture, avait été ensemencé avec un seul germe.

Depuis quelques années, M. Miquel fractionne l'eau, non plus dans du bouillon, mais dans des tubes renfermant de la gélatine de culture. Chaque tube peut, sans compromettre la numération, présenter une ou plusieurs colonies, après une durée de quinze à vingt jours d'incubation, tandis qu'avec les cultures dans le bouillon, quand tous les matras donnaient des cultures, l'opération était à recommencer; il était en effet très probable, dans ce cas, que chaque matras avait reçu plusieurs germes (*Revue d'hygiène*, 1888, p. 391).

---

1. ESMARCH, *Zeitschr. f. Hygiene*, 1886, I. 2ᵉ p., p. 233. — FLÜGGE, Trad. fr., p. 616.

M. Miquel a fini en somme par adopter les cultures sur milieux solides qu'il condamnait autrefois.

La bactériologie a montré de la façon la plus nette que les eaux de source, qui depuis longtemps sont regardées comme les meilleures, sont celles qui renferment le moins de microbes.

Les eaux de rivière contiennent beaucoup plus de germes que les eaux de source, et la quantité de ces germes est en rapport direct avec le degré de pollution des rivières.

Voici quelques chiffres empruntés à M. Miquel :

Eau de pluie......................	35 bactéries par c³.
— de la Vanne..................	62 —
— de la Seine à Bercy..........	1 400 —
— — à Asnières.............	3 200 —
— d'égout prise à Clichy........	20 000 —

Il existe souvent un écart considérable entre les chiffres de microbes indiqués pour une même eau, par différents observateurs.

Pour avoir des résultats comparables il faut toujours procéder à l'examen bactériologique de la même manière.

Le nombre des germes d'une même eau est d'ailleurs assez variable; il est en général plus considérable en été qu'en hiver, sauf pour l'eau des fleuves qui d'ordinaire est plus pure en été, les crues qui se produisent en hiver et au printemps ayant pour effet de charger l'eau de matières terreuses et par suite de microbes.

Il est facile de recueillir les microbes contenus dans l'eau en se servant des filtres Chamberland; on fait filtrer l'eau à expertiser sur un de ces filtres stérilisé et, au bout de quelques jours de fonctionnement du filtre, les dépôts qui se sont formés à la surface des bougies sont recueillis, ensemencés dans des milieux de culture ou inoculés à des animaux.

Ce procédé a été employé par Lortet et Despeignes (Rech. sur les microbes pathogènes des eaux potables de Lyon, *Revue d'hygiène*, 1890, p. 398) pour l'examen des eaux fournies par les galeries filtrantes creusées à Lyon parallèlement au Rhône. Les dépôts de ces eaux sur les bougies Chamberland inoculés à des cobayes ont produit souvent des accidents graves et même mortels. L'existence d'ulcérations intestinales a été constatée plusieurs fois chez les cobayes soumis à ces inoculations.

M. le médecin inspecteur Vallin, qui a répété ces expériences à Lyon, avec des dépôts fournis également par l'eau des galeries filtrantes du Rhône, n'a pas observé chez les animaux inoculés les accidents graves décrits par MM. Lortet et Despeignes (*Revue d'hygiène*, 1890, p. 289).

Recherche des microbes pathogènes dans l'eau; pendant combien de temps ces microbes peuvent-ils vivre dans l'eau? — Il est intéressant de savoir combien une eau renferme de microbes par centimètre cube, il est évident qu'il serait bien plus intéressant encore de savoir quels sont ces microbes et surtout si, parmi eux, il en est de pathogènes.

De nombreuses recherches ont été faites pour isoler dans les eaux les microbes des maladies dont l'origine hydrique ne paraît pas douteuse, mais il faut bien avouer qu'on n'a pas obtenu des résultats bien satisfaisants jusqu'ici.

La recherche du bacille d'Eberth dans l'eau présente des difficultés qui, avec les procédés dont nous disposons, sont insurmontables dans la plupart des cas.

Les épidémies de fièvre typhoïde dans lesquelles on a cru avoir réussi à trouver le bacille d'Eberth dans l'eau sont très rares; encore des faits nouveaux ont-ils infirmé les résultats de ces expertises bactériologiques. Il est très difficile de différencier le bacille d'Eberth du *B. coli communis*; or, à l'époque où l'on a signalé la présence du bacille d'Eberth dans l'eau de certaines localités infectées, on ne connaissait pas encore les principaux caractères différentiels de ces deux microbes si voisins. On comprend d'ailleurs que le bacille d'Eberth soit difficile à trouver dans l'eau; les eaux souillées contiennent presque toujours le *B. coli communis* et nous savons aujourd'hui que le bacille d'Eberth disparaît rapidement dans l'eau et dans les milieux de culture ordinaires lorsqu'il se trouve en concurrence vitale avec ce bacille.

La meilleure preuve des difficultés qu'on rencontre à isoler le bacille d'Eberth est qu'on échoue presque toujours, quand on essaie de l'obtenir en faisant des cultures en plaques, avec les selles des typhoïdiques dans lesquelles cependant sa présence n'est pas douteuse. Le bacille d'Eberth est mélangé dans les selles à un grand nombre de bacilles d'Escherich qui s'opposent à son développement [1].

La présence du coli bacille dans une eau a été considérée par certains hygiénistes comme devant entraîner la condamnation de cette eau. Ce jugement semble un peu sévère; le coli bacille ne se

---

1. CHANTEMESSE, L'eau de source et la fièvre typhoïde à Paris, *Semaine médicale*, 1894, p. 215, et Congrès de Buda-Pest, 1894. — GRIMBERT, Soc. de biol., 12 mai 1894. — WATHELET, Rech. bactériologiques sur les déjections dans la fièvre typhoïde, *Ann. de l'institut Pasteur*, 1895, p. 252.

rencontre pas seulement dans l'intestin de l'homme, il est extrêmement répandu dans la nature ; on le trouve dans les voies digestives de la plupart des animaux : sa présence dans une eau n'indique donc pas nécessairement que cette eau a été souillée par les
matières fécales de l'homme. D'ailleurs quand on songe au nombre
énorme de coli bacilles qui existent à la surface de la muqueuse
intestinale des individus sains, on se demande en quoi les bacilles
introduits avec l'eau peuvent modifier cet état de choses. Il est
vrai que la virulence des bacilles est variable, mais le séjour des
microbes dans l'eau diminue en général leur virulence, plutôt
qu'il ne l'exalte. Des agglomérations de jeunes gens ont pu boire
impunément pendant des mois de l'eau renfermant des coli bacilles
(CHANTEMESSE, Congrès d'hygiène de Buda-Pest, 1894).

On a réussi souvent à trouver les bacilles virgules dans l'eau des
localités où régnaient des épidémies cholériques, mais ces mêmes
bacilles ou des bacilles qui ne s'en distinguent par aucun caractère
connu ont été trouvés également dans des localités indemnes [1].

Les bactéries de la septicémie existent souvent dans l'eau, ce qui
permet de comprendre pourquoi l'injection à des animaux des
dépôts recueillis à la surface des bougies Chamberland peut
entraîner la mort de ces animaux.

Nous renvoyons le lecteur aux ouvrages de bactériologie pour
l'étude des procédés mis en usage pour rechercher dans l'eau les
bacilles de la fièvre typhoïde et du choléra.

Il est important de savoir pendant combien de temps les bactéries pathogènes peuvent vivre dans l'eau. La question n'est
pas aussi simple à résoudre qu'elle en a l'air, parce que la composition des eaux est très variable et qu'il est difficile d'expérimenter sur des eaux qui renferment, comme les eaux naturelles,
un grand nombre d'espèces microbiennes.

MM. Straus et Dubarry ont fait des recherches très intéressantes sur la durée de résistance dans l'eau des principaux germes
pathogènes (*Arch. de méd. expérim.*, 1889, t. 1, p. 5). Des tubes
renfermant de l'eau stérilisée étaient ensemencés avec de très
petites quantités des microbes pathogènes (en transportant dans
l'eau du bouillon de culture, on rendrait l'eau beaucoup plus apte

1. KOCH et GAFFKY. Rapport déjà cité (mission en Egypte et aux Indes). — KOCH,
Diagnostic bactériologique du choléra, *Zeitschr. f. Hygiene*, t. XIV. p. 319. — SANA-
RELLI, Les vibrions cholériques trouvés dans les eaux, *Ann. de l'inst. Pasteur*, 1893.
— DUNBAR, Même sujet, *Arbeiten d. K. Gesundheitsamtes*, 1893, t. IX, p. 379. —
METCHNIKOFF, Rech. sur le choléra et les vibrions, *Ann. de l'inst. Pasteur*, 1893-94, et
Communic. au Congrès internat. d'hygiène de Buda-Pest, 1894.

à nourrir les microbes); à des intervalles réguliers, on introduisait dans un des tubes de chaque culture 5 à 10^{cc} de bouillon stérilisé; les tubes étaient alors portés à l'étuve et il était facile de voir si la culture restait ou non stérile. Le tableau suivant donne quelques-uns des résultats obtenus.

		Durée de survie.
Bacillus anthracis		131 jours.
Bacille de la fièvre typhoïde		81 —
Spirille du choléra		39 —
Bacille de la tuberculose		115 —
Bacille de la morve		57 —
Streptococcus pyogenes		15 —
Staphylococcus pyogenes aureus		24 —
Bacille du pus vert		73 —
Pneumobactérie de Friedländer		8 —

Les chiffres indiqués pour les microbes dont la survie est courte peuvent être considérés comme les chiffres vrais; en ce qui concerne les microbes qui vivent longtemps dans l'eau (charbon, f. typhoïde, choléra), MM. Straus et Dubarry ont été obligés d'arrêter leurs expériences faute de cultures en nombre suffisant; les chiffres donnés n'indiquent donc pas la durée maxima de la résistance des microbes.

Le bacille du charbon placé dans l'eau distillée pure peut donner naissance à des spores.

La composition chimique des eaux n'a pas d'influence appréciable sur la durée de la vie des microbes pathogènes (Straus et Dubarry, *op. cit.*).

Meade Bolton a constaté que, à la température de 20°, le bacille d'Eberth pouvait vivre de trois à quatre semaines dans les diverses eaux potables et dans l'eau distillée (*Zeitschr. f. Hygiene*, 1886, 1, p. 76).

D'après Wolffhügel et Riedel ce bacille pourrait vivre pendant vingt-cinq à trente jours et se multiplier à 16° et au-dessus, dans de l'eau stérilisée et riche en matière organique; dans l'eau distillée il ne résisterait pas plus de vingt jours (Arbeit. des kaiserl. Gesundheitsamtes, 1886, 1, p. 455).

Percy Frankland a retrouvé le bacille d'Eberth dans l'eau de Tamise non filtrée au bout de vingt-cinq jours, et dans l'eau de puits non stérilisée au bout de trente-trois jours.

Dans l'eau de Tamise stérilisée ce bacille a été retrouvé au bout de soixante-quinze jours, alors que, dans de l'eau de puits stérilisée, il n'existait plus dès le vingtième jour.

Le bacille typhique vit donc plus longtemps dans l'eau non stérilisée d'un puits, que dans l'eau de Tamise, et pour l'eau stérilisée, les résultats sont inverses, ce qui se comprend facilement : dans l'eau de puits non stérilisée, la concurrence vitale est moins grande que dans l'eau de Tamise, et dans l'eau de Tamise stérilisée, le bacille trouve un milieu nutritif plus riche que dans l'eau de puits (PERCY FRANKLAND, *Zeitschr. f. Hygiene und Infectionskr.*, 1895, et *Revue d'hygiène*, 1895, p. 540).

Dans un ballon rempli d'eau et renfermant une légère couche de sable, les germes de la fièvre typhoïde se conservent plus longtemps que dans un ballon qui ne contient que de l'eau. Nous avons signalé déjà à plusieurs reprises l'action destructive de la lumière sur les microbes; on s'explique donc facilement que les bacilles de la fièvre typhoïde résistent plus longtemps dans le sable ou dans les dépôts vaseux que dans de l'eau pure qui n'est pas soustraite à l'action de la lumière. Cela permet de comprendre pourquoi le curage d'un puits peut être l'occasion d'une épidémie de fièvre typhoïde, de même que la réfection d'un plancher; les microbes qui existaient dans la boue amassée au fond du puits ou dans les poussières accumulées sous les planchers sont remis en circulation.

MM. Chantemesse et Widal ont constaté que les bacilles de la tuberculose se conservaient pendant cinquante jours à la température de 8 à 12° dans l'eau de Seine stérilisée et soixante-dix jours dans la même eau maintenue à la température de 15 à 18°. Les bacilles, cultivables dans le bouillon glycériné, avaient perdu beaucoup de leur virulence; les cobayes inoculés dans le péritoine avec ces bacilles ne présentaient pas trace de tuberculose quand ils furent sacrifiés au bout de deux mois et demi (Congrès de la tuberculose, 1888, p. 317).

Galtier et Cadéac, en plongeant des fragments de matière tuberculeuse dans l'eau stagnante, ont vu que la virulence persistait un mois et demi après l'immersion dans le premier cas, et cent vingt jours dans le second; les inoculations faites à partir du cent vingt-troisième jour furent négatives (Congrès de la tuberculose, 1888, p. 305).

D'après les recherches de Percy Frankland et de Marshall Ward, les spores de la bactéridie charbonneuse se conservent mieux dans les eaux stérilisées que dans les eaux non stérilisées, néanmoins au bout de sept mois on pouvait encore donner le charbon à des animaux en leur inoculant de l'eau de la Tamise ensemencée avec la bactéridie charbonneuse (*Revue d'hygiène*, 1894, p. 549).

RÉSUMÉ DES CARACTÈRES D'UNE EAU POTABLE. — Nous croyons pouvoir résumer ainsi qu'il suit ce qui a été dit dans ce chapitre sur les caractères d'une eau potable :

1° La provenance des eaux est d'une importance capitale. Les meilleures eaux de boisson sont les eaux de source, il faut donc toujours s'efforcer d'approvisionner les casernes et les autres établissements militaires en eau de source.

2° L'expertise de l'eau ne doit pas se borner à l'analyse chimique, non plus qu'à l'analyse bactériologique. Elle comporte : l'examen des caractères physiques et organoleptiques, l'analyse chimique, l'analyse bactériologique et, dans certains cas, l'examen histologique.

3° Une bonne eau potable est parfaitement limpide, incolore et transparente (examen optique), sans odeur; elle donne, lorsqu'on la boit, une impression agréable de fraîcheur, elle n'est ni fade, ni dure (eaux séléniteuses).

4° La température de l'eau doit être de 9 à 11° C. à sa sortie des robinets de distribution.

5° L'eau doit cuire les légumes et dissoudre le savon; le degré hydrotimétrique ne doit pas dépasser 24°.

6° L'eau de bonne qualité est aérée et absorbe, quand on la traite par le permanganate de potasse, moins de 3 milligrammes d'oxygène par litre.

7° Le nombre des colonies de bactéries par centimètre cube doit être peu considérable et se rapprocher des chiffres qu'on observe à l'analyse bactériologique des eaux de source.

On a cherché à déterminer exactement le nombre de bactéries que pouvait renfermer une eau potable de bonne qualité; on a fixé par exemple à 100 le nombre de ces germes.

En principe une eau ne peut être considérée comme pure, que si elle ne renferme aucun germe, mais dans la pratique il n'est pas possible d'appliquer cette formule; on ne peut pas songer à n'admettre comme bonnes que les eaux qui sont complètement stériles. Les eaux de source peuvent renfermer beaucoup plus de 100 germes par centimètre cube sans devenir pour cela dangereuses; on voit encore ici combien est importante la connaissance de la provenance de l'eau. Il ne nous paraît pas possible de fixer exactement le nombre de germes que peuvent contenir les eaux de bonne qualité, d'assez bonne qualité ou de qualité médiocre, les indications de l'analyse bactériologique n'en sont pas moins très utiles, les eaux de mauvaise qualité étant toujours très riches en germes.

CHAPITRE XI

PROCÉDÉS EMPLOYÉS POUR PURIFIER L'EAU DE BOISSON

I. De la filtration en général et des matières filtrantes. Des filtres. — Grands
filtres industriels. Filtres au sable. Galeries filtrantes. Procédé Anderson. —
Filtres de casernes. Filtre Chamberland. Filtre Chamberland muni du nettoyeur André. Stérilisation et régénération des bougies. Filtres Berkefeld,
Maillé, Breyer. — Filtres de campagne. Filtres Chamberland. Berkefeld.
Maignen, Bühring. — Filtres improvisés. — Expertise d'un filtre. — II. Procédés chimiques d'épuration de l'eau. Alun. Permanganate de potasse, de
chaux, etc. — III. Épuration de l'eau par la chaleur. Eau bouillie. Appareils destinés à stériliser l'eau.

Assurer l'approvisionnement des casernes en eau de source
irréprochable, tel est le but que l'on doit se proposer; malheureusement il n'est pas toujours possible de l'atteindre.

Beaucoup de villes sont encore alimentées avec des eaux de
rivière très médiocres; l'eau de bonne qualité peut d'ailleurs faire
défaut pour une cause quelconque, et il faut pouvoir utiliser sans
danger l'eau de qualité médiocre qu'on est obligé de lui substituer temporairement; en temps de guerre, pendant les expéditions
dans les pays chauds, pendant les manœuvres, le soldat ne peut se
procurer, le plus souvent, qu'une eau mauvaise ou suspecte; aussi
les nombreux procédés susceptibles de purifier l'eau intéressent-ils
tout spécialement le médecin militaire.

Nous avons vu dans le chapitre précédent que le principal
danger des eaux potables résultait de la présence de germes
pathogènes, le but principal qu'on doit se proposer dans la purification des eaux est, par conséquent, d'éliminer ou de détruire
ces germes.

Autrefois on croyait avoir assez fait pour la purification d'une
eau lorsqu'on l'avait rendue claire et limpide; on se contentait en
un mot de *clarifier* l'eau, aujourd'hui nous sommes plus exigeants,

nous demandons aux procédés de purification des eaux d'assurer l'élimination ou la destruction des microbes, au moins des microbes pathogènes, ce qui a augmenté considérablement les difficultés du problème.

Les procédés de purification des eaux se divisent en trois classes :

I. Filtration.

II. Procédés chimiques.

III. Stérilisation par la chaleur.

Nous nous occuperons successivement de ces trois procédés, en insistant seulement sur ceux qui sont employés dans les armées ou qui sont plus spécialement applicables à l'approvisionnement du soldat en eau potable, en temps de paix ou en campagne.

I. Filtration. — La filtration est le procédé de purification des eaux le plus anciennement connu et le plus employé.

Toutes les substances suffisamment poreuses et insolubles dans l'eau peuvent servir à la construction des filtres, aussi le nombre des filtres est-il très grand et leur construction est-elle très variée. On a employé des tissus à mailles serrées comme le feutre (le mot filtre vient du mot feutre), les éponges, la laine, le papier, des matières pulvérulentes : gravier, sable, fer granulé, charbon en poudre ou en grains, les pierres poreuses, la porcelaine poreuse, l'amiante sous différentes formes, etc.

Les filtres agissent surtout mécaniquement; ils retiennent dans leurs pores les particules solides en suspension dans l'eau et, pour s'opposer au passage des microbes, il faut que leurs pores soient très petits. Quand on songe que certains microbes mesurent moins d'un millième de millimètre de diamètre, on conçoit qu'il ne soit pas facile de les éliminer par la filtration.

Les matières pulvérulentes ou les substances poreuses sur lesquelles s'opère la filtration exercent, il est vrai, sur les particules en suspension dans l'eau une attraction moléculaire qui augmente leur puissance filtrante. Lorsqu'on projette dans de l'eau une substance pulvérulente, après précipitation de cette substance au fond du vase, on constate que l'eau s'est dépouillée plus ou moins complètement des microbes qui s'y trouvaient en suspension. Si l'on agite de l'urine putréfiée, renfermant des microbes en grand nombre, avec du coke pulvérisé, après dépôt de la poudre, on ne trouve plus aucun microbe en suspension. La craie, le charbon animal, le fer spongieux donnent les mêmes effets, mais ils sont moins actifs que le coke pulvérisé (Frankland).

Les poudres lourdes qui tombent rapidement au fond du vase sont moins actives que les poudres plus légères (Bruno Krüger, *Ann. de l'inst. Pasteur*, 1889, p. 621).

On comprend que, grâce à ce phénomène d'attraction moléculaire, un filtre puisse arrêter des microbes dont les dimensions sont inférieures à celles de ses pores.

Beaucoup de filtres exercent en outre une action sur la composition chimique des liquides qui les traversent. Le charbon est, parmi toutes les substances filtrantes, celle qui jouit au plus haut degré de cette propriété; il absorbe la matière organique de l'eau et les matières colorantes, il fixe les sels métalliques en dissolution, il opère en un mot une véritable épuration chimique, à côté de l'épuration mécanique; du vin rouge filtré sur du charbon animal sort du filtre à l'état de vin blanc; il en est de même si le vin est filtré sur des éponges. Le filtre au charbon enlève à l'eau la mauvaise odeur qu'elle peut avoir.

Les filtres composés uniquement de sable, de pierre ou de porcelaine poreuse, agissent également, quoique à un bien moindre degré, sur la composition chimique des substances qui les traversent. Lorsqu'on filtre dans un laboratoire une culture de microbes sur un filtre de porcelaine, le filtre n'arrête pas seulement les microbes, il arrête également une partie des substances en dissolution dans le bouillon.

M. Dandrieu a constaté que le filtrage de l'eau sur les bougies Chamberland faisait baisser notablement le degré hydrotimétrique et que les gaz de l'eau diminuaient aussi dans une notable proportion (*Arch. de méd. milit.*, 1892, t. XX, p. 41. Voir aussi à ce sujet : Moullade, *même Rec.*, t. XVI, p. 138).

Un filtre qui arrête sans cesse dans ses pores des microbes et des particules de matière organique doit nécessairement se salir, s'infecter; il s'infecte plus vite et plus profondément encore s'il contient des substances capables d'entrer en putréfaction ou pouvant fournir aux microbes un milieu de culture favorable. De là deux règles fondamentales dans la construction des filtres : 1° nécessité d'éliminer de cette construction toutes les substances organisées ou organiques capables de s'altérer; 2° nécessité d'avoir des filtres faciles à nettoyer et à stériliser.

Les éponges, la laine tontisse, le feutre, le papier, qui entraient autrefois dans la composition d'un grand nombre de filtres sont aujourd'hui complètement abandonnés avec juste raison, le charbon a été également condamné, malgré ses propriétés filtrantes si remarquables, parce que les phosphates qu'il contient et qui se dissolvent dans l'eau constituent un milieu favorable à la culture des microbes; à la vérité on peut traiter le charbon par l'acide chlorhydrique et le débarrasser ainsi de ses phosphates. Pour les filtres improvisés, qui doivent servir peu de temps, le charbon reste une matière filtrante très utile et très pratique, attendu qu'il est toujours facile de s'en procurer.

Tout filtre qui ne peut pas se nettoyer et se désinfecter, est nécessairement mauvais, dangereux, et doit être rejeté d'emblée; autrefois on employait beaucoup, dans les ménages, des fontaines filtrantes qu'on ne nettoyait jamais; il arrivait un moment où l'eau sortait du filtre beaucoup plus souillée qu'elle n'y était entrée.

Il n'y a qu'un filtre qui puisse fonctionner indéfiniment sans se souiller, c'est le filtre naturel constitué par le sol, et ce filtre merveilleux continue à fonctionner dans de bonnes conditions, alors même qu'on lui donne à filtrer les eaux les plus impures, comme on le fait partout où fonctionne le système d'épandage des eaux d'égout. Mais le sol n'est pas comparable aux filtres que fournit l'industrie, c'est un filtre *vivant*, pour ainsi dire, qui se régénère sans cesse, grâce aux oxydations qui s'y produisent, grâce à la végétation qui, en poussant à la surface, utilise la matière organique déposée par l'eau et l'empêche de s'accumuler et de fermenter.

Les matières filtrantes les plus employées aujourd'hui sont : le sable, le fer spongieux, qui s'obtient par la calcination d'un minerai de fer opérée doucement, sans fusion, le fer granulé, la porcelaine poreuse, les pierres poreuses et l'amiante sous différentes formes. L'amiante est un silicate polybasique de magnésie, de chaux, d'alumine et d'oxyde de fer; les pierres d'amiante donnent des fils très fins qui ont le grand avantage d'être imputrescibles; on a fabriqué aussi une terre poreuse d'amiante.

Les filtres peuvent être classés, au point de vue de l'hygiène militaire, de la manière suivante :

A. Grands filtres destinés à assurer l'approvisionnement en eau potable d'une ville entière.

B. Filtres de casernes et d'hôpitaux.

C. Filtres utilisables en campagne.

D. Filtres improvisés.

A. Les grands filtres destinés à assurer l'approvisionnement d'une ville entière intéressent le médecin militaire qui peut être

appelé à donner son avis sur la valeur de l'eau qu'ils fournissent ;
d'autre part ces filtres peuvent rendre des services pour l'approvisionnement en eau potable d'un camp retranché ou d'une ville
assiégée.

Ces grands filtres, dits *filtres industriels*, se rapportent à trois
types principaux : bassins filtrants, dans lesquels la filtration se
fait sur du sable, galeries filtrantes, filtres Anderson.

a. *Bassins filtrants*[1]. Dans beaucoup de grandes villes, à Londres,
à Berlin, à Zurich, etc., l'eau provenant des fleuves, des rivières
ou des lacs, est conduite dans des bassins de décantation, puis dans
de grands bassins à parois maçonnées dans lesquels la filtration
s'opère sur le sable.

Les bassins filtrants de la compagnie de Lambeth, au-dessus de
Londres, mesurent 80 mètres de long sur 58 mètres de large. Les
couches filtrantes se composent, en allant de bas en haut : de
0 m. 30 de gravier, de 0 m. 25 de sable grossier, et enfin d'une

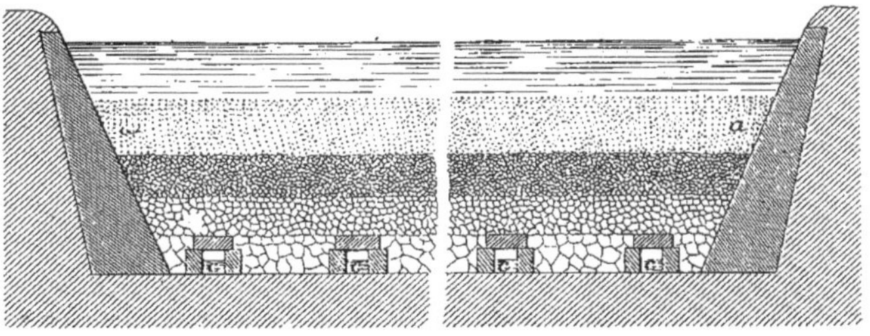

Fig. 57. — Coupe d'un bassin filtrant de Lambeth.

couche de 1 mètre de sable de rivière (*a a*, fig. 57). La filtration se
fait de haut en bas : après avoir traversé ces couches filtrantes
l'eau pénètre dans des canaux (*c c*) qui conduisent l'eau dans des
réservoirs ; des machines à vapeur donnent à l'eau une pression
suffisante pour qu'elle puisse s'élever jusqu'aux étages supérieurs
des maisons de Londres.

Pour nettoyer le filtre, après l'avoir mis à sec, on enlève à la
pelle les couches supérieures de sable qui sont considérées comme

1. Duclaux, *Annales de l'institut Pasteur*, 1890, p. 41. — A. Gautier, Eaux potables,
in *Encyclop. d'hygiène*, t. II, p. 340. — Jouon, L'eau filtrée à Nantes et le puits
Lefort, *Revue d'hygiène*, 1891, p. 119. — Duclaux, Le filtrage des eaux de fleuves,
Ann. de l'institut Pasteur, 1891, p. 257. — Arnould, Nouveaux éléments d'hygiène
et *Revue d'hygiène*, 1893, p. 501. — E. Guinochet, Epuration, filtration et stérilisation des eaux potables, Paris, 1894.

étant seules souillées ; le sable retiré est lavé sous un fort jet d'eau, exposé à l'air et, au bout de quelque temps, il sert à regarnir le filtre. Ce nettoyage, quand on l'a vu faire, n'a rien de rassurant.

A Berlin, la composition de la couche filtrante est un peu différente, mais c'est toujours une couche de sable fin qui constitue l'élément filtrant principal ; cette couche doit avoir 0 m. 50 à 0 m. 60 d'épaisseur.

Les filtres au sable nouvellement garnis laissent passer un grand nombre de microbes ; c'est seulement au bout de quelque temps, lorsqu'une couche grisâtre, composée pour la plus grande part d'algues et de microbes, s'est formée à la surface, que ces filtres fonctionnent dans d'assez bonnes conditions : on dit alors qu'ils sont *mûrs*.

La filtration doit se faire lentement, un courant d'eau trop fort romprait la couche filtrante superficielle qui est très fragile et entraînerait des germes vers la profondeur. A Berlin, la vitesse de filtration ne dépasse pas 10 centimètres par heure, soit 2 m. 40 de hauteur d'eau filtrée en vingt-quatre heures.

Le nombre des microbes, très grand à la surface de ces filtres, est beaucoup plus faible dans les parties profondes, mais il n'est pas douteux que les filtres au sable se laissent traverser facilement par les microbes. Fraenkel a constaté que le bacille violet de l'eau traversait rapidement un filtre au sable ayant la même composition que les filtres industriels [1].

Kabrehl a obtenu des résultats un peu plus satisfaisants que Fraenkel et Piefke ; néanmoins il résulte de ses expériences que, alors même que le filtre est mûr, il y a une période pendant laquelle il laisse de nouveau passer les germes, ce que l'auteur attribue au tassement des différentes couches.

Les grands filtres au sable ne fournissent en somme qu'une eau médiocre, mauvaise s'ils ne sont pas surveillés avec soin ; il suffit que le courant d'eau qui pénètre dans les bassins filtrants soit un peu trop fort pour que des germes en très grand nombre soient entraînés par l'eau ; ajoutons que le nettoyage est toujours très incomplet.

Dans son travail intitulé : De la filtration de l'eau au point de vue de la prophylaxie du choléra (*Semaine médicale*, 24 juin, 1893), Koch estime que pour éviter les dangers résultant du mauvais

---

1. FRAENKEL et DE PIEFKE, Congrès des hygiénistes allemands à Brunswick, sept. 1890. Anal. in *Revue d'hygiène*, 20 juin 1891. — KABREHL, Etudes expér. sur la filtration par le sable. *Archiv f. Hygiene*, 1895, et *Revue d'hyg.*, 1895.

fonctionnement de ces filtres (épidémie d'Altona), il est indispensable de prendre les précautions suivantes :

1° La vitesse de la filtration ne doit jamais dépasser 100 millimètres à l'heure. Dans ce but, chaque filtre doit être muni d'un appareil permettant de mesurer et de régler la vitesse de la filtration ;

2° Pendant son fonctionnement, chaque filtre doit être soumis quotidiennement à un examen bactériologique ;

3° Une eau filtrée qui contient plus de 100 germes vivants par centimètre cube ne doit pas pénétrer dans le réservoir commun d'eau filtrée. La construction du filtre devra donc permettre d'en éliminer toute eau insuffisamment épurée, sans qu'elle puisse se mêler au réservoir commun d'eau filtrée.

Kabrehl insiste aussi sur la nécessité de contrôler journellement le fonctionnement des filtres par la numération des microbes.

Les grands filtres au sable ne peuvent être considérés que comme un pis aller pour l'approvisionnement en eau potable d'une ville ou d'un camp, et il faut toujours préférer l'eau de source à l'eau filtrée par ce procédé, c'est la conclusion à laquelle sont arrivés tous les hygiénistes en Allemagne et en Angleterre, aussi bien qu'en France.

b. *Galeries filtrantes.* Dans certaines villes, à Lyon, à Toulouse, à Angers, l'approvisionnement en eau potable est assuré au moyen de *galeries filtrantes* parallèles aux cours d'eau qui traversent ces villes.

A Lyon, la galerie qui existe sur la rive droite du Rhône, dite galerie Saint-Clair, est une espèce d'aqueduc en béton, long de 150 m., large de 5 m., enfoncé à 3 m. au-dessous de l'étiage du fleuve. L'eau pénètre dans la galerie par une série de puits après avoir été filtrée dans le sol. Une autre galerie filtrante, semblable à la première, doit être construite sur la rive gauche du Rhône.

En construisant ces galeries on se propose d'obtenir de l'eau de rivière filtrée par les terrains qui séparent le lit du cours d'eau, des galeries ; nous avons vu dans le chapitre précédent que le niveau de la nappe d'eau souterraine était presque toujours supérieur à celui des cours d'eau ; il s'ensuit que, dans les galeries filtrantes, on recueille bien plutôt de l'eau de la nappe souterraine que de l'eau filtrée du fleuve. Ce fait a été bien établi par Belgrand, Durand Claye et par d'autres observateurs. En général, l'eau des galeries filtrantes se rapproche beaucoup plus par sa composition de l'eau de la nappe souterraine que de celle du cours d'eau voisin.

L'eau de la nappe souterraine étant filtrée par le sol, il n'y aurait pas d'inconvénient à la recueillir dans les galeries filtrantes, au lieu de l'eau filtrée de la rivière, si les galeries n'étaient pas installées à proximité de grandes villes, dans des endroits où le sous-sol est d'ordinaire souillé. La même cause, qui fait que l'eau de puits est en général mauvaise dans les grandes villes, et que son usage doit être condamné, fait aussi que les galeries filtrantes construites à proximité des grandes villes ne peuvent pas avoir l'assentiment des hygiénistes; des galeries filtrantes ne pourraient donner de bons résultats que si elles étaient construites sur des points où le sol ne peut pas être souillé.

Des galeries filtrantes on peut rapprocher les puits filtrants qui ont été préconisés par Lefort pour l'approvisionnement en eau potable de la ville de Nantes. Le puits Lefort, qui avait été installé à titre d'essai dans une île de la Loire, en amont de Nantes, fournissait une eau de bonne qualité; la question était de savoir si le sable servant à la filtration ne s'infecterait pas rapidement et, malheureusement, il ne paraît pas douteux que l'infection du filtre doive se produire dans ces conditions; nous l'avons déjà dit, mais on ne saurait trop le répéter : toute matière filtrante qui sert à filtrer l'eau s'infecte, le sol échappe à cette règle, mais *à la condition de pouvoir s'aérer et d'être cultivé*, ce qui n'est pas le cas d'un banc de sable de faible épaisseur au milieu d'un fleuve.

c. *Procédé Anderson.* Depuis longtemps on sait que le fer constitue une excellente matière filtrante pour l'eau; on s'est servi d'abord de fer spongieux, mais on a dû abandonner bientôt ce procédé; dès que le fer était oxydé, le filtre ne fonctionnait plus convenablement et le remplacement du fer spongieux hors d'usage était très difficile et très coûteux. C'est à la suite de l'insuccès des filtres au fer spongieux que le procédé Anderson a été imaginé; il consiste essentiellement à agiter l'eau avec du fer granuleux et à la filtrer ensuite sur du sable. Le filtre Anderson se compose d'un grand cylindre garni à l'intérieur, dans toute sa longueur, de tablettes courbes et animé d'une vitesse de rotation de 2 m. environ par minute, à la circonférence. Après avoir introduit dans le cylindre du fer granulé, on y fait pénétrer l'eau à filtrer et on met l'appareil en mouvement; grâce aux tablettes courbes, les grains de fer sont sans cesse rejetés vers la partie centrale et ils se mélangent intimement à l'eau. On règle le débit du filtre de manière à ce que le contact de l'eau avec le fer dure assez longtemps; le contact doit être d'autant plus long que l'eau est plus fortement souillée. A sa sortie du cylindre l'eau est aérée, puis conduite sur un filtre à sable qui la clarifie. Les phénomènes qui déterminent la purification de l'eau par ce procédé sont assez complexes. Le fer placé dans le cylindre rotateur s'oxyde au contact de l'eau, il se forme des sels ferreux qui plus tard, lorsque l'eau s'aère à sa sortie du cylindre, se transforment en sels ferriques insolubles; ceux-ci, en se précipitant, entraînent une partie des microbes; les réactions chimiques qui se passent dans l'eau doivent aussi détruire un certain nombre de microbes.

A Boulogne-sur-Seine, l'eau débitée par ce filtre contient encore de 200 à 400 microbes par centimètre cube (GUINOCHET, *op. cit.*, p. 109), ce qui est un résultat assez peu satisfaisant. Nous devons constater cependant que le procédé Anderson a été adopté, depuis dix ans, par un grand nombre de villes : Anvers, Dordrecht, Ostende, Gouda, Libourne, Boulogne-sur-Seine.

B. *Filtres de casernes.* — Parmi les filtres en usage dans les casernes, le filtre Chamberland, qui a été adopté en France, mérite tout d'abord d'attirer notre attention.

M. Chamberland a eu l'excellente idée d'appliquer à l'eau le procédé de laboratoire qui consistait à filtrer certains liquides dans des tubes de porcelaine dégourdie, afin de les dépouiller de toutes les particules solides [1], de tous les microbes en suspension; grâce aux perfectionnements qu'il a apportés à ce procédé, il a créé un filtre pratique, aujourd'hui universellement connu.

On a construit des filtres Chamberland de toutes formes et de toutes dimensions; l'élément fondamental de tous ces filtres est la *bougie* Chamberland. Cette bougie se compose d'un cylindre creux de porcelaine dégourdie (B, fig. 58), qui mesure 20 centimètres de long sur 2 centimètres et demi de diamètre; par ses dimensions, par sa forme et par sa couleur blanche ce cylindre de porcelaine rappelle assez exactement une bougie ordinaire, de là son nom. Le cylindre est fermé à l'une de ses extrémités, à l'autre extrémité il présente une bague de porcelaine émaillée qui repose sur un petit cône de même nature, renflé à son extrémité, c'est le *teton* de la bougie (b); à l'extrémité du teton se trouve un orifice qui permet à l'eau qui a pénétré dans le cylindre de porcelaine, à travers la paroi filtrante, de s'écouler à l'extérieur.

La compagnie du filtre Chamberland fabrique deux espèces de

---

1. M. le professeur A. Gautier a, le premier, fait construire et utilisé pour la filtration de l'eau et des liquides de culture des filtres en faïence de Creil et en porcelaine.

bougies, qui sont désignées par les lettres F et B incrustées dans la pâte, sur le fond des bougies, et inscrites en noir sur la bague de porcelaine vernissée qui se trouve au-dessus du teton. Les bougies F sont destinées aux filtres qui fonctionnent par aspiration ou avec de faibles pressions, les bougies B, en pâte plus dure, aux filtres qui fonctionnent avec des pressions supérieures à une atmosphère.

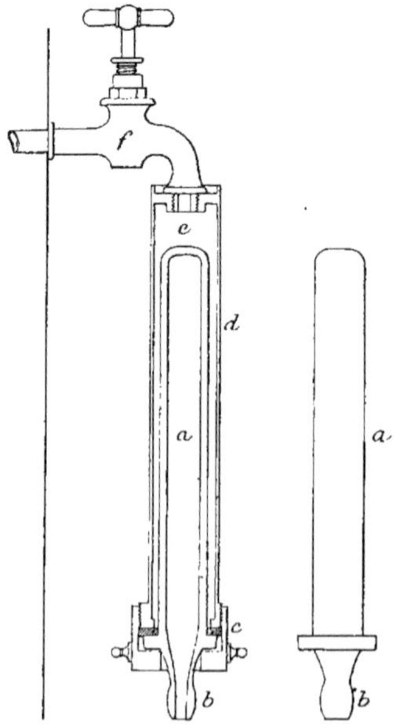

Les bougies doivent être exemptes de défauts ; il suffirait d'une fente, de quelques orifices même imperceptibles à l'œil nu, pour annihiler les effets de la filtration, aussi les bougies sont-elles essayées avant d'être livrées au commerce. Chaque bougie est plongée dans l'eau et mise en rapport, au moyen d'un tube en caoutchouc, avec un récipient d'air comprimé ; lorsqu'il existe une fente, un défaut, on voit des bulles de gaz s'échapper à ce niveau. Les bougies contrôlées par la compagnie du filtre Chamberland sont marquées des initiales F. C. S. P. (filtre Chamberland, système Pasteur). Lorsqu'on se sert de bougies qui ont voyagé, ou qui ont servi depuis quelque temps et qui

Fig. 58. — A. bougie Chamberland dans une armature métallique (coupe) ; B. bougie Chamberland isolée.

ont pu être fêlées, il est bon de les contrôler de nouveau, ce qui est facile en se servant de la pompe aspirante et foulante de l'appareil Potain ; la bougie à contrôler est placée dans un bocal rempli d'eau, un tube de caoutchouc met le teton de la bougie en rapport avec la pompe foulante et, s'il existe un défaut dans la bougie, des bulles d'air s'échappent à ce niveau. On peut se servir aussi pour cet essai d'un soufflet ordinaire, en ayant soin de pincer le tube de caoutchouc qui réunit la bougie au soufflet toutes les fois qu'on remplit d'air le soufflet.

Les bougies Chamberland peuvent être employées isolément ou bien associées au nombre de 2, 3, 4... 10, 20, 40, 50... 100 ; les bougies sont alors ajustées, à l'aide de morceaux de tube de caoutchouc, sur des *collecteurs* en métal ou en porcelaine

vernissée qui portent des embouts analogues aux tetons des
bougies.

Les bougies peuvent fonctionner sous pression ou par aspiration ;
le fonctionnement sous pression est de beaucoup préférable au
fonctionnement par aspiration.

Un des meilleurs modèles du filtre Chamberland est le type primitif représenté en A (fig. 58). La bougie est placée dans un tube
métallique nickelé à l'extérieur *d*, qui s'adapte par l'une de ses
extrémités sur le robinet de la conduite d'eau *f* ; à son autre extrémité ce tube est garni d'un écrou *c* facile à serrer ou à desserrer à
la main. Une rondelle de caoutchouc est interposée entre la bague
de la bougie de porcelaine et la partie inférieure du cylindre
métallique afin que, en serrant l'écrou, on ne soit pas exposé à
casser la bougie.

Lorsqu'on ouvre le robinet *f*, l'eau pénètre dans l'espace qui
sépare la bougie du tube métallique, elle filtre à travers la paroi
de la bougie et s'échappe par le teton *b*.

Cette disposition est très bonne, l'eau filtre de dehors en dedans
et, comme elle abandonne toutes les particules en suspension à la
surface de la bougie, il est très facile de nettoyer le filtre : il suffit
de dévisser l'écrou, de retirer la bougie et de passer à plusieurs
reprises une éponge humide à sa surface.

Dans certains modèles de filtres Chamberland les tetons des
bougies sont tournés en haut ; il est préférable qu'ils soient tournés
en bas, afin que les bougies puissent se vider quand on arrête
l'écoulement de l'eau.

Pour stériliser le filtre, il suffit de mettre la bougie pendant dix
minutes dans l'eau bouillante, qui tue tous les microbes pathogènes.

Le débit de la bougie Chamberland varie avec la pression de
l'eau, avec la nature de l'eau à filtrer, avec les bougies dont la
structure n'est pas toujours exactement la même ; sous une pression
de 10 mètres d'eau, une bougie doit donner un minimum de 1 litre
par heure. Une bougie F neuve, avec une pression d'une atmosphère, donne le premier jour, 4 à 5 litres par heure, mais le débit
tombe rapidement à 3 litres, 2 litres et au-dessous. Les eaux qui
renferment de l'argile font tomber rapidement le débit des filtres,
qu'il est alors nécessaire de nettoyer très souvent.

Après nettoyage simple le débit des bougies remonte, mais, en
général, il n'atteint pas le débit primitif, ni même le débit observé
à la suite du précédent nettoyage, de telle sorte qu'on est obligé de
changer, au bout d'un certain temps, les bougies ; nous verrons

plus loin qu'il existe un bon procédé de régénération des bougies.

Une bougie qui a été stérilisée fournit de l'eau absolument dépourvue de germes, le fait n'est pas douteux ; d'ailleurs, dans les laboratoires de bactériologie, on se sert des bougies Chamberland pour filtrer des cultures très riches en microbes et, dans ces conditions très défavorables, le filtre arrête tous les microbes ; on pouvait espérer qu'il arrêterait de même tous les microbes en suspension dans l'eau et qu'il fournirait pendant longtemps une eau stérile ; cet espoir a été déçu.

Il est parfaitement démontré aujourd'hui que les filtres en porcelaine se laissent traverser par les microbes de l'eau au bout d'un temps variable et qu'ils finissent par s'infecter comme les autres. Bourquelot et Galippe, Fraenkel, Hesse, Kübler, Beyerinck, de Freudenreich, E. Lacour, Miquel ont constaté, et nous avons souvent constaté pour notre part, que la bougie Chamberland était traversée par les microbes au bout de quelques jours [1].

Il n'y a de divergences entre les observateurs qu'au sujet de la durée de la période pendant laquelle un filtre Chamberland peut fournir une eau stérile ; les uns fixent cette période à cinq ou six jours, d'autres à dix ou même à vingt jours. En réalité, la durée de cette période varie avec les bougies qui n'ont pas toutes la même porosité, avec l'eau à filtrer, avec la nature des microbes employés pour faire l'expertise du filtre, enfin avec la température de l'eau. Nous avons remarqué qu'en été les bougies se laissaient traverser plus vite qu'en hiver par les microbes, M. Miquel a fait la même observation. En hiver et lorsqu'on filtre de l'eau pure, comme l'eau de Vanne, la bougie Chamberland peut fournir de l'eau stérile pendant une quinzaine de jours ; en été, lorsqu'on filtre une eau de médiocre qualité, ou bien une eau polluée avec une culture microbienne, il n'est pas rare de constater que, dès le sixième ou le huitième jour, le filtre ne fournit plus une eau stérile.

M. Lacour fait jouer aussi un grand rôle à la pression ; le passage des microbes serait favorisé par les fortes pressions et par les coups de bélier qui se produisent souvent dans les conduites d'eau. Cette influence ne nous paraît pas avoir l'importance que lui attribue M. Lacour ; les filtres qui fonctionnent par aspiration

---

1. Bourquelot et Galippe, *Journ. des conn. méd.*, 19 février 1885. — Kübler, *Zeitschr. f. Hygiene*, 1890. — De Freudenreich. *Centralbl. f. Bakt.*, t. XII, n°⁸ 7 et 8. — Lacour, *Revue d'hygiène*, 1892, p. 465. — Miquel, *Ann. de micrographie*, 1893, p. 184. — E. Guinochet, *op. cit.*

ou sous de faibles pressions s'infectent presque aussi rapidement que ceux qui fonctionnent sous de fortes pressions.

Il est facile de s'assurer que la bougie Chamberland se laisse traverser par les microbes, en se servant du filtre décrit plus haut (bougie incluse dans une armature métallique). On commence par stériliser le filtre à l'autoclave, puis on le remet en place et on le fait fonctionner ; on ensemence dans des tubes de bouillon la première eau qui s'écoule, afin de s'assurer que la stérilisation a été bien faite. On dévisse ensuite le filtre et on verse dans l'orifice supérieur de l'armature métallique une culture d'un bacille facile à reconnaître, du *B. pyocyaneus* par exemple [1]. Le filtre est remis en place et on le fait fonctionner d'une façon continue ou seulement pendant quelques heures chaque jour. Tous les jours on ensemence dans du bouillon 10 à 20 gouttes de l'eau filtrée et les tubes sont mis à l'étuve ; il est facile de constater ainsi au bout de combien de jours le *B. pyocyaneus* a traversé le filtre. En procédant de cette manière, nous avons noté souvent que le passage avait lieu, en été, du sixième au huitième jour ; en hiver, il était souvent beaucoup plus tardif.

Pourquoi le filtre, qui arrête pendant les premiers jours tous les microbes, se laisse-t-il traverser ensuite ? Au premier abord cela paraît difficile à comprendre ; il semble que les pores, assez petits pour arrêter les microbes au début du fonctionnement du filtre, devraient les arrêter indéfiniment. La meilleure explication consiste à admettre que les microbes végètent dans les pores de la porcelaine et arrivent ainsi à gagner peu à peu la surface interne du filtre. Le premier jour, quelques microbes s'engagent dans les petits orifices qui existent à la surface du filtre, mais comme ces orifices correspondent à des trajets sinueux, irréguliers, creusés dans la porcelaine, les microbes sont bientôt arrêtés ; les microbes végètent alors dans les pores de la porcelaine et ils peuvent pénétrer ainsi, de proche en proche, dans les trajets les plus sinueux jusqu'à la face interne du filtre.

Le filtre décrit plus haut a été adopté en France en 1889 pour les casernes (Notes ministérielles du 22 juillet 1889 et du 7 février 1890). Les filtres sont installés par séries de cinq ou de dix sur une rampe métallique communiquant avec la canalisation des eaux, dans les casernes où l'on a de l'eau sous pression ;

---

1. Afin de ne pas s'exposer à souiller l'eau de la canalisation générale on se servira pour cette expérience du filtre avec accumulateur de pression décrit plus loin.

au-dessous des filtres se trouve un évier en tôle ou en zinc destiné
à supporter les cruches dans lesquelles tombe l'eau filtrée (fig. 59).

Chaque bougie fournissant en moyenne 50 litres en vingt-

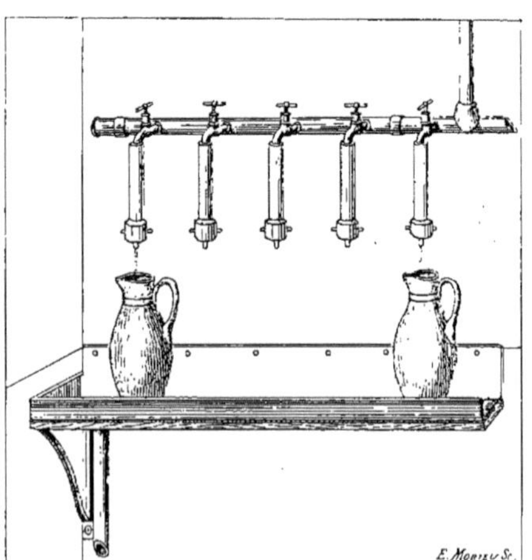

Fig. 59. — Filtre Chamberland de caserne. Cinq bougies filtrantes.

quatre heures, sous une pression de dix mètres d'eau, peut servir
à l'approvisionnement de dix hommes; on a adopté le chiffre de
dix bougies pour une compagnie.

Dans les casernes où l'eau n'est pas sous pression, on peut
employer l'appareil dit *accumulateur de pression*, qui est représenté dans la figure 60.

L'accumulateur de pression se compose d'un grand récipient
cylindrique en tôle galvanisée *a*, pouvant supporter une pression
intérieure de trois atmosphères, et d'une pompe à air aspirante
et foulante *b*, fonctionnant à l'aide d'une roue. Le grand récipient
cylindrique communique à sa base avec le tuyau d'amenée de
l'eau et avec un tuyau qui aboutit à la rampe sur laquelle sont
disposés les filtres. On remplit d'eau le cylindre jusqu'en *B*, le
robinet *B* est laissé ouvert pendant le remplissage, on le ferme
dès qu'il donne de l'eau, on ferme en même temps le robinet
d'arrivée de l'eau *H*. On met alors la pompe en mouvement, l'air
comprimé à la partie supérieure du cylindre donne à l'eau une
pression suffisante pour qu'elle filtre à travers les bougies. Un
manomètre *A* indique la pression dans l'appareil, une pression de
une atmosphère est suffisante; la manœuvre de la pompe devient
d'ailleurs difficile quand on essaie de dépasser cette pression.

Lorsque les eaux sont très souillées, chargées d'argile, on peut, avant de les faire passer dans les filtres, qu'elles saliraient rapidement, en diminuant considérablement le débit, les filtrer d'abord sur du sable, ainsi que cela est indiqué dans la figure. L'eau arrive dans une première case du filtre et, pour gagner la troisième *c*, elle est obligée de filtrer de bas en haut à travers la couche de sable qui remplit la case médiane. En parlant des

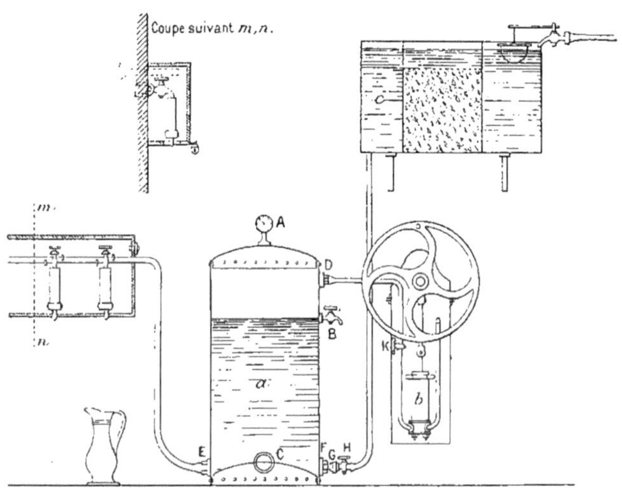

Fig. 60. — Filtre Chamberland de caserne avec accumulateur de pression : a, accumulateur; b, pompe à air, montée sur plateau en chêne; c, bâche d'alimentation servant en même temps de filtre dégrossisseur; A, manomètre; B, robinet de jauge; C, bouchon de vidange; D, raccord pour l'arrivée de l'air; E, raccord pour la sortie de l'eau; F, raccord pour l'arrivée de l'eau; G, clapet de retenue; H, robinet; K, robinet de la pompe à air.

filtres improvisés nous aurons l'occasion de revenir sur la constitution de ce filtre à sable [1].

Afin d'empêcher les soldats de dévisser les filtres et de prendre de l'eau directement aux robinets, la note ministérielle du 7 février 1890 prescrit d'enfermer les batteries filtrantes dans une caisse en bois dont la paroi postérieure est formée par le mur; la paroi antérieure, qui s'ouvre de bas en haut, est fermée à l'aide d'un cadenas, la paroi inférieure est percée de trous au droit de chaque filtre (disposition indiquée dans la figure 60).

Ces filtres présentent de sérieux inconvénients au point de vue

---

1. D'après **M.** Miquel on retarde la propagation des bactéries à travers les filtres de porcelaine en se servant d'un filtre dégrossisseur au sable et au charbon (*Ann. de micrographie*, 1893, p. 184).

du nettoyage et de la stérilisation des bougies. Le nettoyage doit être fait plusieurs fois par semaine, quelquefois tous les jours ou même deux fois par jour, lorsqu'il faut filtrer, comme à Versailles, une eau très argileuse; ce nettoyage exige beaucoup de temps, on casse souvent des bougies, ce qui grève le maigre budget des ordinaires, enfin si des bougies fêlées sont remises en place, l'eau n'est plus filtrée. La stérilisation dans l'eau bouillante, qui doit être faite au moins deux fois par mois, présente des difficultés; elle est trop souvent une occasion de casse des bougies, malgré toutes les précautions prises et malgré les perfectionnements apportés dans cette opération.

M. le Dr A. Schmidt a imaginé un panier en fil de fer qui facilite le transport et la désinfection des bougies (*Arch. de méd. milit.*, t. XIX, p. 488.)

M. le Dr Linon a fait remarquer que la stérilisation des bougies était facile dans les hôpitaux pourvus d'une étuve à désinfection à vapeur sous pression (*Arch. de méd. milit.*, 1891, t. XVII, p. 406). Le passage des bougies à l'étuve leur rend une perméabilité supérieure à celle qui est obtenue par la stérilisation dans l'eau bouillante. Malheureusement il est rare qu'on puisse utiliser ce procédé de désinfection pour les filtres des casernes.

MM. Couton et Gasser ont proposé d'employer, pour stériliser les bougies des filtres Chamberland et pour les régénérer, du chlorure de chaux délayé dans à peu près cinq fois son poids d'eau et de l'acide chlorhydrique ordinaire étendu de cinq volumes d'eau environ. Les mêmes solutions peuvent servir pour une dizaine de nettoyages [1].

Les bougies retirées des filtres sont mises à égoutter durant 15 minutes, on les plonge alors dans la solution de chlorure de chaux de manière à ce que le liquide remplisse leur cavité intérieure et on les y maintient 15 minutes. Les bougies sont portées ensuite dans la solution chlorhydrique pendant 15 minutes, et, finalement, on les rince avec de l'eau bouillie ou plus simplement on les remet en place et on laisse perdre la première eau qui traverse le filtre. L'hypochlorite agit par lui-même pour désorganiser les dépôts organiques ou minéraux qui obstruent les pores du filtre, et l'acide chlorhydrique, qui donne naissance à du chlore à l'état naissant en se combinant avec le calcium, continue la

---

1. COUTON et GASSER, Procédé de stérilisation et de régénération des bougies Chamberland par les hypochlorites et l'acide chlorhydrique, *Revue d'hygiène*, 1895, p. 316.

désorganisation de la matière organique et achève la stérilisation.

Après avoir subi cette double opération, les bougies sont régénérées et stérilisées. Ce procédé paraît très efficace, mais l'emploi de l'acide chlorhydrique doit être surveillé de très près.

Filtre Chamberland muni du nettoyeur André. — Ce filtre se compose de bougies Chamberland, en nombre variable (de 6 à 30),

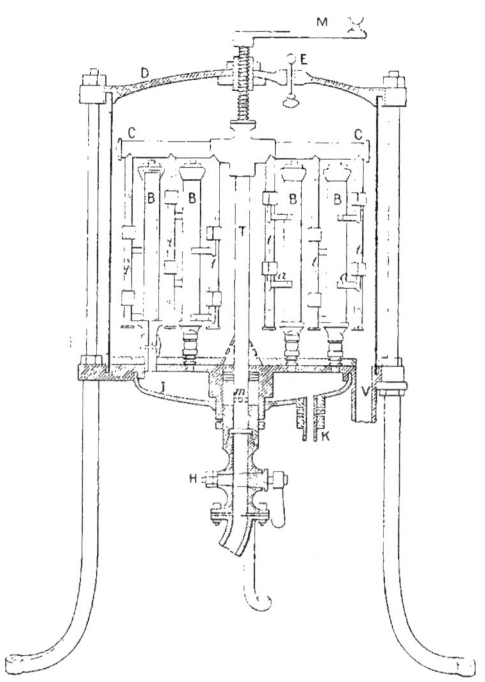

Fig. 61. — La figure représente la coupe d'un filtre Chamberland de 25 bougies avec nettoyeur André. La coupe montre 4 bougies filtrantes BBBB (l'une d'elles, à gauche, est représentée sur la coupe) et tout le nettoyeur. T, tige verticale axiale ; CC, tige horizontale ; *tt*... petites tiges verticales portant les frottoirs en caoutchouc *aa*. L'eau filtrée s'écoule dans le plateau I et ensuite par l'orifice K. Le tuyau de vidange V est muni d'un robinet qui n'a pas été représenté.

disposées en cercles concentriques à l'intérieur d'un réservoir métallique étanche, capable de recevoir de l'eau sous une pression de trois atmosphères.

À leur partie inférieure, les bougies *B* (fig. 61) sont liées, au moyen de tubes de raccord en caoutchouc serrés par deux colliers métalliques, à des tetons en bronze fixés sur un plateau de fond ; à leur partie supérieure, elles sont coiffées de calottes en caoutchouc surmontées de portées en ébonite qui s'encastrent dans des plates-bandes circulaires. Le montage des bougies est assez élastique pour permettre un brossage énergique sans danger de casse.

L'eau est amenée sous pression par le robinet *H*, elle traverse les bougies de l'extérieur à l'intérieur; les jets d'eau filtrée sortant du plateau de fond sont recueillis dans un collecteur *I* muni d'une tubulure de déversement *K*.

Le nettoyeur comprend, branchés les uns sur les autres, le tube vertical d'introduction de l'eau placé dans l'axe de l'appareil *T*, le tube horizontal *CC* et les tubes verticaux *tt*... Ces derniers sont fermés à leur partie inférieure; ils sont placés, les uns entre les cercles métalliques qui supportent les bougies, les autres à l'intérieur du plus petit ou à l'extérieur du plus grand de ces cercles; ils portent chacun deux frottoirs en caoutchouc *aa* en forme d'*Y*, dont les petites branches sont en contact avec la surface extérieure des bougies; enfin ils sont percés d'un certain nombre de petits trous répartis sur leur hauteur.

Le tube vertical *T* formant l'axe du nettoyeur s'engage à frottement dans le plateau de fond; il porte à son extrémité supérieure une partie filetée qui traverse un écrou taraudé fixé au couvercle, et se termine au-dessus de ce couvercle par une manivelle *M*. La manœuvre de cette manivelle imprime au nettoyeur un mouvement de rotation en même temps qu'un mouvement vertical descendant ou ascendant.

Une petite chambre existe au point de pénétration du tube central dans le plateau de fond, l'eau non filtrée y débouche; si le tube central est à fond de course, l'eau pénètre librement dans son intérieur, et s'échappe en jets cinglants par les orifices percés dans les tubes *tt*..; si, au contraire, le nettoyeur est en haut de sa course, position normale pendant le fonctionnement du filtre, l'eau arrive dans le tube central par son orifice inférieur et est déversée dans le filtre à la fois par les trous *m*, percés dans ce tube, qui se trouvent alors à l'extérieur de la chambre d'arrivée de l'eau, et par ceux des tubes verticaux du nettoyeur.

Le nettoyage du filtre comprend quatre opérations successives [1].

1° *Supprimer la pression*. Après avoir fermé le robinet *H* d'admission de l'eau, ouvrir le robinet de vidange et le fermer aussitôt que l'écoulement cesse d'être violent; ouvrir à ce moment

---

1. Instruction du 24 mars 1892, concernant l'installation des filtres à nettoyeur du système André dans les établissements militaires. *Bullet. off. du ministère de la guerre*, 1er sem., p. 374.

le clapet *E* du couvercle, afin d'établir la pression atmosphérique à l'intérieur du filtre.

2° *Décrasser*. Tourner la manivelle *M* du nettoyeur; descendre la vis à fond, la remonter, et ainsi alternativement plusieurs fois de suite.

Pendant cette opération, les frottoirs touchent successivement tous les points de la surface extérieure des bougies, et l'eau renfermée dans le filtre se charge de toutes les impuretés déposées sur les bougies; pour l'évacuer, on ouvre le robinet de vidange, et, pendant l'écoulement de l'eau, on tourne la manivelle dans les deux sens, de manière à empêcher un nouveau dépôt sur les bougies.

3° *Rincer*. Ouvrir le robinet d'admission *H* et tourner la manivelle plusieurs fois dans les deux sens. Le rinçage terminé, fermer le robinet de vidange, et lorsque l'eau a atteint le sommet des bougies, fermer le robinet *H*.

Des regards vitrés permettent de constater la hauteur de l'eau dans le filtre.

Pendant cette opération, les frottoirs complètent le nettoyage de la surface des bougies, en même temps que l'eau sous pression qui s'échappe vivement par les orifices des tubes verticaux du nettoyeur, vient frapper les bougies sur toute leur surface.

4° *Introduire la poudre d'entretien*. L'expérience a montré que si l'on introduit dans le filtre une poudre inerte, très fine, qui se dépose sur les bougies, cette poudre empêche l'adhérence des dépôts et facilite le nettoyage.

Pour introduire cette poudre, après l'opération du rinçage, verser par le clapet *E* un demi-verre d'un mélange d'eau et de poudre préparé à l'avance, dans la proportion de 200 grammes d'eau pour 500 grammes de poudre, fermer le clapet, donner un coup de manivelle, aller et retour, pour opérer le mélange, et le nettoyeur étant en haut de sa course, ouvrir le robinet d'admission *H*.

Le filtre est alors prêt à fonctionner.

Autrefois on introduisait en outre dans le filtre de la grenaille de liège; il a été reconnu que le liège s'altérait dans le filtre et qu'il contribuait à l'encrasser. On ne se sert plus aujourd'hui que de la poudre d'entretien.

Pour vérifier l'état des bougies on dépose le collecteur *I*, on aperçoit alors l'orifice inférieur des tetons fixés au plateau de fond de l'appareil. L'examen des jets permet de se rendre compte de l'état des bougies; si l'un de ces jets est plus abondant que les autres, il y a lieu de penser que la bougie correspondante est fêlée. On peut aussi, après avoir supprimé la pression comme pour le nettoyage, insuffler de l'air dans les bougies avec un soufflet adapté, au moyen d'un tube de caoutchouc, sur la tubulure qui sert à l'écoulement de l'eau filtrée. Si l'une des bougies est fêlée, l'air insufflé produit dans l'eau un bouillonnement que l'on peut observer par un des regards vitrés.

Pour remplacer la bougie fêlée par une bougie neuve, on vide le filtre, on dévisse les écrous qui maintiennent le couvercle et on enlève le couvercle avec le nettoyeur.

Lorsqu'on n'a pas d'eau sous pression, on se sert d'un filtre

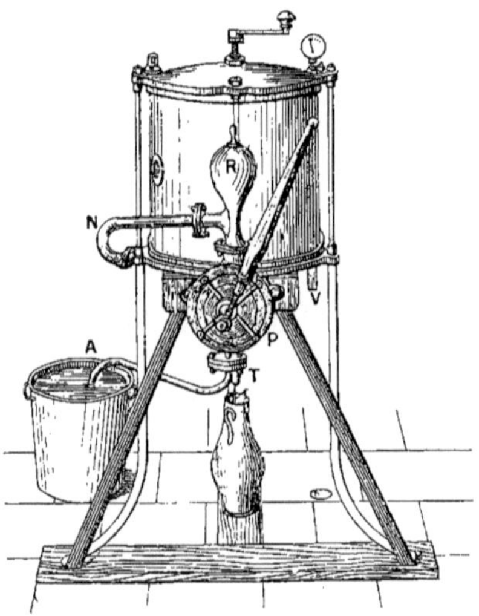

Fig. 62. — Filtre Chamberland à nettoyeur André, avec pression artificielle : P, pompe; R, réservoir d'air; A, tuyau d'aspiration; N, tuyau de refoulement; T, écoulement de l'eau filtrée; V, tuyau de vidange.

auquel est adaptée une petite pompe aspirante et foulante d'un maniement très facile (fig. 62).

Le nettoyeur André permet de faire très facilement et très rapidement un nettoyage journalier des filtres et, par suite, il augmente notablement leur rendement. Il est impossible de fixer exactement ce rendement, qui varie avec les bougies et surtout avec la nature de l'eau à filtrer. L'instruction jointe à la note ministérielle du 24 mars 1892 donne le tableau suivant des débits approximatifs moyens des filtres Chamberland munis du nettoyeur André (eau moyenne, nettoyage quotidien).

PRESSION en mètres d'eau.	DÉBIT EN LITRES PAR 24 HEURES DES APPAREILS DE			
	50 bougies.	25 bougies	12 bougies.	6 bougies.
5	300	150	70	3
10	600	300	140	70
15	900	450	210	105
20	1200	600	280	140
25	1500	750	350	175
30	1800	900	420	210

La pression la plus favorable au bon fonctionnement des filtres est celle de 20 m. Avec cette pression il suffirait d'avoir, pour un bataillon, un filtre de 50 bougies ou deux filtres de 25.

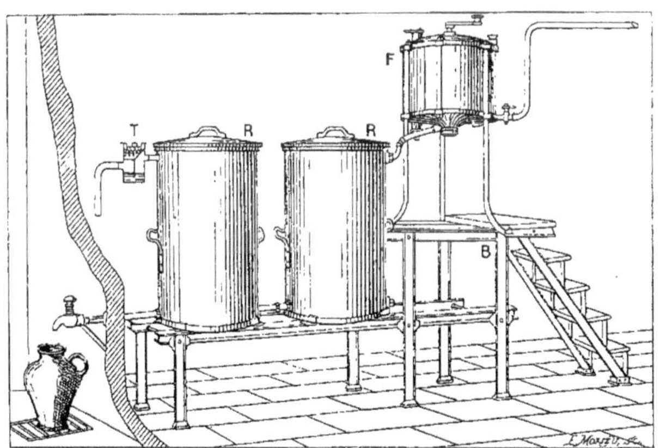

Fig. 63. — Installation dans une caserne d'un filtre Chamberland muni du nettoyeur André.

La figure 63 représente la meilleure installation à adopter pour un filtre de caserne.

Le filtre F est monté sur un bâti métallique B, léger et rigide, aisément démontable, avec escalier pour procéder au nettoyage. L'eau filtrée se déverse dans deux réservoirs R R jumelés, en tôle galvanisée et à couvercle amovible, de 300 litres chacun. Ces réservoirs peuvent être enlevés pour être stérilisés par ébullition. Une bague en caoutchouc souple, placée sous les couvercles, prévient la pénétration des poussières au moment du puisage; l'air rentre par un trop-plein siphoïde T d'un type spécial. Le puisage se fait à l'extérieur de la chambre à l'aide d'un robinet à poussoir.

De cette manière la chambre dans laquelle se trouvent le filtre et les réservoirs n'est accessible qu'aux personnes qui sont chargées de leur entretien ou de leur surveillance ; d'autre part on peut, à l'aide de dispositions très simples, empêcher que l'eau s'échauffe trop en été dans la chambre de filtration ou qu'elle gèle en hiver. En été, des persiennes empêcheront l'accès du soleil et on mettra au besoin des linges humides sur le filtre et sur les réservoirs ; en hiver, pendant les grands froids, il suffit d'un bec de gaz allumé près du filtre pour maintenir une température de 5 à 10°.

Il est indispensable de stériliser souvent les filtres munis du nettoyeur André comme les filtres Chamberland ordinaires ; l'instruction ministérielle relative à ces filtres prévoit seulement une stérilisation tous les six mois, ce qui est tout à fait insuffisant ; nous avons vu, en effet, qu'au bout de huit à quinze jours, les bougies Chamberland laissaient passer des germes ; une stérilisation serait nécessaire tous les quinze jours.

On s'est servi d'abord, pour cette stérilisation, d'un réchaud à charbon de bois qu'on plaçait sous le filtre après l'avoir vidé en grande partie. L'eau restant dans le filtre entrait en ébullition et la vapeur stérilisait les bougies ; l'opération était considérée comme terminée quand de la vapeur d'eau sortait par les orifices des bougies. Une disposition spéciale permettait de protéger l'extrémité des bougies contre l'action directe de la flamme du réchaud.

On a employé ensuite des coquilles, chauffées au charbon ou au gaz, qui se plaçaient sur les parties latérales du filtre.

Les résultats de cette opération étaient peu satisfaisants, le chauffage direct de la partie inférieure ou des parois latérales détériorait les filtres (VALLIN, *Revue d'hygiène*, 1894, p. 946), d'autre part la désinfection devait être souvent incomplète, car il était difficile d'obtenir des jets de vapeur suffisants pour détruire les germes déposés sur la surface interne des bougies. La stérilisation dans une grande étuve Geneste et Herscher donnerait de bons résultats, mais il est exceptionnel qu'on puisse disposer d'une de ces étuves pour stériliser les filtres et, d'autre part, la stérilisation serait onéreuse s'il fallait la faire tous les quinze jours par ce procédé.

Pour remédier à ces inconvénients on a essayé d'opérer la stérilisation par des procédés chimiques.

M. E. Lacour a proposé de stériliser les filtres avec l'alcool ou bien avec une solution d'alun renfermant 10 gr. d'alun par bougie, soit 500 gr. d'alun pour un filtre de 50 bougies. L'alcool doit être écarté à cause de son prix élevé, malgré les précautions indiquées par M. E. Lacour pour rendre cette opération moins onéreuse (E. Lacour, *Revue d'hygiène*, 1893, p. 486). Quant à l'alun, aux doses indiquées par M. E. Lacour, il ne paraît pas susceptible de stériliser ces filtres.

M. E. Guinochet a préconisé le permanganate de potasse, qui est utilisé depuis assez longtemps pour la purification des filtres domestiques [1]. Le permanganate présente en effet pour cet usage de grands avantages : il ne coûte pas cher, ses propriétés antiseptiques sont incontestables, il colore l'eau à laquelle il est mélangé, même en très faible quantité, de telle sorte qu'il est facile de s'assurer si tout le permanganate mis dans un filtre a été éliminé, ce qui serait beaucoup plus difficile avec une substance incolore comme l'alun ; enfin l'oxyde de manganèse qui résulte de la réduction du permanganate de potasse ne présente aucune propriété toxique, il a même été employé quelquefois en thérapeutique comme un succédané du fer.

L'emploi du permanganate de potasse serait d'ailleurs très simple et très commode pour la stérilisation des filtres Chamberland munis du nettoyeur André. Le mode opératoire est indiqué ainsi qu'il suit par M. Guinochet :

« On introduit, par l'ouverture supérieure de l'appareil, le courant d'eau étant nécessairement arrêté, et après un nettoyage préalable avec les frottoirs en caoutchouc, une solution de permanganate à 1 millième et on ferme cette ouverture ; on laisse en contact un quart d'heure, puis on rétablit le courant d'eau, afin de faire passer cette solution à travers les bougies et au contact de toutes les parties formant réservoir ; il y aurait lieu, peut-être, de modifier légèrement le récipient métallique qui reçoit l'eau filtrée, afin d'assurer un contact encore plus intime avec la solution de permanganate ; au bout d'un quart d'heure on arrête l'eau, on fait écouler la solution contenue dans l'appareil, on rince deux ou trois fois à l'eau ordinaire, puis on rétablit définitivement le courant d'eau et on ne recueille celle-ci que lorsqu'elle sort parfaitement incolore, ce qui demande seulement quelques minutes. La

1. E. Guinochet, Expériences sur le filtre Chamberland, *Arch. de méd. expér.*, 1893. p. 646, et Épuration, filtration et stérilis. des eaux potables, Paris, 1894. — Vallin. *Revue d'hygiène*, 1894, p. 946.

couleur si intense du permanganate permet de reconnaître facilement le moment où il a été complètement éliminé de l'appareil. » (E. GUINOCHET, *op. cit.*, p. 301).

Malheureusement le permanganate de potasse ne donne pas toujours des résultats aussi satisfaisants que ceux qui ont été obtenus par M. Guinochet.

Nous avons essayé, à diverses reprises, M. Vaillard et moi, de stériliser de grands filtres Chamberland munis du nettoyeur André à l'aide du permanganate de potasse et nous n'avons jamais pu y réussir, même en employant des solutions de permanganate de potasse à 5 et 6 p. 1000. Nous avions soin de recueillir l'eau à sa sortie des tetons des bougies, de manière à éviter la cause d'erreur provenant de la stérilisation incomplète du récipient métallique inférieur.

Nous avons dû conclure de nos expériences que le permanganate employé même à des doses bien supérieures à celles que préconise M. Guinochet, ne donnait pas toutes les garanties désirables pour la stérilisation du filtre Chamberland muni du nettoyeur André; ce procédé peut être cependant utilisé à défaut d'autres.

La stérilisation par la chaleur nous paraît préférable, mais il y aurait lieu évidemment de modifier le système actuel de chauffage; peut-être pourrait-on avoir des bougies à deux tetons (comme celles du filtre de voyage qui sera décrit plus loin), il serait facile alors d'y faire passer un courant de vapeur sans chauffer directement l'eau dans le filtre.

Le permanganate de potasse n'a pas d'influence sur le débit des filtres; il n'en est pas de même du bisulfite du soude, qui a été proposé par M. E. Guinochet pour la *régénération des bougies* des filtres Chamberland et qui rend en effet, à ce titre, de grands services [1].

« Tout le monde sait, écrit M. Guinochet (*op. cit.*, p. 305), qu'au bout d'un certain temps les bougies de porcelaine, quel que soit le mode de nettoyage employé, voient leur débit diminuer peu à peu. J'ai cherché un moyen propre à leur rendre leur débit primitif sans avoir besoin de les démonter et, bien entendu, sans les altérer le moins du monde. Il m'a suffi, après l'action du permanganate, cette fois à 5 p. 1000, de faire exactement la même opération avec une solution de bisulfite de soude à 1 p. 20. Cette solution se prépare avec la solution commerciale de bisulfite, de densité 1,300, en

---

1. E. GUINOCHET, *Journal de pharmacie et de chimie*, 1er oct. 1893, et Épuration, filtration et stérilisation des eaux potables, Paris, 1894.

mêlant 50 centimètres cubes de cette solution à 950 centimètres cubes d'eau. Il est bien d'y ajouter, au moment de l'emploi, 5 centimètres cubes d'acide chlorhydrique ordinaire par litre. »

Le bisulfite de soude a une efficacité presque aussi grande, pour la régénération des filtres, lorsqu'on l'emploie seul, que lorsqu'on l'associe au permanganate de potasse, comme le conseille M. E. Guinochet. Il ne doit être employé que lorsque le débit des filtres a considérablement baissé et que le nettoyage ordinaire ne le fait pas remonter à un taux suffisant; on n'oubliera pas que le bisulfite de soude ne stérilise pas les filtres et que, par suite, la stérilisation s'impose alors même qu'on fait usage du bisulfite de soude.

Une instruction ministérielle a réglé ainsi qu'il suit l'emploi du bisulfite de soude (*Bullet. off. du ministère de la guerre*, 1894, 2ᵉ sem., p. 55).

Nettoyer le filtre par le procédé ordinaire, puis, le filtre étant sans pression, ouvrir le robinet d'admission et faire monter l'eau jusqu'au-dessus de l'arête supérieure du regard; fermer l'admission et laisser ouverte la valve du couvercle. Verser dans le filtre les quantités suivantes de bisulfite de soude du commerce à la densité moyenne de 1,300 :

Pour un filtre de 50 bougies......................	3ᵏ,750
— 25 —	2 ,500
— 15 —	1 »
-- 6 —	0 ,500
— 3 —	0 ,300

Donner un tour complet de manivelle pour bien mélanger avec l'eau contenue dans l'appareil. Fermer la valve d'admission et laisser le filtre à lui-même pendant un quart d'heure; laisser perdre l'eau qui filtre.

Rétablir la pression en ouvrant l'admission et faire fonctionner le filtre comme à l'ordinaire pendant un quart d'heure; laisser perdre l'eau qui filtre.

Vider et rincer le filtre, introduire la poudre d'entretien.

Rétablir la pression en ouvrant l'admission et laisser, pendant dix minutes, perdre l'eau qui filtre..

Les filtres Chamberland munis du nettoyeur André fonctionnent très bien; on peut leur reprocher seulement la difficulté avec laquelle on les stérilise, difficulté qu'on arrivera très probablement à surmonter, et leur prix élevé : un filtre de 25 bougies, muni du nettoyeur André, coûte 700 francs; un filtre de 50 bou-

gies, 1100 francs; l'installation d'un filtre de 50 bougies, avec
deux réservoirs (comme dans la figure 63), revient en outre à
380 francs; l'entretien est à vrai dire peu coûteux, les bougies
se cassent rarement et, grâce au bisulfite de soude, on peut se
servir des mêmes bougies pendant longtemps.

Filtre Berkefeld. Le filtre Berkefeld est fabriqué avec de la
terre d'infusoires, produit naturel qui se trouve dans les anciens
golfes de la mer du Nord et qui est constitué presque entièrement
par des débris d'infusoires et principalement par des diatomées.
Berkefeld a fabriqué, à l'aide de cette terre d'infusoires, des bou-

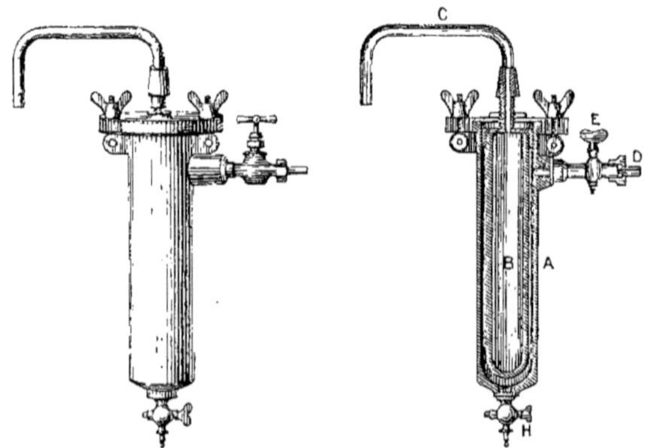

Fig. 64. — Filtre Berkefeld; a droite le filtre est représenté sur la coupe.

gies filtrantes qui ont une grande analogie avec les bougies Chamberland, ainsi qu'on peut s'en assurer en examinant la figure 64.

La bougie filtrante, plus grosse que la bougie Chamberland, est
enfermée dans une garniture métallique A. L'eau arrive par le
tube D qui est muni d'un robinet E, filtre de dehors en dedans à
travers la bougie et s'échappe, après filtration, par le tube C qui
est mobile. Le robinet H sert à vider le filtre. La bougie B est
montée à demeure sur la plaque métallique qui recouvre le filtre
et qui se fixe à l'aide de boulons.

La disposition de l'orifice de la bougie à la partie supérieure
ne paraît pas heureuse; la bougie ne peut pas se vider quand on
arrête l'écoulement de l'eau. Nous avons vu que les filtres Chamberland, dans lesquels les tetons des bougies étaient en bas, donnaient de meilleurs résultats que les autres.

Nous avons pu nous assurer que le filtre Berkefeld se laissait
traverser plus facilement par les microbes que le filtre Chamber-

land. Nordmeyer et Bitter ont constaté que ce filtre ne fournissait
de l'eau stérile que pendant quelques jours [1]. D'autre part les bougies en terre d'infusoires sont plus fragiles et, par suite, encore
plus difficiles à nettoyer et à stériliser que les bougies Chamberland.

Le filtre Berkefeld est employé, concurremment avec le filtre
Breyer, dans les armées allemande et austro-hongroise.

Filtre Mallié. Le filtre Mallié est fabriqué avec de la porcelaine d'amiante. L'amiante, réduite en poudre impalpable et

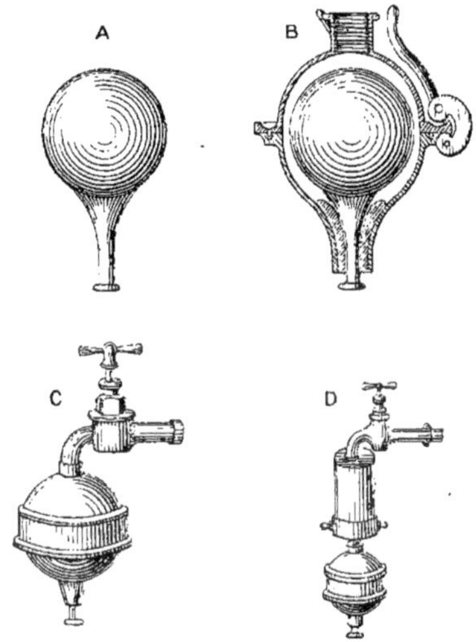

Fig. 65. — Filtre Mallié. A, élément filtrant en porcelaine d'amiante ; B, élément filtrant dans
l'armature métallique qui est représentée en coupe ; C, filtre en place ; D, filtre avec dégrossisseur.

mélangée à une quantité d'eau convenable, sert à préparer une pâte
malaxée et coulée de manière à obtenir des sphères creuses
analogues à celle qui est représentée en A, fig. 65. On porte
ces sphères dans des étuves légèrement chauffées où elles
sèchent très lentement, on les cuit ensuite pendant dix-sept à
dix-huit heures dans des fours chauffés à la température de 1200°.
En raison de la petitesse des grains de la poudre d'amiante on
obtient ainsi une matière à pores très petits et très réguliers
(F. Garros, Note à l'Acad. des sc., et E. Guinochet, *op. cit.*, p. 232).

Les sphères creuses en porcelaine d'amiante, terminées par un

<hr>

1. *Revue d'hygiène*, 1894, t. XIV, p. 287. — S. Jolin. Expér. sur les filtres en terre
d'infusoires, *Zeitschr. f. Hyg.*, 1895, t. XVII.

col étroit servant à l'écoulement de l'eau, sont renfermées dans des boules métalliques qui se composent de deux calottes de sphère faciles à séparer quand on veut nettoyer le filtre (B, fig. 65). La boule métallique se fixe sur un robinet de la conduite d'eau (C), l'eau arrive entre la sphère de porcelaine et son armature métallique.

Lorsque l'eau est très souillée et qu'elle a besoin d'être épurée avant d'être filtrée, on place entre le robinet d'alimentation et le filtre, un cylindre épurateur D, contenant du sable, du charbon ou du fer spongieux.

Les recherches qui ont été faites jusqu'ici au sujet de la valeur de ce filtre ont donné des résultats favorables.

M. Miquel a constaté que de l'eau de l'Ourcq filtrée dans ce filtre en sortait encore presque stérile après douze jours de filtration (A. Gautier, Rapport à l'Acad. des sc. — E. Guinochet, *op. cit.*, p. 235).

MM. G. Sims Woodhead et G. E. Cartwright Wood, qui ont fait récemment une enquête sur l'efficacité des filtres [1] et dont les recherches ont porté sur un grand nombre d'appareils, sont arrivés à cette conclusion que trois filtres seulement arrêtaient complètement les germes de l'eau : le filtre Chamberland, le filtre Berkefeld et le filtre Mallié; le filtre Berkefeld, qui laissait passer des germes le troisième jour, s'est montré inférieur aux deux autres. Le filtre Mallié a été beaucoup moins étudié que le filtre Chamberland; il ne nous paraît donc pas possible d'émettre un avis suffisamment motivé sur la valeur comparative de ces deux filtres.

Filtre Breyer. L'élément filtrant de ce filtre (dernier modèle) se compose (fig. 66) :

1° D'une plaque de tôle présentant des cannelures verticales;

2° D'une enveloppe métallique, percée de trous, qui entoure la plaque de tôle;

3° D'une toile qui est fortement tendue sur le cadre métallique, et qui sert de support à de la poussière d'amiante.

L'eau filtrée se rassemble dans un espace prismatique situé à la partie inférieure de l'élément filtrant, les gaz de l'eau s'échappent à la partie supérieure et sont repris par l'aspiration qu'exerce sur eux le courant de l'eau filtrée.

Pour les grands filtres, les éléments filtrants sont montés en

---

1. G. Sims Woodhead and G. E. Cartwright Wood, Enquête sur l'efficacité relative des filtres pour la prévention des maladies infectieuses. *British med. Journ.*, nov. et déc. 1894, anal. in *Revue d'hygiène*, 1895, p. 263.

batteries et ajustés dans une caisse en fonte ; la filtration se fait sous pression, ce qui permet d'obtenir un débit considérable.

On se sert, pour garnir le filtre, d'une poudre d'amiante très fine qui est mélangée à l'eau introduite dans le filtre ; sous l'influence du mouvement produit par la filtration, surtout lorsque la filtration se fait sous pression, l'amiante vient s'appliquer fortement sur la toile des éléments filtrants ; il suffit d'une couche très mince d'amiante pour que la filtration se fasse dans de bonnes conditions.

Pour nettoyer le filtre on passe, à la surface des éléments filtrants, des brosses qui détachent l'amiante et les dépôts.

On stérilise en faisant passer de la vapeur dans le filtre.

Il résulte des expériences de Gruber et de Weischselbaum que si ce filtre ne donne pas de l'eau stérile, il réduit du moins dans une proportion remarquable le nombre des germes en suspension dans l'eau.

Le *filtre Maignen*, dans lequel l'eau filtre sur un tissu d'amiante et sur la poudre de charbon, nous paraît applicable surtout à la filtration de l'eau en campagne. Nous en parlerons plus loin.

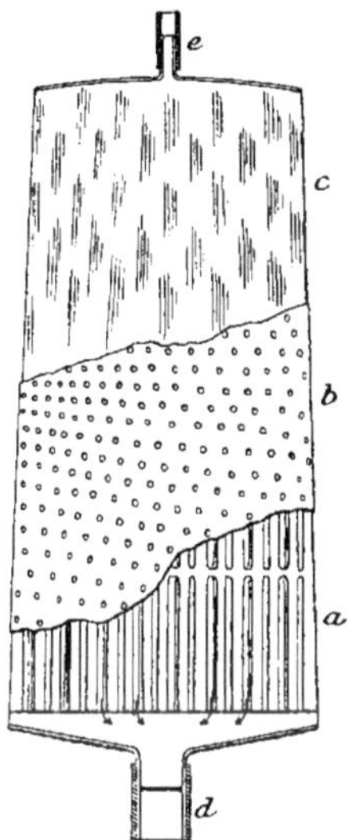

Fig. 66. — Élément du filtre Breyer. Les différentes parties qui constituent cet élément ont été représentées de manière à montrer leur superposition : *a*, plaque de tôle cannelée ; *b*, plaque métallique perforée ; *c*, toile sur laquelle se dépose l'amiante. L'eau s'écoule en *d*, les gaz de l'eau s'échappent en *e*.

Dans l'armée anglaise et surtout dans la marine, on emploie un filtre, dit du *major Crease*, dans lequel la matière filtrante est un composé d'alumine, de fer et de carbone connu sous le nom de *carferal* (Wazon, Principes techniques d'assainissement, Paris, 1884, p. 67).

Les fontaines de *pierre filtrante naturelle* méritent, par leur simplicité et leur prix peu élevé, de trouver une place parmi les filtres utilisables dans les casernes. La pierre filtrante qui sert à construire ces fontaines vient de Picardie, elle est connue sous le nom de *vergier*. Quand la pierre filtrante est de bonne qualité, les résultats de la filtration sont satisfaisants ; pour la stérilisation on peut utiliser le permanganate de potasse.

C. *Filtres de campagne.* — Le soldat en campagne ou pendant les manœuvres, ne peut souvent se procurer qu'une eau de très mauvaise qualité, il serait donc très utile qu'il eût à sa disposition un bon filtre. Pendant les campagnes entreprises dans les pays chauds, la purification de l'eau de boisson s'impose tout particulièrement à cause de l'abondance des germes pathogènes qui s'y trouvent.

Un filtre de campagne doit être facile à transporter, léger et solide à la fois, facile à réparer en cas d'accidents ; il doit, en outre, avoir les qualités de tout bon filtre et retenir les microbes en suspension dans l'eau ; son débit doit être suffisant.

Filtres Chamberland de voyage, de campagne. La compagnie du filtre Chamberland a construit un filtre de voyage et un grand filtre de campagne.

Le filtre de voyage se compose de bougies au nombre d'une,

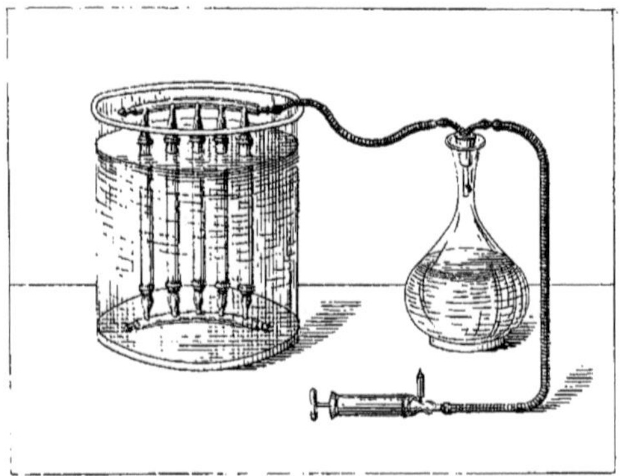

Fig. 67. — Filtre Chamberland de voyage.

trois ou cinq (fig. 67), ouvertes aux deux extrémités et reliées par des collecteurs en caoutchouc. Le filtre est plongé dans l'eau, mis en communication avec une carafe au moyen d'un tube en caoutchouc et amorcé à l'aide d'une petite pompe, comme cela est indiqué sur la figure ; en quelques minutes on obtient ainsi une carafe d'eau pure.

Quand le voyageur se déplace, il vide le filtre ; à cet effet, les collecteurs en caoutchouc se terminent par des orifices qui sont fermés par de petits bouchons en bois renflés en olive. Le filtre vidé est placé dans une boîte.

Ce filtre peut évidemment rendre de grands services à un explorateur ou bien à des officiers qui disposent de moyens de transport suffisants, mais il n'est pas utilisable pour le soldat ; il est fragile

et, entre des mains peu expérimentées, il serait bien vite hors de
service.

Le récipient des bougies du filtre de campagne, système Chamberland, est une véritable chaudière ou, plus exactement, un autoclave Chamberland ; le récipient monté sur tourillons peut basculer et être vidé instantanément. L'eau impure, refoulée par une pompe aspirante et foulante, pénètre par l'un des tourillons au

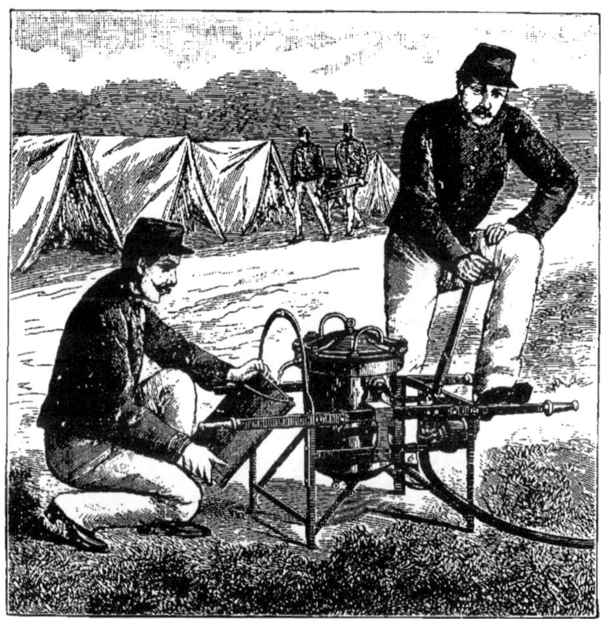

Fig. 68. — Filtre Chamberland de campagne (d'après le journal *la Nature*, 1892).

moyen d'un raccord spécial qui suit le filtre dans tous ses mouvements.

La figure 68 représente le filtre en fonctionnement.

Le système filtrant comporte 24 bougies, qui diffèrent des bougies ordinaires en ce qu'elles ne portent pas d'embase émaillée.
Le raccordement au collecteur est fait par des montures spéciales
(assujetties sur la bougie par des bagues de serrage mobiles) qui
rendent la casse très difficile, malgré les chocs et les ébranlements
qui résultent du transport. Par la tubulure de sortie de l'eau pure,
on peut insuffler de l'air dans l'intérieur des bougies, afin de s'assurer qu'elles sont en bon état.

Pour remplacer une des bougies, on dévisse un écrou et on sort d'un bloc les bougies et leur monture; la bougie fêlée est remplacée en un instant, grâce au mode de montage adopté.

La figure 69 représente le filtre ouvert au moment où l'on retire le système filtrant.

Les bougies n'ayant pas d'embase émaillée, on peut y introduire des substances susceptibles de fixer ou décomposer les matières

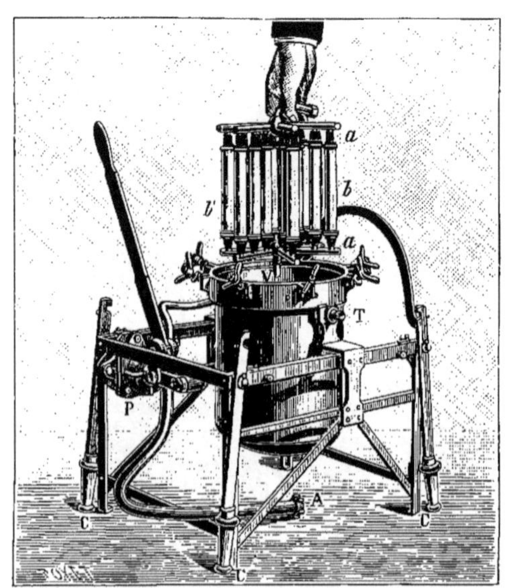

Fig. 69. — Filtre Chamberland de campagne ouvert : T, récipient ou autoclave. — P, pompe. — A, tuyau de prise d'eau. — b, b', bougies. — aa, montures en caoutchouc. — CCC, brancards repliés (*la Nature*, 1892).

solubles qui rendent certaines eaux désagréables. Lorsque l'eau arrive au contact de ces substances elle est déjà filtrée, par suite ces substances, charbon, etc..., sont moins exposées à s'encrasser que dans les filtres ordinaires.

Le volume de l'appareil se trouve réduit au minimum par la mobilité des brancards qui se rabattent sur les montants de la civière; le levier de la pompe peut se démonter.

Le nettoyage se fait à l'aide d'une brosse spéciale, que l'on tient à la main et qui s'étale sur trois bougies à la fois. Quelques coups de pompe complètent le nettoyage par un rinçage énergique et, comme la rapidité de l'opération permet d'y procéder fréquemment, le débit moyen reste voisin du débit initial.

Le filtre, qui pèse 50 kilogr., peut être transporté par deux hommes ou placé sur un mulet (LAFFARGUE, Filtre de campagne; *la Nature*, 7 mai 1892).

Les filtres Chamberland, filtres à nettoyeurs André et filtre de campagne, ont été employés pendant la campagne du Dahomey et il est très intéressant de voir comment ils se sont comportés. MM. Barthélemy, Rangé et Molinier nous ont renseignés à cet égard.

M. le Dr Barthélemy constate, dans son rapport sur la campagne du Dahomey, que les gros filtres Chamberland sont difficilement transportables et il demande qu'à l'avenir on adopte un filtre de 15 bougies pour 20 hommes (*Arch. de méd. nav.*, 1893, n° 9).

M. le Dr Rangé arrive à cette conclusion que les filtres Chamberland, excellents dans un hôpital, dans un poste fixe, ne sont pas pratiques pour les troupes en marche.

« Les nettoyages les mieux faits ne parvenaient pas, écrit M. le Dr Rangé, à rendre aux filtres leurs débits primitifs. Il faut reconnaître aussi qu'il était bien difficile de se conformer aux instructions recommandant l'alunage. En arrivant à l'étape, il faut que le soldat trouve tout de suite une eau abondante et immédiatement utilisable; l'alunage ne peut être applicable que si l'on peut attendre patiemment la précipitation des matières terreuses, pour soumettre ensuite le liquide déjà clarifié à la filtration. Il faut, en outre, des récipients volumineux. Or, à la colonne, les hommes n'avaient pas le temps d'attendre les résultats de l'alunage; l'eau boueuse était portée directement dans le filtre; les bougies s'encrassaient rapidement, la pompe, maniée d'une façon trop vigoureuse, perdait de sa stabilité, les clapets, en métal sans doute trop malléable, attaqués par les graviers ou les sables contenus dans l'eau, n'étant plus hermétiques, il n'y avait plus d'aspiration, ou bien il y avait une perte considérable dans le rendement.

« Enfin les frotteurs en caoutchouc perdaient peu à peu, sous l'influence de la chaleur, leur cohésion; ils se ramollissaient et n'exerçaient plus aucune pression sur l'enduit dont les bougies étaient revêtues » (*Arch. de méd. nav.*, 1894, p. 100).

On voit que les critiques de M. Rangé s'adressent au filtre muni du nettoyeur André et non au filtre de campagne décrit plus haut.

M. Molinier nous donne des renseignements sur les filtres des trois types suivants : filtres à nettoyeur André à 25 et à 15 bougies, et filtre, dit de campagne, à 15 bougies.

Les filtres Chamberland à nettoyeur André furent rapidement

hors de service, le nettoyeur constitue la partie la plus fragile du filtre, de plus, par une température de 30 à 40°, le caoutchouc s'amollit et ne frotte plus suffisamment la surface des bougies pour la nettoyer.

Le filtre à 25 bougies, pesant de 72 à 75 kilogr., est beaucoup trop lourd ; il exigeait, au Dahomey, quatre porteurs et les difficultés du transport sur un terrain accidenté, généralement couvert de hautes végétations, étaient très grandes.

Les pompes adaptées aux filtres Chamberland, dites pompes universelles à clapets mobiles, se détérioraient rapidement.

Le filtre construit spécialement pour les troupes en marche et disposé sur un brancard pour être porté par deux hommes (filtre de campagne) est plus facilement transportable et plus solide que les filtres munis du nettoyeur André (MOLINIER, *loc. cit.*).

Le tuyau d'aspiration ne doit pas s'aplatir sous l'influence d'une pression de 2 m., il doit être long de 2 m. au moins et l'extrémité libre doit être munie d'une crépine à ouvertures assez petites pour empêcher l'aspiration des impuretés qui contribuent pour une large part à l'usure de la pompe et qui entravent le fonctionnement des clapets [1].

Les filtres Chamberland à nettoyeur André ont donc donné, au Dahomey, de mauvais résultats ; le filtre de campagne du dernier modèle, qui n'a pas de nettoyeur André, paraît appelé à rendre des services. Nous aurons l'occasion de revenir plus loin sur l'alunage des eaux dont il est question dans le rapport de M. le Dr Rangé.

Filtre Berkefeld de campagne. La figure 70 représente un des modèles des filtres Berkefeld destinés à l'armée. La bougie filtrante A est placée dans un cylindre métallique qui se termine à sa partie inférieure par un système ingénieux de clapets formés par des balles métalliques mobiles qui permettent d'aspirer l'eau à filtrer par le tube C et de la refouler dans la partie supérieure du cylindre qui contient la bougie filtrante, la pompe B est très simple ; un étrier

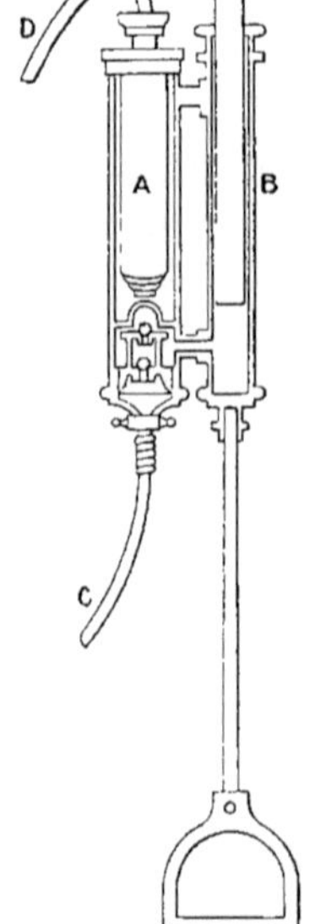

Fig. 70. — Filtre Berkefeld de campagne.

1. MOLINIER, Quelques remarques sur les filtres Chamberland en usage dans la colonne expéditionnaire du Dahomey en 1892, *Arch. de méd. nav.*, 1894, p. 460.

facilite le maniement de la pompe en fournissant un point d'appui. L'eau filtrée s'écoule par un tube de caoutchouc **D**.

Nous avons vu que les bougies en terre d'infusoires étaient très fragiles, c'est là un gros inconvénient pour un filtre de campagne.

Filtres Maignen [1]. Ces filtres, malgré leur diversité apparente, peuvent se ramener à un même type dans lequel la surface filtrante est représentée : 1° par une toile d'amiante; 2° par une poudre spéciale de charbon dite *carbo-calcis*, poudre qui, délayée dans la première eau versée dans le filtre, vient s'appliquer d'elle-même sur le tissu d'amiante. Dans les filtres destinés à fonctionner longtemps sur place, M. Maignen ajoute à ces deux couches filtrantes une couche plus ou moins épaisse de charbon en grains qui rend la filtration plus complète et qui permet au filtre de fonctionner plus longtemps sans être nettoyé.

Les filtres Maignen donnent des résultats satisfaisants au point de vue de la clarification de l'eau, ils arrêtent une partie des germes en suspension dans l'eau et de la matière organique en dissolution, mais ils ne fournissent pas une eau exempte de germes; à titre de clarificateurs ils peuvent rendre des services en campagne.

Les modèles de filtres Maignen pour les troupes en campagne sont nombreux; nous ne décrirons que les principaux.

Le filtre dit *à baquets* a été utilisé en Égypte par les troupes anglaises. Chacun des huit cents bateaux du Nil, sous les ordres du général Wolseley, portait un filtre à baquets pour un groupe de quinze ou vingt hommes.

Le filtre à baquets ne pèse que 8 kilogr., il peut être porté à la main ou attaché sur une bête de somme; son débit est de 40 litres environ par heure.

Ce filtre se compose d'un réservoir en fer-blanc étamé, de forme elliptique (e, fig. 71), au fond duquel vient s'adapter un châssis filtrant (g) recouvert d'une toile d'amiante; le tuyau de sortie de l'eau filtrée, placé à la partie inférieure du châssis, traverse la paroi inférieure du réservoir dans laquelle il est assujetti à l'aide d'un écrou mobile. Deux baquets en fer-blanc s'emboîtent sur le filtre et sont rattachés par des courroies qui forment poignée (**A**). L'un des baquets sert à puiser l'eau à filtrer, l'autre (d) sert de support au réservoir et reçoit l'eau filtrée. Une boîte, qui se place dans le filtre pendant le transport, contient la poudre de charbon; un

---

1. VALLIN, Les filtres à l'expos. d'hygiène de Londres, *Revue d'hygiène*, 1884, VI, p. 595. — LAVERAN, *Arch. de méd. milit.*, 1886, t. VIII, p. 172.

petit gobelet en fer-blanc sert à mesurer la quantité de poudre qui doit être employée pour monter le filtre.

Quand on veut faire fonctionner ce filtre, on met dans l'un des baquets rempli d'eau, une charge de noir en poudre, on délaie le noir en poudre dans l'eau, et l'on verse rapidement le mélange

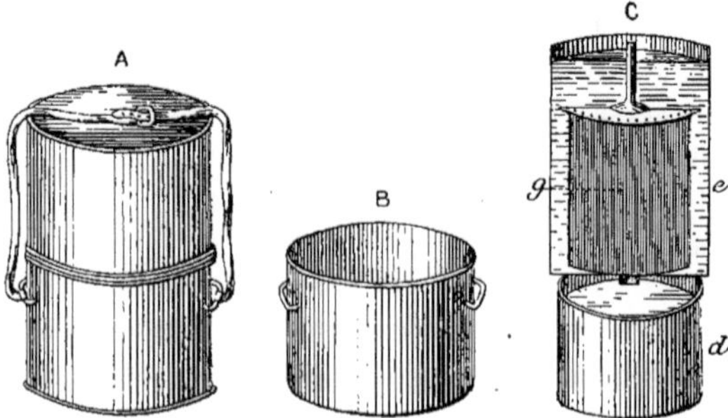

Fig. 71. — Filtre à baquets (Maignen). — A, filtre complet. — B, un des baquets. — C, filtre posé sur le deuxième baquet; le réservoir filtrant est représenté en coupe, ce qui permet de voir le châssis couvert de toile d'amiante et de poudre de charbon.

dans le filtre. L'eau s'écoule et la poudre de charbon est arrêtée à la surface de la toile d'amiante; les particules très fines de charbon tendent à pénétrer dans les pores de la toile et les rétrécissent encore.

Pour nettoyer et pour stériliser le filtre on enlève le châssis recouvert d'amiante et on le lave à grande eau, sous un robinet; la toile d'amiante est ensuite détachée et on la met dans de l'eau bouillante.

D'après le même principe, M. Maignen a construit un filtre cylindrique qui peut facilement s'adapter à la sortie d'un réservoir d'eau, d'un tonneau, par exemple [1], et un filtre en forme de sac, facile à transporter sur le dos.

Depuis quelques années, M. Maignen a modifié la constitution de ses filtres, dans le but d'augmenter leur débit. Les filtres actuels se composent de sacs en toile d'amiante dans lesquels on met des disques de faïence percés de trous; des ligatures incomplètes séparent les disques; la surface filtrante est ainsi beaucoup accrue, mais ce résultat ne s'obtient, croyons-nous, qu'aux dépens de la qualité de l'eau filtrée. Lorsque, dans un de ces filtres en *accordéon*, on verse l'eau chargée de poudre de charbon, la poudre, au lieu de former

1. Ou bien au robinet d'une voiture Lefebvre destinée au transport de l'eau. Les voitures Lefebvre, *Revue du Cercle milit.*, 1895, p. 231.

une couche uniforme, s'accumule sur certains points et ne pénètre pas dans les replis du sac d'amiante; il en est de même du charbon en grains. **M.** Maignen aurait dû chercher à ralentir le débit de ses filtres au lieu de l'accélérer.

Le filtre dit d'*escouade* (fig. 72) se compose d'un sac d'amiante en accordéon fermé à l'une de ses extré-mités par un lien en amiante, l'autre extré-mité donne passage à un tube métallique sur lequel vient s'adapter un long tube de caout-chouc. Le tube en caoutchouc présente, dans le dernier modèle, une partie solide, recour-bée en *v*, que l'on met à cheval sur le bord du vase dans lequel est placé le filtre (cette disposition a pour but d'empêcher le caout-chouc de s'aplatir à ce niveau, ce qui gêne le fonctionnement du filtre), de plus le tube en caoutchouc se termine par une petite poire (p) destinée à permettre d'amorcer le filtre sans aspirer avec la bouche; ce dernier procédé d'amorçage était malpropre et pouvait entraî-

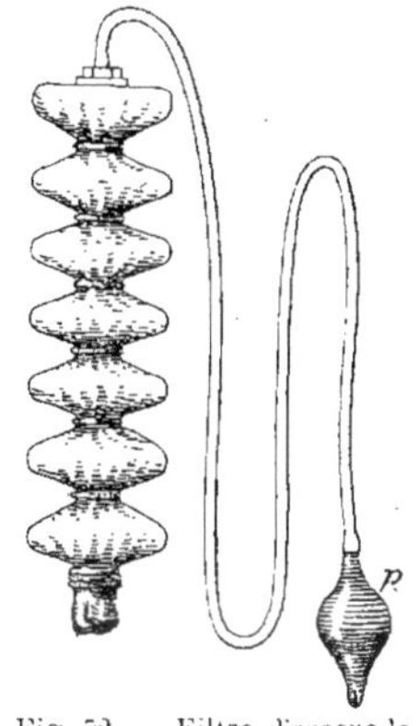

Fig. 72. — Filtre d'escouade (Maignen).

ner des dangers au point de vue de la transmission de quelques maladies.

La longueur du filtre est de 25 centimètres, sa largeur de 6 cen-timètres; le débit est de 30 à 50 litres par jour.

Le filtre est transporté dans un sac de caoutchouc; lorsqu'on veut s'en servir, on le place dans une gamelle ou dans un seau et l'on verse dans le récipient un mélange d'eau et de poudre de charbon; on amorce alors le filtre, en ayant soin d'élever un peu le vase qui le contient, on peut par exemple le suspendre à une branche d'arbre; le filtre, une fois amorcé, continue à fonctionner, le charbon vient s'accoler sur le tissu d'amiante; à mesure que l'eau s'écoule on la remplace par de l'eau à filtrer. Cet appareil, qui est facile à trans-porter, à nettoyer et à stériliser, constitue un clarificateur excel-lent, mais, nous le répétons, il ne peut pas donner de sécurité complète pour la prophylaxie des maladies microbiennes d'origine hydrique. Lorsqu'on est dans un pays insalubre, ou en temps d'épi-démie, il est prudent de faire bouillir l'eau après l'avoir clarifiée à l'aide de ce filtre.

Le filtre individuel du soldat est construit d'après le même type (fig. 73). L'organe filtrant, en tissu d'amiante, est enfermé dans un étui de fer-blanc verni, l'espace situé entre le tissu d'amiante et l'étui est garni de charbon en poudre et en grains. La longueur du filtre est de 12 cent. 1/2, son diamètre de 4 centimètres et son poids de 150 grammes. On peut se servir du filtre en aspirant à

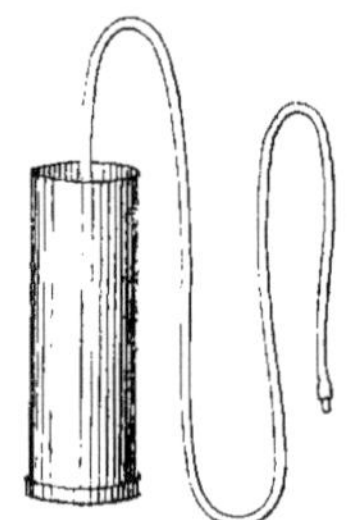

Fig. 73. — Filtre individuel (Maignen).

l'extrémité du tube en caoutchouc qui est adapté au sac d'amiante ou bien, ce qui est plus commode, amorcer le filtre et le faire fonctionner par aspiration.

Le filtre d'escouade nous paraît plus pratique que le filtre individuel qui est bien vite hors de service.

Dans son rapport sur le service de santé au Bénin, M. le Dr Rangé donne les renseignements suivants sur le fonctionnement des filtres individuels Maignen :

« Ces appareils s'encrassent rapidement; s'ils ne sont pas nettoyés en temps opportun, ils exhalent une mauvaise odeur, leur nettoyage, quoique simple, est encore trop compliqué pour le soldat en campagne. En outre, il nous semble préférable, au point de vue de la bonne hygiène des troupes, que l'eau potable soit distribuée, au bataillon ou à la compagnie à l'étape, plutôt que de laisser le soldat libre de se servir de son filtre à son gré, pendant la marche » (*Arch. de méd. nav.*, 1894, p. 99).

Le *filtre Breyer de campagne* se compose :

1° D'un élément filtrant analogue à celui qui a été décrit plus haut (fig. 66). Cet élément filtrant est transporté, pendant la marche, dans un sac de toile imperméable qu'un soldat porte sur son dos;

2° D'une petite pompe démontable qui se place, pendant la marche, dans un sac. L'appareil complet pèse 8 kg. 800.

Pour monter le filtre on remplit d'eau le sac en toile imperméable qui sert au transport de l'élément filtrant et on mélange à l'eau la poudre d'amiante, puis on aspire l'eau avec la pompe pour que la poudre d'amiante vienne se déposer à la surface de la toile, le filtre est ensuite retiré du sac et plongé dans l'eau qu'il s'agit de filtrer. On stérilise le filtre en le plongeant dans de l'eau bouillante, ce qui ne doit pas être facile en campagne, en raison des dimensions de l'élément filtrant.

Les résultats obtenus à l'aide de ce filtre sont moins bons qu'avec les grands filtres Breyer filtrant sous pression, qui déjà ne fournissent pas de l'eau stérile. Le filtre Breyer de campagne ne constitue, comme le filtre Maignen, qu'un clarificateur, et le filtre Maignen, qui est moins encombrant et plus facile à stériliser, nous paraît préférable.

Le *filtre Buhring*, très employé en Angleterre, se compose d'un cylindre de charbon plein, suffisamment poreux, l'une des surfaces planes du cylindre est percée d'un trou dans lequel on fixe, l'aide d'un bouchon, un petit tube de verre sur lequel s'adapte un tube de caoutchouc (fig. 74). On peut faire fonctionner le filtre en aspirant ou bien en amorçant le filtre après l'avoir placé dans un vase un peu élevé au-dessus du sol et en le laissant fonctionner par aspiration.

Ce filtre est commode, facile à emporter en voyage; malheureusement la filtration qu'il opère est des plus incomplètes. La manière dont le tube de verre est fixé, à l'aide d'un bouchon, est très défectueuse; alors même qu'on remédie à cet inconvénient, les microbes traversent avec une grande facilité le bloc de charbon.

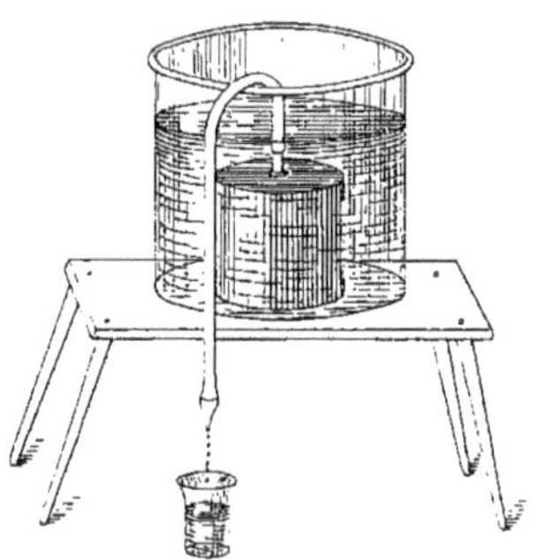

Fig. 74. — Filtre Buhring.

D. *Filtres improvisés.* — En campagne on est obligé souvent d'improviser des filtres; les filtres improvisés ne peuvent servir, bien entendu, qu'à clarifier l'eau; si l'on veut la stériliser il faut, après clarification, employer d'autres procédés de purification, l'ébullition, par exemple.

L'instruction du 12 septembre 1881, sur les moyens de purifier l'eau à boire en campagne, rédigée par le Conseil de santé des armées, recommande le procédé suivant :

« On place un tonneau défoncé debout sur un chantier assez élevé. Ce tonneau est percé à sa partie inférieure d'un trou dans lequel on enfonce un roseau qui sert de tuyau de décharge. On remplit à moitié le tonneau de cailloutis de plus en plus petits et on termine par une couche de sable fin de rivière. L'eau trouble versée dans ce tonneau sort claire et limpide par le tuyau de décharge et peut être reçue dans un autre tonneau muni d'un robinet. On peut rendre la filtration plus efficace en interposant, dans la couche de cailloutis, un lit de charbon de bois ou, plus simplement, en laissant flotter ce charbon dans l'eau qui remplit la partie supérieure du tonneau, qu'il est bon de munir d'un couvercle. »

Un grand entonnoir en verre ou en fer-blanc, dans la douille duquel on enfonce une éponge, constitue un bon filtre, facile à nettoyer en lavant l'éponge à grande eau. On peut laisser flotter dans l'eau de l'entonnoir du charbon de bois concassé; à défaut d'entonnoir on se servira, suivant le conseil de Port, d'une bouteille coupée en deux par le procédé de la ficelle; l'éponge sera tassée dans le goulot.

L'éponge ne doit pas être stérilisée à l'eau bouillante, ce qui l'altérerait profondément; on peut employer, pour la laver, de l'eau renfermant 3 p. 100 d'acide chlorhydrique (**A. Gautier**, Eaux potables *in* Encyclopédie d'hygiène).

Avec une caisse de forme allongée il est facile d'improviser un filtre au sable et au charbon qui clarifie bien l'eau (fig. 75); la caisse est divisée en quatre compartiments à l'aide de cloisons en bois qui sont perforées : celle du milieu vers sa partie supérieure, les deux autres à la partie inférieure. Les cases 2 et 4 reçoivent, dans leur partie inférieure, les matières filtrantes composées, de bas en haut : de couches de gravier, de sable, de charbon, de sable et de gravier; un robinet ou un roseau placé à l'extrémité de la caisse qui correspond à la case 4 permet de recueillir l'eau filtrée. L'eau à filtrer versée dans la case 1 doit, pour sortir de la caisse, parcourir les quatre cases en se filtrant deux fois. Dans la pratique il est difficile d'avoir des cloisons joignant assez bien pour qu'une partie de l'eau n'échappe pas à la filtration.

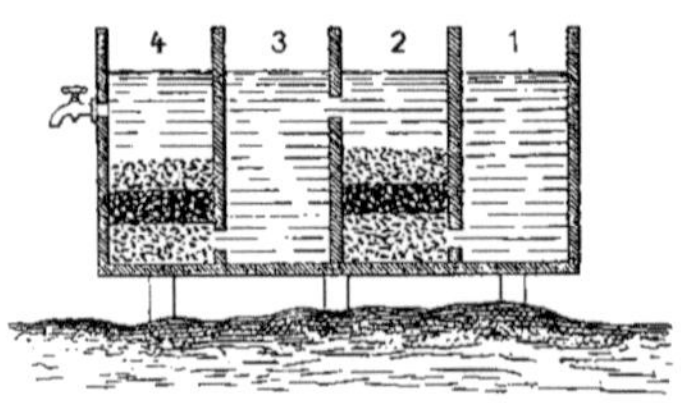

Fig. 75. — Filtre improvisé dans une caisse.

Pour filtrer l'eau des citernes on peut employer le filtre figuré ci-contre (fig. 76).

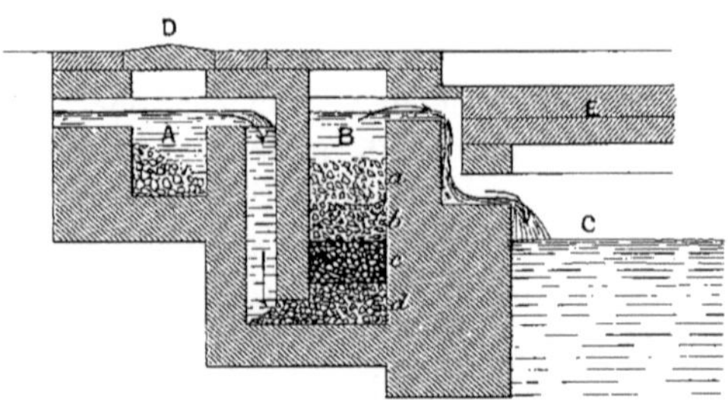

Fig. 76. — Filtre pour citerne.

L'eau à filtrer arrive dans une première fosse A, dans laquelle se déposent les pierres et les corps les plus volumineux entraînés par l'eau; de là l'eau passe dans une deuxième fosse B qui renferme la matière filtrante : couches de gravier, de sable, de charbon, de gravier (*a*, *b*, *c*, *d*), et, après avoir filtré de bas en haut à travers ces couches, elle pénètre dans la citerne C. Un pavé mobile D permet de vider de temps en temps la fosse A.

Expertise d'un filtre. — Il faut d'abord installer le filtre dans de bonnes conditions au point de vue des expériences à faire. S'il s'agit d'un filtre fonctionnant par aspiration, il est facile de modifier la composition de l'eau à filtrer, à laquelle on ajoute à volonté de la matière argileuse, de la matière organique ou des cultures de microbes ; si le filtre fonctionne par pression, il faut avoir soin de le faire placer sur une conduite donnant de l'eau impure ; à Paris, par exemple, sur une conduite d'eau de Seine ou d'eau de l'Ourcq ; les expériences faites avec de l'eau de la Vanne seraient évidemment moins probantes. A côté du filtre fonctionnant sous pression il est nécessaire d'avoir un manomètre qui indique la pression de l'eau ; cette pression devra être notée à différentes heures de la journée, car elle est souvent variable.

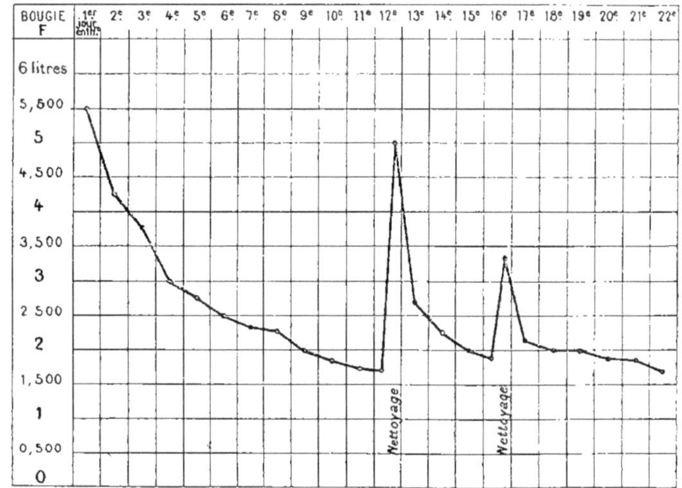

Fig. 77. — Tracé du débit d'une bougie Chamberland pendant vingt-deux jours : débit en une heure ; deux nettoyages.

Lorsque le filtre est installé, il faut étudier d'abord son *débit*. A cet effet on recueille, dans un vase gradué, l'eau qui s'écoule en une minute, en cinq minutes ou en une heure, suivant l'abondance du débit. Cette exploration doit être faite tous les jours pendant toute la durée de l'expérience, car le débit initial diminue toujours au bout de quelques jours ; pour certains filtres cette diminution est très rapide. On aura soin de noter pendant combien d'heures le filtre a fonctionné chaque jour.

Il est très utile d'établir la courbe du débit du filtre. Le tracé ci-joint (fig. 77) donne le débit, en une heure, d'une bougie F du filtre Chamberland. On voit que le débit qui, le premier jour, est de 5 litres 500 par heure, tombe, le onzième jour, à 1 litre 750 ; le douzième jour on nettoie la bougie et le débit remonte à 5 litres, puis il redescend ; un nouveau nettoyage, fait le seizième jour, le fait remonter à 3 litres 300. Sur un tracé semblable il est très facile d'apprécier avec quelle rapidité le débit baisse, quelle est l'influence des nettoyages, etc.

L'eau filtrée doit être examinée avec soin par le procédé optique, comparativement avec une eau très pure ; ce moyen d'examen permet déjà de se rendre un compte assez exact de la valeur du filtre, surtout lorsqu'on a mis dans l'eau à filtrer de l'argile ou de la terre.

On fait ensuite la numération des germes dans l'eau à filtrer et dans l'eau filtrée.

Lorsqu'il s'agit d'un petit filtre, facile à stériliser à l'autoclave, tel que le filtre Chamberland composé d'une seule bougie, on procède de la manière suivante pour l'expertise bactériologique : après avoir stérilisé le filtre, on le fait fonctionner et on ensemence tous les jours ou même plusieurs fois par jour, 10 à 20 gouttes de l'eau filtrée, dans des tubes de bouillon de culture ; ces tubes, soigneusement étiquetés, sont portés ensuite à l'étuve ; il est facile de savoir au bout de quelque temps, d'après les dates que portent les tubes dans lesquels le bouillon s'est troublé, pendant combien de jours le filtre a retenu les germes.

Il faut avoir soin de faire les prises d'eau directement à la sortie du filtre, non par l'intermédiaire de caoutchoucs ou de réservoirs dans lesquels s'accumule l'eau filtrée, et à chaque prise d'eau, il faut flamber l'embout par lequel l'eau s'écoule (le teton des bougies pour le filtre Chamberland) : pour faire ce flambage, il faut nécessairement attendre que l'écoulement d'eau soit complètement arrêté.

Il est très utile, pour cette expertise, d'ajouter à l'eau à filtrer un microbe facile à reconnaître, le microbe de Gessard, par exemple, ou le bacille de Kiel qui se cultive bien dans l'eau et qui donne dans le bouillon une belle coloration rouge, ou encore le *B. jan-thinus*. Nous nous servons d'ordinaire du bacille de Gessard, qui est très résistant et qui donne dans le bouillon une réaction caractéristique.

Lorsqu'on se sert d'une culture faite dans le bouillon, il faut faire fonctionner le filtre après l'avoir souillé, de manière à ne pas laisser séjourner le bouillon dans le filtre, ce qui faciliterait le développement des microbes. On peut aussi se servir de cultures sur gélose, on racle la culture et on la délaie dans de l'eau.

En se servant de microbes faciles à reconnaître, on peut faire l'expertise bactériologique alors même qu'il s'agit de filtres non stérilisables. C'est par ce procédé que Fraenkel a pu démontrer que les filtres à sable se laissaient facilement traverser par les microbes.

On a employé quelquefois des cultures de la bactéridie charbonneuse pour l'expertise des filtres. L'eau souillée, puis filtrée, est injectée à des cobayes ou à des lapins qui meurent du charbon si le filtre a laissé passer les bactéridies. Il est dangereux d'introduire des cultures de bactéridies charbonneuses dans des filtres qui ne sont pas toujours désinfectés ensuite et dans l'eau qui s'écoule de ces filtres ; mieux vaut expérimenter sur les bactéries chromogènes citées plus haut.

G. S. Woodhead et G. E. Cartwright Wood ont employé, dans leurs essais des filtres, un mélange de cultures de microbes de différentes grosseurs, afin de pouvoir juger des dimensions des pores des filtres. Ainsi le diamètre du *Staphylococcus pyogenes aureus* étant de 1 millième de millimètre et celui de la levure blanche de 3 millièmes de millimètre, on peut, d'après le nombre et la nature des microbes qui ont réussi à traverser un filtre, se faire une idée de la grosseur de ses pores.

Le capitaine Gody a proposé d'essayer les filtres avec du bleu d'outremer ; les grains les plus fins de bleu d'outremer n'ont que 3 dix-millièmes de millimètre de diamètre (*Revue d'hygiène*, 1890, p. 557). Lorsque le bleu d'outremer passe à travers un filtre, on peut dire que ce filtre est mauvais, mais, dans le cas contraire, on ne doit pas conclure d'une façon absolue à l'efficacité de l'appareil ; les bactéries réussissent en effet à traverser des filtres qui arrêtent les poussières inertes les plus fines.

Il est utile de prendre le degré hydrotimétrique de l'eau à son entrée et à sa sortie du filtre et de doser la matière organique.

On s'assurera, en prenant la température de l'eau à filtrer et de l'eau filtrée, si l'eau ne s'échauffe pas trop en traversant le filtre.

Lorsque le filtre a fonctionné pendant quelque temps, on procède au nettoyage et à la stérilisation quand la chose est possible; le nettoyage doit être facile et peu coûteux.

Les prix d'achat et d'entretien du filtre doivent entrer aussi en ligne de compte.

S'il s'agit d'un filtre de campagne, le poids du filtre et sa solidité, ont une grande importance.

Lorsqu'il existe des réservoirs pour recueillir l'eau filtrée, ces réservoirs doivent être examinés avec soin, en même temps que les filtres.

II. Procédés chimiques de purification de l'eau. — Autrefois on n'employait les procédés chimiques que pour corriger la mauvaise qualité des eaux tenant à la prédominance de certains sels; depuis quelques années on a préconisé plusieurs procédés chimiques pour la stérilisation des eaux potables; les tentatives faites dans ce sens se justifient par les difficultés que présente la purification complète des eaux au moyen de la filtration.

Depuis longtemps on corrige les eaux séléniteuses par l'addition de carbonate de soude. Quand il s'agit de faire cuire des légumes dans une eau séléniteuse, il suffit d'ajouter une petite pincée de cristaux de sel de soude du commerce par litre d'eau; lorsque la quantité de soude est trop grande, les légumes prennent un goût alcalin désagréable et se réduisent en bouillie. Si l'eau est destinée à la boisson, la proportion de sel de soude à ajouter à l'eau séléniteuse doit être déterminée par l'analyse chimique. Après l'addition du sel de soude en quantité convenable, on agite, puis on laisse déposer et l'on filtre ou l'on décante; il se forme par double décomposition : du sulfate de soude qui ne présente aucun inconvénient, les doses que l'on absorbe ainsi étant très faibles, et du carbonate de chaux qui se dépose.

Alunage. — En Chine, au Tonkin et au Cambodge, on se sert depuis longtemps de l'alun pour purifier l'eau des rivières qui est presque toujours très chargée de matières terreuses. Il suffit d'ajouter 0 gr. 10 d'alun par litre à une eau chargée de matières terreuses et de laisser déposer le précipité qui se forme lentement; l'eau qu'on décante alors est très claire.

Les Tonkinois mettent des cristaux d'alun dans un bambou percé de trous et ils agitent ce bambou pendant 10 minutes environ dans une grande jarre qui contient l'eau à purifier. Les sels terreux se déposent en entraînant la plus grande partie des matières organiques et des microbes. Il suffit de laisser déposer et de décanter (A. LEJEUNE, Hygiène de l'Européen au Tonkin. *Ann. d'hyg. publ.*, 1886, p. 50. — DE SANTI, Note sur la stérilis. de l'eau par précipitation. Soc. de biol., 23 juillet 1892).

Nous avons vu (p. 346) que les matières pulvérulentes projetées dans l'eau entraînaient une grande partie des microbes en suspension, il en est de même des précipités qui se forment lorsqu'on ajoute de l'alun à une eau argileuse; mais si l'on améliore beaucoup certaines eaux et, en particulier, les eaux argileuses des fleuves de la Chine, du Tonkin et du Cambodge, il s'en faut de beaucoup qu'on puisse compter d'une façon générale sur ce procédé pour la stérilisation des eaux de boisson.

D'après M. Babès, il suffirait d'ajouter à l'eau de 0 gr. 15 à 0 gr. 20 d'alun par litre pour la stériliser (*Centralbl. f. Bakter.*, 30 juillet 1892, et Académie de méd., 12 juillet 1892 et 8 août 1893). En procédant ainsi on n'obtient que très exceptionnellement une eau privée de germes; les bacilles d'Eberth, en particulier, ne sont pas détruits quand on traite l'eau par les doses de 0 gr. 25 à 0 gr. 30 d'alun par litre (MAX. TEICH, *Archiv f. Hygiene*, 1893, t. XIX, p. 62, et *Rev. d'hyg.*, 1894, p. 86).

M. le docteur Burlureaux a préconisé, pour la stérilisation de l'eau de boisson, la poudre qui est vendue sous le nom d'*anti-calcaire* par M. Maignen et dont le but primitif était simplement d'adoucir les eaux calcaires; cette poudre se compose d'un mélange de chaux vive, de bicarbonate de soude et d'alun (BURLUREAUX, *Arch. de méd. expérim.*, 1892, p. 581). Lorsqu'on met une petite quantité de cette poudre dans de l'eau de rivière, il se produit des réactions chimiques très complexes qui, d'après M. Burlureaux, ont pour effet, en changeant la nature du milieu, de détruire les bactéries de l'eau. L'eau se trouble, le sulfate de chaux se précipite; il faut laisser déposer, puis décanter ou filtrer. Il suffirait de 0 gr. 50 d'anti-calcaire pour stériliser un litre d'eau de Seine.

Ce procédé ne donne que des résultats incomplets et incertains. Nous avons suivi quelques-unes des expériences faites au laboratoire d'hygiène du Val-de-Grâce par M. Burlureaux et nous avons pu constater qu'avec la dose de 0 gr. 50 d'anti-calcaire par litre d'eau on n'obtenait, en général, qu'une diminution, très sensible à la vérité, dans le nombre des bactéries; encore n'est-il pas sûr que les bactéries qui ne poussent plus sur les milieux de culture soient

bien mortes. M. Burlureaux pense que beaucoup d'entre elles
sont simplement *stupéfiées*. La composition de la poudre devrait
varier avec la nature de l'eau à purifier, ce qui serait une compli-
cation gênante dans la pratique.

Enfin il reste à démontrer qu'à la longue l'addition de chaux, de
bicarbonate de soude et d'alun ne produirait pas certains désor-
dres organiques, d'autant plus qu'il serait difficile de s'assurer que
la poudre n'est pas ajoutée à l'eau en trop grande quantité.

Permanganate de potasse. — Le permanganate de potasse a été
préconisé, en 1893, par M. Chicandard et par Mlle Schipiloff pour
la stérilisation de l'eau potable.

D'après M. Chicandard (*Union pharmaceutique*, mai 1893, et
Progrès thérapeutique, 1893, n° 14) il suffit, pour stériliser l'eau,
d'employer de 5 à 10 centigrammes de permanganate par litre
d'eau; on précipite l'oxyde de manganèse en ajoutant un peu de
poudre d'écorce de chêne ou de quinquina, de la poudre de kola,
de café ou de réglisse.

Mlle C. Schipiloff (*Revue d'hygiène*, 1893, p. 749) propose de
précipiter l'oxyde de manganèse en ajoutant un peu de sucre ou
d'alcool, on filtre ensuite; il suffirait même de filtrer sur du noir
animal pour enlever le permanganate en excès. Pour assurer la
stérilisation de l'eau par le permanganate, il est nécessaire d'obtenir une couleur rose de l'eau qui persiste pendant une demi-
heure au moins.

M. Coreil, qui a répété les expériences de M. Chicandard, a constaté qu'en ajoutant 0 gr. 10 à 0 gr. 20 de permanganate de potasse
par litre, on obtenait seulement une diminution du nombre des
bactéries mais non une stérilisation complète (*Annales d'hyg.
publ.*, 1894, p. 46).

Le permanganate de potasse, à la dose de 0 gr. 05 à 0 gr. 10 par
litre, a sur les bactéries de l'eau une action qui n'est pas douteuse,
la quantité de permanganate nécessaire pour stériliser l'eau varie
d'ailleurs avec son degré de souillure. Si l'eau renferme beaucoup
de matière organique, le permanganate doit être ajouté en quantité plus grande que si elle en renferme peu. A la dose de 0 gr. 30
à 0 gr. 40 par litre, dans une eau qui n'est pas très souillée, le permanganate tue, au bout de quelques heures, les bactéries pathogènes.

C'est là, en somme, un des meilleurs procédés chimiques qui
aient été proposés jusqu'ici pour l'épuration de l'eau potable et on
pourra y avoir recours à l'occasion.

Nous avons dit plus haut que nous n'avions pas réussi, **M.** Vaillard et moi, à stériliser des filtres Chamberland avec nettoyeur André au moyen de la solution de permanganate à 1 pour 1000, et nous voyons ici qu'il suffit souvent d'ajouter des quantités moindres de permanganate de potasse à l'eau pour la stériliser; il n'y a pas contradiction entre ces deux résultats, le permanganate agit beaucoup mieux sur des microbes en suspension dans l'eau que sur des microbes qui sont profondément cachés dans les pores d'un filtre.

L'eau stérilisée par le permanganate de potasse doit être filtrée, après précipitation du permanganate en excès, mais il suffit alors d'un filtre qui agit seulement comme clarificateur.

Permanganate de chaux. — **MM.** Bordas et Ch. Girard ont proposé d'utiliser ce sel pour la purification de l'eau. Le permanganate de chaux cristallise en aiguilles violettes; au contact des matières organiques il se décompose rapidement en oxygène, oxyde de manganèse et chaux; la présence de l'acide carbonique dans l'eau favorise cette décomposition par suite de l'affinité de l'acide carbonique pour la chaux.

Pour enlever l'excès de permanganate de chaux qui reste dans l'eau, on filtre l'eau sur un aggloméré de coke de cornue et d'oxydes inférieurs de manganèse qui réduisent le permanganate de chaux en excès en se transformant en bioxyde de manganèse.

Au contact des matières organiques contenues dans l'eau, ou encore par l'action du charbon qu'on agglomère sous une forme quelconque aux sels inférieurs de manganèse, le bioxyde de manganèse se réduit en oxydes inférieurs qui, au contact du permanganate de chaux, se transforment de nouveau en bioxyde de manganèse et ainsi de suite [1].

Les expériences de MM. Bordas et Girard n'établissent pas d'une façon suffisante au bout de combien de temps les germes sont détruits; il y aura lieu de mettre en expérience ce nouveau procédé qui est ingénieux.

Autres procédés. — Moritz Traube a proposé d'employer le *chlorure de chaux*; il suffirait, d'après lui, de très faibles doses de chlorure de chaux pour stériliser une eau riche en bactéries. Pour neutraliser le chlorure non transformé on ajoute, au bout de deux heures, du sulfite de soude qui, en douze ou vingt-quatre heures,

---

1. Bordas et Ch. Girard, Épuration chimique des eaux par le permanganate de chaux. Comptes rendus de l'Acad. des sc., 23 mars 1895, et *Revue d'hygiène*, 1895, p. 328.

se transforme en sulfate de soude (*Zeitschr. f. Hygiene*, 1894, et *Revue d'hygiène*, 1894, p. 547). L'addition à l'eau de chlorure de chaux et de sulfite de soude paraît présenter des inconvénients et puis la stérilisation de l'eau par ce procédé demanderait beaucoup de temps.

Nous avons eu l'occasion de parler, au commencement de ce chapitre, de l'épuration de l'eau par le fer spongieux ou par le fer granulé.

F. Watt a proposé d'ajouter à l'eau du *perchlorure de fer*, puis de l'*eau de chaux* ou une *solution de carbonate de soude*. Il se produit de l'oxyde de fer qui, en se précipitant, entraîne les microbes en suspension. On laisse déposer et on filtre. On obtient ainsi, d'après l'auteur, une eau très pure (*Chemical News*, 1894, et *Médecine moderne*, 1894, p. 175). L'emploi du perchlorure de fer ne nous paraît pas admissible pour l'épuration de l'eau potable, il suffirait d'une erreur dans le dosage du perchlorure pour exposer à des accidents ; d'autre part on sait que le perchlorure de fer attaque très rapidement toutes les substances métalliques.

Christmas a constaté que, pour tuer les bacilles du choléra qui se trouvent dans l'eau, il suffit d'ajouter 0 gr. 60 à 0 gr. 80 d'*acide citrique* ou d'*acide tartrique* par litre d'eau ; par ce procédé, dit Christmas, les bacilles cholériques sont tués aussi sûrement que par l'ébullition (*Annales de l'institut Pasteur*, et *Médecine moderne*, 1892, p. 577). C'est là un procédé très commode et qui doit être recommandé en temps d'épidémie cholérique dans nos pays et en tous temps dans les pays où le choléra est endémique. On peut préparer, toutes les vingt-quatre heures, la quantité d'eau nécessaire en mettant dans un grand bocal ou dans un seau de porcelaine de l'eau à laquelle on ajoute 1 gr. par litre d'acide citrique (Dupuy, Acides organiques, Paris, 1893, p. 156).

Dobell, Stephen Emmens ont proposé de faire l'épuration des eaux potables à l'aide de l'*électricité*. Sous l'influence du courant électrique il se produit une décomposition de l'eau, l'oxygène et l'hydrogène résultant de cette décomposition agissent sur les microbes et sur la matière organique. Les essais faits dans cette voie nouvelle ne paraissent pas avoir donné jusqu'ici des résultats bien satisfaisants [1].

---

1. G. Oppermann, Rech. sur la purific. des eaux par l'électrolyse, *Hyg. Rundsch.*, 1er oct. 1894.

III. Purification de l'eau par la chaleur [1]. — On sait depuis longtemps qu'un des meilleurs moyens de purifier l'eau est de la faire
bouillir; on employait l'eau bouillie en temps d'épidémie, alors
qu'on ne connaissait pas encore les microbes pathogènes qui peuvent être détruits par ce moyen.

Pour stériliser de l'eau à coup sûr, il faut la chauffer pendant
dix minutes à l'autoclave à la température de 112°.

Tous les germes ne sont pas détruits par l'ébullition, certaines
spores (spores du B. subtilis, du bacille de la pomme de terre) se
retrouvent à l'état vivant dans de l'eau qui a bouilli pendant dix,
quinze ou vingt minutes, mais ces spores, si résistantes, ne sont
heureusement pas celles de microbes pathogènes.

Tous les microbes pathogènes sont détruits dans de l'eau qui a
bouilli pendant cinq minutes; les spores de la bactéridie charbonneuse elles-mêmes ne résistent pas à cette épreuve. Les microbes
qui se rencontrent le plus souvent dans l'eau et qu'on a le plus
d'intérêt à détruire (bacilles de la fièvre typhoïde, du choléra) sont
tués à des températures bien inférieures à 100°.

Comme il n'est pas nécessaire de boire de l'eau complètement
stérile, à condition qu'on soit sûr que les microbes restant dans
l'eau ne sont pas pathogènes, on peut dire que l'ébullition donne
toutes les garanties désirables; il suffit de faire bouillir l'eau pendant cinq minutes.

Ce procédé est assez onéreux, quand il s'applique à un grand
établissement (caserne, hôpital), d'autre part l'eau bouillie a un
goût fade assez désagréable qui tient à la disparition d'une grande
partie des gaz.

Malgré ces inconvénients l'eau bouillie peut rendre de grands
services dans des circonstances particulières, en temps d'épidémie,
en campagne, surtout lorsqu'on se trouve dans un pays insalubre
et qu'on n'a à sa disposition que des filtres dont on n'est pas sûr.

Beaucoup de voyageurs ont pu séjourner dans des pays très
malsains et échapper à toutes les maladies, grâce à la précaution
qu'ils prenaient de faire bouillir leur eau de boisson.

Dans les casernes on peut utiliser les fourneaux de cuisine et
les percolateurs pour faire bouillir l'eau.

En temps d'épidémie, ou en campagne, dans les pays chauds,

---

1. G. Pouchet, *Ann. d'hyg. publ. et de méd. lég.*, 1891, p. 342. — A.-J. Martin, La
stérilis. des eaux par la chaleur. *Revue d'hygiène*, 1892, p. 597. — E. Guinochet,
Épuration, filtrat. et stérilis. des eaux potables, Paris, 1894, p. 314. — Arnould,
Stérilis. alimentaire, p. 196.

on préparera une infusion très légère de thé ou de café; l'eau bouillie sera mieux acceptée sous cette forme.

Il est de nécessité que la totalité de l'eau employée pour préparer ces boissons soit portée à l'ébullition. Le but ne serait pas atteint si, par exemple, on préparait une boisson concentrée avec le quart seulement de l'eau nécessaire, et qu'on la mélangeât ensuite avec de l'eau froide. (Instruction du 12 sept. 1881.)

L'instruction du 30 mars 1895 prescrit de faire bouillir l'eau toutes les fois que l'arrivée de l'eau de bonne qualité est interrompue ou que les filtres ne peuvent pas fonctionner. « Le médecin chef de service provoquera auprès du chef de corps, dit cette instruction, des mesures en vue de faire prendre dans la ville, pour les besoins de la troupe, l'eau la moins défectueuse que l'on fera en outre bouillir avant de la distribuer aux hommes dans les réfectoires et dans les chambrées.

« A cet effet, le service de santé constituera, au chef-lieu du corps d'armée et dans les hôpitaux régionaux, un dépôt d'appareils (bassines, réservoirs, cuillers, etc.) propres à faire bouillir l'eau, à l'emmagasiner pour la faire rafraîchir et à la distribuer entre les compagnies, escadrons ou batteries. Les percolateurs pourront être utilisés pour cet usage.

« Lorsqu'on devra faire bouillir l'eau de boisson, il sera alloué une ration de 2 grammes de thé par homme et par jour. Une réserve de cette substance sera entretenue à l'hôpital militaire destiné à approvisionner les corps de la région.

« Dès l'annonce du retrait de l'eau de bonne qualité ou, à défaut de cet avis, dès l'apparition dans la troupe des premiers symptômes paraissant se rattacher à une cause de cette nature, le chef de corps, sur la proposition du médecin chef de service, demandera d'urgence au commandant du corps d'armée l'envoi immédiat des ustensiles destinés à l'ébullition de l'eau, et l'allocation d'une ration de thé. Sur l'ordre de cet officier général, le directeur du service de santé régional fera parvenir au corps les ustensiles et la quantité de thé présumée nécessaire. En cas d'urgence, le corps achètera lui-même le thé indispensable aux besoins des trois ou quatre premiers jours. La dépense sera remboursée sur les fonds du service de santé. Le combustible sera prélevé par le corps sur sa ration fixe annuelle. »

Dans ces dernières années, on a construit des appareils qui permettent de stériliser une grande quantité d'eau sans consommer beaucoup de charbon. Le plus connu de ces appareils, celui de

MM. Rouart, Geneste et Herscher, représenté sur une coupe dans la figure 78, se compose des parties suivantes :

1° *Chaudière* A, chauffée soit à feu nu, soit au gaz ; la température est maintenue dans la chaudière entre 120 et 130°. On opère sous pression, en vase clos, de là deux avantages importants : l'air en dissolution ne s'échappe pas et il n'y a pas de déperdition de chaleur par la vaporisation. L'appareil est muni d'un régulateur de température qui ne laisse sortir l'eau de l'appareil que quand elle a été portée à la température voulue.

2° *Échangeur*. L'eau stérilisée dans la chaudière passe dans un serpentin qu'on voit sur une coupe dans la figure B ; l'eau froide arrive autour du serpentin et se réchauffe à près de 100° avant de pénétrer dans la chaudière, d'où une grande économie de combustible. Il y a *échange* de calorique entre l'eau qui sort de

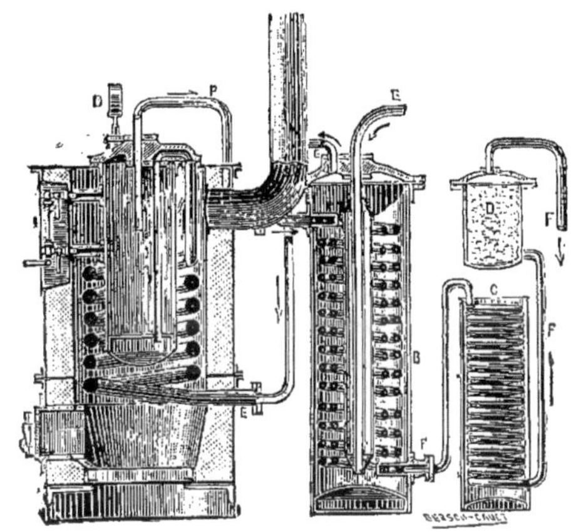

Fig. 78. — Appareil Rouart, Geneste et Herscher pour la stérilisation de l'eau.

la chaudière et celle qui y arrive. Dans les grands appareils, la chaudière est entourée d'un serpentin dans lequel l'eau continue à s'échauffer avant d'entrer dans la chaudière.

3° *Complément d'échangeur*. L'eau stérilisée, refroidie déjà dans l'échangeur, parcourt un deuxième serpentin C, placé dans un réservoir refroidi par un courant d'eau.

4° *Clarificateur*. Un petit filtre au sable D est destiné à retenir les impuretés renfermées dans l'eau.

L'eau stérilisée suit les tuyaux FFF. Un kilogr. de charbon suffit, paraît-il, pour stériliser 100 litres d'eau.

Nous ne croyons pas devoir insister davantage sur la description de ces appareils ; nous pensons, en effet, qu'il y a une véritable exagération à vouloir stériliser complètement l'eau de boisson ; lorsqu'on veut purifier l'eau par la chaleur, il suffit de la porter à l'ébullition. L'utilité d'appareils aussi coûteux et aussi compliqués que celui qui est représenté ci-dessus ne paraît pas démontrée.

CHAPITRE XII

HABILLEMENT. — ÉQUIPEMENT

I. Habillement. Conditions générales que doit remplir l'uniforme militaire. — Propriétés des matières vestimentaires. Des tissus comme agents protecteurs contre le froid et contre la chaleur. Pouvoir absorbant des tissus pour l'eau. Des tissus imperméables. De la couleur des uniformes. — Linge de corps. — Effets d'habillement. — Coiffure. — Chaussure. Importance du choix de la chaussure du fantassin, conditions qu'elle doit remplir. De la chaussure dite rationnelle. — Entretien de la chaussure.
II. Équipement. De la charge du fantassin et de la meilleure répartition de cette charge. Du havresac. — De la charge du fantassin dans les différentes armées et des moyens de la réduire. — De la charge du cavalier et du cheval de cavalerie. — Objets et ustensiles de campement. De l'emploi de l'aluminium pour la fabrication des ustensiles de campement.

I. C'est à dater du ministère de Louvois que l'habillement du soldat a été soumis en France à une réglementation officielle, qu'il est devenu *uniforme* pour les corps appartenant à une même arme; jusque-là l'habillement du soldat avait été livré plus ou moins complètement à la fantaisie des capitaines [1]. Depuis Louvois les uniformes de l'armée française ont subi d'incessantes transformations dont nous n'avons pas à faire ici l'histoire.

Les changements apportés depuis un siècle à l'uniforme du soldat, tant en France qu'à l'étranger, s'expliquent par les modifications profondes qui se sont produites dans l'organisation des armées et dans la manière de combattre.

Autrefois on recherchait des uniformes qui fissent beaucoup d'effet à la parade et sur le champ de bataille. Les armées, peu nombreuses, en général, comptaient beaucoup de volontaires qu'on s'efforçait d'attirer et de retenir sous les drapeaux par l'éclat et la variété des uniformes. Sur le champ de bataille on s'abordait fré-

---

1. Titeux, Historique des uniformes de l'armée française, Paris, 1894.

quemment; aussi aimait-on les coiffures qui grandissent l'homme, qui lui donnent une tournure martiale et qui en même temps peuvent protéger la tête contre les coups de sabre : grands casques, schakos énormes, bonnets à poil, etc... Les bonnets à poil constituaient à coup sûr une coiffure très peu hygiénique, mais d'autres considérations que les considérations hygiéniques peuvent entrer en ligne pour le choix de l'uniforme militaire et il est incontestable que les bonnets à poil de la Garde impériale ont joué leur rôle dans les fastes du premier Empire.

Avec nos immenses armées modernes, qui au jour de la mobilisation seront composées pour la plus grande part d'hommes qu'il faudra habiller à la hâte, les uniformes militaires devaient nécessairement subir des transformations profondes.

Il est nécessaire d'entretenir de grands approvisionnements de vêtements d'uniforme pour habiller en quelques jours les hommes de la réserve et de l'armée territoriale ; il faut que ces vêtements soient peu variés, pour ne pas compliquer les approvisionnements et assez amples pour s'ajuster facilement ; d'autre part, avec les armes à longue portée, les conditions du combat ont changé ; il n'y a plus à compter sur l'effet moral de tel ou tel uniforme.

Les effets d'habillement doivent être simples, commodes, faciles à ajuster, peu variés et peu coûteux, mais, d'un autre côté, il faut qu'ils soient suffisamment élégants pour que le soldat soit fier de se présenter sous l'uniforme.

Les effets d'habillement doivent protéger le soldat contre le froid et le chaud et contre la pluie ; par suite, il faut les modifier suivant les climats et les saisons. Le même uniforme ne convient pas en Angleterre et aux Indes ; un vêtement trop chaud, une coiffure qui protège mal la tête sont, pour les soldats qui font campagne dans les pays chauds, des causes très importantes de fatigue et de maladie.

Parmi les pièces de l'uniforme il en est deux qui méritent surtout d'attirer l'attention de l'hygiéniste : la coiffure, qui doit protéger la tête contre la pluie et contre les ardeurs du soleil, et la chaussure qui doit permettre au fantassin d'effectuer de longues marches sans se blesser.

Avant de passer en revue les différentes pièces de l'habillement du soldat, nous devons étudier d'une façon générale les propriétés des matières vestimentaires [1].

1. COULIER, Expériences sur les étoffes qui servent à confectionner les vêtements milit. *Journ. de la physiologie de l'homme et des animaux*, 1858. — HAMMOND, Traité d'hygiène milit., Philadelphie, 1863. — PETTENKOFER, *Zeitschr. f. Biologie*, 1865. —

A. Propriétés des matières vestimentaires. — 1° *Des tissus considérés comme agents protecteurs contre le froid et contre la chaleur. — a. Protection contre le froid.* — M. le pharmacien inspecteur Coulier a fait en 1858, alors qu'il était professeur à l'École du Val-de-Grâce, de très intéressantes recherches sur les propriétés des matières vestimentaires que nous aurons souvent l'occasion de citer ici.

Pour étudier l'influence protectrice des tissus contre le froid, Coulier s'est servi d'un vase cylindrique de laiton pouvant contenir 500cc d'eau (A, fig. 79).

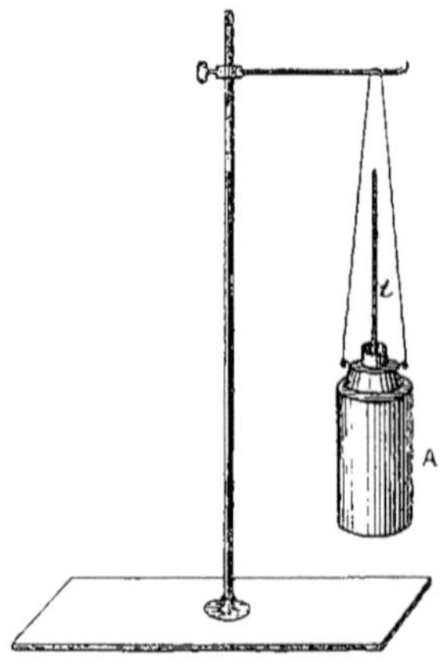

Fig. 79. — Appareil de Coulier pour étudier l'influence protectrice des tissus contre le froid.

Ce vase est suspendu par des cordons de soie dans un milieu où l'air est tranquille; il est fermé par un bouchon de liège qui maintient un thermomètre (*t*), très sensible, dont la boule se trouve au centre de l'appareil.

Le vase est rempli d'eau chauffée à une température supérieure de 50° à celle de l'air ambiant, puis revêtu d'une des étoffes à essayer; on fait confectionner à cet effet de petits sacs qui ont la forme du cylindre. On laisse tomber la température jusqu'à ce qu'elle soit de 40° supérieure à celle de l'air ambiant; on note alors l'heure et l'on détermine le temps nécessaire pour que le thermomètre baisse de 5°. Ce temps varie suivant que l'étoffe protège plus ou moins le vase contre le refroidissement [1].

Krieger, *Zeitschr. f. Biologie*, 1869. — Linroth, *Nordiskt medic. Arkiv*, 1881. — Geigel. *Archiv f. Hygiene*, 1884 et 1887. — Bruno Muller, *Archiv f. Hygiene*. 1884, p. 1. — Dibot, th. Paris, 1886. — Morache, Traité d'hygiène milit., 2° édit., 1886, p. 434. — A. Hiller, *Deutsche militärärztl. Zeitschr.*, 1885 et 1888, p. 1. — Schuster, *Archiv f. Hygiene*. 1888, VIII, p. 1. — Quidoc, th. Montpellier, 1888. — Vaquez, Considér. sur l'hygiène des vêtements, *Revue d'hygiène*, 1888, p. 890. — Arnould, Nouveaux éléments d'hygiène, 2° édit., Paris, 1889, p. 795. — Lorenz, Der Militärarzt, 1890-1891. — Di Vestea, Économie de calorique animal due aux vêtements. *Deutsche Viertelj. öff. Gesundh.*, 1894, XXVI, p. 662. — H. Reichenbach, Sur l'état actuel de nos connaissances sur les propriétés physiques du vêtement. *Hyg. Rundsh.*, 1894, IV, n°s 23, 24.

1. L'appareil dont s'est servi M. Coulier pour ses recherches fait partie des collections du musée d'hygiène de l'École du Val-de-Grâce.

Le tableau suivant donne les résultats obtenus par Coulier :

		Durée du refroidissement de + 40° à + 35°.
Récipient en laiton non recouvert...................		18′ 12″
Même récipient recouvert avec	Toile de coton pour chemises.....	11′ 39″
	Toile de coton pour doublures....	11′ 15″
	Toile de chanvre pour doublures..	11′ 25″
	Drap bleu foncé...................	14′ 45″
	Drap garance	14′ 50″
	Drap bleu gris pour capotes......	15′ 5″

Le récipient en laiton se refroidit moins à l'état nu que recouvert, ce qui tient au faible pouvoir émissif du laiton ; comme le dit Arnould (Nouv. élém. d'hygiène), il n'y a rien à en conclure en ce qui concerne la peau de l'homme. Le fait important qui découle de cette expérience, c'est qu'un corps chaud se refroidit plus vite lorsqu'il est revêtu de toile, que lorsqu'il est revêtu de drap, et à peu près de la même façon sous des étoffes de coton ou de chanvre de même épaisseur. L'influence de la couleur des étoffes est presque nulle.

W. Hammond, qui a répété ces expériences, est arrivé à peu près aux mêmes conclusions ; il résulte des expériences résumées dans le tableau ci-après (MORACHE, Traité d'hygiène milit., 2ᵉ édit., p. 437) que le coton protège mieux contre le refroidissement que la toile de chanvre.

		Durée du refroidissement de (65°,5 à 60°C.).
Récipient de cuivre non recouvert......:...........		15′ 11″
Même récipient recouvert avec	Coton pour chemises	9′ 42″
	Toile de chanvre pour chemises...	7′ 24″
	Flanelle blanche.................	12′ 35″
	Drap bleu foncé.................	14′ 5″
	Drap bleu clair.................	13′ 50″

Krieger, Pettenkofer, Schuster, Geigel ont fait également des expériences pour apprécier l'influence des différents tissus vestimentaires sur la déperdition du calorique. Schuster s'est servi d'un appareil qui se rapproche beaucoup de celui de Coulier ; il a calculé quel était, dans un cylindre rempli d'eau tiède et enveloppé successivement avec les différents tissus en expérience, le refroidissement observé en 40 minutes. Les résultats qu'il a obtenus sont résumés dans le tableau suivant (*Revue d'hygiène*, 1888, p. 892).

TISSUS	REFROIDISSEMENT CONSTATÉ EN 40 MINUTES	PLUS GRANDS ÉCARTS DANS LES EXPÉRIENCES
Cylindre sans revêtement d'étoffe........	10°,20	10°,00 — 10°,04
En couche simple { Étoffe de coton.....	9 ,55	9 ,4 — 9 ,65
Toile de lin.........	9 ,80	9 ,7 — 9 ,9
Étoffe de soie.......	9 ,40	9 ,35 — 9 ,5
Flanelle............	8 ,33	8 ,25 — 8 ,45
Satin..................	8 ,55	8 ,5 — 8 ,55
Toile cirée................	8 ,01	7 ,95 — 8 ,1
Étoffe de laine............	8 ,65	8 ,5 — 8 ,8

Geigel a procédé d'une autre manière : il introduisait son bras jusqu'à l'épaule dans un cylindre contenant de l'eau; le bras était recouvert de différentes étoffes et on notait exactement la température de l'eau du cylindre aux différentes phases de l'expérience. La source de chaleur était donc le bras de l'expérimentateur et la rapidité de l'ascension du thermomètre plongé dans l'eau du cylindre mesurait la rapidité de perte de calorique du bras. En procédant ainsi on s'éloigne beaucoup des conditions dans lesquelles les vêtements agissent pour protéger le corps contre le refroidissement extérieur; aussi comprend-on que Geigel soit arrivé à cette conclusion assez paradoxale que les tissus appliqués sur la peau favorisent la déperdition de la chaleur, loin de la ralentir; les tissus mouillés qui recouvrent le bras dans ces expériences ne sont pas comparables aux tissus, secs en général, qui recouvrent le corps.

Pour calculer l'économie de calorique animal réalisée par le vêtement, di Vestea a fait construire un thermomètre très sensible qui est chauffé par la flamme du gaz et placé dans un cylindre que l'on revêt successivement avec les différentes étoffes. On calcule facilement quelle est la quantité de gaz consommée pour maintenir l'air intérieur à une température donnée. La quantité de gaz consommée est d'autant plus forte que l'étoffe protège moins contre le refroidissement.

A épaisseur égale les différents tissus (la soie exceptée) ont un pouvoir conducteur sensiblement égal. L'air est beaucoup moins conducteur que les tissus, et quand il est immobilisé autour du corps, il constitue la meilleure protection contre le froid; les tissus les plus chauds sont ceux qui renferment le plus d'air dans leurs mailles. Le refroidissement d'un vase cylindrique rempli d'eau chaude et enveloppé d'une couche d'ouate se fait lentement;

si l'on comprime l'ouate, le refroidissement est beaucoup plus rapide. la perte de chaleur augmente de 40 p. 100 (Schuster, *op. cit.*).

Cela explique l'action protectrice des fourrures et des vêtements superposés; les couches d'air emprisonnées entre ces vêtements se réchauffent au contact du corps, et comme elles sont très mauvaises conductrices de la chaleur, elles protègent très efficacement contre le refroidissement (Schuster, Krieger).

On peut faire l'expérience de Coulier en laissant une couche d'air interposée entre deux enveloppes, on constate alors que le refroidissement est beaucoup moins rapide que quand le tissu est appliqué directement sur le cylindre.

Le tableau qui suit donne les résultats obtenus par Schuster dans ces conditions (*Revue d'hygiène*, 1888, p. 900).

TISSUS	REFROIDISSEMENT de l'eau dans 40 minutes (on degrés c)	RETARD AU REFROIDISSEMENT calculé en 0/0		DIFFÉRENCE
		Avec interposition d'une couche d'air	Sans interposition	
Cylindre non recouvert d'étoffe..	10°,02	—	—	» »
Lin... ...	7°,03	28,4	3,9	24,5 0/0
Shirting (coton)...	7°,15	29	6,4	22.6 0/0
Soie...	7°,33	28,1	7,9	20,2 0/0
Flanelle...	6°,07	34,3	18,4	15,9 0/0

On peut conclure de ces expériences que, dans les pays froids, il faut avoir des vêtements fermés, superposés, assez étroits; dans les pays chauds, au contraire, des vêtements amples, non ajustés, qui n'immobilisent pas l'air autour du corps.

Dans l'expérience de Coulier on ne tient pas compte du refroidissement qui s'opère chez l'homme par l'évaporation de la sueur. On peut évaluer les effets de la transpiration en pulvérisant sur l'appareil de l'eau à 37°; on constate alors que le refroidissement est beaucoup plus rapide, surtout s'il existe un courant d'air (Hiller).

L'action protectrice des vêtements contre la déperdition du calorique, très utile en hiver, devient très nuisible par les temps chauds.

Il résulte des expériences faites par Hiller sur des soldats de l'armée allemande que l'uniforme réglementaire, trop chaud en été, a un rôle important dans la pathogénie des accidents produits par la chaleur. Pendant des marches d'une durée de trois quarts d'heure à une heure et demie, faites pendant les fortes chaleurs du mois de mai 1886, Hiller a constaté que la température rectale des fantassins portant la tenue et la charge de campagne, s'élevait jusqu'à 39°,4; chez des soldats ayant fourni les mêmes marches, mais portant des vêtements plus légers que les vêtements réglementaires, la température ne dépassait pas 38°,5 (*Deutsche militärärztl. Zeitschr.*, 1886, et A. HILLER, Le coup de chaleur frappant les troupes en marche. Trad. de Jung, 1887, p. 37).

b. *Protection contre la chaleur.* — Pour étudier les propriétés des tissus au point de vue de la protection contre la chaleur, Coulier s'est servi du procédé suivant :

Dans des tubes de verre de 0 m. 10 de long, parfaitement semblables, et de même épaisseur, on met la même quantité de mercure. Les tubes sont recouverts avec les étoffes à examiner et un même thermomètre est plongé successivement dans chacun des tubes; on prend la température à l'ombre d'abord, et ensuite après avoir exposé les tubes pendant quelque temps au soleil, sur un châssis de bois. A l'ombre la température est à peu près la même dans tous les tubes, mais au soleil on observe des différences considérables, comme le montre le tableau suivant.

Thermomètre à l'ombre...................... 27°
Thermomètre exposé au soleil............... 36°

	Température du tube.	Différence avec la température du tube nu.
Tube non recouvert d'étoffe..........................	37°,5	
Tube recouvert de coton pour chemises..............	35 ,1	—2°,4
— coton pour doublures..............	35 ,5	—2
— chanvre écru	39 ,6	+2 ,1
— drap bleu foncé pour soldats.......	42	+4 ,5
— drap garance pour soldats.........	42	+4 ,3
— drap gris de fer bleuté pour capotes.	52 ,5	+5
— drap garance pour sous-officiers....	41 ,4	+3 ,9
— drap bleu foncé pour sous-officiers.	43	+5 ,5

Il ressort très nettement de ce tableau que le coton blanc protège très bien contre la chaleur; ce résultat est mis encore en évidence par une autre expérience du même observateur; en superposant du coton blanc à du drap de couleur foncée, Coulier a constaté que l'élévation de la température était beaucoup moins considérable qu'avec le drap seul.

La couleur des tissus a une grande influence sur l'absorption de la chaleur. Rumford, Franklin, Humphrey Davy, Stark ont fait, sur le pouvoir absorbant des différentes couleurs, des recherches qui démontrent que les tissus de couleur noire sont ceux qui absorbent le plus de calorique, et les tissus de couleur blanche ceux qui en absorbent le moins.

Bache et Coulier ont fait remarquer avec raison que l'influence de la couleur sur l'absorption des rayons calorifiques n'était appréciable que lorsque les tissus étaient exposés au soleil.

L'influence de la couleur des tissus sur leur pouvoir absorbant pour la chaleur peut être mise en évidence par une expérience très simple (STARK, VALLIN).

On enveloppe un thermomètre avec de l'ouate blanche, on l'expose au soleil et on note la température au bout de dix minutes; en répétant l'expérience avec de l'ouate noire on constate une température notablement supérieure.

Voici le résultat d'une expérience que nous avons faite au Val-de-Grâce le 28 juin 1889 :

Thermomètre entouré d'ouate noire.......... 42°
Thermomètre entouré d'ouate blanche........ 32°

On s'explique ainsi pourquoi dans les pays chauds et même dans nos pays, en été, on préfère les tissus blancs aux tissus noirs. L'expérience avait montré qu'on souffrait moins de la chaleur avec des vêtements blancs qu'avec des vêtements noirs; les recherches précitées ont fourni l'explication de ce fait.

Les personnes qui ont des vêtements de couleur noire sont exposées, lorsqu'elles sont au grand soleil, à une température de 10° environ plus élevée que celles qui portent des vêtements blancs.

2° *Des tissus considérés au point de vue de leur pouvoir absorbant pour l'eau. Des tissus imperméables.* — Il faut qu'un tissu, surtout lorsqu'il est en contact avec la peau, puisse absorber assez facilement l'eau, sans quoi la sueur mouille la peau, et, si elle s'évapore ensuite rapidement, il en résulte des refroidissements dangereux.

L'eau absorbée par les tissus peut être divisée en : *eau hygrométrique* et *eau d'interposition.*

Pour apprécier la quantité d'eau hygrométrique absorbée par les tissus, Coulier a procédé de la manière suivante : on découpe dans les tissus à examiner des carrés de 2 décimètres de côté que l'on suspend dans des cloches placées sur de la chaux vive ; après vingt-quatre heures de dessiccation, on pèse les morceaux des différents tissus, on les suspend dans des cloches placées sur l'eau, on les pèse de nouveau au bout de vingt-quatre heures, et la différence des poids obtenus pour chaque carré indique la quantité d'eau hygrométrique absorbée.

Pour apprécier la quantité d'eau d'interposition absorbable par les différents tissus, on se sert des mêmes carrés que dans l'expérience précédente, on les dessèche, on les pèse, on les plonge dans l'eau distillée et on les pèse de nouveau à leur sortie de l'eau, après les avoir laissé un peu égoutter ; la différence des poids des carrés d'étoffe après séjour au-dessus de l'eau et après immersion dans l'eau indique la quantité d'eau d'interposition.

Le tableau suivant donne, d'après Coulier, les quantités d'eau hygrométrique et d'eau d'interposition que peuvent absorber les principaux tissus en usage dans l'armée.

DÉSIGNATION des ÉTOFFES	POIDS à l'état sec	POIDS après 24 heures de séjour au-dessus de l'eau	POIDS après 24 h. d'immersion	EAU hygrométrique	EAU d'interposition	EAU hygrométrique par 1 gramme d'étoffe	EAU d'interposition par 1 gramme d'étoffe
Toile de coton pour chemises..	7,55	8,50	14,40	0,95	5,90	0,126	0,781
Toile de coton pour doublures.	7,75	8,40	15,40	0,65	7,00	0,083	0,903
Toile de lin pour doublures...	11,19	12,90	19,40	1,71	6,50	0,153	0,580
Drap bleu foncé pour soldat...	19,75	23,12	51,40	3,37	28,28	0,171	1,432
Drap garance pour soldat......	19,58	23,28	55,40	3,70	32,12	0,188	1,064
Drap gris de fer bleuté	20,80	24,15	52,30	3,35	28,15	0,161	1,402
Drap garance pour sous-officier.	19,52	22,85	54,20	3,33	31,35	0,171	1,600
Drap bleu foncé pour sous-officier....................	17,66	20,20	47,30	2,55	27.10	0,200	1,540
Belle toile de chanvre pour chemises........	9,67	11,00	15,75	1,33	4,75	0,142	0,490

On voit que la laine absorbe plus d'eau hygrométrique que le coton et que le chanvre.

Un autre fait ressort de ces chiffres, c'est que les vêtements mouillés sont beaucoup plus lourds qu'à l'état sec, d'où une surcharge très sensible pour le fantassin en temps de pluie ; l'augmentation de poids est de 2 kilogr. pour la capote, de 0 kg. 700 pour le pantalon, de 1 kilogr. pour la veste, soit de 3 kg. 700 pour ces trois effets.

Lorenz, qui a étudié l'augmentation de poids produite par la pluie sur les effets d'habillement d'un soldat prussien, donne les chiffres suivants (*Revue d'hygiène*, 1891, p. 1132) :

Habits secs......................... 7^{kg}
 — mouillés (trempés dans l'eau).... 18^{kg}
 — ·mouillés puis tordus........... 8,800

Hiller a mesuré la quantité d'eau qu'un mètre carré des différents tissus en usage dans l'armée allemande peut absorber; il a constaté que la chemise de calicot retient à peine une fois et un tiers son poids d'eau ou de sueur, tandis que les étoffes de laine (la flanelle surtout) peuvent en absorber près de trois fois leur propre poids.

Il résulte des expériences de Pettenkofer, de Linroth et de Hiller que l'évaporation de l'eau dans la laine est plus lente et plus égale que dans la toile de coton et surtout dans la toile de fil. Les personnes qui portent des chemises de laine sont donc moins exposées aux refroidissements produits par l'évaporation rapide de la sueur, que les personnes qui portent des chemises de coton et surtout de fil. Hiller a conclu de ces expériences qu'il fallait donner au soldat des chemises de laine; nous verrons plus loin que les chemises de flanelle présentent de grands inconvénients.

Des tissus imperméables. — Lorsque les effets d'habillement ont été mouillés par la pluie, le corps doit fournir en grande partie la chaleur nécessaire à l'évaporation de l'eau; si l'évaporation est rapide, si le soldat dont les vêtements ont été mouillés pendant une marche, est obligé de garder ses vêtements, la marche terminée, il en résulte une déperdition de calorique dangereuse. On éviterait cet inconvénient, ainsi que celui de la surcharge produite par l'eau d'interposition, en employant des tissus imperméables.

Les vêtements imperméables à l'air et à l'eau, faits avec des tissus enduits de gutta-percha ou de caoutchouc, doivent être absolument proscrits de l'habillement du soldat. Lorsqu'on porte un vêtement imperméable et qu'on est obligé de faire une longue marche, par un temps un peu chaud, on éprouve un malaise qui s'explique facilement : la sueur, ne pouvant pas s'évaporer, s'accumule à la surface de la peau et le corps n'est plus rafraîchi par la transpiration insensible et par le renouvellement de l'air qui entraîne d'ordinaire la vapeur d'eau; ces conditions sont très favorables à la production du coup de chaleur.

Si les tissus imperméables à l'eau et à l'air doivent être absolument condamnés, il n'en est pas de même de ceux qui sont rendus imperméables à l'eau, sans pour cela cesser d'être perméables à l'air. On obtient ce résultat en imprégnant les tissus avec une solution d'un sel métallique (sel de fer ou d'alumine) et en les passant ensuite dans une dissolution de savon.

D'après Hiller, en immergeant les étoffes dans une solution d'acétate d'alumine acide à 1 p. 100 on les rend imperméables à l'eau, sans nuire notablement à leur perméabilité à l'air, qui n'est diminuée que de 3 à 11 p. 100 ; les tissus qui servent à l'habillement du soldat sont moins altérés par cette opération que les tissus fins [1].

D'autre part (et c'est là un résultat très important), tandis que les vêtements ordinaires, lorsqu'ils sont mouillés, deviennent imperméables à l'air, ceux qui ont été imperméabilisés à l'aide de l'acétate d'alumine, se laissent encore traverser par l'air, alors même qu'ils ont été fortement mouillés.

On peut faire une expérience très simple pour constater que les tissus mouillés deviennent imperméables à l'air ; après avoir cousu avec soin un petit sac en toile de tente, par exemple, on le place, le fond en haut, dans un grand bocal rempli d'eau. Le sac s'enfonce rapidement, parce que la toile sèche, très perméable, laisse filtrer l'air à travers ses mailles ; si, lorsque la toile a été complètement mouillée, on refait l'expérience, le sac ne s'enfonce plus ou il ne s'enfonce que très lentement, parce que l'air a beaucoup de peine à s'échapper au travers de la toile mouillée. Cette expérience explique comment sous des tentes en toile on peut observer, lorsqu'il pleut, les accidents dus à l'encombrement ; la ventilation ne se fait plus au travers des toiles mouillées. Nous aurons l'occasion de revenir sur ce point à propos des tentes (Ch. xv).

Lorsque dans l'expérience précitée, on se sert non plus de toile ordinaire, mais d'une toile qui a été imperméabilisée par un sel acide d'alumine, on constate que le sac s'enfonce alors même qu'il a séjourné dans l'eau pendant quelques minutes.

La perméabilité d'un tissu pour l'air se mesure par le procédé suivant, indiqué par Pettenkofer : on fixe solidement sur l'ouverture supérieure, très large, d'un récipient rempli d'eau, un morceau du tissu dont on veut connaître la perméabilité ; on ouvre alors un robinet situé à la partie inférieure du récipient ; l'eau s'écoule avec une rapidité d'autant plus grande que l'air pénètre plus aisément dans le flacon par les pores du tissu qui garnit l'ouverture supérieure. Le nombre des litres d'eau qui se sont écoulés en une minute, par exemple, et la surface du morceau de tissu utilisé dans l'expérience étant connus, il est facile de calculer le nombre de litres d'air qu'un mètre carré du tissu en

____

1. Consulter sur l'imperméabilisation des tissus servant à l'habillement du soldat : HILLER, *op. cit.* — VAQUEZ, *Revue d'hygiène*, 1888, p. 907. — LORENZ, *Der Militärarzt*, 1890-1891. — POMMAY, *Revue d'hygiène*, 1891, p. 1128.

question laisserait passer en une seconde, sous une pression égale à celle employée dans l'expérience.

Les tissus imperméables absorbent beaucoup moins d'eau que les autres, 30 à 38 p. 100 de leur poids, au lieu de 86 à 116 p. 100.

D'après Lorenz les recherches de Hiller sur la perméabilité des étoffes à l'air auraient été faites avec une pression trop forte et l'obstacle opposé au passage de l'air par les tissus imperméabilisés serait plus grand que ne l'a dit Hiller; la sueur traverserait difficilement les vêtements imperméabilisés. De plus les étoffes imperméabilisées seraient difficiles à laver et l'imperméabilité serait altérée par le lavage (LORENZ).

Hiller et Lorenz ont fait des expériences pour savoir au bout de combien de temps les vêtements du soldat, imperméabilisés ou non, étaient traversés par l'eau; à cet effet les vêtements étaient soumis à une pluie artificielle (POMMAY, *Revue d'hygiène*, 1891).

Il nous paraît évident qu'il y aurait avantage à donner au soldat un manteau imperméable à l'eau, si cette condition pouvait être obtenue sans que la perméabilité du tissu pour l'air fût diminuée dans une forte proportion, mais de nouvelles recherches sont nécessaires à ce sujet; nous venons de voir que Hiller et Lorenz étaient arrivés à des résultats différents.

L'imperméabilisation des manteaux serait réalisée facilement et à peu de frais. D'après Hiller, on pourrait pour la somme de 53 francs rendre imperméables à l'eau les manteaux d'un bataillon de 600 hommes.

3° Des couleurs à adopter pour les vêtements du soldat. — Dans le choix de la couleur de l'uniforme il y a lieu de tenir compte d'une considération plus importante que la considération artistique, qui a trop souvent prévalu; on ne doit pas habiller le soldat avec des tissus de couleur voyante, visibles à de grandes distances, et qui fournissent à l'ennemi des cibles commodes.

La nature nous fournit des exemples nombreux et remarquables de l'importance de la couleur des êtres dans leur lutte pour l'existence (DARWIN, De l'origine des espèces, Trad. de Mlle Royer, 1862).

« Puisque tous les êtres vivants d'une même région luttent constamment entre eux avec des forces à peu près balancées, il peut suffire d'une modification insensible dans l'organisation ou les habitudes de l'un d'entre eux pour lui assurer l'avantage sur les autres.......

« Quand on voit des insectes phytophages affecter la couleur verte, et d'autres, qui se nourrissent d'écorce, un gris pommelé, le ptarmigan alpestre (perdrix des neiges) blanc en hiver, le coq de bruyère écossais (red-grouse), de la couleur de cet arbuste, et le francolin noir (black-grouse), couleur de tourbe, il faut bien admettre que les nuances particulières sont utiles à ces espèces, qu'elles protègent contre certains dangers. Si les francolins (grouses) n'étaient fréquemment détruits à quelqu'une des phases de leur existence, ils multiplieraient à l'infini. On sait qu'ils ont pour ennemis les faucons, qui sont guidés vers leur proie par un regard perçant. Je ne puis donc douter que l'élection naturelle n'ait été cause de la couleur affectée par chaque espèce de francolins et n'ait continué d'agir pour la rendre permanente une fois acquise. C'est par des raisons analogues qu'en certains pays on évite d'avoir des pigeons blancs, parce qu'ils sont plus exposés à devenir la proie des oiseaux rapaces. » (DARWIN, *op. cit.*, p. 118 et 122.)

Aux exemples cités par Darwin on pourrait en ajouter beaucoup d'autres : les lézards, les serpents que l'on trouve dans le sable du désert ont généralement une couleur grisâtre analogue à celle du sable. Bon nombre d'animaux ont la faculté de prendre une coloration analogue à celle du milieu où ils vivent, ce qui leur permet d'échapper souvent à leurs ennemis, et de guetter plus facilement leur proie; c'est ce qu'on appelle le *mimétisme*.

Les lois qui régissent la lutte des êtres, si bien dénommée par Darwin la *lutte pour l'existence*, s'appliquent aux hommes à l'état de guerre les uns contre les autres.

Quand l'infanterie ouvrait le feu à 150 ou 200 mètres avec des armes donnant beaucoup de fumée, l'influence de la couleur de l'uniforme n'était pas très grande; aujourd'hui, avec nos armes à longue portée et avec la poudre sans fumée, il n'en est plus de même et il est plus important qu'autrefois de proscrire de l'habillement du soldat les couleurs les plus facilement visibles à de grandes distances.

La visibilité des couleurs varie naturellement beaucoup avec le fond sur lequel on place les objets colorés; un objet est d'autant moins visible de loin, qu'il se rapproche davantage de la couleur du fond sur lequel il se trouve; un objet noir, très peu visible de loin sur un fond sombre, devient très facile à voir sur un sol couvert de neige. Les forestiers, qui doivent se dissimuler au milieu des arbres, ont adopté la couleur verte; les chasseurs, qui dans les chasses à courre ont besoin de se reconnaître de loin, ont choisi la couleur rouge pour leurs habits.

Dans les expériences sur la visibilité des couleurs de l'uniforme militaire il faut évidemment adopter comme fond celui sur lequel se trouve le plus souvent le soldat, c'est-à-dire le sol.

Le tableau suivant résume les résultats auxquels sont arrivés J. Gérard et l'armurier Devismes en tirant sur des cibles de différentes couleurs à 300 et à 600 mètres et en variant beaucoup les conditions de l'expérience.

<table>
<tr>
<th rowspan="3">COULEURS</th>
<th colspan="6">A 300 MÈTRES</th>
<th colspan="12">A 300 MÈTRES</th>
</tr>
<tr>
<th rowspan="2">Pays découvert</th>
<th rowspan="2">Terrain rocheux</th>
<th rowspan="2">Au bord de la mer</th>
<th rowspan="2">Sur l'eau</th>
<th rowspan="2">Contre des ouvrages de terre</th>
<th rowspan="2">Contre des fortifications en pierres</th>
<th colspan="4">Par jour clair</th>
<th colspan="6">Par jour sombre</th>
<th rowspan="2">Clair de lune</th>
<th rowspan="2">Lueur des étoiles</th>
</tr>
<tr>
<th>A l'aurore</th>
<th>Au lever du soleil</th>
<th>A midi</th>
<th>Au coucher du soleil</th>
<th>A l'aurore</th>
<th>Au lever du soleil</th>
<th>A midi</th>
<th>Au coucher du soleil</th>
<th>Pluie</th>
<th>Pluie et brouillard</th>
</tr>
<tr>
<td>Écarlate</td><td>4</td><td>4</td><td>3</td><td>2</td><td>5</td><td>4</td><td>4</td><td>3</td><td>3</td><td>4</td><td>4</td><td>3</td><td>4</td><td>6</td><td>3</td><td>3</td><td>4</td><td>5</td>
</tr>
<tr>
<td>Vert</td><td>3</td><td>5</td><td>4</td><td>4</td><td>4</td><td>3</td><td>3</td><td>4</td><td>4</td><td>3</td><td>5</td><td>7</td><td>3</td><td>8</td><td>4</td><td>4</td><td>3</td><td>4</td>
</tr>
<tr>
<td>Bleu de roi</td><td>2</td><td>4</td><td>3</td><td>7</td><td>3</td><td>2</td><td>2</td><td>5</td><td>3</td><td>2</td><td>6</td><td>6</td><td>3</td><td>8</td><td>4</td><td>4</td><td>3</td><td>4</td>
</tr>
<tr>
<td>Blanc</td><td>4</td><td>1</td><td>2</td><td>1</td><td>1</td><td>2</td><td>1</td><td>1</td><td>2</td><td>1</td><td>8</td><td>8</td><td>1</td><td>8</td><td>2</td><td>2</td><td>8</td><td>8</td>
</tr>
<tr>
<td>Gris</td><td>7</td><td>7</td><td>7</td><td>5</td><td>6</td><td>7</td><td>7</td><td>6</td><td>7</td><td>5</td><td>8</td><td>8</td><td>5</td><td>8</td><td>6</td><td>6</td><td>8</td><td>8</td>
</tr>
<tr>
<td>Brun feuille-morte</td><td>7</td><td>7</td><td>6</td><td>6</td><td>7</td><td>6</td><td>6</td><td>7</td><td>6</td><td>6</td><td>8</td><td>8</td><td>6</td><td>8</td><td>6</td><td>7</td><td>8</td><td>8</td>
</tr>
<tr>
<td></td><td colspan="18" style="text-align:center">A 600 MÈTRES</td>
</tr>
<tr>
<td>Écarlate</td><td>4</td><td>5</td><td>3</td><td>5</td><td>5</td><td>4</td><td colspan="12" rowspan="6">Le numéro 1 désigne la couleur qui se voit le plus, le numéro 7 celle qui se voit le moins, le numéro 8 celle qui ne se voit pas du tout.</td>
</tr>
<tr>
<td>Vert</td><td>3</td><td>4</td><td>5</td><td>4</td><td>4</td><td>3</td>
</tr>
<tr>
<td>Bleu de roi</td><td>2</td><td>3</td><td>4</td><td>5</td><td>3</td><td>2</td>
</tr>
<tr>
<td>Blanc</td><td>1</td><td>1</td><td>1</td><td>1</td><td>1</td><td>2</td>
</tr>
<tr>
<td>Gris</td><td>6</td><td>8</td><td>7</td><td>8</td><td>8</td><td>7</td>
</tr>
<tr>
<td>Brun feuille-morte</td><td>7</td><td>8</td><td>6</td><td>8</td><td>8</td><td>6</td>
</tr>
</table>

Le blanc est la couleur qui se voit le mieux de loin; viennent ensuite le bleu et le rouge; le gris et le brun sont les couleurs les moins visibles.

On peut conclure de ces expériences que le blanc, le bleu clair et le rouge, dont la visibilité est très grande, devraient disparaître de l'uniforme militaire. L'armée autrichienne a abandonné la tunique blanche après la guerre d'Italie; l'armée anglaise a conservé la tunique rouge, qui donne une très belle note sur les gazons de Hyde-Park, mais qui aurait des inconvénients sérieux en temps de guerre. Le général Wolseley, dans un discours prononcé dans un club militaire de Londres en 1890, critiquait justement l'uniforme du soldat anglais et constatait que dans toutes les campagnes récentes on avait dû adopter des uniformes spéciaux.

Le pantalon garance, en usage dans l'armée française depuis 1829, a moins d'inconvénients que la tunique rouge; à grande distance on n'aperçoit guère que la partie supérieure du corps; on peut dire aussi que le pantalon de notre fantassin est recouvert en grande partie par la capote; néanmoins le pantalon rouge serait remplacé avec avantage par un pantalon gris.

Le dolman bleu clair des hussards et des chasseurs, le képi rouge de l'infanterie française, le couvre-nuque blanc adopté dans les pays chauds sont visibles de très loin, et prêtent par conséquent à la critique.

Il serait nécessaire également de transformer les objets qui brillent et qui se voient de très loin; il serait facile de bronzer les casques, les boutons, etc...; des expériences ont été faites dans ce sens en Allemagne.

B. *Linge de corps, chaussettes, gants, cravate*, etc. — Le coton absorbe mieux la sueur que le fil et il la laisse évaporer plus lentement; par suite les chemises de coton protègent mieux contre le refroidissement que les chemises de fil et elles doivent leur être préférées.

Les chemises de flanelle que plusieurs hygiénistes, Hiller en particulier, ont préconisées pour le soldat, sont coûteuses, salissantes, difficiles à bien laver, trop chaudes en été; lorsqu'elles sont sales, imprégnées de sueur, elles deviennent irritantes et peuvent provoquer des maladies de la peau, furoncles, etc...; enfin elles rétrécissent par le lavage.

Nous trouvons, pour notre part, qu'on abuse de la flanelle; il vaudrait beaucoup mieux habituer les enfants et les soldats à se laver à l'eau froide le cou et la poitrine, que de les couvrir de flanelle. La plupart des soldats portent un gilet de flanelle (en général fort sale) ou un tricot, quelquefois les deux; d'autres ont des ceintures de flanelle. La ceinture de flanelle peut rendre assurément des services, mais elle est surtout utile au début des maladies intestinales, pour faire disparaître des coliques ou une diarrhée au début; chez un homme sain, surtout par les temps chauds, une ceinture de flanelle est une cause de fatigue et par suite de maladie. Nous croyons donc que la ceinture de flanelle ne devrait être donnée qu'aux malades, ou bien en cas d'épidémie de diarrhée, de dysenterie ou de choléra.

Dans l'armée française on a adopté depuis quelques années, pour la confection des chemises, un tissu laine et coton qui est désigné sous le nom de flanelle de coton (*Journal milit.*, 2ᵉ sem. 1888, p. 961). Le soldat possède trois chemises de couleur confectionnées avec ce tissu, qui nous paraît bien préférable à la flanelle. Les chemises de couleur ont sur les chemises blanches l'avantage de paraître propres plus longtemps.

Le soldat allemand a trois chemises de coton bleu ou rouge. On a expérimenté en 1894 en Allemagne des chemises en tricot de coton écru qui ont, paraît-il, donné de bons résultats.

Dans l'armée anglaise chaque soldat a, à son choix, trois chemises de calicot ou deux chemises de flanelle.

Un caleçon est indispensable pour empêcher les frottements du pantalon sur la peau, et surtout pour absorber la sueur, qui, en l'absence de caleçon, imprégnerait le pantalon. Le soldat français a deux caleçons en toile de cretonne de coton.

On a essayé dernièrement dans l'armée allemande de transformer le caleçon en un pantalon de dessous pouvant servir de pantalon de corvée; un pantalon de dessous, difficile à laver, ne peut pas remplacer au point de vue hygiénique le caleçon.

En été le soldat peut se passer de chaussettes, mais en hiver et surtout en temps de guerre, il est indispensable de lui fournir des chaussettes; les chaussettes de laine sont alors bien préférables aux chaussettes de coton. Lorsque le soldat doit, pendant l'hiver, par la pluie ou la neige, rester les pieds dans la boue ou dans la neige, avec des chaussures qui sont bien vite pénétrées par l'eau glacée, il est très exposé à la congélation des orteils (V. p. 73, accidents produits par le froid); on éviterait en grande partie ces accidents en distribuant des chaussettes de laine.

En Espagne, en France [1], en Italie, les chaussettes ne sont pas réglementaires.

Dans les pays plus froids, on a reconnu la nécessité de fournir des chaussettes au soldat.

En Allemagne, chaque soldat est pourvu en hiver de deux paires de chaussettes en laine feutrée.

Pendant la guerre de 1870-1871, les cas de congélation des extrémités inférieures, assez communs dans l'armée française, ont été très rares dans l'armée allemande.

Le soldat anglais a trois paires de chaussettes de laine.

En Suisse, chaque soldat doit être muni de deux paires de bas ou de chaussettes.

A défaut de chaussettes il faut procurer au soldat, surtout en

1. Un grand nombre d'hommes se procurent d'ailleurs des chaussettes à leurs frais. Pendant l'hiver de 1894 à 1895, 90 pour 100 des hommes qui entraient à l'hôpital militaire de Lille possédaient des chaussettes.

campagne, et par les temps froids, des morceaux de toile ou de drap pour entourer ses pieds.

En Russie, chaque soldat reçoit à cet effet deux morceaux de toile dont la propreté est contrôlée par les officiers (chaussettes russes); les plaies des pieds sont très rares.

En 1878, pendant la guerre contre la Turquie, on distribua dans un certain nombre de régiments des morceaux de drap, et cette mesure eut, d'après Goldenberg, les meilleurs résultats; la 14° division, par exemple, fut épargnée par les congélations, tandis que la 24° était très fortement éprouvée; toute la différence entre ces deux divisions consistait en ceci, que des pièces de drap avaient été distribuées à la 14° division.

Il est également indispensable de donner au soldat en hiver des gants chauds qui le protègent contre les engelures et contre les congélations des extrémités supérieures, moins fréquentes, il est vrai, que celles des extrémités inférieures, parce que les mains sont plus faciles à réchauffer que les pieds, et que les pieds dans la boue ou dans la neige subissent un refroidissement bien plus considérable que les mains.

Les engelures aux mains rendent beaucoup d'hommes indisponibles; il est facile de les éviter en donnant des gants chauds et en mettant un peu de glycérine à la disposition des hommes qui présentent les premiers symptômes de l'engelure.

Pendant les campagnes d'hiver, pour que le soldat puisse manier ses armes avec précision, il faut que ses mains ne soient pas engourdies par le froid, ou tuméfiées et ulcérées par des engelures.

Les soldats allemands et russes portent en hiver des gants de laine ou des mitaines reliées par un cordon qui passe sur les épaules.

Le port des gants moufles a été autorisé en France dans les garnisons froides (*Journal milit.*, 1888, 2° sem., p. 938).

Les gants de coton qui sont réglementaires dans l'infanterie, ne servent que le dimanche et les jours de fête; ils ne paraissent pas indispensables.

Le cavalier doit avoir des gants de peau qui protègent ses mains contre les frottements de la bride.

Autrefois le soldat avait un col rigide en cuir ou en crin qui comprimait le cou et qui prédisposait aux engorgements ganglionnaires du cou et, par les temps chauds, à la congestion cérébrale. Ce col rigide fut remplacé pour les troupes faisant campagne en

Algérie par une cravate de toile bleue qui, depuis le 31 mars 1868, est devenue réglementaire dans toute l'infanterie française.

Il faut avoir soin que le nœud de la cravate sur lequel vient presser le col de la tunique ou de la veste ne comprime pas le cou. La cravate en usage autrefois était trop épaisse ; c'est avec raison qu'elle a été dédoublée.

Le soldat français reçoit enfin deux mouchoirs de poche, deux serviettes de toilette, ce qui est un grand progrès au point de vue de la propreté, et, en campagne ou en manœuvres, une calotte de coton qui serait remplacée avec avantage par une calotte en drap semblable à celle qui est en usage dans la cavalerie.

Le linge de corps doit être changé souvent et lavé ; le linge sale, imprégné de sueur et de poussière, devient irritant pour la peau et dégage des odeurs désagréables.

En France, le blanchissage est fait dans les garnisons à l'entreprise ; le linge de corps est changé une fois *au moins* par semaine ; en été surtout il paraît indispensable de changer les chemises plus d'une fois par semaine. En campagne le soldat doit laver lui-même son linge ; il faut donc qu'il emporte du savon pour cet usage.

C. *Effets d'habillement* [1]. — Les effets d'habillement doivent être faciles à ajuster, commodes en campagne, aussi bien que pour la vie de garnison, car il n'est pas admissible que le soldat porte d'autres effets en temps de guerre qu'en temps de paix.

Autrefois on aimait les uniformes serrés, ajustés ; on est revenu heureusement à des idées plus saines. Des vêtements ajustés qui compriment la poitrine et souvent le cou sont toujours mauvais, mais ils sont particulièrement dangereux chez les hommes de vingt et un à vingt-trois ans, qui composent aujourd'hui notre armée active. Nous avons vu (p. 2) qu'à cet âge le développement est incomplet et que le thorax s'élargit presque toujours chez les jeunes soldats sous l'influence de l'entraînement auquel ils sont soumis. Il ne faut pas que, pendant les exercices, un vêtement serré s'oppose au fonctionnement des organes de la respiration ; c'est grâce à un jeu plus grand et plus libre des côtes que l'amplitude respiratoire s'accroît et que le soldat arrive à exécuter sans peine

---

1. MORACHE, ROTH et LEX, *op. cit.* — ARONSSOHN, De l'habillement et de l'équipement du soldat, *Rec. mém. méd. milit.*, 1867, 3ᵉ série, t. XIX, p. 405. — CHAMPOUILLON, Considér. sur quelques modifications qu'il pourrait être utile d'introduire dans la tenue de l'armée. *Rec. mém. méd. milit.*, 1871, 3ᵉ série, t. XXVII, p. 97. — LEWAL, La réforme de l'armée, Paris, 1871, p. 297. — RAVENEZ, De l'habillement actuel du soldat, th. Paris, 1874.

des exercices qui, au début, déterminent très rapidement chez lui l'essoufflement et la fatigue.

Une autre donnée importante que nous devons rappeler ici c'est que le vêtement doit être en rapport avec les conditions climatériques ; il est indispensable que le soldat ait dans les pays chauds un habillement léger, qui permette à l'air de circuler librement autour de son corps, en le rafraîchissant par évaporation de la sueur ; dans les pays froids, au contraire, il faut des vêtements chauds et fermés ; dans nos pays tempérés le soldat doit pouvoir s'habiller en été plus légèrement qu'en hiver. Nous avons eu déjà l'occasion de citer les recherches de Hiller qui démontrent l'influence de l'uniforme dans la pathogénie du coup de chaleur ; chacun sait d'ailleurs combien il est fatigant, en été, d'avoir un vêtement trop chaud, et quelle lassitude on éprouve quand on est obligé de faire, dans ces conditions, une marche un peu longue. Au commencement de l'été chacun s'empresse de quitter ses vêtements d'hiver.

Les effets d'habillement du soldat peuvent se ramener à deux types : effets d'habillement du fantassin, effets d'habillement du cavalier.

La pratique a démontré que, dans la vie civile, l'habillement le plus commode comportait les effets suivants : 1° un pantalon, 2° un gilet, 3° une redingote ou une jaquette, 4° un pardessus.

Ces effets d'habillement nous paraissent également indispensables au fantassin.

Aronssohn a insisté avec raison sur la nécessité de donner un gilet au soldat, qui doit pouvoir ouvrir sa tunique sans s'exposer à se refroidir. Il ne nous paraît pas admissible qu'on condamne le soldat à être toujours boutonné, même pendant les repas, ou bien lorsqu'il rentre à la caserne après un exercice fatigant ; or, si le soldat n'a pas de gilet et qu'il déboutonne sa veste ou sa tunique, la poitrine et la partie supérieure de l'abdomen sont exposées à se refroidir. Comme le dit Aronssohn, le gilet est le véritable vêtement du tronc.

Par-dessus le gilet, le soldat mettrait une vareuse [1] ou une tunique courte, non ajustée, avec une seule rangée de boutons bronzés, pouvant s'ouvrir facilement, en dehors du service. La tunique courte, non ajustée à la taille, de l'armée autrichienne, est

____

1. En Allemagne, la vareuse a été adoptée récemment pour l'infanterie et la landwehr.

suffisamment élégante; elle avait été adoptée avant 1870 pour la garde mobile.

Le col de la tunique ne doit pas comprimer le cou. On a essayé de remplacer en Allemagne le col droit de la tunique par un col rabattu qui ne paraît pas protéger suffisamment le cou.

En été, pour les marches, on pourrait mettre la tunique sans le gilet, ce qui assurerait au soldat un vêtement moins chaud qu'en hiver. La tunique aurait des pattes d'épaules, pas d'épaulettes.

Le pantalon du fantassin doit être coupé droit, suffisamment large, pas trop long, surtout en arrière; lorsque le pantalon est trop long, il frotte contre la partie postérieure du soulier et il gêne le relevé de la jambe; de plus le bas du pantalon s'use rapidement.

Le pantalon doit être muni d'une large ceinture et de bretelles; il sera large des hanches.

Nous verrons plus loin que la véritable chaussure du fantassin est le brodequin. Le bas du pantalon ne sera pas enfermé dans la tige du brodequin, mais relevé simplement à l'aide d'un pli, lorsque l'état du sol l'exigera et pendant les longues marches.

Le soldat doit avoir un manteau pour le protéger contre le froid et contre la pluie. Dans les pays chauds la pèlerine, en usage dans les régiments de zouaves et de tirailleurs algériens, protège suffisamment le soldat. Dans nos pays cette pèlerine serait insuffisante, étant donné surtout que le soldat peut être obligé de faire campagne pendant l'hiver. Une capote analogue à la capote actuelle de nos fantassins, mais plus ample, comme elle l'était primitivement, conviendrait très bien. On emploierait un drap un peu moins fort que le drap de capote actuel, non doublé, afin d'augmenter l'ampleur du vêtement, sans accroître son poids, et aussi afin de pouvoir le rouler facilement. Le manteau serait muni d'un collet pouvant se relever; il pourrait être imperméabilisé (v. p. 407).

On se sert en Amérique, en guise de manteau, de couvertures doublées de caoutchouc sur une de leurs faces et présentant une fente vers la partie moyenne; quand il pleut, les hommes passent la tête par la fente de cette couverture, qui retombe en avant et en arrière et qui protège contre la pluie sans empêcher l'air de circuler. C'est commode, mais peu élégant.

Le dolman convient bien au cavalier, à condition qu'il soit ample, non serré à la taille.

Nous pensons qu'il y aurait lieu de donner un gilet au cavalier comme au fantassin.

Il faut au cavalier la culotte et la botte; les bottes doivent être assez courtes et légères pour que le cavalier démonté puisse marcher sans peine.

En France, le cavalier, plus heureux que le fantassin, a un manteau. Le grand manteau à pèlerine, très bon à cheval, est trop lourd quand le cavalier doit aller à pied ; on pourrait alléger ce manteau et le rendre imperméable.

Dans les pays chauds, le soldat doit avoir des vêtements légers et amples.

Le coutil, très agréable dans la journée, expose le soir et pendant la nuit aux refroidissements, les variations thermométriques nycthémérales étant souvent très accentuées dans ces pays.

La flanelle légère paraît être le tissu le plus approprié au vêtement du soldat dans les pays chauds.

Le veston ou vareuse est la coupe de vêtement la plus convenable ; c'est la forme qui a été adoptée pour l'infanterie de marine française et pour les troupes faisant campagne au Tonkin et à Madagascar.

La couleur blanche est assurément celle qui convient le mieux pour les effets d'habillement dans les pays chauds, mais elle présente deux inconvénients : elle est salissante et elle est visible de très loin ; le gris clair est préférable à ces deux points de vue [1].

D. *Coiffure*. — Les principales conditions que doit remplir une bonne coiffure militaire peuvent se résumer ainsi qu'il suit :

La coiffure protégera la tête contre le froid et la pluie et contre les ardeurs du soleil ; elle protégera aussi les yeux et la nuque.

Elle sera légère, *bien centrée*, c'est-à-dire que son centre de gravité se trouvera sur la même ligne verticale que le centre de gravité de la tête et très près de ce dernier, sans quoi le soldat serait obligé de faire des prodiges d'équilibre pour maintenir sa coiffure sur sa tête, comme cela arrivait autrefois avec le chapska des lanciers et avec le bonnet à poil des grenadiers de la Garde.

La coiffure n'exercera pas de constriction sur la tête. Elle sera aérée de manière à permettre l'évaporation de la sueur.

La couleur de la coiffure ne sera pas voyante, d'autant que la tête est la partie du corps qui s'aperçoit du plus loin.

1. Farcy, Proposition de loi relative à l'habillement du soldat dans les pays chauds, 1882, n° 1500. — A. Jousset, De l'acclimatement et de l'acclimatation, *Arch. de méd. nav.*, 1884, p. 273. — Nielly, Hygiène des Européens dans les pays intertropicaux, Paris, 1884. — Huas, th. Bordeaux, 1886. — Maurel, Communic. au Congrès de Nancy, *Revue d'hygiène* 1886, p. 794.

Enfin la coiffure sera suffisamment solide et en harmonie avec le reste de l'uniforme.

Autrefois la coiffure du soldat devait en outre protéger la tête contre les coups de sabre. Cette condition n'est plus exigée que pour la coiffure d'une partie de la cavalerie (cavalerie de ligne et grosse cavalerie).

La forme et la couleur de la coiffure ont une grande importance au point de vue de l'échauffement de la tête sous l'action du soleil, et par suite au point de vue de la prophylaxie du coup de chaleur.

Il est facile de constater, en plaçant des thermomètres dans l'intérieur de coiffures avec lesquelles on reste exposé quelque temps au soleil, que la température s'élève beaucoup plus dans certaines coiffures que dans d'autres.

M. le médecin inspecteur Vallin a noté des températures de 42° et 46° dans l'intérieur d'un chapeau de soie noire ordinaire, après une promenade d'une heure au soleil, au mois de juillet.

Hiller a observé une température de 45°,8 dans le bonnet de police d'un soldat allemand, et il a vu que la température s'élevait plus dans ce bonnet que dans le casque qui est aéré.

Jousset, au Sénégal, a noté les températures suivantes en examinant comparativement un chapeau noir mou et un casque gris clair par une température de 50° au soleil :

Chapeau noir mou	45°
Casque gris clair	32°

M. Géraud a constaté que la température s'élevait, dans le casque des cuirassiers, jusqu'à 52°. On comprend facilement que dans ces conditions on observe les accidents du coup de chaleur (*Arch. de méd. milit.*, 1888, t. **XII**, p. 41).

Le casque a été de tous temps la coiffure militaire par excellence ; les soldats grecs, romains et gaulois portaient le casque, qui fut aussi la coiffure des chevaliers et des hommes d'armes au moyen âge ; de nos jours, le casque est encore la coiffure d'une grande partie de la cavalerie de toutes les nations ; en Angleterre et en Allemagne, il a été adopté également pour l'infanterie. La forme fatalement imposée par la logique pour la coiffure du soldat est, dit **M.** le médecin inspecteur Morache (*op. cit.*, p. 451), celle d'un casque un peu bas.

L'ancien casque de l'infanterie allemande, en cuir, avec garnitures de cuivre, du poids de 500 grammes environ, était trop lourd ; il a été allégé dans ces dernières années ; on a supprimé une partie des garnitures métalliques et les garnitures conservées ont été faites en aluminium. Des orifices ménagés à la base de la pointe qui surmonte le casque permettent à la ventilation de se faire (fig. 80); on peut en faisant tourner la pointe rétrécir les orifices de manière à régler la ventilation d'après la température.

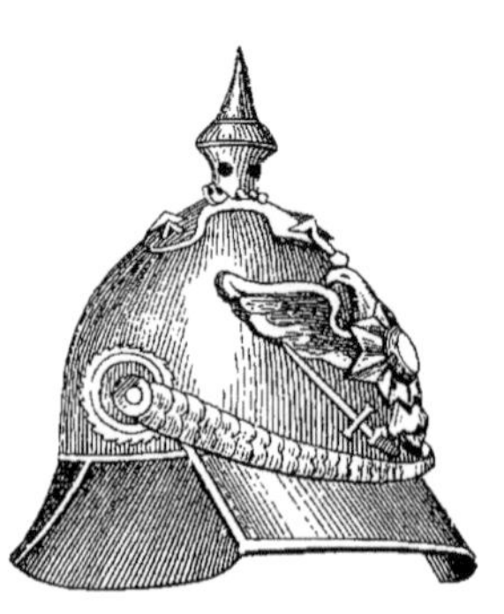

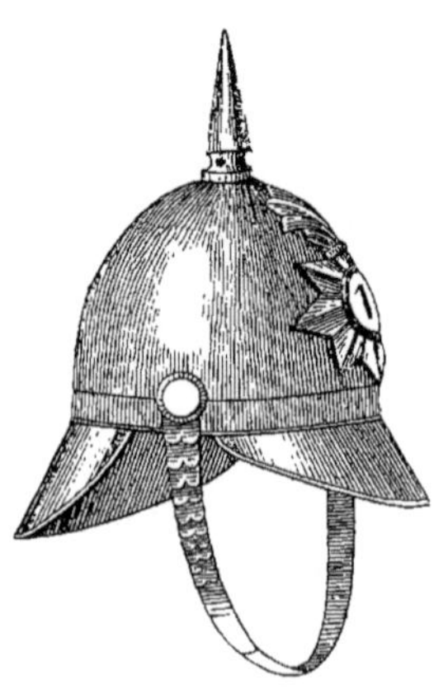

Fig. 80. — Casque en cuir de l'infanterie allemande (d'après M. Morache).

Fig. 81. — Casque de l'infanterie anglaise.

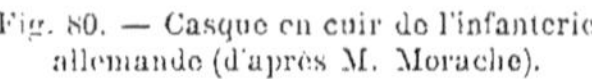

Le casque de l'infanterie anglaise, en carton recouvert de drap imperméabilisé, est une excellente coiffure militaire; il est léger, suffisamment ventilé pour nos pays tempérés (orifices percés à la base de la pointe), il protège la tête, les yeux et la nuque (fig. 81); il paraît remplir, en un mot, toutes les conditions énumérées ci-dessus d'une bonne coiffure militaire.

Dans les pays chauds, c'est également le casque qui est la meilleure coiffure, et le modèle de casque en liège recouvert de toile grise qui a été adopté par les Anglais dans les Indes a mérité tous les suffrages. Les visières *a* et *b* (fig. 82) protègent les yeux et la nuque.

Une disposition très simple assure une ventilation énergique dans le casque. Le casque, au lieu de prendre directement son point d'appui sur le front ét sur la tête, présente à l'intérieur un cercle concentrique en cuir (*f*), qui est séparé de la paroi interne du casque par de petits morceaux de liège (*c*); à la partie supérieure du casque se trouvent des orifices (*d*) dissimulés sous un large bouton plat qui empêche en temps de pluie l'eau de pénétrer dans le casque.

Ce casque a été adopté pour les troupes de la marine française dans les pays chauds, pour les troupes du Tonkin et du Dahomey,

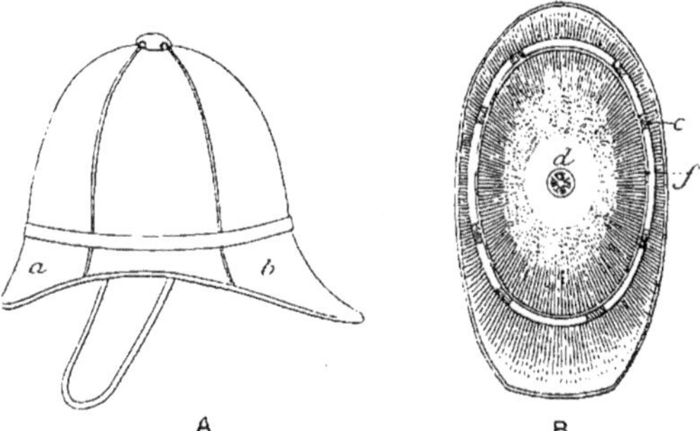

Fig. 82. — Casque en liège recouvert de toile grise. A, vue extérieure; B, vue intérieure.

du corps expéditionnaire de Madagascar et en Algérie pour les chasseurs d'Afrique.

Le schako, qui a été longtemps la coiffure de grande tenue de notre infanterie, avait l'inconvénient d'enserrer la tête, et il ne protégeait pas la nuque.

Dans l'armée allemande, les troupes de la landwehr et les soldats du train portent un schako qui présente une visière antérieure et une visière postérieure de manière à protéger à la fois les yeux et la nuque (fig. 83).

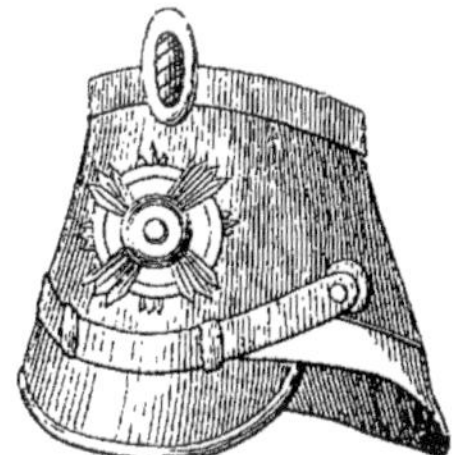

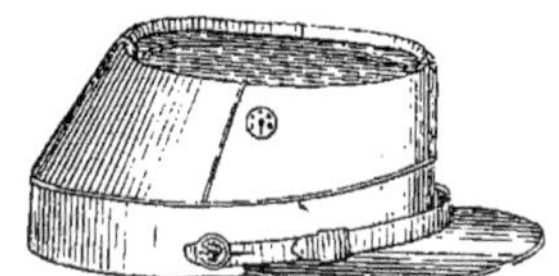

Fig. 83. — Schako allemand (landwehr. train). d'après M. Morache.

Fig. 84. — Képi. Infanterie française.

Le képi mou, qui est actuellement la seule coiffure de l'infanterie française, est très léger et il s'adapte bien à la tête, sans produire de constriction gênante comme faisait le schako; on a supprimé avec raison le carton qui rendait le bord inférieur du képi rigide; la visière a été allongée et inclinée de manière à bien protéger les yeux; la ventilation se fait par des boutons perforés placés de chaque côté (fig. 84); mais si le képi a de grands avantages, il présente aussi des inconvénients : il se déforme facilement et surtout il ne protège pas suffisamment la tête et la nuque contre la pluie et le soleil. Quand il pleut, le drap du képi est vite transpercé, la tête se mouille, et d'autre part l'eau qui s'écoule de la partie postérieure forme dans le cou et le dos une gouttière désagréable. On pourrait rendre le drap imperméable à l'eau, ce qui remédierait au premier de ces inconvénients ; il serait facile d'assurer la ventilation mieux qu'elle ne l'est dans le modèle actuel.

Dans les pays chauds, le soldat français est pourvu d'un couvre-nuque blanc qui s'adapte sur le képi et qui tombe sur la partie postérieure et sur les parties latérales du cou. Un couvre-nuque en toile grise serait préférable pour les raisons déjà indiquées. Le casque en liège est beaucoup plus hygiénique et plus propre que le képi avec couvre-nuque.

Le casque métallique du cavalier, qui doit protéger la tête contre les coups de sabre, est nécessairement lourd et peu hygiénique ; il s'échauffe beaucoup au soleil, et on l'a accusé, non sans raison, d'occasionner des accidents d'insolation, des maux de tête, des névralgies ; la crinière qui est placée en arrière est destinée à protéger la nuque contre les coups de sabre.

Depuis 1872 on a allégé en France les casques des cuirassiers et des dragons ; les casques du nouveau modèle, plus bas que les anciens, ne pèsent que 1350 grammes au lieu de 1500 grammes. Ce poids est encore trop fort ; il sera facile de le diminuer en fabriquant les casques en aluminium ; des essais ont été faits dans ce sens en Allemagne et en France. Le casque devrait être bruni, de manière à éviter les reflets qu'il donne au soleil.

Le soldat doit avoir une coiffure légère de repos et de corvée : la calotte en usage, en France, dans la cavalerie et le béret conviennent bien pour cet usage [1].

E. *Chaussure.* — a. *Importance du choix de la chaussure pour le fantassin. Chaussure dite rationnelle.* Nous avons déjà eu l'occasion de dire (p. 89) combien il importait de prévenir les accidents locaux de la marche, si communs de tous temps chez le fantassin, et qui, dans les armées modernes composées en grande partie, au

---

1. WIAL, De l'influence des coiffures milit. sur le développ. de l'ophtalmie. *Rec. mém. méd. milit.*, 1856. — SCOUTETTEN, De la nécessité d'adopter un couvre-nuque pour les troupes en Algérie, Metz, 1857. — JUDÉE, De la coiffure milit., *Spectateur milit.*, 15 oct. 1863. — DU MÊME, De la coiffure milit. dans les pays chauds, *même Rec.*, 15 mai 1869. — ROTH et LEX, *op. cit.* — MORACHE, *op. cit.*, p. 450.

moment d'une mobilisation, d'hommes ayant perdu l'habitude de la marche et de la chaussure militaire, pourraient se produire avec une fréquence plus grande encore qu'autrefois.

Une des mesures prophylactiques les plus efficaces pour éviter ces accidents consiste évidemment à fournir au fantassin une bonne chaussure; aussi depuis longtemps l'attention du commandement et celle des médecins militaires a-t-elle été appelée sur cette question.

Le maréchal de Saxe a écrit : « C'est la nation qui donnera à ses troupes les meilleurs souliers qui aura l'avantage, car elle conservera toujours des hommes pour la marche », et le maréchal Niel : « Les souliers ont pour l'infanterie l'importance que les chevaux ont pour la cavalerie. »

La question de la chaussure militaire a été très bien étudiée en France par Champouillon, Tourraine, Lèques, du Cazal, Salle; en Suisse, par le Dr Meyer, auquel revient le mérite d'avoir bien précisé les caractères de la chaussure qui depuis ses travaux est connue sous le nom de *chaussure rationnelle*, par le major Salquin et par le colonel-médecin Ziégler; en Allemagne, par Starcke et par le lieutenant-colonel Brandt von Lindau [1].

Nous chercherons d'abord à déterminer la forme que doit avoir la chaussure en général; nous aurons ensuite à examiner quelle est la meilleure espèce de chaussure pour le fantassin et pour le cavalier.

Il n'était pas inutile de rappeler, comme l'a fait le Dr Meyer, que la chaussure doit avoir la forme du pied; les cordonniers semblaient en effet avoir adopté pour maxime que le pied devait prendre la forme de la chaussure; ce qui le prouve, c'est que la mode a exercé son influence tyrannique sur la forme de la chaussure.

---

1. H. MEYER, Die richtige Gestalt der Schuhe, Zurich, 1858. — CHAMPOUILLON, *Rec. mém. méd. milit.*, 1871. — TOURRAINE, *même Rec.*, 1872. — H. MEYER, Die richtige Gestalt des menschlichen Korpers, Stuttgard, 1874. — STARCKE, Der naturgemässe Stiefel, Berlin, 1880. — DU CAZAL, La chaussure du soldat, *Revue militaire de méd. et de chirurgie*, 1881, p. 161. — ZIÉGLER, Communic. au congrès internat. d'hygiène de Genève, sept. 1882. — J. A. BENOIT, La chaussure des troupes à pied, *Ann. d'hyg. publ.*, 1881, p. 505. — SALQUIN, La chaussure normale civile et militaire, Genève, 1883. — BRANDT V. LINDAU, Des deutschen Soldaten Fuss und Fussbekleidung. Berlin, 1883. — ZUBER, L'expos. d'hygiène à Berlin, *Revue d'hygiène*, 1883. — VIRY, La chaussure du soldat d'infanterie, *Arch. de méd. milit.*, 1887, t. IX, p. 1. — MEYER. La chaussure rationnelle, *Zeitschrift f. Hygiene* 1888, III, p. 487. — A. COLIN, La chaussure à talons élastiques, *Arch. de méd. milit.*, 1890, t. XVII, p. 32. — NOGIER, Morphologie du pied, *Arch. de méd. milit.*, 1892, t. XIX, p. 337. — SALLE, La chaussure du fantassin, *même Rec.*, 1893, t. XXII, p. 336. — BAEY, La chaussure du soldat, *Arch. méd. belges*, 1895, 5, p. 339.

Les principes de la chaussure rationnelle formulés par le Dr Meyer ont une base solide dans l'étude de l'anatomie et de la physiologie du pied.

Le squelette du pied se compose de vingt-six os, plus ou moins mobiles, qui constituent : le tarse, le métatarse et les orteils; il forme une voûte qui a ses deux points d'appui : en avant, à l'extrémité antérieure des métatarsiens, principalement à l'extrémité du premier, et en arrière, sur le calcanéum.

Le gros orteil est le plus important des orteils, c'est le plus fort, celui qui agit le plus pendant la marche, il faut donc qu'il conserve dans la chaussure sa direction normale.

Sur un pied normal le gros orteil se trouve dans le prolongement de l'axe du premier métatarsien ; une ligne qui longe le bord externe du gros orteil passe par le centre du talon (fig. 85, 9).

Il est facile de s'en assurer en examinant la plante du pied chez un jeune enfant, ou chez une personne dont le pied n'a pas été déformé par la chaussure, et en prenant des empreintes du pied. M. le médecin inspecteur Vallin a pris, chez des Arabes, des empreintes du pied qui sont très caractéristiques à cet égard [1], une de ces empreintes a été reproduite dans la figure 85 (10); il est facile de constater qu'une ligne parallèle au bord externe du gros orteil viendrait passer, si on la prolongeait en arrière, au milieu du talon. Au contraire, sur les pieds déformés par la chaussure, la ligne longeant le bord externe du gros orteil, prolongée en arrière, passe plus ou moins loin en dedans du talon (4, 5, fig. 85).

D'après Brandt von Lindau et F. Regnault, l'axe du pied normal ne passe pas par le gros orteil, mais par le deuxième orteil, et le gros orteil présente souvent, même chez les individus qui ne portent pas de chaussures, une légère abduction (F. REGNAULT, Société de biologie, 14 avril 1894). Meyer et Salquin ont en effet exagéré un peu la direction en dedans du gros orteil en disant que l'*axe* du gros orteil prolongé passe par le centre du talon de tous les pieds non déformés, mais nous croyons qu'on est dans le vrai en disant qu'une ligne prolongeant le *bord externe* du gros orteil en arrière doit passer par le centre du talon.

Il résulte des recherches de Féré et Demantké que, chez un même individu, la forme de la plante du pied varie suivant que cet individu est au repos, ou bien qu'il a été soumis à une longue station debout ou à une marche prolongée. A la suite de la station debout et de

---

1. On peut voir ces empreintes au musée d'hygiène du Val-de-Grâce.

la marche, la cambrure du pied diminue, le pied tend à prendre la forme dite *pied plat*, ce qui est facile à constater en prenant les empreintes du pied d'un même individu le matin, et à la suite d'une longue marche (Soc. de biologie, 23 mai 1891).

D'après les recherches de Dewèvre, au moment de l'appui du

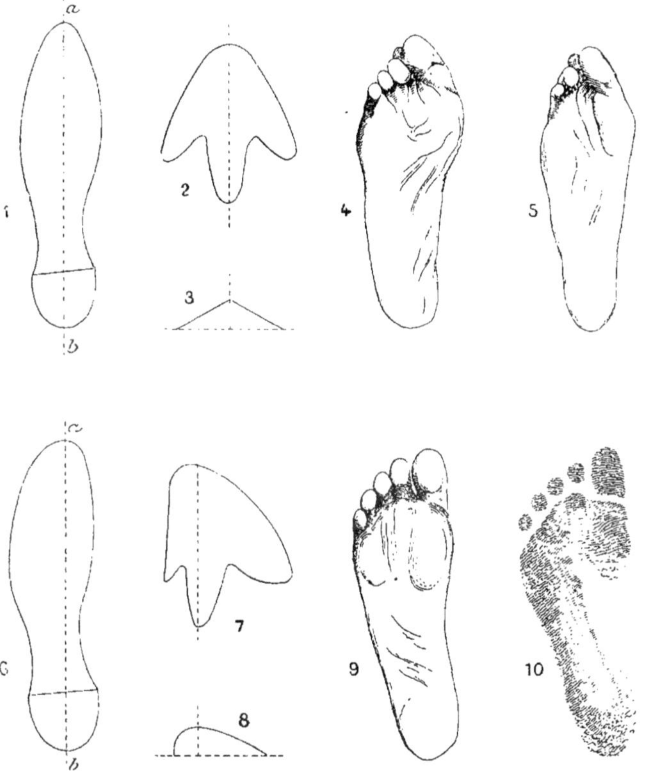

Fig. 85.

pied, il se produit un allongement du pied et un élargissement (De l'élasticité de la voûte plantaire. Soc. de biologie, 28 mai 1892). La voûte plantaire s'abaisse de 14^{mm} au niveau du scaphoïde; chez les mauvais marcheurs, cette élasticité de la voûte plantaire fait défaut.

Les cordonniers taillent en général des semelles symétriques plus ou moins pointues et des empeignes également symétriques (fig. 85, 1, semelle symétrique; 2, empeigne; 3, coupe de l'empeigne symétrique supposée cousue à la semelle) ; on voit facilement que, dans une chaussure ainsi confectionnée, le gros orteil est nécessairement rejeté en dehors, surtout si la chaussure est courte.

Les déformations du pied produites par les chaussures mal faites ont été bien étudiées par Broca (*Bullet. Soc. anat.*, t. XXVII, p. 60, et *Bullet. Soc. de chirurgie*, 1852-1853), par Nystron (Du pied et de la forme hygiénique de la chaussure, Paris, 1880) et par Meyer (*op. cit.*).

Le gros orteil refoulé en dehors subit une semi-luxation au niveau de l'articulation métatarso-phalangienne, et quelquefois il se produit une inflammation de cette articulation ; l'ongle du gros orteil, déjeté par la pression qu'il subit, s'incarne dans les chairs.

Les deuxième et troisième orteils comprimés, sont chassés en haut ; en examinant la plante du pied on ne voit plus que quatre ou même trois orteils (4, 5, fig. 85), les orteils chevauchent ; des cors, des oignons très douloureux se développent sur les parties saillantes.

Les orteils pressés les uns contre les autres s'atrophient et se déforment ; au lieu de la forme arrondie normale, ils présentent des arêtes prismatiques, et si la chaussure est trop courte, ils se rétractent et prennent la forme dite *en marteau*, qui est la cause de vives douleurs lorsque la déformation est assez prononcée pour obliger celui qui en est porteur à marcher sur l'ongle.

Les os du tarse se déforment également et la plante du pied se creuse vers la partie moyenne d'une façon anormale.

Quelques cordonniers dessinent sur un morceau de papier le contour du pied, mais, comme ils prennent ce contour sur un pied déformé déjà, et emprisonné dans une chaussette qui maintient les orteils dans la position vicieuse à laquelle ils sont depuis longtemps condamnés, le tracé ainsi obtenu n'est pas le contour normal du pied ; il faudrait le corriger de manière à donner au gros orteil la place qui lui revient.

Meyer a exagéré les modifications qu'il fallait faire subir à la chaussure pour la rendre *rationnelle* et il a préconisé sous ce nom une chaussure qui avait une forme bizarre et disgracieuse ; il est regrettable qu'il ait compromis par ces exagérations une réforme excellente.

C'est surtout à la forme de la semelle que l'on reconnaît la chaussure rationnelle. La semelle n'est pas pointue du bout et elle n'est pas symétrique par rapport à l'axe médian, le bord interne est droit ou légèrement arrondi (6, fig. 85).

L'empeigne est asymétrique comme la semelle (7, 8), pour que le gros orteil puisse se loger à la partie interne de la chaussure et qu'il ne soit pas rejeté en dehors.

La semelle de la chaussure du soldat doit avoir 3 millimètres d'épaisseur environ, elle doit être souple et déborder légèrement, afin de protéger le pied contre le heurt des pierres; lorsque la semelle déborde trop, et qu'on marche dans des terres grasses, la chaussure se charge d'une grande quantité de terre, ce qui augmente la fatigue.

La chaussure doit être longue afin de permettre aux orteils de s'étendre. Il résulte d'ailleurs des recherches de Marey qu'il y a avantage à donner au marcheur une chaussure longue. On n'oubliera pas que le pied s'étend et s'élargit pendant la marche, que de plus il se gonfle à la suite des longues marches.

La semelle sera légèrement creusée au niveau du talon; il est inutile de ménager des creux, comme le demande Salquin pour les parties saillantes qui se trouvent au niveau des têtes des 1er et 5e métatarsiens. Ces saillies n'existent que sur les pieds déformés et la chaussure doit être toujours construite en vue du pied normal. Lorsque les déformations du pied ne sont pas très profondes, elles disparaissent ou s'atténuent par l'usage des chaussures rationnelles.

Les chaussures doivent être cousues ; les vis et les chevilles présentent de grands inconvénients pour des chaussures qui séjournent presque toujours longtemps dans les magasins, avant d'être mises en service; les vis et les chevilles ressortent et peuvent blesser le pied, ou bien les chevilles sèchent, et la semelle se sépare de l'empeigne avec la plus grande facilité.

Le talon sera large et peu élevé; large, afin de fournir une base solide; peu élevé, afin d'éviter les déformations du pied qui se produisent chez les personnes qui portent des talons hauts, principalement chez les dames. Les recherches de **M.** Marey montrent que le pas est plus court chez le marcheur qui a un talon élevé, que chez celui qui a un talon bas (voir p. 49).

Les talons doivent être fortement fixés à la semelle de manière à ce qu'ils ne se détachent pas.

Le contrefort sera extérieur; le contrefort intérieur donne lieu à des excoriations très douloureuses au niveau de l'insertion du tendon d'Achille.

La semelle sera garnie de clous qui empêcheront l'usure trop rapide; il importe que les clous n'alourdissent pas trop la chaussure et qu'ils soient solidement fixés ; lorsqu'ils sautent, ils laissent des trous par lesquels l'eau s'introduit. La semelle doit être garnie de clous sur presque toute sa surface, sauf au niveau de la tête du 1er métatarsien et, bien entendu, au niveau de la cambrure, là où elle ne porte pas sur le sol.

On remplace quelquefois les clous par des fers, surtout au talon, ce qui a l'avantage d'empêcher le soulier de se déformer ; les fers doivent être entaillés de telle sorte qu'ils n'exposent pas le soldat à glisser. Afin d'alléger la chaussure on a employé dans ces dernières années en Allemagne des clous en aluminium.

La chaussure du fantassin doit avoir une entrée facile ; pour que le cou-de-pied ait de l'aisance il faut que le soldat puisse desserrer sa chaussure quand son pied est gonflé, à la suite de longues marches, ou bien lorsque le cuir s'est rétracté après avoir été mouillé.

Le mode d'attache de la chaussure doit être commode, même pour un homme portant le sac.

La chaussure doit être bien confectionnée, sans coutures intérieures qui produiraient facilement des excoriations, en bon cuir se laissant difficilement imprégner d'eau, enfin elle ne doit pas être trop lourde.

Lorenz a proposé, pour protéger les pieds contre l'humidité, d'employer des semelles en gutta-percha. Ces semelles mises dans l'eau conservent au bout de vingt-quatre heures leur poids primitif, tandis que, dans les mêmes conditions, des semelles de bon cuir absorbent 60 gr. d'eau, presque la moitié de leur poids à l'état sec. Les semelles de gutta-percha sont en outre plus solides, plus chaudes et coûtent moins cher que les semelles en cuir (POMMAY, *Revue d'hygiène*, 1891, p. 1143).

On peut prévoir, par cette énumération des conditions que doit remplir la chaussure du soldat, qu'il n'est pas facile de trouver un bon type de chaussure militaire ; on aura une idée de la difficulté du problème quand nous aurons dit qu'en 1887, un concours ayant été ouvert en France par le Ministre de la guerre, plus de 600 types de chaussures furent présentés et que la commission chargée de l'examen de ces chaussures n'en trouva aucune qui réunît toutes les qualités requises pour la chaussure du fantassin.

b. *Chaussure du fantassin.* La chaussure la meilleure pour le fantassin nous paraît être un brodequin de forme rationnelle remplissant d'ailleurs les conditions énumérées ci-dessus.

Le brodequin Salquin et le brodequin Perron dont on peut voir des modèles au musée d'hygiène du Val-de-Grâce ont une excellente

forme, mais on peut leur adresser quelques critiques : le brodequin
Salquin ne remonte pas assez haut, le brodequin Perron s'agrafe
sur le côté externe au moyen d'un lacet qui passe dans des crochets
(fig. 86). La fermeture du brodequin sur le cou-de-pied adoptée
dans le modèle Salquin présente quelques inconvénients ; les saillies du lacet compriment le dos du pied au niveau des tendons des
muscles extenseurs des orteils, mais au moyen d'une languette de
cuir cousue à la partie interne de la chaussure, on peut atténuer
cet inconvénient. Le laçage sur le côté
externe à l'aide de crochets (chaussure
Perron) a l'avantage de ne pas comprimer les tendons des extenseurs des
orteils, mais quand l'homme est chargé,
il a de la peine à lacer sa chaussure, le
lacet peut se défaire pendant la marche,
enfin les crochets se prennent dans le
bas du pantalon ou bien dans les herbes.
Le laçage sur le dos du pied malgré ses
inconvénients paraît donc préférable.

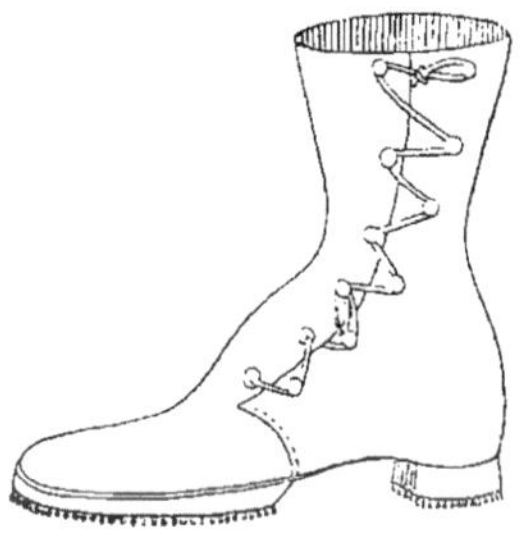

Fig. 86. — Brodequin Perron.

Le cordon de serrage doit être court, facile à remplacer, lorsqu'il se casse, par un cordon de rechange et au besoin par un bout
de ficelle.

Les brodequins faits sur mesure sont toujours préférables aux
brodequins faits d'avance qui s'adaptent mal aux pieds. M. Lèques,
dans un travail sur l'hygiène des bataillons alpins (*Arch. de méd.
milit.*, t. XI, p. 269), constate que les brodequins faits sur
mesure, par le cordonnier militaire ou par un cordonnier civil,
ont donné de très bons résultats pendant les manœuvres de 1886 ;
sur 100 hommes chaussés à l'aide des brodequins faits sur mesure,
aucun ne fut blessé aux pieds. Les brodequins faits sur mesure
reviennent un peu plus cher que ceux qui sont fournis par l'administration, mais ils durent plus longtemps et on réalise, en fin de
compte, une économie.

Il faudra toujours fournir des chaussures neuves, sortant des
magasins, à un grand nombre d'hommes, en cas de mobilisation,
mais on pourrait réduire ce nombre en faisant comprendre aux
soldats de la réserve et de l'armée territoriale qu'il serait très
avantageux pour eux d'arriver au régiment avec une bonne chaussure, du type réglementaire, dont le prix leur serait remboursé.
Dans le gouvernement militaire de Paris, un spécimen du brodequin
réglementaire a été déposé dans chaque brigade de gendarmerie et

ce spécimen doit être mis à la disposition de tous les hommes qui désirent se faire confectionner une chaussure militaire. Tous les cordonniers de France devraient avoir la description et le modèle du brodequin réglementaire.

Jusqu'en 1881 le soulier en usage dans l'armée française a été le soulier Godillot qui, n'ayant aucun moyen d'attache, devait être maintenu à l'aide des guêtres en cuir pour l'hiver, en toile pour l'été.

Le soulier Godillot, représenté dans la figure 87, n'a pas de moyen d'attache autre que la guêtre ; la guêtre en cuir (fig. 88) prend difficilement la forme du pied, et produit des douleurs ou détermine des excoriations ; le lacet se serrant par en haut, le pied se conges-

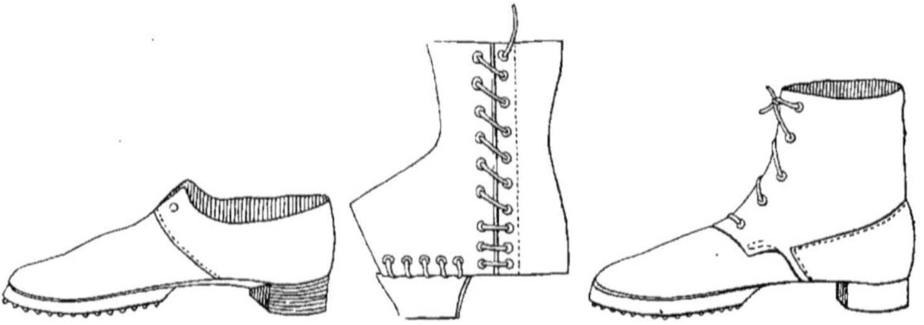

Fig. 87. — Soulier Godillot.   Fig. 88. — Guêtre en cuir.   Fig. 89. — Brodequin dit napolitain réglementaire dans l'infanterie française.

tionne et se tuméfie ; il faut longtemps pour lacer la guêtre surtout la nuit, par suite, le soldat hésite, en temps de guerre, à se déchausser ; la guêtre en toile se rétrécit quand elle est mouillée et comprime le pied ; enfin, quand le sous-pied se détache, la guêtre devient inutile, le soldat perd son soulier.

La loi du 4 juillet 1881 a substitué le brodequin dit *napolitain* aux souliers et aux guêtres pour la chaussure des troupes à pied.

Comme il existait dans les magasins une très grande quantité de souliers Godillot, on les a utilisés comme chaussures de repos et dans les garnisons.

D'après l'instruction du 12 mars 1887 chaque soldat d'infanterie doit avoir : 1° une paire de brodequins n° 1 ; cette chaussure qui doit être brisée, faite au pied, mais presque neuve, servirait en cas de mobilisation ; 2° une paire de brodequins n° 2 pour le service journalier ; 3° une chaussure de repos qui n'est autre que le soulier Godillot avec une guêtre en toile.

Les brodequins réglementaires, lacés sur le cou-de-pied (fig. 89), présentent de grands avantages sur les souliers Godillot, ils sont faciles à mettre et ils tiennent bien aux pieds ; on peut serrer ou desserrer à volonté le cordon qui les attache, enfin ils suppriment les guêtres et leurs multiples inconvénients.

M. le Dr Salle constate que, d'après la statistique médicale de l'armée, le nombre des éclopés est plus grand dans les troupes d'infanterie qui ont conservé le soulier (zouaves, tirailleurs algériens), que dans celles qui portent le brodequin (*loc. cit.*, p. 357).

Il existe, dans les magasins, des souliers et des brodequins de 28 pointures différentes : il y a 7 longueurs, de 26 à 32 cm., et chaque longueur comporte 4 grosseurs des orteils et du cou-de-pied.

Il serait facile d'améliorer la chaussure du fantassin en conservant le type de brodequin actuel, il suffirait d'adopter la forme rationnelle et de donner au soldat une chaussure de repos plus légère que le godillot. Le godillot avec la guêtre en toile et les sous-pieds de rechange pèse plus que le brodequin réglementaire.

En Allemagne et en Russie, le fantassin porte la botte qui présente évidemment des avantages dans les pays froids, le soldat étant obligé de marcher souvent dans la boue ou dans la neige, mais qui a de graves inconvénients pour le fantassin.

Nous avons vu que la chaussure du fantassin devait pouvoir se serrer ou se desserrer facilement, or cela est impossible avec la botte ; si la botte est ajustée, elle serre le cou-de-pied d'une façon intolérable, lorsque le pied se gonfle, à la suite d'une longue marche ; lorsque le cuir mouillé se rétracte, le soldat est exposé à ne pas pouvoir remettre ses bottes ; si la botte est très large, il en résulte pendant la marche des frottements exagérés qui déterminent la formation d'ampoules et d'excoriations, surtout à la partie postérieure, et quand le soldat marche dans une terre grasse, il est exposé à perdre ses bottes.

On a adopté en Allemagne la forme rationnelle. Dès 1883 on fabriquait dans bon nombre de régiments allemands des chaussures de ce type (ZUBER).

Le fantassin russe est chaussé de bottes en cuir noir et souple montant jusqu'au-dessous du genou, le pantalon est engagé dans la botte (fig. 97).

L'infanterie anglaise porte un brodequin lacé, et pour la tenue de campagne des jambières en cuir au-dessus du pantalon.

En Autriche-Hongrie, la demi-botte que le fantassin portait autrefois a été remplacée par des brodequins et des guêtres.

Le fantassin belge a des souliers et des guêtres en cuir.

En Italie, l'infanterie porte le soulier et la guêtre blanche, les alpins ont seuls des brodequins.

Le fantassin espagnol a, en garnison, des brodequins lacés, en campagne, des espadrilles à semelles en corde tressée et des guêtres dans lesquelles il rentre le bas du pantalon.

Les milices suisses portent le soulier ou le brodequin; chaque homme est tenu de se munir lui-même d'une chaussure d'un des types réglementaires (SALLE, *op. cit.*, p. 359).

Il faut au fantassin, outre le brodequin, qui constitue sa chaussure de marche, une chaussure légère ou *de repos*, qui lui permette d'ôter ses brodequins en arrivant à l'étape et de faire, au besoin, une ou deux étapes avec cette chaussure légère, lorsqu'il est blessé aux pieds.

L'espadrille a été conseillée comme chaussure de repos par M. le général Lewal; l'espadrille, qui est la chaussure réglementaire du soldat espagnol en campagne, est excellente dans les pays chauds et secs comme l'Espagne [1], mais lorsqu'il faut marcher dans l'eau, dans la boue ou dans la neige, ses inconvénients deviennent manifestes, la semelle faite de corde tressée s'imbibe d'eau et de boue, l'eau pénètre dans la chaussure qui ne protège plus le pied contre le froid, enfin la chaussure est rapidement hors de service.

Dans ces dernières années, on a adopté en Allemagne et en Autriche une chaussure de repos qui paraît préférable pour nos climats à l'espadrille, il s'agit de brodequins en cuir souple dont les tiges sont en toile imperméable.

Le soldat anglais a des pantoufles en toile à voile imperméable.

c. *Chaussure du cavalier*. La chaussure du cavalier est la botte, mais le cavalier doit pouvoir marcher facilement lorsqu'il est démonté, il faut donc lui donner des bottes qui ne soient ni trop hautes, ni trop fortes; ces bottes auront comme les brodequins une forme rationnelle.

Les pantalons basanés en cuir dans toute leur hauteur, que portaient autrefois nos cavaliers, avaient de nombreux inconvénients, le cuir durcissait, formait des replis qui donnaient lieu à des excoriations ou à des inflammations de la peau, à des furoncles, etc...
Les pantalons garnis de cuir ont en outre cet inconvénient qu'on

---

1. Pendant la campagne du Mexique, une grande partie de nos troupes avait adopté l'espadrille à l'exemple des Espagnols. Des espadrilles ont été données aux troupes faisant partie du corps expéditionnaire de Madagascar.

ne peut pas les désinfecter dans les étuves, la chaleur altérant profondément le cuir.

Le cavalier doit avoir en campagne une chaussure légère de repos comme le fantassin.

d. *Entretien de la chaussure.* Le cuir qui se dessèche devient dur; il se rétracte, se fendille, aussi les chaussures qui ont été longtemps dans les magasins, sans être graissées, sont-elles d'un très mauvais usage; elles blessent facilement ceux qui les portent; il est très difficile de rendre au cuir sa souplesse première.

Le cirage, qui est généralement employé pour faire reluire les chaussures, contient souvent de l'acide sulfurique qui altère le cuir et qui ronge les coutures; le cuir ciré durcit, se fendille, et devient perméable à l'eau, aussi le cirage a-t-il été condamné par tous les auteurs qui ont écrit sur la chaussure du soldat, tous sont d'accord pour dire que la chaussure doit être graissée et non cirée et cependant on continue à cirer les chaussures; c'est bien le cas de constater qu'il n'y a rien de plus difficile à changer qu'une habitude.

Le cuir convenablement graissé est souple et imperméable à l'eau, deux qualités inappréciables pour la chaussure du soldat; le nettoyage de la chaussure graissée est beaucoup plus facile que celui de la chaussure cirée, enfin la couleur fauve du cuir graissé n'a rien de désagréable.

L'axonge ou saindoux ne donne pas de bons résultats pour le graissage du cuir. La graisse de cheval et l'huile de foie de morue sont les corps gras les plus appropriés à cet usage. Le dégras dont se servent les tanneurs pour graisser les peaux est aussi très bon: on l'obtient en faisant infuser des peaux de mouton dans de l'huile de poisson, avec une petite quantité de potasse. Quand en emploie le dégras, il faut, après avoir nettoyé la chaussure, la mouiller, puis graisser avec un tampon trempé dans le dégras toutes les parties de la chaussure, la semelle comprise; le cuir ne doit pas être séché près du feu.

On a proposé différentes formules de substances grasses destinées à graisser le cuir, en France on se sert, dans l'armée, d'une préparation qui porte le nom de nourriture Mironde et de la graisse Thomas dont la composition est la suivante :

Suif de mouton fondu	600	grammes.
Cire jaune	100	—
Huile de pied de bœuf	100	—
Oléorésine de térébenthine	100	—
Huile lourde de houille	100	—

La graisse Thomas est employée pour le graissage des cuirs en magasin (*Journal milit.*, 1891, 1er Sem., p. 102).

D'après Arnould (*op. cit.*, p. 822), le meilleur enduit est un mélange, à parties égales, de graisse de porc et d'huile de foie de morue recommandé par Wiel et Gnehm.

II. ÉQUIPEMENT. — A. *De la charge du fantassin et de la meilleure répartition de cette charge. Du havresac* [1]. Le fantassin doit nécessairement emporter en campagne, outre les vêtements qu'il a sur le corps, quelques vêtements de rechange, ses armes et ses munitions de guerre, des vivres de réserve et des ustensiles de campement.

Lorsqu'on fait le total du poids des objets que le fantassin doit transporter ainsi, on trouve que cette charge s'élève dans la plupart des armées à 25 ou 30 kilogr. Le chiffre de 30 kilogr. était dépassé naguère dans les armées française et allemande.

Nous verrons plus loin que de tous côtés on s'ingénie à alléger cette charge écrasante [2]; il était d'autant plus nécessaire d'entrer dans cette voie que le soldat n'est plus entraîné aussi bien qu'autrefois; au moment d'une mobilisation beaucoup de jeunes soldats n'auront pas encore une grande habitude des longues étapes, faites avec le chargement complet de campagne; quant aux hommes de la réserve et de l'armée territoriale, ils auront perdu cette habitude. On réussira certainement à diminuer cette charge, on y a déjà réussi en France, dans une mesure très appréciable, mais il faudra toujours que le fantassin transporte ses effets, ses armes et ses munitions de guerre ou de bouche.

Peut-on déterminer *a priori* quel est le maximum de la charge du fantassin? D'après Thurnwald, les lois de la physiologie indiquent qu'un soldat ne doit pas porter une charge supérieure au tiers de son poids, si l'on veut qu'il conserve la liberté de ses mou-

---

1. PARKES, *op. cit.* — ROTH et LEX, *op. cit.*, t. III. — MORACHE, *op. cit.*, p. 482. — C. ZUBER, Le nouvel uniforme de l'armée russe, *Arch. de méd. milit.*, 1883, t. I, p. 287. — DE POUVOURVILLE, Notes sur la marche, *Journ. des sc. milit.*, 1886-1887. — LÈQUES, Étude sur l'hygiène des bataillons alpins, *Arch. de méd. milit.*, t. XI, p. 269. — FORGUE, Le chargement du soldat, *Arch. de méd. milit.*, 1893, t. XXII, p. 542. — THURNWALD, Le chargement du fantassin, *Streffleur's œsterreich. milit. Zeitschr.*, oct. 1892, anal. *in Arch. de méd. milit.*, 1893, t. XXII, p. 187. — Décis. minist. déterminant la tenue des officiers et des troupes en campagne, *Bullet. offic. du Ministère de la guerre*, 1895, n° 2.

2. D'après des calculs faits par M. le capitaine de frégate Baills, calculs qui ont été publiés par M. le Dr Coustan (*Arch. de méd. milit.*, 1889, p. 321), un soldat pesant 64 kilogr., marchant 8 heures, à raison de 4 kilom. par 50 minutes, avec 10 minutes de repos par heure (pas de 0,75), en terrain plat, fait, tout nu, 512 000 kilogrammètres, et le même soldat, du poids de 64 kilogr., portant un poids de 32 kilogr. fait, dans les mêmes conditions, un travail égal à 768 000 kilogrammètres.

vements pour la marche et le combat; beaucoup de jeunes soldats ne pèsent pas plus de 55 à 60 kilogr., la charge du fantassin ne devrait donc pas dépasser 20 kilogr. La pratique a démontré qu'elle ne devait pas dépasser 25 kilogr.; dans ce poids sont compris tous les objets et effets que le soldat a sur lui.

Il importe beaucoup que la charge soit bien répartie; l'expérience de tous les jours démontre que la même charge est plus ou moins fatigante suivant qu'on la transporte de telle ou telle manière.

Lorsqu'un homme porte un seau plein d'eau, il est obligé d'incliner très fortement le haut du corps du côté opposé à la main qui tient le seau, afin de se maintenir en équilibre, d'où une position anormale qui produit rapidement la fatigue; si, au lieu d'un grand seau, cet homme en porte deux petits, un dans chaque main, il peut marcher dans la position verticale et il se fatigue bien moins.

Soit encore un homme qui transporte un sac de plâtre; s'il le met sur son dos, il est obligé d'incliner le corps en avant pour se maintenir en équilibre et il se fatigue vite; s'il le met à cheval sur une épaule comme font les maçons, la moitié du sac qui est en avant faisant équilibre à celle qui est en arrière, il peut marcher dans la position verticale sans se fatiguer beaucoup; c'est pour cela qu'on avait imaginé la besace dont la partie antérieure et la partie postérieure se faisaient équilibre.

Une charge est d'autant plus lourde, que son centre de gravité s'éloigne davantage de la verticale passant par le centre de gravité du corps; un même poids paraît beaucoup plus lourd si on le soulève à l'extrémité d'un bâton que si on le prend à la main. Dans le premier cas en effet la charge agit sur un bras de levier très long, et l'on démontre en mécanique qu'une force qui tend à faire tourner un levier autour de son point d'appui, produit d'autant plus d'effet qu'elle agit sur un bras de levier plus long. Il importe donc que le centre de gravité de la charge se rapproche le plus possible de la verticale passant par le centre de gravité du corps.

La figure 90 est le schéma d'un fantassin qui porte toute sa charge sur le dos; les inconvénients de ce système sont manifestes. Le centre de gravité du corps se trouve en g, le centre de gravité de la charge en g', le centre de gravité de tout le système (corps et charge) est reporté en arrière du centre de gravité normal, en G par exemple, et une ligne verticale XY passant par ce centre de gravité vient tomber en dehors de la base de sustentation, si bien que l'homme, pour ne pas tomber en arrière, doit nécessairement incliner le tronc en avant.

En répartissant la charge comme cela est indiqué dans la figure 91 on obtient deux résultats très avantageux : les cartouchières placées en avant de chaque côté (g^3) font, dans une certaine mesure, équilibre au havresac (g^2) et d'autre part les centres de gravité des charges g^1, g^2, g^3, s'éloignent peu de la verticale passant par le

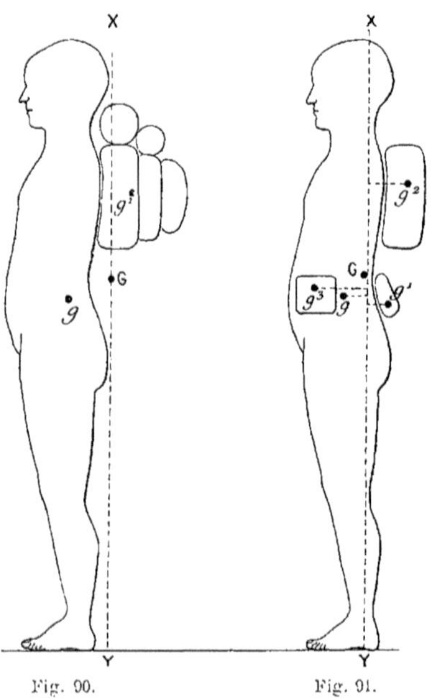

Fig. 90.   Fig. 91.

centre de gravité du corps (g), il en résulte que le centre de gravité de tout le système, G, est très proche du centre de gravité normal du corps et que la verticale passant par le point G tombe encore dans la base de sustentation, ce qui permet à l'homme de marcher dans la position verticale.

Une dernière condition imposée par la physiologie est que la charge du fantassin et les courroies qui servent à la maintenir, n'entravent pas le fonctionnement régulier des organes et en particulier celui des organes respiratoires et circulatoires.

La fréquence du pouls est plus grande chez les hommes qui exécutent un exercice militaire avec la charge réglementaire, que chez ceux qui exécutent cet exercice sans être chargés. D'après les expériences de Parkes, la moyenne du pouls qui était de 124 par minute chez des soldats anglais qui avaient fourni une course de 500 yards sans havresac, s'élevait à 148 par minute après la même course exécutée avec le havresac. La respiration s'accélère également. Il est donc indispensable qu'aucun obstacle ne s'oppose à l'ampliation du thorax.

Rappelons enfin qu'il résulte des expériences de M. le professeur Marey que le pas se raccourcit à mesure qu'augmente la charge (p. 48), il importe donc de ne pas surcharger le soldat, si l'on veut qu'il puisse exécuter des marches rapides.

Voyons maintenant comment ce problème du chargement du fantassin a été résolu dans les différentes armées.

Autrefois le soldat français avait un havresac en peau de vache et une cartouchière unique placée en arrière, au moins pendant la marche; la charge était très mal répartie, de plus les bretelles du sac tiraient les épaules en arrière, ce qui obligeait le soldat à contracter sans cesse ses muscles pectoraux.

On a adopté ensuite un havresac en toile imperméable avec deux cartouchières placées à la partie antérieure; c'est le modèle qui existait avant 1892. Les bretelles du sac étaient réunies au ceinturon par des bandes de cuir appelées *contre-sanglons* qui avaient l'avantage d'empêcher les bretelles de tirer les épaules en arrière.

La répartition de la charge était meilleure, mais une partie des cartouches était encore portée dans un tiroir du havresac; de plus le havresac était trop lourd, il pesait vide 2500 grammes.

Un nouveau modèle d'équipement a été adopté en 1892; il se compose :

1° Du ceinturon garni de trois cartouchières modèle 1888, deux devant et une derrière;

2° D'une bretelle de suspension destinée à faire supporter par les épaules le poids des cartouchières;

3° D'un havresac plus petit que l'ancien modèle et dans lequel on ne met plus de cartouches.

La figure 92 permet de se rendre compte du mode de suspension des cartouchières. L'anneau métallique *o*, qui réunit les bretelles au contre-sanglon postérieur *p*, doit se trouver au milieu du creux qui existe entre les omoplates. Les courroies *q*, *r* servent à la suspension du bidon *d* et de l'étui-musette *c*.

La figure 93 représente le même fantassin avec le havresac *a* sur le dos; le havresac a ses bretelles particulières qui viennent s'appliquer sur les bretelles de suspension des cartouchières.

Un outil portatif *f* est fixé sur un côté du sac; la veste est roulée à la partie supérieure *g*; *h* gamelle individuelle, *e* marmite de campement.

Le havresac modèle 1892 mesure, en hauteur, 5 cm. de moins que le havresac modèle 1882 (on a fait disparaître le compartiment destiné à renfermer des cartouches); il pèse 1780 gr., soit environ 720 gr. de moins que l'ancien modèle.

Le havresac se compose d'un cadre en bois sur lequel est tendue

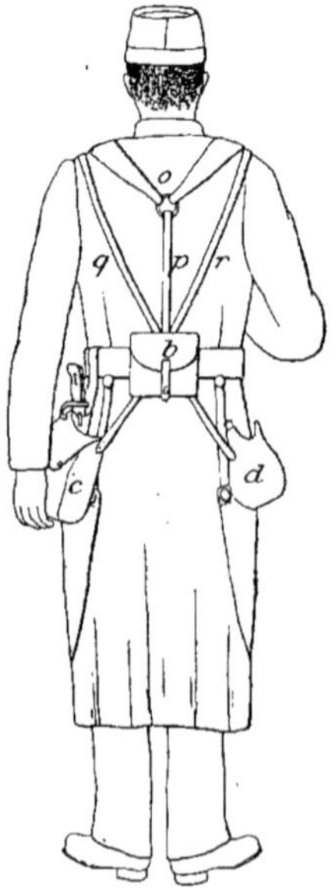

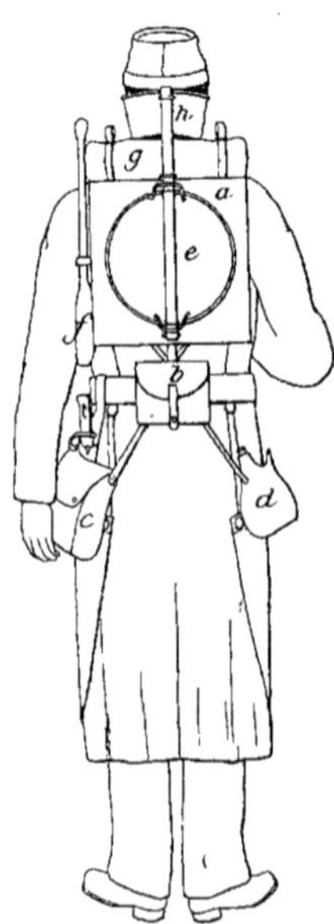

Fig. 92. — Fantassin français vu de dos: le soldat a sur lui : son ceinturon et ses cartouchières, son bidon et son étui-musette.

Fig. 93. — Fantassin français avec son équipement complet.

une toile imperméable. Les deux grands côtés ne sont pas garnis de bois mais seulement de toile; la toile qui garnit la face postérieure (celle qui ne repose pas sur le dos du soldat) est munie de boucles et peut se soulever.

Ce modèle d'équipement présente des avantages et des inconvénients : le poids mort du sac a été diminué, on a supprimé les cartouches du sac, mais une partie des cartouches a été maintenue en arrière alors que, pour la bonne répartition de la charge, il eût été préférable de les reporter toutes en avant, les courroies du sac viennent se superposer à celles des cartouchières; enfin la suppression des contre-sanglons nous paraît regrettable, bien que le sac soit allégé ; les contre-sanglons empêchaient les bretelles du sac de tirer les épaules en arrière et ils épargnaient aux muscles pectoraux un travail inutile et pénible.

Un avantage du nouvel équipement est que le soldat peut ôter son sac pour le mettre sur des voitures, en conservant sur lui toutes ses cartouches et les vivres placés dans l'étui-musette.

C'est un principe généralement admis aujourd'hui que le bagage du fantassin doit se décomposer en deux parties : une partie qui ne le quitte jamais et qui contient les munitions de guerre et des vivres, et une autre partie dont le soldat peut se passer au besoin pendant vingt-quatre heures : vêtements de rechange, ustensiles de campement et le reste des vivres de réserve.

Nous verrons plus loin que ce principe a été adopté en Allemagne et en Autriche-Hongrie comme en France.

Un nouveau modèle de havresac est à l'étude en France ; on supprimerait le cadre en planches et on le remplacerait par une carcasse composée de baguettes en aluminium sur lesquelles serait tendue une toile imperméable (*France militaire*, 10 mars 1894) ; on diminuerait encore de cette manière le poids mort du sac.

Le cuir fauve serait préférable, pour les bretelles et les courroies, au cuir ciré qui est moins souple et qui salit les mains et les effets.

L'équipement du fantassin dans l'armée allemande se compose :

1° D'un havresac qui mesure 35 centimètres de haut sur 35 de large ;

2° D'un sac à vivres en toile imperméable (3 jours de vivres), qui correspond à l'étui-musette du soldat français ;

3° De trois cartouchières, deux en avant, une en arrière.

Le ceinturon supporte : le sabre-baïonnette, le sac à vivres, le bidon et l'outil portatif au besoin. Le ceinturon, qui tendrait à glisser sous le poids de ces objets, est soutenu en arrière par deux larges agrafes cousues solidement à la tunique.

Le manteau est roulé autour du havresac ou porté en bandoulière quand le soldat n'emporte que le sac à vivres.

Ce système d'équipement est encore en voie de transformation.

Le modèle de havresac expérimenté aux manœuvres de 1893 était caractérisé surtout par la suppression du cadre en bois. Il était suspendu par 4 courroies (au lieu de 2), qui venaient se rattacher au ceinturon par des crochets en aluminium ; le bord supérieur du sac était garni d'un coussinet ; les courroies étaient noires et non plus blanches comme celles de l'ancien sac.

Sous la patelette du havresac était fixé le sac de combat ou sac d'assaut (Sturmsack) pouvant contenir trois jours de vivres en lard, saucisson aux pois, café et sel. Par un mécanisme très simple, le sac de combat pouvait se séparer instantanément du havresac qui tombait à terre, tandis que le sturmsack restait sur le dos du soldat. De cette façon, au moment de l'assaut, le fantassin allégé de son sac pourrait s'élancer en n'emportant, avec le sturm-sack, que sa musette, ses cartouches et son outil de pionnier ; il pourrait aussi, pendant les marches, mettre le sac sur des voitures en conservant sur lui ses cartouches et ses vivres de réserve.

On a critiqué, non sans raison, la facilité trop grande laissée au soldat de se débarrasser de son sac ; il n'y a qu'une tringle à tirer pour obtenir ce résultat, et il est à craindre que, toujours imprévoyant, le soldat ait recours trop souvent à ce procédé qui lui permet de s'alléger ; il n'est pas facile en campagne de retrouver les sacs mis à terre, et un régiment qui a perdu ses sacs ne peut pas aller longtemps de l'avant.

De nouvelles modifications à ce type d'équipement ont été étudiées en 1894 ; la cartouchière qui était en arrière serait supprimée, les deux cartouchières antérieures agrandies renfermeraient chacune 45 cartouches, les 30 autres cartouches, complément des 120 cartouches que le fantassin allemand porterait sur lui, comme le fantassin français, seraient placées dans de petites poches ménagées à la base du havresac et faciles à atteindre. (*Revue du Cercle militaire*, 8 avril 1894.)

Ce système aurait l'inconvénient d'augmenter le poids du sac et de ne pas laisser au soldat toutes ses cartouches quand il se séparerait de son sac.

L'équipement du soldat d'infanterie en Autriche-Hongrie comprend :

1° Un havresac semblable à celui de l'armée allemande ;

2° Une grande giberne de 0 m. 20 sur 0 m. 20 placée au-dessous du havresac ;

3° Deux cartouchières en avant ;

4° Un étui-musette dans lequel est renfermé le petit bidon.

La grande giberne (B, figures 94 et 95) repose sur les reins ; une sangle élastique *e*, toujours tendue au moyen d'un écrou *d*, évite les excoriations et permet à l'air de circuler entre la giberne et le dos. Dans la grande giberne le soldat met ses vivres de réserve et une partie de ses cartouches ; bien que les cartouches se trouvent dans une case à part, ce mélange est évidemment mauvais.

Le havresac est fixé par une tringle métallique sur les bretelles qui soutiennent la giberne ; par en bas il repose sur la grande giberne.

L'homme peut enlever facilement son havresac et n'emporter

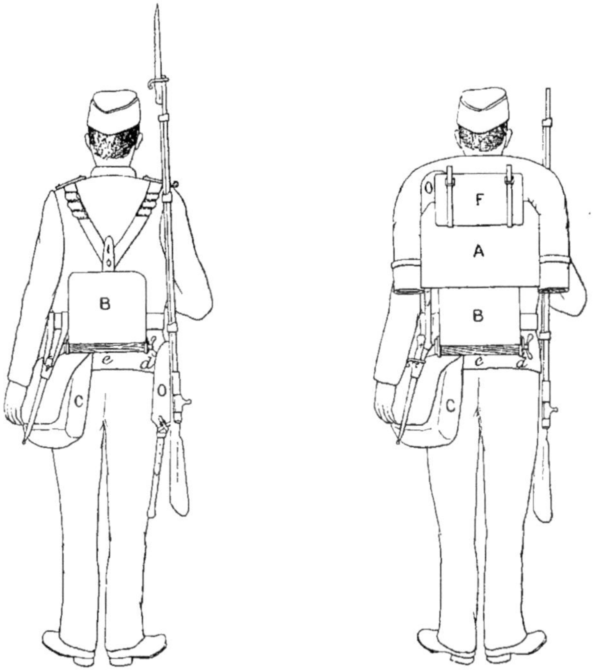

Fig. 94. — Soldat d'infanterie (Autriche-Hongrie) vu de dos, sans son havresac.

Fig. 95. — Le même soldat avec son havresac.

que ses cartouches et ses vivres. (*Revue militaire de l'étranger*, 1889, t. XXXVI, p. 356.)

Les figures ci-jointes, empruntées à la *Revue militaire de l'étranger*, montrent un fantassin avec tout son chargement (fig. 95) et ce même fantassin après qu'il a enlevé son havresac (fig. 94). L'outil portatif O est suspendu au ceinturon, ainsi que l'étui-musette C.

Dans l'armée anglaise, l'équipement se compose : 1° d'un sac en cuir souple dit *sac-valise* ; 2° de deux cartouchières placées à la partie antérieure.

Le sac-valise anglais qui ne pèse que 1550 grammes prend son point d'appui, non sur le dos, comme les havresacs que nous venons d'étudier, mais sur la courbure sacro-lombaire (fig. 96, A).

Deux bretelles qui s'entrecroisent en arrière passent sur les épaules, où elles s'élargissent, et viennent s'attacher à la partie antérieure du ceinturon. De petites courroies horizontales empêchent le sac de ballotter.

A la partie supérieure du sac deux courroies servent à mettre le

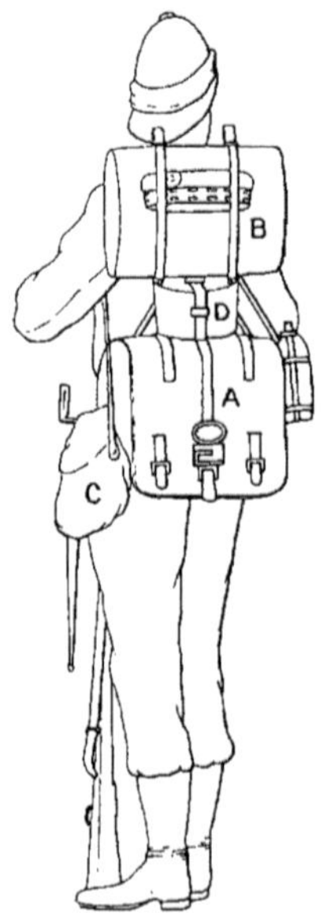

Fig. 96. — Fantassin anglais avec son équipement complet. — A, sac-valise. — B, manteau. — C, étui-musette. — D, gamelle.

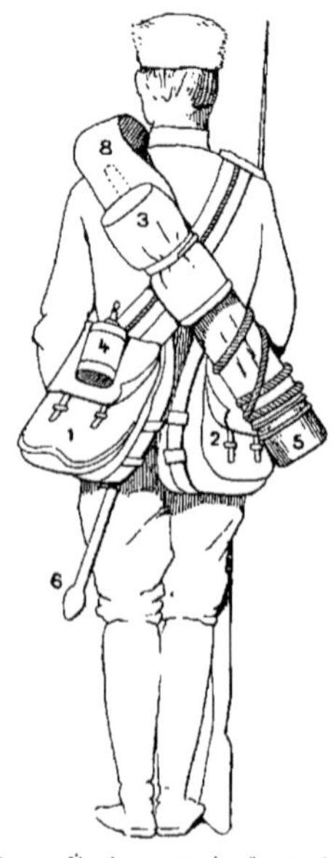

Fig. 97. — Équipement du fantassin russe : 1. sacoche. — 2. sac à biscuit, — 3. trousse à bottes, — 4. gourde. — 5. marmite. — 6. trousse à pelle. — 7, cartouchières. — 8. manteau roulé recouvert de la toile de tente.

manteau plié en forme de paquet rectangulaire (B) et entouré d'une toile imperméable; dans l'espace intermédiaire on met la gamelle (D).

Toutes les cartouches sont placées dans les cartouchières antérieures, ce qui assure l'équilibre de la charge.

Les mouvements des bras et des épaules et ceux de la cage thoracique sont remarquablement libres avec ce système d'équipement; de plus le soldat se charge ou se décharge avec la plus grande facilité, il lui suffit de déboucler le ceinturon pour enlever tout son équipement, comme on ôte un habit.

Depuis 1881 le fantassin russe n'a plus de havresac. Une sacoche en toile imperméable qui prend son point d'appui sur l'épaule droite (1, fig. 97), contient les effets de rechange ; une sacoche également en toile imperméable suspendue à gauche après le ceinturon (2) est destinée aux vivres, le manteau roulé dans la toile de tente (8) s'appuie sur l'épaule gauche, les cartouches sont contenues dans deux cartouchières fixées à la partie antérieure du ceinturon. (*Arch. de méd. milit.*, 1883, t. 1, p. 289.)

C'est là un équipement très simple, mais le poids des objets attachés au ceinturon nous paraît excessif ; pour empêcher le ceinturon de glisser, le soldat doit être obligé de le serrer beaucoup.

L'équipement du soldat belge a été modifié dans ces derniers temps de manière à diminuer la charge. On a substitué le rotin au bois pour la confection du cadre du sac. La besace, la gourde, l'outil de pionnier sont attachés au ceinturon ; on évite ainsi les courroies en bandoulière et on dégage la poitrine ; le ceinturon est supporté par les épaules à l'aide de bretelles. (*Revue milit. de l'étranger*, 1894, t. XLVI, p. 348.)

B. *De la charge du fantassin dans les différentes armées et des moyens à employer pour la réduire.* — Nous avons vu que la charge du fantassin ne devait pas s'élever à plus de 20 à 25 kilogr. ; ces chiffres ont été de beaucoup dépassés dans quelques armées.

Avant 1874, la charge du fantassin français était de 32 kg. 918.

Des décisions ministérielles du 27 juin 1878 et du 15 juillet 1878 ont supprimé la tente-abri et la demi-couverture de marche pour les troupes faisant campagne en Europe ; le grand bidon a été également supprimé ; la charge du fantassin a été ainsi ramenée à 28 kilogr. environ. Comme le fait remarquer M. le médecin inspecteur Morache (*op. cit.*, p. 487), ce chiffre est presque toujours dépassé dans la pratique. Le bidon renferme de l'eau, le soldat doit souvent porter, outre ses vivres de réserve, les vivres du jour et il a quelques objets personnels : un couteau, du tabac, etc., de telle sorte que la charge effective montait encore à 30 kilogr. et au-dessus quand les effets étaient mouillés ; cette charge était évidemment encore trop forte.

« Actuellement, le soldat d'infanterie plie sous le poids d'une charge beaucoup trop élevée : un système compliqué de courroies enserre ses reins ; un poids démesuré pèse sur ses épaules. Au moment d'entrer en ligne, la fatigue ferait perdre à son feu une grande partie de son efficacité. Nous n'exagérons rien en avançant que certains hommes portent une charge presque égale à la moitié de leur propre poids.

« Le fantassin doit cependant être capable de manier son fusil avec facilité, avec aisance, d'utiliser tous les obstacles du terrain et de se porter prestement d'un abri à un autre.

« Il faut encore remarquer que, sur le champ de bataille, l'infanterie aura surtout à franchir très rapidement la distance très considérable (comme la Garde prussienne à Saint-Privat) qui la sépare de la position qu'elle attaque. L'allégement s'impose de plus en plus. » (*Revue du Cercle militaire*, 1888, p. 982.)

De nouvelles mesures ont été prises pour réduire la charge, le poids net du sac a été diminué, ainsi que le nombre des outils portatifs et des moulins à café, etc. Le poids du fusil a diminué, mais on a augmenté le nombre des cartouches, ce qui a fait compensation.

Nous donnons ci-contre [1] le détail des effets, armes, munitions de guerre et de bouche, etc., que le soldat français doit porter en tenue de campagne. Il n'est pas possible de donner un chiffre absolument exact de la charge du fantassin; le poids des effets varie suivant la taille et la pointure, suivant qu'ils sont neufs ou usés, secs ou mouillés; en dehors des effets ou objets individuels, des outils ou des ustensiles dont le poids diffère, sont répartis entre les hommes de chaque escouade, enfin le nombre des hommes d'une escouade est variable, et quand il diminue, le bagage commun restant le même, chaque homme doit en transporter une plus forte part.

Pour connaître la charge du fantassin il faut : 1° calculer le poids représenté par tous les effets et objets individuels; 2° calculer le poids des objets en commun que doit transporter une escouade en temps de guerre, diviser ce total par le chiffre moyen des hommes de l'escouade et ajouter le produit de cette division au poids de la charge individuelle; 3° apprécier la surcharge produite par l'eau de boisson, les vivres frais et les objets personnels.

En faisant ce calcul, on trouve que la charge du fantassin français est d'environ 26 kilogr.

Cette charge encore trop lourde subira prochainement une nouvelle réduction.

---

1. D'après la décision minist. du 17 janvier 1895 déterminant la tenue des officiers et des troupes en campagne (*Bullet. offic. du Ministère de la guerre*. 1895, n° 2). Nous avons ajouté à la nomenclature officielle le poids de chaque objet.

DÉSIGNATION DES EFFETS OU OBJETS	SUR L'HOMME. Nombre.	DANS LE PAQUETAGE. Nombre.	POIDS	OBSERVATIONS
Plaque d'identité avec cordon...	1		$0^k.007$	
Habillement et coiffure — Capote..........................	1		2 ,180	
Ceinture de flanelle.......	1		0 ,180	
Pantalon de drap.........	1		0 ,855	
Veste.....................		1	0 ,800	
Képi.....................	1		0 ,220	
Grand équipement — Bretelle de fusil...........	1		0 ,115	
Bretelle de suspension.....	1		0 ,150	
Cartouchières.............	3		0 ,780	
Ceinturon avec porte-épée.	1		0 ,450	
Havresac..................	1		1 ,780	
Petit équipement — Bretelles.........	1		0 ,090	Pointure moyenne.
Brodequins................	1		1 ,400	
Caleçon	1		0 ,355	
Calotte de coton...........		1	0 ,050	
Chemises.................	4	1	1 ,000	
Courroie de capote........		1	0 ,025	
Cravate...................	1		0 ,040	
Effets de petite monture — Boîte à graisse [1].....		1	Environ 400 gr.	
Brosses [1]................		1		
Cuiller...................		1		
Trousse garnie.......		1	$0^k.150$	
Étui-musette..............	1		0 ,150	Avec un repas le poids est d'environ 800 gr.
Gamelle individuelle.......		1	0 ,430	
Guêtres de toile...........		1 p.	0 ,160	
Livret individuel..........		1	0 ,045	
Morceau de savon..........		1	0 ,100	
Mouchoirs.................	1	1	0 ,410	Pour les deux.
Quart....................	1		0 ,090	
Souliers..................		1 p.	1 ,200	
Sous-pieds de rechange pour guêtres.................		1	0 ,015	
Campement — Gamelle de campement [2]....		1	0 ,850	
Hachette [3]...............		1	0 ,950	
Marmite de campement [2]....		1	1 ,200	
Moulin à café [4].............		1	0 ,900	
Petit bidon de 1 lit. (2 lit. en Algérie) avec courroie et enveloppe..............	1		0 ,460	
Sac à distributions [5]........		1	0 ,900	
Sachets pour vivres de réserve		2	0 ,100	Pour les deux.
Seau en toile [6].............		1	0 ,400	
Armement et munitions — Fusil avec épée-baïonnette.	1		3 ,840	
Nécessaire d'armes [7]......		1	0 ,125	
Cartouches.............		120 cart.	3 ,600	

1. Dans l'infanterie, 3 jeux de brosses et 3 boîtes à graisse par escouade (14 hommes et un caporal).
2. 4 marmites et 2 gamelles par escouade.
3. 1 par escouade.
4. 1 pour 2 escouades.
5. 2 par escouade.
6. 2 par escouade.
7. 1 par escouade.

DÉSIGNATION DES EFFETS OU OBJETS	SUR L'HOMME Nombre.	DANS LE PAQUETAGE Nombre.	POIDS	OBSERVATIONS
Vivres { Deux jours de biscuit et de petits vivres...............		1	1ᵏ,660	
Deux jours de viande de conserve [8].................		1		
Deux portions de potage condensé...............		1	0 ,064	
Outils portatifs [9]...............		1		
Paquet individuel de pansement.	1		0 ,060	

8. Une boîte de 1250 gr. pour 2 hommes.
9. Par compagnie : 32 pelles-bêches. 8 pioches. 4 pics, 3 haches et 1 scie artic. en sus des 13 hachettes.

Les modifications suivantes seraient sur le point d'être adoptées (*Temps*, 19 déc. 1894) : 1° emploi de l'aluminium pour la fabrication des bidons, des gamelles et des marmites, ce qui diminuerait la charge de 740 gr. ; 2° adoption d'un havresac pesant 600 gr. de moins que l'ancien ; 3° soulier de repos diminuant la charge de 500 gr. ; 4° réduction du nombre des outils.

La charge du fantassin serait ramenée ainsi à 23 ou 24 kilogr. Déjà les troupes faisant partie du corps expéditionnaire de Madagascar ont reçu des quarts, des petits bidons, des gamelles individuelles et des gamelles (pour 4 hommes) en aluminium.

Il est question de fabriquer également en aluminium les outils portatifs : pelles, pioches. (*France militaire*, 10 mars 1894.)

L'aluminium, qui a été adopté déjà en Allemagne pour le bidon et pour la marmite du soldat, est un métal remarquable par sa légèreté ; sa densité est seulement de 2,56 alors que celle du fer est de 7,7 et celle du cuivre de 8,78 ; nous aurons l'occasion de revenir plus loin sur l'emploi de l'aluminium pour les ustensiles de campement.

On pourra encore alléger un peu la charge du soldat en diminuant le poids des vivres de réserve et notamment celui de la boîte de conserve de viande.

La charge du fantassin allemand s'élevait naguère à 34 kilogr. et pouvait se décomposer ainsi qu'il suit (MORACHE, *op. cit.*, p. 488) :

Habillement...................................	4ᵏᵍ,900
Équipement et armement.....................	14 ,230
Sac chargé................................	9 ,025
Manteau et ses courroies...................	2 ,590
Vivres....................................	3 ,285
Total......	34ᵏᵍ,030

Depuis quelques années cette charge écrasante a été diminuée notablement et on s'ingénie à la réduire encore. Nous avons vu que le havresac avait été allégé de son cadre de bois; en 1893, le bidon de verre avec enveloppe de cuir a été remplacé par le bidon avec gobelet en aluminium et une marmite individuelle en aluminium a été adoptée pour toutes les troupes à pied.

L'aluminium a été employé pour les garnitures du casque à pointe et même pour le cloutage des bottes.

Le pantalon de rechange a été supprimé, le poids de l'épée-baïonnette a été diminué, on a gagné aussi quelque chose sur le poids des vivres de réserve; on a diminué le nombre des outils portatifs, enfin on a ramené le nombre des cartouches de 150 à 120 dans le projet à l'étude, ce qui montre bien qu'on a reconnu l'impérieuse nécessité de diminuer la charge.

Grâce à toutes ces modifications, la charge du fantassin allemand a été ramenée à 25 ou 26 kilogr.

Des expériences intéressantes sur la charge du fantassin ont été faites récemment en Allemagne par les élèves de l'Institut Frédéric-Guillaume qui, pour la circonstance, avaient revêtu l'uniforme des soldats d'infanterie et qui portaient le chargement de campagne.

Des marches de 25 à 28 kilom. ont été exécutées dans des conditions variées de température, de manière à étudier l'influence des charges de 22 à 31 kilogr. [1].

Les conclusions du rapport établi à la suite de ces expériences ont été les suivantes :

.. Quand la charge du fantassin ne dépasse pas 22 kilogr., une marche de 25 à 28 kilom., exécutée par une température moyenne, n'exerce aucune action déprimante sur la santé du soldat et entretient, au contraire, le jeu des muscles. Par de fortes chaleurs, une marche faite dans les mêmes conditions amène dans l'organisme des perturbations sans gravité, qui disparaissent après quelques heures de repos et ne diminuent en rien la résistance aux fatigues les jours suivants.

Un poids de 27 kilogr. porté pendant des marches de 22 à 28 kilom. et par des temps favorables, ne nuit pas à la santé du soldat, qui le supporte facilement. Pendant des journées très chaudes, ce même chargement provoque chez l'homme des perturbations dont l'influence nuisible se fait encore sentir le lendemain.

---

1. *Militär Zeitung*, 22 juin 1895; *Revue militaire de l'étranger*, 1895, p. 812, et journal *le Temps* du 7 août 1895.

Le chargement de 31 kilogr. agit défavorablement sur l'organisme du fantassin, même pendant des marches moyennes et par des températures fraîches.

Le poids de 27 kilogr. est donc un maximum pour la moyenne des soldats prenant part à des marches de 25 à 28 kilom. exécutées pendant l'été. En ce qui concerne l'entraînement, il est à remarquer qu'un poids léger de 22 kilogr. n'est plus gênant au bout de plusieurs jours, tandis que celui de 31 kilogr. ne cesse jamais de provoquer, même après une longue série de marches, un affaiblissement graduel de l'organisme.

La charge du fantassin russe qui était de 31 à 32 kilogr. a été ramenée à 29 kilogr. environ depuis la suppression du havresac.

Dans l'armée austro-hongroise, la charge du fantassin s'élève à 26 kilogr. environ (THURNWALD, *op. cit.*), avec trois jours de vivres; dans l'armée italienne, à 25 kilogr., avec le même nombre de jours de vivres; dans l'armée anglaise, à 22 ou 23 kilogr., avec deux jours de vivres; c'est le fantassin anglais qui est le mieux partagé.

La charge du fantassin dans l'armée belge est actuellement de 28 kilogr. environ, elle doit être ramenée à 24 kg. 600. La marmite individuelle, le petit bidon, les boucles de ceinturon seront en aluminium dans le nouvel équipement.

C. *Charge du cavalier et du cheval de cavalerie.* — La question de la charge du cheval de cavalerie est du domaine de l'hygiène vétérinaire, nous n'en dirons que quelques mots. Il importe évidemment d'alléger le cheval de cavalerie, comme il importe d'alléger le fantassin; c'est surtout grâce à sa mobilité que la cavalerie peut rendre des services dans les armées modernes, en les éclairant au loin et en faisant des *raids* dans le but de détruire des ouvrages d'art sur le territoire ennemi; il faut pour cela des chevaux qui puissent fournir de longues traites aux allures vives.

La charge du cheval de cavalerie (dragons) qui s'élevait autrefois en France à 136 kilogr. a été ramenée à 118 kilogr. environ.

La charge du cheval de dragons se décompose ainsi (MORACHE, *op. cit.*, p. 491) :

Sur le cavalier	$15^{kg},710$
Harnachement	$18\ ,800$
Paquetage	$19\ ,221$
Total	$53^{kg},731$
Poids moyen du cavalier	65
Total de la charge du cheval	$118^{kg},731$

Dans l'armée allemande, la charge du cheval de dragons s'élève à 127 kilogr. Dans l'armée austro-hongroise, la charge du cheval de hulans, sur le pied de guerre, est de 128 kilogr.

D'après Parkes (*op. cit.*, p. 541), la charge du cheval de hussards anglais est seulement de 107 kilogr. en estimant le poids du cavalier à 62 kilogr.

La charge du cuirassier est notablement augmentée par le poids de la cuirasse qui est d'environ 8 kilogr., aussi faut-il n'admettre dans les cuirassiers que des hommes très vigoureux; dans la cavalerie légère et dans la cavalerie de ligne, il y a au contraire avantage à avoir des hommes qui ne soient ni trop grands, ni trop forts, de manière à ne pas surcharger les chevaux; en dehors des cuirassiers, les hommes les plus forts doivent être mis dans l'infanterie; en campagne, le fantassin est soumis à de plus grandes fatigues que le cavalier.

Le cavalier est souvent démonté en temps de guerre, il doit pouvoir combattre à pied et faire de longues routes sans être trop gêné par ses effets d'habillement ou d'équipement.

D. *Objets et ustensiles de campement.* — Le soldat doit emporter avec lui en campagne les ustensiles qui lui sont nécessaires pour préparer ses aliments, un bidon pour l'eau de boisson et un petit gobelet dit *quart*, dans l'armée française, parce qu'il mesure exactement, lorsqu'il est rempli jusqu'aux bords, un quart de litre, des instruments pour couper le bois, des pelles et des pioches pour remuer la terre et pour improviser des retranchements, enfin dans quelques armées, une tente légère.

Nous nous occuperons plus tard de la tente de marche qui, autrefois en usage dans notre armée, a été supprimée en 1878 ainsi que la couverture de marche, dans le but d'alléger le soldat. La tente de marche dite *tente-abri* n'est plus réglementaire aujourd'hui que pour les troupes en Algérie et pour les bataillons alpins. Dans les armées allemande et austro-hongroise, on a adopté au contraire dans ces dernières années une tente de marche (voir Ch. XV, Tentes).

Les ustensiles de campement étaient autrefois très lourds et très encombrants, on a déjà fait dans l'armée française quelques suppressions qui s'imposaient et on s'occupe aujourd'hui, dans la plupart des armées européennes, du remplacement des ustensiles en fer battu par des ustensiles beaucoup plus légers en aluminium.

En Allemagne, l'aluminium a été adopté depuis 1893 pour les bidons, les gobelets et pour la marmite individuelle.

En France, les essais des ustensiles de campement en aluminium faits aux grandes manœuvres de 1894 ont donné d'excellents résultats ; nous empruntons à l'*Avenir militaire* le compte rendu de ces essais (n° du 2 nov. 1894).

« Au cours des manœuvres d'armée, deux qualités de campement en aluminium ont été expérimentées : un campement dit *fort* et un *faible* (gamelles collectives pour 4 hommes, gamelles individuelles et quarts), plus une gamelle individuelle, dite *gamelle-rognon*, à cause de sa forme plate avec concavité sur une de ses tranches.

« Dans le campement dit *fort*, la gamelle collective pèse 540 gr., la gamelle individuelle 285, le quart 50, soit un total de 875 gr. Dans le campement dit *faible*, ces objets pèsent, 385, 215 et 40 : soit 640 gr. Si l'on considère que les mêmes objets en fer battu (campement en usage) pèsent respectivement : 870, 430 et 85 gr., soit un total de 1385 gr., on voit que la charge d'un homme est diminuée de 510 gr. s'il porte le campement dit fort, et de 745 s'il a celui dit faible ; mais le surcroît de poids de la gamelle-rognon réduirait un peu ces diminutions. La seule question de poids est donc assez importante pour justifier, à défaut de tout autre motif, l'expérience qui a été faite.

« Comme solidité, le campement *fort* est sorti victorieux de l'épreuve. Au jour de la revue finale des manœuvres ce campement n'était pas plus bossué que le campement en fer battu, tandis que celui dit *faible* était dans un état faisant supposer qu'une plus longue épreuve le mettrait indubitablement hors de service. De l'avis de la majorité des expérimentateurs, le campement *faible* serait donc à rejeter, malgré la diminution considérable de son poids.

« L'aluminium résiste mieux que le fer battu aux causes d'oxydation ; son nettoyage est facile, le blanc mat revenant facilement malgré l'épreuve du feu ; les soldats se sont servis des gamelles collectives pour faire le café et des ragoûts. Cet emploi a même permis de constater un fait auquel on ne s'attendait pas : c'est que l'ustensile en aluminium est un excellent conducteur de la chaleur, car l'ébullition s'opère dans ce récipient beaucoup plus vite que dans le campement ordinaire....

« Malgré l'interdiction de mettre l'aluminium en contact avec des acides, on sait que des soldats se sont servis de gamelles collectives pour faire des salades ; or, on a remarqué que le vinaigre n'exerçait aucune action corrosive sur le récipient...

« En somme, l'opinion générale est que le campement en aluminium *fort*, avec gamelle-rognon, doit, à l'exclusion de tout autre, être l'objet d'expériences plus importantes encore, afin de pénétrer l'armée entière de sa valeur pratique. On dit que ce campement coûte presque le double de celui en fer battu; mais la réduction de la charge du fantassin étant une question primordiale dans les armées modernes, il n'y a pas à hésiter. D'ailleurs, on peut faire remarquer que le surcroît de dépenses serait atténué par la suite, l'aluminium n'ayant pas besoin d'être étamé. »

En Belgique, on a adopté également l'aluminium pour la confection des gourdes et des gamelles.

Plagge a fait avec les bidons et les marmites en aluminium une série d'expériences qui ont été très bien résumées par M. le Dr Longuet (*Arch. de méd. milit.*, 1892, t. XX, p. 257).

Les récipients en aluminium ne donnent aucune saveur particulière aux boissons qu'on y met : eau, café, vin, bière; avec le cognac il se forme au bout de quelque temps un dépôt floconneux qui est composé de tannate d'aluminium; le café donne lieu à la même réaction, mais à un degré bien moindre : au bout de vingt-quatre heures, on observe seulement quelques petits coagulums de la grosseur de têtes d'épingles.

L'eau se charge à la longue de flocons blanchâtres de silicate d'alumine complètement insoluble.

L'eau distillée n'attaque pas l'aluminium à la température ordinaire. A chaud on y trouve, au bout de huit heures seulement, des traces d'aluminium.

Par l'ébullition prolongée les eaux ferrugineuses donnent un dépôt noirâtre de sulfure de fer à la surface du vase, ce dépôt disparaît si l'on prolonge le chauffage de l'eau.

Avec l'eau potable et l'eau salée il se forme, au bout de vingt-quatre heures, une petite quantité de silicate d'alumine.

Le vinaigre renfermant de 4 à 6 p. 100 d'acide acétique attaque vivement l'aluminium; il se forme du silicate d'alumine (les meilleurs aluminiums renferment du silicium), et la surface du vase devient rugueuse. Avec de l'eau vinaigrée à 1/2 p. 100 l'aluminium est beaucoup moins attaqué. Il se forme sur les parois du vase une pellicule jaunâtre à reflets irisés qui, si l'on poursuit l'ébullition, se transforme en un dépôt jaunâtre très adhérent.

Les aliments cuits dans les marmites en aluminium ont belle apparence, ils n'acquièrent pas de saveur métallique.

Le point de fusion est à 700°, la chaleur des foyers de cuisine ne peut pas détériorer les marmites en aluminium, à condition qu'on ait soin de ne pas les chauffer à blanc, sans eau.

Les alliages d'étain et d'aluminium s'attaquent plus énergiquement par l'eau et les divers réactifs que l'aluminium et l'étain isolés; il faut donc éliminer l'étain des soudures et éviter l'introduction de l'étain dans l'aluminium destiné à la fabrication des bidons et des ustensiles de campement.

Les alliages d'aluminium et de zinc ou d'antimoine s'attaquent sensiblement par l'eau distillée froide. (A. RICHE, Rech. sur les alliages de l'aluminium, *Journ. de pharmacie et de chimie*, 1895, p. 5.)

En somme l'eau, le café, le vin n'attaquent l'aluminium que très faiblement et à la longue, le vinaigre seul l'attaque assez rapidement, mais le soldat ne fait guère usage du vinaigre en campagne. Les très faibles quantités d'alumine qui peuvent se mélanger aux boissons ou aux aliments sont sans inconvénients, elles s'y trouvent à l'état de sels insolubles (silicate d'alumine); les sels solubles d'aluminium ne sont pas toxiques d'ailleurs, témoin l'alun qui est un médicament très employé.

L'aluminium est très brillant, ce qui serait un inconvénient en campagne; il y aura donc lieu de brunir les objets en aluminium qui, comme la gamelle individuelle et le quart, doivent être portés en dehors du sac ou de la musette; le bidon en aluminium sera entouré de drap comme le bidon actuel. Dans l'armée allemande, la surface extérieure des objets en aluminium est noircie.

Il est indispensable que chaque soldat ait un bidon à eau; avant l'adoption du bidon le soldat souffrait cruellement de la soif pendant les marches; nous avons vu que pour prévenir les accidents d'insolation, une des mesures prophylactiques les plus utiles est de procurer au soldat en marche de l'eau de boisson.

Le bidon individuel du soldat français est très commode, il est en fer-blanc de la contenance d'un litre; au besoin le soldat peut boire directement, *à la régalade*, par le petit orifice (fig 98). Le bidon est recouvert de drap, ce qui a l'avantage d'empêcher le bruit que produirait le bidon pendant la marche en frappant contre d'autres parties métalliques; de plus, par les temps chauds, on peut humecter le drap et l'évaporation de l'eau rafraîchit le liquide placé dans le bidon.

En Algérie, les troupes en campagne reçoivent des bidons de deux litres, en raison de la difficulté qu'on éprouve souvent à renouveler la provision d'eau.

Le gobelet ou *quart* est accroché après le bidon; dans la cavalerie le quart est adhérent au bidon.

Le bidon et le quart seront bientôt en aluminium, ce qui en diminuera notablement le poids.

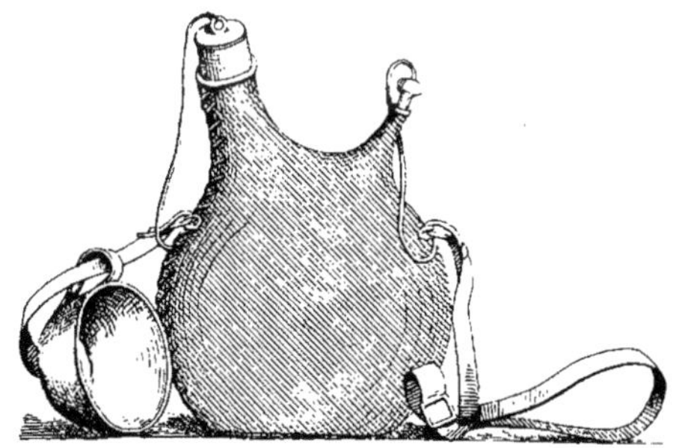

Fig. 98. — Bidon et quart (armée française); le bidon est recouvert de drap.

Le soldat doit avoir une marmite pour préparer ses aliments ; les avis sont partagés sur la question de savoir si la marmite doit être individuelle ou bien collective.

Dans les armées allemande, anglaise et russe, chaque soldat a sa marmite de campagne.

Dans l'armée française, le soldat emportait autrefois en campagne de grandes marmites destinées chacune à la préparation de la soupe de huit hommes. Lorsque l'homme qui portait la marmite disparaissait, les sept autres ne savaient plus comment faire cuire leurs aliments. On a ensuite adopté la marmite à quatre qui a beaucoup moins d'inconvénients que la marmite à huit, attendu qu'elle peut servir au besoin pour six hommes.

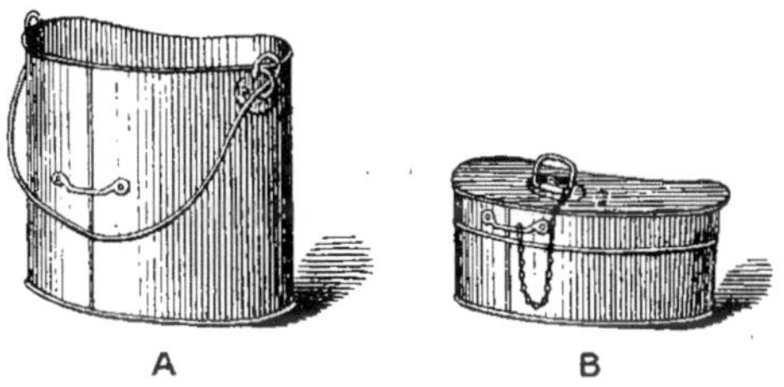

Fig. 99. — Nécessaire Bouthéon.

Depuis 1887 le *nécessaire Bouthéon* a remplacé à la fois les marmites à quatre et les petites gamelles individuelles.

Le nécessaire Bouthéon se compose : 1° d'une marmite en fer

battu de la contenance de 2 l. 3/4 (A, fig. 99) ; 2° d'une gamelle avec couvercle (B) qui s'emboîte, pour les marches, à la partie supérieure de la marmite.

La marmite peut servir à la préparation de la soupe pour deux hommes, du ragoût ou de la conserve de viande pour trois ou quatre hommes, du café pour huit à dix hommes.

La gamelle, d'une capacité de 1 l. 1/4, peut au besoin servir à la préparation du café (Instruction sur le mode d'emploi du nécessaire Bouthéon, *Journal milit.*, 1889, p. 96).

La pratique a démontré que la préparation des aliments était plus difficile dans ces marmites individuelles que dans les

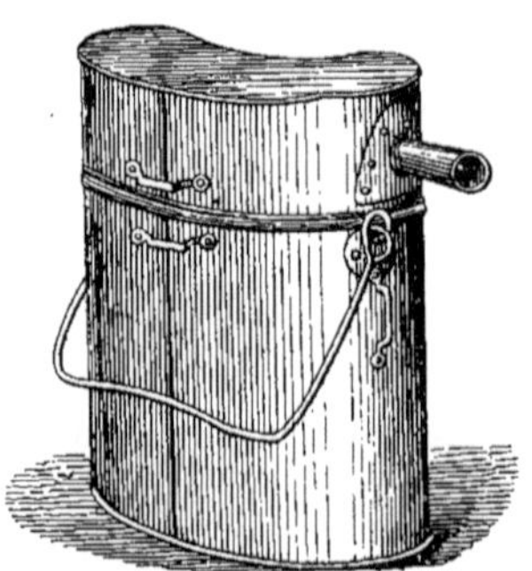

Fig. 100. — Marmite de campement
(armée française).

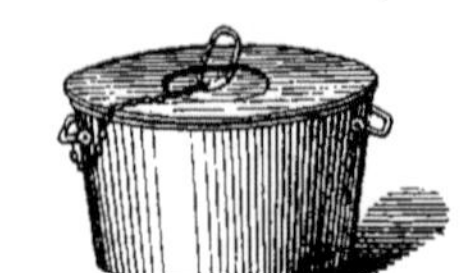

Fig. 101. — Petite gamelle de campement
(armée française).

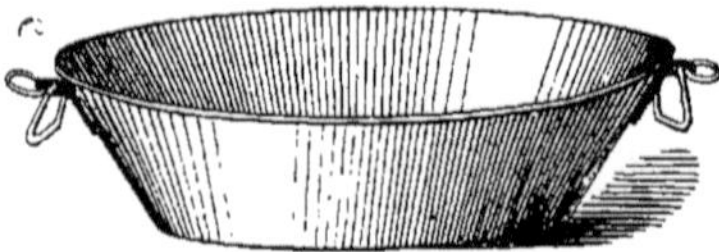

Fig. 102. — Grande gamelle de campement
(armée française).

anciennes marmites, et les Chambres sont saisies d'un projet de loi qui supprimerait dans les corps d'infanterie le nécessaire Bouthéon et qui rétablirait l'ancienne marmite à quatre.

La figure 100 représente la marmite de campement pour quatre hommes et pour cinq ou six au besoin, le couvercle muni d'un manche forme casserole. Des anneaux servent à fixer la marmite sur le sac au moyen de courroies.

La gamelle individuelle (fig. 101) se fixe à la partie supérieure du sac (fig. 93). On a expérimenté aux manœuvres de 1894 une gamelle-rognon qui s'adapte mieux sur le sac que la gamelle ordinaire. La partie concave, tournée vers la tête du porteur, facilite la position du tireur couché. C'est un point important pour l'infanterie ; la gamelle ordinaire gêne le fantassin de petite taille même de taille moyenne, depuis l'adoption des cartouchières qui, par leur mode d'attache élevée au ceinturon, tendent à rejeter le havresac sur la tête lorsque le soldat prend la position du tireur couché (*Avenir milit.*, 2 nov. 1894).

Les grandes gamelles en fer battu qui sont distribuées en raison de deux par escouade (fig. 102) servent à laver et à éplucher les légumes ; elles sont lourdes et encombrantes et c'est avec raison qu'on a réduit leur nombre de 4 à 2 par escouade.

Autrefois le soldat était muni en outre de grands bidons en fer battu (4 par escouade) destinés à aller chercher de l'eau ; ces bidons, lourds et encombrants, ont été remplacés par des seaux en toile beaucoup plus légers.

Le nombre des moulins à café a pu être réduit grâce à l'adoption des conserves de café ; il n'y a plus qu'un moulin à café pour deux escouades, c'est-à-dire pour vingt-huit hommes et deux caporaux.

Parmi les objets qui font partie de l'équipement du soldat en campagne nous signalerons enfin le paquet individuel de pansement et les plaques d'identité.

Les plaques d'identité en maillechort sont gravées à l'avance par les soins des corps de troupe ; elles seraient distribuées en cas de mobilisation et suspendues au cou de chaque soldat. On inscrit d'un côté de la plaque : le nom de l'homme, son prénom usuel et le millésime de la classe à laquelle il appartient, et de l'autre côté : la subdivision de région à laquelle il appartient et le numéro du registre de recrutement sous lequel il est inscrit. (Décis. ministérielle du 12 oct. 1883.)

En campagne, ces plaques d'identité sont indispensables ; avant leur adoption, un grand nombre de morts étaient ensevelis à la suite des batailles sans qu'il fût possible d'établir leur identité.

CHAPITRE XIII

DU CHOIX DE L'EMPLACEMENT D'UNE CASERNE.
DES MATÉRIAUX DE CONSTRUCTION

I. Choix de l'emplacement d'une caserne. — Du sol. — Des gaz du sol. — De l'humidité du sol et de la nappe d'eau souterraine. — Des variations du niveau de la nappe d'eau et de leur importance au point de vue de l'hygiène. — Drainage. — Matière organique et microbes du sol. — Orientation à donner aux bâtiments d'habitation.

II. Matériaux de construction. — Fondations. — Murs, épaisseur qu'ils doivent avoir suivant les climats. — Perméabilité des matériaux de construction, avantages et inconvénients des murs perméables. — Revêtements des murs. — Humidité des matériaux de construction. — Planchers. Inconvénients des planchers en bois; nécessité de les supprimer à l'avenir dans les casernes. Procédés d'imperméabilisation des parquets : paraffinage, coaltarisage, etc. — Toitures.

III. Mesures à prendre pour empêcher l'air vicié des égouts, etc., de pénétrer dans les habitations. — Siphons hydrauliques. Conditions que doit remplir un siphon; siphons d'éviers, d'urinoirs, de cours.

On ne saurait apporter trop de soin au choix de l'emplacement d'une caserne, à l'étude préalable du sol sur lequel la caserne sera construite, au choix des matériaux de construction, au plan général des bâtiments et à leur distribution intérieure; lorsque la caserne est construite, il est trop tard pour signaler les causes d'insalubrité qu'elle présente; la caserne est nécessairement utilisée et pendant des siècles les hommes qui viennent y loger ont à subir les inconvénients qui résultent de l'emplacement choisi, des vices de construction ou de la mauvaise distribution des bâtiments.

1. Choix de l'emplacement. — A. Situation. — Autrefois, avec le système de fortifications qui porte le nom de Vauban, il fallait pour le choix de l'emplacement des casernes se plier aux nécessités de la défense; les casernes étaient adossées aux fortifications, dans

les points les moins accessibles au feu de l'ennemi ; il en résultait
que les casernes se trouvaient souvent dans de mauvaises conditions au point de vue de la ventilation et de l'orientation.

La grande portée des canons modernes a eu pour conséquence
de modifier complètement le système de défense des places ; avec
leur ceinture de forts détachés, les places fortes modernes ne sont
plus enserrées comme autrefois et l'on a beaucoup plus de liberté
pour le choix de l'emplacement des casernes ; cet emplacement
n'est plus déterminé que dans les forts et pour les casemates.
Les casemates, construites pour abriter les défenseurs d'une place,
sont nécessairement des habitations peu hygiéniques, mais en
temps de paix elles ne servent pas au logement des troupes, ou du
moins elles ne sont habitées que par un très petit nombre
d'hommes, qui n'y séjournent pas longtemps.

Beaucoup de casernes sont d'ailleurs situées dans des villes non
fortifiées, ce qui donne toute latitude pour le choix de l'emplacement.

Il faut éviter de placer les casernes dans des quartiers où la
population est très dense ; on trouve difficilement dans ces quartiers d'assez grands espaces pour assurer à tous les bâtiments
d'une caserne de l'air et de la lumière, pour donner aux cours et
aux dépendances les dimensions qu'elles comportent. Les casernes
construites dans les quartiers populeux sont généralement entourées de hautes bâtisses, avec des cours intérieures insuffisantes ; il
en résulte qu'elles sont mal ventilées, mal éclairées et insolées,
et souvent humides et malsaines.

D'autre part, si l'on met en rapport intime l'agglomération
d'hommes que renferme la caserne, avec une autre agglomération d'individus vivant souvent dans de mauvaises conditions
hygiéniques, aux abords de la caserne, il y a beaucoup de chances
pour que les maladies épidémiques se propagent de l'une à l'autre,
et surtout de la population civile à la population militaire. Dans
la caserne on prend en effet des mesures rigoureuses pour isoler
les malades atteints d'affections contagieuses, pour désinfecter les
effets, les objets de literie et les locaux qui ont pu être souillés,
tandis que la prophylaxie des maladies contagieuses laisse souvent
beaucoup à désirer dans la population civile.

Les casernes doivent être placées à la périphérie des villes, en
dehors des faubourgs ; toutefois l'emplacement choisi ne doit pas
être trop éloigné, trop excentrique ; il ne faut pas rendre le service
difficile aux officiers et les hommes doivent pouvoir venir facilement en ville.

Il y a une exception à faire pour les pays palustres; dans ces pays, ce sont les parties élevées et le centre des villes qui sont les plus salubres. A Rome, ce sont les casernes les plus excentriques qui fournissent le plus grand nombre de malades atteints de fièvre palustre (L. Colin, Traité des fièvres intermitt., Paris, 1870).

L'altitude qui suffit à mettre à l'abri de la fièvre est souvent peu considérable, si bien que, dans une même ville, on peut trouver à quelques centaines de mètres les uns des autres des emplacements salubres et des emplacements insalubres.

La ville de Constantine est construite sur une énorme masse rocheuse dont la base est contournée par le Rummel; les personnes qui habitent Constantine ne prennent presque jamais la fièvre, tandis que celles qui habitent la vallée du Rummel sont atteintes dans une forte proportion; les casernes situées dans Constantine et la caserne du Mansourah, qui occupe une hauteur voisine, sont épargnées, tandis que la caserne du Bardo dans la vallée du Rummel, aux portes de la ville, fournit tous les ans un grand nombre de cas de fièvres palustres contractées dans la caserne. De même à Bône; les habitants de la ville haute, construite sur les collines qui bordent la mer, sont à l'abri du paludisme alors que ceux de la ville basse lui payent aujourd'hui encore un assez lourd tribut, malgré les travaux d'assainissement qui ont été exécutés (Laveran, Traité des fièvres palustres, 1884, p. 7).

Les casernes doivent être éloignées de tous les établissements insalubres, des hôpitaux, des abattoirs, des cimetières, etc.

Le voisinage d'un cours d'eau est une condition indispensable pour les troupes à cheval, à cause de la nécessité de baigner les chevaux. Les casernes ne doivent pas être construites sur les bords mêmes du cours d'eau; il faut se mettre en garde contre l'humidité résultant de ce voisinage et contre l'infiltration et la submersion des caves pendant les crues.

Un terrain un peu élevé et présentant une pente légère constitue le meilleur emplacement qu'on puisse choisir; la ventilation naturelle et l'insolation se font bien dans ces conditions.

Les habitations placées dans des vallées étroites, en contre-bas d'autres habitations, sont généralement insalubres; la proximité de la nappe d'eau souterraine, le fait que la vallée reçoit non seulement l'eau de pluie qui tombe à sa surface, mais aussi celle qui s'écoule des pentes voisines, rend le sol humide. La matière organique, les infiltrations des fumiers et des fosses fixes des habitations situées plus haut, tendent à affluer dans la dépression de terrain où se trouve l'habitation ; la ventilation se fait mal, parce que les courants atmosphériques passent au-dessus de l'habitation toutes les fois que leur direction n'est pas exactement celle de la dépression du sol ; enfin si la dépression est un peu profonde, l'habitation ne reçoit les rayons du soleil que pendant le milieu du jour.

Une habitation située à la partie supérieure d'une colline ne présente pas ces inconvénients : les eaux s'écoulent facilement, la ventilation et l'insolation se font bien, mais la maison, en plein vent, est sans cesse parcourue par des courants d'air qui la rendent froide, difficile à chauffer en hiver ; de plus, en plaçant une habitation sur un point trop élevé, on impose de grandes fatigues à ceux qui l'habitent.

En choisissant un emplacement sur une pente douce, on évite tous ces inconvénients.

B. Du sol. — Avant de fixer l'emplacement d'une caserne, il est nécessaire d'étudier la nature du sol, son degré d'humidité et de perméabilité et de rechercher à quelle distance de la surface se trouve la nappe d'eau souterraine.

Ces questions ont été dans ces dernières années l'objet d'un grand nombre de travaux importants [1] que nous devrons nous borner à résumer succinctement.

a. Porosité et perméabilité du sol. — Le sol est toujours plus ou moins *poreux* et *perméable* ; il ne faut pas confondre ces deux termes.

La *porosité* d'un sol peut être définie : le rapport existant entre le volume des espaces libres et le volume total du sol.

La *perméabilité* est la propriété que possède le sol de se laisser traverser plus ou moins aisément par les gaz et les liquides.

---

1. Flügge, Beiträge zur Hygiene, Leipzig, 1879, et Lehrbuch der hygienisch. Untersuchungs Methoden, Leipzig, 1881. — Du même, Les microorganismes. Trad. fr., Bruxelles, 1887, p. 527. — Renk, Ueber die permeabilität des Bodens für Luft. *Zeitsch. f. Biol.*, 1879. — E. et F. Putzeys, L'hygiène dans la construction des habit. privées et des casernes, 2ᵉ édit., Paris-Liège, 1885. — Des mêmes, La construction des casernes, Liège, 1892. — C. Fraenkel, Recherch. sur la présence de microbes dans les différentes couches du sol. *Zeitschr. f. Hyg.*, 1887. — Soyka, Der Boden. Handbuch der Hyg. v. Pettenkofer u. Ziemssen, 1887. — Grancher et Richard, Action du sol sur les germes pathogènes. Congrès internat. d'hygiène, Paris, 1889. — Arnould, Nouveaux éléments d'hygiène, 2ᵉ édit., Paris, 1889. — J. Reimers, Sur le contenu du sol en bactéries. *Zeitschr. f. Hygiene*, 1889. — Kramer, Die Bakteriologie in ihren Beziehungen zur Landwirthschaft, Vienne, 1890. — Duclaux, Sur les actions chimiques et microbiennes qui se produisent dans le sol. *Ann. de l'inst. Pasteur*, 1890, p. 232. — Du même, Sur les relations du sol et de l'eau qui le traverse, et Distrib. de la matière organique et des microbes dans le sol. *Même rec.*, 1890 et 1893, p. 823. — J. v. Fodor, Hygiène du sol, Iéna, 1893.

Dans tous les sols poreux l'espace libre constitué par les pores représente environ 40 p. 100 de la masse totale; Renk indique les limites de 36 à 55,5 p. 100; Flügge a trouvé pour le gravier 38,4 à 40,1 p. 100; pour le sable : 35,6 à 40,8 p. 100; pour l'argile : 36,2 à 42,5 p. 100.

Soyka a imaginé un procédé ingénieux pour mettre en évidence le degré de perméabilité à l'air des différents terrains. On remplit des tubes de verre avec les terrains à examiner au point de vue de la perméabilité à l'air et on les fait traverser par du gaz d'éclairage qu'on allume à la sortie; la rapidité avec laquelle le gaz passe et la grandeur de la flamme indiquent le degré de perméabilité du terrain qui a servi à remplir chaque tube; on constate que la perméabilité augmente avec la grosseur des grains qui constituent le terrain. Il en est de même de la perméabilité pour l'eau. Un sol composé de gros graviers est très perméable à l'eau et à l'air, le sable se laisse traverser d'autant plus facilement qu'il est plus gros; l'argile est presque imperméable.

La perméabilité du sol pour l'air diminue quand le sol est humide et disparaît quand il est complètement mouillé.

b. Air du sol. — L'air du sol est comme l'air atmosphérique un mélange d'oxygène, d'azote et d'acide carbonique, mais les proportions du mélange sont différentes. D'autres gaz s'y rencontrent aussi quelquefois : l'acide sulfhydrique et dans les villes le gaz d'éclairage.

Pour recueillir les gaz du sol, Fodor procède de la manière suivante : on fore dans le sol des trous qui ont une profondeur connue, on y introduit des tubes en plomb et on comble avec de la terre le vide qui existe autour de ces tubes; au moyen d'un aspirateur d'une capacité connue on aspire alors l'air du sol et on le fait passer dans une solution de baryte titrée; l'acide carbonique est absorbé et peut être dosé.

On peut aussi creuser un trou d'une profondeur donnée, recouvrir ce trou et laisser l'air du sol s'accumuler dans le fond, puis, en agitant l'air le moins possible, vider au fond du trou un grand flacon rempli d'eau. L'air du sol pénètre dans le flacon; en ayant soin de boucher hermétiquement le flacon au moment où on le retire, on peut ainsi se procurer une quantité donnée d'air du sol et doser l'acide carbonique qui s'y trouve.

L'air du sol est toujours beaucoup plus riche en acide carbonique que l'air atmosphérique, comme Boussingault et Michel Lévy l'ont montré dès 1852.

Il résulte des recherches de Pettenkofer à Munich et de Fodor à Buda-Pest que la quantité d'acide carbonique de l'air du sol est très variable sur les différents points d'une même ville, avec la profondeur à laquelle on recueille les gaz et avec les saisons. A Munich, Pettenkofer a trouvé que sur 1000 parties d'air en volume il y avait de 3,9 à 21 d'acide carbonique; c'est en été qu'on a trouvé les plus fortes quantités d'acide carbonique.

La quantité d'acide carbonique est d'autant plus grande que le terrain est plus souillé, plus riche en matière organique.

L'air du sol est mobile, il obéit aux lois de la diffusion des gaz.

Les différences de température qui existent entre le sol et l'atmosphère, les variations de pression barométique, les vents, les fluctuations de la nappe d'eau souterraine mettent sans cesse les gaz du sol en mouvement, et ces gaz pénètrent facilement dans les habitations.

Pendant la plus grande partie de l'année un courant s'établit du sol vers l'intérieur des maisons, qui, plus chaudes que l'air extérieur, agissent comme des cheminées d'appel sur l'air souterrain.

D'après Pettenkofer l'air des appartements d'un rez-de-chaussée peut contenir, notamment en hiver, 10 à 15 p. 100 d'air souterrain.

Des accidents d'asphyxie par le gaz d'éclairage ont été observés à plusieurs reprises sur des personnes qui habitaient des chambres de rez-de-chaussée situées à plus de 10 m. de distance de la solution de continuité des tuyaux de gaz dans la profondeur du sol; c'est une preuve convaincante de la pénétration des gaz du sol dans les habitations mal construites [1].

Pour qu'une habitation soit salubre, il faut qu'elle repose sur une couche de matériaux imperméables.

c. Humidité du sol. Nappe d'eau souterraine. Drainage. — Le sol renferme toujours une certaine quantité d'eau qui peut exister concurremment avec l'air, sous forme d'*humidité*, ou bien sous forme de *nappe d'eau souterraine*.

L'humidité du sol est entretenue par l'eau de pluie ou par l'eau provenant de la fonte des neiges, qui s'infiltre à travers les couches superficielles, et par la vapeur d'eau émise par la nappe d'eau souterraine.

---

1. LAYET, Des accidents causés par la pénétration souterraine du gaz de l'éclairage dans les habitations. *Revue d'hygiène*, 1880. p. 160. — TOURDES a relaté deux exemples de ces accidents, E. et F. PUTZEYS, *op. cit.*, p. 39. — Empoisonnement par le gaz en temps froid, *British med. Journ.*, 16 févr. 1895, et *Revue d'hygiène*, 1895. p. 557.

La quantité d'eau retenue varie beaucoup avec la nature du sol ; elle est d'autant plus grande que les pores du terrain sont plus petits (Renk, Hoffmann). Un litre de gros sable mouillé ne retient que 55^{cc} d'eau, alors qu'un litre de sable très fin peut en retenir de 200 à 300^{cc}. Dans un sol dont les pores sont très petits (argile, sable très fin), la capillarité s'exerce évidemment beaucoup mieux sur l'eau que dans un sol à larges pores, de même que, dans des tubes de verre, l'action de la capillarité est d'autant plus forte que les tubes ont un plus petit diamètre.

L'argile, l'humus ont pour l'eau une très forte capacité.

La perméabilité du sol pour l'eau, c'est-à-dire la faculté qu'il a de se laisser traverser par l'eau, est naturellement en raison inverse de sa capacité à retenir l'eau ; ce sont les terrains qui présentent les pores les plus grands, dans lesquels par conséquent la capillarité s'exerce au moindre degré, qui sont les plus perméables. L'argile, qui retient l'eau avec une grande énergie, est à peu près imperméable, et son association à d'autres éléments, sable, etc., diminue leur perméabilité.

L'air du sol est toujours humide, parce qu'il est mélangé à la vapeur d'eau fournie par la nappe d'eau souterraine.

Nous avons eu déjà l'occasion de dire (p. 314) comment se formaient les nappes d'eau souterraines.

La nappe d'eau souterraine supérieure se rencontre à une profondeur très variable suivant les localités ; quelquefois elle arrive jusqu'à la superficie du sol, lorsqu'on enfonce un bâton dans le sol on voit le petit puits ainsi creusé se remplir d'eau ; c'est là ce qui constitue les terrains *marécageux*. Ces terrains, tout à fait impropres à la construction des habitations, sont particulièrement dangereux dans les pays chauds, parce que le microbe du paludisme y trouve le milieu de culture qu'il préfère.

Lorsqu'on est obligé d'élever une construction sur un terrain marécageux, il faut commencer par *drainer* le sol, afin de faire baisser le niveau de la nappe d'eau. On creuse des tranchées assez profondes en dehors de l'emplacement choisi pour l'habitation, de façon à ce que le tassement du sol produit par le poids des constructions n'écrase pas les drains ; on met au fond des tranchées des conduites en poterie grossière percées de trous ou en terre perméable, disposées de façon à ce que la pente naturelle conduise à la rivière l'eau qui vient remplir ces drains ; on comble ensuite les tranchées (fig. 103, A).

Les tuyaux de drainage ne doivent pas aboutir aux égouts :

lorsque, sous l'influence de pluies d'orages, les égouts se remplissent
tout à coup, il pourrait y avoir reflux des eaux d'égout dans les
drains et dans le sol qui serait souillé ; en tout cas les gaz de
l'égout pénétreraient dans le sol et de là dans les habitations.

A défaut de tubes à drainage, on peut placer simplement du gravier au fond des tranchées destinées à drainer le sol ; comme les
couches de gros gravier sont très perméables, l'eau s'écoule rapidement à travers le gravier comme elle ferait par un drain
(fig. 103, **B**).

Alors même que la nappe d'eau souterraine se trouve à une
profondeur suffisante pour que l'eau ne puisse pas monter par

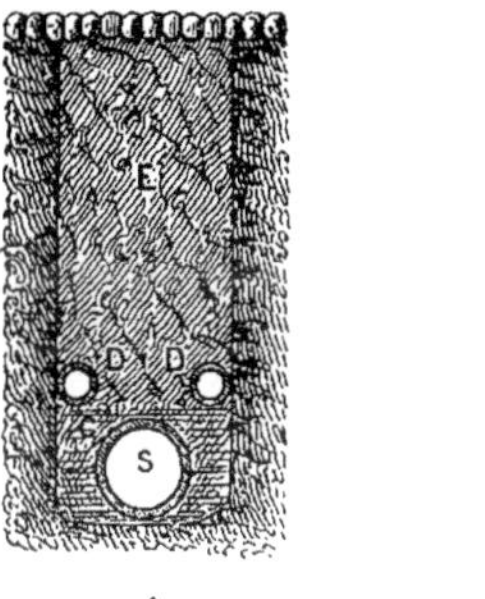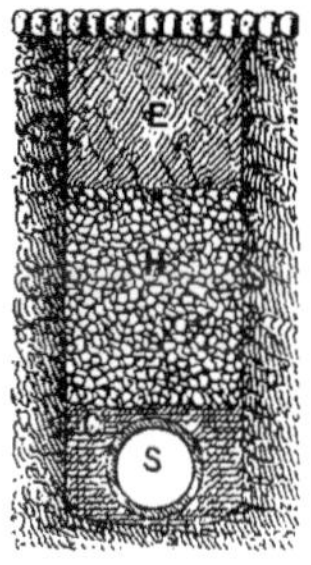

Fig. 103. — A. Égout (S) et drains tuyaux (D, D). — B. Égout (S) et gravier drainant (II.).
Dans les deux figures les lettres C et E indiquent les remblais (d'après Arnould, *op. cit.*).

capillarité à la surface du sol, la proximité de cette nappe est une
cause d'humidité et d'insalubrité pour les habitations ; la vapeur
d'eau provenant de la nappe d'eau va se condenser dans les parties
superficielles du sol et l'humidité gagne ainsi l'habitation ; elle
s'infiltre dans les murs, s'ils n'ont pas été construits de manière à
éviter cet accident, et elle pénètre avec les gaz du sol.

Il est donc nécessaire de voir à quelle hauteur s'élève la nappe
d'eau souterraine dans les endroits proposés pour l'emplacement
d'une caserne ; il faut aussi étudier, autant que possible, les variations annuelles de hauteur de cette nappe, ce qui est facile s'il
existe des puits à proximité.

Le niveau de la nappe d'eau souterraine est soumis à de continuelles oscillations, d'étendue variable suivant les lieux. Dans certaines localités, l'écart entre le minimum et le maximum est de
plusieurs mètres. En général les localités dans lesquelles la nappe
d'eau subit des variations aussi grandes sont assez malsaines.

On sait que Pettenkofer a constaté à Munich que des recrudescences de fièvre typhoïde se produisaient chaque fois que la nappe d'eau souterraine s'abaissait. La même coïncidence a été notée pendant les épidémies de Heidelberg en 1872, de Liverpool et de Windsor, et à Berlin de 1861 à 1867.

Mais dans d'autres épidémies la loi de Pettenkofer n'a pas été vérifiée (épidémies de Bâle, de Winterthur), ou même on est arrivé à des résultats opposés; à Lyon, J. Teissier a constaté que les recrudescences épidémiques de la fièvre typhoïde coïncidaient d'ordinaire avec une élévation de la nappe d'eau souterraine, de même Fodor à Buda-Pest.

On comprend que l'élévation brusque de la nappe d'eau souterraine entraîne les germes qui se trouvent dans le sol à proximité des puits et favorise l'éclosion et l'extension des épidémies typhoïdiques. Il est plus difficile de concevoir comment l'abaissement de cette nappe peut produire une épidémie de fièvre typhoïde.

Naegeli, Buchner, Soyka ont essayé d'expliquer comment des bactéries mises à sec par l'abaissement de la nappe d'eau souterraine pouvaient être transportées à la surface du sol, mais ces explications très subtiles ne résistent pas à la critique.

De forts courants d'air ne peuvent pas faire passer les bactéries à travers des couches de terre de quelques centimètres d'épaisseur; la terre, même sèche, filtre l'air complètement.

Il est possible, comme le dit Flügge, que l'abaissement de la nappe d'eau, en amenant la dessiccation du sol, favorise la dissémination des germes superficiels par les vents, mais cette interprétation n'a rien de commun avec la théorie de Pettenkofer. (FLÜGGE. Les microorganismes. Trad. fr. Bruxelles, 1887, p. 527.)

Dans les localités où l'on fait usage de l'eau de puits, on peut comprendre aussi que l'abaissement de la nappe d'eau souterraine ait pour effet de donner une eau moins bonne : les puits se vident facilement, on remue la vase qui est au fond et on boit de l'eau moins pure que quand le niveau de la nappe est élevé.

Au point de vue pratique la conclusion à tirer de ces considérations sur l'eau du sol est qu'il faut choisir pour l'emplacement de l'habitation, un sol perméable et sec, suffisamment éloigné de la nappe d'eau souterraine; un sol argileux, imprégné d'humidité et imperméable, est mauvais. Les habitations construites sur le roc sont très saines, parce que le sous-sol ne peut pas être souillé et que la pierre dure est à peu près imperméable à l'air et à l'eau, mais il est rare qu'on puisse construire dans ces conditions.

d. Matière organique et microbes du sol. — La surface du sol est sans cesse souillée par la matière organique qui provient de la destruction des plantes et des animaux, par les déjections de l'homme et des animaux, etc. Sous l'action des microbes, la matière organisée est transformée en matière organique soluble qui s'infiltre dans le sol avec l'eau, les sels minéraux et aussi avec des microbes qui sont entraînés.

Le sol se comporte comme un filtre d'une grande puissance qui arrête la matière organique et les microbes et qui ne laisse passer que de l'eau pure jusqu'à la nappe d'eau souterraine. Nous avons eu déjà l'occasion de dire que les eaux de source étaient stériles (Ch. x, p. 316). C'est grâce à cette puissance filtrante du sol qu'on peut épurer les eaux d'égout par le sol.

Les couches superficielles du sol sont naturellement les plus souillées par la matière organique soluble et par les microbes. La comparaison suivante, que nous empruntons à M. Duclaux, donne une excellente idée des phénomènes qui se produisent dans un sol irrigué avec de l'eau renfermant des éléments organiques en dissolution. « Une goutte de vin qui tombe sur une nappe, une goutte de teinture de tournesol ou d'indigo sur une feuille de papier, donnent deux cercles concentriques d'une remarquable netteté, dont les diamètres sont toujours dans le même rapport l'un par rapport à l'autre, tant qu'on ne change pas le volume de la goutte qui tombe. Le cercle intérieur est seul coloré. Cela témoigne que la matière du corps absorbant retient plus activement la matière colorante que l'eau, et c'est là en gros l'image de ce qui se passe dans la terre arable, qui retient les éléments organiques en solution dans l'eau et ne laisse passer que de l'eau pure. » *(Ann. de l'inst. Pasteur,* 1893, p. 826.)

Les microbes sont également arrêtés dans les couches superficielles du sol, comme l'absence de germes dans l'eau de la nappe souterraine et le petit nombre de ceux qui se trouvent dans l'eau des drains des champs d'épuration pouvaient le faire prévoir; le nombre des microbes diminue rapidement de la superficie vers la profondeur.

Il résulte des expériences de Koch, de Fraenkel, de Reimers et de Kramer qu'à partir de 1 m. de profondeur les germes deviennent très rares et que, à 3 ou 4 m., ils disparaissent presque complètement.

Les tableaux suivants donnent les résultats de deux analyses bactériologiques du sol faites par Fraenkel (GRANCHER et RICHARD, *op. cit.*) :

Terrain vierge du Pfingsberg (près de Potsdam).

Profondeur.	Nombre de germes par centimètre cube
0ᵐ,50	450 000
1 ,00	300 000
1 ,50	150 000
2 ,00	80 000
2 ,00	200 000
2 ,50	700
3 ,00	100

Terrain de Berlin (jardin).

Profondeur.	Nombre de germes par centimètre cube.
0ᵐ,00	45 000
0 ,25	35 000
0 ,50	45 000
0 ,75	28 000
1 ,00	200
1 ,25	800
1 ,50	0

Les chiffres suivants sont dus à Reimers :

	Nombre de germes par centimètre cube.
Terre de la surface d'un champ	2 564 800
— à 2ᵐ de profondeur	23 100
— à 3 1/2 —	6 170
— à 4 1/2 —	1 580
— à 6 —	0

Kramer en examinant jusqu'à 1 m. 65 de profondeur un sol argileux et assez chargé d'humus a trouvé :

A 0ᵐ,20 de profondeur	650 000 germes par gramme de terre.		
0 ,50	—	500 000	—
0 ,70	—	276 000	—
1 ,00	—	36 000	—
1 ,20	—	5 600	—
1 ,40	—	700	—
1 ,65	—	quelques	—

Pour procéder à l'examen bactériologique du sol, un centimètre cube de la terre qu'on désire examiner est recueilli dans une curette flambée et dilué dans du bouillon qui sert à préparer des cultures en plaques et à faire la numération des microbes. Fraenkel a imaginé une sonde spéciale pour recueillir de la terre dans les parties profondes du sol.

Les conclusions de Fraenkel, de Reimers et de Cramer ne s'appliquent qu'aux microbes cultivables sur gélatine. Il est possible que les couches profondes du sol renferment des microbes qui ne se développent pas sur gélatine, comme le bacille qui, d'après Winogradsky, est l'agent principal de la nitrification dans le sol, ou des microbes anaérobies; nous avons vu en effet que l'air du sol était riche en acide carbonique.

Les microbes du sol jouent le rôle principal dans tous les phénomènes d'oxydation qui ont pour effet la destruction de la matière organique; comme ils sont aérobies, il est nécessaire, pour qu'ils se multiplient et qu'ils fassent leur œuvre, que le sol soit aéré convenablement: c'est là une condition *sine qua non* de l'épuration des eaux d'égout par le sol; il est indispensable que l'irrigation soit intermittente, afin que le sol puisse s'aérer dans l'intervalle de deux irrigations. Lorsque le sol chargé de matière organique est noyé, imperméable à l'air, ce sont des anaérobies qui se développent.

La bactériologie nous enseigne donc pourquoi un sol perméable, sec, bien aéré, est préférable, au point de vue hygiénique, à un sol compact et humide.

« Quand il y a peu d'air dans le sol pénétré de matière organique, ce qui arrive si celle-ci est trop abondante, si le sol est trop compact ou bien s'il est noyé, ce sont des microbes anaérobies qui entrent en action, et avec eux la putréfaction avec dégagements gazeux odorants et production plus ou moins abondante de ces substances volatiles et toxiques dont on commence à soupçonner la présence....

« Quand la terre est meuble au contraire, moyennement sèche et que l'air y circule facilement, ce sont surtout les êtres aérobies qui prennent le dessus et qui poussent à fond la destruction de la matière organique, font disparaître son carbone à l'état d'acide carbonique, son hydrogène à l'état d'eau ou d'ammoniaque, son azote à l'état gazeux ou à l'état de nitrites et mettent à peu près à nu son squelette minéral. » (DUCLAUX, *Ann. de l'inst. Pasteur*, 1890, p. 237.)

Le sol contient un grand nombre de microbes pathogènes: Flügge a pu dire en parlant du sol qu'on ne produisait l'infection aussi facilement chez la souris, le cobaye et le lapin avec aucun autre produit naturel. (Les microorganismes, Trad. fr., p. 529.)

Le vibrion septique se trouve partout en grande abondance dans la couche superficielle du sol.

M. Pasteur a constaté la présence de la bactéridie charbonneuse dans le sol des localités où le charbon est endémique. Pour rechercher la bactéridie charbonneuse, on lave la terre et on inocule à des animaux le dépôt qui se forme dans l'eau de lavage, après l'avoir chauffée pendant quelques minutes à 90°, pour détruire la plus grande partie des microbes. Les spores de la bactéridie charbonneuse peuvent se conserver pendant douze ans au moins dans le sol; les spores provenant des animaux charbonneux enfouis dans le sol sont souvent ramenées à la surface par les vers de terre (PASTEUR).

D'après les recherches de E. Fazio les bactéridies charbonneuses perdraient assez rapidement leur virulence dans le sol, cette virulence déjà très diminuée au bout de deux mois, deviendrait nulle au bout d'un an; mais les conditions dans lesquelles Fazio a fait ses expériences s'éloignent notablement des conditions ordinaires de la pratique. (E. FAZIO, De l'action du sol sur les germes du charbon, Naples, 1891.)

Nicolaïer a montré que le bacille du tétanos se trouvait souvent dans le sol, et le fait a été vérifié depuis par un grand nombre d'observateurs.

Grancher et Deschamps ont institué des expériences pour déterminer pendant combien de temps le bacille d'Eberth peut vivre dans le sol et à quelle profondeur il pénètre [1].

Pour ces recherches ils ont employé trois grands cylindres de zinc de 2 m. 40 de hauteur et de 0 m. 17 de diamètre, terminés en cône à la partie inférieure et remplis de terre; un bouchon de caoutchouc traversé par un tube de verre permettait l'écoulement des liquides à la partie inférieure; des trous percés de 0 m. 20 en 0 m. 20 dans la paroi des cylindres servaient à introduire dans la terre des drains par lesquels on pouvait recueillir de l'eau à différentes hauteurs. Après avoir versé à la partie supérieure de chacun des trois cylindres une culture fraîche du bacille d'Eberth délayée dans 0 l. 50 d'eau on faisait passer à travers la terre des quantités d'eau déterminées, variables pour les trois appareils.

---

1. GRANCHER et DESCHAMPS. *Arch. de méd. expér.*, 1889. t. 1. p. 33. — WURTZ et MOSNY, Congrès internat. d'hygiène, 1889. — KARLINSKI, *Arch. f. Hygiene*, 1892. — GASSER, Les causes de la fièvre typhoïde, p. 140. — BROUARDEL. Enquête sur l'épid. de fièvre typh. de Pierrefonds, *Ann. d'hyg. publ.*, 1887. — CHANTEMESSE et WIDAL, Rech. sur le bacille typhique, *Arch. de physiol. norm. et pathol.*. 1887. — CORNIL. Rapport au Sénat sur la question d'utilisation des eaux d'égout. Paris. 1888.

Dans ces conditions Grancher et Deschamps n'ont jamais réussi à trouver les bacilles d'Eberth dans l'eau qui s'écoulait à la partie inférieure des cylindres et, cinq semaines après l'ensemencement, les bacilles n'existaient dans aucun des trois cylindres à plus de 0 m. 50 de profondeur. Cinq mois et demi après l'ensemencement on trouvait encore des bacilles vivants.

Chantemesse et Widal, Wurtz et Mosny, Karlinski sont arrivés à des résultats analogues ; la pénétration des bacilles d'Eberth à travers le sol jusque dans la nappe d'eau souterraine semble donc très difficile, sauf le cas de fissures et d'infiltrations mettant, par exemple, une fosse d'aisance en communication presque directe avec la nappe d'eau.

Le fait que le bacille d'Eberth peut vivre assez longtemps dans les couches superficielles de la terre explique pourquoi dans certaines villes, dont le sous-sol est profondément souillé, on voit apparaître des épidémies de fièvre typhoïde toutes les fois qu'on procède à des travaux de voirie.

Lorsqu'on remue un terrain, lorsqu'on défriche un champ, il se produit une pullulation extrêmement rapide et abondante des germes qui sommeillaient dans le sol ; la multiplication est plus active dans les couches profondes mises à nu que dans les couches superficielles, ce qui, d'après Fraenkel, s'explique par ce fait que la matière nutritive a été épuisée dans les couches superficielles, tandis qu'elle est intacte dans les couches profondes.

Sur beaucoup de points du golfe du Mexique on a remarqué que les épidémies de fièvre jaune se déclaraient à la suite de travaux de terrassements, et qu'elles atteignaient spécialement les ouvriers employés à ces travaux.

On sait depuis longtemps que les travaux de défrichement sont très dangereux en pays palustre.

Koch et Gaffky ont constaté que le bacille cholérique pouvait se cultiver sur la terre, à condition que celle-ci fût humide ; il résulte des recherches de Koch que le bacille cholérique est tué rapidement par la dessiccation. Lorsqu'on ensemence de la terre humide avec des déjections cholériques, on obtient au bout de vingt-quatre heures une abondante culture de bacilles en virgule. (Rapport de la commission envoyée en Égypte et aux Indes pour étudier le choléra.)

Les bacilles pathogènes vivent à la surface du sol ; jamais Fraenkel n'a trouvé de microbes pathogènes dans la couche bactérifère profonde. Le bacille du tétanos lui-même, qui est si résistant, devient très rare à 0 m. 30 de profondeur.

Le sol, qui se prête peu à la culture des microbes pathogènes est, suivant la remarque de Flügge (*op. cit.*), très propre à leur conservation, surtout lorsqu'il existe des spores (bactéridie charbonneuse, bacille du tétanos); l'humidité de l'air du sol favorise cette conservation, en empêchant la dessiccation. Le sol protège aussi les microbes contre l'action de la lumière.

C. ORIENTATION DES BÂTIMENTS. INSOLATION [1]. — L'orientation doit varier suivant les climats. Dans les pays froids et tempérés l'orientation qui permet l'insolation la plus complète des façades principales des bâtiments est désirable; dans les pays chauds, au contraire, il faut adopter l'orientation qui assure le moindre échauffement de ces façades.

L'influence bienfaisante de la lumière solaire est aujourd'hui bien connue. Depuis longtemps on sait que les locaux dans lesquels les rayons du soleil ne pénètrent pas sont malsains; ils sont tristes, froids et en général humides.

La lumière a une action bactéricide très énergique; nous avons eu déjà l'occasion de parler de cette action de la lumière à propos de l'assainissement spontané des rivières (p. 320). Nous avons mentionné les ingénieuses expériences de Buchner, de Frankland et de Marshall Ward; nous n'y reviendrons pas; nous nous contenterons de citer le fait suivant, qui met en évidence l'action si bienfaisante de la lumière : MM. Roux et Yersin ont obtenu de très belles cultures en ensemençant des fausses membranes diphtériques desséchées, maintenues dans un endroit sombre pendant dix-huit mois, alors que, étalée en couche mince, une culture du bacille de Löffler est stérilisée en moins de vingt-quatre heures par la lumière solaire (LEDOUX-LEBARD, *Arch. de méd. expér.*, 1893).

Il importe évidemment beaucoup d'utiliser pour l'assainissement des casernes un agent de désinfection aussi économique et aussi efficace : on veillera donc à ce que les chambres de caserne soient bien éclairées et insolées.

Dans les pays froids et tempérés, la caserne, qui est en général mal chauffée en hiver, doit être orientée de manière à utiliser autant que possible la chaleur solaire.

---

1. A. VOGT, *Zeitschr. f. Biologie*, t. XVI, p. 605. — FLÜGGE, Beiträge f. Hygiene, Leipzig, 1879. — ZUBER, De l'action des rayons solaires sur les parois des habitations, *Revue d'hygiène*, 1880, p. 269. — CLÉMENT, De la largeur des rues sous le rapport de la lumière et de l'insolation, *Revue d'hygiène*, 1885, p. 89. — GRIPOIS, Sur l'orientation à donner aux bâtim. milit., *Revue du génie milit.*, 1889. — E. ARNOULD, Influence de la lumière sur les animaux et sur les microbes, son rôle en hygiène, *Revue d'hygiène*, 1895, p. 511.

Vogt, à Berne, a constaté que les parois tournées vers l'est ou vers l'ouest étaient celles qui s'échauffaient le plus.

Flügge, à Berlin, a placé des thermomètres dans les murailles d'une maison qui présentait les différentes expositions; les thermomètres étaient enfoncés les uns à 0 m. 03 ou 0 m. 04 seulement de la paroi intérieure de l'habitation; les autres à 0 m. 35 (l'épaisseur du mur étant de 0 m. 50), et il a constaté ce qui suit : la paroi nord, à peine touchée par le soleil, a une température qui ne varie pas dans les vingt-quatre heures; la paroi sud présente aussi une température uniforme, de 2°,5 à 3° supérieure à celle de la température de la paroi nord. Les thermomètres des parois est et ouest indiquent au contraire des oscillations assez grandes. Le thermomètre profond de la paroi est monte depuis le matin jusqu'à 3 heures du soir; il marque alors un chiffre plus élevé de 7 à 8° que celui du thermomètre de la paroi nord. Le thermomètre profond de la paroi ouest monte dès le matin, mais très lentement; à partir de midi, l'ascension est rapide, et le maximum (qui se produit vers 9 heures du soir) est encore plus élevé que sur la paroi est.

Dans nos climats les grands côtés des bâtiments des casernes (qui ont presque toujours la forme de parallélogrammes très allongés) doivent donc être dirigés vers l'est et vers l'ouest. Si l'on orientait la façade vers le sud, l'autre grand côté serait naturellement orienté vers le nord, et chacun sait combien dans nos climats l'exposition nord est triste et malsaine. Les murs sont froids et humides, le soleil ne vient pas égayer l'habitation et inviter à ouvrir les fenêtres; par suite la ventilation se fait moins bien, et l'insolation, dont le rôle est si important dans l'hygiène de l'habitation, ne se fait pas du tout.

Il est à désirer que tous les bâtiments d'habitation soient orientés comme il vient d'être dit; d'où l'on peut conclure que les bâtiments d'habitation qui constituent une caserne ou un hôpital doivent être parallèles entre eux.

Dans les pays chauds, pour des raisons opposées, les grands côtés des bâtiments d'habitation seront dirigés vers le nord et le sud et on s'efforcera, à l'aide de plantations et de vérandas, de protéger la façade sud contre l'action directe des rayons solaires.

Les plantations sont aussi extrêmement utiles pour protéger les habitations contre les vents régnants, contre le sirocco en Algérie, contre le mistral en Provence.

Pour que les bâtiments soient convenablement éclairés et insolés, il faut qu'ils soient placés à une distance suffisante les uns des autres. On admet en général que des bâtiments parallèles et de même hauteur doivent être séparés par un intervalle au moins égal à une fois et demie leur hauteur.

Dans les pays chauds, les bâtiments peuvent être plus rapprochés que dans nos climats; la lumière et le soleil ne font jamais défaut.

II. MATÉRIAUX DE CONSTRUCTION [1]. — Nous n'avons à apprécier ici les matériaux de construction qu'au point de vue de l'hygiène; nous ne nous occuperons donc pas de la force de résistance de ces matériaux, ni de l'épaisseur qu'il faut donner aux murs, suivant la hauteur de la maison, pour assurer leur solidité; ces questions sont exclusivement du domaine des architectes et des officiers du génie, dans l'armée.

A. *Fondations.* — Lorsqu'on construit une caserne, il faut d'abord établir les fondations de telle sorte que l'humidité du sol ne puisse pas s'infiltrer dans les fondations et de là dans les murs; il faut en outre veiller à ce que l'air du sol chargé d'acide carbonique, comme nous l'avons dit, ne pénètre pas par les caves dans l'intérieur de la caserne.

Le ciment, le béton, le bitume, l'asphalte comprimé imperméable et extensible (Putzeys) serviront à faire des plaques d'isolation sur lesquelles reposera le sol des caves; ces plaques doivent se prolonger sous les murs.

On peut également interposer à la partie inférieure des murs, à 0 m. 15 du sol environ, des briques d'argile vitrifiée, imperméables et percées de trous qui empêchent l'infiltration de l'humidité et qui permettent à l'air de sécher le mur lorsqu'un peu d'humidité a pénétré dans les interstices des briques.

Le rez-de-chaussée doit toujours être élevé au-dessus de la surface du sol. Lorsqu'il s'agit de constructions légères composées seulement d'un rez-de-chaussée (constructions Tollet), ou de baraques, on

---

1. LAYET, De la porosité des matériaux de construction. *Revue d'hygiène*, 1881. p. 161. — POINCARÉ, Rech. sur les condit. hygién. des matériaux de construction. *Ann. d'hygiène publ.*, 1882, VIII. p. 173. — E. TRÉLAT, Influence exercée par la porosité des murs sur la salubrité des habitations, Congrès internat. d'hygiène de Genève, 1883. — SMITH, VALLIN, VAN OVERBECK DE MEYER, HERSCHER, Discussion sur l'influence exercée par la porosité des murs. Même congrès, Genève, 1883. — MASSON et MARTIN, Les maisons salubre et insalubre à l'exposition internat. d'hygiène de Londres, *Revue d'hygiène*, 1885. — E. et F. PUTZEYS, L'hygiène dans la construction des habit., 2e édit., Paris-Liège, 1885. — ARNOULD, Nouv. élém. d'hygiène, 2ᵉ édit.. 1889, p. 511. — TRÉLAT, Constit. hygién. des murs d'habitation. Congrès internat. d'hyg., Londres. 1891. — ASCHER. Inconv. hygién. du séjour dans les habitations humides, anal. *in Revue d'hyg.*, 1893, p. 567.

isole facilement l'habitation du sol en laissant au-dessous d'elle un espace libre qui est parcouru par l'air; de cette manière on est à l'abri de l'humidité du sol, et la pénétration des gaz du sol n'est pas à craindre, surtout si le parquet de la construction est imperméable.

B. *Murs, épaisseur qu'ils doivent avoir suivant les climats.* — Les murs sont construits, suivant les ressources que présentent les localités, avec des pierres calcaires, du granit, des pierres meulières, ou bien avec des briques qu'on assemble à l'aide de mortier. Les murs de refend [1] sont construits avec des briques; on emploie souvent pour cet usage les briques creuses qui, moins lourdes que les briques pleines, allègent la bâtisse.

Dans nos climats les murs ne doivent pas être trop épais, ce qui d'ailleurs est peu à craindre; en augmentant l'épaisseur des murs, on augmente le prix de revient de la bâtisse; l'architecte a donc tout intérêt à ne donner aux murs que l'épaisseur nécessaire pour assurer la solidité de l'édifice qu'il construit. Dans les anciens bâtiments on trouve souvent des murs très épais qui se mettent difficilement en équilibre de température avec le milieu ambiant; si, après une période de froid, l'air vient à se réchauffer rapidement, la vapeur d'eau se condense à la surface des parois et de l'eau coule le long des murs.

Des murs minces ne protègent ni contre la chaleur, ni contre le froid; dans les constructions légères composées seulement d'un rez-de-chaussée et dans les baraques en planches, le meilleur moyen pour empêcher un échauffement ou un refroidissement rapide, consiste à faire une double paroi avec un matelas d'air intermédiaire.

En étudiant les propriétés des matières vestimentaires, nous avons eu l'occasion de dire que l'air était très mauvais conducteur de la chaleur, et que, pour empêcher le refroidissement du corps, il fallait mettre des vêtements superposés, qui immobilisent une couche d'air autour du corps : en construisant des tentes, des baraques ou des pavillons à double paroi, on applique le même principe, on immobilise autour de l'habitation une couche d'air qui s'oppose au refroidissement, et aussi à l'échauffement, pendant l'été, à condition que l'air qui se trouve dans l'intérieur de la paroi ne soit pas lui-même fortement échauffé. En hiver la couche d'air doit être immobilisée; en été, et surtout dans les pays chauds, elle doit pouvoir se

---

1. Les murs de *refend* sont les murs formant cloisons dans l'intérieur de l'habitation; ils n'ont pas besoin de présenter la même résistance que les murs principaux.

renouveler pendant la nuit, de façon à rafraîchir les parois ; il est facile d'établir, à la partie supérieure et à la partie inférieure des murs à double paroi, des orifices qu'on ouvre le soir et qu'on ferme le matin.

Dans les pays très chauds, dans le sud de l'Algérie notamment, les murs doivent être très épais pour protéger efficacement l'habitation contre la chaleur. Les murs qui ont une épaisseur ordinaire s'échauffent bientôt dans toute leur épaisseur, et comme ils n'ont plus le temps de se refroidir pendant la nuit, il s'ensuit que le séjour dans la maison est très pénible ; on est obligé de coucher en plein air, comme cela se fait souvent à Biskra, par exemple, pendant l'été.

Pendant les mois de mai à août 1887, à l'hôpital militaire de Biskra, MM. Galand et Lahache ont placé des thermomètres à différentes profondeurs dans un mur en pierres de 0 m. 70 d'épaisseur ; des observations fréquentes et régulières des thermomètres donnèrent les résultats suivants :

1° A partir du 1ᵉʳ mai la température moyenne du mur augmenta progressivement de l'extérieur à l'intérieur ;

2° Les oscillations nycthémérales des thermomètres étaient d'autant moins marquées que les thermomètres étaient placés plus loin de la surface extérieure ;

3° A 0 m. 45 de la surface extérieure ces oscillations n'existaient plus ; le thermomètre avait suivi une marche régulièrement ascendante jusqu'au 14 juillet, où il se fixa à une température jour et nuit invariable de 37° ;

4° A partir de 0 m. 45 la température moyenne du mur diminuait jusqu'à la surface interne.

Si les observations avaient été prolongées au delà du 1ᵉʳ août il est bien probable que MM. Galand et Lahache auraient vu la température s'élever dans les parties les plus profondes du mur. Quoi qu'il en soit, il ressort de ces recherches qu'un mur de 0 m. 45 d'épaisseur est tout à fait insuffisant pour protéger contre la chaleur dans le sud de l'Algérie. Dans les habitations dont les murs n'ont pas plus de 0 m. 45 on est exposé jour et nuit, pendant plusieurs mois, à une température de 37° au moins.

Les résultats sont à peu près les mêmes avec des murs en pierres ou en pisé (brique d'argile durcie au soleil).

Pour protéger efficacement les habitations contre le soleil du sud de l'Algérie, il faut donc donner aux murs une épaisseur considérable (0 m. 60 au moins), ou bien construire des murs à double paroi, avec un matelas d'air intermédiaire qui peut se renouveler pendant la nuit.

A El-Oued on a donné une épaisseur de 0 m. 55 aux murs des bâtiments du bordj et des logements des officiers ; de plus on a construit, au lieu de la terrasse ordinaire des maisons arabes, une série de doubles voûtes dont la direction est perpendiculaire à celle du grand axe du bâtiment ; entre ces voûtes se trouve un matelas d'air isolant. Enfin à chaque corps de bâtiment sont accolées, sur les deux longs côtés, des galeries voûtées qui protègent les murs contre l'action directe des rayons solaires. (GALAND et LAHACHE, Quelques considérations sur l'hygiène des habitations dans le sud de l'Algérie, *Arch. de méd. milit.*, 1888, t. XII, p. 421.)

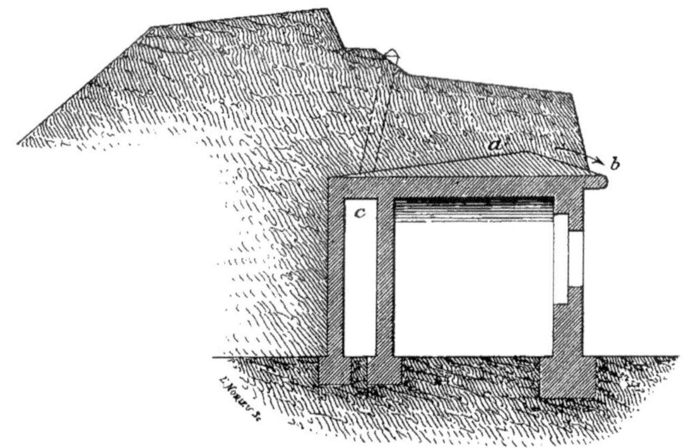

Fig. 104. — Casemate d'habitation établie dans la partie intérieure du rempart. *a*, mur en dos d'âne ; *b*, écoulement de l'eau à l'extérieur ; *c*, corridor d'aération entre le mur et la casemate. avec cheminée d'évacuation (Roth et Lex).

Le fer a remplacé aujourd'hui presque partout les anciennes charpentes en bois, cette substitution présente de grands avantages : le fer ne s'imprègne pas, comme faisait le bois, de matière organique ; il s'altère beaucoup plus lentement et il est incombustible ; le fer a malheureusement l'inconvénient de rendre les habitations trop sonores.

Dans les constructions du sud de l'Algérie on peut supprimer à la fois le fer et le bois en construisant des voûtes au-dessus de la maison ; le fer subirait dans ce climat des dilatations considérables, et le bois fortement échauffé par le soleil exposerait les bâtiments à l'incendie.

Les casemates, qui sont construites à l'intérieur des remparts et entourées de terre de tous côtés, sauf sur la face qui regarde la place, sont très exposées à l'humidité et à la viciation de l'air par introduction des gaz du sol. Pour que les casemates soient protégées contre l'humidité, il faut que le mur qui s'adosse au rempart soit double (fig. 104); l'espace intermédiaire *c* est mis en rapport avec l'extérieur au moyen d'une série de cheminées qui ventilent l'espace *c* et qui le sèchent. Pour empêcher l'eau de suinter à travers le plafond de la casemate, on met par-dessus les voûtes qui soutiennent les terres, un toit en dos d'âne (*a*) qui permet un rapide écoulement des eaux d'infiltration; la partie supérieure de ce toit est garnie d'une épaisse couche de ciment imperméable; le sol est garni d'asphalte ou de bitume.

C. *Perméabilité des matériaux de construction. Procédés pour rendre les murs imperméables. Enduits et vernis.* — Pettenkofer a démontré que la plupart des matériaux de construction étaient perméables à l'air.

Il est facile de construire, à l'exemple de Pettenkofer, de petits appareils qui mettent en évidence cette perméabilité. Soit une brique épaisse en pisé : on taille dans cette brique un cylindre

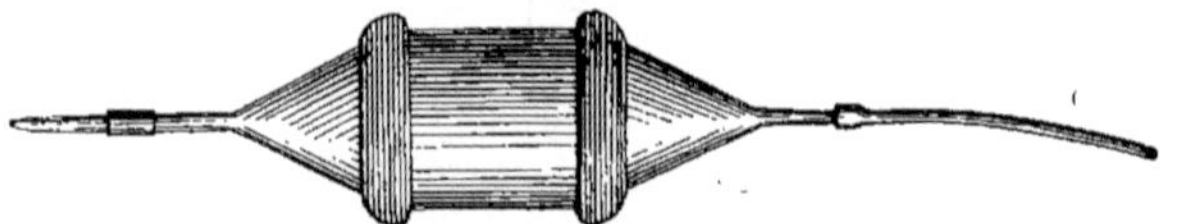

Fig. 105.

(fig. 105); aux deux extrémités de ce cylindre on applique de petits entonnoirs en verre, qu'on fixe avec un peu de plâtre fin, et on enduit de paraffine la surface du cylindre et le plâtre qui maintient les entonnoirs de verre, afin de rendre ces surfaces imperméables à l'air; sur les parties effilées des deux entonnoirs on adapte des tubes de caoutchouc, et à l'extrémité d'un de ces caoutchoucs on fixe un petit tube de verre effilé. Pour se servir de l'appareil on dirige l'extrémité de ce tube sur la flamme d'une bougie et on souffle avec la bouche ou à l'aide d'une poire en caoutchouc, par le tube opposé; il n'est pas rare qu'on réussisse ainsi à éteindre une bougie, ce qui montre que l'air traverse la brique de pisé avec la plus grande facilité.

On peut de même faire un cylindre de bois et adapter aux extrémités de petits entonnoirs de verre, en se servant cette fois de cire à cacheter en dissolution dans l'alcool, le plâtre n'adhérant pas au bois.

Pour que ces petits appareils fonctionnent bien, il faut les construire avec des matériaux bien secs, ayant séjourné à l'étuve sèche; on choisira du bois debout et de préférence du bois de peuplier.

On peut aussi, pour constater le degré de perméabilité à l'air des matériaux de construction, interposer sur le trajet d'un courant de gaz d'éclairage un cube de la matière de construction à essayer (Layet); on peut utiliser à cet effet les petits appareils que nous venons de décrire.

La perméabilité varie beaucoup avec la nature des matériaux de construction, et avec leur degré de sécheresse; il suffit qu'un mur soit humide, pour qu'il devienne à peu près imperméable à l'air; la peinture à l'huile, les papiers de tenture rendent les murs imperméables. Il s'agit donc d'une propriété inconstante, variable pour des murs dont l'épaisseur et la structure sont les mêmes, ce qui permet de comprendre que les observateurs qui ont fait des recherches sur ce sujet soient arrivés à des résultats assez différents.

D'après Märker, en une heure, et avec une différence d'un degré de température seulement, un mur de 0 m. 72 d'épaisseur, composé des substances qui suivent, laisse passer par mètre carré :

Grès	1^{m3},69	d'air.
Pierre calcaire	2 ,32	—
Brique cuite	2 ,83	—
Tuf calcaire	3 .64	—
Brique d'argile crue (pisé)	3 ,12	—
Brique humide	1 ,68	—

Schurmann, Hudelo et Somasco ont obtenu des chiffres beaucoup moins élevés.

Le renouvellement d'air par les parois des habitations est à peu près nul en temps de pluie.

Faut-il chercher à avoir dans une caserne des murs perméables à l'air? Nous verrons dans un des chapitres suivants qu'il est nécessaire de ventiler les chambres des casernes et qu'il n'est pas facile d'obtenir ce résultat; des murs que l'air extérieur traverse, qui *respirent*, comme on l'a dit, paraissent donc convenir très bien à une caserne; malheureusement ce procédé de ventilation présente des inconvénients. Le renouvellement de l'air qui se fait par les murs est aléatoire; il est presque nul en hiver, dans nos pays où les pluies sont très fréquentes, et c'est justement en hiver que la ventilation naturelle se fait le plus mal, le froid obligeant souvent à fermer les fenêtres; pour avoir des parois perméables à l'air, il faut renoncer à la peinture à l'huile et aux enduits, qui facilitent le nettoyage et la désinfection des murs; enfin, et c'est là la plus grosse objection, les murs perméables à l'air se laissent pénétrer par la matière organique et par les microbes.

M. Bertin Sans condamne pour ce motif la ventilation par les murs. (Art. VENTILATION, *in* Dict. encyclop. des sc. méd.)

La mauvaise odeur des casernes tient, dit M. le médecin inspecteur Vallin, à la souillure incessante et progressive des murs et des planchers; la vapeur d'eau contenant des matières organiques de la respiration, etc., se condense sur les murs froids; cette buée impure pénètre profondément les murailles poreuses et y abandonne en s'évaporant les matières organiques qu'elle retenait; cette imprégnation se continue indéfiniment (Congrès d'hygiène de Turin, 1880, *Revue d'hygiène*, 1880, p. 926), et M. Vallin se prononce en faveur de l'imperméabilisation des murs, qui paraît réunir la grande majorité des suffrages des hygiénistes militaires.

En France, les murs des casernes sont recouverts de plâtre et blanchis à la chaux tous les six mois; nous verrons, quand nous nous occuperons de la désinfection des locaux, que le badigeonnage à la chaux, lorsqu'il est bien fait, a un pouvoir désinfectant incontestable.

Dans les hôpitaux les murs sont recouverts d'une couche de peinture à l'huile ou de vernis hydrofuge.

On a employé différents procédés pour durcir le plâtre et pour le rendre imperméable.

La *marmoréine* préconisée par H. Vallin durcit le plâtre sans le rendre imperméable à l'air; le plâtre durci peut être lavé avec des solutions désinfectantes. La marmoréine est facile à appliquer avec un pinceau ou bien à l'aide d'un pulvérisateur.

Pour rendre le plâtre durci imperméable à l'air et aux poussières on peut l'enduire avec une solution de paraffine dans l'huile de pétrole.

Le durcissement du plâtre revient à 0 fr. 55, l'imperméabilisation à 0 fr. 30 par mètre carré; soit 0 fr. 85 pour les deux opérations.

Parmi les peintures et vernis employés pour recouvrir les murailles, il faut signaler spécialement les produits de la *Société des gommes et vernis* et ceux de la *Compagnie parisienne des asphaltes*. Le produit de la Société des gommes et vernis coûte un peu plus cher que l'autre, mais il peut s'appliquer directement, en une seule couche, sur les peintures ordinaires récentes ou anciennes. L'enduit des murs doit être parfaitement *sec* et *aplani* avant qu'on y étende la peinture.

Pour les murailles anciennes blanchies à la chaux, il faut d'abord gratter à fond l'ancien enduit et aplanir la surface. Sur les murailles déjà peintes il suffit d'un lessivage minutieux.

Le prix de revient est pour le produit de la Société des gommes et vernis de 0 fr. 60 à 0 fr. 75 le mètre carré (par main-d'œuvre militaire), et pour le produit de la Compagnie des asphaltes il est, suivant la nuance, de 0 fr. 40 à 0 fr. 55 le mètre carré (par main-d'œuvre militaire). (CLAUDOT et FOLLENFANT, Imperméabilisation des parquets et des murs des casernes. *Revue d'hygiène*, 1894, p. 295.)

Pour les peintures et les enduits des murs, l'usage de la céruse doit être absolument condamné[1]. La peinture au blanc de zinc est d'ailleurs plus économique, plus belle et plus durable que la peinture à la céruse. Les couleurs arsenicales doivent être également rejetées.

D. *Humidité des matériaux de construction, asséchement des murs.* — Les matériaux de construction, les briques, le mortier surtout, contiennent une grande quantité d'eau au moment où ils sont mis en œuvre.

Une brique bien cuite et de dimensions moyennes peut absorber plus de 10 p. 100 de son poids d'eau (certaines briques en absorbent jusqu'à 20 p. 100). Le mortier contient 14,8 p. 100 d'eau en poids, 26 p. 100 en volume. Le plâtre absorbe 50,9 p. 100 de son volume d'eau.

Le volume d'eau qui existe au début dans 100^{m3} de maçonnerie est de 13 à 23^{m3} (FLÜGGE).

On comprend qu'une maison qui vient d'être construite et dont les murs n'ont pas eu le temps de sécher soit froide et humide et qu'il soit dangereux de l'habiter; le froid et l'humidité provoquent facilement des douleurs rhumatismales; le danger d'*essuyer les plâtres*, comme on dit, est bien connu.

Il n'est pas possible de dire au bout de combien de temps une maison neuve est habitable. L'asséchement des murs est plus ou moins rapide suivant les pays, les saisons, l'exposition. On peut l'activer en faisant du feu et en établissant des courants d'air.

1. FINANCE, De la substitution du blanc de zinc à la céruse. *Revue d'hygiène*. 1891, p. 579.

Pour savoir si les murs sont suffisamment secs, le meilleur procédé consiste à détacher des fragments de plâtre, qui sont pesés, calcinés, puis pesés de nouveau. Le plâtre ne doit pas contenir plus de 20 à 22 p. 100 d'eau.

Lorsqu'on applique la main sur un mur humide, on a une sensation de froid caractéristique; en frappant avec un marteau, on a aussi un son différent suivant que le mur est sec ou humide, mais le seul procédé qui donne des résultats exacts est celui qui consiste à déterminer la quantité d'eau contenue dans le plâtre comme nous venons de le dire.

E. *Planchers.* — Les planchers sont une cause importante d'infection dans les casernes et ils méritent de fixer l'attention de l'hygiéniste.

Dans une chambre de caserne ou dans une salle d'hôpital, c'est le plancher qui est le plus fortement souillé; il est souillé par des crachats qui renferment des microbes pathogènes : streptocoques, pneumocoques, bacilles de la tuberculose, etc.: par des débris d'aliments, par la boue et les poussières que les hommes transportent avec leurs effets d'habillement et d'équipement, en particulier avec leurs chaussures: à chaque balayage toutes les poussières qui couvrent le plancher sont remises en circulation dans l'air.

Alors même qu'un plancher est très propre à sa surface, le sous-plancher peut recéler des causes graves d'infection; ceci demande quelques explications.

Dans les habitations un peu primitives que l'on construit dans les campagnes, le plancher est souvent posé directement sur des solives en bois. Dans ces conditions le plancher est très sonore; de plus les poussières qui passent par les interstices des planches tombent à l'étage inférieur; dans les constructions ordinaires, la structure des planchers est plus compliquée.

La figure 106 représente la coupe schématique d'un plancher. Deux des pièces de fer qui sont destinées à soutenir tout le plancher et qui, à leurs extrémités, prennent point d'appui sur les murs, sont représentées en EE' (coupes): sur les rebords inférieurs de ces pièces de fer viennent s'appuyer de longues briques creuses (A) auxquelles on donne le nom de *hourdis creux*; sur la partie supérieure de ces mêmes pièces de fer on place de distance en distance des poutrelles (CC') qui portent le nom de *lambourdes*: enfin sur les lambourdes on applique les *feuilles* ou *frises* du parquet, dont la direction est perpendiculaire à celle des lambourdes

(DD'). On voit qu'entre le parquet proprement dit et les hourdis creux il existe une cavité B, c'est l'*entrevous*.

On remplit d'ordinaire l'entrevous avec des débris de plâtre, de manière à rendre le parquet moins sonore : les plâtres provenant de démolitions, dont on se sert parfois pour cet usage, sont imprégnés de matière organique et de microbes, en sorte que les planchers d'une maison peuvent être infectés avant que la maison ait été habitée [1] (EMMERICH).

Alors même que l'entrevous a été rempli avec des matériaux très propres, il ne tarde pas à s'infecter. Les poussières pénètrent entre les rainures souvent assez larges qui existent entre les frises et s'accumulent dans l'entrevous ; lorsqu'on enlève un

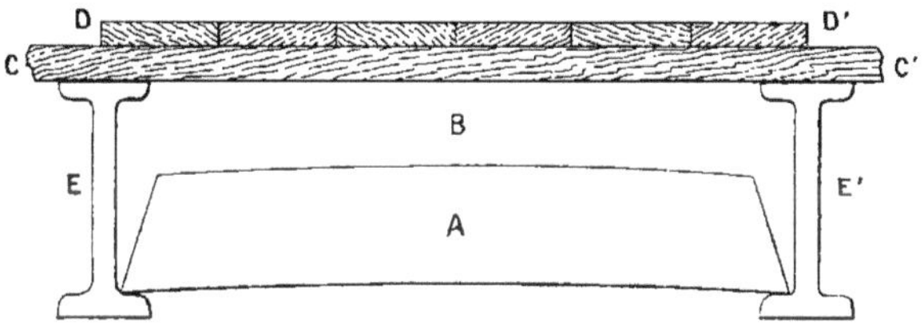

Fig. 106. — Coupe schématique d'un plancher : A, hourdi creux ; B, entrevous ; CC', lambourde ; DD', frise de parquet ; EE', poutres en fer.

vieux parquet, on est toujours surpris de la quantité énorme de poussière qui existe dans l'entrevous ; au milieu de ces poussières on trouve souvent des masses de moisissures et des vers.

C'est un véritable fumier, très dangereux par la grande quantité des microbes qu'il recèle, et ce fumier se trouve au-dessous des parquets les mieux entretenus, les mieux cirés à la surface.

Les germes se conservent d'autant mieux sous les planchers qu'ils y sont à l'abri de la lumière et en partie à l'abri de l'air dans les amas de poussière.

On a observé souvent que la réfection des planchers dans les casernes était le signal d'épidémies de fièvre typhoïde, exactement comme l'ouverture d'une tranchée dans les rues d'une ville dont le sol est fortement souillé.

Michaelis, Kocher, du Mesnil, Emmerich, Degen, Verinjsky, Maximowitsch ont montré que les planchers étaient une cause fréquente d'infection [2].

<hr>

1. Il faut ajouter que pendant la période de construction les maçons n'ont pas en général d'autres latrines que l'entrevous.
2. EMMERICH, *Zeitschrift f. Biologie*, t. XVIII, p. 253. — *Archives de médecine milit.*.

Tryde et Salomonsen, en 1884, ont trouvé le bacille de la fièvre typhoïde dans le plancher d'une caserne de Copenhague ; Uptadel à Augsbourg, Birch Hirschfeld à Leipzig, Chour à Jitomir (caserne Hammermann) auraient fait la même constatation (Vaillard, Soc. méd. des hôp., 13 déc. 1889)[1].

Emmerich a isolé le micrococcus de Friedländer dans des cultures obtenues avec la poussière des planchers d'une salle où se trouvaient des pneumoniques. (*Fortschr. der Med.*, 1884.)

Maximowitsch, qui a fait ses expériences avec la poussière des planchers des hôpitaux, a constaté que sur 24 cobayes inoculés, 9 sont devenus tuberculeux ; trois fois il a noté la présence du staphylocoque doré, deux fois celle du streptocoque, une fois celle du bacille de Friedländer, une fois celle du pneumocoque.

A propos de l'analyse bactériologique de l'air (Ch. xvii) nous aurons l'occasion de revenir sur cette intéressante question des poussières atmosphériques, qui se rattache intimement à la question des planchers, car c'est le balayage des planchers qui constitue la cause principale de la mise en mouvement de ces poussières.

Le seul moyen efficace pour supprimer cette cause d'infection consiste à remplacer les planchers par des revêtements imperméables, faciles à laver et à désinfecter. Il est à désirer qu'à l'avenir on renonce complètement, pour les casernes neuves et pour les hôpitaux, à l'emploi des planchers.

Dans les pays chauds on peut adopter le dallage en ciment ou en briques vitrifiées ; dans les climats froids ou tempérés ces revêtements ont l'inconvénient d'être froids et glissants par les temps de neige. Dans les hôpitaux militaires de Rome et de Bucharest, de construction récente, on a supprimé les planchers. A l'hôpital de Rome le sol des salles est en ciment. On le trouve froid à Rome ; à plus forte raison cette disposition serait-elle critiquée dans nos climats. A l'hôpital de Bucharest le sol est garni d'une mosaïque vénitienne qui présente le même inconvénient.

Le bitume, conseillé par M. Tollet, paraît être le meilleur dallage

---

1883, t. I, p. 266, et 1884, t. III, p. 125 (analyse des travaux de Degen, Emmerich, Michaelis et Kocher). — Du Mesnil, *Revue d'hygiène* 1883, p. 490. — G. Salle, Notes sur l'étiologie de la fièvre typhoïde, *Arch. de méd. milit.*, 1888, t. XII, p. 205. — Verinisky, *Journ. de méd. milit. russe*, février 1894, anal. *in Revue d'hygiène*, 1894, p. 899. — Maximowitsch, *Wratsch*, 1894, n° 16, p. 457, anal. *in Revue d'hygiène*, 1894, p. 900.

1. On se montre aujourd'hui plus difficile qu'autrefois pour le diagnostic du bacille d'Eberth et on connaît mieux les difficultés qu'on a à l'isoler en présence d'autres microbes ; il y a donc lieu de faire des réserves au sujet de ces recherches déjà anciennes.

pour les chambres de casernes; il ne s'effrite pas et se répare facilement, il est beaucoup moins froid que le ciment et la mosaïque. Le ciment ne se répare pas et produit une poussière continuelle. La mosaïque, composée de ciment qui s'effrite et de marbre, devient à la longue inégale.

On peut placer des pistes en linoléum dans les salles de malades : le linoléum se colle bien sur la pierre ou sur le bitume ; sur les planchers en bois on cloue seulement le linoléum, ce qui permet à la poussière de s'accumuler au-dessous.

M. le D\u02b3 Mangenot a fait des expériences qui établissent qu'un parquet en bois dur sur bitume, recouvert d'un enduit imperméable, est au moins aussi froid qu'un sol bitumé. (*Revue d'hygiène*, 1895, p. 152.)

Le bitume doit être suffisamment dur pour qu'il ne se forme pas de trous, notamment au niveau des points sur lesquels viennent appuyer les pieds des lits; facile à laver et à désinfecter, il supprime toutes les causes d'infection par le plancher : l'entrevous disparaît, le nettoyage se fait avec un linge humide, qui ne remet pas sans cesse en circulation des nuées de poussières dangereuses comme font le balayage ou le frottage des planchers.

On n'a guère employé jusqu'ici les enduits en bitume que pour des pièces de rez-de-chaussée ; rien n'empêche de les utiliser également aux étages comme le fait M. Tollet pour ses pavillons à un étage. (V. Ch. xvi.)

On a proposé d'apporter différentes modifications aux parquets de bois pour éviter les causes d'infection signalées plus haut.

Le parquet Gourguechon se compose de feuilles de parquet ordinaires en chêne de 0 m. 50 de long qui sont appliquées sur du bitume fondu, lequel remplit les interstices; les planches se gondolent souvent pendant les fortes chaleurs et par suite des pressions inégales qu'elles subissent. Il serait facile d'éviter cet inconvénient en employant des morceaux de bois carrés, qui tiendraient mieux dans le bitume (espèce de pavage en bois).

On pourrait aussi faire entre les feuilles du plancher des nervures dans lesquelles le bitume pénétrerait à l'état liquide et se solidifierait; il est encore beaucoup plus simple de n'employer que du bitume.

M. Guérin a construit plusieurs types de *parquets démontables*, nous ne décrirons que celui qui est connu sous le nom de parquet à l'anglaise à joints droits. Les frises portent sur un de leurs longs côtés une languette, et sur l'autre une rainure. L'une des extrémités (fig. 107) de chaque frise est à feuillure et recouvre un fer en T qui existe à la face supérieure des lambourdes, dont la direction est perpendiculaire à celle des frises ; l'autre extrémité est à rainure et emboîte l'une des branches horizontales du fer en T. Si les deux extrémités de la frise étaient à rainure et s'emboîtaient sur les fers des lambourdes, on pourrait faire glisser les frises sur les lambourdes, on ne pourrait pas les enlever, ce qui

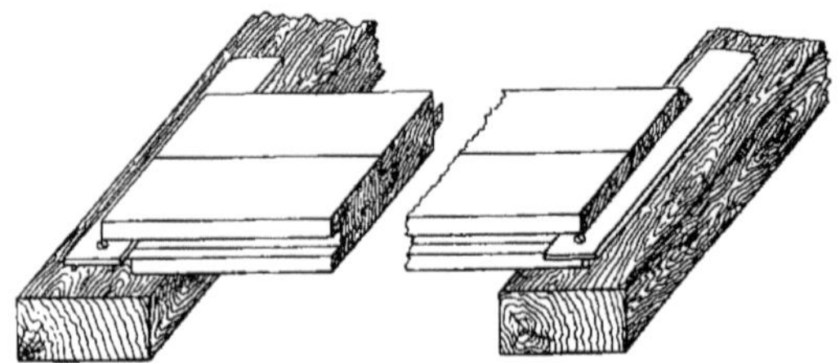

Fig. 107. — Vue perspective de l'assemblage de deux lames sur les lambourdes (parquet démontable système Guérin).

est au contraire très facile avec le système indiqué. Les frises sont placées les unes à côté des autres de manière à ce que les extrémités à rainure et les extrémités à feuillure alternent ; chaque frise est ainsi maintenue par la rainure et la languette que portent les longs côtés et par la rainure qu'elle porte à une de ses extrémités.

Après avoir bien serré les frises d'une même travée les unes contre les autres, on ferme celle-ci à ses deux extrémités au moyen d'une frise dite *de rive* (fig. 108), qui ne porte sur trois côtés que

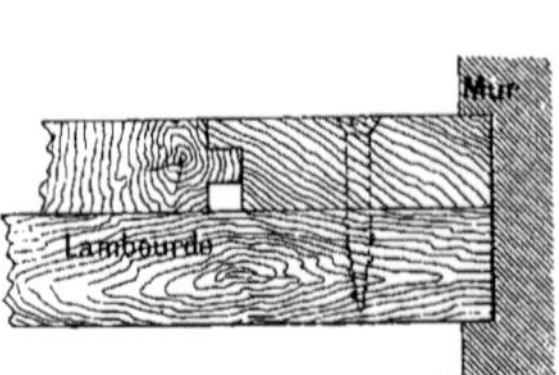

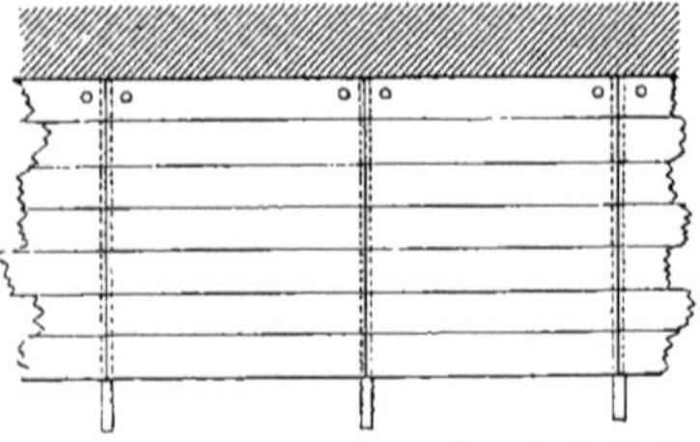

Fig. 108. — Lame ou frise de rive.   Fig. 109. — Parquet à l'anglaise à joint droit régulier.

des recouvrements et qui s'engage par son quatrième côté sous le mur. Ces lames terminales sont fixées sur les lambourdes à l'aide de deux vis, qu'il est facile d'enlever quand on veut démonter le plancher.

La figure 109 représente un parquet mobile à joint droit régulier, en place. Les lames du parquet peuvent être serrées les unes contre les autres, ce qui constitue un grand avantage sur les parquets cloués ; il suffit de remplacer les lames de rive quand elles ne sont plus assez larges ; les poussières pénètrent ainsi beaucoup plus difficilement dans l'entrevous.

Un essai du plancher démontable système Guérin a été fait à la caserne de la Pépinière en 1884 et a donné des résultats favorables [1].

On peut de temps en temps démonter le plancher et nettoyer l'entrevous.

Ce système, ingénieux du reste, ne nous paraît applicable, ni aux chambres des casernes, ni aux salles des hôpitaux ; le nettoyage des planchers serait une opération dangereuse qui remettrait en circulation une grande quantité de germes.

On a proposé de garnir l'entrevous avec des substances désinfectantes : coke, cendres, sable lavé (Emmerich), tourbe imprégnée de chaux (Nussbaum), copeaux de menuisier trempés dans un lait de chaux mélangé de chlorure de zinc [2].

Le sable lavé est trop cher et trop lourd, le coke n'a pas de pouvoir désinfectant ; en ce qui concerne la chaux et le chlorure de zinc, leur action désinfectante serait bien vite épuisée.

On a préconisé enfin un grand nombre de procédés pour rendre les parquets imperméables et pour les désinfecter.

Le procédé le plus employé dans les hôpitaux et dans les habitations particulières pour rendre les parquets imperméables, et pour les tenir propres, consiste à les cirer. Un parquet bien ciré est évidemment très agréable à l'œil, mais que d'inconvénients à cette manière de faire! Que de poussières dangereuses mises en circulation chaque fois qu'on frotte le parquet à la paille de fer et même chaque fois qu'on le balaie! Les interstices des frises, les fentes, les trous augmentent d'étendue à mesure que le parquet vieillit, et l'entrevous se souille de plus en plus ; ajoutons que l'entretien d'un parquet ciré est coûteux (achat de la cire, des brosses) et fatigant.

Pour rendre imperméables les planchers des casernes on a employé surtout l'*huile de lin*, la *paraffine* et le *goudron* ou *coaltar*.

---

1. Dosse, Système de plancher posé sans clous. *Revue du génie milit.*, 1889, p. 358. — On peut voir des spécimens de planchers démontables au musée d'hygiène du Val-de-Grâce.

2. Emmerich, *op. cit.* — Nussbaum, *Archiv. f. Hygiene*, 1886, t. V, p. 265. — Général Lovre, *Revue du génie milit.*, 1888, anal. in *Arch. de méd. milit.*, 1888, t. XI, p. 173.

L'huile de lin est employée dans les casernes allemandes; on applique l'huile bouillante avec un pinceau. Les chambres dont les parquets ont été ainsi enduits ont une odeur assez désagréable et très persistante. La température de l'huile s'abaisse rapidement au contact du plancher, on ne peut donc pas compter beaucoup sur l'action désinfectante de ce procédé; l'huile pénètre mal dans les fentes et rainures et ne les oblitère pas; enfin les poussières adhèrent fortement aux planchers enduits avec de l'huile de lin, ce qui leur donne un aspect malpropre et ce qui rend le nettoyage difficile. Le seul résultat favorable obtenu est l'imperméabilisation, trois badigeonnages avec l'huile de lin bouillante suffisent pour rendre un plancher imperméable, mais pour maintenir ce résultat, il faut recommencer l'opération une ou deux fois par an.

Lorsque les planchers sont neufs, le *paraffinage* donne d'excellents résultats; le bois prend une belle coloration et la surface des planches est rendue tout à fait imperméable [1]. On remplit les rainures du plancher avec de la paraffine ou avec de la cire fondue, après avoir calfaté les fentes les plus larges. Le mastic ne vaut rien pour cet usage; en se desséchant il se rétracte et les trépidations des planchers achèvent de le détacher; des fragments de mastic desséché ressortent alors des fentes et on les écrase en marchant, ce qui est une cause de malpropreté.

On peut employer la paraffine à chaud; pour cela on la découpe en petits copeaux que l'on sème sur le plancher; un réchaud spécial renfermant du charbon en combustion est ensuite promené en tous sens, de manière à faire fondre la paraffine.

Il est beaucoup plus commode d'employer une dissolution de paraffine dans l'essence de térébenthine, que l'on applique à l'aide d'un pinceau sur le plancher bien nettoyé au préalable.

M. le Dr Follenfant a conseillé d'employer la paraffine pure bouillante, chauffée à feu nu; la paraffine bouillante pénètre dans les pores du bois jusqu'à une profondeur de près de 1 mm.; elle durcit le bois et le rend susceptible de devenir poli comme le marbre.

M. Follenfant s'est servi à Dreux d'une lessiveuse avec foyer de 40 l. environ pour faire fondre la paraffine, qui était étendue sur le plancher au moyen d'une casserole ordinaire.

Il faut raboter la paraffine versée sur le plancher dès qu'elle a la

---

1. Pour s'assurer si une planche a été rendue imperméable par un des procédés préconisés dans ce but, il suffit de verser quelques gouttes d'eau à la surface : si le bois est imperméable, l'eau roule sur le bois, elle ne pénètre pas, ne forme pas tache, comme cela arrive avec du bois non imperméabilisé.

consistance d'une gelée ; on peut se servir à cet effet d'une binette à betteraves. On passe ensuite à la paille de fer.

Avant de verser la paraffine sur le plancher on doit obturer les rainures qui communiquent avec l'entrevous, sans quoi la paraffine bouillante s'écoulerait en grande quantité par ces fentes ; cette obturation peut être faite à l'aide de papier froissé.

M. Follenfant estime à 0 fr. 326 le prix du mètre carré de paraffinage (sans les instruments et sans la main-d'œuvre) et à 0 fr. 526, en comprenant la main-d'œuvre. (CLAUDOT et FOLLENFANT, *op. cit.* — BARD, Paraffinage des planchers. Soc. des sc. méd. Lyon, et *Revue scientif.*, 1892, p. 63.)

Ce procédé coûteux et d'une application difficile ne paraît pas devoir être conseillé, au moins pour les casernes.

En France et en Autriche, le procédé le plus employé dans les casernes est le *goudronnage* ou *coaltarisage* des planchers [1].

Les premiers essais de goudronnage des planchers des casernes remontent à 1884 ; dès 1886 Schaffer, médecin militaire autrichien, constatait les bons effets de ce procédé.

Dans un rapport établi en France, en 1889, par les sections techniques de santé et du génie et basé sur de nombreuses expériences (*Arch. de méd. milit.*, 1889), le coaltarisage est présenté comme le procédé le meilleur à employer pour imperméabiliser les planchers des casernes.

Aujourd'hui le coaltarisage des planchers est en usage dans un grand nombre de nos casernes.

Plusieurs procédés ont été préconisés.

On s'est servi tour à tour de coaltar pur ou mélangé à différentes substances capables d'augmenter sa fluidité et de faciliter sa dessiccation ; le coaltar a été aussi employé à chaud, mais ce procédé, très dangereux parce qu'il expose à l'incendie, a été complètement abandonné.

Le coaltar mélangé à un peu d'essence de térébenthine ou à de l'huile lourde de houille, sèche beaucoup plus rapidement que le coaltar pur, ce qui est un grand avantage. Nous avons obtenu de bons résultats en mélangeant 1 partie d'essence de térébenthine à 10 de goudron (en volume).

---

1. L. SCHAFFER, *Allgemein. Wien mediz. Zeitschr.*, 1886, p. 231, analyse *in Arch. de méd. milit.*, 1886, t. VII, p. 130. — VALLIN, *Revue d'hygiène*, 1888, p. 955. — Rapport sur divers essais d'imperméabilisation des planchers dans les casernes. *Arch. de méd. milit.*, 1889, t. XIII. p. 337. — MUNSCHINA, Note sur un nouveau procédé d'applic. du coaltar. *Même Rec.*, 1891, t. XVIII, p. 135. — CLAUDOT et FOLLENFANT, Imperméabilisation des parquets et des murs des casernes, *Revue d'hygiène*, 1894, p. 295.

M. le médecin inspecteur Dauvé, au 6ᵉ corps, et M. le médecin principal Claudot, au 4ᵉ corps, ont employé avec succès un mélange à froid d'huile lourde de houille et de coaltar (1/4 en poids d'huile lourde, 3/4 de coaltar). Les soubassements jusqu'à 1 m. 30 étaient coaltarisés en même temps que les planchers.

Une annexe à la circulaire ministérielle du 5 février 1894, sur la tenue et l'hygiène des casernements, recommande le procédé suivant comme celui qui a donné les meilleurs résultats (*Journal milit.*, 1ᵉʳ sem. 1894, p. 273). Le coaltarisage des planchers est d'ailleurs facultatif dans les casernes françaises.

Le coaltarisage se fait en deux fois.

Coaltarisage n° 1. 1° Faire chauffer le coaltar, l'étendre d'eau bouillante, dans la proportion de 1 litre d'eau bouillante pour 3 kilogr. de coaltar, et en employant environ 22 kilogr. de coaltar pour une chambre de 24 hommes, soit : 10 kilogr. pour le soubassement et 12 kilogr. pour le plancher. 2° Étaler sur les soubassements et sur le plancher ce coaltar étendu d'eau, en se servant de pinceaux très courts (de préférence des pinceaux presque usés ayant déjà servi au badigeonnage des murs); faire bien pénétrer le coaltar dans les pores du bois, et obtenir une couche aussi mince que possible. 3° Pendant l'opération avoir soin de mêler constamment le coaltar à l'aide d'une spatule en bois. 4° Laisser sécher pendant cinq jours environ.

Coaltarisage n° 2. Il se fait avec du coaltar non mélangé d'eau. Le mode d'emploi est le même que pour le premier coaltarisage. Les quantités sont de : 30 kilogr. de coaltar pour une chambre de 24 hommes, dont 12 kilogr. pour le soubassement et 18 pour les planchers.

La circulaire proscrit rigoureusement le chauffage du coaltar à l'intérieur des casernes, et interdit d'y mélanger du pétrole.

Le coaltar se mélange bien à l'eau chaude dans les proportions indiquées par la notice, et en opérant *à chaud*, on obtient ainsi de bons résultats, la dessiccation se fait rapidement.

Le goudron chauffé, alors même qu'il est mélangé à l'eau, donne des vapeurs qui sont très inflammables, et une fois que le goudron est en feu il est très difficile de l'éteindre. C'est donc avec beaucoup de raison que la notice interdit le chauffage du goudron à l'intérieur des casernes; il importe d'autre part que le mélange d'eau et de goudron soit appliqué à chaud : nous avons obtenu de bons résultats en nous servant d'un bain-marie du modèle existant dans les pharmacies militaires.

L'emploi du coaltar pur (coaltarisage n° 2 de la notice) présente des inconvénients, parce que la dessiccation se fait très lentement; on pourrait faire la deuxième opération comme la première avec du coaltar mélangé à l'eau chaude, en diminuant seulement la quantité d'eau.

Les surfaces qu'on se propose d'enduire de coaltar doivent être absolument sèches et très propres; on passera le plancher à la paille de fer et on le balaiera ensuite avec soin.

Pour étendre le coaltar en couche mince sur le parquet, il est avantageux de se servir d'une brosse en soies métalliques emmanchée à un long manche de bois. Avec cette brosse on emploie beaucoup moins de coaltar qu'avec les pinceaux et le séchage a lieu plus rapidement [1].

Le pinceau en crin sera employé en tous cas pour badigeonner les surfaces qui seraient détériorées par la brosse en soies métalliques (soubassements).

Le coaltar doit être pris dans les usines à gaz; il vaut de 5 fr. 50 à 6 fr. les 100 kilogr. Il faut refuser le coaltar déjà épaissi. L'huile lourde de houille coûte en moyenne (transport compris) 14 fr. les 100 kilogr.

On peut évaluer à 0 fr. 05 ou 0 fr. 06 par mètre carré la dépense à faire pour appliquer les deux couches de coaltar.

Le coaltar a l'inconvénient de sécher assez lentement, surtout lorsqu'il est appliqué pur; le temps nécessaire à la dessiccation varie d'ailleurs avec les conditions atmosphériques, avec la qualité du goudron et avec l'épaisseur de la couche; on peut aussi reprocher au coaltar de donner au parquet une teinte brunâtre, triste et désagréable. Mais les avantages l'emportent en somme sur les inconvénients; les parquets sont imperméabilisés et, après quelques applications, bon nombre des interstices existant entre les planches se trouvent comblés; par suite l'infection de l'entrevous est moins à redouter.

Le *carbolineum avenarius*, qui est employé dans l'industrie pour la conservation des bois, a été préconisé pour l'imperméabilisation des planchers; plus fluide que le goudron, le *carbolineum* s'applique facilement sur les planchers, auxquels il donne une teinte noyer moins désagréable que celle du goudron, mais l'imperméabilisation est incomplète et les interstices des frises ne sont pas comblés.

Les mêmes objections s'adressent à l'*huile de résine*.

1. Ces brosses en soies métalliques se trouvent à Paris chez Dumas-Gardeux, rue Geoffroy-l'Angevin, 17. Une brosse sans son manche vaut de 6 fr. à 6 fr. 50.

Dans les hôpitaux on peut peindre et vernir les planchers ; on applique à quatre jours d'intervalle deux couches de peinture sur le plancher bien nettoyé à la paille de fer et par-dessus la deuxième couche de peinture, après dessiccation complète, une couche de vernis. Dans le nord de la France tous les planchers des maisons particulières sont peints de cette manière, et il est très facile de les entretenir en passant un linge humide à la surface. Nous avons employé ce procédé avec avantage à l'hôpital militaire de Lille. La peinture s'use assez vite sur quelques points, mais il est facile de la réparer ; dans les hôpitaux elle est d'ailleurs protégée par les tapis qui forment pistes et par ce fait que les malades et souvent les infirmiers portent des sandales. Bien entendu ce procédé n'est pas applicable aux casernes ; les souliers ferrés auraient vite enlevé la peinture.

Le prix de revient est d'environ 0 fr. 30 par mètre carré, mais on fait l'économie de la cire, des brosses et du travail incessant que nécessite l'entretien d'un parquet ciré, et le nettoyage se faisant avec un linge humide, on n'a plus à craindre la dissémination des poussières.

Entretien et lavage des planchers. Autrefois on lavait les planchers des casernes à grande eau. L'eau de lavage, chargée de matière organique et de microbes, pénétrait par les fentes dans l'entrevous, et y entretenait une humidité constante, très favorable aux fermentations et à la pullulation des germes ; les planchers étaient envahis par les moisissures et s'altéraient rapidement.

Le lavage à grande eau a été interdit avec raison ; les planchers sont nettoyés simplement avec une serpillière légèrement mouillée (Instruct. minist. du 30 mars 1895).

Michaelis a préconisé le lavage des planchers avec une solution de chlorure de zinc à 1 p. 1000. Le chlorure de chaux, qui est un très bon désinfectant, nous paraît convenir aussi à cet usage. Les solutions de sublimé, dans lesquelles on introduit naturellement de la matière organique, des linges ou des éponges, quand on s'en sert pour le lavage des planchers, s'appauvrissent très rapidement, ce qui doit les faire rejeter ; nous aurons l'occasion de revenir sur cette question quand nous nous occuperons de la désinfection des locaux (Ch. xx).

Pour entretenir les parquets coaltarisés, on les balaie avec un balai de crin ou de chiendent et l'on passe ensuite à la surface un faubert humide.

F. *Toiture.* — Dans les habitations à plusieurs étages il y a tou-

jours sous le toit un grenier ou des mansardes; cette disposition
est très avantageuse pour protéger le reste de la maison contre
les variations de la température extérieure, l'air du grenier ou des
mansardes formant un épais matelas d'air isolant. Mais on comprend que l'étage mansardé, trop froid pendant l'hiver et trop
chaud pendant l'été, ne doit pas être habité, au moins d'une façon
continue.

Le toit sera incliné pour faciliter l'écoulement de la pluie et
pour empêcher l'accumulation de la neige. La disposition en terrasse ne convient que dans les pays chauds où il ne neige jamais.

On peut se servir, pour recouvrir le toit, de tuiles ou d'ardoises.
Les toitures en métaux (zinc, plomb) ne protègent pas contre la
chaleur, qu'elles emmagasinent au contraire; les toitures en plomb
sont très dangereuses si l'on se sert de l'eau de citerne.

La toiture des casernes doit être pourvue de paratonnerres. Les
casernes renferment toujours des armes, des munitions; les pointes
des sabres et des baïonnettes peuvent servir à attirer l'électricité.

III. Mesures a prendre pour empêcher l'air vicié des égouts, etc.,
de pénétrer dans les habitations. Siphons hydrauliques [1]. — Nous
avons vu, au début de ce chapitre, qu'il fallait empêcher la pénétration des gaz du sol dans l'habitation; il n'importe pas moins d'empêcher la pénétration de l'air qui s'est corrompu dans les égouts
ou bien en traversant les tuyaux de chute qui servent au départ des
eaux grasses, des urines et des matières fécales.

Un orifice d'évier peut donner passage à 1097^{m3} d'air vicié par
jour et un orifice de latrines à 2736^{m3} (Putzeys, *op. cit.*). Cette
introduction d'air vicié par les éviers de cuisine et par les latrines
est d'autant plus à craindre que la maison est presque toujours
plus chaude que le milieu extérieur, ce qui détermine un appel de
l'air extérieur.

Lorsqu'un orifice donne passage à des gaz qui sentent mauvais,
la première idée qui vient à l'esprit est de le boucher; c'est ainsi
qu'on a essayé d'abord de mettre aux orifices des éviers et des
latrines des valves mobiles ou des tampons plus ou moins hermétiques. L'expérience a démontré que ces modes de fermeture étaient

---

1. Philbrick. *American sanitary Engineering*, New-York, 1881. — Hellyer, The
Plumber and Sanitary Houses, London, 1884. — Wazon, Principes techniques d'assainissement des villes et des habitations, Paris, 1884. — Masson et Martin, Les
maisons salubre et insalubre à l'exposition internat. d'hygiène de Londres. *Revue
d'hygiène*, 1885. — F. et E. Putzeys, *op. cit.* — L. Masson, Conférence sur les villes
assainies, Toulouse, 1888. — E. Richard, *op. cit.*

tout à fait insuffisants. Les cuvettes à clapet des cabinets d'aisance laissent passer une grande quantité de gaz; il suffit d'un morceau de papier qui vient s'interposer entre la cuvette et le clapet pour empêcher ce dernier de fonctionner, ou bien le ressort s'use, etc.

Le seul moyen certain que l'on ait d'empêcher la pénétration des gaz des égouts et des tuyaux de chute dans l'intérieur des habitations consiste à employer la fermeture hydraulique que l'on obtient à l'aide des *siphons*.

La figure 110 représente un tube en verre recourbé en S, formant siphon; de l'eau remplit la partie déclive (B). Supposons le siphon en place sur le tuyau de chute d'un évier, l'air qui remplit la branche A, en communication avec l'égout, ne pourra pas traverser la couche d'eau qui est en B, ni par conséquent s'introduire dans l'intérieur de l'habitation, mais pour que ce but soit atteint, il faut qu'une quantité d'eau suffisante reste toujours dans le siphon, et que les variations de pression de l'air dans la branche A ne puissent pas *forcer* le siphon en refoulant le liquide dans la branche C, ou le vider en aspirant le liquide qu'il contient.

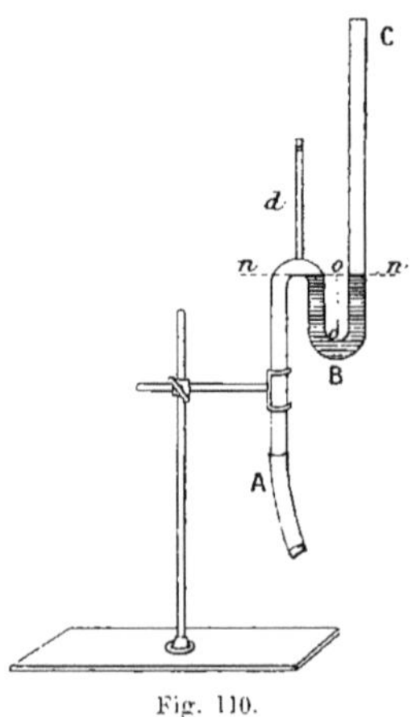

Fig. 110.

Les siphons dans lesquels l'eau s'évapore facilement et dans lesquels la *plongée* est très faible, doivent être rejetés; on donne le nom de *plongée* à la hauteur de la colonne d'eau située au-dessus de l'éperon qui sépare les deux branches du siphon. Dans le siphon représenté dans la figure 110, le niveau de l'eau dans le siphon au repos étant *n n*, la plongée est représentée par *oo*. D'après Hellyer, la plongée doit être d'au moins 0 m. 05; pour les travaux de la ville de Paris on exige que la plongée soit de 0 m. 07.

A l'aide du petit appareil représenté dans la figure 110, il est facile de démontrer la nécessité de *ventiler* les siphons, afin que la pression atmosphérique s'exerce dans les deux branches.

Fermons le petit tube *d* avec un bouchon et au moyen d'une poire en caoutchouc adaptée sur le tube A, augmentons légèrement la pression dans la branche inférieure du siphon; immédiatement l'eau remonte dans la branche C, et dès que l'air arrive en B, il traverse la colonne liquide; le siphon est *forcé*. Si, au contraire, nous exerçons une légère aspiration avec la poire en caoutchouc, l'eau se précipite dans la branche A, le siphon se vide et ne fonctionne plus. De même si nous plaçons un entonnoir en C et si nous versons brusquement de l'eau pour imiter ce qui se passe dans une canalisation munie de réservoirs de chasse, nous constatons qu'il y a aspiration de l'eau, *siphonnage*, par la branche A.

Enlevons maintenant le bouchon qui fermait le tube *d*, le siphon

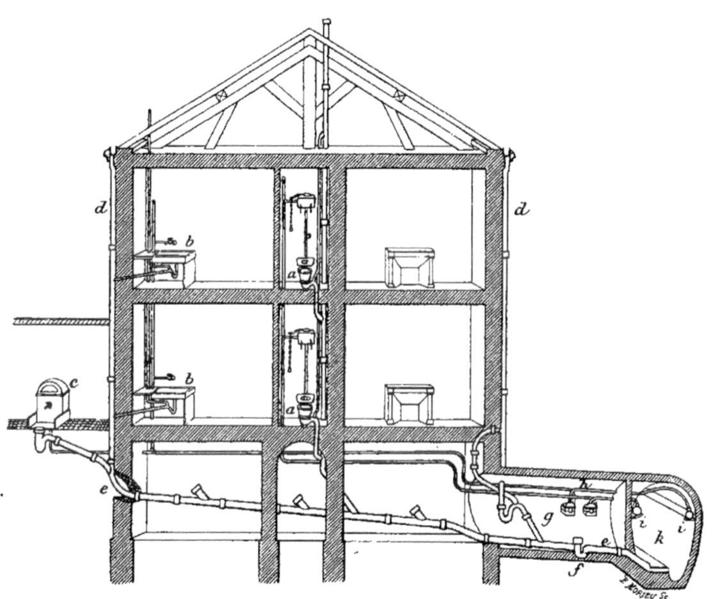

Fig. 111.

se trouve *ventilé*, comme on dit; l'air atmosphérique exerce la même pression dans les deux branches, et nous pouvons dès lors insuffler de l'air dans la branche A sans que le niveau de l'eau subisse de grandes modifications; nous pouvons également verser brusquement de l'eau par la branche C sans qu'il y ait siphonnage.

Les recherches de Latham, de Philbrick, d'Hellyer ont démontré la nécessité de ventiler les siphons, et dans toutes les maisons bien construites ce principe est aujourd'hui appliqué. La figure 111 représente la coupe d'une habitation salubre avec le système du tout à l'égout : on constate que des siphons ventilés existent dans les latrines (*a*, *a*), dans les cuisines (*b*, *b*, éviers); au-dessous de la fontaine située dans la cour *c* on voit un siphon ; enfin un siphon disconnecteur (*f*) se trouve à la fin de la canalisation qui aboutit à l'égout *k*. Les tuyaux de ventilation des siphons vont s'ouvrir à la partie supérieure de la maison.

Les gaz très solubles peuvent se dissoudre dans l'eau qui se trouve dans les siphons et se dégager ensuite dans la branche supérieure et de là dans l'habitation, mais comme l'eau est souvent renouvelée, cet inconvénient est peu à redouter. Quant aux microbes, ils sont arrêtés alors même que de l'air réussit à s'introduire. Tyndall a démontré qu'on pouvait priver l'air de tous les germes en suspension en le faisant passer lentement dans l'eau.

Lorsqu'on fait barboter les gaz d'un tuyau de chute dans de l'eau stérilisée, l'analyse bactériologique permet de constater la présence d'un grand nombre de germes dans l'eau, mais après un premier passage dans l'eau, les gaz ne sont plus susceptibles en général d'ensemencer des bouillons de culture (CARMICHAEL).

Il est nécessaire qu'on puisse nettoyer les siphons, qui arrêtent souvent les objets de toute sorte entraînés par l'eau, et il faut que ce nettoyage soit facile, qu'il puisse se faire sans qu'on ait besoin de démonter les siphons.

Dans les latrines les siphons ne peuvent fonctionner que s'il existe des réservoirs de chasse (Ch. xix, latrines) ; les chasses d'eau entraînent le papier, les matières fécales, qui sans cela s'accumuleraient dans les siphons et les obstrueraient.

Il existe un grand nombre de modèles de siphons ; les petits siphons d'éviers, de lavabos, sont en général en plomb ; les siphons de water-closets sont en grès ou en faïence ; en grès aussi les siphons de cour et ceux qui terminent les canalisations de maisons. Autrefois on employait beaucoup la fonte pour les canalisations et pour les siphons ; il se forme assez rapidement dans les tuyaux en fonte un enduit intérieur qui tend à les obstruer.

Certains modèles de siphons qui n'ont pas une plongée suffisante, ou dans lesquels l'eau s'évapore rapidement, doivent être condamnés ; tels sont le siphon dit en D, la bonde siphoïde et le siphon déversoir.

Le siphon en D, ainsi nommé parce qu'il a la forme d'un D renversé, est représenté dans la figure 112 ; il est facile de voir sur la coupe B que la plongée du tube *t* dans l'eau qui remplit la partie inférieure du siphon est très faible ; il suffit qu'une petite quantité d'eau s'évapore pour que les gaz de l'égout puissent pénétrer dans la maison ; d'autre part ces siphons sont difficiles

à nettoyer, et quand on les ouvre on constate toujours qu'ils sont
très sales, en très mauvais état.

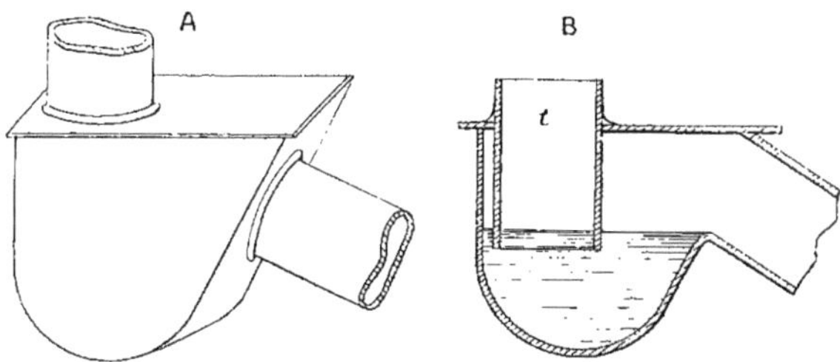

Fig. 112. — A. Siphon en D. B. Coupe de ce siphon (d'après L. Masson).

La bonde siphoïde en fonte est très souvent employée pour les
éviers, pour les urinoirs et pour les cours; elle est représentée
dans la figure 113. Une grille mobile ferme l'appareil à sa partie

Fig. 113. — A. Siphon à cloche ou bonde siphoïde. B. Coupe de ce siphon (d'après L. Masson).

supérieure; à la face inférieure de cette grille est fixée une cloche
(visible sur la coupe B) dont les bords s'enfoncent dans une rainure circulaire qui est remplie d'eau. La plongée est trop faible,
d'autant que l'eau s'évapore très facilement; de plus les corps
étrangers (matières grasses, débris d'aliments, s'il s'agit d'un évier
de cuisine; gravier, feuilles d'arbres, s'il s'agit d'un siphon de cour),
obstruent facilement le siphon: on est obligé d'enlever alors la
grille supérieure, et le siphon n'existe plus.

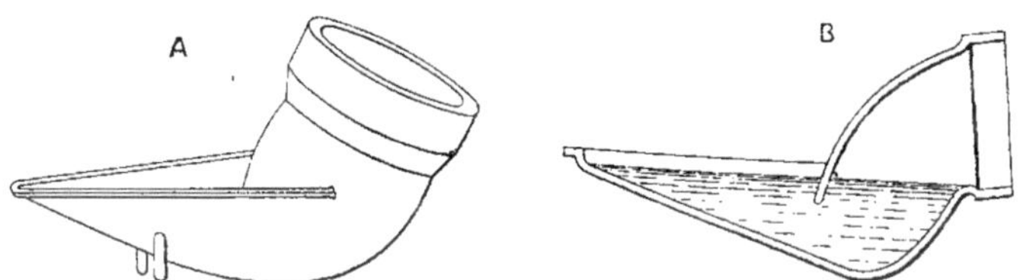

Fig. 114. — A. Siphon déversoir. B. Coupe de ce siphon (d'après L. Masson).

Le siphon déversoir (fig. 114) est placé souvent à l'extrémité des
conduites de maison qui aboutissent aux égouts; la plongée est

insuffisante comme on le voit sur la coupe B. De plus l'eau est exposée à l'évaporation sur une grande surface et son niveau s'abaisse rapidement, si elle n'est pas très souvent renouvelée.

Les siphons en plomb, en S ou en demi S, qui ont été construits par Hellyer d'abord et ensuite par la maison Geneste et Herscher, sont très bons; la figure 115 représente trois modèles de ces

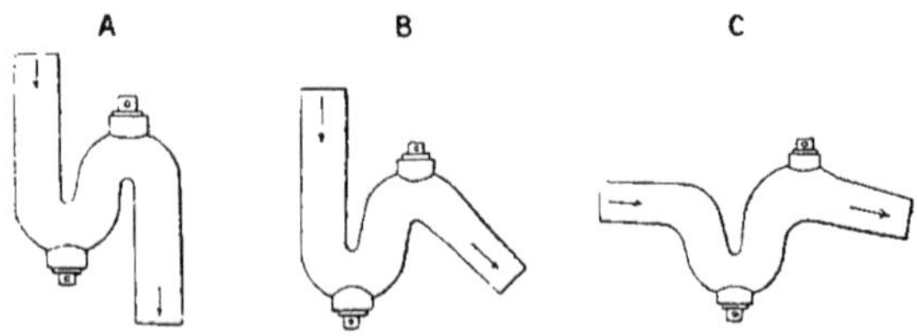

Fig. 115. — Siphons (modèles Geneste et Herscher) en plomb, avec bouchons en cuivre permettant le nettoyage et l'aérage.

siphons, dont il est nécessaire de modifier la forme suivant que la conduite doit prendre, après le siphon, une direction verticale (A), oblique (B) ou horizontale (C).

Il ne suffit pas de prendre un tube de plomb et de le recourber en S pour avoir un bon siphon. Le rétrécissement qui se produit, dans ces conditions, au niveau des courbures aurait de grands inconvénients. Le diamètre du tube formant siphon doit être égal partout; MM. Geneste et Herscher ont même renflé un peu leurs siphons au niveau des courbures.

Les siphons représentés fig. 115 ont chacun deux bouchons de cuivre faciles à visser et à dévisser; l'orifice inférieur sert à net-

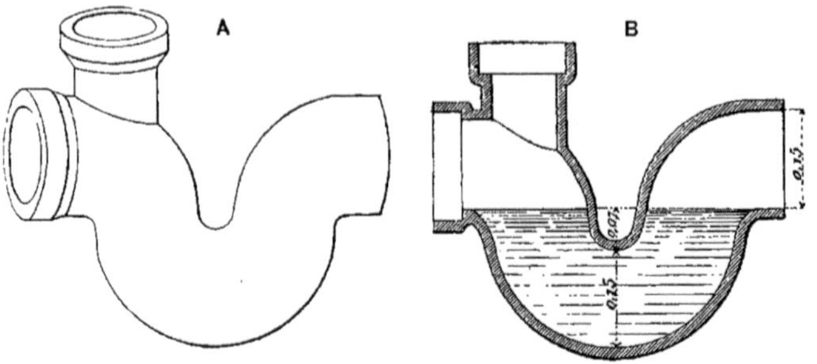

Fig. 116. — A. Grand siphon en grès. B, Coupe du siphon montrant la plongée de 0.07.

toyer le siphon, à retirer les corps étrangers qui s'y sont introduits; l'orifice supérieur sert à ventiler le siphon.

La figure 116 représente un grand siphon en grès du type en

usage dans les travaux de la **ville de Paris**, la plongée est de
0 m. 07.

On donne aux siphons de cour une forme différente (fig. 117);
l'eau passe à travers la grille mobile qui recouvre la cavité A et
s'échappe par le tuyau B; lorsque le siphon est rempli d'eau jusqu'à la ligne *n n* l'éperon placé à l'embouchure du tuyau B plonge

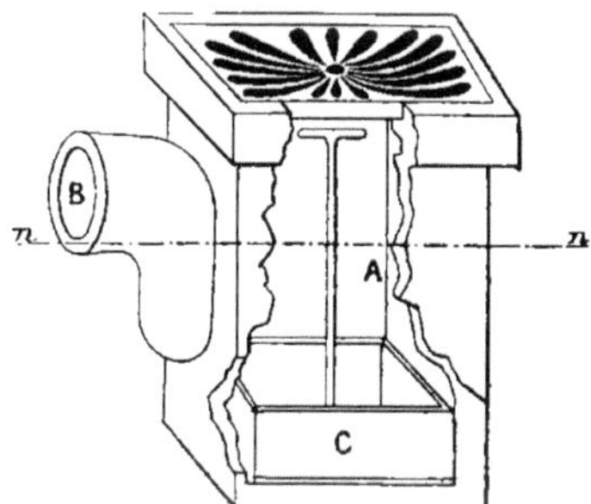

Fig. 117. — Siphon de cour avec panier.

dans l'eau, et par suite les gaz de l'égout ne peuvent pas s'introduire dans la cour de la maison.

L'eau de pluie entraîne dans la cavité A beaucoup de gravier, de
sable, des feuilles mortes, etc., qui s'y accumulent; il est donc
nécessaire de vider souvent le siphon. Pour faciliter le nettoyage
on construit des siphons garnis de paniers métalliques C avec poignée, ce qui permet d'extraire facilement les corps étrangers.

On trouvera plus loin (Ch. xix) des modèles de siphons pour
water-closets.

CHAPITRE XIV

CASERNES

I. Historique. — Le mot *caserne* vient du mot espagnol *caserna* qui signifie grande maison.

Les Romains avaient des casernes, on montre à Pompéi une grande maison qui servait de caserne ; ils avaient surtout des camps très bien organisés dont il existe encore, notamment en Algérie, de nombreux vestiges (camp de Lambessa, etc.).

Les empereurs byzantins firent construire plusieurs grandes casernes ; on voit encore à Scutari un bâtiment remontant à cette époque qui pouvait servir au logement de plusieurs milliers d'hommes. (Boisseau, art. Casernes, *in* Dict. encyclop. des sc. méd.)

Les Turcs avaient aussi des casernes ; la caserne des Janissaires à Constantinople est célèbre.

En France, la création de casernes ne remonte qu'au xviie siècle ; jusqu'alors l'armée permanente se réduisait à un très petit nombre d'hommes qui étaient logés dans les places fortes, dans les châteaux, dont ils avaient la garde. Lorsqu'on faisait la guerre, on réunissait l'armée au moment de l'entrée en campagne et on la licenciait quand les hostilités étaient terminées ou suspendues, comme cela avait lieu d'ordinaire pendant la mauvaise saison. Les troupes qui se rendaient aux armées étaient logées chez l'habitant, ce qui constituait une lourde charge pour les villes qui se trouvaient sur les lignes ordinaires d'étapes.

Une ordonnance du 14 août 1623 prescrivit que, dans les localités qui étaient le plus souvent occupées par des troupes de passage, des habitations, fournies par les bourgeois des provinces occupées, seraient spécialement affectées au logement des soldats.

L'augmentation de l'effectif de l'armée permanente et la difficulté de maintenir la discipline parmi des soldats disséminés, logés chez l'habitant ou dans de mauvaises hôtelleries, imposèrent comme une nécessité le casernement des troupes.

Une ordonnance du 17 mars 1685 signée de Louvois prescrivit le casernement, surtout pour les troupes d'infanterie; Vauban traça un plan de caserne qui a été suivi pendant longtemps.

La nécessité de construire des casernes est de nouveau affirmée par les ordonnances de 1716 et de 1719, pour « y loger le soldat plus commodément et le tenir dans une plus exacte discipline », dit l'ordonnance de 1716. Mais le trésor était épuisé, les casernes ne furent pas construites, et les bourgeois durent continuer à loger les gens de guerre.

En 1713, le duc de Coislin, évêque de Metz, donna à la ville de Metz les fonds nécessaires à la construction d'une caserne, « pour soulager, disait l'acte de donation, les bourgeois du logement à demeure des gens de guerre, qui n'est pas sans danger pour les mœurs ». Cette caserne a porté le nom de caserne Coislin jusqu'en 1870.

Le roi Stanislas fit également don d'une caserne à la ville de Nancy (caserne Stanislas).

En 1745, d'Argenson fit construire à Paris une caserne dans laquelle on logea une partie des gardes françaises.

Pendant la Révolution bon nombre de couvents furent transformés en casernes.

Au commencement de ce siècle le soldat était caserné partout, mais les casernes laissaient beaucoup à désirer au point de vue de l'hygiène; les chambres étaient encombrées, les hommes avaient des lits communs, ils mangeaient dans des gamelles communes; la mortalité était considérable; de 1820 à 1826 le chiffre annuel des décès dans l'infanterie française s'éleva à 21 ou 22 pour 1000 hommes d'effectif. (BENOISTON DE CHATEAUNEUF, Essai sur la mortalité dans l'infanterie française, *Ann. d'hyg. publ.*, 1833, t. X. p. 239.)

Les casernes étaient aussi insalubres à l'étranger qu'en France.

En 1855, un comité présidé par lord Monck fut formé pour étudier la question des casernes et des moyens de remédier à leur insalubrité. Une commission composée des docteurs Sutherland et Burrell et du capitaine du génie Galton publia en 1861 un remarquable rapport dans lequel toutes les questions intéressant l'hygiène du casernement étaient traitées avec beaucoup de soin et de compétence; ce rapport, qui s'occupe de 243 casernes, fait époque dans l'histoire du casernement; nous aurons souvent l'occasion de le citer. (General Report of the commission appointed for improving the sanitary condition of Barracks and Hospitals.)

Un supplément rédigé par le Dr Sutherland et par le capitaine du génie Galton concerne les casernes des stations anglaises de la Méditerranée.

En 1864, un autre rapport sur les améliorations à apporter aux casernes et aux hôpitaux des Indes a été publié au nom d'une commission dont sir Richard Airey était le président.

Ces travaux furent le point de départ d'une réforme complète du casernement en Angleterre, et les progrès réalisés dans l'hygiène des casernes se traduisirent par une diminution rapide de la mortalité; le chiffre des décès, qui, avant 1855, atteignait 17,5 sur 1000, n'était plus de 1871 à 1873, au camp d'Aldershot, que de 4,7 pour 1000.

En France, les améliorations apportées successivement dans le casernement des troupes ont contribué beaucoup également à l'abaissement du chiffre de la mortalité, qui de 21 à 22 pour 1000 (chiffre donné par Benoiston de Châteauneuf) est tombé à 19 pour 1000 (de 1842 à 1848, BOUDIN), à 16 pour 1000 (de 1846 à 1858, L. LAVERAN), à 13, à 10 et enfin à 6 pour 1000, chiffre des dernières statistiques.

Un important rapport contenant la description de 154 casernes, camps permanents ou forts, a été publié en 1870 aux États-Unis.

Parmi les travaux relatifs à l'hygiène des casernements publiés dans ces dernières années, nous devons signaler spécialement ceux de M. Tollet; bien que le type de caserne préconisé par M. Tollet n'ait pas été adopté, il n'en est pas moins certain que M. Tollet a bien mis en lumière les défauts des anciens casernements et que plusieurs des principes dont il s'est fait le défenseur sont aujourd'hui définitivement admis.

Nous avons examiné dans le chapitre précédent les questions relatives au choix de l'emplacement d'une caserne, à l'orientation des bâtiments, aux matériaux de construction ; nous avons maintenant à décrire et à apprécier les différents plans qui ont été proposés pour les casernes.

Nous nous occuperons d'abord des casernes françaises et nous passerons en revue les types qui ont été successivement adoptés, nous
étudierons ensuite d'une façon plus sommaire les types de casernes
adoptés à l'étranger [1].

11. Des casernes en France. — La plupart des casernes françaises se rapportent à un des types suivants :

1° Type Vauban.

2° Type Vauban modifié.

3° Type linéaire.

4° Type 1874.

5° Type 1889.

6° Pavillons séparés à un ou deux étages, système Tollet.

1. *Type Vauban.* Les bâtiments, à plusieurs étages, sont disposés sur les quatre côtés d'une cour carrée ; aux quatre angles de
grands escaliers de pierre donnent accès aux étages.

La figure 118 représente la caserne Saint-Martin (de Laon), construite en 1783 d'après le type Vauban.

Beaucoup de casernes de construction récente appartiennent
encore à ce type : casernes du Prince Eugène, caserne Napoléon
à Paris, etc.

L'aspect architectural est très satisfaisant, la cour intérieure
est commode pour les exercices, et il est facile de communiquer
d'un bâtiment à l'autre par les galeries qui existent du côté de la
cour, ou par des corridors centraux ; mais les inconvénients sont
nombreux au point de vue de l'hygiène : la cour intérieure,
entourée de murs de tous les côtés, est humide, mal ventilée et
mal insolée ; deux des bâtiments se trouvent nécessairement mal

1. Consulter sur la question des casernes, outre les Traités généraux de Hammond.
Roth et Lex, Parkes. Morache, et le Rapport de la Commission anglaise du casernement, les travaux qui suivent : Boisseau, Art. Casernes, *in* Diction. encyclop. des
sc. méd. — Marvaud, Étude sur les casernes et les camps permanents, Extrait des
Ann. d'hyg. publ., Paris, 1873. — Grillon, Étude sur le casern. de l'infanterie en
France et à l'étranger, *Mémorial de l'officier du génie*, 1874-1876. — J. Aronssohn,
Étude sur le casernement. *Rec. mém. méd. milit.*, 1876, t. XXXII, p. 262. — E. Trélat, Rapport sur la réforme du casernement en France, Soc. de méd. publ. et
Revue d'hygiène, 1879, p. 297. — Tollet, Mémoire sur le casernement des troupes,
Paris, 1882. — Degex, Das Krankenhaus und die Kaserne der Zukunft, Munich. 1882.
— Étude sur le casernement in *Bullet. de la réunion des officiers*, 1885. — E. et F.
Putzeys, La construction des casernes, Liège, 1892.

orientés; les locaux accessoires : infirmerie, cuisines, écuries, latrines se trouvent dans les mêmes bâtiments que les chambres d'habitation, enfin tous les locaux sont dépendants les uns des autres et lorsqu'une épidémie se déclare sur un point, elle fait le tour de la caserne.

Dans les casernes de cavalerie, les écuries étaient placées au rez-de-chaussée, ce qui constituait une cause d'insalubrité; il n'y avait pas de sellerie, et les cavaliers devaient mettre les selles,

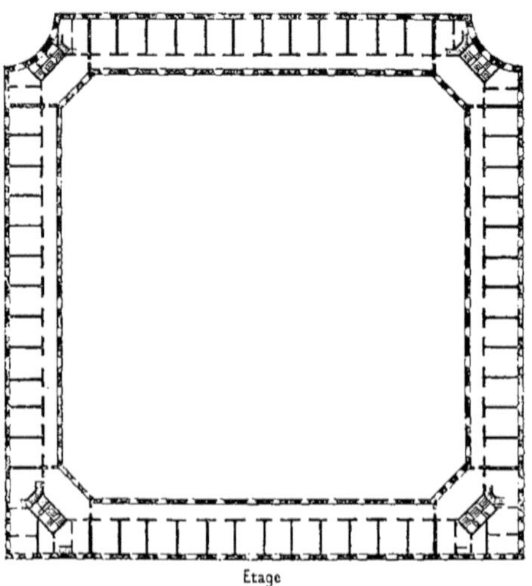

Fig. 118. — Caserne St-Martin à Laon (type Vauban).

brides, etc., dans les chambres, qui étaient imprégnées d'une odeur d'écurie.

La pratique a démontré que les casernes de ce type étaient malsaines, et que la fièvre typhoïde en particulier y était plus commune que dans les casernes des autres types (DAUVÉ, *Arch. de méd. milit.*, 1885, t. VI, p. 6). Tous les hygiénistes ont condamné ce type de caserne, qui est aujourd'hui complètement abandonné.

2. *Type Vauban modifié.* — On a reconnu de bonne heure les inconvénients d'une cour intérieure, fermée sur les quatre côtés, et par suite mal ventilée, humide et froide. Dans le type Vauban modifié on construisait des bâtiments sur les quatre côtés de la cour intérieure, mais les bâtiments étaient séparés aux quatre angles, ce qui permettait à l'air de circuler dans la cour.

La caserne Coislin, représentée dans la figure 119, appartient
à ce type. De nombreux escaliers donnent accès aux étages, ce
qui a, entre autres avantages, celui de supprimer la galerie longitudinale.

Une heureuse modification du type Vauban a été la suppression

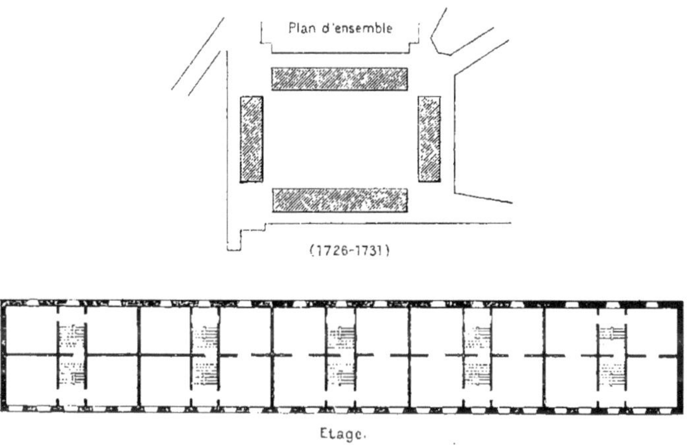

Fig. 119. — Caserne Coislin (type Vauban modifié). La partie supérieure de la figure donne le
plan d'ensemble de la caserne ; au-dessous du plan d'ensemble se trouve le plan d'un étage
d'un des bâtiments.

d'un des bâtiments construits sur les côtés de la cour intérieure ;
si en outre on sépare les uns des autres les trois bâtiments res-
tants, on arrive au type 1874, dont il sera question plus loin.

3. *Type linéaire.* — Afin d'éviter les inconvénients de la cour
intérieure et la mauvaise orientation d'une partie des bâtiments,
on a adopté pour la construction d'un certain nombre de casernes
le *type linéaire* ; comme le nom l'indique, la caserne est sur une
seule ligne : au bâtiment principal on ajoute seulement, en général,
de petites ailes en retour comme on le voit sur le plan ci-joint
(fig. 120) de la caserne Saint-Denis à Courbevoie. La caserne
Saint-Charles à Marseille a été construite également d'après ce
plan. En avant des bâtiments se trouve une grande cour fermée
par une grille.

Le type linéaire plaît aux architectes, qui peuvent construire de
belles façades, mais ces casernes monumentales coûtent fort cher
et présentent de graves inconvénients au point de vue de l'hygiène ; tous les services accessoires doivent trouver place dans le
bâtiment principal ; de plus, comme les escaliers sont peu nom-

breux, on est obligé de ménager un couloir longitudinal qui gêne considérablement la ventilation des chambres.

Les grandes casernes qui ont été construites sous le second Empire, d'après le type Vauban ou d'après le type linéaire, étaient souvent destinées à loger plusieurs régiments ; on voulait avoir au centre des villes des forces suffisantes pour réprimer les émeutes ; la caserne Napoléon à Paris devait loger 2230 hommes ; la caserne du Prince Eugène (Paris), 3235 ; la caserne Saint-Charles à Marseille, 2250 ; la caserne de la Part-Dieu, à Lyon, 5000 !

Agglomérer dans une même caserne, comme à la Part-Dieu, quatre régiments de cavalerie, deux régiments d'infanterie et deux

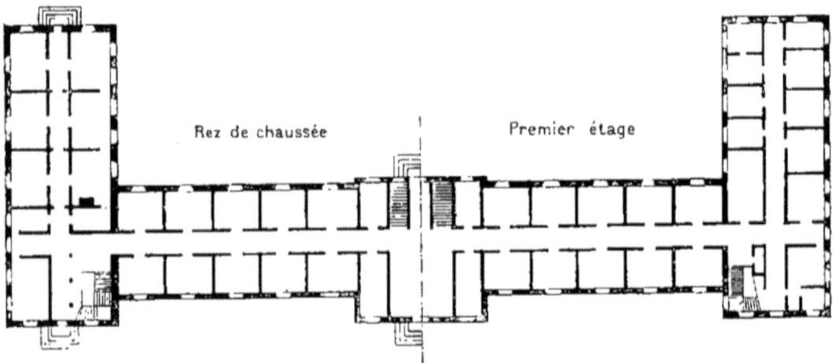

Fig. 120. — Caserne Saint-Denis à Courbevoie. A gauche, plan du rez-de-chaussée ; à droite, plan du premier étage.

batteries d'artillerie, c'est commettre, au point de vue de l'hygiène, une très grosse faute ; dans ces immenses casernes les épidémies se succèdent et se propagent avec la plus grande facilité.

La Commission anglaise des casernes a très bien montré dès 1861 que les casernes étaient d'autant plus insalubres qu'elles renfermaient un plus grand nombre d'hommes, et c'est un principe universellement admis aujourd'hui qu'une caserne doit contenir un régiment *au maximum*.

Dans les anciennes casernes on faisait souvent des chambres qui pouvaient contenir de 40 à 50 lits. La pratique a démontré que ces grandes chambres sont mauvaises, difficiles à aérer ; les lits qu'on est obligé de placer au milieu se trouvent dans de très mauvaises conditions ; de plus, dans ces grandes chambres, il est très difficile d'obtenir le silence nécessaire au sommeil ; il y a sans cesse des hommes qui rentrent ou qui sortent et qui troublent le repos de leurs camarades. On admet aujourd'hui que

dans une chambre de caserne le nombre des lits ne doit pas
dépasser le chiffre de 24.

L'instruction complémentaire du règlement du 30 juin 1856
sur le service du casernement a fixé à 12 mètres par fantassin
et à 14 mètres par cavalier le cube d'air dans les chambres des
casernes; nous reviendrons sur ce point lorsque nous étudierons
la ventilation.

4. *Type 1874*. — La caserne du type 1874 pour un régiment
d'infanterie se compose de trois bâtiments rectangulaires destinés
chacun à un bataillon. Ces bâtiments sont disposés sur trois côtés

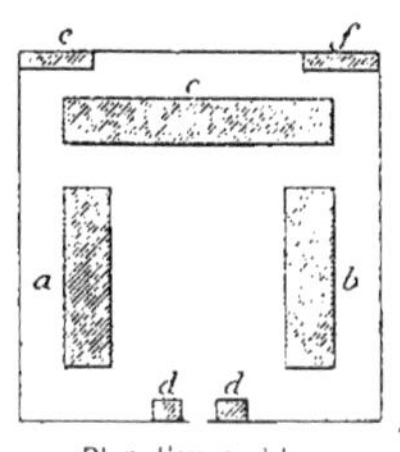

Plan d'ensemble

Etage

Fig. 121. — Caserne d'infanterie. Type 1874 (France). Plan d'ensemble et plan d'un des étages.

de la cour de la caserne comme l'indique la figure 121 (plan d'ensemble). Les bâtiments *a* et *b* ont 15 m. 80 de large et 65 m.
de long; le bâtiment *c* a la même largeur que les autres, mais il
mesure 80 m. de long.

Les latrines *f* et les cuisines *e* sont adossées au mur de clôture.

La cour est fermée sur la rue à l'aide d'une grille; des deux
côtés de la porte d'entrée se trouvent de petits bâtiments (*d*, *d*)
où sont installés : le corps de garde, les locaux disciplinaires et
le logement du casernier.

Sur le plan d'un des étages des bâtiments (fig. 121) on peut
constater qu'un grand progrès a été réalisé : on a supprimé les
couloirs ou galeries, et les chambres *g*, *g*, *g*... sont ventilées par
des fenêtres opposées, ce qui est indispensable pour assurer la
ventilation naturelle dans de bonnes conditions.

Le corridor central, mal éclairé et mal ventilé, que l'on trouvait dans beaucoup d'anciennes casernes, gênait beaucoup la ventilation des chambres, qui n'avaient de fenêtres que d'un côté. Les galeries longeant la façade intérieure sur lesquelles s'ouvraient les portes des chambres valaient mieux, mais présentaient aussi des inconvénients; lorsqu'on fermait les galeries en hiver, la ventilation des chambres ne se faisait plus que d'un côté.

Grâce aux escaliers multiples (*s, s, s*... fig. 121), l'accès des chambres est facile; il n'y a pas d'encombrement dans les escaliers au moment des appels, et il n'est plus besoin de galerie, ni de corridor, puisque des paliers on accède directement dans les chambres.

La distribution générale des locaux est la suivante : au rez-de-chaussée sont les ateliers, les bureaux, les lavabos, les bains et les salles d'instruction; le premier et le deuxième étages servent d'habitation à la troupe, le troisième étage, qui est mansardé, n'est utilisé qu'au moment de l'appel des réservistes.

Les chambres sont pour la plupart à 24 lits, de petites salles sont réservées aux sous-officiers.

Ce type de caserne, bien qu'il réalise un progrès sensible sur les types antérieurs, prête encore à la critique : le bâtiment du fond, lorsqu'il a la même élévation que les bâtiments latéraux, couvre trop ces derniers; de plus il est mal orienté si les deux autres le sont bien, ou inversement; des locaux accessoires, comme l'infirmerie et les bains-douches, qui devraient être isolés, se trouvent encore dans les bâtiments principaux; les lavabos installés au rez-de-chaussée sont trop éloignés des chambres; enfin on n'a pas prévu de réfectoires, et il est indispensable, comme nous l'avons déjà dit (p. 162), et comme nous aurons à le répéter lorsque nous nous occuperons de la ventilation des chambres des casernes, que le soldat ne prenne pas ses repas dans la chambre où il couche.

5. *Type 1889.* — D'après la notice sur les casernements types pour les différentes armes, approuvée par décision ministérielle du 4 décembre 1889, les règles suivantes ont été admises pour la construction des bâtiments d'habitation dans les casernes.

Les unités administratives seront séparées, chacune d'elles ayant un escalier particulier.

Les bâtiments seront à deux étages, avec combles mansardés à destination exclusive des effectifs éventuels. Ces combles seront plafonnés.

Le rez-de-chaussée sera surélevé de 0 m. 80 à 1 m. par rapport au sol de la cour.

Les bâtiments seront orientés dans leur longueur, autant que possible, suivant la direction nord-sud pour les pays froids, est-ouest pour les pays chauds.

Dans le cas où l'on aurait particulièrement à se précautionner contre la chaleur, les façades tournées vers le sud seront munies, à chaque étage et au rez-de-chaussée, d'une galerie ou véranda, assez large pour que les rayons solaires ne pénètrent pas dans les chambres.

Les cages d'escaliers monteront jusqu'à la toiture: des lanter-

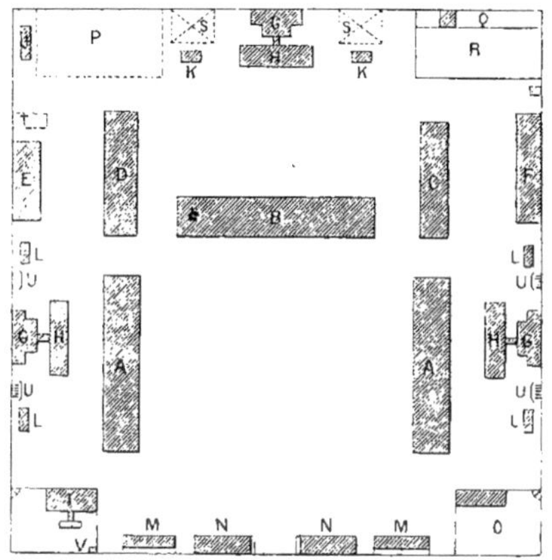

Fig. 122. — Casernement pour trois bataillons d'infanterie (type 1889). — A.A. Logement pour deux bataillons. — B, Logement pour un bataillon, section H. R. et P¹ Ét-Mʳ. — C, Cantines. — D, Ateliers et magasins. — E, Écurie. Sellerie. Magasin à fourrages. — F, Hangar aux voitures. — G.G,G, Cuisines. — H,H,H, Réfectoires. — I. Infirmerie. — J, Magasin aux munitions. — K.K, Lavoirs. — S.S, Séchoirs. — L.L.L.L, Latrines. — U.U.U.U, Urinoirs. — M.M. Locaux disciplinaires. — N.N. Pavillons d'entrée. — O, Mess des sous-officiers. — P, Emplacement du gymnase. — Q, Tir réduit. — R, Emplacement pour hangar aux manœuvres. — T. Cour aux fumiers. — V. Salle de désinfection.

neaux avec châssis vitrés, en compléteront l'éclairage, tout en assurant la ventilation.

Quelle que soit l'arme occupante le cube d'air, par homme, ne sera jamais inférieur à 17ᵐ³. Les chambres seront pourvues d'un système de ventilation aussi perfectionné que possible.

La hauteur des chambres sera de 4 m. sous plafond.

Les sous-officiers rengagés auront une chambre individuelle, les autres seront logés par deux. Pour les sous-officiers mariés, dont la plupart logent en ville, on se contentera de réserver quatre logements dans les casernements pour un régiment d'infanterie, de cavalerie ou d'artillerie. Ces derniers logements ne seront jamais établis dans les bâtiments affectés aux hommes; ils comprendront chacun deux pièces.

Des locaux spéciaux en dehors des bâtiments d'habitation ont été prévus pour les cantines, les réfectoires, l'infirmerie, les latrines, les locaux disciplinaires, etc.

Il suffit de jeter les yeux sur les plans ci-joints et sur les légendes qui les accompagnent pour se rendre compte des progrès réalisés par le type 1889.

La figure 122 représente le plan d'ensemble d'une caserne des-

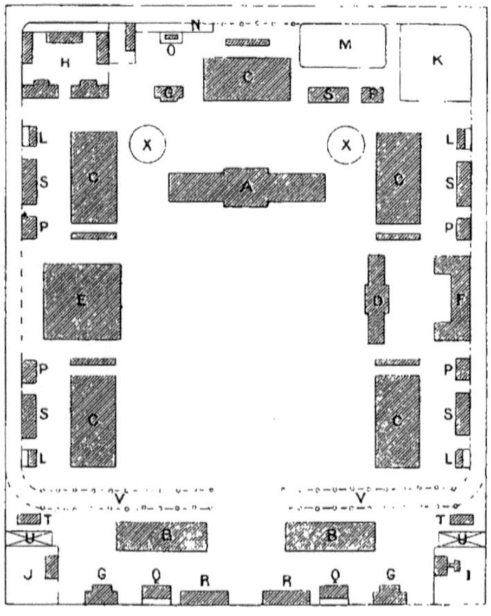

Fig. 123. — Casernement pour un régiment de cavalerie (type 1889). — A, Bâtiment pour un escadron, Pᵗ Éᵗ-Mʳ et S. H. R. — B,B, Bâtiments pour deux escadrons. — C,C,C,C,C, Écuries pour un escadron. — D, Cantines. — E, Manège type 1888. — F, Hangar aux voitures. — G,G,G, Cuisines. — H, Infirmerie vétérinaire. — J, Infirmerie régimentaire. — J, Mess des sous-officiers. — K, Cour aux fumiers. — M, Carrière. — L,L,L,L, Latrines. — N, Tir réduit. — O, Munitions. — P,P,P,P,P, Fourrages. — Q,Q, Locaux disciplinaires. — R,R, Pavillons d'entrée. — S,S,S,S,S, Selleries. — T,T, Lavoirs. — U,U, Séchoirs. — V,V, Piste cavalière. — X,X, Ronds de voltige.

tinée à trois bataillons d'infanterie et la figure 123 le plan d'ensemble d'un casernement destiné à un régiment de cavalerie.

Les bâtiments principaux sont semblables à ceux du type 1874, mais ils ne renferment plus que les locaux destinés à l'habitation, et le cube d'air a été sensiblement augmenté dans les chambres (17ᵐ³ au lieu de 12 à 14), les réfectoires sont prévus et bien placés près des cuisines.

La notice prévoit, pour les pays chauds, la construction de galeries couvertes pour protéger les bâtiments contre l'ardeur du
soleil; cette disposition est en effet excellente, elle a été adoptée
depuis longtemps pour les casernes des Indes et dans le sud des
États-Unis; grâce aux vérandas, les hommes ont dans leurs
chambres de l'ombre et de la fraîcheur pendant le jour, et le soir
ils peuvent respirer l'air sans sortir de la caserne.

6. *Casernes à petits pavillons séparés. Système Tollet.* — M. Tollet
a montré tous les inconvénients des grandes casernes monumentales dont nous avons parlé plus haut, et auxquelles nous n'avons
pas ménagé les critiques, et il a proposé de leur substituer de petits

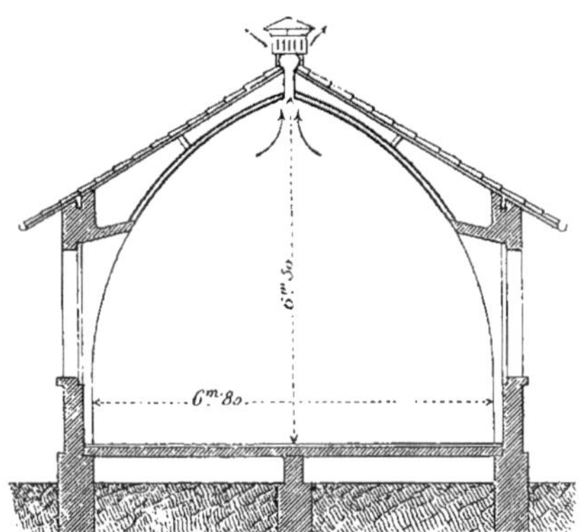

Fig. 124. — Coupe d'un pavillon Tollet à double paroi.

pavillons sans étages, surélevés au-dessus du sol, construits en
fer et en briques, dans lesquels le plafond des constructions ordinaires est remplacé par une voûte ogivale destinée à faciliter la
ventilation naturelle.

Les avantages hygiéniques de ces dispositions sont évidents :
les pavillons sont construits en matériaux imputrescibles et incom-
bustibles; ils sont bien isolés du sol; la forme ogivale comparée
aux formes polygonales, aux formes ordinaires ou à plein cintre,
est celle qui donne le minimum de surface d'infection pour le
cube d'air maximum; enfin, et c'est là son principal avantage,
la forme ogivale supprime dans les chambres les points morts
et elle facilite beaucoup la ventilation naturelle; les ouvertures
situées à la partie supérieure de l'ogive (fig. 124) permettent à
l'air chaud et vicié par la respiration de s'échapper au dehors.
Lorsque nous étudierons la ventilation des chambres de casernes

(Ch. xviii) nous aurons à revenir sur ce point et nous verrons combien il est important d'utiliser pour la ventilation, comme on le fait dans les pavillons Tollet, le mouvement normal de l'air dans les chambres habitées.

Dans le système Tollet primitif (caserne de Bourges), chaque pavillon avait 40 m. de long sur 6 m. 30 de large et 6 m. de haut, depuis le sol jusqu'au sommet de l'ogive. Les parois étaient formées de fers à nervures et de deux rangées de briques, l'une à l'intérieur en briques creuses, l'autre à l'extérieur en briques pleines. L'épaisseur des parois n'était que de 0 m. 20. Le plancher en ciment de Portland était surélevé à 0 m. 79 au-dessus du sol qui était recouvert d'une couche de béton. Chaque pavillon était divisé en deux chambres pour les soldats avec deux cabinets pour sous-officiers; dans le vestibule se trouvaient les lavabos.

Depuis que la caserne de Bourges a été construite, M. Tollet a apporté plusieurs modifications à ses pavillons; dans les derniers types les deux parois sont constituées par deux murs, l'un extérieur de 0 m. 22 d'épaisseur, l'autre intérieur de 0 m. 08 d'épaisseur, avec un intervalle de 0 m. 15 rempli d'air. L'air étant trois fois moins bon conducteur du calorique que les matériaux de construction les plus denses, ce matelas d'air de 0 m. 15 représente comme isolateur un mur de 0 m. 45, qui avec les 0 m. 30 de murs réels doit donner, d'après M. Tollet, les mêmes résultats qu'un mur de 0 m. 75 d'épaisseur.

La voûte ogivale est garnie de briques creuses recouvertes d'une chappe en chaux hydraulique et la toiture est éloignée de 0 m. 45 à 1 m. de cette chappe, ce qui forme un épais matelas d'air protégeant très bien le pavillon à sa partie supérieure contre la chaleur et le froid.

Les anciens pavillons Tollet avaient été trouvés froids en hiver et chauds en été; grâce aux dispositions nouvelles, on peut dire que ce reproche n'est plus mérité.

Le ciment qui servait de plancher a été remplacé par du bitume, qui est moins froid, ou même par un parquet en chêne posé sur bitume.

Les pavillons ont été allongés. Chaque pavillon destiné à 70 hommes, c'est-à-dire à une compagnie sur pied de paix ou à un demi-escadron, mesure 51 m. de long sur 6 m. 80 de large et 6 m. 50 de hauteur sous faîtage (fig. 125 et 126). Le cube d'air est de 22^{m3} par homme.

Chaque grande chambre a huit fenêtres opposées qui mesurent
1 m. 10 de large sur 2 m. 10 de haut.

La ventilation est assurée par les fenêtres de façade, par des
ventouses placées à la partie inférieure, par des impostes de croisée
et par le registre à air établi dans toute la longueur du faîtage, qui

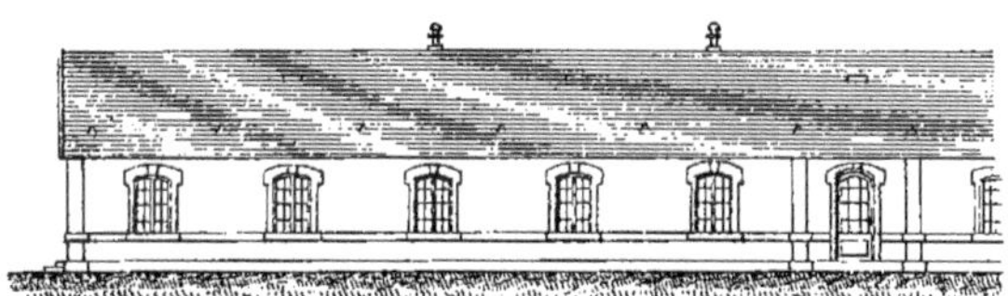

Fig. 125. — Pavillon de caserne (système Tollet), sans étage. La figure représente l'élévation
d'un grand côté ; on ne voit qu'une moitié du pavillon avec le vestibule.

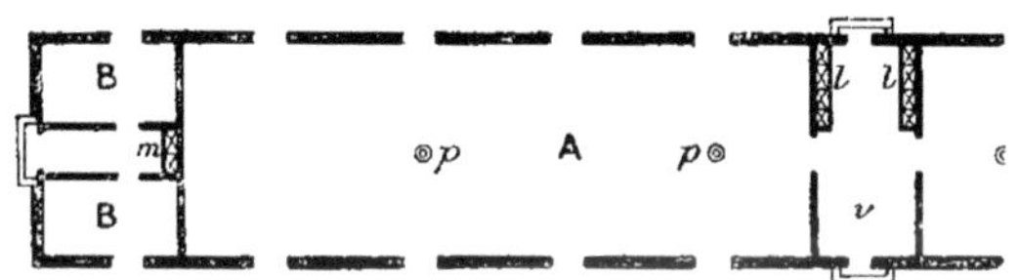

Fig. 126. — Plan du pavillon représenté dans la figure 125. A, Grande salle pour 16 lits. — BB,
Petites salles de sous-officiers. — v, Vestibule. — p p, Poêles. — l l, Lavabos pour la troupe.
— m, Lavabo des sous-officiers.

permet à l'air échauffé et vicié de s'échapper à l'extérieur par les
ventouses de la toiture.

En hiver le chauffage est assuré à l'aide de poêles à double
enveloppe qui aident à la ventilation.

M. Tollet a construit dans ces dernières années des pavillons à
un étage. Ces pavillons ne paraissent pas pouvoir être recommandés pour les casernes. Le rez-de-chaussée ne doit pas servir,
en temps ordinaire, pour les chambres d'habitation ; par suite le
nombre des pavillons nécessaires pour une caserne n'est pas
diminué et le prix de revient est beaucoup plus élevé qu'avec les
pavillons sans étage ; l'intervalle entre les pavillons, qui doit être
égal au moins à une fois et demie leur hauteur, est augmenté, ce
qui nécessite un espace plus grand pour construire la caserne ;
enfin on ne trouve pas l'emploi de tous les locaux des rez-de-
chaussée, qui ne peuvent servir que de promenoirs ou de magasins. Nous aurons l'occasion, à propos des hôpitaux, de décrire les
pavillons Tollet à un étage (Ch. XVI).

La figure 127 donne le plan d'ensemble de la caserne d'artillerie
de Bourges (type Tollet).

La figure 128 reproduit le plan d'ensemble d'une caserne du type Tollet destinée également à l'artillerie.

Les pavillons de la caserne (fig. 128) sont supposés à un étage; la saillie qui existe sur le milieu d'un des grands côtés de chaque pavillon correspond aux latrines de nuit.

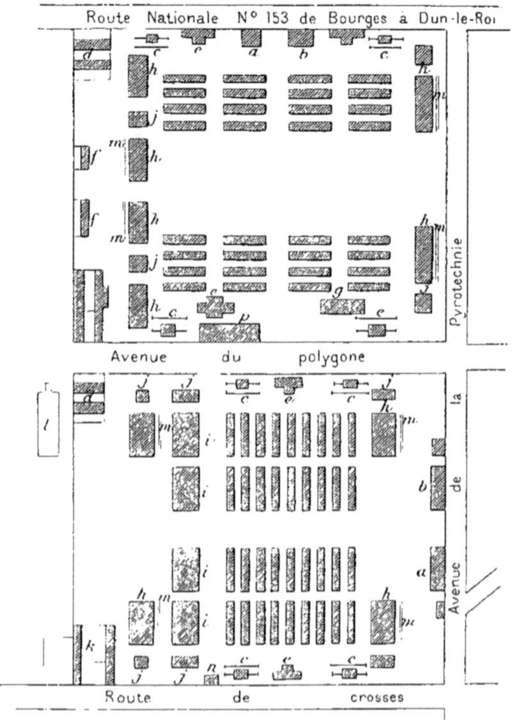

Fig. 127. — a,b, Pavillons d'entrée. — c, Cuisines. — d, Infirmerie des hommes. — e, Latrines. — f, Locaux disciplinaires. — g, Cantines. — h, Écuries Tollet. — i, Écurie-dock. — j, Selleries. — k, Écurie-infirmerie. — l, Hangar aux manœuvres. — m, Abreuvoir. — n, Lavoir. — o, Manège. — p, Magasin d'habillement de réserve.

On voit sur ces plans qu'en dehors des pavillons d'habitation qui sont groupés parallèlement les uns aux autres, il existe un grand nombre de locaux accessoires isolés : pavillons d'entrée, cuisines, infirmerie des hommes, latrines, locaux disciplinaires, cantines, écuries, écurie-infirmerie, magasin d'habillement, etc. Cette dissémination des locaux accessoires qui autrefois étaient réunis dans les mêmes bâtiments que les chambres des hommes est excellente; il suffit de jeter un coup d'œil sur les plans des anciennes

casernes (fig. 118, 119, 120) et sur les plans des casernes Tollet
pour voir la différence considérable qui existe entre ces types;
d'une part on voit d'énormes bâtisses, tout d'une pièce, sans dépendances, sans locaux accessoires, tous ces locaux devant trouver
place dans les bâtiments d'habitation; d'autre part, à côté des pavillons réservés aux hommes, une série de constructions isolées, bien

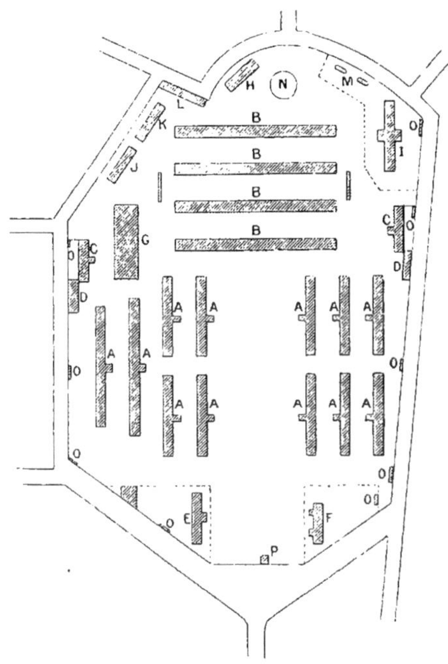

Fig. 128. - AA.... Pavillons de troupe. — BB... Écuries. — CC, Cuisines. Cantines. — DD, Bains
douches. — E, Écoles. — F. Administration. — G, Manège. — H. Hangar. — I. Infirmerie régimentaire. — J, Infirmerie vétérinaire. — K, Sellerie. Magasins. - - L. Maréchalerie. — M, Tentes
pour contagieux. — N, Piste. — OO, Water-closets. — P. Police.

appropriées à leur destination pour les écuries, les latrines, l'infirmerie, les cuisines, les bains, etc.

Les casernes du type Tollet ont réuni les suffrages de tous les
hygiénistes; M. le baron Larrey, Hillairet, Ch. Sarazin, M. Trélat,
se sont prononcés en leur faveur; M. le Dr Chassagne a montré
que dans les casernements Tollet de Bourges et d'Autun la morbidité était moindre que dans les anciens casernements [1].

1. CHASSAGNE, Les hôpitaux sans étages, Paris, 1878; il est vrai de dire que les
statistiques de M. le Dr Chassagne ne portaient pas sur une assez longue période
pour être absolument probantes.

Au congrès de Turin en 1880 une discussion sur les améliorations à apporter dans les casernes, à laquelle prirent part Baroffio et MM. E. Trélat, Vallin et Ennes (de Lisbonne), se termina par le vote d'une résolution en faveur des casernes à pavillons séparés.

Sur la proposition de M. Émile Trélat la section d'hygiène militaire émit à l'unanimité le vœu suivant : « La section, considérant que les grandes constructions habitées impliquent de nombreuses divisions intérieures : refends, cloisons, planchers; que les matériaux qui composent ces divisions sont simultanément soumis à l'action immédiate des effluves de la vie et privés du contact direct de l'atmosphère; que cette double condition constitue une source permanente d'infection des locaux et un danger pour les habitants, d'autant plus grand que les constructions sont plus étendues et leur occupation plus continue, émet le vœu : Que les casernes soient, à l'avenir, composées de pavillons isolés, n'ayant chacun ni étages, ni divisions intérieures. » (*Revue d'hygiène*, 1880, p. 927.)

Dans un rapport au ministre de la guerre de l'Empire d'Autriche, sur la réforme du casernement, M. le professeur Gruber, après avoir montré quels étaient les problèmes à résoudre pour remédier aux dangers des anciens casernements, s'exprime ainsi : « C'est à l'ingénieur français Tollet que revient le mérite d'avoir le premier résolu d'une façon extrêmement simple la série des problèmes soulevés. » (*Revue d'hygiène*, 1881, p. 671.)

On a reproché aux casernes Tollet d'être froides en hiver, difficiles à chauffer; ce reproche, qui était fondé pour les constructions du type primitif, ne peut plus être fait aux pavillons à double paroi avec matelas d'air intermédiaire.

On a dit aussi que les constructions Tollet exigeaient un vaste emplacement, coûteux à acquérir, et que leur dissémination sur une grande surface rendait le service difficile. A cela on peut répondre que les casernes doivent être placées en dehors des villes, c'est-à-dire dans des endroits où les terrains ne coûtent pas très cher et que si l'on construit des casernes renfermant au plus un régiment, comme on doit le faire, la dissémination des bâtiments ne sera pas gênante. Les cuisines et les latrines sont réparties de telle sorte que les hommes appartenant aux différentes unités ont peu d'espace à parcourir pour s'y rendre. (Voir fig. 128.)

Outre la caserne d'artillerie de Bourges, une caserne du type Tollet a été construite à Autun.

Des casernes à petits pavillons séparés ont été construites par le génie militaire sur d'autres plans, au camp de Châlons, au camp de Sathonay, au camp de la Valbonne ; nous aurons à y revenir dans le chapitre suivant, à propos des camps baraqués.

Comme un exemple de caserne à pavillons séparés, nous citerons à Paris la caserne Schomberg (garde républicaine), qui se compose de sept pavillons séparés.

III. Des casernes a l'étranger [1]. — En Allemagne, les vieilles casernes sont des constructions massives dont les hautes murailles, garnies de tours crénelées, rappellent l'ancien *burg* allemand. Ces casernes avec cours intérieures ont tous les inconvénients des casernes du type Vauban.

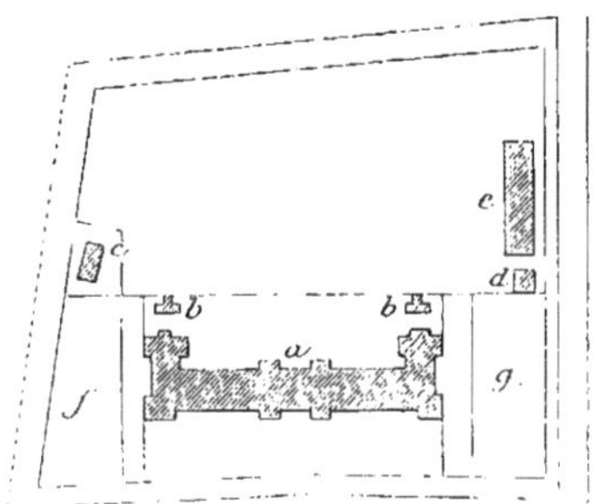

Fig. 129. — Caserne pour un bataillon (Prusse). — *a*, Caserne. — *b*, Latrines. — *c*, Écurie. — *d*, Remise. — *e*. Salle des manœuvres. — *f*. Jardin des officiers. — *g*. Potager de la troupe.

Depuis 1843 on a adopté en Prusse le type suivant pour les casernes. On construit pour chaque bataillon un long corps de bâtiment terminé à ses extrémités par des ailes en retour très courtes, entre lesquelles se trouve la cour principale (fig. 129).

Quand un régiment entier est réuni, on élève un nombre de pavillons égal à celui des bataillons ; ces pavillons sont placés soit sur le même alignement, soit sur les trois côtés d'une vaste cour dont le quatrième côté est formé par une salle de manœuvres, qui

1. Grillon, Étude sur le casernement à l'étranger, Mémorial de l'officier du génie, 1874-1876. — Klien, Die Albertstadt bei Dresden, *Königliche Sachsische militair Sanitatsdienst.* 1879, p. 197, et Roth's Jahresbericht, etc., Berlin, 1880. — Zoeller, Le casernement des troupes allemandes, *Revue d'hygiène*, 1881, p. 555. — *Bulletin de la réunion des officiers*, 1885 (étude sur le casernement en Angleterre, en Allemagne et en Autriche). — Laveran, L'exposition d'hygiène de Londres et les casernes anglaises, *Arch. de méd. milit.*, 1884, t. IV, p. 208. — Les nouvelles casernes de Dresde, *Revue du génie milit.*, 1887, p. 205. — Le quartier François-Joseph à Buda-Pest, *même Rec.*, 1888, p. 366. — Consulter en outre les traités d'hygiène milit. de Parkes et de Roth et Lex.

est une partie intégrante de toutes les casernes de l'infanterie prussienne.

Les casernes sont construites sur un sous-sol qui renferme les locaux accessoires : réfectoires, cuisines, buanderie, salles de bains, ateliers, magasins, etc.

Le nombre des étages est en général de deux, non compris les combles, où sont installés les magasins d'habillement (un par compagnie).

Un corridor longe à tous les étages la façade tournée vers la cour, et dessert une série de chambres séparées par des murs de refend ; trois escaliers, placés l'un au milieu, les deux autres aux extrémités, conduisent aux étages supérieurs.

Les chambres, qui sont destinées à 8 ou 10 hommes, cubent 126^{m3} environ, soit 12^{m3}, 600 à 15^{m3} par homme.

Des locaux spéciaux sont affectés à chaque compagnie pour le nettoyage des effets et de l'équipement. Cette disposition est excellente ; le nettoyage dans la chambre d'habitation des effets d'habillement et des chaussures, couverts de boue ou de poussière, est une cause d'insalubrité non douteuse.

En Allemagne, comme en France, on a commis souvent la faute de réunir sur le même point un trop grand nombre d'hommes. L'Alberstadt de Dresde, qui contient cinq casernes et l'hôpital militaire, a mérité le surnom de Casernopolis.

La caserne des fusiliers à Dresde, dont la construction est assez récente, et qui a été citée quelquefois, mais à tort, comme un modèle, appartient encore aux grandes casernes monumentales à plusieurs étages. Cette caserne, qui se rapproche du type linéaire décrit plus haut, se compose d'un corps de caserne, contenant du logement pour trois bataillons, soit pour 1400 hommes, d'un bâtiment pour les magasins et de deux pavillons pour les locaux disciplinaires et pour l'abattoir.

L'édifice principal comprend un sous-sol, un rez-de-chaussée, deux étages ordinaires et un étage mansardé.

Au sous-sol se trouvent les cuisines, la buanderie ; les salles de nettoyage, les bains, les caves, les magasins et divers locaux accessoires ; les hommes occupent pendant la journée le rez-de-chaussée, le premier étage et une partie du deuxième étage ; les chambres sont pourvues de tables et de bancs ; les hommes y prennent leurs repas et s'y livrent le soir aux occupations qui leur conviennent. Les dortoirs occupent le reste du deuxième étage et les combles.

Dans les chambres de jour, qui sont destinées à 37 hommes, en moyenne, chaque homme a $1^{m2},50$ et 9^{m3} d'air. Dans les dortoirs qui contiennent jusqu'à 115 lits, chaque homme a environ $2^{m2},70$ et 11^{m3} d'air.

Les locaux accessoires sont mal placés dans les sous-sols et la présence de l'abattoir dans la caserne est une cause grave d'insalubrité; on ne peut guère louer que la distinction faite entre les locaux de jour et les locaux de nuit.

Les anciennes casernes anglaises, très insalubres, se rapportaient plus ou moins exactement au type Vauban. Dans son rapport publié en 1861, la Commission anglaise du casernement émit le vœu de voir remplacer les casernes construites au centre des villes par des colonies militaires situées en dehors des grandes villes. C'est pour se conformer à ce vœu qu'on a installé ce qu'on a appelé improprement les *camps* d'Aldershot, de Chelsea, de Colchester; il s'agit en réalité de colonies militaires dans lesquelles officiers et soldats trouvent à leur portée tout ce qui leur est nécessaire.

Les règles générales qui ont été tracées par la Commission anglaise pour le plan d'un casernement sont excellentes : « Dans les camps, de même que dans tous les édifices où un grand nombre d'hommes logent ensemble, il est essentiel de se conformer au principe général qui veut qu'on supprime, ou du moins qu'on éloigne, tout ce qui pourrait altérer la pureté de l'air intérieur. Ainsi il faut reléguer à part les écuries, les cuisines, les latrines, les bains; donner aux bâtiments une forme très simple, en évitant les angles rentrants; chercher à assurer une circulation d'air entièrement libre tout autour des façades, et orienter les chambres de façon qu'elles ne soient pas exposées uniquement au nord. Une des dispositions les plus simples et les meilleures, consiste à placer les bâtiments dans l'alignement nord-sud, et à donner aux chambrées des fenêtres sur les deux façades, pour qu'elles soient exposées successivement, chaque jour, à l'action du soleil…. Quelle que soit la forme du terrain, il sera toujours possible de disposer les bâtiments sur plusieurs rangs parallèles, en les écartant suffisamment pour que leurs longs côtés reçoivent le soleil sur toute leur hauteur. Pour les grands casernements, on pourra adopter la disposition sur plan rectangulaire, à la condition de laisser les angles libres…. Les bâtiments du casernement pour les hommes sains ou pour les malades ne doivent jamais être trop rapprochés des murs de clôture. Les latrines, cuisines, magasins et autres accessoires semblables pourront au contraire être placés entre les casernes et les murs de clôture, pourvu qu'ils ne gênent pas la circulation de l'air.... Les casernes, de même que les autres édifices à population agglomérée, seront dans les meilleures conditions lorsqu'elles ne renfermeront qu'un rez-de-chaussée avec un

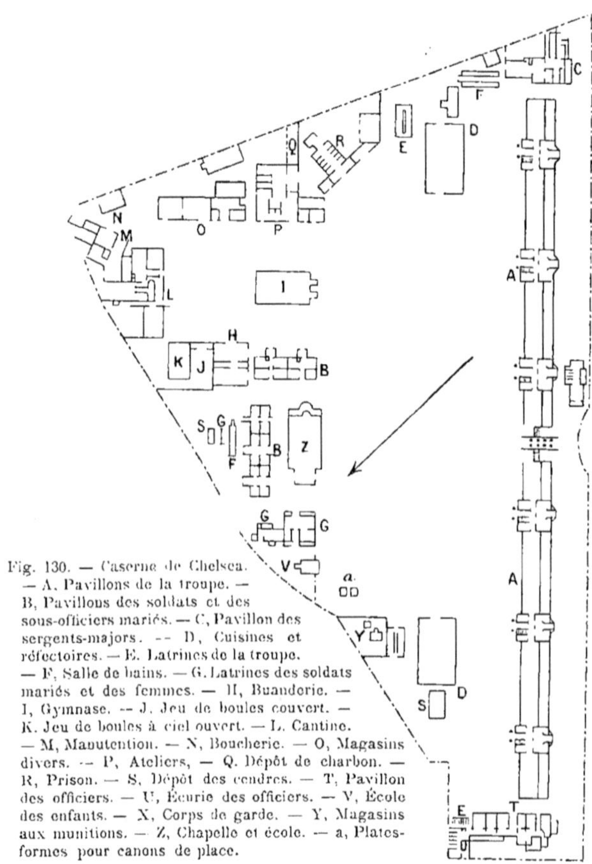

Fig. 130. — Caserne de Chelsea. — A, Pavillons de la troupe. — B, Pavillons des soldats et des sous-officiers mariés. — C, Pavillon des sergents-majors. — D, Cuisines et réfectoires. — E. Latrines de la troupe. — F, Salle de bains. — G. Latrines des soldats mariés et des femmes. — H, Buanderie. — I, Gymnase. — J. Jeu de boules couvert. — K. Jeu de boules à ciel ouvert. — L. Cantine. — M, Manutention. — N, Boucherie. — O, Magasins divers. — P, Ateliers. — Q. Dépôt de charbon. — R, Prison. — S, Dépôt des cendres. — T, Pavillon des officiers. — U, Écurie des officiers. — V, École des enfants. — X, Corps de garde. — Y, Magasins aux munitions. — Z, Chapelle et école. — a, Plates-formes pour canons de place.

étage. On peut admettre un étage en plus si le terrain disponible ne permet pas d'obtenir autrement la surface nécessaire pour l'effectif à loger.... Les magasins, les bureaux de l'état-major et de l'administration des régiments, et les locaux où l'on ne séjourne que le jour, enfin les réfectoires, peuvent, sans inconvénient, être placés au rez-de-chaussée. Quant aux sous-sols, ils ne doivent jamais être occupés par des logements, parce qu'ils sont toujours plus ou moins humides. » (Citation empruntée au Bulletin de la réunion des officiers, *op. cit.*) Le rapport fixe à 30 hommes au plus la contenance de chaque chambre, avec 17^{m3} d'air au moins par homme.

La caserne d'infanterie de Chelsea, dont la figure 130 donne le plan d'ensemble, se compose d'une série de pavillons soudés bout à bout pour la troupe (A A), et d'un grand nombre de constructions indépendantes pour les soldats et les sous-officiers mariés, pour les cuisines et les réfectoires, pour les latrines, les bains, la buanderie, la prison, l'écurie des officiers, les magasins, etc... ; à noter l'existence d'un jeu de boules couvert et d'un jeu de boules non couvert.

Chaque pavillon destiné à la troupe comprend deux chambres longitudinales séparées par de petites chambres pour les sous-officiers non mariés. Les réfectoires sont très bien installés, ils mesurent 30 m. de long sur 15 m. 50 de large, et sont situés à côté des cuisines.

L'effectif de la caserne de Chelsea est de 1055 hommes ou sous-officiers et 9 officiers, plus 80 ménages environ.

Le quartier de cavalerie de Colchester (fig. 131) est destiné à huit escadrons ; quatre escadrons sont logés dans des pavillons à étages avec écuries au rez-de-chaussée, contenant chacun 72 hommes et 56 chevaux ; les quatre autres escadrons occupent chacun un pavillon ou *block*, avec écuries indépendantes ; la Commission anglaise du casernement s'est prononcée avec beaucoup de raison contre les écuries situées au rez-de-chaussée des bâtiments d'habitation.

La figure 132 donne le plan d'un pavillon ou block indépendant destiné à l'habitation de la troupe au quartier de Colchester ; le plan des pavillons est à peu près le même que dans les casernes d'infanterie, le groupement seul diffère. Les blocks sont en général composés d'un rez-de-chaussée et d'un étage.

Le rez-de-chaussée du block qui fait l'objet de la figure 132 (d'après Parkes) comprend deux chambres de 25 hommes chacune avec deux chambres de sous-officiers au centre ; aux deux extrémités se trouvent des lavabos ; dans chaque grande salle existent des cheminées ventilatrices (*e e*).

En Autriche, les casernes construites avant 1870 appartiennent presque toutes au type quadrangulaire avec cour intérieure (type Vauban). Telle est la caserne François-Joseph à Vienne, construite en 1849 et destinée à loger deux régiments d'infanterie et trois batteries d'artillerie. Nous avons montré plus haut les inconvénients

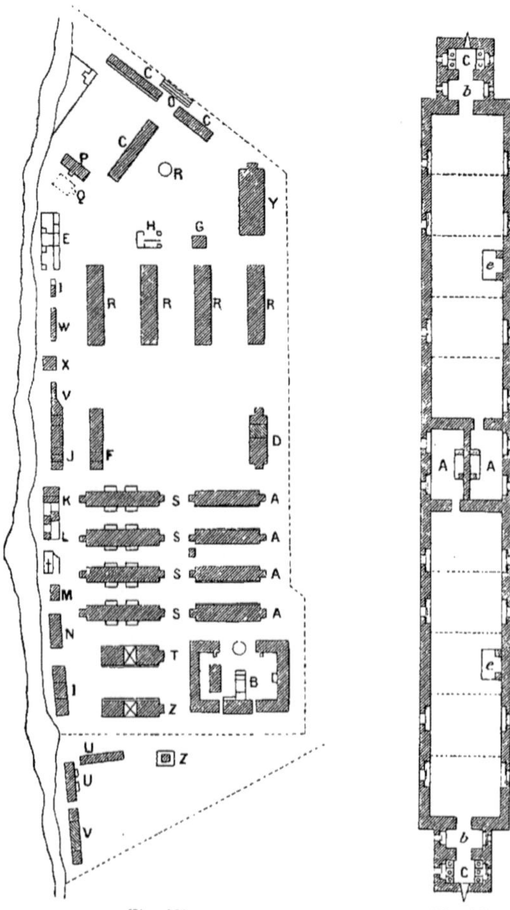

Fig. 131.   Fig. 132.

Fig. 131. — Plan d'ensemble du quartier de cavalerie de Colchester. — A, Pavillons de la troupe. — B, Pavillons des officiers et mess. — C, Pavillons des sergents-majors. — E, Cantine. — F, Mess des sous-officiers. — G, Cuisines. — H, Latrines. — 1, Magasins divers. — J, Ateliers. — K, Corps de garde. — L, Bureaux. — M, Salle de bains. — N, Dépôt de charbon. — O, Latrines des femmes et enfants. — P, Buanderie. — Q, Réservoir à eau. — R, Casernes-écuries. — S, Écuries de la troupe. — T, Écurie des officiers. — U, Infirmerie vétérinaire. — V, Forge. — W, Magasin aux fourrages. — X, Magasin aux avoines. — Y, Manège. — Z, Magasin aux munitions.

Fig. 132. — Pavillon à rez-de-chaussée de la caserne de Colchester. — A,A, Chambre des sous-officiers. — b,b, Vestibules. — c,c, Lavabos. — e,e, Cheminées ventilatrices.

de ces grandes casernes à cours intérieures, nous ne reviendrons donc pas sur la critique de ce type suranné, condamné par tous les hygiénistes, mais il est intéressant de constater que partout on a commis les mêmes fautes et que partout la question des casernes a passé à peu près par les mêmes phases.

En 1879, on s'émut en Autriche de l'insalubrité des casernes; le Parlement demanda une réforme du casernement des troupes et des hôpitaux militaires, et une instruction du ministre de la guerre spécifia les principales conditions à réaliser dans la construction des casernes; nous reproduisons quelques-unes des règles formulées dans cette instruction.

« Les casernes doivent être construites pour des fractions constituées.

« Dans les casernes d'infanterie, chaque bâtiment doit contenir au maximum un bataillon; les latrines, les écuries, les locaux disciplinaires, les cantines, les magasins, l'infirmerie, etc., doivent être installés dans des bâtiments séparés des bâtiments d'habitation.

« Des lavabos seront installés aux différents étages.

« Des locaux spéciaux seront réservés pour le nettoyage des effets et objets d'équipement.

« Les chambres contiendront 18 ou 24 hommes au plus, chaque homme aura $4^{m2},5$ en superficie, 15^{m3} d'air. »

Comme exemple de casernement récemment construit d'après ces principes, nous citerons la caserne de Cracovie, pour un régiment

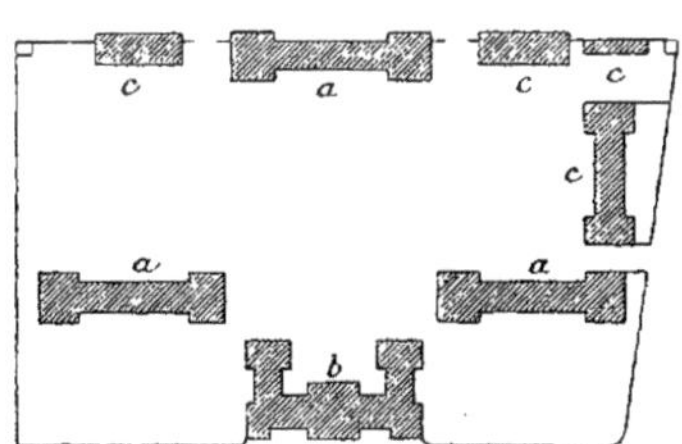

Fig. 133. — Plan d'ensemble de la caserne d'infanterie de Cracov

d'infanterie à trois bataillons (fig. 133). On constate sur le plan ci-joint que les bâtiments, destinés chacun au logement d'un bataillon (*a a a*), sont parallèles entre eux, ce qui permet de leur donner à tous une bonne orientation; *b*, pavillon d'état-major; *c c c*, locaux accessoires.

La figure 134 donne la répartition des locaux au rez-de-chaussée d'un des bâtiments destinés à la troupe.

Les cuisines ont été installées dans le sous-sol de chaque pavillon, ainsi que les magasins de vivres et de combustible et les réfectoires pour la troupe (*Bullet. de la réunion des officiers*, 1885, *op. cit.*, p. 116). Cette disposition des cuisines dans les sous-sols nous paraît très mauvaise, pour les cuisines elles-mêmes qui sont nécessairement mal éclairées et mal ventilées, et pour les locaux d'ha-

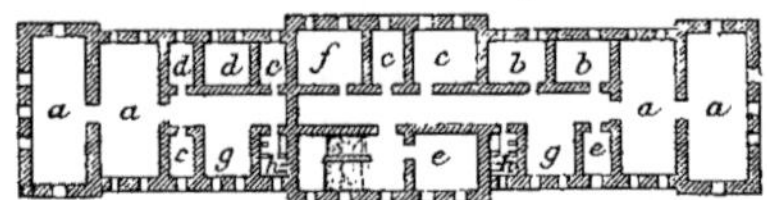

Fig. 134. — Plan du rez-de-chaussée d'un pavillon de la caserne de Cracovie. — *a*, Grandes chambres de troupe. — *b*, Petites chambres de troupe. — *c*, Chambres de sous-officiers. — *d*, Logement de sous-officier marié. — *e*, Magasin de compagnie. — *f*, Cuisine. — *g*, Lavabos. — *h*, Latrines.

bitation qui se trouvent au-dessus et qui reçoivent les odeurs venant des cuisines.

On peut résumer ainsi qu'il suit les règles qui sont aujourd'hui universellement admises pour le plan d'ensemble des casernes :

Les grandes agglomérations de troupes doivent être évitées, une caserne ne doit jamais contenir plus d'un régiment.

Les casernes monumentales des types Vauban et linéaire sont condamnées.

Les casernes doivent se composer de pavillons séparés, affectés chacun à une fraction constituée ; dans les casernes d'infanterie, chaque pavillon doit contenir un bataillon au plus.

La meilleure manière de grouper les pavillons consiste à les construire parallèlement les uns aux autres, de manière à leur donner à tous une bonne orientation. L'intervalle entre deux pavillons doit être au minimum d'une fois et demie leur hauteur.

La contenance des chambres des casernes doit être de 24 lits au plus.

Il est indispensable d'avoir, dans les casernes, des salles de jour servant de réfectoires, et des dortoirs.

A côté et en dehors des bâtiments d'habitation il faut construire une série d'annexes pour les cuisines, l'infirmerie, les bains, les écuries, les latrines, etc.

Nous étudierons, dans des chapitres spéciaux, les questions relatives au cube d'air, à la ventilation, au chauffage et à l'éclairage.

IV. MOBILIER DES CHAMBRES DE CASERNE. — En France, ce mobilier se compose des objets suivants :

1° Planches à bagage de 0 m. 30 de large, à simple rang pour l'infanterie, à double rang pour la cavalerie; à la face inférieure de ces planches, se trouvent des crochets qui supportent les différents objets d'armement ou d'équipement.

2° Râteliers d'armes.

3° Tables de 2 m. de long sur 0 m. 70 de large; il y a une table pour 16 hommes.

4° Bancs de 2 m. de long (2 pour 16 hommes).

5° Planches à pain de 0 m. 60 de large, qui sont suspendues au plafond, au-dessus de la table, à l'aide de tiges en fer.

6° Lits et objets de couchage.

Parmi ces objets, ce sont assurément les lits qui présentent le plus d'intérêt au point de vue de l'hygiène; les autres objets ne nous arrêteront pas longtemps.

En Angleterre, comme en France, les effets des hommes sont placés sur une étagère, mais l'étagère est double pour l'infanterie comme pour la cavalerie, le rayon supérieur est formé par une grille horizontale en fer, le rayon inférieur par une planche mobile. Le soldat a en outre à sa disposition une boîte fermant à clef dans laquelle il met ses objets privés et qui est placée sous le lit.

Dans les casernes allemandes, chaque homme a une armoire fermant à clef, de 2 m. de haut sur 0 m. 70 de large et 0 m. 50 de profondeur, dans laquelle il peut mettre ses effets, son linge et ses vivres.

En France, il n'y a d'armoires que dans les chambres des sous-officiers. Au point de vue hygiénique on ne peut pas regretter l'absence d'armoires, c'est une source d'infection de moins.

Le nombre des tables et des bancs indiqué ci-dessus, est insuffisant pour que tous les hommes puissent manger à table, mais il est convenu qu'on doit installer partout des réfectoires, et quand on aura généralisé cette mesure, on pourra diminuer encore le nombre des tables et des bancs dans les locaux servant de dortoirs. Au lieu de bancs il serait avantageux de donner à chaque homme un tabouret sur lequel il pourrait mettre ses effets quand il se couche. Dans les casernes allemandes chaque homme dispose d'un tabouret.

Nous avons signalé (p. 189) les inconvénients de la planche à pain; il importe beaucoup de garantir le pain contre la poussière des chambres; on devrait mettre le pain au réfectoire, dans des armoires légères, fermées avec des panneaux garnis de toile métallique; on pourrait ainsi supprimer les anciennes planches à pain.

Il doit être absolument interdit de cracher par terre dans les chambres et, pour que cet ordre puisse être exécuté, il faut qu'il y ait des crachoirs en nombre suffisant.

Les crachoirs en bois s'infectent rapidement et il n'est pas possible de les bien nettoyer, il est donc nécessaire d'avoir des crachoirs en fonte émaillée ou en fer galvanisé, assez lourds et assez stables pour qu'on ne puisse pas les renverser facilement.

On garnira les crachoirs avec du sable et non avec de la sciure de bois, qui se disperse au moindre coup de vent.

Le sable provenant des crachoirs doit être enfoui dans le sol et non dispersé dans les cours. Nous avons constaté, dans un établissement militaire, il y a quelques années, que du sable ayant servi à garnir des crachoirs, était employé ensuite pour sabler des locaux du casernement!

L'instruction ministérielle du 30 mars 1895 sur l'hygiène des hommes de troupe recommande de ne placer dans les chambres que des crachoirs de grande dimension, garnis de sable arrosé avec un liquide antiseptique.

Lits et literie. — Jusqu'en 1824, en France, les lits des casernes étaient en bois et devaient servir à deux hommes, qui étaient *camarades de lit.* Depuis 1837, le service des lits militaires a été mis à l'entreprise et, depuis 1854, une compagnie dite *des lits militaires* est chargée de ce service.

Les lits appartiennent à l'État, les objets de couchage sont fournis par la compagnie des lits militaires.

Les lits se composent de deux tréteaux en fer sur lesquels on

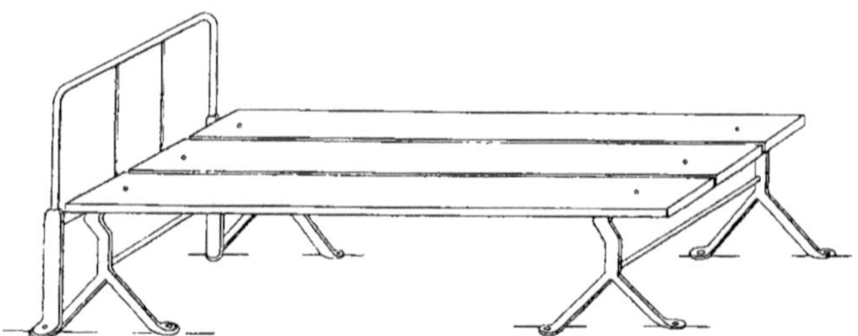

Fig. 135. — Châlits en fer avec planches à châlits.

met trois planches dites *planches à châlits* (fig. 135). Le tréteau de tête est garni de montants pour soutenir le traversin.

La fourniture de chaque lit comprend :

Une paillasse en toile renfermant 10 kilogr. de paille; la paille doit être renouvelée tous les six mois.

Un matelas qui renferme 8 kilogr. de laine et 2 kilogr. de crin.

Un traversin renfermant 1 kilogr. de laine et 2/3 de kilogr. de crin.

Une couverture de laine.

Un couvre-pied en hiver.

Une paire de draps.

Les draps sont changés tous les mois du 1er octobre au 30 avril, et tous les 20 jours du 1er mai au 30 septembre.

Les lits doivent être éloignés de 0 m. 10 de la muraille et l'intervalle entre les lits doit être de 0 m. 25 au minimum (règlement du 30 juin 1856).

Ces lits, qui ont réalisé un grand progrès sur les anciens lits en bois destinés à deux hommes, présentent encore des inconvénients : les planches à châlits sont l'habitat de prédilection des punaises, et les paillasses celui des puces, sans compter les microbes ; il faut remuer les paillasses tous les jours pour empêcher la paille de se tasser et cette opération met en mouvement une grande quantité de poussière ; ajoutons que, la paille devant être renouvelée tous les six mois, ce procédé de couchage est dispendieux.

On a adopté des couchettes tout en fer qui suppriment les planches mais qui laissent subsister les inconvénients inhérents aux paillasses.

Dans le compte rendu d'une visite que nous venions de faire dans les casernes et dans les hôpitaux de Londres nous écrivions, en 1884 : « On chercherait en vain une paillasse dans les hôpitaux anglais, dans les casernes, voire même dans les workhouses. Partout les matelas sont posés directement, soit sur une toile convenablement tendue, soit sur des lames minces de fer formant treillis. »

Les paillasses ont disparu également des casernes allemandes ; il est indispensable qu'elles disparaissent des nôtres.

En 1881, un concours de sommiers pour lits de troupe a été ouvert à Paris et un grand nombre de modèles ont été présentés.

Le procédé le plus simple et le plus pratique, en apparence, consiste à tendre fortement une toile résistante, sur un cadre en fer, à l'aide d'une corde qui passe alternativement sur le cadre et dans des œillets métalliques cousus sur les bords de la toile ; le sommier ainsi constitué est très élastique, peu coûteux, excellent quand il est neuf, mais il se détériore rapidement ; la corde se détend lorsque le temps est sec et parce que la toile cède, il se forme un creux au centre de la toile, et quand on se couche, on retombe toujours dans ce creux.

Les sommiers métalliques conviennent mieux pour les casernes.

Les lames d'acier entrecroisées en treillis, sur lesquelles repose le matelas dans le lit anglais, ne sont pas suffisamment élastiques.

En Allemagne, le matelas est posé sur une toile métallique qui manque aussi d'élasticité.

Dans les troupes de la marine française, l'ancienne paillasse de varech a été remplacée par un sommier en tissu de fil d'acier galvanisé.

Les sommiers en toiles métalliques ne nous paraissent pas devoir être conseillés pour les lits de troupe : leur prix est assez élevé, quand ils sont solidement construits ; ils se laissent souvent déprimer à la partie centrale comme font les toiles ordinaires ; enfin ils sont difficiles à nettoyer lorsque la poussière s'est introduite dans leurs mailles.

Au concours de 1881 deux sommiers ont été particulièrement remarqués : le sommier Thuau, qui a obtenu le prix, et le sommier Herbet.

Le sommier Thuau est ingénieux : il se compose d'un cadre métallique qui peut s'adapter sur les châlits réglementaires ; sur les petits côtés de ce cadre se trouvent des poulies métalliques ; une corde fixée à l'une de ses extrémités, passe alternativement sur les poulies supérieures et sur les poulies inférieures, et vient enfin s'enrouler autour d'un petit treuil qui est garni d'un encliquetage ; à l'aide d'une clef on peut faire tourner ce treuil et serrer ou desserrer la corde. Des lames d'acier transversales, très flexibles, maintiennent la literie en place, si par hasard la corde vient à casser.

Lorsque la corde est convenablement tendue, ce sommier est très bon, très élastique ; mais, la corde étant très hygrométrique, il faut sans cesse la tendre ou la détendre, ce qui est un inconvénient.

Dans les essais faits dans les casernes on a constaté que les lits garnis avec des sommiers Thuau étaient plus froids que les anciens lits, ce qui se comprend facilement : la paillasse qui maintient une couche d'air immobile au-dessous du lit, le protège contre le refroidissement, et cette protection fait défaut avec le sommier Thuau ; dans les pays chauds, un couchage frais est un avantage et dans les pays froids il serait facile de remédier à cet inconvénient en plaçant une toile au-dessus du sommier et en donnant un peu plus d'épaisseur au matelas.

On ne trouvera jamais de sommier qui protège aussi bien contre le froid que le lit actuel, ce n'est pas une raison pour conserver la paillasse.

Le sommier Herbet qui peut, comme le sommier Thuau, s'adapter sur les lits réglementaires, se compose d'un cadre métallique rigide et de longues lames d'acier flexibles qui vont de la tête aux pieds (fig. 136). Ce sommier est très solide, suffisamment élastique, d'un prix peu élevé, enfin il est facile à nettoyer et les poussières ne peuvent pas s'y accumuler; il paraît donc remplir toutes les con-

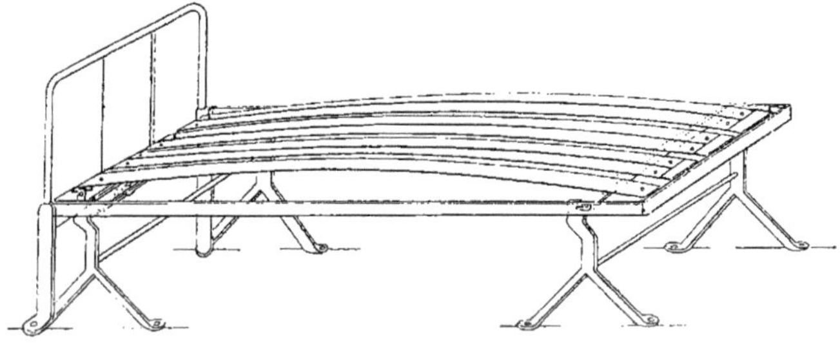

Fig. 136. — Sommier Herbet à lames d'acier sur des châlits réglementaires.

ditions d'un bon sommier pour lit de troupe. Les sommiers Herbet sont d'ailleurs en usage dans un grand nombre d'hôpitaux, d'écoles et de collèges; ils ont été adoptés dans nos hôpitaux militaires.

On a reproché aux lits de tenir trop de place dans les chambres des casernes, et on a imaginé un grand nombre de systèmes de lits à coulisse ou à relèvement pour dégager le milieu de la chambre pendant la journée.

Les lits des soldats anglais se plient en deux, au moyen de charnières placées à la partie moyenne, ce qui permet de relever la partie inférieure sur la supérieure, ou bien ils sont à tiroir; la partie inférieure portée sur quatre pieds à roulettes rentre par glissement sous la partie supérieure; pendant la journée la literie est roulée et le lit n'occupe que la moitié de la surface qu'il prend pendant la nuit; l'espace libre au milieu des chambres est ainsi agrandi et l'on peut y disposer des tables et des bancs pour tous les hommes.

En Allemagne, en Suède, aux États-Unis, on employait autrefois, dans les chambres des casernes, des lits à deux étages qui se trouvent encore dans un certain nombre de vieilles casernes. Cette disposition est évidemment très mauvaise, elle favorise l'encombrement, de plus l'homme qui est couché dans le lit supérieur respire de l'air déjà vicié par la respiration de celui qui se trouve au-dessous de lui. On a reconnu partout les inconvénients de ce système, on ne met plus de lits à deux étages dans les casernes neuves ni en Allemagne, ni en Suède, ni aux États-Unis.

En 1871-72, on a expérimenté au camp de Meudon, des lits à relèvement qui se composaient d'une espèce de brancard garni de toile avec hampes en bois ne dépassant pas la toile; pendant la nuit le lit reposait : 1° sur une barre clouée à la paroi; 2° du côté

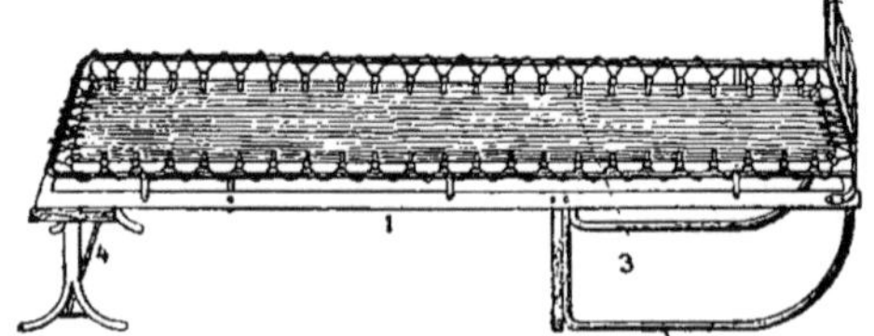

Fig. 137. — Lit Bertillon dégarni, de manière à montrer le sommier composé d'une toile tendue. Le lit est abaissé (position de nuit).

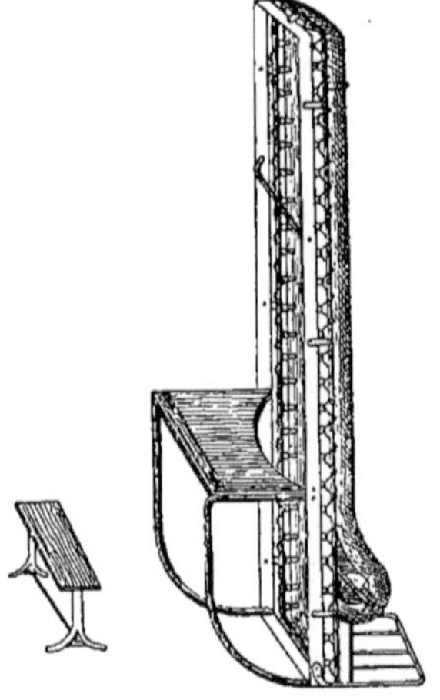

Fig. 138. — Lit Bertillon garni et relevé (position de jour).

des pieds, sur une table mobile qui, pendant la journée, pouvait servir à d'autres usages; pendant le jour les lits étaient suspendus en l'air à l'aide de cordes (MARVAUD, Étude sur les casernes et les camps permanents, Paris, 1873).

M. Bertillon a présenté au concours de 1881, un lit à relèvement ingénieux (fig. 137, 138); le sommier était formé par une toile très solide tendue sur un cadre en fer. Le châlit de tête était remplacé par deux patins recourbés (3) et réunis au-dessous du sommier par une planche qui maintenait leur écartement et qui servait en même temps, lorsque le lit était abaissé, à soutenir le cadre du lit (1) : du côté des pieds ce cadre était soutenu par un tréteau (4) formant banc dans la journée.

Pendant la journée le lit serait relevé le long du mur comme l'indique la figure 138, les fournitures du lit étant attachées au cadre à l'aide de courroies, et le soldat aurait à sa disposition une table et un banc.

Il n'est pas admissible qu'on fasse manger le soldat sur la

tablette disposée à la face inférieure du lit, les inconvénients de ce *modus faciendi* sont trop évidents pour qu'il soit nécessaire d'y insister ; d'un autre côté, la partie du lit sur laquelle vient justement reposer la tête pendant la nuit, serait souillée par les poussières du sol.

M. le général Lewal et M. le médecin inspecteur Morache ont proposé d'employer le hamac pour le couchage du soldat comme on l'emploie pour celui du marin (Général Lewal, *op. cit.*, p. 458. — Morache, *op. cit.*). Le couchage dans des hamacs, qui est de nécessité pour le marin à la mer, ne nous paraît pas applicable dans les casernes ; on repose moins bien dans un hamac que dans un lit ordinaire.

D'ailleurs, en proposant d'installer des hamacs dans les chambres, à la place des lits, on poursuit le même but qu'en imaginant des lits à relèvement, on cherche à augmenter l'espace disponible dans les chambres pendant le jour, et nous croyons que ce résultat n'est pas désirable. Tous les hygiénistes reconnaissent aujourd'hui la nécessité d'avoir, dans les casernes, des dortoirs qu'on peut aérer largement pendant le jour, et des chambres de jour ; nous reviendrons sur cette question à propos de la ventilation des chambres des casernes.

En résumé, il est indispensable de faire disparaître les paillasses des chambres des casernes ; un sommier en fer, facile à nettoyer, tel que le sommier Herbet, paraît devoir être adopté ; dans les régions froides, il y aura lieu de donner un peu plus d'épaisseur au matelas de manière à protéger le dormeur contre le refroidissement.

Dans les pays chauds, une natte sur un matelas et des draps de toile constituent le meilleur système de couchage ; le hamac est également à recommander (Jousset, Hygiène des pays chauds, *Arch. de méd. nav.*, 1884).

V. Locaux accessoires. — En dehors des pavillons d'habitation, une caserne comporte un grand nombre de locaux accessoires : cuisines et réfectoires, infirmerie, salles de police et prison, lavabos, salle de bains, cantines, écuries, lieux d'aisances, etc. dont l'installation présente beaucoup d'intérêt au point de vue de l'hygiène du casernement.

Nous étudierons à part la question importante des *latrines* et de la *vidange*, nous nous contenterons d'indiquer ici qu'il y a lieu de prévoir dans une caserne : 1° des latrines et des urinoirs *de jour*, en dehors des bâtiments d'habitation, mais à proximité de ceux-ci ; 2° des latrines *de nuit*, composées d'un petit nombre de sièges et fermées pendant le jour ; les latrines de nuit doivent être, sinon sur le même palier que les chambres d'habitation, au moins dans le pavillon où se trouvent ces chambres, pour que le soldat ne soit pas obligé, pendant la nuit et par tous les temps, de traverser les cours pour se rendre aux latrines.

a. *Cuisines.* — Dans les anciennes casernes, les cuisines étaient en général installées au rez-de-chaussée des bâtiments d'habitation ; les odeurs de la cuisine montaient dans les chambres situées au-dessus ; d'autre part, il était difficile d'avoir, dans ces conditions, des cuisines propres, bien éclairées et bien ventilées.

Les cuisines ne doivent pas davantage être placées dans le soussol, comme elles le sont dans beaucoup de casernes allemandes.

Il est indispensable que la cuisine soit installée dans un pavillon séparé. A côté de la cuisine proprement dite il est nécessaire d'avoir : 1° une salle pour laver la vaisselle ou laverie ; 2° un garde-manger pour la viande ; 3° un garde-manger pour les légumes.

La cuisine doit être largement ventilée par la partie supérieure, afin que la vapeur d'eau qui s'échappe en grande quantité des marmites, quand on les découvre, soit entraînée rapidement à l'extérieur, et pour que les cuisiniers ne soient pas exposés, en été, à une trop grande chaleur.

Le sol doit être imperméable ; il ne faut pas que les substances grasses qui le souillent fréquemment produisent des taches ; le meilleur revêtement est fourni par les carreaux en grès cérame vitrifié.

Pour qu'on puisse laver le sol à grande eau, il faut ménager sur un point un peu déclive un caniveau avec siphon pour l'écoulement de l'eau de lavage.

Les murs seront couverts jusqu'à la hauteur de deux mètres au-dessus du sol, de carreaux de faïence.

Un guichet sera établi pour passer les plats ; les hommes qui viennent chercher les aliments ne doivent pas souiller le sol de la cuisine.

Nous avons décrit, dans un chapitre précédent (Ch. v), les fourneaux de cuisine en usage dans les casernes ; nous rappellerons seulement ici que le chauffage des appareils doit pouvoir se faire sans qu'on introduise le combustible dans la cuisine.

L'eau chaude du fourneau de cuisine doit arriver dans la laverie directement, par une conduite qu'il est facile de placer sous le sol.

Les garde-manger pour la viande et les légumes seront placés dans des endroits frais, exposés au nord et continuellement ventilés à l'aide de châssis garnis de persiennes de bois et de lanterneaux ; le sol et les parois de ces annexes seront imperméables et faciles à nettoyer, comme dans la cuisine elle-même.

La notice déjà citée sur les casernements types (1889) contient les dispositions suivantes relatives aux cuisines :

Les cuisines seront, autant que possible, placées du côté opposé aux vents régnants par rapport aux bâtiments des hommes.

Des robinets d'eau y seront établis.

Les fenêtres seront de grande dimension. Des lanterneaux seront créés dans la toiture pour l'évacuation des buées.

La distribution des mets se fera dans un passage spécial bordé de tables recouvertes de zinc, de façon que les hommes ne pénètrent jamais dans la partie de la cuisine affectée à la manipulation et aux fourneaux.

Les fourneaux seront adossés au mur. Le chauffage se fera par l'extérieur de la cuisine, dans un couloir exclusivement réservé à cet usage. Quand on le pourra, on isolera le bâtiment de la cuisine du mur de clôture par une courette où sera emmagasiné le charbon.

Afin d'éviter le transport des cendres et escarbilles hors de la chambre de chauffe, on tiendra celle-ci d'une marche en contre-bas du sol de la cuisine proprement dite.

Les eaux grasses seront recueillies dans des tinettes métalliques, munies de bondes à fermeture étanche.

b. *Réfectoires.* — Ils doivent être placés à proximité des cuisines afin que les aliments ne se refroidissent pas pendant le transport. C'est l'emplacement qui a été choisi dans la notice sur les casernements types (1889).

Les réfectoires, dit cette notice, seront établis dans des bâtiments spéciaux placés à proximité des cuisines, à moins qu'il n'existe, dans les bâtiments du casernement proprement dit, des surfaces non utilisées que l'on affectera, dans ce cas, à l'usage de réfectoires par mesure d'économie.

Chaque réfectoire sera affecté à une seule unité et aura une entrée particulière. Les tables et les bancs seront mobiles, afin qu'on puisse utiliser ces locaux comme salles de théorie, etc.

Des caves pourront être créées sous les réfectoires pour la conservation des boissons alimentaires.

c. *Infirmerie.* — Dans les anciennes casernes, l'infirmerie était placée, comme la cuisine, dans les bâtiments d'habitation ; on choisissait quatre ou cinq chambres à l'extrémité d'un des bâtiments et on les séparait du reste du casernement avec des portes à claire-voie.

Tout le monde s'accorde à reconnaître aujourd'hui que l'infirmerie doit être placée dans un pavillon séparé.

Les locaux affectés à une infirmerie régimentaire doivent comprendre, autant que possible (Règlement sur le service de santé de l'armée à l'intérieur, art. 71) :

1° Des salles pour les malades fiévreux, blessés et vénériens, et pour les convalescents ;

2° Une chambre pour le traitement des sous-officiers ;

3° Une salle de visite pouvant servir en même temps de logement au sous-officier d'infirmerie ;

4° Une salle servant de réfectoire et de lieu de réunion aux malades et aux convalescents ;

5° Une chambre à usage de magasin pour les effets des malades, les ustensiles et les approvisionnements de l'infirmerie ;

6° Une chambre pour la tisanerie et le chauffage des bains ;

7° Un cabinet attenant à cette chambre, pouvant recevoir deux baignoires et des lavabos ;

8° Des latrines indépendantes de celles de la troupe et spéciales à l'infirmerie ;

9° Un local spécialement disposé pour recevoir le matériel de réserve du service de santé ;

10° Une cour ou un jardin servant de promenoir ;

11° Un local pour la désinfection.

La notice sur les casernements types (1889) contient les dispositions suivantes au sujet de l'infirmerie régimentaire :

L'infirmerie sera placée dans un bâtiment distinct, avec jardinet clos.

Les fenêtres des chambres destinées aux malades, sur les façades exposées au soleil, seront garnies de persiennes.

La pièce du rez-de-chaussée, organisée en réfectoire, servira de salle d'attente pour les hommes qui se présenteront à la visite.

Les combles seront mansardés et plafonnés. On y installera un magasin pour le service de l'infirmerie, un autre avec étagères pour le matériel de mobilisation et un séchoir.

La salle de visite sera bien éclairée, on y installera un robinet d'eau, une armoire fermant à clef pour les médicaments, une armoire à bibliothèque, des rayons et un réchaud à gaz s'il y a lieu.

Tous les locaux, à l'exception des salles de bains, seront parquetés.

Les chambres de malades auront une capacité correspondant au moins à 20^{m3} d'air par homme. La chambre du rez-de-chaussée sera spécialement affectée aux blessés.

Des latrines seront organisées au niveau du palier, entre le rez-de-chaussée et le premier étage, dans une tourelle isolée du bâtiment principal et reliée à celui-ci par un passage clos et bien éclairé. Elles comprendront un urinoir et deux sièges, l'un pour position accroupie, l'autre pour position assise, ce dernier établi de façon que les hommes ne puissent pas s'y tenir accroupis.

Dans le cas où l'on fera usage des tinettes, elles seront placées au rez-de-chaussée de la tourelle et retirées par le jardin.

L'escalier et toutes les portes seront assez larges pour le passage d'un brancard.

Dans un angle du jardin, choisi sous le vent de l'infirmerie, sera installé un cabinet de sulfuration ; dans un autre angle sera un urinoir.

La désinfection par l'acide sulfureux est peu efficace (voir Ch. XXI), mais on trouvera certainement un procédé meilleur et il y a lieu de maintenir, à côté des infirmeries, un local destiné à la désinfection ; en attendant que ce procédé, qui sera fourni peut-être par le formol, soit trouvé, le plus sûr est d'avoir, dans chaque garnison, une étuve à désinfection servant aux différents corps.

Dans les infirmeries régimentaires, les moyens de couchage sont les mêmes que dans les chambres de troupe, cependant on donne toujours des couchettes, de préférence aux châlits. La suppression des paillasses s'impose plus encore pour les lits d'infirmerie que pour les lits ordinaires.

Les fournitures d'infirmerie sont timbrées des lettres I. R. ; ces fournitures ne doivent pas être employées pour le couchage des militaires en santé. (Règlement sur le service intér., infanterie, art. 346.)

En France, le nombre des lits à affecter à une infirmerie de corps est fixé à 2 1/2 p. 100 de l'effectif normal dans l'infanterie et à 3 p. 100 dans la cavalerie.

Autrefois il n'y avait pas d'infirmerie dans les casernes allemandes ; les hommes reconnus malades étaient envoyés immédiatement au lazaret de garnison ; depuis 1885 le principe des infirmeries régimentaires a été admis en Allemagne.

En Angleterre, il n'y a pas d'infirmeries régimentaires, une ou deux chambres sont réservées pour donner les premiers secours, en cas d'accident.

En traitant à la caserne les maladies légères, on réalise une économie, le prix de revient de la journée d'infirmerie étant moins élevé que celui de la journée d'hôpital. On ne doit garder à l'infirmerie que des hommes atteints d'affections légères; les moyens diététiques et thérapeutiques dont on dispose sont en effet beaucoup plus limités qu'à l'hôpital; aucune maladie contagieuse, autre que la gale (que l'on guérit en quarante-huit heures), ne sera traitée à l'infirmerie.

d. *Lavabos, bains.* — Nous avons eu déjà l'occasion de nous occuper de l'installation des lavabos et des bains dans les casernes (Ch. IV). Nous rappellerons seulement ici que les lavabos doivent être placés à proximité des chambres, dans des locaux bien clos, à l'abri des courants d'air, et non dans des corridors. Dans les casernes anglaises, les lavabos sont bien situés aux extrémités de chaque pavillon ou block (fig. 132).

Les bains doivent être placés dans un pavillon séparé, à proximité des cuisines qui pourront au besoin fournir de l'eau chaude pour des bains de pieds.

Dans les casernes allemandes, les salles de bains sont placées auprès des cuisines ou des buanderies dont les chaudières sont utilisées pour le chauffage des bains.

Dans les grandes villes, il y a parfois avantage à avoir des bains servant à tous les corps ou à plusieurs corps de la garnison, d'autant plus que dans les anciennes casernes, l'installation des bains laisse en général à désirer.

Nous avons indiqué (p. 112) quelle devait être la distribution d'un pavillon de bains.

e. *Buanderies. Lavoirs.* — En Angleterre et en Allemagne, le blanchissage du linge se fait en général dans les casernes.

A la caserne de Chelsea, on trouve une buanderie avec chaudières, cuves, bassins de lavage, étuve, salle pour les repasseuses, etc.

En Allemagne, il existe en principe une buanderie par bataillon; dans les grands centres, des buanderies à vapeur sont installées pour l'usage commun de tous les corps de la garnison.

En France, des essais ont été faits dans ce sens, notamment à Montpellier en 1888. On réalise ainsi une économie, mais un certain nombre d'hommes doivent être distraits de leur service, ce qui présente des inconvénients au point de vue militaire.

Les hommes peuvent laver dans les lavoirs une partie de leur linge.

La notice sur les casernements types (1889) prévoit des lavoirs couverts, composés d'une grande auge avec écoulement d'eau continu, dont les deux longues faces seront organisées pour les lavages. On attribuera de 15 à 16 mètres de longueur de lavoir à chaque régiment d'infanterie ou d'artillerie et 12 mètres à chaque régiment de cavalerie.

A chaque lavoir correspondra un séchoir constitué par des fils de fer galvanisé tendus entre des montants en fer solidement scellés dans le sol.

f. *Locaux disciplinaires.* — Il y a dans toutes les casernes une salle de police pour les caporaux ou brigadiers, une salle de police pour les soldats, une prison et enfin des cellules.

Il importe que les moyens de répression ne deviennent pas des causes de maladie; le médecin doit donc surveiller avec soin les locaux disciplinaires qui sont généralement assez mal installés.

L'instruction complémentaire du règlement du 30 juin 1856 alloue à chaque homme 9^{mc} d'air dans les salles de police et les prisons; cette fixation est notoirement insuffisante; le nombre des hommes à la salle de police ou en prison est heureusement presque toujours inférieur au chiffre réglementaire.

Autrefois les hommes punis de salle de police ou de prison étaient employés seulement aux corvées de quartier. Aujourd'hui le soldat puni fait son service, de plus il est mis au peloton de punition, c'est là une très bonne mesure au point de vue hygiénique et au point de vue de la discipline; les hommes ne vivent plus enfermés jour et nuit dans un local sombre et mal aéré, livrés à une oisiveté dangereuse, ils passent toute la journée à l'air; on ne les enferme dans les locaux disciplinaires que le soir, à moins qu'ils ne soient punis de cellule.

Le militaire à la salle de police a une couverture et une paillasse sur un lit de camp; dans les prisons et les cellules il n'a qu'une couverture.

Par les temps froids, il y a lieu d'augmenter le nombre des couvertures et même, si l'on ne peut pas chauffer les locaux disciplinaires, de suspendre les punitions de salle de police et de prison.

Le plus souvent dans les prisons ou les salles de police il n'y a pas de latrines, un baquet en tient lieu. Il est inutile d'insister sur les inconvénients et sur les dangers de ce procédé primitif.

Il sera indispensable, à l'avenir, de construire des latrines dans les salles et police de dans les prisons.

La notice sur les casernements types (1889) prévoit seulement l'installation d'une tinette et de seaux hygiéniques.

Dans les salles communes (des locaux disciplinaires) on organisera, dit cette notice, un cabinet en maçonnerie éclairé et aéré par le haut, avec un siège recouvrant une tinette. Dans les cellules, on placera un seau hygiénique. Le service des tinettes et des seaux se fera toujours par l'extérieur.

Les seaux dits hygiéniques sont évidemment insuffisants.

A la caserne municipale Schomberg, on a installé avec raison de véritables latrines dans les locaux disciplinaires.

Les lits de camp des salles de police doivent être démontables, ainsi que ceux du poste de police, afin de permettre le nettoyage quotidien du sol et la désinfection des planches des lits.

g. *Cantines.* — Les cantines sont en général mal installées, peu ou pas ventilées, et il arrive trop souvent qu'on y débite des boissons alcooliques prohibées. Les cantines doivent être l'objet d'une surveillance attentive, disent les règlements, mais en fait, cette surveillance est tout à fait inefficace; M. le général Lewal ne voyait d'autre remède que la suppression des cantines.

En supprimant les cantines, on ne ferait qu'achalander les cabarets voisins des casernes, où le soldat trouverait des consommations encore plus mauvaises et plus dangereuses que dans les cantines; nous croyons qu'il faut chercher à améliorer l'organisation des cantines et faire en sorte que le soldat puisse se procurer à bon marché du café et des boissons de bonne qualité (vin, bière, cidre), à l'exclusion de toutes les boissons alcooliques distillées (eau-de-vie, absinthe, bitter et autres apéritifs). En achetant du vin en gros et en le gardant dans les caves de la caserne, on pourrait procurer au soldat du bon vin et à très bas prix.

Les cantines des casernes anglaises peuvent être considérées comme des modèles à imiter.

« Composée de plusieurs pièces, d'une propreté scrupuleuse, la cantine a l'aspect du *bar* anglais; elle est gérée par un sous-officier en retraite qui reçoit 5 ou 6 schillings par jour. La cantine étant une institution coopérative, les bénéfices, au lieu de servir, comme en France, à enrichir le cantinier, sont employés presque exclusivement à augmenter le bien-être du soldat. Les premiers profits servent à constituer un fonds de réserve qui ne peut, dans l'infanterie de ligne, excéder 50 livres (environ 1250 francs), et ensuite à rembourser l'État de ses avances. Tous les autres profitent aux diverses institutions régimentaires : repas de Noël, distributions supplémentaires aux hommes de garde, mess des sous-officiers, allocations aux familles des soldats mariés, car le soldat anglais, comme chez nous les gendarmes, peut se marier avec l'autorisation de ses chefs » (*Progrès militaire*, 2 déc. 1893).

En Allemagne, il existe des cantines dans toutes les casernes; ces cantines sont gérées, soit par gestion directe, soit à l'entreprise, au gré du chef de corps. Dans le premier cas, une commission spéciale achète les différentes marchandises et fixe les prix de vente; les bénéfices réalisés à la fin de l'année servent en partie à constituer un fonds de réserve, le surplus est divisé entre les sous-officiers et les soldats. Dans les gestions à l'entreprise, le soumissionnaire paye une certaine somme qui est répartie entre les sous-officiers et les soldats.

Les soldats peuvent acheter, dans ces cantines, du pain, du saucisson, de la bière, du vin, des cigares, du tabac; on n'y trouve ni tables, ni chaises, ni bancs; on évite ainsi que les soldats y fassent de trop longues stations.

Tous les corps de troupe sont pourvus en outre d'un casino ou cercle de sous-officiers, avec un restaurant habituellement géré par le corps (DALLY, Cahiers d'enseignement illustrés).

En Russie, tantôt les cantines sont à l'entreprise, tantôt c'est le régiment qui achète lui-même et qui vend les denrées.

En Suède, les cantines sont gérées à l'entreprise, sous le contrôle d'un officier supérieur (BAGGE, Cahiers d'enseignement illustrés, l'Armée suédoise).

h. *Bibliothèque, jeux.* — Dans sa remarquable étude sur les casernements à l'étranger, M. le colonel Grillon constate qu'en Angleterre on dote largement les quartiers militaires de tout ce qui peut contribuer au bien-être, aux plaisirs et à l'instruction du soldat. Des jeux de quilles, de boules et autres sont installés dans les cours, on trouve dans toutes les casernes : des casinos, des cantines et un mess de sous-officiers.

Les casinos, appelés salles de récréation régimentaires, sont ouverts aux soldats moyennant une faible rétribution à laquelle s'ajoute une allocation donnée par l'État. Une commission régimentaire pourvoit à l'administration du casino et à l'achat des livres, des journaux périodiques et des jeux. Un buffet de rafraîchissements est installé dans une des salles; on y débite, à des prix modérés, du thé, du café, du pain et du beurre; les autres boissons y sont interdites. Toutes les grandes garnisons ont un gymnase couvert, très bien monté en appareils.

Sans aller jusqu'à demander la création de casinos dans les casernes, on peut souhaiter que le soldat ait à sa disposition quelques salles de jour pour fumer quand il fait mauvais dehors, une petite bibliothèque dans laquelle il pourrait écrire ses lettres ou lire de bons livres, enfin quelques jeux, comme dans les casernes anglaises, jeux de boules, etc.

Dans tous les postes américains, il y a des salles où le soldat peut se distraire et une école avec une bibliothèque richement pourvue.

Dans les casernes russes, plusieurs pièces sont réservées à différents jeux et à la lecture. Des casinos sont installés pour les sous-officiers.

Dans toutes les casernes de l'armée suédoise il y a un cercle pour les soldats; des jeux d'échecs, de dames et de dominos y sont mis à leur disposition, ils peuvent y fumer, mais sans y prendre de consommations. Les officiers font de fréquentes conférences auxquelles tous les soldats doivent assister. Chaque compagnie a une petite bibliothèque qui est mise à la disposition des soldats.

i. *Écuries.* — La question des écuries intéresse surtout l'hygiène hippique, mais les écuries peuvent devenir une cause de maladie pour les hommes qui sont obligés d'y séjourner longtemps (gardes d'écurie), ou une cause d'infection pour les locaux avoisinants; le médecin ne peut donc pas se désintéresser de leur installation.

Les écuries ne doivent pas être placées au rez-de-chaussée des bâtiments servant à l'habitation; nous avons déjà signalé les inconvénients de cette disposition.

Dès 1861, la Commission anglaise du casernement s'est prononcée pour les écuries indépendantes et cette règle est aujourd'hui universellement admise, on ne doit mettre ni chambre, ni grenier au-dessus des écuries.

En construisant des écuries indépendantes on assainit le casernement et on assainit aussi beaucoup les écuries.

Autrefois on cherchait surtout à garantir les chevaux contre le froid, on ventilait fort peu les écuries; il en résultait une grande mortalité des chevaux de troupe; la morve était endémique dans un grand nombre de casernes. La ventilation des écuries situées au rez-de-chaussée, avec un mur dans le fond et un plafond au-dessus, était d'ailleurs très difficile. Avec les écuries indépendantes on peut faire des prises d'air de tous les côtés, l'air chaud et vicié s'échappe par les lanterneaux ménagés à la partie supérieure ; on obtient ainsi un cube d'air beaucoup plus considérable que dans les anciennes écuries et une ventilation énergique dont les heureux effets ont été très remarquables. La morve est devenue beaucoup plus rare en France et en Angleterre depuis qu'on a pris le parti de ventiler les écuries. D'après Wilkinson, la mortalité des chevaux dans l'armée anglaise a subi une réduction de 20 sur 1000 par an (Boisseau, art. Casernes, *loc. cit.*, p. 784).

Un cheval exhale 12 fois plus d'acide carbonique qu'un homme. D'après le général Morin il faut 180 à 200^{m3} d'air par heure et par cheval pour qu'une écurie se trouve dans de bonnes conditions.

Le sol des écuries doit être imperméable.

j. *Selleries.* — Le cavalier ne doit pas être obligé de transporter dans sa chambre les effets de harnachement, comme cela se pratiquait autrefois ; il est donc indispensable de prévoir des selleries à côté des écuries. Tous les effets de harnachement seront réunis dans ces selleries.

k. *Fosses à fumier.* — Elles doivent être bien étanches afin que le purin ne puisse pas s'infiltrer dans le sol et le souiller.

On pourrait recueillir le fumier dans des caisses en tôle, comme cela se pratique dans quelques casernes anglaises.

Les fumiers seront relégués sur un point éloigné des locaux d'habitation et des cuisines. L'odeur des fumiers est désagréable, de plus les mouches qui pullulent sur les fumiers vont se poser ensuite sur le pain ou sur les autres aliments et les souillent avec les germes de toute espèce qu'elles transportent. Les fumiers seront enlevés fréquemment.

VI. Nécessité d'organiser une étude méthodique des casernements au point de vue de l'hygiène. — En terminant ce chapitre, nous croyons devoir appeler l'attention sur la nécessité d'organiser une étude régulière et suivie des casernements au point de vue de l'hygiène.

Lorsqu'un médecin est nommé dans un régiment, il ignore complètement les conditions hygiéniques des casernements dont il doit surveiller l'hygiène, il faut qu'il se mette peu à peu au courant et il a souvent beaucoup de peine à se procurer les renseignements qui lui sont indispensables ; les observations qu'il peut faire lui-même sont souvent perdues pour ses successeurs.

Cependant le médecin a sans cesse à donner son avis sur les

modifications qu'il convient de faire dans les casernements, au besoin il doit provoquer ces modifications dans des rapports faits à l'autorité supérieure quand il a reconnu les dangers, au point de vue de l'état sanitaire, de l'état de choses existant.

D'après la circulaire ministérielle du 29 juin 1883, le concours du médecin est exigé dans tous les cas où il y a lieu de conférer sur les mesures à prendre pour la construction, l'appropriation ou l'amélioration des bâtiments militaires affectés au service de santé [1].

Pour que le médecin militaire puisse se prononcer en connaissance de cause, il faut d'abord qu'il connaisse bien toutes les questions d'hygiène qui concernent le casernement, il faut ensuite qu'il sache exactement quel est l'état du casernement qu'il s'agit de modifier.

Ces données ne sont pas moins nécessaires au médecin-chef d'un hôpital, pour l'hôpital qu'il dirige, qu'aux médecins de régiment pour les casernes.

Pettenkofer et Port ont tracé à la 3e réunion des hygiénistes allemands, en 1875, le programme suivant des recherches à instituer dans les casernes. Flügge, dans son Manuel des méthodes de recherches en hygiène (Berlin, 1881), a donné son entière approbation à ce programme (*Revue d'hygiène*, 1881, p. 163).

« Aux recherches à instituer dans les casernes devront participer les ingénieurs et les médecins militaires et, s'il y a lieu, des chimistes.

« Aux ingénieurs à fournir le plan coté des casernes et environs, avec les détails relatifs au drainage, à la constitution géologique du sol (poreux ou imperméable, etc.), à la construction du bâtiment (homogénéité du matériel), quel matériel, quel âge, quelles modifications successives), à l'installation des latrines, au cubage des chambres. Ils devront indiquer en plus : la nature, la provenance et l'aménagement de l'eau potable, la situation et la constitution des champs de manœuvre. Ils placeront des points fixes au niveau de la surface de la terre, dans le puits de la caserne, et

---

1. Un médecin militaire fait également partie de la commission d'*assiette* du casernement. Tous les ans, dans chaque garnison, une commission, composée du commandant d'armes, du chef du génie, d'un sous-intendant militaire et d'un médecin-major de la garnison, se réunit pour établir ou reviser l'état du casernement ou, suivant le mot consacré, l'*assiette* du casernement. Pour chaque bâtiment, on indique les dimensions, la contenance et l'affectation de tous les locaux. Le numéro de chaque chambre, sa destination, le nombre des lits qu'elle peut contenir quand elle est affectée au logement des troupes sont inscrits au-dessus de la porte d'entrée. Les différents bâtiments sont désignés par des lettres.

établiront le niveau avec la cote moyenne du fleuve ou du ruisseau voisin.

« Les médecins militaires devront noter chaque mois la répartition des hommes dans les chambrées, marquer les cas de fièvre typhoïde (ou de choléra, dysenterie, etc.) sur des plans lithographiés, fournis par le génie, établir des tableaux graphiques de la morbidité, suivre du même pas les épidémies dans la population civile, faire chaque jour la mensuration de la hauteur de l'eau souterraine et faire chaque semaine la détermination de la température de cette eau, noter chaque jour la température du sol à une profondeur de 1 m. 50 à 3 mètres, ainsi que la quantité de pluie tombée.

« Les chimistes feront tous les jours l'analyse de l'eau et toutes les semaines celle de l'air du terrain poreux, à une profondeur de 1 m. 50 à 3 mètres » (*Revue d'hygiène*, 1881, p. 163).

Le programme serait à revoir, mais l'idée qui l'a dicté nous paraît excellente.

Les docteurs Port et Rotter ont insisté sur l'utilité de ce qu'on a appelé la *statistique localiste*. Toutes les chambres de la caserne sont représentées par des cases numérotées et disposées dans le même ordre que les chambres elles-mêmes. Lorsqu'un homme est atteint d'une maladie contagieuse, on trace, dans la case qui correspond à la chambre qu'il occupait, un petit rectangle dont la couleur varie avec le genre de la maladie, et l'on indique, à l'aide de signes conventionnels inscrits dans le rectangle : la date de l'invasion de la maladie, la durée d'habitation dans la caserne et le mode de terminaison de la maladie.

En 1884, M. le médecin principal Renard a proposé avec raison de créer, dans les casernes et dans les hôpitaux militaires, un carnet de casernement ; le médecin chef de service serait chargé de tenir ce carnet au courant et de le transmettre à son successeur.

D'après M. Renard, le carnet de casernement devrait contenir les indications suivantes : plan des bâtiments de l'établissement militaire avec indication des conduites d'eau, des puits, des citernes s'il en existe, des égouts, des fosses fixes, des fumiers ; composition géologique du sol, hauteur de la nappe d'eau souterraine et variations de hauteur de cette nappe ; provenance et qualité des eaux. Maladies régnantes. Le médecin chef de service mentionnerait chaque année sur ce carnet quelles ont été les maladies épidémiques observées, avec l'indication des bâtiments et des chambres qui ont fourni les malades, et ses observations sur l'hygiène du casernement.

Depuis plusieurs années, les carnets de casernement ont été adoptés dans l'armée allemande [1].

1. RENARD, Essai sur un projet d'études méthodiques de l'hygiène des caserne-ments. *Arch. de méd. milit.*, 1884, t. III, p. 49. — ROTTER, *Archiv. f. Hygiene*, 1884, p. 86. — BOURGEOIS, Essai de statistique localiste, *Arch. de méd. milit.*, 1888. t. XII, p. 181.

CHAPITRE XV

CAMPS. — CANTONNEMENT. — BIVOUAC

I. Camps baraqués. — Les camps baraqués ont été souvent employés pour le logement temporaire des troupes, lorsqu'il était nécessaire de réunir un grand nombre d'hommes pour des manœuvres ou pour une campagne et aussi pendant les sièges.

Le mot *baraque* vient, comme le mot caserne, de l'espagnol; le mot *barraca* désigne, en espagnol, une hutte de pêcheur; les baraques qu'on construisait aux xviie et xviiie siècles pour protéger le soldat en campagne étaient des plus primitives.

A. *Historique.* — a. *Camps baraqués en France.* — L'histoire des camps baraqués est très intéressante parce qu'on peut en tirer des enseignements importants au point de vue de la valeur hygiénique des baraques; il est donc nécessaire que nous nous y arrêtions un peu[1].

---

1. Général Bardin, Art. Baraque et Baraquement *in* Diction. de l'armée de terre, Paris, 1851. — J. Périer, Histoire méd. des camps de Boulogne, *Rec. mém. méd. milit.*, 2ᵉ série. t. XVIII, p. 1. — Michel Lévy et E. Boisseau, Art. Camp *in* Diction.

Le premier camp baraqué installé en France est célèbre, c'est le camp de Boulogne, organisé en 1803.

Au mois de septembre 1803, les premières troupes quittèrent leurs garnisons et vinrent occuper les camps placés à droite et à gauche du port de Boulogne. Les soldats construisirent eux-mêmes des baraques avec des perches, des pierres et du gazon. « Les baraques étaient isolées et présentaient leur alignement sur un vaste front de bandière qui avait plus d'une lieue d'étendue. A mesure que l'armée s'augmentait on construisait une seconde et une troisième ligne. Derrière celles-ci se trouvaient les logements d'officiers et les cuisines. De distance en distance les lignes se trouvaient coupées par des rues disposées de manière qu'elles séparaient les bataillons. » (BERTRAND, Histoire de Boulogne, cité par J. Périer, *op. cit.*)

D'autres camps furent établis successivement à Terlincthun, à Wimereux, à Ambleteuse, à Étaples; 160 000 hommes et 16 000 marins se trouvèrent bientôt réunis autour de Boulogne.

L'installation de ces camps était, comme on voit, très primitive; heureusement les emplacements étaient favorables, les soldats étaient bien nourris, bien entraînés, ils respiraient un air pur et vivifiant, et ils prenaient fréquemment des bains de mer. Le camp ne fut levé que le 21 août 1804; pendant toute sa durée l'état sanitaire avait été excellent; l'armée du camp de Boulogne exécuta, vers le Rhin, une marche admirable par sa régularité et sa rapidité, sans laisser presque de traînards, et la victoire d'Austerlitz termina brillamment cette belle campagne.

En 1854, on forma de nouveau à Boulogne un camp baraqué dans le but d'y réunir les troupes qui devaient être envoyées en Crimée. Périer, médecin inspecteur de l'armée, a écrit l'histoire de ce deuxième camp de Boulogne qui fut, au point de vue sanitaire, beaucoup moins heureux que le premier.

Au printemps de 1854 un décret impérial prescrivit la formation d'un camp du Nord de 100 000 hommes; on installa quatre camps à Honvault, à Équihem, à Wimereux et à Ambleteuse. Le 15 juillet 1854 l'effectif des troupes autour de Boulogne était de 16 000 hommes.

Les camps étaient placés au sommet de la falaise dont la hauteur varie entre 10 et 40 m. Les baraques étaient construites par les

encyclop. des sc. méd. — Rapport de la haute commission militaire à l'exposition universelle de Paris, Paris, 1869. — MARVAUD, Étude sur les casernes et les camps permanents, *Ann. d'hyg. publ.*, 1873. — PARKES, MORACHE, ROTH et LEX, *op. cit.*

soldats, d'après un type uniforme ; chacune d'elles devait contenir
12 hommes. La charpente était faite de piquets de 9 à 10 cm. de
diamètre avec des piquets intermédiaires plus minces ; des saucissons de paille passés dans la terre glaise formaient un clayonnage
entre les piquets, ce clayonnage était ensuite enduit à l'intérieur et
à l'extérieur avec la même terre. La couverture, en paille, avait de
20 à 21 cm. d'épaisseur. Chaque baraque avait une porte en bois
blanc et deux fenêtres et était garnie de lits de camp en planches.

Les baraques étaient rangées sur plusieurs lignes parallèles.

L   amp de Boulogne fut visité, en 1854, par le choléra qui
d'ailleurs régna cette année dans l'Europe entière ; mais, en dehors
de cette épidémie générale, on observa au camp des épidémies
de fièvre typhoïde, de dysenterie et même de scorbut.

L'expérience démontra que le camp de Boulogne était trop
excentrique ; il était peu logique d'envoyer des soldats à Boulogne
pour les expédier de là en Crimée, en leur faisant traverser de
nouveau la France. A la suite de la guerre de Crimée le camp de
Boulogne fut abandonné pour le camp de Châlons.

Les huttes informes, les *taupinières*, comme on les appelait, que
nos soldats construisirent pour s'abriter pendant le siège de Sébas-
topol, ne méritent pas le nom de baraquements. On sait quels
ravages le typhus, le scorbut, la dysenterie et le choléra firent
dans ces abris improvisés qui s'infectaient rapidement. Pendant
le deuxième hiver du siège, les Anglais possédaient des baraquements confortables ; ce fut là une des causes auxquelles l'armée
anglaise dut d'échapper presque complètement aux épidémies qui
continuaient à sévir cruellement sur notre armée.

Le camp de Châlons fut installé en 1857 sur l'emplacement
qu'il occupe encore aujourd'hui ; cet emplacement, qui mesure
7 à 8 kilom. de long sur 275 m. de large, est situé sur les bords
d'un petit cours d'eau, le Cheneu.

La première année les troupes furent campées sous la tente ;
c'est à la fin de l'été de 1858 qu'on éleva les premières baraques,
qui furent disposées en deux rangées, perpendiculairement au front
de bandière [1].

Les baraques, composées d'un simple rez-de-chaussée élevé au-
dessus du sol, étaient en briques ou en pisé, avec plancher et pla-

---

1. En termes de campement, on désigne sous le nom de *front de bandière* le côté
du camp qui est tourné ou qui est censé être tourné vers l'ennemi. Pour former un
camp, la première chose à faire est de déterminer le front de bandière. D'après un
précepte, établi par de Puységur en 1748, le front de bandière doit être égal et
parallèle à la ligne de bataille.

fond; les parois intérieures étaient recouvertes de plâtre; le toit était garni d'ardoises. Le couchage était le même que dans les casernes.

Dans chaque baraque il existait une chambre de 50 lits pour les soldats et une petite chambre, à l'une des extrémités, pour les sous-officiers. Les grandes chambres mesuraient 27 m. de long sur 6 m. de large et 3 m. 25 de haut, ce qui donnait un cube d'air de 526^{m3},50, soit 10^{m3} par homme en supposant les 50 lits occupés (BOISSEAU, *op. cit.*).

En arrière des baraques destinées à la troupe, 32 baraques perpendiculaires aux premières abritaient les cuisines, les cantines et l'infirmerie.

Plus en arrière, 16 baraques, ayant la même direction que les précédentes, servaient aux mess et au logement des officiers.

Sur une quatrième ligne étaient les lavoirs et les écuries.

Enfin, plus en arrière encore, les latrines.

Il résulte de tous les documents que nous possédons sur le fonctionnement du camp de Châlons pendant le deuxième Empire, et notamment des rapports de Goffres, de Périer et de M. le baron Larrey [1], que l'état sanitaire y était toujours excellent, mais il faut remarquer qu'il s'agissait d'un *camp de manœuvres*, qui n'était occupé que pendant quelques mois de la belle saison, et il faut se garder de confondre les camps *permanents*, avec les camps *temporaires* d'instruction.

Les troupes qui sont envoyées pendant l'été dans les camps, se trouvent dans de très bonnes conditions; les hommes passent une partie de leur temps à la manœuvre, ils s'enferment rarement dans leurs baraques et, comme il fait très chaud, ils laissent presque toujours les fenêtres ouvertes, même pendant la nuit; c'est en hiver que les camps baraqués présentent le plus d'inconvénients, ainsi que nous le verrons plus loin en faisant l'histoire des camps des environs de Paris en 1871.

D'autres camps baraqués furent installés, sous l'Empire, à Sathonay, près de Lyon, et à Lannemezan; au camp de Sathonay était installée en permanence une division qui se renouvelait tous les trois mois.

Le camp de Châlons est devenu un camp permanent, mais la plu-

---

1. LARREY, *Rec. mém. méd. milit.*, 1858, 2e série, t. XXI. — J. PÉRIER, *Même Rec.*, 3e série, t. I, p. 1. — GOFFRES, *Même Rec.*, 3e série, t. XIII, p. 49, 127, 225, 293. — MORIN, Le camp de Châlons, Paris, 1859. — ESPITALIER, Les origines du camp de Châlons, *Revue du génie milit.*, 1894.

part des baraques primitives ont été reconstruites et peu à peu ces constructions se sont rapprochées du type de casernement que nous avons décrit sous le nom de *block* à simple rez-de-chaussée, en s'éloignant du type de la baraque proprement dite.

En 1870-71, pendant le siège de Paris, de nombreux baraquements furent construits pour loger les troupes. Ces baraquements, faits à la hâte, étaient en général très défectueux; au Champ de Mars, les mêmes baraques servaient d'abris pour les hommes et pour les chevaux. L'encombrement était considérable et les résultats, au point de vue hygiénique, furent des plus mauvais, mais il n'y a pas lieu d'insister sur une expérience faite dans d'aussi mauvaises conditions.

Les camps qui furent installés peu après, dans les environs de

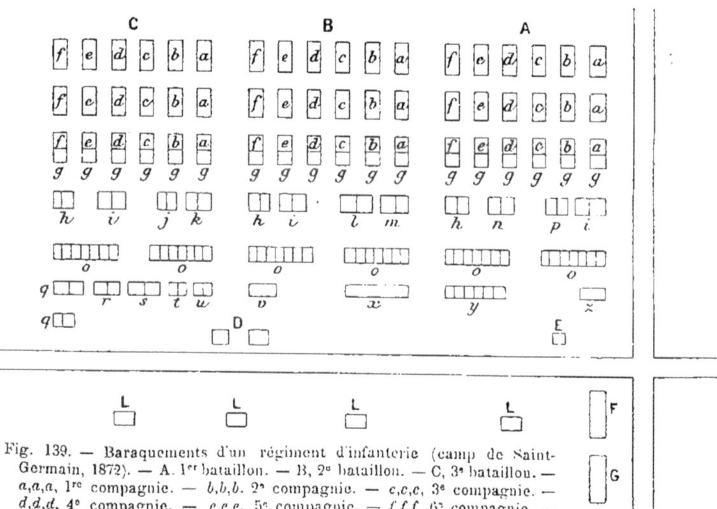

Fig. 139. — Baraquements d'un régiment d'infanterie (camp de Saint-Germain, 1872). — A. 1er bataillon. — B, 2e bataillon. — C, 3e bataillon. — *a,a,a*, 1re compagnie. — *b,b,b*. 2e compagnie. — *c,c,c*, 3e compagnie. — *d,d,d*, 4e compagnie. — *e,e,e*, 5e compagnie. — *f,f,f*. 6e compagnie. — *g,g,g,g*, Sous-officiers. — *h,h*, Cantines. — *i,i*, Cuisines. — *j*. Armuriers. — *k*, Tailleurs. — *l*. Prison et salle de police des soldats. — *m*, Salle de police des sous-officiers et poste de police. — *n*, Cordonnier. — *o,o,o*, Officiers. — *p*, Vaguemestre et tambour-major. — *q,q*, Infirmeries. — *r*, Médecins. — *s*. Habillement. — *t*, Officier payeur. — *u*. Bureaux. — *v*, Bibliothèque. — *x*. Mess des officiers. — *y*, Colonel, lieutenant-colonel et chefs de bataillon. — *z*, Chef de musique. — D, Écuries. — E, Gymnase. — F, Salle de rapport. — G, École. — L.L.L, Latrines. (D'après MARVAUD, *op. cit.*. p. 114.)

Paris, méritent au contraire toute notre attention. La plus grande partie de l'armée qui avait pris part au siège de Paris fut logée dans des baraques; les emplacements des camps installés à Satory, à Villeneuve-l'Étang, à Meudon, à Saint-Maur, à Saint-Germain, à Rocquencourt, étaient magnifiques et l'on pouvait se procurer tous les matériaux de construction qui étaient nécessaires; l'expérience des camps baraqués fut donc faite cette fois dans d'excellentes conditions.

La figure 139 donne la disposition générale des baraques d'un régiment d'infanterie au camp de Saint-Germain. En arrière des baraques des hommes, formant trois grands groupes A, B, C, un par bataillon, se trouvait une ligne de baraques pour les cantines, les cuisines, les ateliers et les locaux disciplinaires, puis venaient les baraques des officiers, différents locaux accessoires et enfin, tout à fait en arrière, et séparées par une route du reste du camp, les latrines.

Le type des baraques différait quelque peu dans ces camps; nous prendrons comme type les baraquements du camp de Villeneuve-l'Étang.

Ce camp était situé le long de l'allée de Villeneuve dans les parcs de Saint-Cloud et de Villeneuve-l'Étang; les baraquements

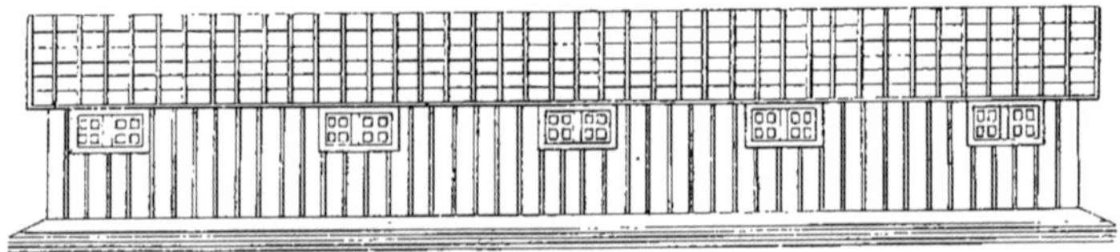

Fig. 110. — Baraque au camp de Villeneuve-l'Étang. Élévation d'un des grands côtés.

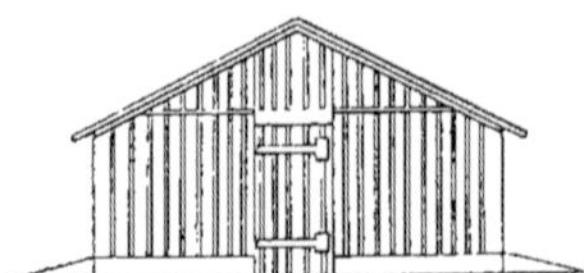

Fig. 141. — Même baraque que dans la figure précédente. élévation d'un des pignons.

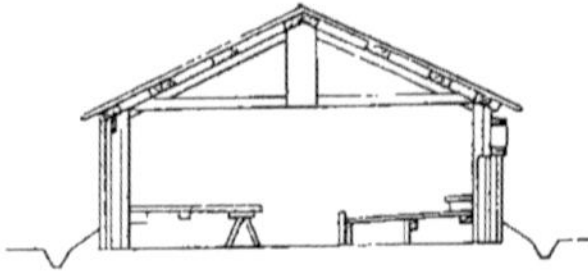

Fig. 142. — Même baraque que dans les figures précédentes. Coupe transversale.

terminés à la fin de l'année 1871 étaient destinés au logement de deux divisions d'infanterie et de deux batteries d'artillerie. Le camp s'étendait de l'est à l'ouest, le front de bandière regardant le nord. Les baraques de la troupe avaient leur grand axe dirigé du nord au sud.

Les baraques mesuraient 18 m. 50 de long sur 5 m. 50 de large; la hauteur des parois sur les grands côtés était de 2 m.; la hauteur des extrémités formant pignon, de 3 m. 25. Les grands côtés étaient percés de 5 fenêtres plus larges que hautes, mesurant 1 m. 30 sur 0 m. 65. Il y avait des portes aux deux extrémités.

Les figures 140, 141 et 142 représentent, d'après Marvaud (*op. cit.*), l'élévation et la coupe d'une de ces baraques.

Les parois étaient en planches de sapin avec couvre-joints. Dans quelques baraques il existait une paroi double, en planches, avec une couche d'air isolante.

Aucune disposition particulière n'avait été prise pour la ventilation, et le cube d'air n'était que de $6^{m3},660$; il était également insuffisant dans les baraques des autres camps, sauf au camp de Saint-Maur, où il atteignait 13^{m3} par homme.

La toiture était faite primitivement de planches recouvertes de papier bituminé ; mais le papier se trouait assez rapidement et de plus cette toiture ne protégeait pas contre la chaleur ; on remplaça le papier bituminé, par des tuiles qui protégeaient les baraques d'une façon bien plus efficace contre la pluie et contre les rayons du soleil.

Les baraques n'étaient pas surélevées au-dessus du sol et il n'y avait ni plancher, ni enduit imperméable sur le sol, ce qui constituait une cause puissante d'infection.

D'autres causes d'insalubrité existaient dans le camp de Villeneuve : le sol argileux se détrempait facilement et rendait la circulation difficile dans le camp, l'écoulement des eaux ménagères était difficile, l'installation des latrines était trop sommaire, etc.

L'état sanitaire fut satisfaisant dans les camps des environs de Paris pendant l'été de 1871 ; les camps venaient d'être occupés, les hommes vivaient hors des baraques, et la nuit, les fenêtres restaient ouvertes. Pendant l'hiver de 1871 à 1872, la situation se modifia : les hommes étaient obligés par le mauvais temps de rester enfermés et, comme les baraques étaient très mal chauffées, ils fermaient avec soin portes et fenêtres, ils calfeutraient toutes les issues ; d'autre part, le sol s'infectait de plus en plus : dans ces conditions, on ne peut pas s'étonner si l'état sanitaire devint mauvais, et si l'espoir des hygiénistes, qui avaient rêvé de remplacer les casernes par des camps baraqués, analogues aux camps baraqués américains, fut déçu. Le nombre des malades alla toujours croissant dans la plupart des camps baraqués des environs de Paris ; la fièvre typhoïde y fit de nombreuses victimes et quand les troupes quittèrent les camps pour rentrer dans les casernes, ce fut à la satisfaction générale.

En 1872, de nombreux casernements baraqués furent construits dans les départements de l'Est pour loger les troupes allemandes d'occupation. Ces baraques, dont les plans avaient été tracés par une commission militaire présidée par un médecin militaire prussien, laissaient peu à désirer.

Chaque bâtiment mesurait 45 m. de long sur 8 de large et 3 de haut. A l'intérieur, existait un couloir, d'une largeur de 2 m., avec des chambres pour les sous-officiers aux deux extrémités. Les chambres plafonnées, de 3 m. de haut, contenaient de 12 à 20 lits; le cube d'air était de 12^{m3} au moins par homme. De nombreuses fenêtres donnaient accès à l'air et à la lumière.

Les planchers étaient élevés de 0 m. 25 au-dessus du sol.

L'ameublement consistait en lits de fer ou de planches, en petites armoires pour les effets, en tables, bancs, poêles, etc.

Les pavillons des officiers, construits en briques, comprenaient chacun quatre pièces d'habitation, plus une cuisine et des locaux de service (MORACHE, Traité d'hygiène milit., première édit., p. 500).

Ces baraques, construites pour les Allemands, ont été ensuite utilisées sur plusieurs points pour nos troupes (Saint-Nicolas, Saint-Dié, Verdun).

Les baraques du camp d'Avor, près de Bourges, ont été beaucoup mieux construites que les baraques des camps des environs de Paris; quand les baraques atteignent ce degré de perfection, ce sont de véritables casernements qui peuvent présenter tous les avantages des casernes à pavillons séparés.

Chacune des baraques du camp d'Avor mesure 25 m. de long sur 8 de large, 3 m. de hauteur sur le côté et 6 m. jusqu'au faîtage. La baraque est divisée en cinq compartiments, égaux entre eux, et cubant environ 180^{m3}, dans lesquels sont logés 12 hommes, qui ont ainsi chacun 15^{m3} d'air. Les pignons des baraques sont en maçonnerie, les parois sont en planches, revêtues d'un doublage intérieur en briques posées de champ; entre le bois et la brique existe un espace vide de 0 m. 10 à 0 m. 12; la couverture des baraques est en tuiles placées sur planches jointives; les baraques des officiers sont seules plafonnées. Le plancher repose sur des lambourdes à 1 m. environ au-dessus du sol[1].

b. *Camps baraqués à l'étranger*[2]. — Parmi les camps baraqués

---

1. MORACHE, Hygiène milit., 1re édit., p. 498, d'après des renseignements fournis par Ch. Sarazin.

2. Consulter sur ce sujet, outre les Traités généraux d'hygiène milit., et le mémoire déjà cité de M. le Dr MARVAUD, les ouvrages suivants : MERCHIE, Malad. observées au camp de Beverloo. *Arch. de méd. milit. belges*, 1854. — DELHAIE, Même sujet, *Même Rec.*, 1859. — VIGO-ROUSSILLON, Puissance milit. des États-Unis, Paris, 1866. — HEYFELDER, Das Lager von Krasnoe Sélo im Vergleich mit dem von Châlons, Berlin, 1866. — BAROFFIO, I campi dell' Instruzione in Italia nel 1865, Firenze, 1866.

construits à l'étranger, les camps américains méritent certainement
d'être cités en première ligne, à cause de leur nombre et de leur
étendue d'abord, et aussi à cause de leur bonne installation.

Au début de la guerre de la Sécession il fut nécessaire de pourvoir très rapidement au logement de plus de 500 000 hommes; de
tous côtés s'élevèrent des camps baraqués et les américains acqui-
rent bien vite une grande expérience dans ce mode de constructions
légères. Après la guerre, un grand nombre de ces camps furent
détruits, mais aujourd'hui encore les troupes Américaines qui occupent les postes militaires ou les forts situés sur les frontières, sont
logées dans des baraques.

On a souvent reproduit les plans d'ensemble de différents camps
baraqués américains dans lesquels les baraques sont disposées
tantôt sur les côtés d'un carré ou d'un losange, tantôt suivant les
rayons d'un cercle, tantôt enfin d'une manière irrégulière; cette
disposition générale des baraquements ne présente pas grand
intérêt, on peut même dire que, malgré leur ingéniosité apparente,
la plupart des dispositions adoptées par les Américains sont mauvaises et ne valent pas le procédé très simple, généralement adopté
en France, qui consiste à construire les baraques sur des lignes
parallèles, de façon à pouvoir leur donner à toutes une bonne
orientation; la partie vraiment intéressante dans le camp baraqué
américain c'est la baraque elle-même et le procédé employé pour
assurer la ventilation en été et en hiver.

Les baraques, qui sont construites en planches ou en briques, se
composent soit d'un simple rez-de-chaussée, soit d'un rez-de-
chaussée et d'un étage. La baraque à un étage est divisée en deux
compartiments semblables dont chacun sert à loger une compagnie.
Au rez-de-chaussée se trouvent : la cuisine, l'office, le réfectoire,
les lavabos, une chambre d'officier et des chambres pour les sous-
officiers; au premier étage, deux grandes chambres servent de logement aux soldats.

A la partie supérieure de la toiture et dans toute la longueur de
la chambre est ménagée une ouverture de 0 m. 30 environ de
largeur qui permet à l'air chaud et vicié de s'échapper au dehors;
un petit toit, à pentes parallèles à celles du toit, recouvre cette
ouverture supérieure (surtoit, Reiterdach des Allemands) et empêche
la pluie de tomber dans la chambre (fig. 143); cette baie est tou-

---

— KIRCHNER, Militär Hygiene, 1869. — Rapport de la haute Commission milit. à l'exposition de 1869. — Circular n° 4. War department, Surgeon general's Office,
Washington, 1870.

jours ouverte pendant la belle saison. L'air frais pénètre par les fenêtres ou par des orifices placés au-dessus du plancher qui est double.

Pendant l'hiver, des poêles en fonte placés aux extrémités de chaque chambre assurent à la fois la ventilation et le chauffage. Chacun de ces poêles est entouré en partie par une enveloppe de

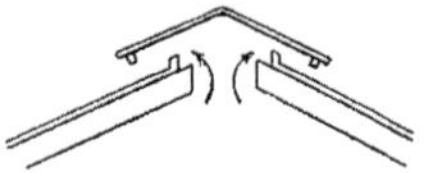

Fig. 143. — Disposition du faîte de la baraque américaine (ventilation d'été).

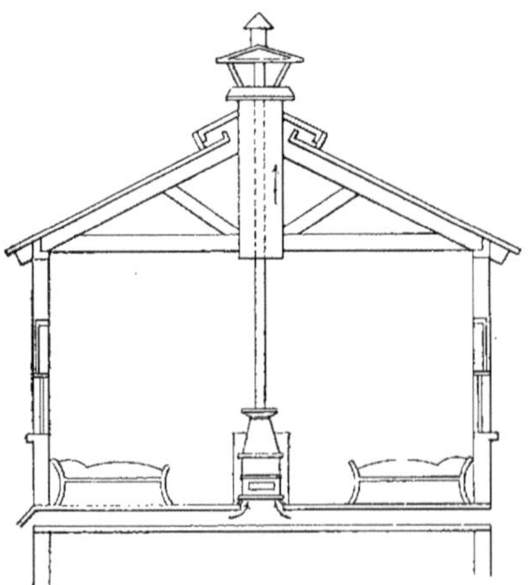

Fig. 144. — Baraque américaine. Coupe transversale ; disposition d'un poêle (vu de face), des prises d'air et de la manche à air (ventilation d'hiver).

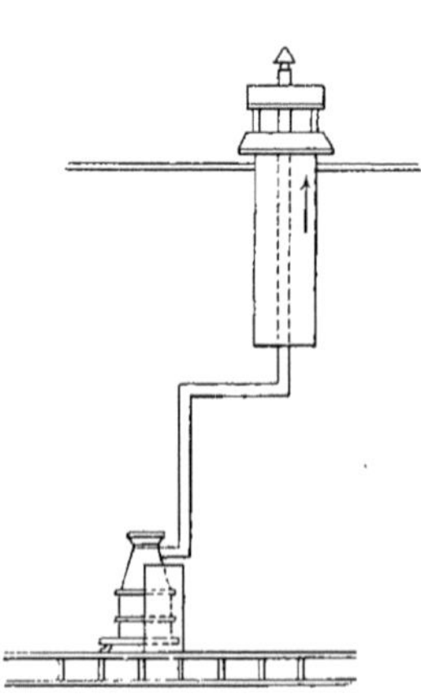

Fig. 145. — Disposition d'un poêle (vu de côté), des prises d'air et de la manche à air dans une baraque américaine.

zinc qui communique avec la prise d'air du plancher (fig. 144 et 145). L'air extérieur se réchauffe au contact du poêle, au moment où il pénètre dans la chambre. L'évacuation de l'air vicié est assurée par une gaine formée de quatre planches qui entoure la partie supérieure du tuyau des poêles et qui va déboucher à l'extérieur ; sous l'influence de la chaleur des gaz de la combustion qui parcourent le tuyau du poêle, l'air compris entre le tuyau et le manchon s'échauffe, et il se forme un courant d'air ascendant. Le coude du tuyau du poêle doit être très marqué pour que l'orifice de sortie de l'air ne se trouve pas au-dessus de l'orifice d'entrée (fig. 145).

Les principaux camps américains sont situés dans la Colombie, la Californie, le Dakota et l'Arizona.

En 1854, on a créé en Angleterre les camps permanents de Curragh, et d'Aldershot, dont les baraques peuvent être données comme des modèles avec les baraques américaines. Les baraquements sont disposés en dix séries de carrés ; au centre de chaque carré est une cour intérieure de 115 m. sur 110. Les baraques sont construites en sapin avec double paroi ; la paroi extérieure est peinte, les toits sont recouverts de feutre asphalté.

Les baraques mesurent, pour la plupart, 13 m. de long sur 7 de large ; celles qui sont destinées aux soldats ne contiennent qu'une chambre pour 25 hommes ; chaque homme dispose de 10^{m3} d'air au moins. Les baraques des sous-officiers comprennent 6 pièces chauffées avec des cheminées ; les chambres des soldats sont chauffées à l'aide de poêles du Canada.

La ventilation des baraques est très bien assurée ; outre les portes et les fenêtres, il existe dans chaque pièce habitée, sous les sablières et dans chaque trumeau, un orifice d'aération carré, d'environ 0 m. 20 de côté, fermé par de petites persiennes en tôle. Dans les plafonds ont été percées des cheminées d'aération, quelquefois engagées dans les cheminées ordinaires, quelquefois isolées et allant toujours déboucher sur le toit. Pour éviter l'échauffement dans les baraques, l'air circule librement, quand la saison l'exige, entre les deux parois en bois des murailles. Sur la surface extérieure, les planches se recouvrent de haut en bas ; à la surface intérieure, le recouvrement se fait de bas en haut. On peut alors faire des lavages au lait de chaux dans les joints, de manière à détruire tous les insectes parasites.

Les précautions contre l'incendie ont été prises avec méthode ; à cet effet, les lignes de baraques sont interrompues par des baraques en fer, doublées de bois ou de briques, avec toit en fer. Les espaces qui séparent les régiments sont divisés par des traverses de terre de dix-huit pieds d'élévation, terminées aux deux extrémités par des murs de soutènement en briques. (Rapport de la haute Commission milit. à l'expos. univ. de Paris ; Paris, 1869, p. 292.)

L'armée russe a trois camps permanents, ceux de Moscou, de Krasnoe-Sélo et de Varsovie.

Au camp de Moscou (au nord-ouest et à proximité de cette ville), les troupes sont logées sous des tentes carrées. Des baraquements existent pour les magasins, les cuisines, les réfectoires, le mess des officiers ; le camp possède un établissement de bains de vapeur, les soldats prennent au moins un bain par semaine.

Le camp de Krasnoe-Sélo est situé entre Saint-Pétersbourg et Gatchina ; il est séparé en deux par le lac Douderhof. C'est le camp d'instruction des régiments de la Garde et des écoles militaires de Saint-Pétersbourg. Les troupes sont logées dans des baraquements en planches ou sous la tente.

D'après Kirchner et Heyfelder, l'état sanitaire est très satisfaisant au camp de Krasnoe-Sélo.

L'installation du camp de Varsovie est semblable à celle du camp de Moscou (DALLY, Cahiers d'enseignement illustrés, l'Armée russe).

En Allemagne, il n'y avait pas eu jusqu'ici de camp baraqué ; les troupes étaient cantonnées pendant les manœuvres.

Un camp de manœuvres est en construction à Dœberitz. Le camp pourra contenir 6 000 h. Les baraques sont en tôle ondulée, mais l'intérieur est constitué par un coffrage en bois (*Revue du Cercle milit.*, 1895, p. 635).

En Italie, il existe plusieurs camps d'instruction, à Somma, Fojano, San-Morizio, mais les troupes n'y séjournent pas longtemps.

L'armée danoise a le camp d'instruction de Hald, situé à 7 kilom. de Viborg, à proximité d'un lac dans lequel les soldats peuvent s'exercer à la natation. Les troupes sont campées sous des tentes de forme pyramidale qui peuvent contenir 16 h., mais dans lesquelles on n'en met jamais que 14. Le sol est recouvert de planches. Le plus souvent le camp d'instruction est établi dans le parc de Jaegersborg et le bois d'Ernselund au voisinage de Copenhague.

En Belgique, le camp baraqué de Beverloo n'est occupé que pendant quelques mois de la belle saison, et les mêmes troupes n'y séjournent pas plus de deux mois. Le camp est entouré de prairies marécageuses et les hommes qui y sont envoyés contractent souvent la fièvre intermittente (MERCHIE, DELHAIE).

De cet historique des camps baraqués nous croyons pouvoir conclure : 1º que les camps baraqués temporaires, qui ne sont occupés que pendant la belle saison, et dont l'emplacement a été bien choisi, donnent le plus souvent des résultats satisfaisants, alors même que les baraquements sont défectueux ; 2º que les camps baraqués permanents sont dangereux quand ils ne sont pas installés dans d'excellentes conditions hygiéniques et que, quand toutes ces conditions sont remplies, il ne s'agit plus de baraques, mais de véritables casernes à pavillons séparés (camps américains, camp d'Avor, etc.).

B. *Choix de l'emplacement d'un camp baraqué.* — La plupart des considérations relatives au choix de l'emplacement d'une caserne (Ch. xiii) s'appliquent au choix de l'emplacement d'un camp baraqué; les camps baraqués sont en effet construits pour un certain nombre d'années, ils n'ont pas la mobilité des camps sous tentes, et si l'emplacement a été mal choisi, un grand nombre d'hommes, qui viennent tour à tour séjourner dans le camp, ont à en souffrir.

Avant de s'installer dans un camp, les Romains examinaient les viscères des animaux vivant dans la localité, ce qui ne pouvait pas leur apprendre grand'chose, attendu que les maladies des animaux sont très différentes de celles de l'homme.

Cambyse conseille à Cyrus d'interroger les indigènes sur la salubrité des localités et d'examiner la constitution physique des habitants et la couleur de leur teint (Xénophon).

Vitruve (Traité de l'architecture, liv. I, ch. 4) donne le même conseil, qui est bon à suivre dans les pays palustres. On connaît bien vite dans ces pays les localités malsaines dont les habitants présentent les signes de la cachexie palustre.

Végèce a très bien résumé, dans le passage suivant, les conditions principales que doit remplir l'emplacement d'un camp : « Il faut, dit-il, asseoir un camp dans un lieu sûr, où l'on puisse avoir abondamment du fourrage, du bois, de l'eau et où l'air soit sain, si l'on doit y demeurer longtemps. Il faut camper en été à portée des bois et des fourrages, en tout temps sur un terrain qui ne soit ni commandé, ni sujet aux inondations... » (Végèce. *De re militari*).

La plupart des auteurs qui ont écrit sur ce sujet n'ont ajouté que peu de chose aux règles tracées par Végèce (Michel Lévy et Boisseau, Art. Camp du Diction. encyclop. des sc. méd.).

Parkes conseille très judicieusement, lorsqu'il s'agit de choisir l'emplacement d'un camp permanent, d'envoyer dans la localité des officiers chargés d'étudier le terrain, les eaux, de faire des observations météorologiques; comme le font remarquer MM. Michel Lévy et Boisseau, il est indispensable que des médecins participent à ces travaux pour étudier les maladies endémiques et épidémiques et nous devons ajouter, aujourd'hui, pour faire l'analyse bactériologique des eaux.

Le sol sur lequel on installe un camp doit être perméable, en pente douce, de manière à assurer aux eaux pluviales et aux eaux sales un écoulement facile. La salubrité du camp de Châlons a été attribuée avec raison à la facilité avec laquelle l'eau est absorbée par le sol crayeux ; lorsque le sol est argileux, comme il l'était au camp de Villeneuve-l'Étang, l'écoulement des eaux se fait mal, ce qui entretient une humidité constante, de plus la circulation est rendue difficile en hiver dans le camp et la boue envahit tout.

Les routes et les chemins intérieurs doivent être empierrés de façon à ce que la circulation soit toujours facile.

Non seulement le sol du camp ne doit pas être marécageux, mais il ne doit pas y avoir, comme au camp de Beverloo, de marécages à proximité.

Dans les pays chauds, les camps baraqués seront construits sur des lieux élevés et bien aérés.

Le voisinage des bois est plus nécessaire pour les camps temporaires, sous la tente, que pour les camps baraqués, dans lesquels on peut toujours faire apporter du combustible ; les camps baraqués ne doivent pas être placés au milieu des bois, les arbres de haute futaie donnent, en été, par les grandes chaleurs, une ombre agréable, mais ils entretiennent une humidité dangereuse, et ils empêchent la ventilation de se faire dans de bonnes conditions. Le camp baraqué doit être placé dans un endroit découvert et bien ventilé quoique abrité contre les vents régnants.

La question de l'eau a la plus grande importance. Il faut beaucoup d'eau pour la boisson des hommes et des chevaux, pour les cuisines, pour les soins de propreté (lavage des hommes, nettoyage du linge, des locaux, etc.), et il est indispensable qu'une partie au moins de cette eau, celle qui est destinée à la boisson, soit de très bonne qualité.

Le voisinage d'une rivière, indispensable pour un campement de cavalerie, à cause de la nécessité de baigner les chevaux et de les faire boire, est très désirable aussi pour un campement d'infanterie ; la rivière est très commode pour laver le linge, mais bien rarement elle fournit une eau d'assez bonne qualité pour qu'on puisse l'utiliser comme eau de boisson. En été, il est très avantageux de pouvoir envoyer les soldats à la baignade.

On prendra, dès le début de l'installation du camp, des mesures rigoureuses pour empêcher qu'on ne souille la rivière au niveau des points où l'on va puiser l'eau utilisée pour les cuisines et pour la boisson.

Des endroits spéciaux, en aval du camp, seront désignés pour baigner les chevaux et les faire boire, pour laver le linge, pour l'abattoir, et une surveillance très active sera exercée pour que ces prescriptions ne soient pas enfreintes.

L'eau de rivière est toujours suspecte, et toutes les fois que la chose sera possible on installera les camps permanents sur des points où l'on pourra se procurer de l'eau de source. Des bornes-fontaines seront placées en nombre suffisant, principalement au voisinage des cuisines; s'il n'y a pas de rivière à proximité, on construira à côté des bornes-fontaines des bassins cimentés qui serviront au lavage du linge.

A défaut d'eau de source on peut utiliser les puits; il faut alors prendre des précautions minutieuses pour que les abords des puits ne soient pas souillés; on en éloignera notamment les fumiers et les latrines.

Si l'on ne peut se procurer qu'une eau mauvaise ou suspecte on installera des filtres. La mauvaise qualité des eaux de boisson a certainement joué un grand rôle dans les graves épidémies de fièvre typhoïde qui ont sévi si souvent dans les camps; aujourd'hui nous sommes mieux renseignés que nos devanciers sur les causes de la fièvre typhoïde, nous savons qu'elle est souvent d'origine hydrique, nous devons donc nous montrer beaucoup plus difficiles qu'on ne l'était autrefois sur l'approvisionnement en eau potable des camps et surtout des camps permanents, dont l'emplacement n'est pas imposé, en général, par des nécessités stratégiques.

C. *Disposition générale des baraquements. Conditions que doivent remplir les baraques.* — Lorsqu'on n'est pas obligé, par les circonstances ou par la configuration du terrain, d'adopter un plan particulier, le mieux est, dans nos climats, de tracer le front de bandière dans la direction de l'est à l'ouest et de construire les baraques destinées à la troupe sur deux ou trois rangées parallèles, le grand axe des baraques ayant une direction perpendiculaire au front de bandière; les deux grands côtés des baraques, sur lesquels se trouvent les fenêtres, sont ainsi exposés à l'est et à l'ouest.

La distance qui sépare les baraques est en général trop faible. A Villeneuve-l'Étang il n'y avait entre les baraques qu'une sorte de couloir humide, boueux et étroit qui n'était jamais visité par le soleil (MARVAUD, *op. cit.*, p. 115).

Les hygiénistes sont d'accord pour demander que l'intervalle qui sépare les baraques soit égal au moins à leur hauteur; autant que possible il faudra donner à cet intervalle des dimensions encore plus grandes. Il nous paraît très désirable que l'intervalle existant entre les baraques soit égal à une fois et demie leur hauteur de manière à permettre à l'air et à la lumière de baigner convenablement chaque baraque. Dans nos pays, l'insolation est rarement gênante et c'est un moyen d'assainissement excellent. Des intervalles plus grands seront ménagés entre les différentes unités et entre les baraques de la troupe et celles qui auront une autre destination.

Les baraques en planches sont froides en hiver et très chaudes en été, de plus les camps baraqués en planches sont très exposés à l'incendie. Toutes les fois que la chose sera possible on fera des constructions en briques ou en pisé.

Lorsqu'on est obligé de construire rapidement des baraques en planches, il faut avoir soin de faire une double paroi avec matelas d'air intermédiaire. Des lattes ou *couvre-joints* doivent être cloués sur les rainures qui se trouvent entre les planches.

On a essayé, il y a quelques années, dans l'Est de la France, de construire des baraques en planches à double paroi, dans lesquelles l'intervalle entre les parois était bourré de foin. On augmente ainsi les chances d'incendie, de plus le foin s'infecte facilement, il moisit, etc... Ces essais ont été d'ailleurs abandonnés et on a été amené à substituer presque partout la brique aux parois en planches.

La baraque sera surélevée à 25 cm. au moins au-dessus du sol, et le sol sera rendu imperméable; le bitume nous paraît devoir être préféré. Les planchers s'infectent facilement; ils sont en général grossièrement ajustés et il n'est pas possible de nettoyer l'espace sous-jacent; d'autre part, le plancher ne met pas à l'abri de l'introduction de l'air du sol, d'autant plus à craindre en temps de pluie que l'emplacement de la baraque reste sec, alors que les parties non couvertes sont rendues imperméables à l'air qui, refoulé par l'eau, afflue sous les baraques. Si l'on met un plancher, il ne faut le poser qu'après avoir recouvert le sol de bitume ou d'asphalte.

Jamais le sol ne doit être creusé au niveau de l'emplacement de la baraque, on ne saurait trop le répéter, car le soldat a une tendance naturelle à creuser le sol de la baraque ou de la tente pour augmenter la place dont il dispose ou pour se protéger contre le froid, comme en Crimée.

La toiture sera en briques ou en ardoises. Le chaume protège bien contre la pluie et contre les ardeurs du soleil, mais il augmente les chances d'incendie ; le papier bituminé n'est pas solide et ne protège pas contre la chaleur ; les couvertures métalliques sont détestables ; au camp de Sathonay, on avait d'abord couvert les baraques avec des feuilles de zinc, en été la chaleur était intolérable.

La toiture doit s'avancer suffisamment en dehors du plan des parois pour que l'eau de pluie ne mouille pas celles-ci ; s'il n'y a pas de chéneaux, il faut, à l'aide de rigoles empierrées, assurer l'écoulement des eaux pluviales.

On s'est imaginé pendant longtemps que, dans des constructions légères, comme les baraques en planches, la ventilation était toujours suffisante et qu'il n'y avait lieu de se préoccuper, ni du cube d'air, ni de la ventilation ; c'est là une grande erreur. En été, lorsque le bois est sec et perméable, lorsque la température extérieure permet de laisser ouvertes les portes et les fenêtres, la ventilation se fait bien ; mais, en hiver, lorsque les parois de la baraque sont mouillées ou humides, lorsque l'abaissement de la température extérieure oblige à fermer toutes les issues, à calfeutrer toutes les fentes, l'encombrement se produit dans les baraques comme dans les casernes, plus facilement même, parce que le cube d'air y est en général moins considérable. Dans la plupart des baraques des camps construits aux environs de Paris en 1871, le cube d'air était notablement inférieur au chiffre réglementaire pour les casernes, chiffre qui lui-même est jugé insuffisant par tous les hygiénistes.

Nous aurons à revenir sur ce point à propos de la ventilation des casernes, nous posons simplement ici en principe que le cube d'air dans les baraques doit être le même que dans les casernes.

Nous devons dire que, dans les derniers types de baraques construites en France, on s'est montré beaucoup plus généreux qu'autrefois, au point de vue du cube d'air ; dans les baraques du camp d'Avor, chaque homme a 15^{m3} d'air.

Michel Lévy et M. le médecin inspecteur Boisseau (*op. cit.*) demandent 30^{m3}.

La ventilation naturelle doit être bien assurée ; pour cela il est nécessaire que la baraque soit percée sur ses deux longs côtés de fenêtres suffisamment grandes, et opposées deux à deux ; les fenêtres des baraques du camp de Villeneuve-l'Étang (fig. 140) étaient beaucoup trop petites ; les fenêtres doivent descendre jusqu'à 40 ou 50 cm. du sol.

Des impostes seront ménagées au-dessus des portes pour assurer la ventilation dans le sens longitudinal.

A la partie supérieure du toit, une baie dont on pourra faire varier le degré d'ouverture, permettra à l'air vicié de s'échapper au dehors; en parlant des hôpitaux baraqués (Ch. xvi), nous aurons à revenir sur ce point.

Il est préférable de placer les orifices d'entrée de l'air frais au niveau des fenêtres, qu'au niveau du plancher. (V. Ch. xviii.)

En hiver on assurera le chauffage et la ventilation à l'aide de poêles en fonte, comme dans les baraques américaines décrites plus haut.

Des lavabos doivent être prévus à proximité des chambres.

Les lits seront les mêmes que dans les casernes.

On voit que des baraques construites dans ces conditions se rapprochent beaucoup des casernes à pavillons séparés qui ont été préconisées par la plupart des hygiénistes. Il est très remarquable que l'examen des conditions que doit remplir une caserne et de celles que doit remplir une baraque, conduise à l'adoption d'un même type.

Les cuisines peuvent être installées dans les camps permanents à peu près comme dans les casernes.

Les latrines doivent être l'objet d'une surveillance attentive, attendu que les urines et les matières fécales constituent une des causes les plus importantes d'infection du sol dans les camps. Les fosses fixes doivent être absolument condamnées dans les camps baraqués. Il est indispensable, si l'on ne peut pas installer le tout à l'égout, d'avoir des tinettes mobiles du système Goux (V. Ch. xix), et de surveiller de très près l'enlèvement des tinettes et la propreté des latrines.

Des urinoirs seront placés à proximité des baraques; lorsqu'il n'y a pas d'urinoirs, il est très difficile d'exiger que le soldat se rende aux latrines souvent assez éloignées, le soir ou pendant la nuit, et le sol est nécessairement souillé par une grande quantité d'urine; on ne peut parer à ce danger qu'en établissant des urinoirs en nombre suffisant. Si les latrines sont pourvues de tinettes mobiles et bien tenues, il y a avantage à les rapprocher de la partie du camp occupée par la troupe [1].

---

1. Dans les camps ou les bivouacs, les *feuillées* doivent être installées à 60 m. en avant du front de bandière et à 60 m. en arrière de la dernière ligne (voyez plus loin *bivouac*), mais cette prescription ne s'applique évidemment pas à des latrines avec tinettes mobiles.

Les écuries doivent être indépendantes, comme dans les casernes, si le camp baraqué est permanent et si l'on ne peut pas laisser les chevaux à la corde, en plein air.

II. CAMPS SOUS TENTES. — A. *Historique*[1]. — De tous temps la tente, cette habitation du nomade, a été utilisée pour protéger contre les intempéries le soldat en campagne.

Les Grecs campaient sous des tentes faites avec des peaux de bêtes, les tentes des soldats, très petites, ne contenaient d'ordinaire que deux hommes, les tentes des chefs étaient souvent très luxueuses.

D'après Tite-Live et Florus, c'est au siège de Veïes que les Romains campèrent pour la première fois sous des tentes faites avec des peaux ; à partir de cette époque (année 349 de Rome), on employa régulièrement les tentes, au moins pendant les campagnes d'hiver, de là les expressions : *sub pellibus ire, hiemare sub pellibus*.

Les Romains portèrent à un degré très remarquable l'art de la castramétation, comme en témoignent les écrits de Vitruve, de Végèce, de Polybe, de Josèphe et d'Hyginus. « Le campement d'une légion s'effectuait toujours de la même façon, de telle sorte que, une fois l'emplacement choisi, le soldat savait où il devait dresser sa tente, le nouveau camp n'était pour lui que le camp d'où il sortait, transporté dans un autre lieu ; généralement on adoptait pour le camp la forme quadrangulaire... Un tribun et quelques centurions étaient chargés de choisir l'emplacement, puis ils plantaient un drapeau à l'endroit où devait se trouver le prétoire, c'est-à-dire le pavillon du consul ; ils en plaçaient d'autres, d'une couleur différente, aux principaux angles du camp et marquaient seulement par des javelots les divisions secondaires de l'intérieur.....

« Les tentes des soldats, faites avec des peaux d'animaux, étaient comme doublées de leurs boucliers. D'après Hyginus une tente de douze pieds carrés devait contenir onze hommes, dix simples soldats et le *decanus* ; cette chambrée portait le nom de *contubernium* » (MICHEL LÉVY et BOISSEAU, *loc. cit.*, p. 7-8).

Les Romains avaient d'ailleurs différentes espèces de camps : camps temporaires, camps stationnaires, camps d'été, camps préto-

---

1. Consulter à ce sujet, outre les Traités généraux d'hygiène militaire : G. RHODES, Tents and Tent-life, etc.. London, 1855. — Rapport de la haute Commission militaire à l'exposition universelle, Paris, 1869, Ch. XII. — MICHEL LÉVY et BOISSEAU, Art. CAMPS *in* Diction. encyclop. des sc. méd.

riens, dont l'organisation était différente. Les *castra prætoriana* étaient des camps permanents, fortifiés, avec de véritables casernements pour les troupes et ils devenaient souvent le centre de colonies importantes.

Au moyen âge, les chevaliers se servaient de tentes; Froissard nous apprend que le camp de Chisay en Poitou, commandé en 1372 par Duguesclin, était formé de tentes coniques surmontées de girouettes ou de pennons.

Sous Louis XIV, la maison militaire du roi et quelques corps privilégiés avaient des tentes en campagne.

Les camps de Compiègne, qui furent formés à plusieurs reprises sous Louis XIV et sous Louis XV, remarquables surtout par le luxe qui y régnait et par la vie de plaisir qu'on y menait, relèvent presque exclusivement du chroniqueur.

En 1778, on adopta dans l'armée française d'abord une tente dite *canonnière*, puis une tente dite *à bonnet de police* (tente à deux mâts avec faîtière). Chaque tente mesurait 6 m. de long sur 4 de haut et devait abriter 15 fantassins ou 8 cavaliers; il existait une ouverture sur chacun des longs côtés de la tente.

Au début des guerres de la Révolution, le trésor était vide et le soldat manquait souvent de pain et de souliers, il ne pouvait pas être question à ce moment de lui donner des tentes.

Lorsque l'armée eut été réorganisée et que le faste de l'Empire eut succédé aux misères de 1793, on ne rétablit pas cependant la tente; l'Empereur estimait que le bivouac donnait plus de mobilité aux troupes et que les camps sous tentes permettaient à l'ennemi de se rendre compte des positions qu'on occupait et du nombre d'hommes en sa présence. Pendant toutes les guerres du premier Empire les troupes cantonnèrent ou bivouaquèrent; la plupart des écrivains militaires du temps et tous les médecins militaires s'accordent à reconnaître que l'habitude de faire bivouaquer les troupes fut une des causes principales de la grande mortalité militaire à cette époque.

Au début des guerres d'Algérie, on comprit la nécessité de donner au soldat un abri pour le protéger contre les effets nuisibles du rayonnement nocturne; on distribua d'abord des sacs de campement dans lesquels les hommes s'enfonçaient, la nuit, jusqu'aux épaules; comme cet abri était très imparfait et très incommode, on chercha à le perfectionner, on eut l'idée de découdre les sacs, de les assembler deux par deux, à l'aide de boutons et de boutonnières, et de soutenir la toile avec deux piquets; la tente-abri était inventée ou plutôt réinventée, car, dans le livre sur le campement de Rhodes, on trouve la figure d'une tente presque identique à notre tente-abri, qui était en usage vers 1750 dans l'armée anglaise (MICHEL LÉVY et BOISSEAU, *op. cit.*).

Au début de la guerre de Crimée, la tente bonnet de police était encore en usage dans l'armée française ; le 14 novembre 1854, une tempête enleva la plupart des tentes qui furent remplacées par des tentes coniques, plus stables.

Pendant les guerres d'Italie et du Mexique et pendant la guerre de 1870-1871 contre l'Allemagne, nos soldats ont campé sous les tentes-abris.

A la suite de la guerre de 1870-1871, la tente-abri a été abandonnée en France ou, du moins, elle n'a été conservée que pour les troupes en Algérie et pour les bataillons alpins, et il a été décidé que les troupes seraient cantonnées en temps de guerre ou qu'elles bivouaqueraient, si le cantonnement était impossible.

Il est certain que la suppression de la tente-abri allège le fantassin (le poids de la tente-abri du modèle réglementaire dans l'armée française est de 1 kg. 820, lorsque la toile est sèche), il est certain aussi qu'au point de vue militaire, le bivouac présente des avantages sur le campement sous tentes ; mais d'un autre côté, il faut compter avec les dangers que le bivouac fait courir à la santé du soldat. Dans les prochaines guerres, en raison du chiffre considérable des effectifs des armées, en raison de la nécessité de concentrer les armées sur certains points pour livrer bataille ou pour assurer le ravitaillement par les voies ferrées, il sera le plus souvent impossible de cantonner les troupes, le bivouac redeviendra donc la règle générale.

On voit que les arguments en faveur de la tente-abri sont au moins aussi puissants que ceux qui ont été produits contre elle ; la meilleure preuve des difficultés de la question est fournie par ce fait qu'en Allemagne et en Autriche on a adopté, depuis quelques années, une tente-abri analogue à celle que nous avons cru devoir abandonner.

B. *Considérations générales sur les tentes. Description des principaux types de tentes en usage dans les armées.* — Les conditions que doit remplir une tente varient beaucoup suivant l'usage auquel elle est destinée.

Une tente que le soldat transporte doit être avant tout très légère.

Les tentes destinées à former des camps d'une certaine durée doivent être assez grandes pour assurer un cube d'air suffisant aux hommes qui y sont retenus par le mauvais temps, faciles à ventiler, solides, en état de résister aux vents, alors même qu'ils soufflent en tempête.

Lorsque les tentes sont destinées à abriter des blessés ou des malades, elles doivent être encore beaucoup plus grandes et plus solides; nous ne nous occuperons, dans ce chapitre, que des tentes utilisables pour le campement des troupes, nous réservant de décrire plus loin les tentes qui sont destinées à servir d'abri à des blessés ou à des malades (Ch. xvi).

On se figure volontiers que sous une tente, alors qu'on n'est séparé de l'atmosphère extérieure que par une toile, l'encombrement n'est pas à craindre; cela ne serait vrai que si la toile de la tente était toujours sèche et par suite perméable à l'air. Dès que la toile est humide, et pour cela la rosée du matin est suffisante, sa perméabilité à l'air diminue considérablement; en temps de pluie elle devient tout à fait imperméable (voir p. 406); si, de plus, il fait froid, si le soldat ferme les orifices pouvant donner accès à l'air extérieur, l'encombrement peut très bien se produire. Il faut donc se préoccuper du cube d'air dont chaque homme dispose dans une tente et des moyens d'assurer la ventilation.

Les tentes qui sont exposées à la radiation solaire s'échauffent beaucoup, et deviennent inhabitables dans les pays chauds. Pour les tentes destinées aux malades on peut remédier à cet inconvénient à l'aide de doubles parois avec matelas d'air intermédiaire, mais cela augmente le poids et le prix des tentes; pour les tentes de campement il faut exiger du moins qu'on puisse soulever les parois sur deux côtés opposés, et dans une assez grande étendue; le courant d'air que l'on produit ainsi rend la chaleur beaucoup moins pénible parce qu'il entraîne la vapeur d'eau provenant de la transpiration et de la respiration et qu'il active l'évaporation de la sueur.

En Europe, on emploie généralement, pour recouvrir les tentes, la toile de chanvre ou de lin; en Amérique, on préfère le coton, qui est moins cher, moins perméable et qui se rétracte moins. Les tissus rendus imperméables à l'aide d'enduits de caoutchouc ou de gutta-percha ne permettraient pas la ventilation naturelle, la *respiration*, peut-on dire, de la tente, ils doivent donc être écartés complètement; il n'en est pas de même de ceux qui sont rendus imperméables à l'eau tout en restant perméables à l'air (voir p. 403); la perméabilité pour l'air de ces tissus secs est diminuée, mais leur imperméabilité pour l'eau est augmentée; de plus, alors même qu'ils ont été soumis pendant longtemps à l'action de la pluie, ces tissus ne deviennent pas complètement imperméables à l'air.

La couleur de l'étoffe qui sert à confectionner la tente n'est pas indifférente; dans les pays chauds, il y a avantage à se servir d'étoffes de couleur blanche pour les motifs indiqués dans le chapitre relatif au vêtement; dans les pays froids, il y aurait au contraire avantage à se servir d'étoffes de couleur sombre. Il est bon, lorsqu'on n'a pas trop à se préoccuper du poids, ni du prix de la tente, de doubler la toile avec une étoffe de laine bleue. On utilise ainsi, contre la chaleur, la propriété de la couleur blanche sur la surface externe de la tente; la doublure en laine protège contre le froid; la lumière tamisée par le tissu de laine est moins vive et la couleur bleue est un obstacle au passage des rayons calorifiques (MORACHE, *op. cit.*, 2ᵉ édit., p. 382).

C. *Tentes de marche.* — La *tente-abri* française se compose :

1° D'une pièce de toile de 1 m. 70 de long sur 1 m. 60 de large,

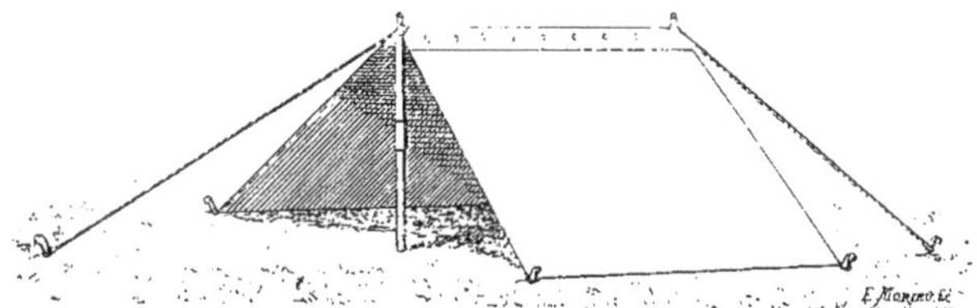

Fig. 116. — Tente-abri dressée avec deux toiles.

garnie sur trois côtés de boutonnières et de boutons qui permettent de l'assembler avec des toiles semblables.

2° D'un montant en bois de 1 m. 20 de haut, en deux morceaux, avec une virole d'assemblage en fer-blanc. Une des extrémités du montant, amincie à cet effet, est introduite, quand on dresse la tente, dans une des boutonnières rigides qui existent aux angles supérieurs de la toile.

3° D'une corde et de trois petits piquets en bois.

Le poids de la tente-abri, que le soldat porte roulée à la partie supérieure et sur les côtés du sac, le montant et les piquets attachés avec la corde sur le côté gauche, est de 1 kg. 820 quand la tente est sèche, de 2 kg. 500 au moins quand elle est mouillée.

La tente-abri réglementaire n'est en réalité qu'une moitié de tente ; pour dresser la tente, il faut que deux soldats réunissent, en les boutonnant, les deux toiles dont ils sont porteurs ; les deux montants soutiennent la tente comme le montre la figure 146, les petits piquets servent à fixer les bords inférieurs de la toile dans le sol et à tendre les cordes qui sont fixées aux angles supérieurs des toiles. La tente ainsi dressée mesure 1 m. 70 de long sur 1 m. 60 de large.

Les hommes ne peuvent pas se coucher en travers, la largeur de la tente étant insuffisante et, couchés en long, s'ils sont de grande taille, les extrémités inférieures sont à découvert.

Quatre hommes peuvent réunir leurs toiles et former ainsi une tente de 3 m. 40 de long, plus confortable et qui abrite mieux contre la pluie.

Le meilleur système, d'après M. le médecin inspecteur Morache, consiste à réunir six pièces de toile pour former une tente de 5 m. 10 de long, sur 1 m. 60 de large.

Il n'y a pas à se préoccuper du cube d'air quand la tente est ouverte à ses deux extrémités, il faut veiller seulement à ce que les hommes ne ferment pas ces deux extrémités avec des toiles libres. Il arrive souvent que six hommes s'entassent sous une tente formée avec quatre toiles et se servent des deux autres toiles pour fermer les issues ; s'il pleut et si, par conséquent, la toile devient imperméable, le cube d'air est réduit, dans ces conditions, à 0^{m3}, 713 par homme !

Un officier français, M. Waldéjo, a proposé, en 1869, une tente-abri formée de deux losanges de toile de 2 m. de côté, réunis par une double rangée de boutons et de boutonnières. Dressée, cette tente représente une pyramide triangulaire de 1 m. 41 de hauteur, ayant pour base un carré de 2 m. de côté ; elle suffit au besoin pour abriter quatre hommes et elle ne nécessite qu'un seul montant central. Quatre hommes construisent une tente de 4 m. de long sur deux de large. Les losanges, les boutons et les boutonnières sont disposés de façon à se prêter à toutes les combinaisons de nombres pairs, tout en donnant une fermeture hermétique. Avec cette tente, les hommes ont un abri fermé, de plus la tente est de 0 m. 21 plus haute que la tente-abri ordinaire (MICHEL LÉVY et BOISSEAU, op. cit.). La fermeture hermétique est plutôt un inconvénient qu'un avantage, d'autre part la tente Waldéjo pèse plus que la tente-abri ordinaire.

La tente-abri adoptée depuis peu dans l'armée allemande se compose d'un morceau d'une étoffe brune imperméable de 1^{m2}, 50 ;

ce morceau d'étoffe est garni de huit boutons en aluminium, de huit boutonnières et d'œillets aux extrémités pour fixer la tente au sol.

Pendant la marche, le soldat peut se servir de la toile de tente pour se garantir contre la pluie, des cordons permettent de l'attacher au cou et à la taille; au bivouac il peut s'envelopper dedans pour dormir.

Chaque homme porte sur son sac un montant en trois morceaux et trois petits piquets de bois. Deux hommes, en boutonnant leurs toiles de tentes, peuvent se procurer un abri, plusieurs hommes ou une escouade, en réunissant leurs toiles, ont à leur disposition une tente confortable.

L'augmentation de la charge provenant de la tente-abri est de 1 kg. 500 par homme (*Revue militaire de l'étranger*, 1888, p. 382, et journal *le Temps*, 28 juin 1892).

Nous empruntons à la Revue du Cercle militaire (20 août 1893) la description de la nouvelle tente portative de l'armée austro-hongroise.

La toile de tente, de coton brun foncé, est constituée par deux triangles équilatéraux, se touchant par un de leurs côtés et formant un losange de 2 m. de côté.

A l'un des angles obtus du losange se trouve une ouverture elliptique, garnie d'un anneau de cuivre maintenu par des rivets, et dont la forme correspond à peu près aux dimensions moyennes du fourreau de la baïonnette.

Les deux côtés adjacents à cet angle et un troisième côté encore portent, le long du bord, chacun neuf trous d'olive également espacés. Devant chaque trou, et à quelques centimètres vers l'intérieur de la toile, est cousu solidement, au moyen de fils de cuivre, un bouton olive en bois.

Au deuxième angle obtus, ainsi qu'aux deux angles aigus et sur le milieu des deux côtés déterminés par ces trois angles, se trouve un cordon solidement fixé à l'étoffe.

Enfin la toile est garnie sur ses quatre côtés d'une bande de cuir de 0 m. 04 de largeur. Un cordon court également le long de la plus courte diagonale.

Le piquet de tente est en bois de frêne verni de 0 m. 01 de grosseur sur 0 m. 275 de longueur.

Le support ou montant de tente est formé de six morceaux cylindriques du même bois, de 0 m. 02 de diamètre sur 0 m. 30 de longueur. Quatre d'entre eux sont coupés en sifflet à leurs deux extrémités et sont munis d'une douille étamée qui permet de les réunir. Les deux derniers morceaux sont disposés comme les premiers à l'un des bouts seulement, à l'autre bout ils sont ferrés en pointe.

La corde de tente est longue de 2 m. 50 et a ses deux extrémités garnies de fil retors.

Tout sous-officier ou soldat armé d'un fusil ne porte qu'une toile de tente et trois piquets. Ces derniers sont renfermés dans un chiffon et placés dans la toile de tente qui, pliée à la grandeur du sac, est portée sous sa patelette.

Si l'on doit marcher sans sac et emporter les tentes, on fixe la toile et les piquets au moyen de la courroie de marmite, aux bretelles des cartouchières.

Le poids de ce matériel est de 1 kg. 170.

Les hommes non armés de fusil portent en outre, chacun, trois morceaux de support et la corde de tente enroulée autour des piquets. Leur charge s'élève ainsi à 1 kg. 470.

Normalement une tente est constituée au moyen de quatre toiles. Les tentes de deux toiles ne sont employées qu'exceptionnellement dans les terrains très irréguliers. Les tentes d'officiers sont toujours de ce genre.

Quand le temps est chaud et sec, on peut former de grandes tentes qui abritent chacune un demi-peloton.

Les tentes à deux toiles forment une pyramide régulière à base quadrangulaire, dont les côtés ont 2 m. de long, ce qui donne 4^{m^2} de surface couverte pour loger deux hommes, et au besoin trois, avec leur équipement; la hauteur de la pyramide est d'environ 1 m. 50.

Pour dresser la tente, un homme tient son fusil verticalement, la baïonnette au canon munie de son fourreau; son camarade coiffe ce fourreau des deux toiles de tente boutonnées sur un de leurs côtés au moyen des olives. Le côté non boutonné forme l'entrée. La corde de tente sert à fournir un appui pour résister au vent.

Le support s'emploie de la même manière que le fusil, mais celui-ci est plus stable.

Les tentes à quatre, six, huit toiles, etc., présentent une série de facettes. On les établit, en disposant tout près l'une de l'autre, deux, trois, quatre, etc., tentes à deux toiles, de façon à ce que les toiles voisines soient maintenues par un seul et même piquet. L'entrée est ménagée à un angle ou sur l'un des grands côtés.

Le règlement interdit l'établissement de tentes pour les petits postes, les grand'gardes et les réserves d'avant-postes.

Les troupes chargées de la garde du camp, des convois, etc., ne doivent pas se servir du fusil, mais bien des supports pour installer leurs tentes.

Les hommes auxquels l'emploi des tentes est interdit peuvent se servir des toiles en guise de manteaux, en les jetant sur leurs épaules et en les boutonnant par devant au moyen des olives, puis en se faisant un capuchon au moyen de l'angle aigu de la toile ramené sur la tête. Encore ceci n'est-il pas permis aux vedettes, sentinelles, patrouilles, etc.

Enfin la toile de tente peut être employée comme couverture ou comme oreiller. Il est interdit de s'en faire un manteau pendant les marches.

Il nous paraît inadmissible qu'on utilise les fusils pour soutenir les tentes. En cas d'alerte un soldat doit toujours avoir son fusil sous la main, et d'autre part le fusil qui sert à soutenir la tente peut facilement se détériorer, se rouiller, surtout si on le laisse plusieurs jours en place.

Dans l'armée hollandaise, on emploie une tente-abri qui a à peu près les mêmes dimensions que la tente française, l'étoffe en est foncée et imperméable : la toile de tente est soutenue à l'aide des fusils en guise de bâtons de tentes; une toile cirée couvre le sol de la tente; pendant les marches cette toile cirée peut être utilisée en guise de manteau.

Pendant la guerre de la Sécession, l'armée américaine a fait usage d'une tente-abri. A l'armée du Potomac chaque soldat était muni d'un morceau d'une étoffe imperméable ou *puncho*, qui était utilisé comme manteau pendant les marches ou comme moyen d'abri dans les camps. Deux punchos réunis formaient tente; le puncho présentait, vers sa partie centrale, une fente par laquelle le soldat passait sa tête quand il voulait se protéger contre la pluie pendant la marche (MICHEL LÉVY et E. BOISSEAU, *op. cit.*).

D). *Autres tentes utilisées pour le campement des troupes.* — Dans l'armée française on se sert de la tente qui est connue sous les noms de *tente conique*, de *tente marabout*, ou de *tente à seize* (fig. 147). Cette tente mesure 6 m. de diamètre à la base, et 2 m. de haut; elle se fixe au sol à l'aide de deux rangées de piquets; son poids est de 57 kilogr., sa capacité de 30^{m3}; si l'on songe qu'il faut déduire de ce cube d'air l'espace occupé par les hommes, par leur équipement, par les sacs de paille et les couvertures, on voit que lorsqu'on met 16 hommes dans cette tente, il y a véritablement encombrement, le cube d'air se réduit à 1^{m3} au plus par homme.

La toile de la tente s'arrête à un pied du sol environ et se termine par une pièce de toile grossière, dite *toile à pourrir*, qui tombe verticalement ou obliquement et qu'on peut relever ou enterrer. On creuse autour de la tente, entre les deux rangées de piquets, une rigole destinée à l'écoulement de l'eau de pluie, et l'on rejette une partie de la terre sur la toile à pourrir.

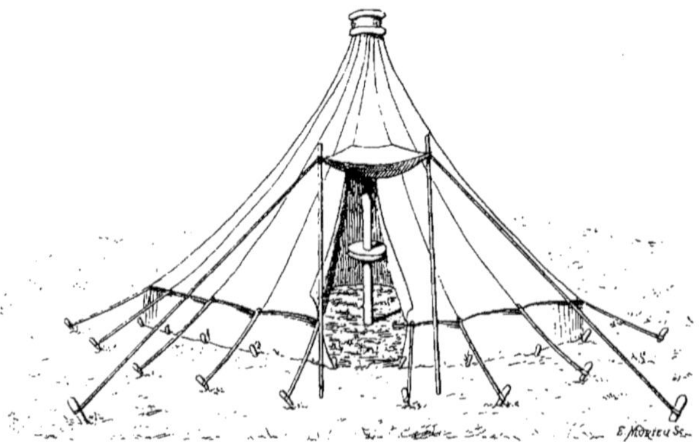

Fig. 147. — Tente conique ou marabout.

Le renouvellement de l'air se fait par deux portes opposées et par le chapiteau, qui est en bois percé de trous.

Un râtelier d'armes est placé autour du mât central.

La tente conique donne peu de prise au vent et elle a le grand avantage d'être solide, mais le cube d'air est peu considérable, pour une tente aussi grande et aussi lourde ; primitivement elle était destinée à 16 hommes ; toutes les fois qu'on l'a utilisée pour le campement des troupes, on a constaté qu'on ne pouvait pas y mettre plus de 10 hommes, sans observer les accidents qui accompagnent d'ordinaire l'encombrement ; d'autre part l'inclinaison des parois est telle qu'on ne peut tenir debout qu'à la partie centrale de la tente.

Les hommes doivent se coucher la tête tournée vers la paroi de la tente ; s'ils se couchaient en sens opposé, ils respireraient l'air déjà vicié par la respiration de leurs voisins.

M. Guilloux a apporté les modifications suivantes à la tente conique, dans le but d'augmenter sa capacité et de permettre la

station verticale dans une étendue plus grande. Huit tringles en
fer, articulées après le mât central, viennent prendre point d'appui
à leur extrémité libre sur la toile, et la maintiennent à distance du
mât central, la tente prend par suite une forme octogonale (fig. 148).
La virole sur laquelle viennent s'articuler les tringles en fer
s'élève ou s'abaisse par un mécanisme très simple, de sorte qu'on
peut à volonté tendre la toile ou la détendre; cette disposition est
excellente; en effet la toile se rétrécit beaucoup quand il pleut,
et si la toile est trop tendue, les piquets sont arrachés. Le cube

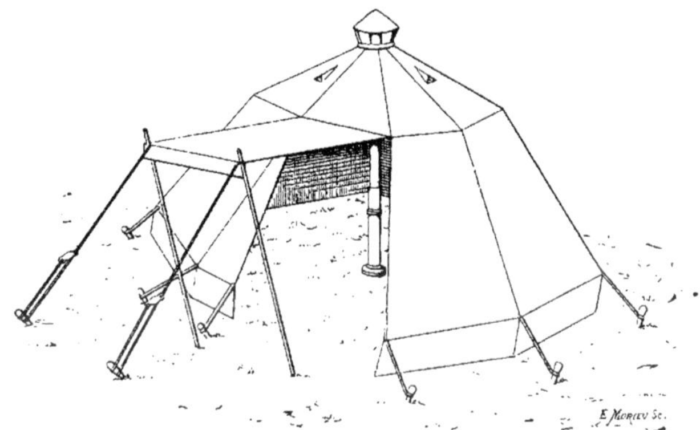

Fig. 148. — Tente octogone de Guilloux, à mât central, avec chapeau d'aération.
Armature en fer creux.

d'air est sensiblement augmenté, et l'on peut se tenir debout dans
une grande partie de la tente.

Le même résultat serait obtenu en suspendant à l'extrémité du
mât un cerceau qui tiendrait la toile à distance; il serait facile de
diminuer ou d'augmenter la tension de la toile en élevant ou en
abaissant le cerceau.

La tente elliptique à deux mâts ou *tente Taconnet* n'est plus
employée. Elle comporte deux montants verticaux de 2 m.
réunis par une traverse horizontale de 2 m. environ. L'espace
elliptique circonscrit sur le sol mesure 6 m. de long sur 4 m. 30
de large. Il y a deux portes opposées pouvant être maintenues
ouvertes.

Cette tente pèse 30 kilogr. et mesure 24^{m3}; elle donne beaucoup
de prise au vent qui l'emporte ou l'abat facilement; c'est ce
grave inconvénient qui explique son abandon.

La *tente de conseil* ou de *quartiers généraux* est une tente conique avec un mât central garni de rayons en bois qui maintiennent la toile à distance ; l'aspect est celui de la tente conique modifiée par M. Guilloux.

La tente de marche d'officier est en forme de bonnet de police, elle mesure 2 m. de long sur 1 m. de large et 1 m. 70 de hauteur ; elle est soutenue par deux montants inclinés qui supportent une traverse horizontale ; la traverse porte à sa partie moyenne une armature en cuivre munie de deux douilles dans lesquelles pénètrent les montants. Cette tente est peu spacieuse et surtout peu stable.

La figure 149 représente une tente qui peut être utilisée par les

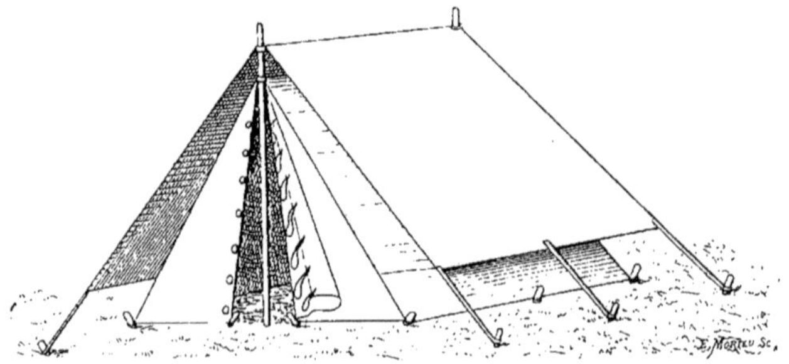

Fig. 149.

officiers dans les pays chauds (Guilloux) ; la tente, en forme de bonnet de police, avec deux mâts, est surmontée d'une toile qui l'abrite contre les rayons du soleil et qui augmente de beaucoup sa solidité. La tente est en effet maintenue par une double rangée de piquets.

La toile intérieure est doublée de toile ou de laine bleue.

Dans l'armée anglaise on fait usage de la tente marquise, qui ressemble beaucoup à notre tente de conseil, et d'une tente circulaire à un mât, analogue à notre tente conique.

Le major Rhodes, qui a écrit sur les tentes un important ouvrage, a inventé des tentes d'un modèle original. La charpente de ces tentes se compose de roseaux ou d'autres tiges flexibles qui sont fixés au sommet de la tente dans un chapiteau de bois et qui viennent, par leur autre extrémité, s'implanter dans le sol, après avoir passé à différentes hauteurs entre des cordes entrelacées qui les maintiennent à la même distance. Le major Rhodes a fait construire trois espèces de tentes d'après ce système : la tente d'hôpital (c'est le plus grand modèle), la tente de campagne et la tente de garde. (Michel Lévy et E. Boisseau, *op. cit.*)

Dans l'armée allemande il existe deux modèles de tentes : l'un pour l'infanterie, l'autre pour la cavalerie et l'artillerie; la tente d'infanterie est une tente conique qui a une grande analogie avec celle de l'armée française; elle est destinée à 15 ou 18 hommes; la tente de l'artillerie ou de la cavalerie est une tente à deux mâts verticaux de 1 m. 80 de haut, avec faîtière transversale de 2 m. 40 de long. Sur le sol, cette tente est en forme de fer à cheval; la porte unique est située du côté de l'extrémité non arrondie.

On utilise rarement ces tentes dans l'armée allemande; le cantonnement a été la règle générale jusqu'ici pendant les manœuvres.

Dans l'armée austro-hongroise on emploie la tente du capitaine Theurekauf; c'est une tente à un mât, de 4 m. de haut, qui circonscrit sur le sol un espace de 7 m. 90 de long, sur 6 m. 60 de large; aux deux extrémités existent des portières triangulaires.

Aux États-Unis, on se sert de la tente dite *en coin* et de la tente dite *en cloche*. La tente en coin (*the wedge-tent*) a 2 m. 10 de long, 2 m. 60 de large et 2 m. 10 de hauteur; elle est analogue à notre tente-abri, mais plus grande.

La tente en cloche (*the bell-tent*) est une tente conique à un seul mât, munie de deux portières et d'une ouverture placée sur un des côtés.

Au camp de Krasnoe-Sélo on emploie des tentes de forme carrée, recouvertes de toile; la charpente de ces tentes se compose d'un mât central et de quatre pieux latéraux; elles mesurent 2 m. 10 de côté et sont destinées chacune à 15 hommes.

E. *Installation des camps sous tentes, choix de l'emplacement; mesures à prendre pour prévenir l'infection du sol.* — Les camps sous tentes sont toujours des camps temporaires qui parfois ne sont installés que pour un ou deux jours; dans ces conditions il est évident qu'on ne peut pas étudier l'emplacement du camp avec le même soin que celui qui est destiné à un camp baraqué, il faut seulement se préoccuper de camper sur un terrain sec et découvert, près d'une localité où l'on trouve une eau de bonne qualité, à proximité des bois, si la chose est possible, afin que les soldats puissent se procurer du bois pour faire cuire leurs aliments. S'il existe une rivière ou un ruisseau à proximité, on prendra les mesures déjà indiquées pour empêcher la pollution de l'eau au niveau des points où l'on ira puiser l'eau pour les besoins du camp.

La question de l'approvisionnement du camp en eau potable est une des plus importantes et une des plus difficiles à résoudre. On prendra des mesures rigoureuses, dès l'établissement du camp, pour que les sources et les puits qui se trouvent à proximité ne soient pas souillés. Dans certains cas il est nécessaire de faire venir de l'eau d'assez loin dans des tonneaux, enfin on a la ressource de filtrer l'eau ou de la faire bouillir.

Dans les pays palustres on aura soin d'établir les camps sur les hauteurs, en évitant les bas-fonds et les bords des rivières.

On déterminera avec soin l'emplacement des latrines ou feuillées.

Les camps qui ne sont occupés que pendant quelques jours sont en général très sains ; il n'en est pas de même lorsque les troupes séjournent pendant des semaines ou des mois sur le même emplacement. L'expérience démontre que, dans ce cas, les camps s'infectent presque infailliblement, la diarrhée, la dysenterie et surtout la fièvre typhoïde trouvent là un milieu extrêmement favorable à leur développement épidémique.

« C'est à l'infection du sol par un séjour prolongé des masses humaines qu'est dû l'ancien précepte des généraux romains de faire changer fréquemment l'emplacement des camps. » (L. COLIN, Traité des malad. épid.)

« Les épidémies nées dans les camps, surtout dans les camps temporaires, sont en somme relativement rares. Devenus permanents, ces camps accumulent en eux et autour d'eux quelques-uns des inconvénients des demeures fixes de la cité ; privé de tout pavage, rarement drainé, le sol s'imprègne, plus rapidement que celui des villes, de cette masse de détritus organiques engendrés par les agglomérations humaines. » (L. COLIN, De la fièvre typhoïde dans l'armée, *Rec. mém. méd. milit.*, 1877.)

Scrive, dans sa relation de la campagne d'Orient, insiste beaucoup sur le danger des campements prolongés et cite de nombreux faits qui témoignent de la nécessité de changer souvent l'emplacement des camps.

Baudens estimait que les tentes ne devaient pas rester plus de quatre jours sur le même emplacement.

Pendant la campagne de Tunisie on a eu fréquemment l'occasion de constater que c'étaient les troupes qui stationnaient le plus longtemps sur les mêmes points qui fournissaient le plus grand nombre de malades. (CZERNICKI, *Arch. de méd. milit.*, t. II. — COUSTAN, De Tébessa à Kairouan, *même Rec.*, t. I.)

M. le Dr J. Marty a cité, dans un travail intitulé : *Campement prolongé et fièvre typhoïde*, des faits très intéressants observés par lui au Kreider (province d'Oran); il nous montre la fièvre typhoïde apparaissant dès que le campement se prolongeait sur un même point, disparaissant dès qu'on changeait l'emplacement du camp. (*Gazette des hôp.*, août et septembre 1891.)

L'épidémie de fièvre typhoïde qui a sévi en 1885 au camp du Pas-des-Lanciers et dont l'histoire a été écrite par M. le médecin principal Duchemin est un exemple remarquable de ces épidémies des camps et de la rapide extension qu'elles peuvent prendre. (*Arch. de méd. milit.*, 1886, t. VII, p. 145.)

Au mois de mai 1885, on réunit au camp du Pas-des-Lanciers des troupes formant la division de réserve du Tonkin; ces troupes, constituées par des bataillons venus de différents points de la France, formaient un effectif d'environ 8 500 hommes. L'état sanitaire fut d'abord assez satisfaisant; mais, pendant les mois de juin et de juillet, une grave épidémie de fièvre typhoïde sévit sur ces troupes; l'évacuation du camp fut décidée le 19 juillet; en 74 jours, dit M. Duchemin, il y eut 2 902 entrées à l'hôpital et sur ces 2 902 malades 122 succombèrent, la plupart à la fièvre typhoïde.

Au camp du Pas-des-Lanciers le sol est constitué par des roches de calcaire compacte recouvertes de marnes ou de calcaires marneux très durs. Au premier abord cette dureté du sol semblait favorable au point de vue hygiénique, mais de nombreuses fissures faisaient communiquer la surface avec les couches de marne sous-jacentes, dans lesquelles circulait la nappe d'eau souterraine; d'autre part, le sol, par sa dureté, se prêtait mal aux travaux d'installation du camp.

Les tinettes mobiles qui avaient été commandées n'ayant pas été prêtes à temps, on établit des fosses fixes; or la nappe d'eau souterraine n'est qu'à 2 m. 40 de profondeur et l'eau de boisson était puisée, soit dans un puits creusé dans le camp, soit dans une source voisine; il paraît bien probable que les matières fécales des fosses fixes ont réussi à s'infiltrer, par une fissure, jusque dans la nappe d'eau d'où l'on tirait l'eau de boisson et à la souiller. Ajoutons qu'un des bataillons venait de Lorient où régnait la fièvre typhoïde et qu'il avait envoyé à l'hôpital, le lendemain de son arrivée, trois malades atteints de cette maladie.

Les hommes étaient logés sous des tentes coniques; au début on avait mis douze hommes par tente, mais dans ces conditions, on constatait le matin, en entrant dans les tentes, une mauvaise odeur; on réduisit le nombre des hommes à dix par tente.

Cette épidémie montre bien la nécessité d'une bonne installation des latrines dans les camps, nous reviendrons un peu plus loin sur ce point.

Mais, dira-t-on, si la fièvre typhoïde peut prendre un pareil développement dans les camps sous tentes, comment se fait-il que les médecins, lorsqu'une épidémie de fièvre typhoïde vient à éclater dans une caserne, prescrivent de faire camper les troupes atteintes? La réponse est bien simple : il faut que les troupes sur lesquelles sévit l'épidémie changent de milieu, il faut qu'elles évacuent la caserne contaminée qui doit être désinfectée, et comme on n'a pas, en général, d'autre casernement disponible, on fait camper les troupes : il arrive souvent que de nouveaux cas de fièvre typhoïde se développent dans le premier campement choisi, ce qui n'a rien de surprenant, puisque la fièvre typhoïde pouvait exister à l'état d'incubation chez un certain nombre d'hommes, au moment du départ; après avoir envoyé ces malades à l'hôpital, il faut alors quitter le premier campement pour s'installer dans un deuxième.

Il est dangereux d'occuper un camp qui vient d'être évacué par d'autres troupes ; on a vu plus d'une fois des épidémies de fièvre typhoïde ou de dysenterie se propager de cette manière; le fait a été constaté notamment, à plusieurs reprises, pendant l'épidémie de fièvre typhoïde de Tunisie.

Pour installer un camp sous tentes, on détermine d'abord le front de bandière, les tentes sont ensuite dressées en rangées parallèles à ce front et en files [1] plus ou moins profondes suivant l'étendue du front de bandière.

L'espace accordé à chaque homme dans un camp est généralement trop restreint. En France, on calcule l'espace occupé par les tentes à raison de 1^{m2} par fantassin et $2^{m2},50$ par cavalier, ce qui est insuffisant.

Pour que les conditions de salubrité soient remplies, il faudrait que les tentes soient séparées entre elles par un espace égal au moins à une fois et demie leur diamètre. (MICHEL LÉVY et BOISSEAU, *op. cit.*)

Pour dresser une tente dans de bonnes conditions il faut commencer par couper les herbes, s'il en existe; on tasse ensuite le sol, il ne faut jamais le creuser; après avoir dressé la tente, on creuse

---

1. En termes de campement on donne le nom de *rangées* de tentes aux lignes de tentes parallèles au front de bandière et celui de *files* aux lignes de tentes qui lui sont perpendiculaires.

autour une rigole pour l'écoulement des eaux pluviales; l'eau qui tombe dans cette rigole doit pouvoir s'écouler en suivant la pente naturelle du terrain.

Il faut veiller à ce que les tentes soient largement ouvertes pendant la journée; on a conseillé de faire abattre les tentes de temps en temps pour les dresser ensuite sur les mêmes emplacements; la mesure est bonne, quand il fait beau; la lumière qui pénètre mal dans les tentes, a une action assainissante incontestable et, en abattant les tentes pendant quelques heures dans la journée, on lui permet d'exercer cette action ; mais on ne remédie ainsi qu'en partie à l'infection du sol qui se produit presque nécessairement, au bout de quelque temps, dans un camp sous tentes; il ne suffit donc pas d'abattre les tentes, il faut changer souvent l'emplacement des camps.

F. *Couchage.* — Dans les camps sous tentes la paille de couchage est une cause d'infection non douteuse.

En France, 5 kilogr. de paille sont alloués à chaque homme et renouvelés tous les 15 jours ; si cette paille est simplement rejetée, pendant le jour, le long des parois de la tente, si l'on piétine dessus, elle se transforme rapidement en un véritable fumier.

Lorsque la paille est longue, on peut en faire des paillassons semblables à ceux dont se servent les maraîchers pour recouvrir leurs châssis; pendant le jour on roule les paillassons dans la tente et, si le temps le permet, on les expose au grand air et au soleil.

Lorsque les soldats campent dans des tentes coniques, on leur donne des paillasses et des couvertures; pendant la journée, paillasses et couvertures doivent être exposées au grand air.

La paille de couchage hors d'usage devrait toujours être brûlée; cette mesure est indispensable au moins en cas d'épidémie.

G. *Feuillées.* — Déjà au temps de Moïse le danger de l'infection des camps par les matières fécales était connu, il était absolument défendu de déposer des excréments dans l'intérieur du camp. « Vous aurez, dit Moïse aux Hébreux, un lieu hors du camp où vous irez pour vos besoins naturels et portant un bâton pointu à votre ceinture; lorsque vous voudrez vous soulager vous ferez un trou en rond que vous recouvrirez de la terre sortie du trou, après vous être soulagés; ainsi vous aurez soin que votre camp soit pur et sain et qu'il n'y paraisse rien qui le souille. » (Deutéronome, citation empruntée à Michel Lévy et Boisseau, *op. cit.*, p. 49.)

Dans les camps et les bivouacs l'emplacement des latrines est fixé, dans l'armée française, à 60 m. en avant du front de bandière et à 60 m. en arrière de la dernière rangée de tentes.

Pendant longtemps les latrines ont été préparées de la manière suivante : on creusait une grande fosse de 1 m. 50 de profondeur ; au-dessus de cette fosse un madrier soutenu par deux fourches formait siège : on masquait la fosse à l'aide de murs de gazon et de branchages, d'où le nom de *feuillées* donné aux latrines des camps ; tous les jours on recouvrait les matières d'une couche de terre ; lorsque la fosse était remplie jusqu'à 1 m. environ de la surface, on la comblait et on en creusait une autre à côté.

Darcet proposa, en 1834, d'apporter à ces fosses des modifications qui ne supprimaient pas leur principal inconvénient, à savoir que la plupart des hommes ne s'en servaient pas (DARCET, *Annales d'hygiène publ.*, t. XII, 1re série, p. 390). Les bords des fosses s'affaissaient, devenaient glissants, le siège ne présentait pas la solidité désirable et le soldat qui avait la crainte légitime de tomber dans la fosse, allait à côté ; les abords de la fosse se garnissaient rapidement et la fosse restait vide.

Nous avons toujours fait remarquer depuis 1884, dans notre cours d'hygiène du Val-de-Grâce qu'il serait bien préférable de remplacer ces fosses par de simples sillons étroits, mais profonds, qui seraient comblés fréquemment. C'est le procédé de Moïse un peu perfectionné.

Une circulaire ministérielle du 22 août 1889 a réglementé cette manière de faire et a prescrit d'établir les feuillées pendant les grand'haltes et les bivouacs dans les conditions suivantes :

La feuillée doit consister en un sillon de la largeur du fer de la pelle réglementaire, et aussi profond que la pioche permet de le creuser. La terre de déblai est rejetée à 0 m. 30 à droite et à gauche du sillon assez étroit pour que l'homme, après avoir mis les pieds l'un à droite et l'autre à gauche, soit comme à cheval sur la fosse, où tomberont les urines comme les matières fécales. Avant de quitter la feuillée, les hommes doivent faire tomber un peu de terre sur les matières qu'ils viennent d'y déposer, ce qu'ils peuvent faire avec le pied, en utilisant les déblais déposés sur les côtés.

On creusera autant de sillons que l'effectif le rendra nécessaire, et on les prolongera de jour en jour, s'il en est besoin.

La circulaire prescrit en outre de jeter deux fois par jour dans les tranchées, de la terre, des cendres et du sulfate de fer ou du lait de chaux ; nous aurons à nous occuper plus tard des différentes substances utilisées pour la désinfection des matières fécales, nous n'avons donc pas à insister actuellement sur ce point; notons seulement que la terre sèche est un excellent désinfectant des matières fécales.

Quand les sillons sont à moitié remplis, on les comble avec de la terre et l'on en creuse d'autres. Pendant la nuit une lanterne doit indiquer l'emplacement des sillons.

Lorsque les camps doivent avoir une certaine durée, il est indispensable d'installer des tinettes mobiles en nombre suffisant et à proximité des baraques, afin que les hommes n'hésitent pas à s'y rendre le soir et pendant la nuit. Nous décrirons plus tard les tinettes Goux (Ch. xix), qui peuvent rendre dans ce cas de très grands services et nous verrons comment ces tinettes doivent être installées.

Il est indispensable aussi de placer de distance en distance, à proximité des tentes, des urinoirs, toujours bien entendu dans l'hypothèse que le camp doit avoir une certaine durée.

Les fumiers provenant des chevaux sont aussi une cause d'infection du sol, il ne faut pas les laisser séjourner dans les camps.

H. *Cuisines*. — Dans les camps qui ne sont installés que pour une durée très courte, les marmites sont placées sur de simples tranchées dans lesquelles on fait un feu de bois.

La note ministérielle du 21 juillet 1889, sur l'emploi du nécessaire Bouthéon, donne les conseils suivants pour l'installation des fourneaux de campagne :

Toutes les fois que l'on trouvera les matériaux nécessaires, les fourneaux seront construits au-dessus du sol, au moyen de deux rangées de pierres ou de briques placées parallèlement, le foyer ayant environ 0 m. 20 de hauteur, sur 0 m. 15 de largeur. Si l'on a plusieurs fourneaux à établir, on les rapproche de telle sorte que les petits murs intérieurs servent de supports communs aux marmites de deux fourneaux contigus.

A défaut de matériaux permettant de surélever les fourneaux, on creusera, dans le sol, des tranchées profondes de 0 m. 20 environ et larges de 0 m. 15; on les fera parallèles et rapprochées le plus possible, pour diminuer le travail des cuisiniers.

Il importe que les fourneaux soient orientés de manière à être ouverts du côté du vent et adossés à un mur ou à un talus contre lequel on établit des cheminées d'appel de 0 m. 40 de hauteur environ, avec des pierres, des briques, ou des mottes de gazon.

Le meilleur groupement des marmites est de trois ou quatre par fourneau ; lorsqu'on réunit moins de trois marmites, la consommation de combustible est beaucoup trop forte, au-dessus de quatre marmites le chauffage n'est pas assuré dans toutes les marmites.

Lorsque les camps doivent avoir quelque durée, on peut perfectionner ces cuisines de la manière suivante : six fourneaux semblables à ceux qui viennent d'être décrits, sont construits suivant les rayons d'un cercle au centre duquel s'élève une cheminée en briques. Autour de la cheminée centrale on installe, avec des perches et de la toile goudronnée, un grand champignon de 8 m. de diamètre environ qui met la cuisine à l'abri de la pluie, on garnit le sol d'asphalte ou on le pave le mieux possible, enfin on construit un petit mur d'enceinte avec des briques, des pierres ou des mottes de gazon. On avait construit, en 1871, au camp de Rocquencourt, une cuisine de ce modèle qui fonctionnait très bien (cuisine Dautheville).

III. Cantonnement. — Le cantonnement peut être défini : le logement momentané des troupes chez l'habitant.

Après l'adoption de la tente-abri dans l'armée française on avait renoncé complètement au cantonnement en campagne, les troupes n'étaient cantonnées que pendant les routes en temps de paix; la suppression de la tente-abri a eu pour conséquence le retour au cantonnement.

D'après le règlement sur le service en campagne du 26 octobre 1883, l'établissement des troupes dans les cantonnements doit être aussi fréquent que possible.

Lorsque l'armée est couverte à grande distance, les cantonnements sont étendus de façon à assurer aux hommes des abris convenables et à éviter l'encombrement.

Dans le voisinage de l'ennemi ou lorsqu'il est nécessaire d'opérer des concentrations, les cantonnements sont resserrés; on ne laisse aux habitants que leurs chambres à coucher, d'où ils ne doivent jamais être délogés, tout le reste de la superficie couverte est utilisé à raison d'un homme pour 2^{m2} environ.

Le règlement du 28 mai 1895 sur le service des armées en campagne prévoit, outre le cantonnement ordinaire : le *cantonnement d'alerte* et le *cantonnement-bivouac*.

Lorsqu'une troupe se trouve très près de l'ennemi on l'installe au cantonnement d'alerte.

A cet effet, on utilise de préférence les rez-de-chaussée et on réunit les troupes, par fractions constituées, dans de grands locaux qu'on éclaire la nuit.

Les portes des habitations occupées sont maintenues ouvertes; au besoin on pratique des issues supplémentaires. Les rues sont éclairées pendant la nuit, s'il y a lieu.

Les hommes couchent tout habillés, prêts à prendre les armes, les cavaliers à côté de leurs chevaux, les officiers au milieu de leur troupe.

Si la situation le comporte, les chevaux peuvent rester sellés et bridés, et être réunis dans des cours, sur des places, etc.

Lorsque les ressources du cantonnement ne permettent pas d'abriter la totalité des troupes qui l'occupent, celles-ci s'installent en cantonnement-bivouac.

A cet effet, chaque corps ou fraction de corps utilise aussi complètement que possible les locaux mis à sa disposition; les fractions qui ne peuvent y trouver place bivouaquent dans les cours et jardins attenant à ces locaux, ou dans leur voisinage immédiat. Dans aucun cas les rues et chemins ne doivent être utilisés pour le bivouac.

Dans tous les corps de troupe un officier et des sous-officiers (sergents-fourriers) précèdent la troupe et sont chargés de préparer le campement.

En arrivant dans la localité dans laquelle doivent cantonner les troupes, l'officier commandant le campement se rend à la mairie et se fait donner tous les renseignements nécessaires, il assigne alors à chaque corps ou service l'emplacement qu'il doit occuper; les fourriers reconnaissent les maisons dans les parties qui leur sont assignées et inscrivent à la craie, sur la porte d'entrée, le nombre d'hommes et de chevaux que la maison doit abriter, ainsi que l'indication de la fraction à laquelle ils appartiennent.

Dans chaque localité le commandant du campement reconnaît ou fait reconnaître les abreuvoirs, les endroits où les hommes prendront l'eau et ceux où ils devront laver leur linge.

Le chef du campement du service de santé reconnaît les locaux qui peuvent être affectés aux ambulances et il les propose pour cette destination au commandant du campement.

En Allemagne, on distingue quatre sortes de cantonnements :

1° Cantonnement large (*Quartiere*), analogue à nos gîtes d'étapes. Les hommes sont couchés et souvent nourris par l'habitant; les chevaux sont à l'écurie.

2° Cantonnement resserré (*enges Kantonnement*); on ne recherche qu'un abri pour les troupes dans tous les couverts qui existent. La nourriture n'est plus fournie par l'habitant.

3° Cantonnement plus resserré encore que le précédent (*Alarm Quartiere*); les troupes restent groupées par fractions constituées dans de grands bâtiments (églises, granges) et prêtes à prendre les armes.

4° Un cantonnement mixte, qui est une combinaison du cantonnement resserré et du bivouac (*Ortschaftlager*).

Lorsque le cantonnement n'est pas trop resserré, les troupes se trouvent dans de meilleures conditions, non seulement qu'au bivouac, ce qui va sans dire, mais même que dans des camps organisés avec les tentes-abris. Dans les cantonnements le soldat est bien abrité; il peut nettoyer ses effets et les sécher, s'ils ont été mouillés; il se sert du fourneau de cuisine de son hôte pour préparer ses aliments, sans compter que s'il est en pays ami on lui donne souvent des légumes, des fruits, un peu de vin, de cidre ou de bière, et autres suppléments à sa ration.

Le cantonnement resserré amène un encombrement regrettable et il est à désirer qu'il ne se prolonge pas trop longtemps.

De plus il faut veiller avec soin à ce que le soldat ne cantonne pas dans des localités où règnent des épidémies ou dans des maisons habitées par des personnes atteintes de maladies contagieuses.

Il a été établi à plusieurs reprises que des soldats avaient contracté dans les cantonnements le germe de maladies contagieuses [1].

L'officier chargé du campement doit s'enquérir de l'état sanitaire de la population dans les localités où l'on doit cantonner des troupes; grâce à la loi sur la déclaration obligatoire des maladies contagieuses, il sera facile aujourd'hui d'obtenir, en France, les renseignements nécessaires.

Lorsqu'une épidémie règne dans une localité, on ne doit pas y cantonner de troupes, mieux vaut les installer au bivouac, si l'on ne peut pas changer le lieu du cantonnement. S'il existe seulement quelques cas de maladies contagieuses, les maisons dans lesquelles se trouvent les malades seront consignées à la troupe, on indiquera par une inscription très apparente les maisons ainsi consignées, surtout quand il s'agira d'un endroit public, cabaret, boutiques, etc., dans lequel un grand nombre d'hommes pourraient être amenés à se rendre. Quand il s'agit d'une habitation particu-

---

1. Favier, Contrib. à l'étude de la fièvre typhoïde dans l'armée, *Arch. de méd. milit.*, 1887, t. X, p. 241.

lière, bien close, la mesure est moins nécessaire, il suffit de ne cantonner aucun homme dans cette maison.

L'instruction ministérielle du 30 mars 1895 sur l'hygiène des hommes de troupe prescrit les mesures suivantes pour les cantonnements :

« En arrivant dans la localité où le corps dont il fait partie doit cantonner, l'officier commandant le campement s'informera auprès de la municipalité ou, à défaut, auprès des habitants que leur situation met le mieux en mesure de le renseigner, si des épidémies ou épizooties sévissent ou ont sévi récemment dans la commune.

« Il s'enquerra de leur nature et de leur degré d'intensité ; il se fera indiquer d'une manière précise les maisons et locaux contaminés, et vérifiera ou fera vérifier par les sous-officiers qui lui sont adjoints l'exactitude des renseignements recueillis. Il n'hésitera pas à distraire complètement de la répartition du cantonnement les locaux reconnus infectés ou même suspects, et fera apposer aussitôt à toutes leurs issues des inscriptions bien apparentes portant défense d'y laisser pénétrer, suivant le cas, les hommes ou les animaux appartenant à l'armée...

« Il sera bon, surtout lorsque le pays dans lequel on opère laisse à désirer au point de vue sanitaire, d'adjoindre au campement l'un des médecins du corps ; il pourra ainsi préparer toutes les propositions que paraîtra comporter la situation. »

Il y a lieu aussi de prendre des mesures pour que les maladies contagieuses qui se produisent dans l'armée ne se propagent pas à la population civile dans les cantonnements.

Si une maladie épidémique comme la fièvre typhoïde règne dans un corps de troupe qui doit se déplacer on ne cantonnera pas les hommes, on les fera camper.

Lorsqu'un cas de maladie contagieuse se produit chez un soldat dans les cantonnements, le malade doit être envoyé aussitôt à l'hôpital le plus voisin et l'autorité civile doit être avertie, afin qu'on puisse prendre les mesures de désinfection nécessaires pour éviter la contagion.

IV. Bivouac. — Il arrivera souvent en temps de guerre que le cantonnement, pour des raisons déjà exposées, ne sera pas possible ; on en sera réduit alors au *bivouac*.

On voit que dans cette étude du logement du soldat, nous avons été du compliqué au simple, après la caserne la baraque, après la baraque la tente, après la tente le cantonnement et le bivouac, dans lequel le soldat n'a plus que les abris qu'il peut improviser.

Il faut choisir pour le bivouac un terrain sec, abrité, à portée des ressources en eau, en bois et en fourrage, s'il s'agit d'un bivouac de cavalerie.

Il est bon de bivouaquer sur la lisière des bois; le soldat improvise des abris avec des branches d'arbres, on a du bois pour les feux de bivouac et pour la cuisine, enfin on dissimule facilement à l'ennemi, dans ces conditions, les mouvements des troupes et leur effectif.

En été et dans les pays palustres, on bivouaquera sur les hauteurs; nous avons signalé déjà à plusieurs reprises les dangers des bas-fonds humides et marécageux.

Nous n'avons pas à revenir ici sur les règles déjà formulées, à propos des camps, au sujet de l'eau de boisson et des feuillées.

Le bivouac s'établit toujours suivant un type régulier dans lequel chaque homme a sa place marquée; il importe en effet que les différentes unités restent constituées et qu'on sache exactement où se trouve chaque officier et chaque soldat.

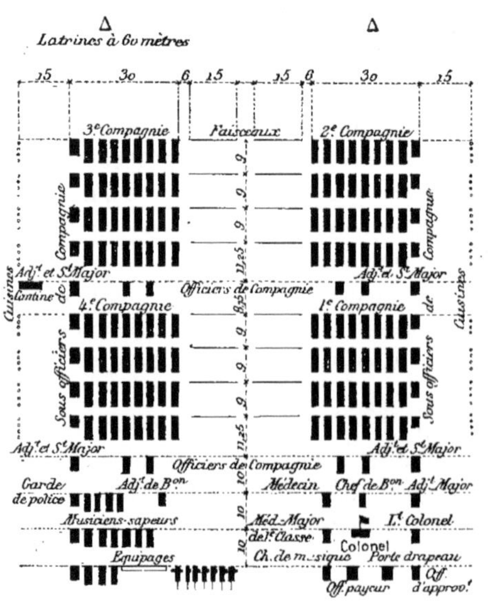

Fig. 150. — Bivouac d'un bataillon en colonne double avec l'état-major du régiment.

Les formations diverses pour le bivouac des troupes en France sont décrites dans le chapitre iv du règlement du 26 octobre 1883. Nous donnons ici comme exemples : le bivouac d'un bataillon d'infanterie en colonne (fig. 150), et le bivouac d'un régiment de cavalerie en ligne de bataille (fig. 151).

Dans le bivouac du régiment d'infanterie en colonne, les cuisines sont installées à 15 m. en dehors des emplacements assignés

aux sous-officiers de compagnie; dans le bivouac en ligne, les
cuisines sont placées à 15 m. en arrière de la deuxième ligne. Les
feuillées sont situées à 60 m. en avant du front de bandière et à
60 m. en arrière de la dernière ligne.

On trouvera dans l'ouvrage de Roth et Lex (t. II, p. 96) les
règles suivies dans l'armée allemande pour l'installation des
bivouacs, règles qui ont plus d'intérêt au point de vue militaire
qu'au point de vue hygiénique.

En été et lorsqu'il fait beau, le bivouac ne présente pas d'incon-

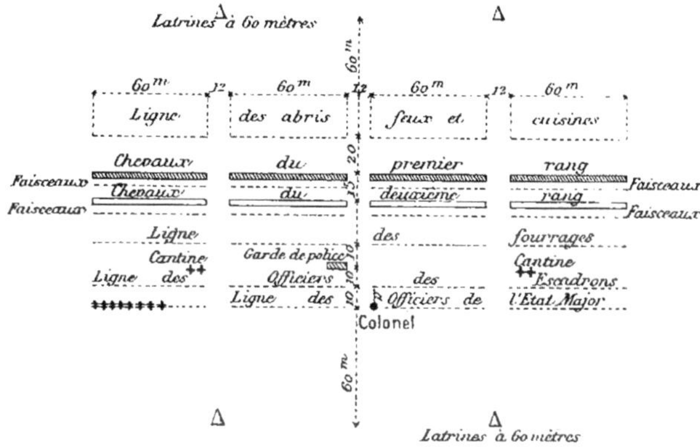

Fig. 151. — Bivouac d'un régiment de cavalerie en bataille.

vénients s'il est passager; il n'en est pas de même lorsque les nuits
sont froides et surtout lorsqu'il pleut, les hommes sont couchés
dans la boue, leurs vêtements mouillés ne sèchent plus et les maladies *a frigore* se multiplient.

On a la ressource d'allumer des feux de bivouac lorsqu'on n'est
pas trop près de l'ennemi et qu'on peut se procurer du bois en
quantité suffisante; les hommes se couchent autour de ces feux.

Lorsqu'il fait très froid, et surtout par les temps de neige, il
faut veiller à ce que les soldats qui reviennent des tranchées ou
des avant-postes avec les extrémités engourdies par le froid, ne
s'approchent pas immédiatement des feux en rentrant au camp.
Nous avons déjà eu l'occasion d'indiquer les mesures à prendre
dans ce cas (p. 83).

CHAPITRE XVI

HOPITAUX

Les considérations relatives au choix de l'emplacement et au choix des matériaux de construction qui font l'objet du chapitre XIII, s'appliquent aux hôpitaux comme aux casernes, nous n'avons donc pas à y revenir, et nous pouvons aborder immédiatement la description des différents types d'hôpitaux.

Les hôpitaux militaires peuvent se ramener aux types suivants : hôpitaux permanents et hôpitaux temporaires, qui se divisent eux-mêmes en hôpitaux baraqués et hôpitaux sous tentes.

1. HOPITAUX PERMANENTS. — En France, la création des hôpitaux militaires a été décidée sous le ministère de Louvois; mais ces hôpitaux ne furent installés qu'après l'édit du 17 janvier 1708, qui créait 51 hôpitaux militaires dans les villes frontières ou maritimes.

Actuellement, le service hospitalier de l'armée française est régi par la loi du 7 juillet 1877 sur l'organisation des services hospitaliers de l'armée dans les hôpitaux militaires et les hospices

civils, par le décret du 1er août 1879, portant règlement d'administration publique pour l'exécution de la loi du 7 juillet 1877, et
par le décret du 3 février 1880 sur la division des hospices civils
en hospices militarisés ou mixtes, et hospices civils proprement
dits.

Dans toutes les villes où la garnison est d'au moins 300 hommes
et où il n'existe pas d'hôpital militaire, l'hospice civil est dit *mixte*
ou *militarisé*, un pavillon ou du moins des salles spéciales sont
affectés au traitement des soldats, le service est fait par un
médecin de l'armée. Le nombre des lits est calculé à raison de
4 pour 100 hommes d'effectif.

Lorsque la garnison ne dépasse pas 300 hommes, les soldats
malades sont traités dans les hospices civils proprement dits,
mais, autant que possible, dans des salles spéciales [1].

Les hôpitaux militaires permanents doivent remplir les mêmes
conditions que les hôpitaux en général, il n'y a là rien de bien
spécial ; nous croyons devoir cependant passer en revue les types
d'hôpitaux les plus connus, en insistant sur les hôpitaux militaires qui ont été construits dans ces dernières années, soit en
France, soit à l'étranger. Il est indispensable qu'un médecin militaire soit en état d'apprécier un hôpital et de donner son avis
motivé, toutes les fois qu'il est appelé à se prononcer sur les
mesures à prendre pour la *construction*, l'*appropriation* ou l'*amélioration des bâtiments* des hôpitaux militaires (note ministérielle
du 29 juin 1883).

A. *Grands hôpitaux composés de bâtiments à plusieurs étages et
solidaires les uns des autres.* — Les plans généraux des hôpitaux
ont subi les mêmes phases à peu près que ceux des casernes [2] : on

---

1. En dehors des hôpitaux militaires généraux, il existe en France et en Algérie
des hôpitaux militaires thermaux : à Barèges, à Amélie-les-Bains, à Bourbonne, à
Vichy, à Hammam-Rira (province d'Alger), à Hammam-Meskoutine (province de
Constantine).

2. Consulter, outre les Traités généraux d'hygiène et les Traités d'hygiène militaire, les ouvrages ou mémoires qui suivent : Husson, Etude sur les hôpitaux, Paris,
1862. — Ch. Sarazin, Essai sur les hôpitaux, Ann. d'hyg. publ., 1865, et article
Hopital *in* Nouveau Diction. de méd. et de chir. pratiques. — Jacquemet, Des
hôpitaux et des hospices, Paris, 1868. — Esse, Die Krankenhäuser, Berlin, 1868. —
Virchow, Ueber Lazarethe und Baracken, Berlin, 1871. — Steinberg, Kriegs Lazarethe und Baracken. Berlin, 1872. — J. Sutherland and D. Galton, Principes of Hospital constructions. *The Lancet*, 1874. — Chassagne. Les hôpitaux sans étages, Paris,
1878. — Mouat et Snell. Hospital construction and management, London, 1883. —
Foville, De la construction et de l'administration des hôpitaux, *Ann. d'hygiène
publ.*, 1884. — Rochard. Rapport sur la construction des hôpitaux. Société de
médecine publique, 1883, et *Revue d'hygiène*. 1883, p. 294. — Guillon, Les hôpitaux
militaires en Allemagne. Mémorial de l'officier du génie, 1885, 2ᵉ série, t. XI. —
Le nouvel hôpital du Havre. *Revue d'hygiène*, 1885. p. 505. — Tollet. Les hôpitaux

a d'abord construit de grands hôpitaux avec des cours intérieures, ou bien on a installé des hôpitaux dans des couvents qui présentaient cette disposition générale. C'est ainsi que l'hôpital du Val-de-Grâce fut installé d'abord dans les bâtiments de l'ancien couvent de ce nom [1], l'hôpital militaire de Lille dans un ancien collège des Jésuites, etc.

Le type Vauban, mauvais pour une caserne, est à rejeter, à plus forte raison pour un hôpital qui doit présenter des conditions de salubrité plus parfaites encore qu'une caserne.

On a construit ensuite de grands hôpitaux monumentaux, composés d'une série de bâtiments à plusieurs étages, groupés d'une façon plus ou moins heureuse. Les hôpitaux de Lariboisière, à Paris, et de Saint-Thomas à Londres, édifiés à grands frais, appartiennent à ce type.

La figure 152 représente le plan général de l'hôpital Lariboi-

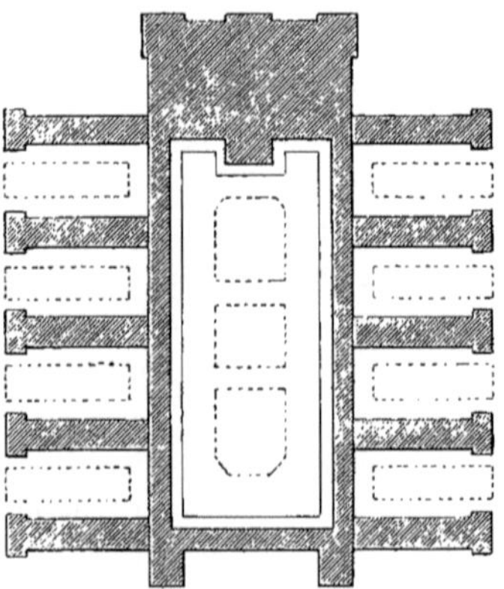

Fig. 152. — Plan d'ensemble des bâtiments de l'hôpital Lariboisière, à Paris.

sière. La grande cour centrale est entourée d'une galerie vitrée; des deux longs côtés de cette galerie se détachent, à droite et à gauche, 10 grands bâtiments (5 de chaque côté) à trois étages. Les services accessoires se trouvent dans les bâtiments de la façade et dans les bâtiments situés au fond de la cour.

au XIXe siècle. L'hôpital civil et militaire de Montpellier, Paris, 1889. — L'hôpital Auban-Moet à Épernay, *Génie sanitaire*, 1894. — L'hôpital militaire de Rome. *Journal italien de méd. milit.*, mars-avril 1894, et *Arch. de méd. milit.*, 1894, t. XXIV, p. 272. — Maxicatide, L'hôpital milit. de Bucharest, *Revue d'hygiène*, 20 août 1894.

1. Les grands pavillons A, B et C de l'hôpital militaire du Val-de-Grâce ont été construits de 1839 à 1841. Ces pavillons isolés au milieu de magnifiques jardins réalisaient à l'époque où ils ont été construits un très grand progrès hygiénique.

L'hôpital Saint-Thomas de Londres (fig. 153) est situé sur les bords de la Tamise, en face du palais du Parlement; il se compose d'un long bâtiment formant façade sur la rue et de bâtiments perpendiculaires au premier.

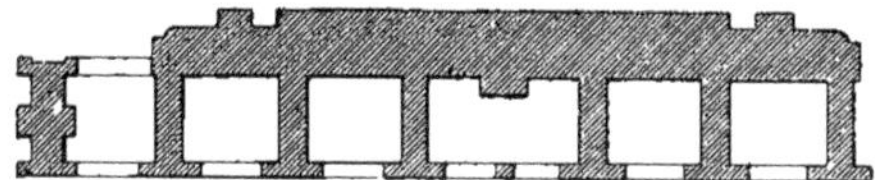

Fig. 153. — Plan général des bâtiments de l'hôpital Saint-Thomas de Londres.

A ce type il faut aussi rapporter le nouvel Hôtel-Dieu de Paris, l'hôpital Clermont-Tonnerre (hôpital de la marine) à Brest, l'hôpital Blackburn, près de Manchester.

A l'hôpital militaire de Woolwich (fig. 154), les bâtiments ont une direction perpendiculaire à une galerie longitudinale, qui les

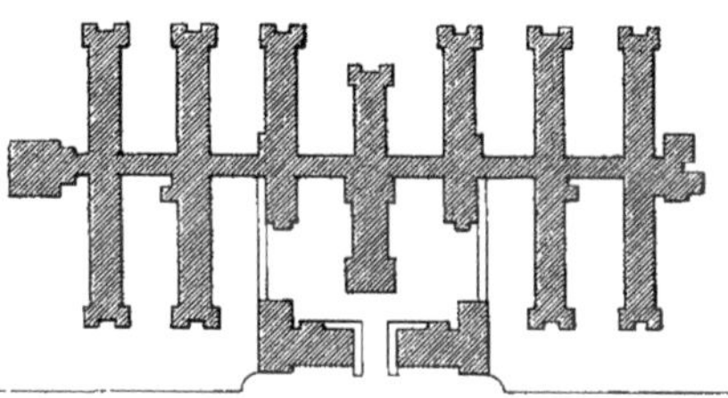

Fig. 154. — Plan général de l'hôpital militaire de Woolwich (Herbert hospital).

fait communiquer entre eux; les pavillons n'ont qu'un étage, ce qui constitue un progrès.

La construction de ces divers hôpitaux est de date récente, et quand on en a tracé les plans, on croyait bien avoir satisfait à toutes les nécessités de l'hygiène; les travaux qui ont été faits depuis vingt ans sur l'hygiène hospitalière ont montré qu'en réalité les plans de ces hôpitaux étaient très défectueux.

Les grands hôpitaux à plusieurs étages, construits pour la plupart en pierres de taille, renferment une grande quantité de matériaux infectables; tous les services : salles de malades et services accessoires sont solidaires, les salles d'isolement des contagieux, les cuisines, et parfois les salles d'autopsie elles-mêmes, se trouvent dans des bâtiments voisins et en continuité les uns avec les autres. Les petites cours ou jardinets qui existent entre les bâtiments sont en général mal ventilés, mal insolés, parce que les bâtiments sont trop rapprochés les uns des autres.

Ces hôpitaux coûtent fort cher; le prix du lit à Lariboisière a dépassé 17 000 francs; à l'hôpital Saint-Thomas il a été de 21 000 francs [1].

Enfin médecins et chirurgiens ont constaté que les hôpitaux de ce type n'avaient pas rempli, au point de vue de la salubrité, les espérances qu'on fondait sur eux.

Les hygiénistes sont aujourd'hui d'accord pour dire qu'un hôpital doit se composer d'une série de pavillons indépendants les uns des autres, et appropriés à l'usage auquel ils sont destinés.

Les constructions massives d'autrefois, les bâtiments à deux ou trois étages, solidaires les uns des autres, doivent faire place à des pavillons séparés, à un étage, et à côté des pavillons des malades, il faut prévoir dans le plan d'un hôpital une série de constructions pour les contagieux et pour les services accessoires.

On a reconnu aussi qu'il était dangereux d'accumuler un grand nombre de malades dans un même hôpital. Ch. Sarazin demande qu'on ne dépasse pas les chiffres de 500 à 800 lits. D'après Ch. Rochard un hôpital ne doit pas renfermer plus de 500 lits (*Revue d'hygiène*, 1883).

Nous allons voir, en passant en revue quelques-uns des hôpitaux construits récemment, tant en France qu'à l'étranger, que ces idées ont définitivement prévalu.

B. *Hôpitaux à petits pavillons séparés.* — *a. Système Tollet.* — En France et à l'étranger, on a construit dans ces dernières années un certain nombre d'hôpitaux d'après le système préconisé par M. l'ingénieur Tollet et déjà exposé dans cet ouvrage à propos des casernes. En France, nous citerons les hôpitaux de Bourges (hôpital militaire), de Saint-Denis, du Havre, de Montpellier.

La figure 155 donne le plan général de l'hôpital de Bourges. Les pavillons de malades, au nombre de 12, sont construits parallèlement les uns aux autres sur deux lignes; ils se composent d'un simple rez-de-chaussée sans étage, une piste couverte permet d'aller d'un pavillon à l'autre et de communiquer facilement avec le bâtiment B des services généraux (cuisine, pharmacie, bains), qui se trouve à la partie centrale. L'amphithéâtre et la salle des morts (E) sont situés loin des pavillons des malades.

Le plan général de l'hôpital Saint-Jean-de-Dieu de Madrid (système Tollet) nous paraît excellent (fig. 156).

---

1. Pour connaître le prix du lit dans un hôpital, on additionne toutes les dépenses faites pour la construction de cet hôpital : achat du terrain, construction des bâtiments, aménagement intérieur. et on divise le total obtenu par le nombre des lits que doit contenir l'hôpital.

A l'entrée de l'hôpital se trouvent deux bâtiments **A A** destinés à l'administration; au centre le bâtiment **D** est occupé par les services généraux : cuisine, dépense, bains, pharmacie; ces bâtiments ne sont pas du type Tollet, qui n'est employé que pour les pavillons de malades.

Ces derniers, au nombre de huit (B, C), sont placés de chaque côté, parallèlement entre eux, de telle sorte qu'on peut leur donner

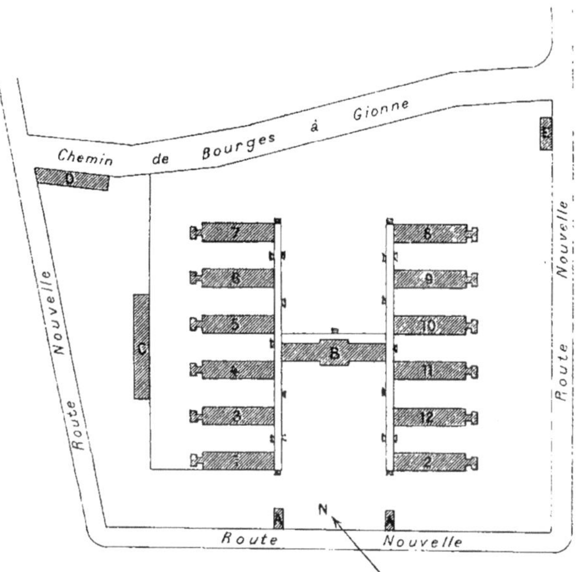

Fig. 155. — Hôpital militaire de Bourges. AA. Pavillons d'entrée, poste, cellules, salle de police, concierge. — B, Administration, services généraux. — C, Magasin. — D, Hangar aux voitures. — E, Amphithéâtre. Salle des morts. — Pavillon 1, officiers (18 chambres). — Pavillon 2, sous-officiers. — Pavillons 3, 4, 5, 9, 10, 11, 12, pavillons pour chacun 30 malades. — Pavillon 6, logement de l'aumônier. Chapelle. — Pavillon 7, logement des sœurs hospitalières. — Pavillon 8, logement des infirmiers.

à tous une bonne orientation, en laissant entre eux des intervalles suffisants. Ces pavillons, à simple rez-de-chaussée pour la chirurgie, et à rez-de-chaussée surmonté d'un étage pour les autres services, sont reliés entre eux, deux à deux, et avec le bâtiment des services généraux, au moyen de pistes macadamisées et recouvertes, mais non fermées. Dans les pays chauds il suffit de recouvrir ces pistes avec une toiture légère soutenue par des colonnes en fonte; dans les pays tempérés ou froids on fermera à l'aide d'une paroi vitrée à la partie supérieure, un des côtés de ces galeries, afin que la circulation soit possible par tous les temps, et que les malades et les infirmiers qui sont obligés d'aller d'un point de l'hôpital à l'autre, ne soient pas exposés à se mouiller et à se refroidir. Il importe de ne pas fermer ces galeries sur les deux côtés, pour ne pas rendre les pavillons solidaires les uns des autres. Lorsqu'on supprime ces galeries, le service devient difficile, très pénible en hiver pour le personnel de l'hôpital.

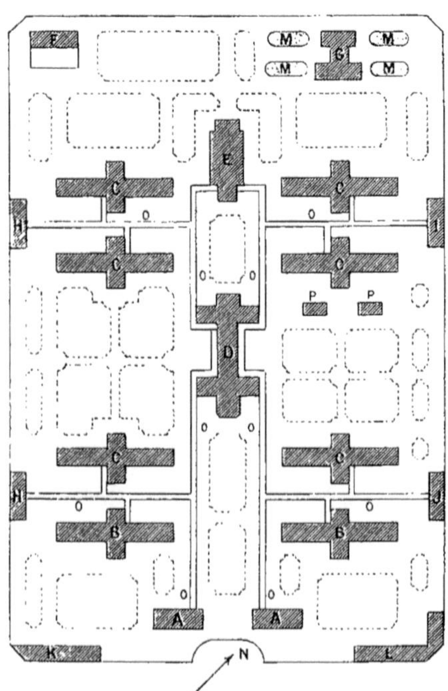

Fig. 156. — Hôpital Saint-Jean-de-Dieu, à Madrid. — A, Bâtiments d'administration. — BB, Pavillons de malades à rez-de-chaussée. — CC, Pavillons de malades à étage. — D, Bâtiment des services généraux. — E, Chapelle. — F, Service mortuaire. — G. Pavillon des contagieux. — H, Écoles. — I, Ouvroir. — J, Préau couvert. — K, Magasins. — L, Buanderie et séchoir. — MM, Tentes. — OO, Galeries de communication. — PP, Prisons.

Le service des contagieux est bien isolé en **G**, dans le fond de l'hôpital; il se compose d'un seul pavillon, mais à côté du pavillon il existe un espace suffisant pour dresser au besoin des tentes (**M M**).

Une série de petits bâtiments isolés servent de dépôt mortuaire et d'amphithéâtre pour les autopsies (**F**), pour les magasins (**K**), pour la buanderie (**L**), pour le promenoir des malades (**J**); en **E** se trouve la chapelle.

Les pavillons sans étage sont surélevés au-dessus du sol, à double paroi, avec matelas d'air intermédiaire (v. page 507, fig. 124).

Dans les pavillons qui se composent d'un rez-de-chaussée et d'un étage, la distribution est la suivante : au rez-de-chaussée sont des promenoirs fermés ou non, des réfectoires, des magasins, des water-closets et des urinoirs (dans une annexe à la partie moyenne).

La figure 157 représente la coupe d'un pavillon Tollet avec un étage, on voit que les salles qui sont à l'étage, et qui sont seules

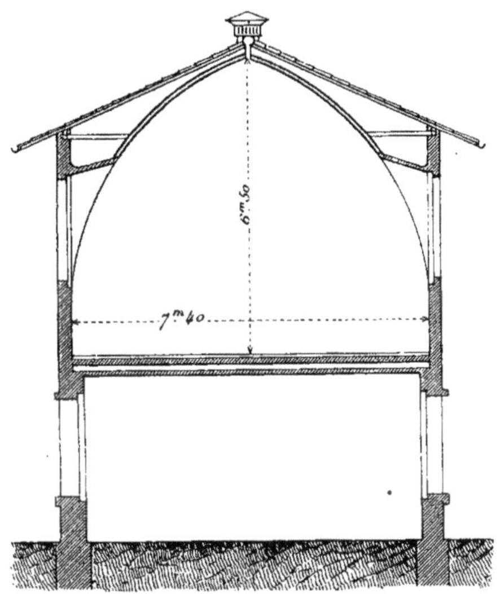

Fig. 157. — Pavillon Tollet avec un étage (coupe).

utilisées pour le logement des malades, présentent la forme ogivale caractéristique des constructions Tollet.

La figure 158 représente l'élévation d'un des grands côtés d'un pavillon de malades à un étage de l'hôpital de Montpellier et la figure 159 donne le plan de l'étage de ce pavillon.

Les cabinets du médecin (c), de la sœur et des infirmiers (d,d,d), se trouvent dans le vestibule, ainsi que l'office (f). A droite et à gauche du vestibule s'ouvrent les salles des malades (a,a) qui contiennent chacune 26 lits dans la salle commune, plus quatre lits dans deux petites chambres (b, b) pour malades isolés.

A l'hôpital d'Épernay (le dernier construit par M. Tollet), il existe aux extrémités des pavillons, des salles de jour ou réfectoires, ce qui nous paraît être une très heureuse innovation.

Une annexe donnant sur le vestibule, dont elle est séparée par

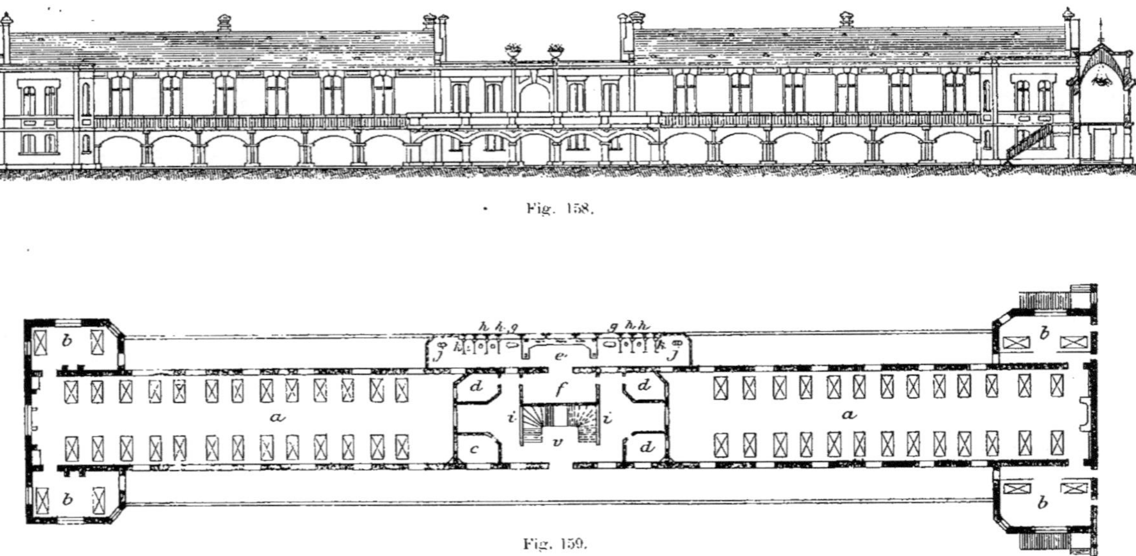

Fig. 158.

Fig. 159.

Fig. 158 et 159. — Pavillon Tollet avec un étage (hôpital de Montpellier). Élévation d'un des grands côtés (fig. 158) et plan de l'étage (fig. 159). aa, Grandes salles. — bb, Cabinets pour malades isolés. — c, Cabinet des médecins. — ddd, Cabinets pour la sœur et les infirmiers. — e, Tisanerie. — f, Office. — gg, Bains. — hh, Water-closets et urinoirs. — ii, Passage. — jj, Lavabos. — kk, Trémies au linge sale et aux balayures. — v, Vestibule et escalier.

un couloir que l'on peut ventiler à volonté par deux larges fenêtres, contient : la tisanerie (e), des salles de bains (g,g), des lavabos (j,j), des urinoirs et des water-closets (h,h).

Des trémies (k,k), qui communiquent avec le rez-de-chaussée, permettent de se débarrasser du linge sale.

La largeur des salles est de 7 m. 40 et la hauteur de la voûte ogivale de 6 m. 50. Le cube d'air est d'au moins 40^{m3} par malade et la ventilation est assurée d'une façon très complète.

Nous avons déjà dit combien la forme ogivale adoptée par M. Tollet favorisait la ventilation naturelle; l'air chaud et vicié s'échappe facilement par les orifices ménagés à la partie supérieure de l'ogive.

Dans certains hôpitaux Tollet on trouve, aux extrémités des salles, de grandes cheminées à feu libre qui chauffent peu, mais qui concourent très utilement à la ventilation.

Les fenêtres sont opposées, très bien placées par conséquent pour assurer la ventilation naturelle, munies d'impostes. Sous chaque lit se trouve une prise d'air munie d'un registre que l'on peut ouvrir ou fermer à volonté. Des fenêtres, percées dans les pignons et au-dessus du vestibule, là où l'ogive subit une interruption (fig. 158), permettent la ventilation longitudinale. Dans certains pavillons Tollet la ventilation du vestibule est assurée par une grande cheminée, ce qui ne paraît pas indispensable.

Dans les pays chauds il est très utile d'installer des vérandas sur les deux longs côtés ou du moins du côté le plus exposé au soleil.

Un hôpital construit dans ces conditions nous paraît présenter toutes les garanties de salubrité qu'on est en droit d'exiger. Les premiers hôpitaux de ce type étaient froids, difficiles à chauffer, mais nous avons vu qu'en construisant des pavillons à double paroi, M. Tollet avait remédié à cet inconvénient. Ajoutons que les hôpitaux Tollet sont beaucoup moins coûteux que les anciens hôpitaux. D'après Ch. Sarazin, le prix du lit dans les hôpitaux Tollet sans étage est de 1000 francs. Le prix du lit dans les pavillons à étage est plus élevé, mais on reste toujours bien loin des prix du lit dans les anciens hôpitaux monumentaux.

b. *Autres types d'hôpitaux à petits pavillons séparés.* — On a construit dans ces dernières années, un grand nombre d'hôpitaux qui n'appartiennent pas au type Tollet, mais qui se composent également de petits pavillons séparés; il nous est impossible, bien entendu, de passer en revue tous ces hôpitaux, nous nous contenterons de décrire brièvement ceux qui nous paraissent présenter le plus d'intérêt.

Le lazaret de Tempelhof, situé dans le petit village de ce nom, à plus de 3 kilom. du centre de Berlin, a été terminé en 1879. Il se compose d'une vingtaine de bâtiments indépendants, en briques rouges, avec des jardins dans l'intervalle. Il y a 504 lits; $18^{m2},36$ de surface bâtie et $121^{m2},58$ de surface totale par lit. Les bâtiments réservés aux malades se rapportent à 3 types :

1° Blocks à deux étages sur un rez-de-chaussée (L, M, N, O), (fig. 160). Les chambres s'ouvrent sur une galerie extérieure.

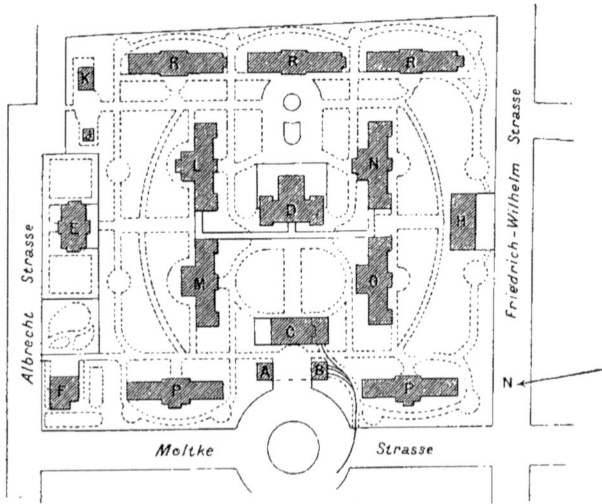

Fig. 160. — Hôpital militaire de Tempelhof. — A, Portier, chambre de garde, poste télégraphique. — B, Remise des voitures pour le service des tramways de la ville. — C, Services administratifs, salle d'admission, offices, dispensaire, pharmacie, etc. Cellier. — D, Pavillon à deux étages, cuisine, buanderie, laboratoire, consultation et appartement du médecin en chef. — E, F, Logement des gens de service dans trois étages. — H, Bâtiment à quatre étages, magasins. — J, Glacière de système américain. — K, Service mortuaire, chapelle. — L,M,N,O, Pavillons des malades. — P,P, Bâtiments à deux étages; salles de malades. — R,R,R, Pavillons pour malades contagieux.

2° Pavillons à deux étages (P, P).

3° Baraques d'isolement avec un simple rez-de-chaussée surélevé pour les contagieux (R, R, R).

Les bâtiments C et D sont réservés aux services administratifs et aux services généraux ; les bâtiments E et H, destinés au logement du personnel et aux magasins, ont trois ou quatre étages.

On trouve donc dans cet hôpital des bâtiments qui n'ont qu'un rez-de-chaussée et d'autres qui ont un, deux, trois et jusqu'à quatre étages; nous voilà loin du plan symétrique, cher aux architectes, mais il est très rationnel de donner aux bâtiments des hauteurs différentes, suivant les usages qu'ils doivent remplir.

Les 4 blocks seuls sont réunis, deux à deux et avec le bâtiment D, par une galerie couverte, tous les autres bâtiments sont indépendants.

Au bout de chaque block on trouve : le logement des infirmiers (2 à 3 lits), une tisanerie (Theeküche), une chambre de surveillant, une salle de bain, un cabinet d'aisances (water-closets avec siège, etc.).

Les blocks et les pavillons donnent 37^{m3} d'air par lit; les baraques d'isolement, 40^{m3}.

Les moyens d'aération peuvent fournir au minimum 80^{m3} d'air par heure et par malade.

Les baraques ont coûté 2 400 fr. par lit; les blocks, 4 000 fr.

Les voitures de transport de l'hôpital de Tempelhof sont aménagées de façon à pouvoir circuler sur les rails des tramways. Le wagon sanitaire part et revient chaque matin derrière une des voitures du service régulier des voyageurs.

Le lazaret d'Alberstadt, à Dresde, se compose, comme le lazaret de Tempelhof, de petits bâtiments isolés, séparés par des jardinets. Les bâtiments se rapportent à trois types :

1° Pavillons à rez-de-chaussée sur sous-sol, avec un étage pour les maladies graves;

2° Pavillons à deux étages sur rez-de-chaussée, avec corridor latéral;

3° Pavillons sans étages pour les contagieux, avec corridor latéral.

Le lazaret de Kœnigsberg, dont nous donnons le plan d'ensemble ci-après (fig. 161), appartient également au type des hôpitaux à pavillons séparés.

Les bâtiments d'administration et des services généraux (A, B) sont placés à l'entrée, les pavillons de malades (C, C, C), dans le fond; les pavillons de contagieux (D, D), de chaque côté des pavillons des services généraux. Des pistes couvertes et fermées réunissent les pavillons C, C, C, aux pavillons A et B.

Il nous paraît plus rationnel de mettre le bâtiment des services généraux au centre des pavillons destinés aux malades ordinaires et de reléguer le service des contagieux au fond de l'hôpital, comme dans le plan de l'hôpital Tollet, reproduit plus haut (fig. 156).

L'hôpital militaire de Rome, construit sur le mont Célius, a été terminé en 1891. Il se compose de 27 pavillons disséminés sur une surface de cinq hectares.

La façade de l'hôpital est formée par quatre bâtiments (II à V, fig. 162) qui sont destinés à l'administration, à la pharmacie, aux cuisines et au logement des officiers.

Huit pavillons (VI à XIII) reçoivent les malades ordinaires. Chacun d'eux se compose d'un sous-sol, utilisé comme magasin, d'un rez-de-chaussée et de deux étages pour les malades ; la longueur est de 53 m., la largeur de 9 m. On trouve à chaque étage une grande salle médiane et quatre cabinets, deux à chaque extrémité. Une petite annexe située

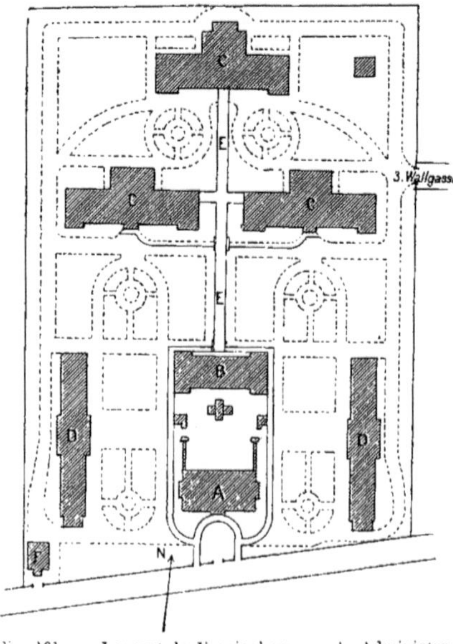

Fig. 161. — Lazaret de Kœnigsberg.　A. Administration. — B. Services généraux. — C,C,C, Malades. — D,D. Malades isolés. — E, E, Corridors. — F, Service mortuaire. (D'après M. Tollet. Les hôpitaux modernes.)

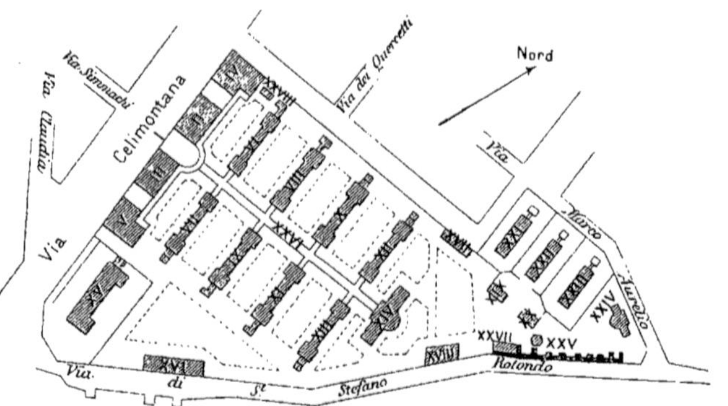

Fig. 162. — Plan de l'hôpital militaire de Rome. — I, Entrée. — II. Direction. — III, Administration. — IV, Pharmacie, logements. — V. Cuisines et casernement des infirmiers. — VI à XIII, Pavillons des malades. — XIV. Salle d'opérations, blessés graves. — XV, Officiers malades. — XVI, Bains, casernement des infirmiers. — XVII, Communauté (sœurs). — XVIII. Boulangerie. — XIX. Désinfection. — XX, Cuisine et pharmacie des contagieux. — XXI à XXIII. Contagieux. — XXIV. Dépôt mortuaire. — XXV. Réservoir d'eau. — XXVI. Galerie métallique de communication. — XXVII. Écurie. — XXVIII. Gazomètre.

à l'extrémité opposée à l'allée médiane (XXVI), qui sépare

les pavillons, contient les lavabos ainsi que les latrines (fig. 163).

Les grandes salles de malades mesurent 32 m. de long sur 9 de large et 5 m. 20 de haut; chacun des 24 malades qu'elles peuvent contenir dispose d'un cube d'air de 62^{m3}.

Les angles sont arrondis; 12 fenêtres opposées, de 3 m. sur 1 m. 40, assurent la ventilation, avec 24 grandes ouvertures circulaires placées à 3 m. 50 du sol, et autant de petites ouvertures percées, les unes dans la partie inférieure des murs, les autres à la partie supérieure. Ces orifices sont en rapport avec des cheminées de ventilation qui permettent l'issue de l'air souillé et l'apport de l'air pur quand les fenêtres sont fermées.

Le sol est en ciment; les murs, recouverts de stuc jusqu'à une

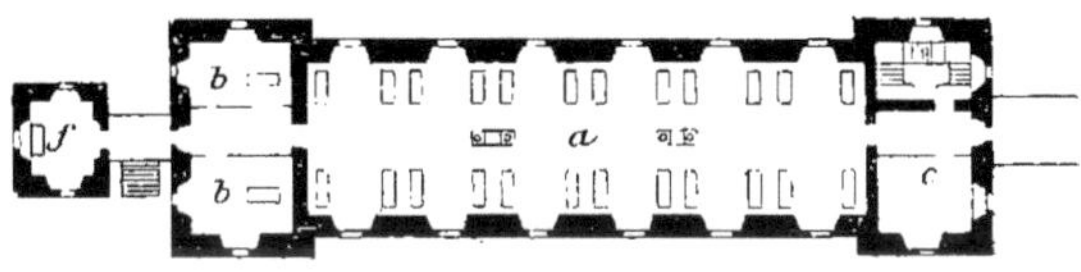

Fig. 163. — Plan du premier étage d'un pavillon de malades (hôpital militaire de Rome). a. Salle pour 24 malades. — b.b. Chambres pour malades isolés. — c, Réfectoire des malades. — f, Latrines. (*Journal ital. de méd. milit.*, mars-avril 1891.)

hauteur de 2 m. au-dessus du plancher, sont peints à l'huile dans la partie supérieure.

Le service des contagieux, relégué à la partie postérieure de l'hôpital, dans un enclos spécial, comprend : 1° un pavillon pour la désinfection (XIX); 2° une pharmacie et une cuisine spéciales pour le service des contagieux (XX); 3° trois pavillons pour les malades; ces pavillons, à un étage, sont un peu moins grands que ceux destinés aux malades ordinaires. Il y a, dans chaque pavillon, des salles de bains spéciales pour les contagieux.

Le pavillon XV est réservé aux officiers.

Le dépôt des morts et l'amphithéâtre des autopsies se trouvent derrière le service des contagieux (XXIV).

Les bains et le casernement des infirmiers sont dans le bâtiment XVI.

L'hôpital militaire de Bucharest a été organisé pour 350 à 400 malades; il se compose, comme les hôpitaux dont nous venons de parler, d'une série de pavillons isolés (fig. 164). Cinq pavillons servent au traitement des malades non contagieux (5 à 9); d'autres pavillons sont réservés aux services suivants : cuisine, machines électriques et buanderie (10), bains et étuve à désinfection (11),

maladies contagieuses (14), administration (2), officiers malades (3),
matériel et voitures d'ambulance (16).

Les pavillons de malades, construits en briques, mesurent 65 m.
de long sur 16 m. de large à la partie centrale et 10 m. aux ailes;
ils sont orientés du nord au sud.

Les pavillons de malades (sauf celui des contagieux et le
pavillon des officiers) se composent d'un rez-de-chaussée et d'un
étage. Le rez-de-chaussée et l'étage comprennent, à droite et à
gauche du vestibule central, des salles de 16 lits chacune. A l'extré-

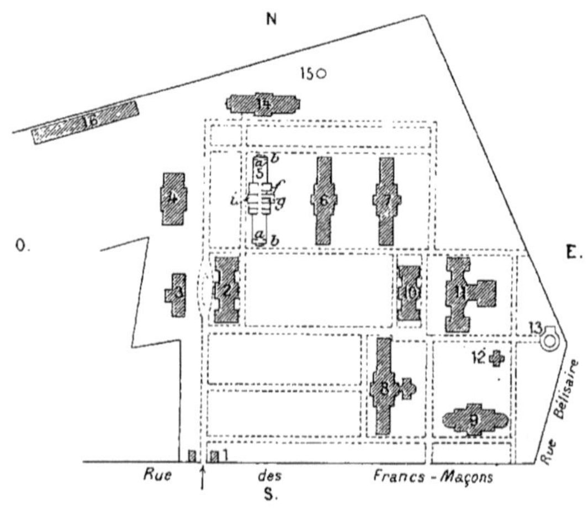

Fig. 161. — Hôpital militaire de Bucharest. — 1. Portier. — 2. Pavillon de l'administration. —
3. Pavillon des officiers malades. — 4, Caserne des infirmiers. — 5, 6, 7, 8, Pavillons de
malades. — 9. Institut médico-militaire. — 10, Cuisine, machines électriques et buanderie. —
11, Bains et étuve à désinfection. — 12, Chapelle. — 13, Glacière. — 14, Pavillon des maladies
contagieuses. — 15. Réservoir du pétrole. — 16, Remise pour le matériel et les voitures
d'ambulance. — Le pavillon 5 montre la distribution intérieure commune à tous les pavillons
des malades. En a,a, sont de grandes salles à 16 lits. — b,b, Réfectoires. — f, Salle des bains.
— g. Vestibule et. communiquant avec le vestibule, les latrines. — Les autres chambres
figurées sur le plan du pavillon 5 sont destinées aux infirmiers et à des malades isolés (Revue
d'hygiène 1894, p. 684).

mité de chaque salle, il y a un réfectoire pour les malades qui
peuvent se lever. Du côté du vestibule, il y a deux petites pièces
pour les malades à isoler, une pièce pour les bains, deux pièces
pour les infirmiers et les latrines.

Le sol du rez-de-chaussée et du premier étage est en mosaïque
vénitienne.

Les murs et les plafonds sont tous stucqués et peints à l'huile;
les angles sont arrondis.

Le cube d'air est de 46 à 52^{m3} par lit.

Nous aurons à revenir plus loin (Ch. xviii) sur le chauffage et sur les moyens de ventilation employés dans cet hôpital.

L'hôpital de Bucharest fait grand honneur à **M.** l'inspecteur général Pétresco, qui en a conçu le plan et surveillé l'exécution.

C. Distribution, aménagement intérieurs d'un pavillon de malades. — Mobilier. — Effets, linge. — Les pavillons consistant en un simple rez-de-chaussée un peu surélevé, sont commodes pour les malades, surtout pour les blessés et les convalescents, qui peuvent les quitter et y rentrer sans fatigue; c'est au rez-de-chaussée que l'on doit placer, autant que possible, les services de chirurgie.

Il est facile de se mettre à l'abri de l'humidité en surélevant les bâtiments à quelques pieds de terre. Le premier étage constitue également une habitation excellente pour les malades, il est souvent mieux éclairé, mieux aéré, mieux insolé que le rez-de-chaussée; dans les pays palustres, il est plus salubre. Certains malades, comme les vénériens, peuvent sans inconvénients être logés au deuxième étage, mais en règle générale, dit Ch. Sarazin (*op. cit.*), il ne faut pas superposer plus de deux rangées de salles occupées par des malades.

Les chiffres de 40 à 50 lits par salle, souvent dépassés dans les anciens hôpitaux, sont trop considérables; les salles ne doivent pas renfermer plus de 24 à 30 malades.

La meilleure forme à donner aux salles est celle de parallélogrammes très allongés, la forme carrée et la forme circulaire (adoptée à l'hôpital d'Anvers) présentent des inconvénients; dans les salles carrées, les lits placés au centre sont incommodes et mal ventilés.

Il est indispensable d'avoir, sur les deux grands côtés du pavillon, des fenêtres opposées.

Les questions relatives à la ventilation, au chauffage et à l'éclairage des salles seront examinées plus loin (Ch. xvii et xviii).

A côté des salles de malades, il est nécessaire d'installer dans chaque pavillon, des lavabos, des offices pour le lavage de la vaisselle, des latrines et des urinoirs.

Les latrines doivent être placées dans une annexe, séparée du vestibule par un couloir bien ventilé, pour que l'odeur des latrines ne puisse pas pénétrer dans les salles. La disposition adoptée dans les pavillons Tollet (fig. 159) nous paraît excellente. Il est bon d'avoir aussi des latrines de jour dans les jardins, ou du moins des urinoirs.

L'installation des latrines et des urinoirs sera étudiée plus loin (Ch. xix).

Dans les latrines, une pierre d'évier servira pour le lavage des crachoirs, qui ne doivent jamais entrer dans l'office destiné au lavage de la vaisselle.

Les lavabos seront installés sur un modèle analogue à celui des casernes (V. p. 97); les lavabos avec cuvettes qui existent dans un grand nombre d'hôpitaux sont toujours malpropres.

A côté des lavabos, il est utile d'avoir une petite salle de bains avec une ou deux baignoires; dans les services de médecine, il est souvent nécessaire de donner des bains tièdes ou froids. Les baignoires servant dans les salles devraient être munies de roulettes, ce qui permettrait de les remplir et de les vider facilement dans les lavabos.

L'office sera grand, bien éclairé, l'eau y arrivera naturellement, la pierre d'évier sera grande, en grès émaillé avec siphon, le sol sera imperméable, facile à nettoyer.

Des cabinets doivent être réservés dans chaque service : 1° pour le médecin traitant, 2° pour les infirmiers panseurs, 3° pour l'infirmier-major, 4° pour la sœur. Il est utile d'avoir en outre, dans chaque pavillon, un ou deux cabinets dans lesquels on peut isoler des malades graves qui délirent et qui empêchent les autres malades de dormir, ou des moribonds dont l'agonie est un spectacle si pénible.

Il est nécessaire que le cabinet du médecin traitant soit assez grand pour qu'on puisse s'y livrer à quelques recherches : examen bactériologique des crachats, etc...; on installera dans ce cabinet l'eau avec une pierre d'évier, et le gaz qui, en dehors de l'éclairage, est nécessaire pour une foule d'usages, notamment pour stériliser les instruments.

Dans quelques hôpitaux de récente construction (hôpitaux d'Épernay, de Rome et de Bucharest), on a réservé des locaux pour le réfectoire des malades qui peuvent se lever; c'est là une mesure excellente; en dehors des repas, le réfectoire peut servir de salle de lecture et de jeu; de cette manière les malades qui se lèvent ne troublent pas le repos de ceux qui ont la fièvre et qui ont besoin de tranquillité. Il est nécessaire aussi d'avoir, en dehors des pavillons de malades, un fumoir; il doit être absolument interdit de fumer dans les salles de malades.

Il faut s'efforcer de supprimer dans les salles d'hôpital tous les objets qui s'infectent facilement. Les parois, le plancher doivent être imperméables, faciles à nettoyer et à désinfecter (voir Ch. xiii). Il faut supprimer les tapis et les rideaux qui encombraient autrefois les salles de malades.

Les tapis seront remplacés avantageusement par des pistes en *linoléum*. Le linoléum se fabrique avec de la poudre de liège et de l'huile de lin oxydée ; il est très résistant et très propre, très facile à nettoyer, il se colle facilement sur la pierre et sur le ciment ; sur les planchers, il faut le clouer, ce qui présente un inconvénient parce que les poussières s'accumulent au-dessous ; les pistes en linoléum, même clouées, nous paraissent bien préférables aux tapis ; la poussière qui pénètre sous les pistes en linoléum est immobilisée, tandis que celle des tapis est remise sans cesse en mouvement. Le linoléum est très facile à nettoyer et à désinfecter quand il a été souillé à sa surface, tandis que le nettoyage et la désinfection des tapis sont difficiles.

Les rideaux qui entouraient autrefois les lits, dans un grand nombre d'hôpitaux, ont disparu presque partout ; les grands rideaux des fenêtres doivent disparaître également. Pour protéger les malades contre le soleil ou contre la lumière trop vive, on mettra des persiennes ou bien des stores extérieurs en toile grise, pouvant se lever ou se baisser sans qu'il soit nécessaire d'ouvrir les fenêtres. Les stores extérieurs protègent mieux contre la chaleur que les stores intérieurs, à cause de la couche d'air qui existe entre les vitres et les stores, de plus les stores extérieurs ne s'infectent pas comme ceux qui sont à l'intérieur des salles.

Les lits doivent être en fer, avec des sommiers entièrement métalliques, faciles à nettoyer. Les sommiers Herbet (voir. p. 525) nous paraissent excellents ; ils ont été adoptés en France pour les hôpitaux militaires.

Les tables de nuit en bois sont une cause d'infection bien connue. L'urine ou les gaz provenant de sa fermentation imprègnent rapidement le bois, qu'il est difficile de désinfecter.

Les tables de nuit doivent être en métal peint.

A l'hôpital militaire de Rome, les tables de nuit sont en fer sans parois et à trois étages ; sur l'étage supérieur, constitué par une lame de verre, sont déposés les aliments et potions, au-dessous se place le crachoir en porcelaine et plus bas le vase de nuit. Nous n'aimons pas beaucoup cette superposition, les émanations des vases de nuit arrivent directement sur les aliments ou boissons ; la vue du vase de nuit est en tous cas désagréable, nous croyons qu'une table de nuit avec parois en fer peint serait préférable. Les tablettes en marbre ou en verre se cassent facilement.

Les tables de nuit en bois. réglementaires dans nos hôpitaux militaires, doivent être bien cirées à l'extérieur et enduites à l'intérieur avec de la paraffine en dissolution dans l'essence de térébenthine, de façon à imperméabiliser le bois autant que possible. Enfin elles doivent être changées souvent, désinfectées avec une solution de sublimé ou d'acide phénique et exposées en plein air.

Il faut veiller d'ailleurs à ce que les malades qui ne peuvent pas se rendre aux cabinets urinent seuls dans leurs vases de nuit; lorsque le soldat qui est à l'hôpital a à sa disposition un vase de nuit, il urine dedans, même pendant la journée, afin de s'éviter la peine d'aller aux latrines. Le mieux est de ne donner des vases de nuit qu'aux malades qui ne peuvent pas se lever.

Les crachoirs en porcelaine avec couvercle, du modèle de nos hôpitaux militaires, sont très propres, faciles à nettoyer; ils se prêtent mal à la désinfection par la chaleur, mais ce mode de désinfection n'est pas indispensable, nous reviendrons sur ce point (Ch. xxii).

En dehors des crachoirs individuels, il est nécessaire d'avoir, dans chaque salle de malades, ainsi que dans les corridors de l'hôpital, des crachoirs en fonte émaillée, garnis avec du sable qui doit être souvent renouvelé.

Le soldat qui entre à l'hôpital doit laisser tous ses effets au vestiaire et prendre des vêtements d'hôpital. Le linge du malade est lavé et lui est rendu propre à sa sortie.

Les effets sont désinfectés lorsque l'entrée a lieu pour une maladie contagieuse; le médecin qui envoie le malade à l'hôpital doit spécifier sur le billet d'entrée si la désinfection est nécessaire. Malheureusement il arrive souvent que le diagnostic exact n'a pas pu encore être porté lorsque le malade entre à l'hôpital; on croyait à un embarras gastrique, et il s'agit d'une fièvre typhoïde; à une angine, et bientôt une éruption scarlatineuse apparaît. On peut sans doute faire désinfecter les vêtements lorsque le diagnostic est rectifié, mais on oublie souvent de le faire et puis les vêtements ont été placés au vestiaire, au milieu d'autres vêtements qu'ils ont pu contaminer. Pour éviter ce danger on a pris le parti dans certains hôpitaux où il existe une grande étuve Geneste et Herscher, de faire désinfecter tous les vêtements des entrants.

Chaque malade entrant à l'hôpital reçoit, dans nos hôpitaux militaires, comme effets d'habillement : une capote en drap gris, un pantalon de même étoffe et une paire de pantoufles; et comme lingerie : une chemise, un caleçon de coton blanc, une cravate, un bonnet de coton, une paire de chaussettes de laine, un mouchoir de poche, une serviette de toilette et un petit sac de lit pour les objets de toilette.

En été, la capote de drap gris qui est trop chaude est remplacée par une vareuse.

Le bonnet de coton serait remplacé avantageusement, au point de vue esthétique, par une calotte en drap. Le bonnet de coton ne nous paraît pas indispensable à un malade; nous croyons même qu'il est souvent nuisible, notamment chez les malades qui ont de la céphalalgie et qui néanmoins se croient obligés de s'enfoncer leur bonnet de coton jusque sur les oreilles. Il est facile de faire confectionner des calottes de drap avec les effets d'hôpital hors d'usage [1].

Les caleçons sont changés tous les huit jours, les chemises, cravates, bonnets de coton, mouchoirs et serviettes tous les cinq jours au moins; plus souvent s'il y a lieu.

Les draps de lit sont changés au moins tous les dix jours.

Le linge sale est souvent une cause d'infection; on l'entasse d'ordinaire dans de grands coffres en bois et deux ou trois fois par semaine on le sort de ces coffres, on l'étale sur le sol pour le compter, puis on le met en paquets et on le porte à la buanderie. Cette manière de faire est évidemment mauvaise, les coffres en bois s'infectent, l'étalage périodique du linge sale sur le sol, l'agitation dans l'air de chaque pièce, favorisent la dissémination des germes pathogènes.

Dans beaucoup d'hôpitaux de construction récente, on a installé, dans le vestibule des salles qui se trouvent aux étages, une trémie qui permet de précipiter le linge sale dans un cabinet situé au rez-de-chaussée; on se débarrasse ainsi rapidement du linge sale, mais la trémie et le cabinet du rez-de-chaussée qui reçoit le linge sale deviennent des causes d'infection.

Un bon procédé consiste à mettre le linge dans des récipients en fer galvanisé, avec couvercles; on porte tous les jours ces récipients à la buanderie, et l'on compte le linge à ce moment.

D. *Pavillons des contagieux. Locaux accessoires.* — En dehors des pavillons destinés aux malades ordinaires et des annexes des salles de malades énumérées plus haut, un hôpital militaire comporte un certain nombre de bâtiments pour les contagieux, pour les officiers malades, pour les services administratifs, le casernement des infirmiers, la cuisine et la dépense, la pharmacie, les bains, la buanderie, le service de la désinfection, la salle des morts, l'amphithéâtre des autopsies, les magasins, la chapelle, etc.

---

1. Cette petite réforme, inaugurée à l'hôpital militaire de Lyon par M. le médecin inspecteur Vallin, nous paraît excellente, nous l'avons étendue, sur le conseil de M. Vallin, à l'hôpital militaire de Lille.

Le service des contagieux doit être installé dans des pavillons spéciaux composés d'un simple rez-de-chaussée surélevé, ou d'un rez-de-chaussée avec un étage au plus ; ces pavillons doivent se trouver dans un enclos au fond de l'hôpital, sur un point où personne n'est appelé à passer, en dehors du personnel affecté au service des contagieux. Dans le plan du nouvel hôpital de Rome (fig. 162), ce service est très bien situé. Il ne paraît pas indispensable d'avoir une cuisine et une pharmacie spéciales pour les contagieux, mais il est nécessaire d'avoir des bains spéciaux et un jardin bien clos où les convalescents peuvent se promener sans être en contact avec les autres malades.

Le personnel employé aux contagieux doit être chargé uniquement de ce service ; les infirmiers et les médecins qui pénètrent dans les salles des contagieux doivent mettre des blouses de toile et se laver les mains avec une solution de sublimé quand ils sortent du service.

Lorsque les infirmiers ou les sœurs donnent leurs soins à des malades atteints de maladies contagieuses différentes, ils doivent prendre les mêmes précautions en passant d'une salle de contagieux à l'autre.

Bien entendu il faut avoir dans le pavillon des contagieux assez de salles pour pouvoir traiter à part les différentes maladies contagieuses.

On réservera, à côté du pavillon, un espace vide dans lequel on pourra, en cas d'épidémie, dresser des tentes ou des baraques démontables.

Quelques chambres seront assignées aux malades chez lesquels on soupçonnera l'existence d'une maladie contagieuse, sans pouvoir l'affirmer. Ces salles d'observation existent à Londres, dans les hôpitaux spéciaux pour la variole et pour les fièvres contagieuses.

Dans les anciens hôpitaux qui n'ont pas de pavillons d'isolement, on affectera aux contagieux quelques salles suffisamment isolées, choisies de préférence aux étages supérieurs et dans les bâtiments les moins fréquentés ; le service doit avoir des latrines spéciales.

Dans les nouveaux hôpitaux il est indispensable de prévoir des pavillons séparés pour les contagieux, permettant d'isoler les malades atteints des différentes maladies contagieuses.

Quelques observateurs, après avoir montré que l'isolement se fait souvent d'une manière incomplète dans les hôpitaux, ont proposé de le remplacer par des mesures antiseptiques. Il nous semble évident que ces deux procédés, capables d'arrêter le développement des maladies contagieuses : l'isolement des malades et l'antisepsie, ne doivent pas être opposés l'un à l'autre, comme deux méthodes distinctes, entre lesquelles on devrait choisir; il faut les employer tous les deux.

Les avantages de l'isolement sont évidents; pour les fièvres éruptives, pour le typhus exanthématique, pour la diphtérie, pour l'érysipèle, personne, croyons-nous, ne conteste la nécessité de l'isolement qui est également très utile pour la fièvre typhoïde.

Le rôle de l'antisepsie est considérable, mais l'antisepsie sera d'autant plus efficace que l'isolement sera mieux assuré. Il faut désinfecter avec soin le linge et la literie des malades atteints d'affections contagieuses, les matières fécales des typhoïdiques et des cholériques, les crachats des malades atteints de diphtérie ou de tuberculose pulmonaire; brûler la poussière qui provient du balayage des salles et qui renferme notamment une grande quantité de matière virulente quand il s'agit d'une salle de varioleux ou de scarlatineux; affecter des infirmiers spéciaux au service des contagieux et prescrire à ces infirmiers de changer de vêtements et de se laver les mains dans une solution désinfectante lorsqu'ils sortent de leurs salles; veiller enfin à ce qu'aucun des objets servant d'ordinaire en commun : chaises percées, seaux hygiéniques, thermomètres médicaux, cuvettes, livres, journaux, etc., ne puisse servir à la propagation des maladies contagieuses.

On a prescrit, en Allemagne, d'isoler les tuberculeux dans les hôpitaux; l'isolement de malades qui sont en général levés et qui ont besoin de se promener, paraît difficile à obtenir; d'ailleurs dès que la tuberculose est reconnue, les soldats doivent être réformés, et les malades soupçonnés d'être atteints de tuberculose ne peuvent pas être enfermés avec les tuberculeux. L'isolement ne nous paraît donc pas applicable aux tuberculeux; c'est ici le cas de faire de l'antisepsie rigoureuse afin d'empêcher l'infection par les crachats (V. Ch. XXII).

Lorsqu'on réunit dans un local des malades atteints d'une même maladie contagieuse : variole, rougeole, scarlatine, typhus, fièvre typhoïde ou diphtérie, cela n'aggrave en rien leur état [1], à condition bien entendu qu'il n'y ait pas encombrement.

---

1. MURCHISON. A Treatise on the continued fevers of Great-Britain, 1873. — L. COLIN, La variole au point de vue épidémiologique et prophylactique, Paris, 1873. — E. VIDAL, Rapport sur les questions relatives à l'isolement des malades atteints d'affections contagieuses ou infectieuses, Soc. méd. des hôp., 1864 et 1870. — BROUAR-

L'influence aggravante de l'encombrement a été signalée en particulier dans les épidémies de rougeole avec complications pulmonaires[1].

L'agglomération de malades atteints de variole, de typhus, etc., ne constitue pas un danger pour le voisinage. Les observations faites à l'hôpital de Bicêtre en 1870-71 par M. le médecin inspecteur général L. Colin, et en Angleterre, dans les rues voisines des hôpitaux spéciaux de fiévreux où l'on soigne un grand nombre de malades atteints de scarlatine et de typhus, ne laissent aucun doute à cet égard.

Le danger est seulement plus grand pour le personnel affecté aux salles de contagieux.

Quand il s'agit d'une maladie contagieuse, dont une première atteinte confère l'immunité, il faut s'efforcer de choisir des infirmiers qui ont eu déjà cette maladie.

Pendant la guerre d'Orient, F. Jacquot fit cesser la mortalité énorme qui pesait sur les infirmiers employés dans les salles de typhiques, en n'employant, comme infirmiers, que des soldats qui avaient eu déjà le typhus.

Au London fever hospital, les cas de transmission du typhus aux infirmiers sont peu nombreux (1 cas pour 109 typhiques admis), et bien plus rares que dans les hôpitaux généraux (13 cas de transmission pour 100 typhiques); d'après Murchison, ces cas disparaîtraient presque complètement si le personnel d'infirmiers ne se renouvelait pas incessamment, et si l'on savait retenir ceux qui ont eu déjà une première atteinte.

Le transport des contagieux doit être l'objet de soins spéciaux; ces malades ne seront pas amenés à l'hôpital dans la même voiture que les autres malades; les voitures qui auront servi à les transporter seront désinfectées. La désinfection des voitures ordinaires est difficile; il est à désirer que l'on ait des voitures spéciales, faciles à désinfecter, qui resteront à l'hôpital, et qui seront affectées uniquement au transport des contagieux.

Les visites doivent être défendues dans le service des contagieux, sauf aux parents les plus proches et lorsque les malades sont dans un état grave.

DEL, Des conditions de contagion de la variole, Soc. méd. des hôp., 1870. — FAUVEL et VALLIN, Rapport sur la prophylaxie des malad. infectieuses et contagieuses, Congrès internat. d'hygiène de Paris, 1878. — BURLUREAUX, Avantages de l'antisepsie dans les salles des hôp. milit., *Ann. d'hyg. publ.*, juin 1889.

1. L. LAVERAN, Des influences nosocomiales sur la marche et la gravité de la rougeole, *Gaz. hebdom.*, 1861. — SEVESTRE, Études de clinique infantile, Paris, 1890.

Les locaux destinés aux opérations de la désinfection seront placés à côté de la buanderie, au fond de l'hôpital, non loin du service des contagieux. Nous verrons plus tard comment doit être installé le service de la désinfection (Ch. xxi).

On peut construire, pour les officiers, un bâtiment spécial ou bien organiser ce service dans le même bâtiment que les services généraux.

Le casernement des infirmiers sera placé dans un bâtiment spécial.

La cuisine, la dépense, la pharmacie, les bains, la lingerie doivent être réunis dans un même bâtiment, au centre de l'hôpital.

Une salle d'opérations, avec tous les perfectionnements aujourd'hui nécessaires, sera installée à proximité des salles de chirurgie ; les salles d'opérations des hôpitaux de Rome et de Bucharest peuvent être proposées comme des modèles.

A l'hôpital militaire de Bucharest, la salle d'opérations, très bien comprise, est installée dans un bâtiment spécial relié par un couloir à la partie centrale du pavillon du service chirurgical. La salle est demi-circulaire, les murs sont stucqués et peints à l'huile, le sol est revêtu d'une mosaïque vénitienne.

La salle est bien ventilée, éclairée par de grandes fenêtres latérales ; elle peut aussi recevoir la lumière d'en haut. Plusieurs lampes à incandescence permettent d'opérer facilement pendant la nuit.

On trouve dans cette salle deux lavabos, chacun à deux robinets pour eau froide et eau chaude, et un autoclave pour la stérilisation des instruments et du matériel de pansement. Les armoires pour les instruments sont en cristal et à fermeture hermétique. La table d'opérations est celle de Julliard (de Genève) faite en caisses de zinc que l'on chauffe à l'aide d'eau chaude.

Près de la salle d'opérations et communiquant avec elle se trouvent deux petites pièces destinées, l'une aux pansements, l'autre au dépôt des bandages et appareils.

Les malades sont transportés à la salle d'opérations à l'aide d'un lit mobile à roues.

Tout cela est peint en couleurs claires et d'une propreté parfaite.

Il est également indispensable d'avoir, dans un hôpital, un amphithéâtre pour les autopsies et un laboratoire pour les recherches histologiques et bactériologiques, avec un emplacement pour des animaux servant aux expériences. Les recherches bactériologiques sont aujourd'hui entrées dans la pratique courante ; il faut qu'un médecin traitant puisse diagnostiquer la diphtérie ou le choléra en faisant des cultures des bacilles qui sont les agents pathogènes de ces maladies, qu'il puisse s'assurer de la nature d'un produit pathologique en l'inoculant à des animaux, etc.

Dans l'énumération des dépendances d'un hôpital il ne faut pas oublier les jardins, qui permettent aux malades la vie au grand air et l'exercice, et qui par suite jouent un très grand rôle dans l'hygiène hospitalière. L'hôpital le mieux construit est nécessairement insalubre s'il n'est pas pourvu de jardins assez spacieux pour que les malades puissent s'y promener dès que le temps le permet. Les plantations assainissent l'air, la verdure et les fleurs égaient l'aspect toujours triste d'un hôpital. Dans les pays chauds, l'ombre donnée par les arbres peut être utilisée pour abriter l'hôpital contre la chaleur, dans nos pays les arbres doivent être assez éloignés des pavillons de malades pour qu'ils ne mettent obstacle ni à l'insolation, ni à l'éclairage, ni à la ventilation naturelle.

II. Hôpitaux baraqués. — En temps de guerre, les hôpitaux civils et militaires deviennent bientôt insuffisants, on est obligé d'improviser des hôpitaux baraqués ou sous tentes.

Les hôpitaux baraqués ou sous tentes rendent également de très grands services dans les expéditions lointaines et pendant les épidémies.

A la fin de la guerre de Crimée on avait établi sur le Bosphore et en Crimée des hôpitaux baraqués considérables.

L'hôpital du Dey, à Alger, a été pendant longtemps un hôpital baraqué.

Pendant la guerre de la Sécession, on construisit, aux États-Unis, un grand nombre d'hôpitaux baraqués; quelques-uns renfermaient 2000 à 3000 malades.

En 1870-1871, on a eu souvent recours aux hôpitaux baraqués, tant en France qu'en Allemagne. De grands hôpitaux baraqués ont été organisés notamment pendant les sièges de Paris et de Metz. Les principaux hôpitaux baraqués établis à Paris étaient ceux de Courcelles, près du parc Monceaux, du Jardin des Plantes, de Longchamps (à Passy) et du Luxembourg.

Depuis 1885 on a imaginé plusieurs modèles de baraques d'ambulance démontables et transportables; nous avons donc à décrire deux types de baraques d'hôpital : les baraques fixes et les baraques démontables [1].

---

1. Consulter sur cette question, outre les Traités d'hygiène militaire et les travaux sur les hôpitaux déjà cités (p. 585), en particulier celui de Ch. Sarazin, les ouvrages suivants : Michel Lévy, Note sur les hôpitaux baraqués du Luxembourg

A. *Baraques fixes.* — Les hôpitaux baraqués américains, construits pendant la guerre de la Sécession, ont rendu les plus grands
services et ils méritent d'abord de nous arrêter.

Les plans généraux de ces hôpitaux étaient très variables. Le
plan du West Philadelphia Hospital rappelait d'une façon générale celui de l'hôpital Lariboisière, seulement le nombre des pavillons qui tombaient, de chaque côté, sur les galeries latérales était
de 17.

A l'hôpital Mac Dougall, la galerie qui faisait communiquer les
baraques entre elles présentait la forme d'un fer à cheval (fig. 165),
les bâtiments des services administratifs et des services généraux
étaient sur la ligne médiane du fer à cheval.

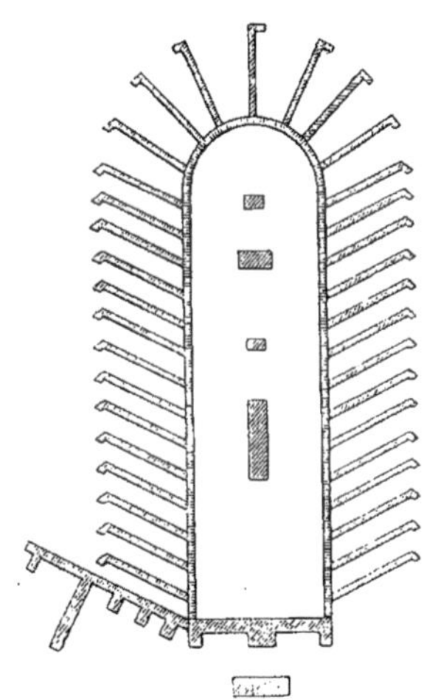

Fig. 165. — Hôpital baraqué Mac Dougall.
Plan général.

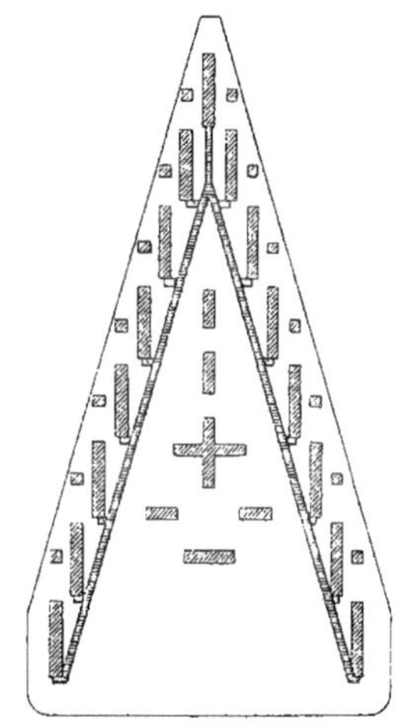

Fig. 166. — Hôpital baraqué de Hampton.
Plan général.

Les hôpitaux Lincoln, Mac Clellan, de Hampton, étaient construits en échelons sur une galerie en forme de V renversé (fig. 166),
tous les pavillons étaient parallèles et présentaient, par suite, la

et du Jardin des Plantes. *Ann. d'hyg. publ.*, 1871, 2ᵉ série, t. XXXV, p. 116. —
Lefort, La chirurgie militaire et les sociétés de secours, Paris, 1872. — Marvaud,
Joeger et Sabouraud, Étude sur les hôpitaux baraqués, 1872. — Rühl, Des hôpitaux
de campagne baraqués, *Arch. de méd. milit.*, 1883, t. I, p. 256. — Ravenez, Projet
de baraque d'ambulance mobile, *même Rec.*, 1886. — Perissé, Note sur le pavillon
d'hôpital temporaire de l'Union des femmes de France, *Revue d'hygiène*, 1889, p. 117.
— Von Coler et Werner, Die transportable Lazaretti Baracke, Berlin, 1890. — Nimier,
Sur l'emploi des baraques transportables, *Revue d'hygiène*, 1890, p. 1032. — Richard,
Précis d'hygiène, Paris, 1891.

même orientation ; les bâtiments des services généraux se trouvaient au centre.

Une disposition semblable avait été adoptée en 1870 pour l'hôpital baraqué du polygone à Metz, mais l'espace réservé entre les pavillons était tout à fait insuffisant, les baraques n'avaient ni la largeur, ni la hauteur nécessaires et les résultats furent très peu satisfaisants.

Dans l'hôpital général Hammond, la cour était un cercle régulier de 106 m. de diamètre (fig. 167), au centre duquel s'éle-

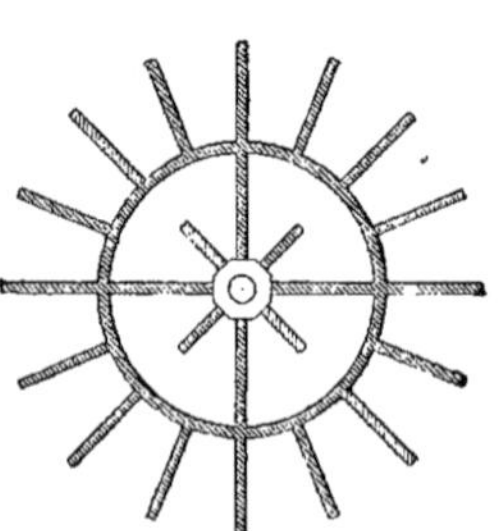

Fig. 167. — Hôpital baraqué de Hammond. Plan général.

vaient, disposés en croix grecque, quatre bâtiments baraqués occupés par la cuisine, la buanderie, le vestiaire et le corps de garde. Une galerie circulaire entourait la cour coupée en quatre par deux galeries qui se croisaient au centre. Sur la galerie circulaire tombaient, comme autant de rayons prolongés, seize pavillons. L'inconvénient de ce plan, qui rappelle un plan d'hôpital proposé en 1786 par Poyet, architecte français, est que les pavillons sont trop rapprochés au centre et qu'ils ont tous une orientation différente, nécessairement mauvaise, pour un grand nombre d'entre eux.

Dans tous ces hôpitaux, les baraques étaient construites à peu près d'après le même type. Nous empruntons à l'excellent article Hôpital, de Ch. Sarazin, la description d'une baraque du West Philadelphia Hospital.

La baraque a 55 m. de long, 8 de large et 6 m. 25 de haut jusqu'au sommet du toit, qui est disposé en lanterne, de façon à assurer la ventilation. Nous avons déjà donné, à propos des camps baraqués, des figures indiquant les principales dispositions des baraques américaines au point de vue de la ventilation et du chauffage (fig. 144 et 145).

Chaque pavillon contient, au centre, une salle commune de 49 m. de long, 8 m. de large et 6 m. 25 de haut, percée de 24 fenêtres ; du côté du corridor, deux cabinets pour l'infirmier en chef et pour la sœur ; et du côté opposé deux petites salles séparées du service par un couloir : ce sont les latrines et la salle de bain.

Les salles de malades de chaque pavillon contiennent 48 lits, ce qui donne par lit 8^{m2} et 42^{m3}.25 d'air.

Ces pavillons sont chauffés en hiver au moyen de poêles de fonte dont le tuyau de fumée traverse une manche à vent, qui sert à la ventilation, lorsque l'abaissement de la température oblige à fermer la lanterne qui forme le faîte du toit. L'air pur du dehors entre sous le plancher et se dégage autour du poêle qui l'échauffe.

Les dispositions très simples prises pour assurer la ventilation en été et en hiver dans ces baraques, méritent tous les éloges.

Parmi les hôpitaux baraqués installés à Paris en 1870-1871, le plus parfait était assurément celui du Luxembourg qui avait été

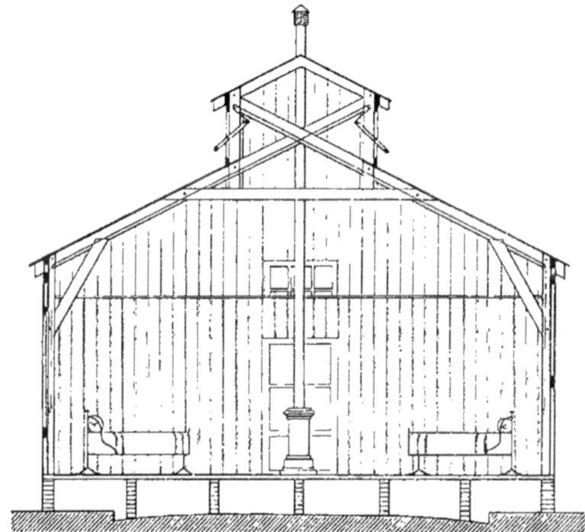

Fig. 168. — Baraquement d'ambulance du Jardin du Luxembourg. Coupe sur la salle des malades. Échelle 0. 2 mm. pour 1 m.

construit par les architectes Joeger et Sabouraud sur des plans élaborés par Michel Lévy et le colonel du génie de Laussedat.

On utilisa, pour y construire les baraques, les rues bitumées qui entourent les jardins du Luxembourg, dans l'allée de l'Observatoire et au voisinage de cette allée; on eut ainsi les avantages d'un sol imperméable; mais les baraques étaient trop disséminées, ce qui rendait le service difficile, à cause des grandes distances à parcourir.

Les pavillons baraqués, au nombre de 22, étaient surélevés à 0 m. 50 du sol, au moyen de piles de maçonnerie. Ils avaient 38 m. de long sur 9 à 10 de large; en hauteur 4 m. du parquet à l'égout du toit, et 8 m. jusqu'au faîtage d'une lanterne de 3 m. de large pour 1 m. 50 de haut, ce qui donne une hauteur moyenne de 6 m. sous le toit. Les baraques étaient construites en planches de sapin du Nord de 0 m. 02 d'épaisseur avec double couvre-joints, leur parquet était fait de frises de sapin de 0 m. 027, et leur toit d'un voligeage simple recouvert de carton bitumé. Une cloison intérieure de 2 m. de hauteur doublait leurs faces intérieures, qui étaient en outre tendues d'une forte toile recouverte de papier Bulle.

La figure 168 représente la coupe transversale d'une de ces baraques.

Les fenêtres, au nombre de 12 sur chaque face, n'étaient pas opposées; elles avaient 2 m. 10 de haut, 1 m. 10 de large et descendaient à 0 m. 65 du parquet. La lanterne du faîtage occupait le tiers de la longueur du toit; elle était garnie de châssis vitrés et mobiles de 1 m. 10 de hauteur, faciles à ouvrir et à fermer, comme on peut s'en rendre compte sur la figure. Deux portes opposées, situées dans l'axe du pavillon, étaient surmontées de larges châssis vitrés mobiles.

Chaque baraque était pourvue de deux forts poêles de fonte à charge continue, au coke, avec prise d'air extérieure.

Une fente longitudinale, large de 0 m. 08, qui régnait tout le long de la base de la lanterne, restait toujours ouverte et assurait une ventilation constante alors même que les châssis vitrés étaient fermés; cette fente ne gêna pas le chauffage d'une façon notable; pendant les plus grands froids, et malgré la mauvaise qualité du combustible, on obtenait assez facilement 10 et 12 degrés dans les salles de malades.

Dans chaque pavillon la salle centrale avait 30 m. de long. Vingt lits y étaient disposés en deux rangées alternantes comme les fenêtres et les trumeaux.

Deux cabinets, séparés de la salle commune par une cloison, à chaque extrémité de la baraque, servaient de logement à la sœur et aux infirmiers, et à l'installation des latrines, des lavabos et d'une petite salle de bain.

Les latrines étaient pourvues de tinettes filtrantes qu'on pouvait enlever par l'extérieur, l'urine et les eaux des bains et de l'évier s'écoulaient directement à l'égout par un tuyau avec siphon.

Ces baraques ont donné de très bons résultats, et si l'on avait à installer un hôpital baraqué fixe, on n'aurait rien de mieux à faire qu'à en construire de semblables, il faudrait seulement les grouper autrement et installer les services généraux au centre de l'hôpital.

La meilleure manière de grouper les baraques (comme les pavillons d'hôpital) consiste à les construire parallèlement les unes aux autres, en ayant soin de laisser entre elles un intervalle égal à une fois et demie la hauteur des baraques.

Dans les pays chauds, il serait nécessaire de surélever davantage les baraques et d'établir des vérandas sur les deux faces, ou du moins sur le côté le plus exposé au soleil.

Les résultats donnés par les hôpitaux baraqués en Amérique et à l'ambulance du Luxembourg ont été assez satisfaisants pour qu'on ait pu se demander s'il n'y aurait pas lieu de remplacer les hôpitaux ordinaires par des hôpitaux baraqués.

Michel Lévy termine la description des baraquements du Luxembourg (*loc. cit.*) en disant : « Je voudrais que nos baraques pussent devenir les hôpitaux de l'avenir avec une durée de dix ans et au terme de cette période, détruits et remplacés sur d'autres terrains, par des constructions nouvelles avec les corrections que l'expérience aura suggérées. »

La même idée a été défendue par MM. Marvaud, Joeger et Sabouraud.

Nous avons vu que les camps baraqués s'infectaient plus rapidement que les casernes quand ils n'étaient pas construits dans d'excellentes conditions et que, lorsque toutes ces conditions étaient réalisées, on aboutissait au plan des casernes à pavillons séparés, on peut en dire autant des hôpitaux baraqués et nous croyons qu'aujourd'hui personne ne soutiendrait plus que des hôpitaux baraqués en planches sont supérieurs aux hôpitaux à pavillons séparés du type Tollet par exemple. Les hôpitaux baraqués en planches ne peuvent être acceptés que comme hôpitaux temporaires, en cas de guerre ou d'épidémie, et lorsque le temps fait défaut pour construire des pavillons en fer et en briques.

Dans son travail sur les hôpitaux, E. Cowles traite avec raison d'*impraticable* l'idée d'avoir des hôpitaux baraqués que l'on brûlerait tous les dix ans. Il est intéressant de voir comment on apprécie, en Amérique, les hôpitaux baraqués destinés à être brûlés tous les dix ans, qui ont été préconisés en France comme une excellente innovation américaine.

« L'idée d'élever des constructions temporaires, destinées à être démolies au bout d'une dizaine d'années et remplacées par un hôpital permanent, peut être immédiatement considérée comme impraticable. Comme exemple, nous citerons les deux pavillons carrés à un seul étage de « Massachusetts general Hospital », désignés sous le nom de *bâtiments temporaires*, que l'on devait détruire au bout de dix ou douze ans, pour les rebâtir ; ils furent réparés en 1884, après dix ans de service, on y mit des fondations nouvelles, on les consolida et on les déclara permanents, parce qu'ils « s'étaient montrés plus solides qu'on ne l'aurait cru et n'avaient rien perdu de leur parfaite salubrité primitive ». A Boston City Hospital, il y a deux pavillons de bois, à un seul étage, à charpentes de fer, construits à titre temporaire en 1876. Ils sont munis d'un système très coûteux de tuyaux pour le chauffage à la vapeur d'eau ; cette installation est nécessaire, car une mensuration exacte a montré qu'en hiver, il entrait pour chaque lit et par heure, non seulement les 942 mètres cubes d'air fournis par les tuyaux de conduite, mais encore 608 mètres d'air froid, qui pénétraient par les fissures des murs, etc., et qui devaient s'échauffer et s'échapper au dehors par des ventilateurs. Pratiquement, de tels bâtiments sont d'un chauffage très dispendieux, et ils sont trop coûteux pour qu'on les détruise au bout de quelques années ; mais les vices de leur construction ne tardent pas à paraître, croissent avec le temps et persistent jusqu'à ce que le bâtiment soit usé.

« Les constructions permanentes faites avec des matériaux durables, de la pierre et de la brique, modestes dans leur architecture, sont préférables et peuvent offrir toutes les conditions de salubrité. Ils sont beaucoup plus confortables et exigent moins de réparations. Les moyens de chauffage et de ventilation y peuvent être plus facilement appliqués et, sans trop de dépenses, d'une façon plus complète, dans les pays où l'hiver est très froid. » (E. Cowles, *Ann. d'hyg. publ.*, 1887, p. 305.)

B. *Baraques démontables et transportables*. — Pour construire des baraques bien aménagées, semblables à celles du Luxembourg, il faut avoir sous la main les matériaux nécessaires, et des ouvriers suffisamment exercés à ce genre de travail ; il faut surtout du temps. Nous ne parlons pas des plans qui peuvent être préparés à l'avance.

Une fois construites, ces baraques sont difficiles à transporter ; il faut pour cela les démolir complètement et les reconstruire de fond en comble.

On a pensé qu'il serait avantageux d'avoir des baraques démontables et facilement transportables.

En 1884, le Comité international de la Croix rouge de Genève mit au concours un modèle type de baraque d'ambulance mobile.

L'exposition des modèles envoyés à ce concours eut lieu à Anvers en 1885, et la baraque Döcker obtint le premier prix.

Depuis lors, la *baraque Döcker* a été très souvent utilisée dans les armées danoise, anglaise, allemande, autrichienne, suédoise ; elle a été adoptée en France par le Ministère de la guerre et par l'assistance publique à Paris.

La baraque Döcker, construite par Christoph et Unmack, de Copenhague, se compose d'un plancher en bois surélevé au-dessus du sol et de panneaux de 1 m. de large qui forment, par leur assemblage, les parois et le toit. Ces panneaux sont formés de cadres en bois de 0 m. 025 d'épaisseur, revêtus, sur leurs deux faces, de feuilles d'un carton-feutre spécial, sur lequel est collée de la toile; entre les deux feuilles de chaque panneau, il existe un matelas d'air de 0 m. 02 environ d'épaisseur, destiné à protéger la baraque contre les variations brusques de la température extérieure. La paroi externe est rendue imperméable et la paroi interne incombustible (imprégnation au sulfate d'ammoniaque, puis badigeonnage au silicate de potasse). La face externe est généralement peinte en jaune et la face interne en vert clair.

Dans l'ancien modèle, le plancher de la baraque était indépendant et représentait un poids de 1 450 kilogr.; d'autre part, les caisses qui servaient à l'emballage des panneaux étaient sans emploi, une fois que la baraque était montée, et elles disparaissaient souvent. On a modifié très heureusement la baraque, en utilisant les caisses d'emballage des panneaux, pour former le plancher.

On construit des caisses dont les deux moitiés superposées forment une espèce de coffre dans lequel sont enfermés, pendant le transport de la baraque, les panneaux des murs et de la toiture. Au moment du montage, on forme avec ces moitiés de caisses, en les rangeant les unes à côté des autres, le soubassement et en même temps le plancher. Chaque moitié de caisse porte sur la surface intérieure d'une de ses parois transversales ou longitudinales, un ou trois supports verticaux qui maintiennent les couvercles des caisses à une certaine distance l'un de l'autre et qui, lorsqu'on met le plancher en place, sont transformés en pieds portant le soubassement. Les couvercles des caisses formant plancher, s'engagent les uns dans les autres au moyen de rainures et de languettes. Le bord libre du plancher ainsi constitué, présente sur tout le pourtour une feuillure dans laquelle on place les panneaux formant mur.

Les côtés des moitiés de caisses sont en bois d'une épaisseur d'environ 0 m. 032; le plateau de couvercle, qui sert de plancher, a une épaisseur d'environ 0 m. 025.

La longueur des caisses correspond à celle des panneaux des murs et de la toiture, qui doivent y être placés.

A l'intérieur de chaque moitié de caisse sont placées des traverses que l'on couche horizontalement au moment d'emballer la baraque et que l'on dresse de champ au moment du montage, afin de consolider le plancher.

Lorsque le soubassement a été monté, le niveau du plancher se trouve à 0 m. 25 au-dessus du sol ; on y accède par un petit escalier.

Avant de procéder au montage du soubassement, il faut commencer par niveler le terrain. Le montage des panneaux n'est possible que si le plancher est parfaitement horizontal, une disposition très simple permet d'ailleurs d'allonger ou de raccourcir les pieds sur lesquels repose le soubassement.

Les panneaux sont reliés les uns aux autres à l'aide de crochets et d'encoches. L'ensemble de la baraque est consolidé à l'aide de

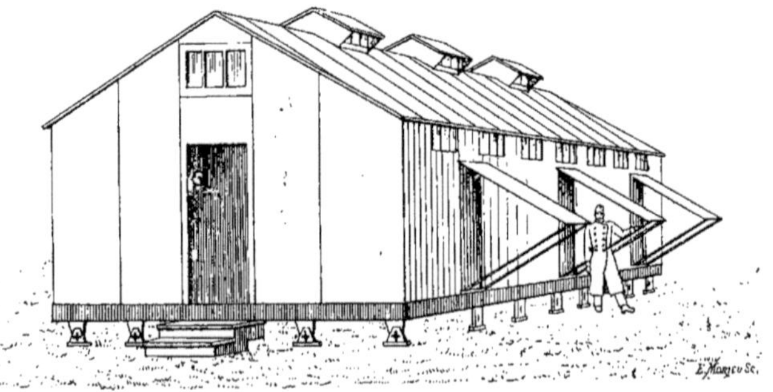

Fig. 169. — Baraque Döcker. (Grand modèle adopté dans l'armée française.)

fermes qui se composent chacune de deux arbalétriers et de quatre montants.

Chaque pignon est percé d'une porte au-dessus de laquelle se trouve une imposte (fig. 169).

A la partie supérieure du toit se trouvent deux ou trois lanterneaux.

Dans les baraques Döcker primitives, il n'y avait pas de grandes fenêtres sur les faces latérales, mais seulement une série d'impostes dans toute la longueur de la baraque, ce qui était assez triste lorsque le froid ou le mauvais temps empêchaient de soulever quelques-uns des panneaux, comme cela est indiqué dans la figure 169.

Dans les derniers types de baraques (fig. 170), de grandes fenêtres de 1 m. de haut sur 0 m. 60 de large sont ménagées sur les deux grands côtés. Ces fenêtres opposées sont au nombre de cinq sur chaque façade dans les baraques de 15 m. de long.

Le chauffage se fait facilement à l'aide de poêles installés à peu près comme dans les baraques américaines.

Les deux faces des panneaux peuvent être lessivées et lavées avec des solutions désinfectantes.

La longueur ordinaire des baraques est de 15 m. Dans cette fixation de la longueur à donner à la baraque, on a tenu compte du chargement et de l'expédition par voie de fer. On peut placer, sur un wagon plate-forme ou dans un grand wagon à marchandises fermé, deux baraques de la longueur de 15 m.; si l'on donnait plus de longueur à la construction, il faudrait loger une partie de la deuxième baraque dans un autre wagon, ce qui présenterait des inconvénients.

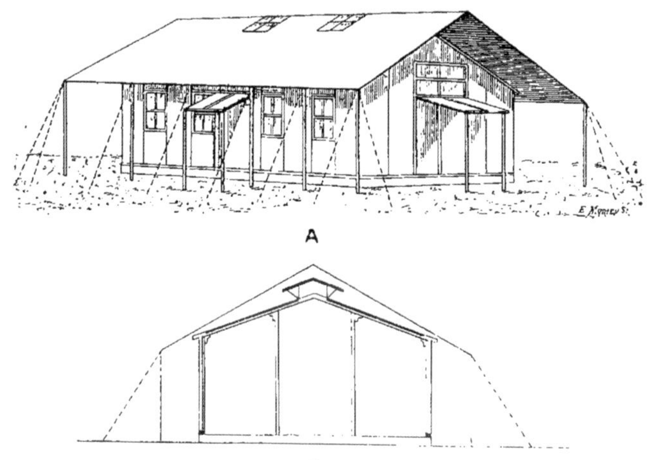

Fig. 170. - Baraque Döcker avec velum ou Sonnensegel. A. Vue perspective de la baraque. — B. Coupe transversale.

La baraque mobile grande, adoptée en France par le ministère de la guerre, mesure 15 m. de long sur 5 m. de large et 5 m. de hauteur totale au faîte. Elle cube 295^{m3} et peut contenir 16 lits d'hôpital, ce qui donne environ 17^{m3} d'air par malade.

Un seul poêle suffit pour la chauffer.

Le matériel qui constitue cette baraque est renfermé dans 12 caisses et 1 sac pour les vis et les boulons. Le tout forme un volume de 15^{m3} et un poids d'environ 3 600 kilogr.

Pour dresser la baraque, il faut au moins six hommes; une journée environ est nécessaire [1].

1. Une instruction a été rédigée par la direction du service de santé pour le dressage de la baraque Döcker.

Dans les pays chauds on étend, au-dessus de la baraque, un velum comme cela est indiqué dans la figure 170.

Dans les baraques de l'ancien modèle, la porte des cabinets d'aisances s'ouvrait directement dans la salle des malades, et il n'était pas possible d'empêcher l'odeur des cabinets d'y pénétrer. La disposition suivante, adoptée pour les nouveaux modèles, remédie en partie à cet inconvénient. En sortant de la baraque, on arrive par une porte qui ouvre vers le dehors, dans un vestibule, et on est obligé de refermer cette porte avant de pouvoir pénétrer dans les cabinets. Le vestibule est ouvert largement sur les côtés; en hiver, il est garni de rideaux pour protéger, contre les intempéries, les malades qui sortent de la salle chauffée.

La baraque Döcker est, comme on voit, très ingénieusement agencée et elle répond très bien au but qu'il fallait atteindre. On peut lui reprocher seulement de n'être pas très solide et de ne pas protéger suffisamment les malades contre les variations de température et en particulier contre la chaleur, la mince couche d'air qui est emprisonnée entre les panneaux ne formant pas une couche isolante d'une épaisseur suffisante.

La *baraque américaine Ducker* présente une grande analogie avec la baraque Döcker. Elle se compose d'un plancher en bois et de panneaux de bois qui se replient deux par deux au moyen de charnières. Ces panneaux sont garnis d'une double paroi de carton cuir (composition de cuir et de jute de l'Inde). Dans chaque double section sont placés un lit-brancard en fer, une table et une chaise articulées. Aux deux extrémités de petites annexes servent à l'installation de l'appareil de chauffage et des latrines.

Pour protéger la baraque contre la chaleur, on étend un velum en toile à voile au-dessus.

Cette baraque est légère, facile à monter, mais sa solidité laisse à désirer, du moins au point de vue de son utilisation dans l'armée.

La *baraque transportable Tollet* se compose d'une ossature en fer et de panneaux en bois et zinc formant une double paroi.

L'ossature est constituée par : 1° un cadre inférieur ou semelle, qui s'applique sur le sol; 2° des fermes métalliques qui viennent s'articuler sur la semelle et qui, mises en place, ont la forme ogivale caractéristique des constructions Tollet.

Les plus grands des panneaux qui servent à remplir les vides existant entre les fermes métalliques mesurent 1 m. sur 1 m. 50; chaque panneau pèse 15 kilogr. environ.

Il existe une double paroi avec un matelas d'air de 0 m. 08

d'épaisseur. Les panneaux extérieurs en bois sont garnis, du côté extérieur, de feuilles de zinc, et du côté intérieur, d'une feuille de papier goudronné qui préserve le bois de l'humidité. Le côté interne des panneaux intérieurs est doublé de tôle vernie.

Les panneaux se fixent, les uns à l'intérieur de l'ossature en fer, les autres à l'extérieur; ils sont reliés entre eux par des boulons munis d'écrous.

Huit de ces panneaux sont disposés pour l'éclairage et peuvent recevoir des vitres; pour faciliter le transport, les vitres sont remplacées par des toiles rendues transparentes (toiles huilées).

Au faîtage, une longue fente de 0 m. 22 de large, en communication directe avec l'air extérieur, assure la ventilation; sur cette fente vient se boulonner un chapeau en bois. De plus, quatre panneaux pleins peuvent être soulevés quand le temps le permet.

Le plancher est formé de lambourdes de 0 m. 11 de large, qui se placent à 0 m. 11 au-dessus du sol.

La longueur de la baraque est de 15 m., sa largeur de 6 m., sa hauteur sous faîtage, de 3 m. 80. Le cube d'air est de 187^{m3}, soit, pour 12 lits, 15^{m3}, 50 environ.

Chaque baraque contient une salle centrale avec, aux extrémités, deux petits cabinets séparés de la salle centrale par des rideaux que l'on ouvre ou que l'on ferme à volonté.

La baraque Tollet est solide et la ventilation s'y fait bien, mais elle est lourde et d'un prix élevé. Le prix d'une baraque de 12 lits est de 9 000 fr. et le poids est de 6 500 kilogr., alors qu'une baraque Döcker de 16 lits ne pèse que 3 600 kilogr., et ne coûte que 4 000 fr.

Baraque Espitalier. — La baraque démontable du commandant du génie Espitalier (fig. 171, A) est construite avec des panneaux en bois recouverts de carton comprimé et durci. Le plancher lui-même est formé de panneaux recouverts de ce carton spécial d'une épaisseur de 0 m. 006. Les panneaux formant les parois mesurent 3 m. de hauteur et 1 m. 60 de large, mais, pour le transport, on peut les réduire à une largeur de 0 m. 80. Leur épaisseur est de 0 m. 10. Chacun de ces panneaux creux se compose d'un châssis en bois ou en carton recouvert sur ses deux faces par des feuilles de carton de 0 m. 004 d'épaisseur. Les châssis s'emboîtent par la tranche qui présente, pour chaque châssis, d'un côté une rainure, et de l'autre une saillie. Des agrafes qui s'engagent dans des pitons servent à relier entre eux les panneaux.

La toiture est formée d'éléments analogues réunis deux par deux, à l'aide de charnières, au faîtage. Ces panneaux de toiture se

replient l'un sur l'autre pour le transport; l'élément double ne
pèse pas plus de 40 kilogr. La toiture pose simplement sur les
parois, elle est retenue par une équerre, en même temps que par
un tirant en corde métallique.

Il existe une porte à chaque pignon, les fenêtres mesurent
0 m. 90 de large sur 1 m. 50 de haut.

De nombreux orifices sont percés dans le plafond à sa jonction
avec la paroi; l'air vicié s'échappe par une rainure qui existe dans
toute la longueur du faîtage et qui est protégée contre la pluie par
la tuile faîtière, surélevée de quelques centimètres. Pendant l'été,
l'échauffement de la couche d'air qui se trouve dans la toiture
détermine un appel énergique. La figure 171 B représente les

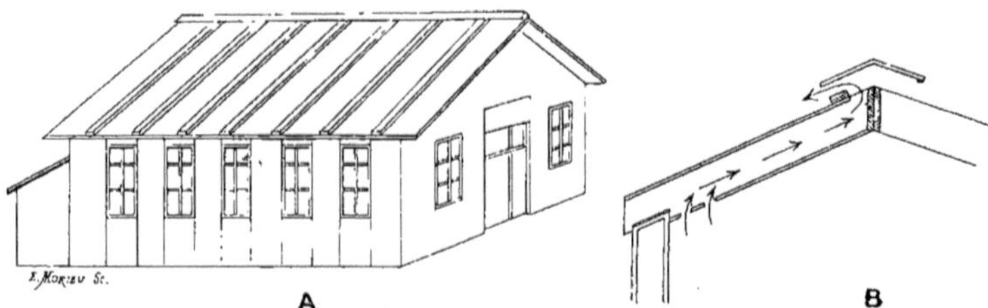

Fig. 171. — Baraque Espitalier. A. Vue perspective montrant un grand côté et un petit côté
de la baraque. — B. Coupe partielle du toit. Les flèches indiquent la direction du courant de
l'air vicié.

détails du toit de la baraque et montre comment l'air vicié s'échappe
au dehors.

Le type principal de baraque Espitalier mesure 22 m. 80 de
long sur 6 m. 70 de large, avec 3 m. de hauteur de muraille et
4 m. sous le faîtage. Cette baraque peut recevoir 24 grands lits
d'hôpital, ce qui donne par malade, 5^{m2}, 35 de surface effective et
19^{m3} d'air. Entre chaque lit, dans chaque rangée, l'intervalle est
de 0 m. 85 et la largeur du corridor central est de 2 m. 50, quand
la tête des lits touche la paroi.

La baraque contient deux salles de 12 lits, le centre est occupé
par un vestibule de 3 m. 60 sur 4 m. 40 et par deux cabinets de
1 m. 60 de large sur 2 m. 60 de long.

Le poids de cette baraque est 6 000 kilogr. environ; l'ensemble
de ses matériaux cube 60 m. Le tout s'empile sur deux wagons
plates-formes quelconques ou peut être transporté par 4 à 5 voitures à raison de 1 200 à 1 500 kilogr. par véhicule. Le prix est de
8 000 fr., soit 375 fr. par lit.

Douze hommes sont nécessaires pour le montage.

Nous empruntons au journal *la Médecine moderne* (n° du 2 février 1895) la description d'une baraque Espitalier-Werhlin, qui a été employée au Dahomey et à Madagascar.

Pour chaque baraque ou pavillon, la charpente en tubes de fer est composée d'un certain nombre de fermes identiques; chacune d'elles est constituée par deux montants formant colonnes, en rapport à leur partie supérieure avec des arbalétriers (tubes en fer de 0 m. 040) assemblés au faîtage par des manchons et dont l'autre extrémité repose sur une deuxième rangée de colonnettes extérieures qui délimiteront la véranda; deux autres tubes formant tirant, assemblés sur la colonne-support à 0 m. 70 au-dessous de son sommet, réunissent le faîtage et ces colonnettes. Les fermes sont assemblées entre elles par deux pannes placées symétriquement au faîtage et tout près de lui et par des liaisons établies entre les têtes des colonnes intérieures et extérieures. Des feuilles de tôle galvanisée, boulonnées les unes aux autres et placées immédiatement sur les arbalétriers, forment la toiture.

Les plafonds séparés de la toiture par un intervalle de 0 m. 70 reposent sur les tirants; les planchers, appuyés sur des traverses, posées elles-mêmes sur des béquilles en fer élevées de 0 m. 90 et adossées à la partie inférieure des montants, sont formés par des panneaux en bois ou des dalles en aggloméré montées sur armature métallique; les murailles extérieures, les parois des chambres, simples ou doubles avec matelas d'air, sont constituées, soit par ces panneaux en aggloméré, engagés eux-mêmes dans des montants en fer ou en bois, soit plus simplement par des treillages en fer garnis d'une sorte de feutrage imputrescible (fibres de coco) Employés plus spécialement pour les baraquements-ambulances, ces treillages sont flexibles et peuvent être détaillés aux ciseaux, fixés ou cloués aux montants comme de véritables tapisseries.

La *baraque du D*[r] *Olive* se compose de cadres de bois démontables garnis d'un mince treillis en fil de fer qui supporte une plaque de gélatine durcie au bichromate; cette enveloppe est doublée en toile pour la toiture, en feutre ou en papier pour les parois. Le plancher est construit à l'aide des caisses qui servent au transport des panneaux.

Le poids d'une baraque de 10 lits est de 1 500 kilogr. répartis pour le transport en deux caisses de 750 kilogr. chaque. Le prix est de 3 000 francs.

La baraque du Dr Olive est légère et peu coûteuse, mais elle n'a pas les qualités de résistance nécessaires.

Les baraques transportables peuvent évidemment rendre de grands services, mais il ne faut pas se faire d'illusions sur la portée de ces services; en temps de guerre on peut prévoir que les baraques Döcker seront bien vite insuffisantes et qu'il ne sera pas facile de les transporter sur les points où l'on en aura le plus besoin. Malgré l'adoption des baraques transportables il faudra donc souvent recourir encore aux baraques fixes qui, d'ailleurs, peuvent être construites rapidement, si un plan arrêté à l'avance permet de procéder à cette construction sans tâtonnements.

Des baraques fixes bien construites sont plus spacieuses et plus confortables que les baraques mobiles qui nécessairement ne peuvent pas fournir le même cube d'air et qui protègent moins bien contre le froid et la chaleur. Il est à craindre aussi que les baraques démontables ne résistent pas à des montages et démontages multipliés; il suffit d'une pièce perdue ou détériorée pour mettre hors d'usage le jeu de patience que constitue la baraque démontable.

En temps de paix, les baraques transportables ne doivent être utilisées que d'une façon accidentelle et temporaire, en cas d'épidémie, par exemple, lorsqu'un hôpital devient insuffisant, ou bien lorsqu'il s'agit d'isoler des contagieux et que les locaux de l'hôpital ne se prêtent pas à cet isolement.

En temps de guerre, les baraques transportables pourront être utilisées pour l'hospitalisation des contagieux, pour les infirmeries de gares, pendant les sièges par les armées assiégeantes ou assiégées; pour le service aux armées, la baraque se trouve en concurrence avec la tente dont nous avons maintenant à nous occuper.

III. HOPITAUX SOUS TENTES. — On pourrait croire, *a priori*, que la tente n'abrite pas suffisamment les malades et les blessés contre les intempéries. Il n'en est rien; on peut chauffer les tentes et y conserver des blessés et des malades pendant les hivers les plus rigoureux.

Pendant la campagne de Crimée, et sur les conseils de Michel Lévy, on utilisa fréquemment les tentes pour y soigner les malades atteints de typhus ou de choléra.

Une expérience très probante a été faite à Paris, pendant la guerre 1870-71, à l'ambulance américaine de l'avenue du Bois de Boulogne. Nous laissons la parole à Ch. Sarazin, qui avait visité souvent cette ambulance et qui avait constaté les bons effets de l'installation sous tentes [1].

« En plein Paris, écrit Sarazin, les Américains se sont mis volontairement dans les conditions les plus difficiles de la chirurgie d'armée. Ils se sont établis sous la tente et ils y sont restés jusqu'à la fin du siège, malgré les froids les plus rigoureux.

« Une de leurs tentes était ronde, cylindro-conique, haute et spacieuse, contenant une douzaine de lits; elle était chauffée par un petit poêle en fonte. Les trois autres étaient longues, de la forme et de la dimension de celles que nous avons recommandées plus haut; elles pouvaient contenir chacune de 20 à 30 lits. Ces tentes étaient pourvues d'un plancher; la toile de leur toiture était double, et le système de calorifère, que nous avons déjà décrit, installé pour les tentes longues par le docteur Crane, y entretenait jour et nuit, par les froids les plus rigoureux, une température très suffisante. Grâce à l'*aération de la filtration de l'air à travers la toile*, il n'y eut jamais d'odeur sous les tentes. Les lits cependant y étaient plus serrés qu'on ne pourrait le tolérer dans une salle d'hôpital. Le cube d'air et la surface accordés à chaque malade étaient minimes, et cependant il n'en résulta aucun accident. Nulle part, pendant le siège, la chirurgie n'a été plus heureuse. De temps en temps on profitait d'un moment favorable, on vidait une des tentes et on la nettoyait à fond.

« Plusieurs baraques avaient été élevées au voisinage des tentes; elles servirent surtout à l'administration. On n'y mit des blessés que lorsque les tentes furent momentanément insuffisantes.

« L'ambulance, ou plutôt l'hôpital sous tentes des Américains, ne compta pas plus de 100 lits. Il coûta environ 15 000 francs d'installation, ce qui fait par lit 150 francs; mais le docteur Crane fait remarquer que l'insuffisance du nombre des tentes a augmenté beaucoup la dépense, et que le prix réel du *lit sous tente* n'a pas dépassé 100 francs.

« Nous accordons à cet établissement une importance tout à fait capitale, moins pour les services qu'il a rendus et qui sont du reste considérables, que pour les vérités importantes qu'il nous a fait toucher du doigt. Il a démontré, en effet, que des tentes bien

---

1. Ch. Sarazin. Art. Hôpital. *loc. cit.* — Lefort, Des hôpitaux sous tentes. *Gaz. hebdom.*, 1869. — Du même, La chirurgie militaire et les sociétés de secours, Paris, 1872. — Ch. Joly. L'ambulance américaine, *Ann. d'hyg. publ.*, 2ᵉ série. t. XXXV, p. 288. — Duchaussoy, Tentes et baraques. Communic. au Congrès internat. de Londres, 1891. — Grossheim, Des tentes. *Deut. milit. Zeitschr.*, 1894. p. 385. Anal. de Longuet *in Arch. de méd. milit.*, 1895. t. XXVI, p. 156.

installées forment un abri excellent pour les malades et les blessés, même en hiver; qu'il est facile de les chauffer et de leur assurer toutes les conditions hygiéniques désirables. Désormais *la mobilisation des hôpitaux temporaires est un problème résolu. Léon Lefort, mieux que personne, a fait ressortir toute son importance.* » (Art. Hopital, *in* Nouv. Diction. de méd. et de chir., p. 726.)

Pendant la guerre russo-turque des poêles primitifs ont suffi pour chauffer les tentes par les températures extérieures les plus rigoureuses. (Pirogoff.)

Nous avons constaté à plusieurs reprises, pour notre part, qu'il n'y a pas d'inconvénients à laisser des malades sous la tente en hiver, à condition que les tentes soient bien construites et chauffées.

Les tentes destinées à loger des malades ou des blessés doivent remplir les conditions suivantes :

1° Elles seront assez grandes pour qu'on puisse y mettre des lits et pour qu'on puisse circuler facilement autour des malades ou des blessés [1].

2° Les tentes fourniront un cube d'air de 12^{m3} au moins par homme, la ventilation sera assurée, alors même que les portes et fenêtres seront fermées, l'éclairage sera suffisant pour qu'on puisse examiner un malade et se rendre compte de l'état d'une plaie.

3° La tente sera à double paroi, avec matelas d'air intermédiaire, afin de protéger les malades contre la chaleur et contre le froid; elle pourra être chauffée en hiver.

La température devient rapidement intolérable sous les tentes à simple paroi qui sont exposées au soleil de l'été. En Tunisie et en Algérie, on a essayé quelquefois de se servir des grandes tentes, dites d'administration, pour y abriter des malades, on a toujours constaté que la chaleur était insupportable sous ces tentes et que la ventilation s'y faisait très mal. Les tentes à simple paroi sont, par contre, très froides en hiver et très difficiles à chauffer; on peut donc, lorsqu'il s'agit de tentes d'ambulance, éliminer *a priori* toutes les tentes qui ne sont pas à double paroi.

4° Enfin la tente doit être très stable, en état de résister aux plus

---

1. Pendant le siège de Metz, on avait été obligé d'installer sur l'Esplanade une ambulance sous des tentes coniques; les malades étaient couchés sur des paillasses qui s'infectèrent rapidement. ainsi que le sol; le cube d'air et la ventilation étaient tout à fait insuffisants: enfin, pour soigner les malades ou panser les blessés, il fallait prendre des positions très incommodes. Une pareille installation est évidemment très mauvaise.

grands vents; il ne faut pas s'exposer à voir les tentes s'abattre sur les malades ou les blessés qui s'y trouvent logés.

La *grande tente Tollet*, adoptée en France (fig. 172), se compose d'une charpente métallique et d'une double enveloppe, l'une extérieure en toile, l'autre intérieure en coton. Entre ces deux enveloppes se trouve un matelas d'air pour préserver l'intérieur du froid ou de la chaleur.

La charpente métallique est formée de sept fermes de forme ogivale, d'une semelle, de quatre demi-fermes formant éperons,

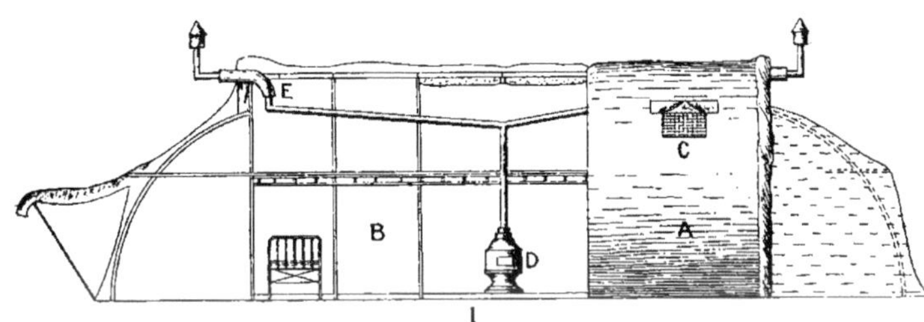

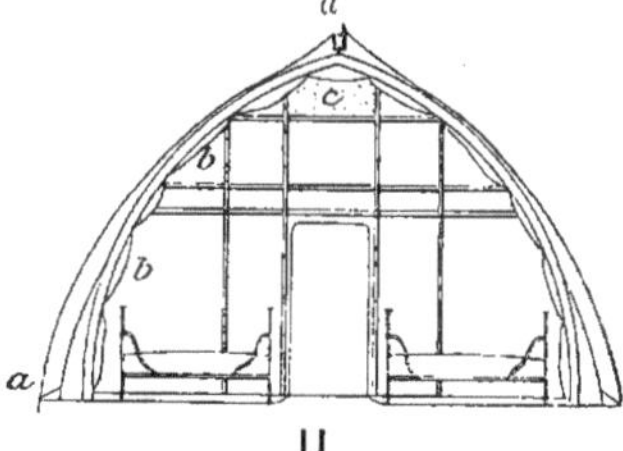

Fig. 172. — I. Grande tente Tollet. Dans la partie A les enveloppes sont en place. C. Fenêtre garnie de toile-canevas avec volet. Dans la partie B les enveloppes de la tente ont été supprimées pour permettre de voir l'ossature métallique et l'intérieur de la tente. — D. Poêle. — E, Coude métallique empêchant le contact du tuyau de fumée avec la toile. — II. Coupe transversale de la tente Tollet. — a, a, Toile extérieure. — b.b. Enveloppe intérieure; dans l'intervalle des deux enveloppes on voit une ferme métallique. — c, Toile-canevas qui se trouve à la partie supérieure des pignons.

et d'entretoises; le tout est surmonté d'un faîtage en bois qui forme également entretoise.

Toutes les pièces de la charpente sont reliées par des équerres ou des plaques d'assemblage maintenues par des boulons et rendues solidaires, de telle sorte qu'une pression exercée sur un point quelconque se répartit sur tout l'ensemble.

L'enveloppe extérieure est en toile imperméable, dite trois fils; elle repose directement sur le faîtage et sur les fermes; les fers étant peints à l'huile, il n'y a pas à craindre la rouille.

Cette enveloppe n'est retenue par aucun piquet; au-dessus de la toile à pourrir, placée à la partie inférieure en contact avec la terre, se trouvent des bouts de corde dits *queues de porcs* que l'on passe dans des trous ménagés dans la semelle; ces queues de porcs sont retenues intérieurement par les bâtons de tente prévus pour former une véranda. L'enveloppe ainsi fixée ne peut pas être arrachée par le vent.

La toile qui recouvre la partie centrale de la tente est reliée aux extrémités, avec la toile des croupes, par des cordes passant dans des anneaux; au sommet du pignon, le faîtage en bois est disposé de façon à ce que l'enveloppe laisse toujours l'intérieur de la tente en communication avec l'air extérieur; les ouvertures situées à la partie supérieure des pignons sont garnies de toile-canevas.

De chaque côté du faîtage, dans le haut de l'enveloppe, se trouvent quatre grandes ouvertures garnies de toile-canevas. Ces ouvertures se ferment à volonté au moyen de volets en toile.

L'enveloppe intérieure est en coton rendu non inflammable; elle est munie de huit ouvertures qui correspondent à celles de la toile extérieure; ces ouvertures sont aussi garnies de toile-canevas et d'un volet qu'on rabat à volonté. Cette enveloppe se fixe aux fermes au moyen de crochets que l'on place dans des trous percés à cet effet dans l'aile du fer. Une corde qui passe dans ces crochets et dans des anneaux fixés à la toile permet d'augmenter ou de diminuer à volonté le matelas d'air qui existe entre les deux enveloppes. On peut ainsi éviter que les deux enveloppes se mettent en contact, à la suite des variations que l'état hygrométrique de l'air fait subir à la tension de la toile.

La ventilation est assurée, en tout temps, par les ouvertures des pignons garnies de toile-canevas et par la fente longitudinale du faîtage. On peut, lorsqu'il fait beau, former d'un côté ou des deux côtés de la tente, de larges vérandas en relevant la toile extérieure dont les côtés longitudinaux viennent reposer sur des bâtons de tente; on relève ensuite l'enveloppe intérieure à la hauteur nécessaire; les malades se trouvent ainsi à l'air libre, protégés seulement par la partie supérieure de la toile formant toiture.

En hiver, même dans le cas de fermeture de toutes les fenêtres, la ventilation reste assurée par les deux ouvertures du faîte des pignons, et par le courant d'air qui s'établit entre les deux enveloppes des coudes des tuyaux des poêles (E, fig. 172).

La tente d'hôpital adoptée en France mesure 15 m. de long, 5 m. de large et 5 m. de hauteur totale. Le cube d'air est d'environ 200^{m3}, ce qui, pour 16 lits, donne environ 11^{m3},50 par malade.

Le chauffage se fait aisément, à l'aide d'un poêle dont le tuyau passe dans une ouverture du faîtage du pignon. Le tuyau n'est en contact avec les toiles que sur un seul point, et pour éviter le danger qui pourrait en résulter, on a placé au point de contact un coude en tôle à deux enveloppes, avec un matelas d'air intermédiaire. Par suite du courant d'air qui s'établit et qui est activé par la chaleur de la fumée, l'enveloppe extérieure du coude qui se trouve seule en contact avec la toile n'est jamais échauffée de façon à détériorer la toile.

La tente est dressée sur le sol simplement tassé et sablé, ou bien on installe un plancher avec des panneaux qui reposent sur des lambourdes ou avec des planches que l'on cloue ou que l'on visse sur ces lambourdes. Le plancher est isolé du sol par les lambourdes et comme l'air circule entre les lambourdes, aucune humidité n'est à craindre.

On peut utiliser toute la surface de la tente pour y mettre des lits, ou séparer à l'aide de rideaux de coton les deux croupes, de la partie centrale. La première de ces dispositions est bien préférable.

Les latrines doivent être installées dans un petit réduit garni de toile, à proximité des tentes.

Le montage de la tente Tollet est facile; les instruments nécessaires à cet effet n'ont rien de spécial; ils se composent d'un marteau, d'un maillet, de clés à écrou et de broches.

Quatre échelles simples formant deux échelles doubles, et deux pliants en bois solides, utiles au montage, sont fournis avec chaque ambulance. Quand le montage est terminé, les échelles sont placées à l'intérieur et forment tablettes (fig. 172). Les pliants servent de siège.

Le prix de la tente Tollet d'hôpital est de 3 000 fr. sans le plancher.

Cette tente, très souvent mise en expérience dans ces dernières années, a toujours donné des résultats favorables; elle est solide, elle résiste aux vents les plus violents, elle protège bien contre le froid et contre la chaleur, et se chauffe facilement, en un mot elle remplit toutes les conditions énumérées ci-dessus. Lorsque la tente est restée longtemps en place, la toile pourrit à la partie inférieure, mais on peut la réparer et en tous cas l'ossature métallique ne s'altère pas; d'ailleurs les tentes, comme les baraques démontables, ne doivent servir qu'à une hospitalisation temporaire.

A l'aide des tentes Tollet, on peut organiser en quarante-huit heures un hôpital complet.

Pour 100 malades il faut huit grandes tentes, plus quelques tentes pour les services généraux ou accessoires; le prix du lit dans un hôpital ainsi organisé n'atteindrait pas 1 000 francs.

La *petite tente Tollet* dite *tente d'ambulance* n'est pas destinée à l'hospitalisation des malades ; elle avait été adoptée en France pour servir de salle d'opérations dans les ambulances.

Cette tente se compose, comme la grande tente, d'une ossature en fer qui supporte la toile. L'ossature est constituée par une semelle articulée formant le cadre de la tente et par huit demi-fermes assemblées quatre par quatre au faîtage, au moyen d'un boulon à écrou qui est à demeure, et que l'on serre quand le pied des fermes est fixé sur la semelle. Le faîtage en bois est maintenu dans deux fourches faisant corps avec les boulons d'assemblage des fermes. Des entretoises en fer creux réunissent les fermes et les consolident.

La toile est simple, on l'étend facilement par-dessus l'ossature métallique ; elle est maintenue dans le bas à l'aide d'une corde sans piquets. Les ouvertures qui existent aux pignons et sur les côtés sont garnies d'une toile-canevas avec un volet de toile qui peut se fermer en cas de pluie. L'éclairage est obtenu à l'aide d'un lé de toile huilée, transparente.

La tente mesure 6 m. de long sur 4 de large, et 2 m. 36 de haut ; démontée pour le transport, elle forme trois ballots qui pèsent ensemble 115 kilogr.

Dans ce modèle de tente la solidité a été trop sacrifiée à la légèreté ; les différentes pièces métalliques de l'ossature se faussent ou se cassent rapidement.

La *tente Tortoise*, qui a été adoptée dans l'armée française pour

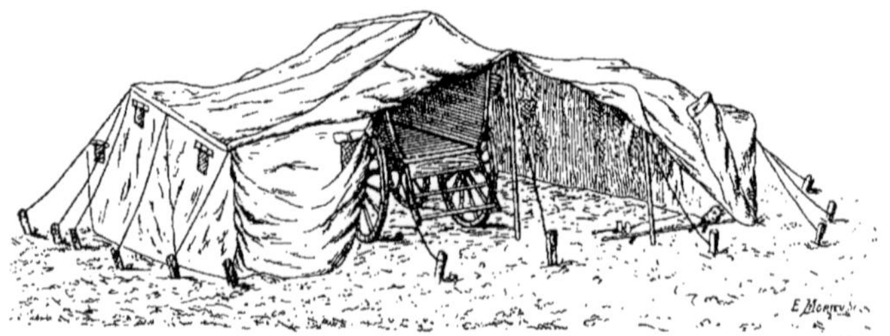

Fig. 173. — Tente Tortoise.

remplacer la petite tente Tollet, est portée par un fourgon ordinaire d'ambulance dont elle remplace la bâche. En marche la partie supérieure de la toile est roulée et contenue dans deux fausses ridelles appliquées sur les côtés du fourgon.

Le montage se fait très rapidement : on déroule la toile et on la

tend autour du fourgon à l'aide de 16 bâtons de tentes et de petits
piquets (fig. 173).

Cette tente peut donner abri à une trentaine de blessés ; son
poids est de 90 kilogr. (Règlement sur le service de santé en campagne. Notice n° 2.)

La tente Tortoise est plus solide et plus facile à dresser que la
petite tente Tollet, mais elle laisse beaucoup à désirer comme
salle d'opérations. Le milieu de la tente est occupé par le fourgon
et l'éclairage est tout à fait insuffisant.

La *tente Herbet*, également en usage dans l'armée française, se

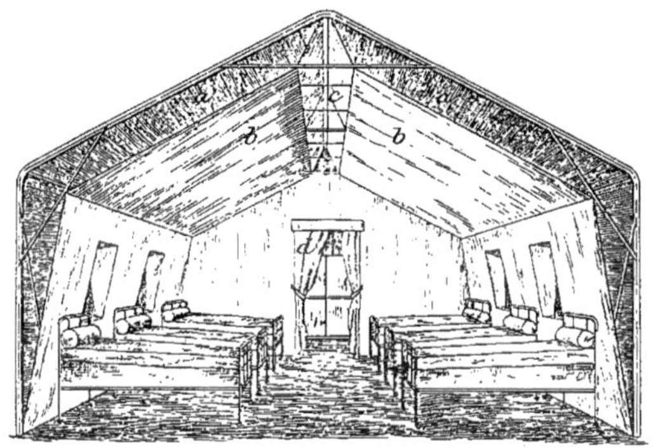

Fig. 174. — Coupe avec vue intérieure de la tente Herbet.

compose : 1° d'une charpente en fer, 2° d'une enveloppe extérieure
en toile de lin, 3° d'une enveloppe intérieure en coton (fig. 174).

La charpente en fer est formée : par un grand cadre de fer en
14 pièces ou semelle qui repose sur le sol, par 5 fermes montées
sur cette semelle, reliées entre elles par des pannes et maintenues
droites par des arcs-boutants, enfin aux extrémités par deux ossa-
tures de tambours à portes.

Une grande toile, en une seule pièce, recouvre le dessus et les
grands côtés de la tente; cette toile est percée de 8 fenêtres,
4 de chaque côté, munies de rideaux extérieurs et de gaines
pouvant recevoir des châssis vitrés ; deux toiles recouvrent les
pignons et les tambours.

L'enveloppe intérieure ou velum se compose de cinq pièces :
une pour chaque pignon percée d'une porte à rideaux; une pour
chaque grand côté, percée de fenêtres qui correspondent à celles de
l'enveloppe extérieure ; une pour le faîtage.

L'aération se fait par les fenêtres triangulaires des pignons, qui sont toujours ouvertes, sauf par les mauvais temps, dit l'instruction.

La tente Herbet n° 2 contient 12 lits ; le poids total est de 1 255 kilogr. (Instruction sur le montage de la tente d'ambulance dite tente Herbet n° 2.)

M. le Dr Duchaussoy a décrit ainsi qu'il suit la tente d'ambulance exposée par l'*Association des Dames françaises* au Champ de Mars en 1889 (Congrès d'hygiène de Londres 1891) :

Cette tente a des parois doubles qui laissent entre elles un intervalle d'un mètre ; elle est longue de 18 m. et son ossature en fer plein ou creux, suivant les parties, lui donne à la fois beaucoup de solidité et de légèreté ; il n'y a pas de colonnes qui la soutiennent à l'intérieur.

Entre les deux toiles il n'existe pas de parquet ; le sol de ce couloir a été simplement battu, puis recouvert d'une couche de gravier. Cette disposition permet d'éviter la trépidation que donneraient les pas des gens de service ; car la majeure partie du service se fait par ce couloir qui règne tout autour de l'espace occupé par les malades.

La monture en fer permet d'augmenter ou de diminuer la hauteur de la tente, suivant qu'on l'emploie en été ou en hiver, ou suivant les moyens de chauffage dont on dispose.

Dans les circonstances ordinaires, le plafond se trouve à une hauteur de 4 m. 50 au-dessus du parquet. En hiver chaque malade peut avoir 24^{m3} d'air, si la tente est abaissée ; en été il a 30^{m3} si on laisse à la tente toute sa hauteur.

Pendant l'été de 1889, cette tente s'est très bien comportée ; malgré les chaleurs des mois de juin et de juillet, la température intérieure y est toujours restée agréable. Ce résultat était dû : à la hauteur de la tente, à la ventilation par le faîte, et à la résistance que la couche d'air périphérique, emprisonnée entre les deux toiles, opposait à la chaleur extérieure.

On devait se demander si la tente se comporterait aussi bien pendant les gelées et les tempêtes de l'hiver.

Une expérience intéressante a été faite pendant l'hiver de 1891 aux environs de Paris : 13 malades et un infirmier ont été mis dans une de ces tentes du 18 janvier au 20 mars.

Pendant toute la durée de l'expérience, la température intérieure s'est maintenue à environ 18° au-dessus de zéro, même quand la température extérieure est tombée à 11° au-dessous de zéro, comme cela est arrivé le 3 mars.

L'air compris entre les deux toiles ne marquait ordinairement que 5° ou 6° au-dessus de zéro, sa température était d'ailleurs assez variable avec la température extérieure.

M. le Dr Duchaussoy ajoute que les résultats du traitement médical ou chirurgical ont été excellents chez les malades qui avaient été placés sous cette tente.

L'absence de fenêtres ouvrant à l'extérieur attriste l'intérieur de cette tente et compromet la ventilation.

Les *tentes Walker* et *Mignot-Mahon*, qui figuraient aussi à l'exposition de 1889, sont notablement inférieures à la tente Tollet, au point de vue de la ventilation et de la stabilité, etc. Nous croyons inutile de les décrire.

La grande *tente Guilloux*, qui figurait à la même exposition, est simple, son ossature métallique est agencée d'une manière ingénieuse, mais elle est à simple paroi, ce qui la rend inutilisable pour l'hospitalisation de malades ou de blessés.

Des tentes très simples peuvent être utilisées en campagne, mais seulement à titre d'*abris provisoires* pour les blessés ; à la suite des batailles il sera difficile d'abriter les blessés dans les villages à proximité des champs de bataille; on a calculé que le chiffre des blessés pour une armée de 100 000 hommes serait d'environ 17 000, et ce chiffre, basé sur les moyennes des dernières guerres, sera probablement dépassé par suite des perfectionnements apportés aux armes à feu.

On ne peut pas songer à emporter des tentes pour abriter un aussi grand nombre de blessés.

La direction du service de santé au ministère de la guerre, à Berlin, a imaginé d'utiliser les toiles des tentes individuelles pour abriter les blessés. Les brancardiers parcourront le champ de bataille, ramassant les tentes des morts et des blessés, et les rapporteront à l'ambulance où, en se conformant à l'instruction rédigée par la direction, ils pourront facilement construire de grandes tentes; pour construire une tente destinée à vingt blessés, il suffit d'avoir cinq grandes perches (le train de l'ambulance en a été pourvu) et vingt-deux toiles de tentes; une de ces tentes a figuré à l'exposition du ministère de la guerre prussien, au dernier Congrès de Rome (*Arch. de méd. milit.*, 1893, t. **XXVI**, p. 157).

On a essayé en Allemagne de combiner les baraques avec les tentes; les parois des baraques sont remplacées par des toiles qui peuvent se relever.

En 1871, une baraque-tente a été employée à l'ambulance de la

Grande-Gerbe (camp baraqué de Saint-Cloud), on n'a pas eu à s'en louer.

Dans les hôpitaux sous tentes, comme dans les hôpitaux baraqués, il est indispensable de coucher les malades dans des lits. Les brancards ne peuvent être utilisés pour cet usage que d'une façon tout à fait temporaire, la toile du brancard se creuse et le malade retombe toujours dans le trou qui se forme au milieu; si le brancard est posé par terre, il arrive même que, par suite de l'affaissement de la toile, le malade finit par toucher le sol. Enfin il est très difficile d'examiner des malades ou de panser des blessés qui sont couchés dans des brancards posés sur le sol.

On peut à la vérité élever les brancards; à cet effet on fixe solidement le long de la paroi de la chambre, et à une hauteur convenable, une pièce de bois sur laquelle vient reposer la partie supérieure du brancard, tandis que sa partie inférieure s'appuie sur un trépied construit *ad hoc*, ou sur des escabeaux qu'il est facile de modifier pour cet usage; mais le brancard, même garni d'un matelas, ne peut jamais être considéré que comme un moyen de couchage provisoire.

Lorsqu'il n'est pas possible de se procurer des lits de troupe ou des couchettes en fer, on peut facilement improviser des lits avec des planches. La notice 5 du règlement sur le service de santé en campagne donne la description d'un bois de lit improvisé.

IV. Sanatoria des pays chauds. — Dans les pays chauds, lorsqu'on est épuisé par la chaleur et par les maladies, l'émigration sur les hauteurs, où l'on respire un air sain et où la chaleur est moins forte que dans la plaine, constitue un excellent moyen de traitement. Il est donc indispensable dans ces climats d'installer sur les hauteurs, toutes les fois que la chose est possible, des hôpitaux ou des dépôts de convalescents.

Depuis longtemps les Anglais ont établi aux Indes, sur les contreforts de l'Himalaya, des sanatoria dans lesquels une grande partie de la population européenne passe aujourd'hui la mauvaise saison. Chacune des présidences des Indes a ses *Hill Stations* (stations des hauteurs) dont l'altitude varie de 1 260 à 2 660 m.

Parkes fixe entre 1 500 et 2 100 m. l'altitude la plus favorable pour l'établissement des sanatoria.

Une altitude aussi élevée n'est pas indispensable.

A la Guadeloupe, le camp Jacob, malgré sa faible élévation

(545 m.) au-dessus du niveau de la mer, jouit d'une salubrité parfaite (Dutroulau). De même, pour les hauteurs de Salazie à la Réunion, pour les collines de Batavia et les pitons de la Martinique [1].

L'installation des hôpitaux dans les sanatoria sera faite en tenant compte des conditions climatériques et de manière à protéger les malades contre les variations de température très marquées sur les hauteurs. Des pavillons surélevés au-dessus du sol, avec double paroi et vérandas, conviendront en général.

1. Parkes (*op. cit.*). — Fonssagrives, Art. Climat, *in* Diction. encyclop. des sc. méd. — Carpentin, Étude médicale sur le camp Jacob, th. Paris, 1873, et *Arch. de méd. nav.*, 1873, t. XX, p. 433. — Reynaud, L'armée coloniale au point de vue de l'hygiène pratique, *Arch. de méd. nav.*, 1892-1893. — J. Navarre, Manuel d'hygiène coloniale, Paris, 1895.

CHAPITRE XVII

CAUSES DE VICIATION DE L'AIR DANS LES CASERNES ET DANS LES HOPITAUX. — EXPERTISE DE L'AIR. — DU CUBE D'AIR NÉCESSAIRE ET DE LA QUANTITÉ MINIMA D'AIR DONT LE RENOUVELLEMENT DOIT ÊTRE ASSURÉ PAR LA VENTILATION

Dans les chapitres consacrés à l'étude des casernes et des hôpitaux, nous avons réservé la question de la ventilation et celle du cube d'air qui doit être alloué à chaque homme, à chaque malade. Le moment est venu de reprendre ces importantes questions.

Nous étudierons d'abord les causes de viciation de l'air dans les locaux habités et les moyens dont nous disposons pour apprécier le degré de cette viciation.

I. Des causes de viciation de l'air dans les casernes et dans les hopitaux. — L'air d'un local clos et habité se souille d'autant plus rapidement que le nombre des personnes qui l'habitent est plus considérable et que ses dimensions sont plus restreintes; si cet air n'est pas renouvelé, il devient irrespirable, et des accidents se produisent chez les personnes qui le respirent.

A. *Acide carbonique, toxines de l'air expiré.* — L'air des locaux habités est souillé, en premier lieu, par les produits de la respiration.

Un homme adulte respire 500 lit. d'air par heure; en dix heures de nuit, cent hommes versent dans l'atmosphère 500^{m3} d'air devenu irrespirable.

L'acide carbonique qui se trouve dans l'air expiré a été considéré pendant longtemps comme la principale et presque la seule cause de viciation de l'air dans les locaux habités.

D'après Pettenkofer et von Voit un homme adulte et robuste, du poids de 72 kilogr., fournit (en chiffres ronds) :

                        Au repos............ 22 lit. d'acide carbonique par heure
                        Pendant le sommeil.. 16 »   —   —
                        Pendant le travail... 36 »   —   —

Aussi la proportion d'acide carbonique qui est à l'état normal de 3 pour 10 000 parties d'air s'élève facilement dans les habitations collectives, telles que les casernes, à 10 ou même 20 pour 10 000.

De Chaumont a trouvé, dans les baraques d'Aldershot, 9,76 d'acide carbonique sur 10 000; dans les casemates du fort Elson, 12,09; à l'hôpital militaire de Portsmouth, 9,76; dans les cellules de la prison militaire d'Aldershot, 16,51 pour 10 000 parties d'air.

Leo a trouvé, en analysant l'air pris dans une chambre d'une caserne de l'Alberstadt à différentes heures de la nuit :

                                                    Ac. carbonique p. 1000
    8 à 10 h. du soir.................................... 0,86
    10 h. à minuit...................................... 1,57
    Minuit à 2 h. du matin............................. 2,14
    2 à 4 h.   —   2,48

Le chiffre maximum d'acide carbonique trouvé a été de 3,29 pour 1000 parties d'air en volume (ZŒLLER, *Revue d'hygiène*, 1881).

Dès que la proportion d'acide carbonique de l'air dépasse 3 à 4 dix-millièmes, on peut dire que l'air a subi un commencement de viciation, mais comme, dans les locaux habités, le taux de l'acide carbonique s'élève nécessairement, on a été obligé d'établir une limite de tolérance qui a été fixée à 0,6 pour 1000 par Roth et Lex, à 0,8 par Parkes et à 1 pour 1000 par Pettenkofer.

A ces doses, et même à des doses encore plus élevées, l'acide carbonique n'est pas dangereux par lui-même.

Pettenkofer a pu passer quelques heures dans une atmosphère contenant 10 pour 1000 d'acide carbonique ; Forster a respiré pendant 10 minutes, sans difficulté, dans une cave où fermentait du vin et dont l'air renfermait 40 pour 1000 d'acide carbonique.

Il ne faut pas exagérer cependant l'innocuité de l'acide carbonique ; lorsque ce gaz se trouve en forte proportion dans l'air, il oppose un obstacle à toute la série des transformations chimiques de la vie qui commencent par l'absorption d'oxygène et se terminent par le rejet d'acide carbonique (P. Bert).

Gréhant a démontré que l'air expiré contient d'autant moins d'acide carbonique qu'il y en a davantage dans l'air inspiré ; la présence d'acide carbonique en excès dans l'air entrave donc les échanges gazeux respiratoires qui se passent dans les poumons et par suite tous les phénomènes d'oxydation.

Les accidents aigus, rapidement mortels, qui frappent le plus l'attention, sont évidemment très rares à la suite de la viciation de l'air par l'excès d'acide carbonique versé dans l'atmosphère avec l'air expiré.

On a vu des prisonniers entassés dans des locaux étroits et non ventilés, mourir asphyxiés [1], mais pour que l'asphyxie se produise dans ces conditions, il faut que la proportion d'acide carbonique soit considérable. Quand un animal est enfermé dans un espace clos, il y périt au bout d'un certain temps ; au moment où la mort arrive, la proportion d'acide carbonique dans l'atmosphère confinée est de 11 à 18 pour 100 (P. Bert, Leçons sur la physiol. comparée de la respir., 1870, 27° et 28° leçons).

Si la viciation chimique de l'air dans les locaux habités entraîne rarement des accidents aigus, elle n'en est pas moins dangereuse ; elle détermine, à la longue, une déchéance profonde de l'économie, l'hématose est ralentie, la nutrition se fait mal, l'anémie augmente peu à peu et l'individu ainsi affaibli devient facilement la proie des maladies infectieuses.

Les ouvriers qui travaillent dans l'air confiné des ateliers et des usines, qui habitent des logements encombrés, présentent une

---

1. Aux Indes, 146 prisonniers furent enfermés dans un cachot (Black-Hole de Calcutta) de vingt pieds carrés, où l'air n'arrivait que par deux petites lucarnes ; au bout de huit heures 123 étaient morts. Après la bataille d'Austerlitz, 300 prisonniers autrichiens furent enfermés dans une cave, 260 succombèrent en peu de temps (Percy, Exemples remarquables d'asphyxie, in *Journ. de méd. de Corvisart*, 1818).

pâleur caractéristique, qui les fait distinguer à première vue de ceux travaillant au grand air.

Si Pettenkofer avait prolongé son expérience dans de l'air contenant 10 p. 1000 d'acide carbonique, il aurait certainement éprouvé à la longue des troubles morbides.

La diminution de la quantité d'oxygène ne contribue que pour une faible part aux accidents produits par l'air confiné. La respiration reste normale dans de l'air qui ne renferme que 15 pour 100 d'oxygène (hauts plateaux de l'Anahuac, des Cordillères, etc.); l'asphyxie ne se produit chez les animaux que lorsque la proportion d'oxygène du milieu respiratoire s'abaisse à 3,5 pour 100 (Cl. Bernard, P. Bert). Or, dans des conditions très défavorables, dans un amphithéâtre de la Sorbonne où 900 auditeurs avaient séjourné pendant une heure et demie, Leblanc a constaté seulement une diminution d'oxygène de 1 p. 100.

L'air expiré contient-il des principes toxiques autres que l'acide carbonique? Les recherches de Brown Séquard et de d'Arsonval tendraient à l'établir.

D'après ces observateurs, lorsqu'on condense les vapeurs provenant de l'air expiré et qu'on injecte le produit de condensation à des lapins, les animaux meurent rapidement.

L'expérience suivante, due aux mêmes observateurs, est très intéressante : soit un appareil composé d'une série de vases métalliques dont la cavité est bien isolée de l'air ambiant au moyen de fermetures hydrauliques; dans chacun de ces vases on met un lapin. Une trompe aspirante, reliée à un compteur à gaz, fait passer un courant d'air continu à travers la série de ces vases qui communiquent entre eux. De cette façon l'animal placé dans la case par laquelle entre l'air extérieur, respire de l'air pur, alors que les lapins qui occupent les autres cases, respirent de l'air de plus en plus vicié. Des dispositions sont prises pour que les excréments solides et liquides ne séjournent pas dans les cases.

De jeunes lapins, mis dans huit vases ainsi disposés, moururent très rapidement à l'exception de ceux qui occupaient la première et la seconde cases, en appelant premier le vase par lequel l'air entrait dans l'appareil. Lorsqu'on retirait un lapin mourant d'une des cases 3, 4, 5, 6, 7 ou 8, il revenait en général à la vie.

Pour montrer que ces accidents n'étaient pas dus à l'acide carbonique, mais à un poison particulier, Brown Séquard et d'Arsonval ajoutèrent à leur appareil deux vases séparés des premiers par un cylindre rempli de perles de verre chargées d'acide sulfurique concentré. Les animaux placés dans ces derniers vases ne présentèrent aucun trouble morbide et l'air qu'ils respiraient ne différait de celui de l'appareil que par la soustraction du poison pulmonaire, il était tout aussi chargé d'acide carbonique.

On a objecté que la mort était due peut-être aux émanations des urines corrompues et des matières fécales ; pour répondre à cette objection Brown Séquard et M. d'Arsonval ont fait respirer à un lapin de l'air chargé des émanations urinaires et fécales provenant de six lapins. Les matières fécales et les urines n'étaient enlevées que tous les trois jours, afin d'augmenter l'intensité des émanations. Un lapin resta, sans trouble apparent, pendant près de trois mois dans la case où arrivait l'air souillé, ce qui semble prouver que, dans les expériences précédentes, les émanations des urines et des matières fécales ne peuvent pas être mises en cause.

S. Merkel a publié en 1892 des recherches qui concluent comme les précédentes à l'existence, dans l'air expiré par l'homme et par les animaux, d'un principe toxique volatil.

Beu, tout en confirmant les résultats expérimentaux obtenus par Brown Séquard et d'Arsonval, a contesté l'existence d'une toxine *spécialement* élaborée par le poumon.

MM. Dastre et Loye, Russo Giliberti et Alessi, Rauer, Bergey, Weir Mitchell et Billings, qui ont fait des recherches sur le même sujet, sont arrivés à des résultats qui paraissent être en contradiction avec les précédents [1]. L'étude de cette question devra donc être reprise. Dans l'état actuel des choses, il serait imprudent de conclure ; il paraît cependant bien probable que l'air expiré contient des toxines ; il contient en tous cas de la matière organique, car il donne une couleur noire à l'acide sulfurique, il décolore le permanganate de potasse, et il communique à l'eau une odeur fétide ; on sait que l'air qui s'échappe d'une salle d'assemblée ou de spectacle a une odeur repoussante.

B. *Microbes de l'air*. — L'air des locaux habités renferme un grand nombre de germes. Lorsqu'on fait l'analyse bactériologique de l'air d'un local habité, d'une salle de classe, par exemple : 1° après que la salle est restée inoccupée pendant quelque temps ; 2° au moment de la sortie des écoliers, on constate que le nombre des

---

1. Brown Séquard et d'Arsonval, Communic. de l'Acad. des sc., 9 janvier 1888, 11 février et 24 juin 1889. *Revue d'hygiène*, 1889, p. 338. — Sigmund Merkel, *Arch. f. Hygiene*, 1892, anal. *in Revue d'hygiène*, 1893, p. 91. — Beu, *Zeitschr. f. Hygiene* XIV. — Rauer, *Zeitschr. f. Hygiene XIV* et *Hyg. Rundsch.* 15 avril 1894. — Bertin-Sans, art. Ventilation *in* Diction. encyclop. des sc. méd.

germes de l'air est beaucoup plus considérable dans la deuxième opération que dans la première.

On serait tenté d'en conclure que l'air expiré renferme des germes qui viennent souiller l'atmosphère.

Il n'en est rien; la respiration d'un grand nombre de personnes dans un local clos, aurait même pour effet de diminuer le nombre des germes de l'air, si d'autres causes n'intervenaient pas.

Tyndall a démontré d'une manière très ingénieuse que l'air expiré était dépouillé des particules en suspension, des germes par conséquent.

« Dans une chambre obscure dont l'air était chargé de poussières, j'ai concentré, écrit Tyndall, un fort rayon lumineux; puis, faisant passer un tube de verre au foyer (le tube dont je me servais était un verre de lampe convenablement chauffé d'avance, pour empêcher la précipitation de la vapeur d'eau), j'ai respiré par ce tube, et j'ai pu constater tout d'abord une diminution notable dans la dispersion de la lumière. Plus tard, et vers la fin de l'expiration, la trace blanche du rayon était interrompue par un intervalle complètement noir; cette obscurité venait de l'absence totale dans l'air expiré de toute substance pouvant disperser la lumière. Ainsi il était prouvé que les parties les plus profondes des poumons sont remplies d'air optiquement pur, lequel ne peut, par suite de cette pureté, engendrer les organismes essentiels à la production de la putréfaction. » (La putréfaction et la contagion, *Revue scientifique*, 10 juin 1876.)

Déjà Lister avait remarqué que l'air qui pénètre dans la plèvre, à la suite d'une fracture de côte ayant déterminé une déchirure du poumon, ne détermine pas la suppuration, et il avait très judicieusement expliqué ce phénomène par la filtration de l'air dans le poumons.

Les recherches bactériologiques de MM. Straus et Dubreuilh ont complété la démonstration si bien commencée par Lister et J. Tyndall (Communic. à l'Acad. des sc. 5 déc. 1887 et *Ann. de l'inst. Pasteur*, 1888, p. 181). En faisant barboter l'air expiré dans du bouillon qui servait ensuite à préparer des cultures en plaques, ces observateurs ont constaté que l'air expiré est presque complètement privé de microbes.

Le poumon joue donc réellement, pour les microbes, le rôle de filtre que Lister lui avait attribué. On conçoit facilement que l'air qui circule dans les fosses nasales, dans le larynx et dans les bronches, tapissés de muqueuses toujours humides, s'y dépouille de toutes les particules solides en suspension; il est même probable que la plupart des germes sont arrêtés dans les fosses nasales et dans le pharynx.

Chez les phtisiques arrivés à une période avancée de la maladie, alors même que l'expectoration est très abondante et très riche en bacilles, on ne trouve aucun bacille dans l'air expiré [1].

Si les microbes abondent dans l'air des locaux habités, cela est dû aux souillures du sol et aux poussières qui sont mises en mouvement par les personnes qui habitent ces locaux.

« J'ai reconnu, dit Tyndall (*loc. cit.*), que pour rendre l'air optiquement pur, il suffit de l'abandonner à lui-même pendant un certain temps, dans une chambre ou dans un vase convenablement fermés. Les matières en suspension s'attachent peu à peu aux surfaces voisines, et finissent par laisser un air privé de tout pouvoir dispersif. Le rayon le plus concentré traverse alors cet air sans que sa trace y soit visible. »

On comprend que l'arrivée des écoliers dans une classe ait pour effet de remettre en mouvement les poussières et les germes; les opérations de nettoyage telles qu'elles se font, en général, ont le même effet; quand on balaie le sol, quand on époussète les murs ou les meubles, quand on brosse les habits et les souliers et qu'on secoue les paillasses ou les couvertures, dans une chambre de caserne, le nombre des germes de l'air augmente nécessairement dans une très forte proportion (voir plus loin, Analyse bactériologique de l'air).

Parmi les germes en suspension dans l'air des locaux habités, beaucoup sont inoffensifs, tels sont la plupart de ceux qui viennent du dehors, mais il est incontestable que l'air des casernes et des hôpitaux sert souvent de véhicule à des germes pathogènes.

Autrefois on s'exagérait le rôle de l'air dans la transmission des maladies; la réaction qui s'est faite contre cette idée a dépassé le but; croire qu'il n'y a pas à se préoccuper de la transmission des maladies contagieuses par l'air serait une grave erreur.

On a beaucoup insisté sur ce fait que les microbes, en si grand nombre dans l'eau d'ordinaire, sont assez rares dans l'air.

Un mètre cube d'air pris dans une chambre d'hôpital contient à peine autant de microbes que 1^{c3} d'eau de médiocre qualité, et beaucoup de germes de l'air sont des spores de champignons inof-

---

1. Cadéac et Mallet, *Revue de médecine*, 1887, p. 545. — I. Straus, La tuberculose et son bacille, p. 599.

fensifs. Cela est vrai, mais on est obligé de respirer continuellement et l'air que nous respirons est souvent vicié ou de qualité très médiocre (lieux publics, écoles, salles de théâtre, etc.); la quantité d'eau bue chaque jour est très faible, si on la compare à la quantité d'air respiré. D'autre part, nous pouvons surveiller la qualité de l'eau que nous buvons; nous pouvons, si cette eau est suspecte, la filtrer ou la faire bouillir, tandis que nous aspirons toujours l'air tel qu'il se présente, avec toutes les particules en suspension; enfin les numérations des microbes de l'air faites dans les conditions que nous étudierons ne peuvent donner aucune idée du nombre des germes *pathogènes* contenus dans l'air, beaucoup de ces germes n'étant pas connus ou ne se cultivant pas sur les milieux ordinaires.

Parmi les germes pathogènes qui peuvent être transportés par l'air il faut citer en première ligne les bacilles de la tuberculose. Villemin a démontré que les crachats des tuberculeux fournissaient, après dessiccation, une poussière dont l'inhalation déterminait facilement la tuberculose chez les animaux [1], et il paraît démontré aujourd'hui que c'est là le mode de propagation le plus ordinaire de la tuberculose chez l'homme.

Cornet a recueilli directement la poussière, qui couvrait les murs, dans des pièces habitées par des phtisiques, à une hauteur qui excluait la souillure directe par les crachats. Cette poussière, incorporée à un liquide stérilisé, a été injectée dans le péritoine de cobayes, et sur 392 cobayes inoculés, 128 (près d'un tiers) sont devenus tuberculeux.

Krüger à Bonn et Kastner à Munich, en opérant de même, sont arrivés à des résultats analogues.

Kirchner, qui a répété ces expériences dans un hôpital militaire, n'a produit la tuberculose que dans un cas, avec de la poussière recueillie sur une table de nuit qui avait servi à poser le crachoir d'un tuberculeux; ces recherches n'infirment en rien les précédentes; on en peut conclure seulement que la salle dans laquelle Kirchner a opéré était beaucoup moins infectée que celle qui avait été choisie par Cornet.

---

1. VILLEMIN, Études sur la tuberculose, 1867, et De la propagation de la phtisie, *Gaz. hebdom.*, 1869. — E. VALLIN, Contagion de la tuberculose et de sa prophylaxie. Soc. méd. des hôp., 1884 et 1886. — CORNET, *Koch und Flügge's Zeitschr. f. Hygiene*, 1888. — MARFAN, *Semaine méd.*, 23 oct. 1889, et *Revue d'hygiène*, 1889, p. 851, et 1890, p. 66. — I. STRAUS, Acad. de méd., 3 juillet 1894, et *Arch. de méd. expér.*, 1894, p. 633. — Du MÊME, La tuberculose et son bacille, Paris, 1895. — KIRCHNER, Rech. sur la présence des bacilles tuberculeux dans les poussières, *Zeitschr. f. Hygiene*, 1895, p. 153.

M. le professeur Straus a montré que le bacille de la tuberculose se rencontre fréquemment dans les fosses nasales des sujets sains qui vivent en contact avec les tuberculeux.

Après avoir enlevé avec un tampon de coton stérilisé les mucosités et croûtelles qui se trouvent dans le nez des sujets examinés, on lave ces tampons avec de l'eau stérilisée et on inocule le produit du lavage dans le péritoine de cobayes.

Sur 29 cobayes inoculés, 7 ont succombé après quelques jours à la septicémie ou à la pyoémie, 13 ont été trouvés sains, 9 sont morts avec des lésions tuberculeuses avancées ayant pour point de départ le péritoine.

De ces 9 cas positifs, 6 se rapportent à des infirmiers, 1 à une malade du service non tuberculeuse, 2 à des élèves du service (Acad. de médecine, 3 juillet 1894).

Ces recherches ont une grande importance au point de vue de l'hygiène militaire, elles démontrent bien la réalité de l'infection par inhalation et la fréquence de cette infection, puisque sur 29 individus examinés, 9 avaient des bacilles de la tuberculose dans les fosses nasales. Il serait important de répéter ces expériences dans l'armée, notamment dans une des casernes de la garde républicaine, où la tuberculose est si fréquente.

La grande mortalité par tuberculose des infirmiers et des sœurs de charité s'explique.

Dès 1875 nous avions signalé que la mortalité par tuberculose des infirmiers militaires était de 4,40 p. 1000 hommes d'effectif, alors que dans les autres corps de l'armée française elle n'était que de 2,25 p. 1000.

Il résulte d'une enquête faite par Cornet en Prusse que la mortalité par tuberculose des ordres religieux qui soignent les malades, représente 62, 88 p. 100 de la mortalité générale, alors qu'elle n'est pour les autres professions que le cinquième ou le septième de la mortalité générale.

On a cité des faits contradictoires en apparence, on a montré par exemple que la contagion était rare à l'hôpital des phtisiques de Brompton (BENNET), ce qui paraît s'expliquer par ce fait que dans les hôpitaux spéciaux, les mesures prophylactiques sont mieux prises qu'ailleurs.

Il paraît certain que la transmission de la fièvre typhoïde peut se faire également par l'air; le bacille d'Eberth résiste bien à la dessiccation, comme le bacille de la tuberculose.

Le Dr Chour, médecin russe, a communiqué, en 1889, à la Société médicale des hôpitaux l'histoire d'une épidémie de fièvre typhoïde observée à Jitomir dans laquelle la transmission par l'air paraît bien établie; on réussit à déceler la présence du bacille d'Eberth dans la poussière des planchers et de l'entrevous.

Nous avons eu déjà l'occasion de dire qu'on avait observé souvent dans nos casernes des épidémies de fièvre typhoïde au moment de la réfection des planchers (p. 478).

On comprend très bien que les planchers des casernes puissent être souillés par les matières fécales des typhoïdiques; les hommes qui vont aux latrines, trop souvent mal tenues, souillent leurs chaussures, et ensuite le plancher. Les effets, le linge, la literie des malades peuvent aussi servir à la dissémination des germes dans l'air. Cette cause d'infection est naturellement plus à redouter encore dans les hôpitaux; aussi les cas intérieurs de fièvre typhoïde ne sont pas rares [1], ils se produisent surtout lorsque la fièvre typhoïde est épidémique et que les typhoïdiques sont nombreux dans des salles insuffisamment ventilées.

Les infirmiers chargés spécialement du soin des typhoïdiques sont surtout atteints, mais ici on peut invoquer les contacts fréquents avec les malades et les objets souillés par eux.

Parmi les faits qui démontrent la dissémination par l'air des germes de la fièvre typhoïde, il faut citer encore ces épidémies qui éclatent dans certaines villes dont le sous-sol est fortement souillé, toutes les fois qu'on exécute des travaux de voirie.

Ainsi les deux maladies qui donnent lieu au plus grand nombre de décès dans les armées : la tuberculose et la fièvre typhoïde, sont transmissibles par l'air, il ne paraît pas douteux non plus que les fièvres éruptives, si fréquentes chez le soldat, puissent se répandre de la même manière, le fait est démontré pour la variole; on sait que les croûtes des varioleux restent pendant longtemps virulentes.

Au nombre des microbes pathogènes qui se trouvent dans l'air, il faut citer encore les streptocoques (de l'érysipèle, de la suppuration) et les staphylocoques.

N'avions-nous pas raison de dire plus haut que l'air joue un

---

1. LAVERAN, De la contagion de la fièvre typhoïde, *Arch. de méd. milit.*, 1886, et De la contagion dans les salles d'hôpital, *Médecine moderne*, 1890, p. 221. — GASSER, Les causes de la f. typhoïde, Paris, collection CHARCOT-DEBOVE. — UFFELMANN, Expériences sur la résistance des bacilles typhiques à la dessiccation et sur la possibilité de leur transfert par l'air, *Centralbl. f. Bakt.*, XV, p. 133, anal. *in Ann. de micrographie*, 1894.

rôle important dans la dissémination des germes et que ce rôle a été trop oublié dans ces dernières années?

C. *Autres causes de viciation de l'air.* — La vapeur d'eau qui provient de l'exhalation cutanée et pulmonaire contribue à la viciation de l'air; la présence d'une grande quantité de vapeur d'eau dans les locaux confinés rend la chaleur insupportable, l'évaporation de la sueur ne pouvant plus se faire dans un air saturé d'humidité.

L'odeur de la sueur, surtout lorsque la surface du corps est malpropre, ainsi que le linge de corps, est très désagréable, sinon nuisible. A cette odeur de sueur vient s'ajouter celle de l'haleine fétide des hommes dont la bouche est en mauvais état, l'odeur du tabac et des pipes, celle des aliments quand il n'y a pas de réfectoires et celle de la matière organique qui s'accumule sur le plancher, dans les entrevous et dans les murs. La résultante est cette odeur si persistante, si caractéristique et si désagréable que l'on perçoit lorsqu'on entre, surtout le matin au réveil, dans une chambre de caserne.

« L'habitude ou la nécessité de fumer et de prendre ses repas dans la salle où l'on dort, écrivait M. Vallin en 1883, est une des principales causes de l'infection des chambrées. On comprend à peine, même quand on est fumeur, qu'il soit permis au soldat d'empester pendant toute la soirée, avec l'odeur de la pipe, le local étroit et dépourvu d'orifices de ventilation où un grand nombre d'hommes s'entassent de huit heures du soir à cinq heures du matin. C'est une cause de souillure des murs par les vapeurs qui s'y condensent, de souillure des parquets par la salive qu'on y projette.

« La nécessité de prendre les repas dans la salle où l'on couche est encore plus déplorable; la désinfection doit être renouvelée indéfiniment, si l'on souille indéfiniment le sol, les couvertures des lits, l'atmosphère, par les liquides alimentaires qui se répandent, les vapeurs lourdes et épaisses qui se dégagent des mets. Déjà les réfectoires communs et servant uniquement à cet usage s'imprègnent, dans les lycées, les asiles de pauvres ou d'aliénés, d'une odeur nauséabonde dont il est difficile de les débarrasser; à l'École Monge on n'a réussi à éviter cette incommodité qu'en garnissant les tables, les parois et le sol des réfectoires, de plaques de marbre, de stuc et de mosaïques, absolument imperméables et qu'on lave à l'éponge tous les jours. Toute tentative de désinfection est vaine, si l'on ne commence par supprimer ces causes d'imprégnation permanente; il est temps que dans les hôpitaux, les casernes, les locaux de jour soient distincts des locaux de nuit; poursuivre la désinfection dans l'état actuel, c'est rouler le rocher de Sisyphe.

« En effet, dans une salle où l'on mange et où l'on dort tour à tour, il se condense sur les murailles des vapeurs respiratoires et des buées, chargées de matières organiques putrescibles, qui se déposent à la surface des enduits imperméables, ou imbibent profondément les matériaux poreux. » (Traité des désinfectants, Paris, 1883, p. 606.)

Les mauvaises odeurs ne sont pas seulement désagréables; à la vérité elles n'engendrent pas de maladies directement, mais il n'est pas douteux qu'on respire plus volontiers, mieux par conséquent, dans un air pur que dans un air souillé et puant. Dans un air pur la poitrine se dilate instinctivement au maximum; dans un air vicié, qui sent mauvais, l'organisme averti par les nerfs olfactifs, réduit au minimum l'entrée de l'air nécessaire à la respiration, l'hématose se fait incomplètement et, à la longue, il y a là pour l'organisme une cause de déchéance.

Dans les salles des hôpitaux la propreté des locaux, des malades et de leur linge est plus grande que dans les casernes, l'encombrement est moindre. Par contre il existe d'autres causes de viciation de l'air : il faut avoir dans les salles des chaises percées, des vases remplis d'urine, certains malades vont sous eux, etc. ; en chirurgie, malgré tous les progrès réalisés, on a souvent des plaies qui suppurent; dans les services des contagieux les causes de souillure de l'air sont particulièrement dangereuses.

Lorsqu'on entre le matin dans une salle d'hôpital qui n'a pas encore été largement ventilée, on perçoit une odeur de renfermé qui n'est pas la même que l'odeur de caserne.

Il est nécessaire d'autre part de fournir, à des malades qui sont anémiés ou bien qui sont atteints de maladies de l'appareil respiratoire ou circulatoire, et dont l'hématose est déjà difficile, un air aussi pur que possible; on comprend donc pourquoi tous les hygiénistes se montrent plus exigeants, dans les hôpitaux que dans les casernes, pour le cube d'air alloué à chaque homme et pour les moyens de ventilation.

Les poêles peuvent devenir une cause importante de viciation de l'air; un poêle qui tire mal donne de la fumée, de l'acide carbonique et quelquefois de l'oxyde de carbone qui peut déterminer des accidents graves; un poêle en fonte surchauffé, porté au rouge, augmente la quantité d'acide carbonique de l'air et de plus il dessèche l'air et lui donne des propriétés irritantes. Nous aurons l'occasion de revenir sur cette question à propos du chauffage.

L'éclairage est aussi une cause de viciation de l'air ; l'éclairage au gaz, lorsqu'il n'est pas installé dans de bonnes conditions (V. Ch. xviii), augmente notablement la quantité d'acide carbonique de l'air.

Enfin l'atmosphère des chambres des casernes ou des salles d'hôpitaux peut être viciée par l'air provenant des latrines, des éviers, des cuisines, des écuries ou encore par l'air du sol.

Nous avons insisté longuement, dans le chapitre xiii, sur la nécessité de bien isoler l'habitation, de manière à empêcher la pénétration de l'air et des gaz du sol et des égouts ; nous avons montré que l'habitation étant en général plus chaude que l'air extérieur, la maison fait ventouse, et que la ventilation se ferait en grande partie par les orifices des latrines, des éviers et par le sol, si l'on ne prenait pas les mesures convenables pour éviter ce grave inconvénient ; nous n'avons pas à revenir sur ce point.

Plusieurs des causes de viciation de l'air qui existaient autrefois dans les chambres des casernes ont heureusement disparu aujourd'hui.

Parmi les progrès les plus importants réalisés à ce point de vue, il faut signaler : l'adoption des bains-douches, l'installation de réfectoires, la construction d'écuries et de selleries indépendantes des bâtiments d'habitation, et les améliorations apportées dans beaucoup de casernes à l'installation des latrines (V. Ch. xix).

II. Expertise de l'air. — L'expertise de l'air, comme celle de l'eau, comprend :

1° L'examen des propriétés physiques et organoleptiques ;

2° L'analyse chimique ;

3° L'examen microscopique des poussières en suspension ;

4° L'analyse bactériologique et la numération des germes.

1° *Propriétés physiques et organoleptiques.* — L'air pur est transparent, sans odeur appréciable ; on sait qu'après les pluies d'orage, qui entraînent la plupart des particules en suspension, la transparence de l'air augmente ; dans les chambres de caserne, la transparence de l'air vicié par la fumée des pipes, par celle des poêles en hiver et par la vapeur d'eau qui se condense laisse trop souvent à désirer.

A l'exemple de Tyndall on peut procéder à l'examen optique de l'air en faisant tomber un rayon lumineux dans le local dont on se propose d'examiner l'air, après avoir transformé ce local en chambre noire ; on se rend assez bien compte ainsi de la quantité des poussières en suspension dans l'air.

L'habitation doit protéger contre le froid et contre la chaleur, il est donc très important d'étudier quelles sont les variations de température de l'air, surtout dans les salles d'hôpital, dont la température doit être aussi constante que possible. A cet effet on disposera des thermomètres en différents points et à différentes hauteurs, et l'on fera des observations thermométriques nombreuses et suivies. Un bon moyen consiste à employer un thermomètre enregistreur, on y aura recours toutes les fois qu'on pourra se procurer un de ces instruments.

L'odorat permet d'apprécier assez exactement le degré de viciation de l'air dans une chambre de caserne ou dans une salle d'hôpital. Pour se rendre compte de l'odeur de l'air il faut entrer dans les locaux le matin, avant l'ouverture des fenêtres.

M. Gérardin a proposé de doser les odeurs en procédant de la manière suivante : on remplit d'eau ordinaire un flacon de 10 litres environ, muni d'un robinet à la partie inférieure. Le col du flacon porte un bouchon avec deux tubes recourbés, inégaux, obturés chacun avec une baguette de verre. Pour remplir le flacon de l'air qu'on se propose d'essayer, on enlève l'obturateur du tube le plus court, on le remplace par un tampon d'ouate, qui arrête les poussières en suspension dans l'air, et on ouvre le robinet.

Quand l'eau est complètement écoulée, on remet en place l'obturateur du tube qui a servi à l'entrée de l'air, on retire celui du tube qui plonge au centre du flacon, et l'on met ce dernier tube en communication avec un ballon dans lequel on fait bouillir de l'eau. La vapeur pénètre dans le flacon, et s'y condense. Après un quart d'heure environ, quand la rosée ruisselle sur les parois intérieures du flacon, on arrête la vapeur, on lave à plusieurs reprises avec l'eau distillée, et l'on dose la matière organique de cette eau avec une liqueur titrée de permanganate de potasse. (*Revue d'hygiène* 1895, p. 597.)

En procédant de cette manière, on dose, non pas les odeurs, mais la matière organique volatile, odorante ou non, qui se trouve dans l'air ; comme, en ce qui concerne les mauvaises odeurs des habitations collectives, il doit y avoir en général un rapport direct entre l'odeur de l'air et la quantité de matière organique volatile qui s'y trouve, il est possible que le procédé imaginé par M. Girardin puisse rendre des services pour l'expertise de l'air.

2° *Analyse chimique. Dosage de l'acide carbonique.* — Le dosage de l'acide carbonique contenu dans l'air d'un local habité fournit des indications très utiles sur le degré de viciation de l'air.

Le plus exact des procédés de dosage de l'acide carbonique de l'air consiste dans l'emploi de l'appareil de Regnault. On fait barboter une grande quantité de l'air à analyser dans une solution de potasse ; l'augmentation de poids des barboteurs à la fin de l'opération indique la quantité d'acide carbonique qui existait dans l'air.

L'appareil de Regnault, difficile à monter, ne peut être employé que dans un laboratoire ; il est nécessaire de faire des pesées très exactes, des corrections, etc. Aussi a-t-on cherché des procédés plus simples et plus rapides.

Pour doser l'acide carbonique de l'air, M. Gréhant fait barboter lentement l'air dans de l'eau de baryte claire qui fixe l'acide carbonique, il déplace l'acide carbonique en ajoutant un peu d'acide chlorhydrique et il dose sur le mercure l'acide carbonique qui se dégage. Ce procédé exige encore des manipulations assez longues et des calculs de corrections (GRÉHANT, Les gaz du sang *in* Encyclop. de Léauté).

Le procédé de dosage de l'acide carbonique de l'air le plus employé par les hygiénistes est celui de Pettenkofer. On se sert de deux solutions titrées d'hydrate de baryte et d'acide oxalique ; la quantité d'acide oxalique de cette dernière solution est calculée de manière qu'un centimètre cube corresponde à un milligramme d'acide carbonique.

Un flacon bien jaugé, de cinq litres environ de capacité, est rempli, à l'aide d'un soufflet, avec l'air à expertiser ; à cet effet, on insuffle dans le flacon, cinq fois environ autant d'air qu'il peut en contenir. On introduit 100^{c3} de la solution de baryte, avec quelques gouttes de teinture de curcuma, on ferme le flacon, on agite vivement à plusieurs reprises et l'on attend dix à quinze minutes. On ajoute alors, à l'aide d'une burette graduée et goutte à goutte, la solution titrée d'acide oxalique ; lorsque toute la baryte a été neutralisée, la teinte brune du curcuma passe au jaune clair, on note combien de centimètres cubes de la solution d'acide oxalique ont été employés. L'acide carbonique existant dans l'air du flacon a neutralisé une certaine quantité de baryte, il faut donc employer une quantité moindre de la solution d'acide oxalique pour neutraliser la baryte que quand on opère sur une solution de baryte qui n'a pas été soumise au préalable à l'action de l'air, et surtout d'un air vicié.

A l'aide d'un calcul très simple on détermine la quantité d'acide carbonique qui existait dans l'air du flacon.

Le procédé de Hesse est encore plus pratique. Hesse remplace la teinture de curcuma par une solution alcoolique d'acide rosolique (acide rosolique, 1 gr. dans alcool à 80° 500 gr.), qui, d'un beau rose dans les solutions alcalines et incolore dans les solutions neutres, passe au jaune d'or dans les solutions acides; de plus Hesse emploie une solution d'acide oxalique titrée de telle sorte qu'un centimètre cube de la solution représente un centimètre cube d'acide carbonique, ce qui évite la transformation du poids de l'acide carbonique en volume.

On se sert d'un flacon de deux litres de capacité, bouché hermétiquement avec un bouchon de caoutchouc percé de deux trous garnis de tubes de verre pleins qui peuvent être enlevés pour permettre l'introduction des liquides.

On prépare les deux liqueurs titrées suivantes :

Liqueur titrée de baryte : hydrate de baryte, 1 gr. 615, chlorure de baryum, 0 gr. 085, eau distillée; 1 litre.

Liqueur titrée d'acide oxalique : acide oxalique 5 gr. 6325 dans 1 l. d'eau; un centimètre cube de cette solution représente un centimètre cube d'acide carbonique.

On remplit le flacon avec l'air à examiner, comme il est dit plus haut, et on le bouche. A l'aide d'une pipette, qu'on introduit dans un des trous du bouchon, on verse dans le flacon 20^{c3} de la liqueur de baryte que l'on colore à l'aide de quelques gouttes de la solution d'acide rosolique; on ferme le bouchon en remettant en place la baguette de verre qui avait été enlevée, on secoue à plusieurs reprises et l'on attend une demi-heure. A l'aide d'une burette graduée, munie d'un robinet, on verse alors goutte à goutte, dans le flacon, la solution titrée d'acide oxalique jusqu'à ce que le liquide se décolore. On lit sur la burette le nombre de centimètres cubes employés; il en a fallu 17 par exemple, tandis qu'antérieurement la solution n'était saturée que par 20^{c3}; l'acide carbonique de l'air renfermé dans le flacon a servi à neutraliser la quantité de solution alcaline qui auparavant l'était par 3^{c3} de solution d'acide oxalique, d'où l'on peut conclure que deux litres de l'air analysé contiennent 3^{c3} d'acide carbonique.

Il est utile de répéter deux fois l'opération, afin de bien déterminer le moment où la liqueur se décolore; comme on sait, d'après la première opération, quand cette décoloration doit se produire, on peut aller très lentement à ce moment.

Des tables dressées à l'avance permettent de faire les corrections relatives à la température et à la pression.

Les procédés de dosage de l'acide carbonique de A. Smith et de Wolpert sont basés sur ce principe, que plus il y a d'acide carbonique dans l'air, moins il faut de cet air pour troubler l'eau de baryte ou l'eau de chaux.

L'appareil de Wolpert, très portatif, se compose : 1° d'un petit tube en verre de 0 m. 12 de long et 0 m. 012 de diamètre, dont le fond, en porcelaine opaque, porte un chiffre en noir. Un trait noir indique sur le tube la limite supérieure que doit atteindre l'eau de chaux (3^{c^3}); ce tube se place sur un petit pied en bois lorsqu'on procède à l'analyse de l'air; 2° d'une poire à air en caoutchouc de 28^{c^3} de capacité montée sur un tube de verre.

On opère de la manière suivante, après s'être transporté dans le local dont on veut analyser l'air : on verse de l'eau de chaux bien limpide dans le tube jusqu'au repère, on remplit à plusieurs reprises la poire en caoutchouc avec l'air, puis on introduit le tube de verre jusqu'au fond de l'éprouvette et, en pressant lentement sur la poire en caoutchouc, on fait barboter l'air dans l'eau de chaux. On retire alors le tube en ayant soin de ne cesser la compression sur la poire en caoutchouc que quand le tube est sorti de l'éprouvette, afin que l'eau de chaux ne se précipite pas dans la poire; on répète cette opération jusqu'à ce que l'eau de chaux se trouble suffisamment pour rendre indistincts les chiffres tracés sur le fond du tube.

Le nombre de remplissages du ballon nécessaire pour troubler l'eau de chaux étant connu, une table indique la quantité d'acide carbonique contenue dans l'air.

Si l'eau de chaux se trouble après dix remplissages du ballon, l'air est impur, hygiéniquement irrespirable (il contient 2 p. 1000 d'acide carbonique); entre 10 et 20 remplissages, l'air peut être respiré, mais seulement pendant un temps très court. Dans les salles de malades, l'eau de chaux ne doit se troubler qu'après 30 remplissages.

Il faut avoir soin de remplir la poire en caoutchouc avec de l'air qui n'est pas souillé par la respiration de l'opérateur.

Cet appareil ne donne que des résultats approximatifs.

Petterson et Palmquist ont imaginé, pour le dosage de l'acide carbonique de l'air, un appareil qui est d'un emploi facile. Le procédé est basé sur l'absorption de l'acide carbonique par la potasse; une disposition ingénieuse de l'appareil permet de compenser les erreurs dues aux variations de pression et de température des gaz soumis à l'analyse et, l'absorption de l'acide carbonique terminée, une simple lecture sur une échelle graduée suffit pour déterminer la teneur de l'air en acide carbonique.

Un quart d'heure suffit pour faire une analyse, et les résultats obtenus sont très précis.

L'appareil de Petterson est difficile à déplacer, mais on peut remplir des récipients avec l'air à examiner et les transporter au laboratoire pour faire l'analyse [1].

On déterminera le *degré hygrométrique* de l'air à l'aide d'un des hygromètres en usage.

3° et 4°. *Examen histologique et bactériologique des poussières en suspension dans l'air* [2]. — Les premières recherches précises sur les germes de l'air, recherches fondamentales, qui ont ruiné à tout jamais la doctrine de la génération spontanée, sont dues à Pasteur.

Dans ses premières recherches, Pasteur filtrait, sur une bourre de coton-poudre stérilisée, une certaine quantité d'air, il dissolvait ensuite la bourre dans de l'alcool éthéré; les germes tombaient au fond du vase; on pouvait les recueillir et les examiner au microscope. D'autre part, Pasteur lavait avec de l'eau stérilisée la bourre de coton-poudre qui avait servi à filtrer l'air; les germes qu'elle avait arrêtés au passage s'en détachaient et ensemençaient l'eau. Portés dans des bouillons de culture stérilisés, ces germes se développaient et devenaient apparents.

1. Otto Petterson und A. Palmqvist, Ein tragbarer Apparat zur Bestimmung des Kohlensauregehalts der Luft. *Berichte der deutschen Chemischen Gesellschaft*, Berlin, 1887, p. 2129. — Max Teich, *Archiv. f. Hygiene*, 1893, Bd. XIX, p. 38, anal. de Besson *in Revue d'hygiène*, 1894, p. 653.

2. Pasteur, *Ann. de chim. et de phys.*, 1862, 3° série, t. LXIV, p. 5. — Miquel, Les organismes vivants de l'atmosphère, Paris, 1883, et Annuaire de l'Observatoire de Montsouris, de 1880 à 1887. — Sehlen. *Forschritte der Medicin*, 1884, p. 585. — Hesse, Mittheilungen aus dem K. Gesundheitsamte, 1884, II, p. 182. — A. Gautier, L'air, ses impuretés et ses microbes, *Revue scientifique*, 1er mai 1886. — P. Frankland, *Philosoph. Transact. of the R. Society of London*, 1887, p. 113. — Petri, *Zeitschr. f. Hygiene*, 1887, p. 1. — Maurel. Rech. microsc. sur l'étiologie du paludisme, Paris, 1887, p. 76, et *Arch. de méd. nav.*, 1887, p. 282. — Miquel, Des procédés usités pour le dosage des bactéries atmosphériques, *Ann. de l'inst. Pasteur*, 1888, p. 364, et De l'analyse microsc. de l'air au moyen des filtres solubles, *Ann. de micrographie*, 15 janv. 1889. — Straus et Wurtz, Sur un procédé perfectionné d'analyse bactériologique de l'air. *Ann. de l'inst. Pasteur*, 1888, p. 171. — F. Hueppe, Die methoden der Bakterien Forschung, 1891, p. 475. — Carnelley et Wilson, Nouvelle méthode pour la numération des microbes de l'air. Anal. *in Revue d'hygiène*, 1889, p. 203. — Stern, Influence de la ventilation sur les microbes en suspension dans l'air. Analyse *in Ann. de l'inst. Pasteur*, 1889. — Laveran, Description d'un nouvel aéroscope, Soc. de biologie, 24 janv. 1891. — Procédé de M. Miquel pour l'analyse de l'air, *Revue d'hygiène*, 1895, p. 464.

Pasteur s'est servi ensuite de ballons remplis au tiers avec du bouillon de culture ; on fait bouillir et l'on ferme en étirant le col des ballons, alors que le bouillon est encore très chaud ; le vide se trouve fait ainsi dans une certaine mesure. Les ballons sont transportés dans l'endroit dont on veut examiner l'air ; on casse le col de chaque ballon et, après que l'air a pénétré, on le ferme de nouveau. Les ballons sont mis à l'étuve et le bouillon se trouble dans les ballons qui ont été ensemencés.

D'après le nombre des ballons qui restent stériles, on peut dire si les germes en suspension sont nombreux ou rares.

C'est par ce procédé que Pasteur a réussi à démontrer que l'air des montagnes, des caves profondes, des chambres closes où l'air n'a pas été agité depuis longtemps, est généralement impropre à faire fermenter par son contact ou à ensemencer les liquides les plus fermentescibles.

En 1868, Lemaire a fait, sur l'existence des germes dans l'air des chambres des casernes, des recherches que nous devons rappeler ici bien qu'elles n'aient plus qu'un intérêt historique. Lemaire se servait d'un appareil à réfrigération, espèce d'entonnoir fermé à sa partie inférieure et rempli de glace, qui était suspendu le matin au milieu d'une chambre du fort de l'Est (à Paris) ; la vapeur d'eau contenue dans l'air se déposait sur les parois de l'entonnoir et s'écoulait dans un petit récipient placé au-dessous. L'eau, examinée deux heures après sa condensation, contenait, dit Lemaire, de petits corps diaphanes, sphériques ou cylindriques. Six heures plus tard ces corps étaient en bien plus grand nombre, on y trouvait également des infusoires, des spores et des bactéries. La vapeur condensée à l'air libre dans la cour voisine et recueillie à la même hauteur que dans la chambre ne contenait, au bout de quarante-huit heures que quelques bactéries.

La condensation de la vapeur d'eau par le froid ne permet de recueillir qu'un très petit nombre de germes atmosphériques, aussi ce procédé a-t-il été complètement abandonné.

On s'est servi ensuite de plaques enduites d'un liquide sirupeux (glycérine, eau sucrée), qui étaient simplement exposées à l'air. Les poussières atmosphériques se déposent sur ces plaques, mais en petit nombre.

L'aéroscope de Pouchet se compose d'une petite boîte en verre, avec couvercle mobile, fermant hermétiquement au moyen d'un pas de vis. Au centre de la boîte deux supports permettent de placer une lamelle de verre enduite d'eau sucrée. Le couvercle est traversé par un tube dont l'orifice inférieur, lorsque le couvercle est en place, se trouve à quelques millimètres seulement de la lamelle de verre. Un autre tube sert à faire l'aspiration de l'air. Lorsque ce dernier tube a été mis en rapport avec un aspirateur, l'air aspiré vient déposer la plupart des particules en suspension à la surface de la lamelle de verre.

L'aéroscope de Schœnauer diffère peu de l'aéroscope de Pouchet.

Pour faire l'aspiration on peut se servir de grands vases d'une contenance connue, remplis d'eau, ou mieux d'une trompe à eau qui permet de faire passer une grande quantité d'air dans l'aéroscope; un compteur à gaz placé à la suite de l'aéroscope indique, dans ce dernier cas, la quantité d'air qui a traversé l'appareil.

Lorsqu'on examine les poussières qui ont été recueillies de cette manière dans une salle de caserne ou d'hôpital, on y trouve beaucoup de poussières de charbon, des grains d'amidon, des fibres textiles, des cubes de sel marin, des lamelles de gypse, des pollens en été, des débris végétaux (trachées, etc.), des spores cryptogamiques et un grand nombre de microbes qu'il n'est pas possible de déterminer par l'examen histologique direct; ici, comme pour l'expertise de l'eau, il est indispensable de recourir à l'*analyse bactériologique*.

Les procédés qui ont été imaginés pour recueillir les germes de l'air en vue de l'analyse bactériologique sont au nombre de trois :

1° On filtre l'air sur des substances pulvérulentes ou sur des bourres sèches;

2° On recueille les germes directement sur un milieu de culture solide et suffisamment adhésif pour les arrêter;

3° On fait barboter l'air dans de l'eau ou dans d'autres liquides ou substances liquéfiées.

1. Frankland s'est servi de bourres de coton de verre disposées dans des tubes portant deux étranglements (fig. 175). L'aspiration se fait en D; les germes de l'air se déposent sur la bourre A, la bourre A' sert de bourre de sûreté.

Pour stériliser l'appareil on met en B et C des bouchons d'ouate qu'on retire lorsqu'on veut faire une expérience. On fait passer au travers de l'appareil une quantité d'air connue; les bourres de coton de verre sont alors retirées et écrasées dans de la gélatine qui sert à préparer des cultures dans des vases de Petri ou, d'après la méthode d'Esmarch, dans le ballon qui a servi à mélanger la gélatine et les bourres.

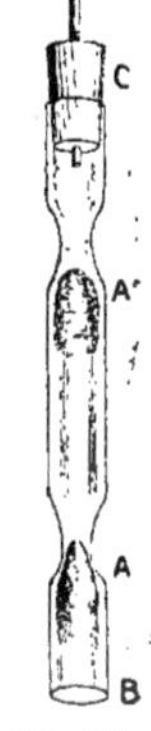

Fig. 175.

Le coton de verre se divise mal dans la gélatine, il se forme un magma d'aspect laiteux dans lequel on distingue assez difficilement les colonies.

Petri filtre l'air sur du sable blanc qui a, sur le coton de verre, l'avantage de se mélanger facilement à la gélatine. Le sable est emprisonné entre des toiles de cuivre à mailles très fines (fig. 176). L'appareil est d'abord stérilisé. L'aspiration se fait en D ; l'air arrive en B et se dépouille de la plupart de ses germes sur le sable qui se trouve en A, le sable qui est en A' sert de bourre de sûreté. L'opération terminée, le sable et les toiles métalliques sont répartis dans des cristallisoirs avec de la gélatine de culture.

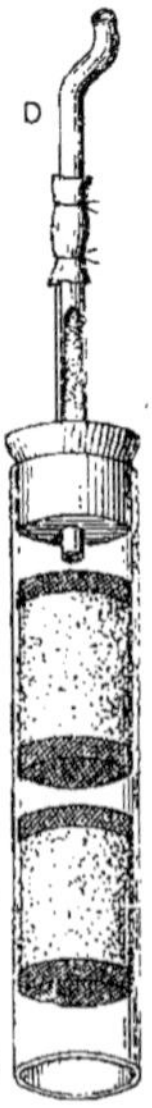

La numération des colonies n'est pas facile dans la gélatine mélangée au sable et aux toiles métalliques.

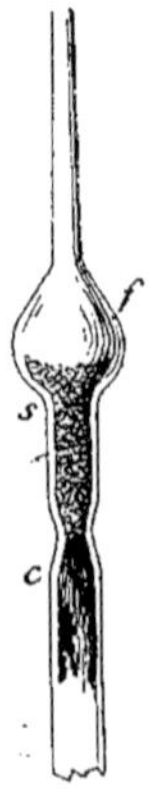

M. le professeur A. Gautier s'est servi, pour recueillir les germes atmosphériques, d'un tube de verre étroit (fig. 177) ouvert aux deux bouts et portant une ampoule (*f*) ; à un centimètre au-dessous de cette ampoule, le tube se rétrécit en un étranglement presque capillaire ; dans la partie du tube qui suit l'étranglement, on place un peu de coton de verre (*c*), on verse dans l'ampoule 1 décigramme environ de sulfate de soude pur déshydraté, en poudre assez fine (*s*).

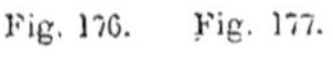

Fig. 176.   Fig. 177.

Au moment de l'expérience, on flambe le tube et lorsqu'il est refroidi, on commence l'aspiration. Quand on juge que le volume d'air qui a traversé l'appareil est suffisant, on enlève le tube et, s'il doit être transporté, on ferme ses deux extrémités à la cire rouge.

Pour ensemencer les germes, on dissout le sulfate de soude dans du bouillon stérilisé qui, mélangé à la gélatine, sert à préparer des cultures en plaques ; comme le sulfate de soude se dissout facilement, rien ne gêne la numération des colonies.

Salomonsen emploie un simple tube effilé qui est rempli de sulfate de soude. Lorsque le passage de l'air est terminé, le sulfate de soude est mélangé à de la gélatine fondue dans laquelle il se dissout.

Ce procédé est excellent quand on ne peut pas procéder à l'ensemencement immédiat des germes.

2. On peut exposer dans le local dont on veut examiner l'air

des cristallisoirs renfermant de la gélatine de culture (procédé de Koch). Les cristallisoirs sont découverts pendant un temps donné, puis on les couvre et on les porte à l'étuve. On ne recueille ainsi qu'un petit nombre de germes et on ne sait pas dans quelle quantité d'air ils étaient contenus.

Hesse s'est servi de tubes en verre de 0 m. 70 de long, garnis de gélatine de culture, dans lesquels il faisait passer, au moyen d'un aspirateur, une quantité d'air connue.

Ces grands tubes sont difficiles à stériliser, de plus on ne peut faire passer l'air que très lentement; nous croyons inutile d'insister sur ce procédé qui est peu pratique.

M. Miquel se sert, pour recueillir les germes contenus dans une petite quantité d'air et pour les compter, d'un flacon conique de 0 m. 08 de diamètre à sa base, muni de deux tubulures t et t' (fig. 178); la tubulure t est garnie de deux tampons d'ouate stérilisée qui font l'office de témoins. On verse dans ce flacon une certaine quantité de gélatine de culture, qu'on laisse refroidir en inclinant le vase suivant le tracé indiqué dans la figure. La tubulure t' est fermée par un bouchon traversé par une tige de verre de 0 m. 001 à

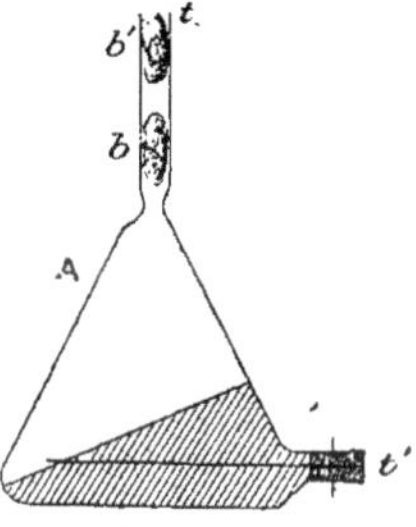

Fig. 178.

0 m. 002 de diamètre dont la pointe doit faire saillie au-dessus de la gélatine; lorsqu'on retire le bouchon et la tige, celle-ci laisse dans la gélatine un canal très étroit qui fait communiquer l'intérieur du flacon avec l'extérieur. On aspire lentement par la tubulure t, de manière à faire passer 1 l. d'air en 3 minutes. Quand on a fait passer une quantité d'air suffisante, on ferme la tubulure t' avec un bouchon de liège flambé et l'on place le flacon dans une étuve à 38°, la gélatine fond, on l'agite puis on la laisse se solidifier. Il est facile de compter les colonies qui se développent dans la gélatine comme on les compterait dans une fiole d'Erlenmayer.

On ne peut faire passer dans l'appareil qu'une petite quantité d'air (8 à 10 l.); de plus il est probable qu'un certain nombre de germes sont arrêtés dans la tubulure t avant de s'engager dans le canal très étroit creusé dans la gélatine.

3. Il es facile de recueillir les germes atmosphériques en faisant barboter l'air dans de la gélatine de culture liquéfiée ou dans l'eau.

Von Sehlen, F. Hueppe, Straus et Wurtz ont employé le premier de ces procédés.

L'appareil imaginé par MM. Straus et Wurtz se compose : 1° d'un large tube de verre A (fig. 179) ouvert à l'une de ses extrémités, rétréci et fermé à l'autre, à la partie supérieure vient s'ouvrir une petite tubulure latérale D présentant un étranglement au-dessus et au-dessous duquel on met de petites bourres de coton *f*, *g* ; 2° d'un deuxième tube effilé à sa partie inférieure qui descend jusque dans le cul-de-sac inférieur du premier et qui, renflé près de sa partie supérieure C, oblitère l'orifice supérieur du premier tube ; on met en *e*, un petit bouchon d'ouate. Après avoir stérilisé l'appareil dans le four à flamber, on y verse 10^{c3} de gélatine fondue additionnée d'une goutte d'huile. Le tout est stérilisé pendant 15 minutes à l'autoclave à 115°.

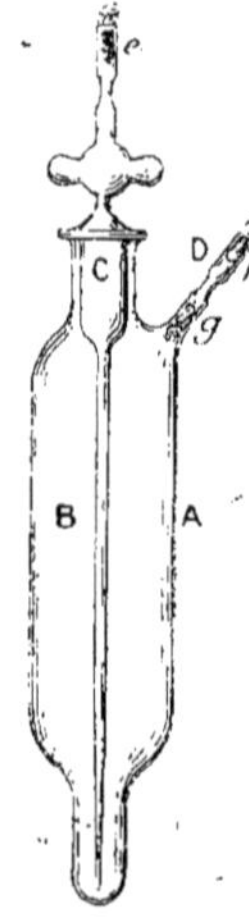

Fig. 179.

Pour faire fonctionner l'appareil on fait fondre la gélatine à 30°, on enlève les bourres *e* et *f* et la tubulure D est mise en rapport avec un aspirateur ; l'air aspiré vient barboter dans la gélatine. L'opération terminée, on remet en place la bourre *e* et l'on aspire à plusieurs reprises la gélatine dans le tube C, de manière à entraîner les germes qui s'y sont déposés ; à l'aide d'un fil de platine on fait tomber la bourre *g* dans la gélatine, on agite, puis en se servant du tube C comme d'une pipette, on fait avec la gélatine des cultures en plaques ou bien on enroule la gélatine dans le tube A.

Pour empêcher la gélatine de se solidifier pendant l'opération il suffit de garder dans la main la partie inférieure du tube A.

On ne peut faire passer dans l'appareil qu'une petite quantité d'air et assez lentement ; dès que l'air arrive en abondance, la gélatine mousse malgré l'addition d'huile, et si la mousse atteint la bourre *g*, l'opération est perdue ; d'autre part les gouttelettes d'huile qui se trouvent dans la gélatine sont gênantes pour la numération des colonies.

Il est facile d'improviser un barboteur à eau pour recueillir les germes en suspension dans l'air. On prend un tube un peu plus large que les tubes à essai ordinaires, auquel on adapte un bouchon en caoutchouc percé de deux trous ; dans l'un des trous, on fait passer un tube en verre qui descend jusqu'à la partie inférieure du tube à essai et qui doit servir à l'entrée de l'air, le deuxième trou reçoit un tube beaucoup plus court qui est mis en rapport avec l'aspirateur lorsqu'on veut faire fonctionner l'appareil. Après avoir introduit 10cᵉ d'eau dans le barboteur, on le stérilise, puis on fait passer une quantité d'air déterminée.

On peut faire à cet appareil un reproche, c'est qu'il n'arrête pas tous les germes. Lorsque de grosses bulles d'air traversent l'eau les poussières qui se trouvent au centre des bulles peuvent s'échapper en même temps que l'air.

Le barboteur à eau de M. Miquel est constitué par un petit matras de verre (fig. 180). Le col du matras, que l'on peut fermer par un capuchon tubulé et rodé *c*, se prolonge presque jusqu'au fond du vase, en s'effilant ; la tubulure *a* garnie d'une double bourre d'ouate est mise en communication avec un appareil aspirateur. Une seconde tubulure laté-

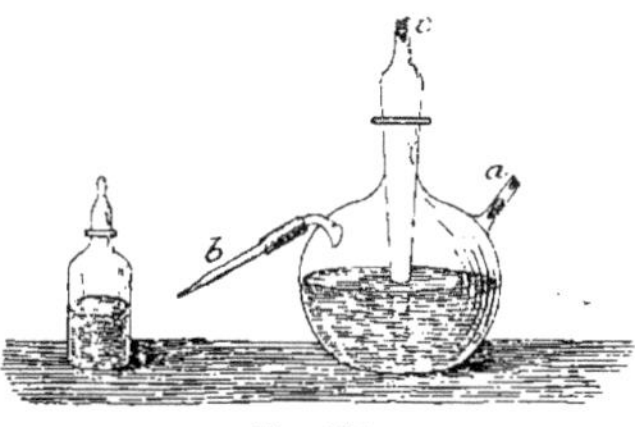

Fig. 180.

rale *b*, recourbée, effilée et fermée durant la prise d'air, est destinée, à la fin de l'expérience, à permettre la distribution de l'eau dans les milieux de culture.

Après avoir fait passer dans l'appareil un volume donné d'air, on ensemence par gouttes ou par grammes, avec l'eau chargée de germes, des ballons renfermant du bouillon ou de petits matras renfermant de la gélatine.

Un certain nombre de germes ne sont pas retenus par l'eau, il faut donc mettre une bourre de sûreté à la tubulure *a*, noyer cette bourre dans l'eau à la fin de l'opération et l'y dissocier ; les germes adhèrent facilement aux particules solides en suspension dans l'eau, il y a donc là une cause d'erreur, d'autre part, à l'aide de la tubulure *b* il est difficile de prendre exactement la quantité d'eau que l'on veut ensemencer.

Nous nous servons d'un barboteur qui est représenté dans la figure 181. Deux tubes en verre A et B, un peu plus larges que les tubes à essai ordinaires, sont réunis vers leur partie supérieure par un tube C.

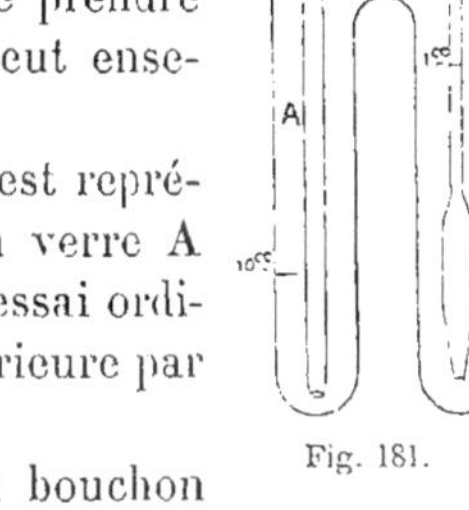

Fig. 181.

La branche A est fermée à l'aide d'un bouchon en caoutchouc percé d'un orifice dans lequel on introduit le tube D dont l'extrémité inférieure, légèrement effilée, descend à quelques millimètres du fond de la branche A. A l'extrémité supérieure du tube D, on adapte, à l'aide d'un morceau de caoutchouc I, un tube en verre H fermé à son extrémité libre par un petit tampon d'ouate. Un trait gravé sur la branche A indique le niveau de 10^{c3} d'eau lorsque le tube D a été retiré.

La branche B est fermée à l'aide d'un bouchon de caoutchouc percé d'un orifice dans lequel on introduit une pipette graduée E. L'extrémité inférieure de la pipette descend à un centimètre environ du fond de la branche B ; l'extrémité supérieure est fermée avec un petit tampon d'ouate.

Après avoir versé 10^{c3} d'eau filtrée dans la branche A, on stérilise, en ayant soin de desserrer les bouchons de caoutchouc lorsqu'on introduit l'appareil dans l'autoclave et de les enfoncer lorsqu'on l'en retire.

Pour faire fonctionner le barboteur, l'extrémité supérieure de la pipette est mise en communication avec un aspirateur; on enlève alors le tube H avec le caoutchouc qui le rattache au tube D et l'on fait passer une quantité d'air donnée, 50 l. par exemple. L'air, après avoir barboté dans l'eau, s'échappe par le tube C, puis par la branche B et par la pipette graduée.

L'opération terminée, on remet en place le tube H et l'on fait monter à plusieurs reprises l'eau dans le tube D en aspirant à l'extrémité K. Il est important de bien laver le tube D dans lequel s'arrêtent bon nombre de germes, cela est facile grâce à l'adjonction du tube H.

Après avoir enlevé le tube H, on secoue l'appareil et l'on fait passer à plusieurs reprises le liquide de la branche A dans la branche B et inversement, de manière à bien laver les parois de l'appareil et à opérer un mélange complet.

En dernier lieu, l'eau est réunie dans la branche B, et à l'aide de la pipette E, on prélève 1^{c3} d'eau qui sert à ensemencer de la gélatine.

La numération des germes se fait par le procédé qui a été indiqué page 333 ; l'analyse bactériologique de l'air est ramenée à celle de l'eau.

Lorsqu'on fait fonctionner le barboteur pendant une heure ou plus, il est nécessaire de maintenir l'eau à 0° ; afin d'empêcher la multiplication des germes, il suffit de mettre de la glace dans le vase où se trouve le barboteur.

On peut enfin recueillir directement les poussières. On frotte légèrement la partie supérieure des murs avec des tampons d'ouate

stérilisée qui sont ensuite lavés dans l'eau stérilisée; l'eau de
lavage sert à faire des cultures en plaques ou bien elle est injectée
à des animaux; c'est par ce procédé que Cornet a réussi à démontrer la présence des bacilles de la tuberculose dans la poussière
des chambres habitées par des tuberculeux.

Le nombre des germes de l'air est très variable.

Sur les hautes montagnes et au-dessusde la mer, les germes disparaissent presque complètement; on comprend facilement que
l'atmosphère marine en contact incessant avec une vaste étendue
d'eau, se dépouille de toutes les particules en suspension.

Dans les villes, le nombre des germes, dans la partie inférieure
de l'atmosphère, est beaucoup plus considérable que dans les campagnes; c'est dans l'air des habitations collectives, des hôpitaux
en particulier, qu'on trouve le plus de germes.

Nous empruntons les chiffres suivants à M. Miquel (*Annuaire
de Montsouris pour* 1885).

	Microbes par mètre cube.
Air de la mer Atlantique (*Miquel et Moreau*) pris à plus de 100 kilomètres des côtes..........	0,6
Air pris à moins de 100 kilomètres des côtes (moyenne)...............................	1,8
Air des hautes montagnes (*de Freudenreich*)........	1 à 3
Air de Paris au sommet du Panthéon.............	200
Air du parc de Montsouris (moyenne de 5 ans).....	480
Air de la rue de Rivoli (moyenne de 4 ans)........	3 480
Air des maisons neuves de Paris, 1883............	4 500
Air des égouts de Paris, 1880...................	6 000
Air des vieilles maisons à Paris.................	36 000
Air du nouvel Hôtel-Dieu (Paris, 1880)...........	40 000
Air de l'hôpital de la Pitié (intérieur)............	79 000

On donne en général, pour les microbes de l'air, le nombre par
mètre cube, tandis que pour les microbes de l'eau on le donne par
centimètre cube; le nombre des germes est, en effet, beaucoup moins
grand dans l'air que dans l'eau.

Pour un même endroit, la numération des germes donne souvent des résultats très différents suivant les moments où elle est
faite. Dans les lieux habités qui nous intéressent tout spécialement, les différences observées tiennent surtout à la tranquillité ou
à l'agitation de l'air. Dans une chambre bien close, inhabitée
depuis quelque temps, tous les germes se déposent; au contraire,
dans une chambre habitée, les poussières sont mises sans cesse
en mouvement.

Dans une salle d'école le nombre des germes de l'air, peu considérable lorsque la salle est vide depuis quelque temps, augmente beaucoup au moment de la sortie des écoliers (Hesse).

Si l'on fait la numération des germes dans une salle d'hôpital, lorsque l'atmosphère est tranquille, et si l'on répète l'expérience au cours d'un nettoyage, on constate qu'à ce moment le nombre des germes augmente dans une proportion considérable; l'action de balayer, de frotter les parquets, d'épousseter, de secouer tapis et rideaux, a pour effet de remettre en circulation un grand nombre de germes (Straus et Wurtz).

Voici les résultats de quelques numérations faites par nous dans une salle de malades du Val-de-Grâce :

1° Numération pendant la visite du matin alors que l'atmosphère est calme : 16 200 germes par mètre cube d'air;

2° Numération dans la même salle au moment du nettoyage : 37 200 par mètre cube d'air.

Numérations faites dans une autre salle :

1° Atmosphère calme, pendant la visite du matin : 11 500 germes par mètre cube d'air ;

2° Pendant le nettoyage de l'après-midi : 45 000 germes par mètre cube d'air.

Parmi ces germes remis sans cesse en circulation, beaucoup sont dangereux; il faut donc s'efforcer d'éviter ces nuages de poussière qui se produisent quand on balaie à sec, quand on passe les planchers à la paille de fer, quand on secoue les tapis ou les paillasses, quand on brosse les effets d'habillement et les chaussures dans les chambres, etc. Nous avons indiqué précédemment les principales mesures à prendre dans les casernes et dans les hôpitaux, pour parer à ce danger.

Stern a cherché à déterminer quelle était l'influence de la ventilation sur les germes en suspension dans l'air d'une chambre; à cet effet, il produisait des nuages de poussières provenant de cultures du *B. megaterium*, dans un local ventilé avec un courant d'air d'une vitesse connue.

D'après Stern, avec une vitesse de ventilation qui renouvelle l'air deux ou trois fois par heure, l'air ne se débarrasse pas plus vite des germes en suspension que s'il avait été laissé immobile. Pour obtenir des effets marqués, avec les poussières étudiées, il faut avoir recours à une ventilation exagérée qui renouvellerait l'air six à sept fois par heure. A plus forte raison la ventilation est-elle sans action sur les germes qui sont déposés sur les planchers et sur les murs.

Les conditions dans lesquelles Stern s'est placé étaient évidemment peu favorables, les cultures de *B. megaterium* desséchées et broyées avec lesquelles il opérait ne donnaient qu'une poussière bien grossière, si on la compare aux poussières atmosphériques ordinaires (Anal. du travail de Stern, *in Ann. de l'institut Pasteur*, 1889, p. 616). Le but de la ventilation n'est pas d'ailleurs d'enlever les germes qui se trouvent dans les locaux habités.

III. Du cube d'air dans les chambres des casernes et dans les salles des hopitaux. Dans quelle mesure doit se faire le renouvellement de l'air [1]. — Dans les habitations particulières, alors que chaque habitant dispose d'une ou de plusieurs pièces munies en général de cheminées, il n'est pas nécessaire de se préoccuper du cube d'air, ni de la ventilation.

Il n'en est pas de même dans les habitations collectives; si l'on se contentait de dire aux architectes : vous donnerez le plus d'air qu'il vous sera possible; chacun serait libre d'interpréter cette vague formule à sa guise et l'on aurait, comme autrefois, des casernes dans lesquelles le cube d'air serait réduit à 5 ou 6^{m3} par homme et dans lesquelles la ventilation ne serait pas assurée.

Il est donc indispensable de fixer le cube d'air qui doit être alloué à chaque homme dans les casernes, à chaque malade dans les hôpitaux et la quantité d'air qui doit être fournie, par heure et par homme, pour renouveler l'air vicié. Bien entendu on ne fixe que des *minima*, et toutes les fois qu'on peut dépasser le taux des allocations réglementaires, au point de vue du cubage des salles ou du renouvellement de l'air, cela n'en vaut que mieux.

Soit une caserne neuve; il s'agit de savoir combien d'hommes on peut y loger sans produire l'encombrement.

1. Leblanc, Rech. sur la compos. de l'air confiné, *Ann. de chimie et de physique*, 1842, t. V, p. 223, et Rapport sur le volume d'air à assurer aux hommes de troupe dans les chambres des casernes, *même Recueil*, 1849, t. XXVII, p. 373. — Lassaigne, Recherches sur la compos. de l'air recueilli dans une salle close où ont respiré beaucoup de personnes, *Ann. d'hyg. publ.*, 1846, 1ʳᵉ série, t. XXXVI. — Papillon, De la ventilation appliquée à l'hygiène milit., *Ann. d'hyg. publ.*, 1849, 1ʳᵉ série, t. XLI. — Pettenkofer, Ueber den Luftwechsel in Wohngebäuden, München, 1858. — Morin, Études sur la ventilation, Paris, 1863, et Manuel pratique de la ventilation et du chauffage, 2ᵉ édit., Paris, 1874. — Coulier, Ventilation économique et chauffage, *Ann. d'hyg. publ.*, 1873. — Layet, Note sur les coefficients d'aération, *Revue d'hygiène*, 1880. — Ch. Herscher, Vallin, Hudelo, E. Trélat, Discussion sur les coefficients d'aération, Soc. de méd. publique et *Revue d'hygiène*, 1881. — E. Vallin, Contrôle expérimental du théorème de Donkin, Lenz et Herscher sur les coefficients de ventilation, *Revue d'hygiène*, 1883. — Ch. Herscher, Hudelo, Lunier, Discuss. sur les coefficients de ventilation, *Revue d'hygiène*, 1883. — E. Bertin-Sans, Art. Ventilation, Diction. encyclop. des sc. méd. — Arnould, Nouv. élém. d'hygiène.

Autrefois on mettait dans les chambres autant de lits qu'on pouvait en placer, en laissant entre eux un intervalle de 0 m. 25.

Dans ces conditions, surtout si les chambres étaient peu élevées, l'encombrement était inévitable.

On a cherché à établir quelle était la *surface* qu'on devait attribuer à chaque homme dans une caserne et l'on a calculé cette surface tantôt en tenant compte seulement des terrains bâtis, tantôt en tenant compte des terrains bâtis et non bâtis [1].

La Commission anglaise du casernement estime que le minimum de terrain à allouer à chaque homme dans une caserne est de 9^{m2}.

· Il n'y a pas en France de chiffre réglementaire pour la surface qui doit être allouée à chaque homme dans les casernes. L'instruction complémentaire du règlement du 30 juin 1856 indique les chiffres $3^{m2},75$ par fantassin et 4^{m2} par cavalier comme désirables dans les chambres des casernes.

D'après Parkes, il faudrait demander par homme $5^{m2},5$ de surface dans les chambres; d'après Arnould, 8^{m2}; et dans les salles d'hôpitaux, 10 à 12^{m2} par lit.

Dans des salles qui sont très hautes, les lits peuvent être plus serrés que dans des salles qui sont basses, mais nous verrons plus loin qu'au point de vue de la ventilation, il est mauvais de donner aux chambres une trop grande hauteur.

La question du *cube d'air* qui doit être alloué à chaque homme dans les casernes, à chaque malade dans les hôpitaux, présente une grande importance; dans tous les pays on a fixé le chiffre minimum de ce cube d'air et c'est sur ce chiffre qu'on se base, pour déterminer le nombre des lits qui peuvent être placés dans une chambre de caserne ou dans une salle d'hôpital.

Donkin, Lenz et Herscher ont démontré par le calcul que, dans un local habité, la viciation de l'air est, au bout d'une heure, à très peu près la même, que la capacité du local soit de 4, 10 ou 20^{m3} par individu, la quantité d'air introduite par la ventilation étant d'ailleurs la même; M. le médecin inspecteur Vallin a donné une démonstration expérimentale très ingénieuse de ce théorème. (*Revue d'hygiène*, 1883, p. 951.)

Il ne faudrait pas conclure de là qu'il est indifférent de loger dans une chambre de 10^{m3} ou dans une chambre de 20^{m3}.

---

1. Pour savoir quel est le nombre de mètres carrés dont chaque homme dispose dans une caserne on calcule la surface totale du terrain occupé par la caserne (terrain bâti ou non bâti) et on divise par le nombre d'hommes pour lesquels la caserne a été construite. Le calcul du nombre de mètres carrés dont chaque homme dispose dans les chambres est encore plus simple.

La ventilation naturelle, insensible, se fait mieux dans une chambre de 20^{m3} que dans une chambre de 10^{m3} et la ventilation artificielle est aussi beaucoup plus facile dans le premier de ces locaux que dans le second.

La ventilation d'un local habité ne peut être efficace que si elle se fait sans gêner les personnes qui l'occupent; nous aurons plus d'une fois à revenir sur ce principe qu'on a trop souvent perdu de vue dans l'étude des problèmes relatifs à la ventilation.

Pour qu'un système de ventilation soit toléré, il faut qu'il ne détermine pas de courant d'air froid appréciable[1]; or, si l'on introduit 40^{m3} d'air par heure dans un local de 10^{m3}, l'atmosphère sera renouvelée quatre fois par heure et le courant d'air sera gênant; tandis que si l'on introduit la même quantité d'air dans un local de 20^{m3}, l'atmosphère ne sera renouvelée que deux fois et le courant d'air sera insensible.

La pratique démontre qu'il est difficile de supporter plus de deux à trois renouvellements d'air par heure. (VALLIN, *op. cit.*)

Il existe, comme on voit, une étroite corrélation entre le cube d'air d'une chambre habitée et la quantité d'air que l'on peut y faire pénétrer pour empêcher la viciation de l'air. Avant de fixer le cube d'air désirable dans une caserne il est donc nécessaire de rechercher quelle est la quantité d'air qu'il faut attribuer par heure à un homme adulte pour que le taux de viciation ne dépasse pas la limite généralement admise.

La plupart des physiologistes considèrent l'air comme vicié quand la proportion d'acide carbonique atteint 0,0008.

En une heure un homme produit en moyenne 16 litres d'acide carbonique; pour que ces 16 litres n'élèvent pas le taux de l'acide carbonique de l'air du local habité au-dessus de 0,0008, il faut qu'ils soient dilués dans une quantité d'air x qui est indiquée par la proportion :

$$\frac{16}{x} = \frac{4}{10\,000}$$

$$\text{d'où } x = \frac{16 \times 10\,000}{4} = 40^{m3}.$$

On peut donc évaluer à 40^{m3} la quantité minima d'air neuf qui doit être fournie par heure et par homme, et si le local habité mesure 20^{m3}, il suffira de renouveler l'air deux fois par heure.

---

1. On pourrait, il est vrai, introduire en hiver de l'air chaud, mais cela nécessiterait une dépense considérable de combustible et, en dehors de la saison d'hiver, l'air du dehors, souvent plus frais que l'air intérieur, surtout pendant la nuit, produirait encore des courants d'air gênants.

Un cube d'air de 20^{m3} avec un renouvellement de l'air deux ou trois fois par heure nous paraît très désirable dans les chambres des casernes.

Dans le calcul qui précède, nous supposons que la totalité de l'acide carbonique produit se mélange à la totalité de l'air neuf; en réalité les choses ne se passent pas ainsi; l'air neuf qui arrive peu à peu dans la pièce habitée se mélange à la totalité de l'air vicié et le taux de l'acide carbonique tend de plus en plus à s'élever.

Par suite, dans les locaux qui sont occupés pendant huit à dix heures consécutives (dortoirs) ou d'une façon continue (prisons), l'air doit être plus souvent renouvelé que dans les locaux qui ne sont occupés que d'une façon temporaire; l'air neuf se mélange en effet, dans ces locaux, à de l'air de plus en plus vicié; c'est une des raisons qui font que la ventilation doit être plus active et le cube d'air plus grand, dans les hôpitaux que dans les casernes.

L'adoption dans les casernes de locaux de jour permettra de ventiler les chambres de casernes beaucoup mieux qu'on n'a pu le faire jusqu'ici.

Dans notre calcul, il y a d'ailleurs une cause d'erreur qui agit en sens inverse de la précédente.

Nous avons supposé que la chambre était hermétiquement close; or la ventilation naturelle introduit toujours une certaine quantité d'air qui pénètre par les murs, par les fentes, par les interstices des portes et des fenêtres [1].

Il était à craindre que l'acide carbonique, en raison de sa forte densité, ne s'accumulât à la partie inférieure des chambres habitées, ce qui aurait augmenté la viciation de l'air; heureusement il n'en est rien.

Leblanc, Coulier, Angus Smith, Arnolt, Pettenkofer, ont constaté que l'acide carbonique produit par la respiration était entraîné avec le courant d'air chaud vers la partie supérieure des locaux habités.

Dans la salle de l'Opéra-Comique, à la fin d'une représentation, Leblanc a trouvé 0,0015 d'acide carbonique au parterre et 0,003 au paradis.

---

1. M. le professeur Gréhant a fait l'expérience suivante dans une salle du Muséum de 54^{m3} : On ferme toutes les issues, on colle même sur les jointures des portes et des fenêtres des bandes de papier; on injecte alors dans la salle 2^{m3} d'acide carbonique et on mélange les gaz; des analyses de l'air montrent que la quantité d'acide carbonique décroît rapidement; le taux de l'acide carbonique qui est de 0,0357 immédiatement après l'introduction des 2^{m3} d'acide carbonique, tombe à 0,0008 au bout de 24 h. (Soc. de biologie, 3 nov. 1894.)

Si l'air se refroidit, l'acide carbonique retombe et gagne alors la partie inférieure du sol.

Lorsqu'il n'existe pas de courant d'air chaud et que l'atmosphère est calme, les gaz se superposent par ordre de densité; tout le monde connaît la grotte du Chien près de Naples; dans une cave où se trouvait du raisin en fermentation, Forster a trouvé, au-dessus du sol, 18, 30 d'acide carbonique pour 1000; la proportion n'était plus que de 11,99 à mi-hauteur et de 7,90 au plafond.

Le fait que dans les locaux habités les couches d'air supérieures sont d'ordinaire les plus souillées, montre qu'il importe d'extraire l'air par la partie supérieure, de faire, en d'autres termes, de la ventilation ascendante; nous aurons à revenir sur ce point.

Voyons maintenant quelles sont les conclusions des auteurs au sujet du cube d'air dans les chambres des casernes et dans les salles des hôpitaux et quelles sont les fixations réglementaires.

D'après le général Morin on doit ventiler les casernes de manière à fournir 30^{m3} d'air par heure et par homme, pendant le jour, 40 à 50^{m3} pendant la nuit.

M. le médecin inspecteur Morache estime que le cube d'air dans les casernes devrait être de 45^{m3} par homme, ce qui, en supposant une hauteur de plafond de 4 m. à 4 m. 50, exigerait un espace de 10 à 11^{m2} par homme.

Arnould demande, dans les casernes, 8^{m2} par homme avec une hauteur de plafond de 4 m., ce qui donne un cube d'air de 32^{m3} par homme.

Kirchner demande 20^{m3} par homme.

D'après M. le médecin inspecteur Boisseau, il est à désirer que chaque homme dispose d'un espace de 25^{m3}; en défalquant le volume du lit, etc., cet espace se réduit à $23^{m3},50$.

Corfield estime que le cube d'air dans les maisons d'habitation doit être au minimum de 21^{m3} et que l'air doit être renouvelé quatre fois par heure, ce qui donne 84^{m3} d'air par homme et par heure.

En France, le règlement sur le service du casernement (30 juin 1856) fixe à 12^{m3} au moins l'espace à allouer à un fantassin et à 14^{m3} l'espace à allouer à un cavalier. Autrefois cette différence entre le fantassin et le cavalier avait sa raison d'être; le cavalier mettait sa sellerie dans sa chambre, et les cavaliers étaient d'une taille plus élevée que les fantassins; il n'y a plus de motifs pour maintenir cette distinction [1].

1. Dans les chambres, presque toujours de forme régulière, de nos casernes et de nos hôpitaux, il est très facile de savoir quel est le cube d'air; il suffit de

Dans l'étude des casernements types pour les différentes armes, approuvée par décision ministérielle du 4 novembre 1889, il est dit que dans les nouvelles casernes le cube d'air ne sera jamais inférieur à 17^{m3}.

En Angleterre, la Commission de réforme des casernements avait demandé que le cube d'air dans les casernes fût porté à $16^{m3},8$ avec un renouvellement d'air d'au moins 34^{m3} par heure et par homme. Le cube d'air demandé par la Commission est devenu réglementaire dans les casernes; dans les baraques, le chiffre minimum est de $11^{m3},3$, mais il est presque toujours dépassé.

En Autriche, le cube d'air réglementaire dans les casernes est de $15^{m3},3$; en Allemagne, de $12^{m3},9$ par homme dans l'infanterie, et de $15^{m3},3$ dans la cavalerie et l'artillerie.

Dans les casernes de l'Alberstadt de Dresde, le cube d'air est de $14^{m3},3$ dans les dortoirs, et de 9^{m3} dans les chambres ordinaires. Il est certain qu'on peut se montrer moins exigeant sur le cube d'air dans les casernes où il existe des chambres de jour et des dortoirs.

En Belgique, le cube d'air réglementaire dans les casernes est de 10 à 12^{m3}.

Les mêmes chiffres ont été adoptés aux États-Unis.

Tous les auteurs s'accordent à reconnaître que le cube d'air et la quantité d'air fournie par la ventilation, doivent être notablement plus élevés dans les hôpitaux que dans les casernes.

Le général Morin demande que, dans les hôpitaux ordinaires, la ventilation soit assurée à raison de 60 à 70^{m3} d'air par heure et par malade et, dans les salles consacrées aux maladies épidémiques, à raison de 150^{m3} par heure et par malade.

D'après Ch. Sarazin, chaque malade devrait disposer, dans une salle d'hôpital, de $11^{m2},25$, ce qui, avec une hauteur de plafond de 5 m, donne $56^{m3},25$ par lit.

Dans les hôpitaux civils anglais, la moyenne est de 52^{m3} par lit, et ce chiffre est jugé insuffisant par quelques hygiénistes. (L. Lefort.)

En France, le règlement sur le service de santé à l'intérieur fixe à 40^{m3} le cube d'air que doit avoir chaque malade dans les hôpitaux [1].

---

multiplier la longueur de la chambre qu'on se propose de cuber, par la largeur et par la hauteur. Du chiffre ainsi obtenu on déduira autant de fois 1 m. 50 qu'il y a de lits dans la chambre; l'espace occupé par les lits, par les hommes, et par le mobilier peut être évalué en effet à $1^{m3},50$ par lit.

1. L'espacement des lits est calculé de façon à donner autant que possible 40^{m3} d'air à chaque malade. Dans aucun cas la distance entre les lits ne peut être inférieure à 1 m.; la distance entre deux rangées de lits doit être de 2 m. au moins. (Art. 233 du règlement.)

D'après le règlement de 1868 sur les hôpitaux prussiens, le cube d'air doit être de 37^{m3}.

Dans les hôpitaux militaires anglais, le chiffre réglementaire est $33^{m3},6$.

Dans beaucoup d'hôpitaux civils de création récente, le cube d'air atteint 50 à 60^{m3} par lit.

On voit qu'il existe d'assez grandes divergences entre les hygiénistes quant au cube d'air nécessaire dans les casernes et dans les hôpitaux, mais que tous réclament un cube d'air supérieur au cube réglementaire dans la plupart des armées. Le chiffre de 12^{m3} adopté en France pour l'infanterie est notoirement insuffisant, il est à désirer que le chiffre de 17^{m3} qui figure dans l'étude sur les casernements types (1889), soit adopté pour toutes les casernes. Ce serait un réel progrès en attendant les 20^{m3} d'air que nous demandons.

Le cube d'air de 40^{m3} par malade, adopté pour nos hôpitaux militaires, nous paraît suffisant.

Les règlements ne fixent pas la quantité d'air qui doit être fournie par la ventilation; les chiffres de la Commission anglaise du casernement (34^{m3} par heure et par homme) et du général Morin (30^{m3} par heure et par homme dans le jour, 40^{m3} pendant la nuit) se rapprochent de très près de celui que nous avons indiqué pour les casernes; dans les hôpitaux, avec un cube d'air de 40^{m3} par lit, on pourrait obtenir facilement un renouvellement de l'air une fois et demie à deux fois par heure, ce qui donnerait de 60 à 80^{m3} d'air par heure et par malade.

CHAPITRE XVIII

VENTILATION. — CHAUFFAGE. — ÉCLAIRAGE

VENTILATION

Nous avons vu dans le chapitre précédent que l'air se viciait rapidement dans les locaux habités, principalement dans les habitations collectives comme les casernes et les hôpitaux ; nous avons vu également dans quelle mesure il était nécessaire d'assurer le renouvellement de l'air ; il nous reste à étudier les procédés qui sont employés pour assurer ce renouvellement. Nous ne chercherons pas à décrire tous les appareils de ventilation connus, nous nous occuperons spécialement de ceux de ces appareils qui paraissent applicables à la ventilation des casernes ou des hôpitaux.

Il n'est pas possible de séparer l'étude du chauffage de celle de la ventilation ; les meilleurs appareils de chauffage sont en effet ceux qui contribuent à la ventilation, la question de l'éclairage se rattache aussi à celle de la ventilation.

La ventilation d'un local est dite *naturelle* quand elle se fait par des orifices qui n'ont pas été spécialement ménagés pour assurer le renouvellement de l'air : ventilation par les murs poreux, par les portes et les fenêtres, et par leurs interstices, par les cheminées qui servent au chauffage et qui ne présentent pas de disposition particulière en vue de la ventilation.

La ventilation est dite *artificielle* quand elle se fait au moyen d'appareils ou par des orifices qui ont été spécialement disposés pour l'entrée et la sortie de l'air.

Dans la ventilation naturelle et dans la ventilation artificielle les procédés généraux sont les mêmes, et il est bien difficile de dire où finit la ventilation naturelle, où commence la ventilation artificielle.

Une cheminée ordinaire est un excellent appareil de ventilation et elle agit exactement de la même manière que les cheminées construites spécialement pour la ventilation. L'appel produit par l'air chaud [1] intervient sans cesse dans la ventilation naturelle, comme dans la ventilation artificielle.

Le courant d'air qui passe au-dessus d'une cheminée donne lieu, dans l'intérieur de celle-ci, à une aspiration qui est seulement rendue plus active à l'aide de certains appareils que nous étudierons plus loin.

Le vent qui souffle avec force et qui pénètre à travers tous les interstices d'une maison, agit comme les appareils de ventilation artificielle par pulsion.

1. VENTILATION NATURELLE. — *Importance de la ventilation naturelle; mesures à prendre pour la faciliter dans les chambres des casernes et dans les salles des hôpitaux.* — On peut déclarer *a priori* qu'une chambre de caserne ou d'hôpital dans laquelle la ventilation naturelle ne se fait pas dans de très bonnes conditions est malsaine.

La ventilation artificielle ne remédie qu'en partie au défaut de ventilation naturelle, et l'on peut dire également *a priori* que tout système de ventilation artificielle qui tend à supprimer la ventilation naturelle est mauvais.

« On se fait difficilement une idée, écrit Ch. Sarazin, de la quantité d'air qui parcourt une salle dans un temps donné, lorsque les fenêtres sont largement ouvertes. Cette quantité est hors de toute

---

1. L'air, malgré sa légèreté apparente, est un corps grave qui obéit aux lois de la pesanteur : 1^{m3} d'air à 0° et sous la pression de 0 m. 76 de mercure pèse 1kg. 30. L'air qui s'échauffe augmente considérablement de volume et devient plus léger; par suite, l'équilibre est rompu entre la colonne d'air chaud et les colonnes d'air voisines plus froides et plus lourdes, et l'air chaud, refoulé, s'élève; aussi toute source de chaleur peut être utilisée pour la ventilation.

proportion avec ce qu'on obtient par les appareils de ventilation les plus puissants. Supposons en effet un courant d'air qui fasse seulement 10 m. à la minute; il est à peine sensible, et c'est tout au plus s'il incline légèrement la flamme d'une bougie. Si ce courant est produit par deux fenêtres opposées, largement ouvertes, ayant 1 m. 5 de large et 3 m. de haut, le cube d'air qu'il introduit par minute dans la salle est égal à 1 m. $5 \times 3 \times 10 = 45$. En une heure, il est égal à 1 m. $5 \times 3 \times 10 \times 60 = 2\,700$. Et six fenêtres ouvertes nous donneront $16\,200^{m3}$ à l'heure. C'est un véritable lavage à grand courant de toute l'atmosphère de la salle; il laisse loin derrière lui les résultats obtenus avec les appareils ventilateurs. » (Art. HOPITAL *in* Nouv. Diction. de méd. et de chir. pratiques.)

La ventilation qui s'effectue par les parois des habitations est irrégulière, et nous avons vu qu'il est à désirer que les murs des casernes, comme ceux des hôpitaux, soient recouverts d'enduits imperméables, ce qui supprime presque complètement la ventilation par les murs.

La ventilation qui se fait par les portes, par les couloirs et les paliers est mauvaise, parce qu'elle introduit souvent de l'air déjà vicié.

C'est par les fenêtres que se fait presque exclusivement la ventilation naturelle dans une chambre de caserne ou d'hôpital; le nombre, les dimensions et la disposition des fenêtres ont donc une importance considérable.

Les fenêtres doivent être larges, hautes, faciles à ouvrir et à fermer, opposées, afin que l'on puisse établir de larges courants d'air en ouvrant les fenêtres percées sur les deux façades des bâtiments.

Lorsque la hauteur des pièces ne permet pas de faire monter les fenêtres jusqu'à la partie supérieure, il faut établir, au-dessus, des impostes qui permettent le renouvellement des couches d'air supérieures qui sont les plus viciées.

Dans les pièces très hautes, la ventilation se fait souvent mal, les fenêtres n'assurant le renouvellement de l'air qu'à la partie inférieure.

Ch. Sarazin demande que, dans les salles d'hôpital qui ont 5 m. de haut, on donne aux fenêtres une hauteur moyenne de 4 m. à 4 m. 25, le compartiment supérieur étant formé par un châssis vitré mobile.

La plupart des auteurs estiment qu'une hauteur de 4 m. est suffisante dans les hôpitaux, à plus forte raison dans les chambres de caserne.

« Au-dessus de 4 m., écrit de Chaumont, le mouvement atmosphérique est faible ou nul, si ce n'est auprès des ventilateurs ; l'espace supérieur à cette hauteur est donc de peu d'utilité pour la ventilation. Une hauteur excessive augmente le prix des construc-tions, ainsi que la dépense du chauffage, rend les soins de propreté plus difficiles et, dans une certaine mesure, gêne la ventilation. » (Art. HOSPITALS *in* Encyclop. britann.)

Nous avons déjà eu l'occasion de dire qu'il était indispensable d'avoir des salles ventilées sur les deux grands côtés des bâtiments (Ch. XIV) ; la différence de température qui existe presque toujours entre les deux côtés, facilite beaucoup le renouvellement de l'air, qui est au contraire très difficile dans les chambres qui n'ont des fenêtres que d'un côté.

Le règlement prescrit d'aérer les chambres de caserne le plus possible [1] ; malheureusement il y a souvent dans les chambres des hommes que les courants d'air incommodent (malades à la chambre, etc.) et il est rare que l'on puisse établir de larges courants d'air en ouvrant les fenêtres opposées. Ici encore on voit la nécessité d'avoir des chambres de jour et des dortoirs qui seront largement ventilés pendant la journée ; on se débarrassera des malades à la chambre en affectant un local particulier à ceux qui pourront se tenir levés et en admettant à l'infirmerie ceux qui doivent rester au lit.

II. VENTILATION ARTIFICIELLE. — La ventilation peut être *locale* ou *générale* et *centrale*, c'est-à-dire qu'on peut pourvoir dans un hôpital, par exemple, à la ventilation de chaque salle indépendamment de celle des autres salles, ou bien installer un appareil susceptible d'assurer la ventilation de toutes les salles.

La ventilation centrale ne peut être assurée, dans un grand établissement, que par des procédés coûteux qui ne paraissent pas applicables aux casernes.

A. VENTILATION LOCALE. — Pour assurer la ventilation d'une chambre de caserne ou d'hôpital, il faut donner accès à l'air extérieur dans cette chambre et plusieurs problèmes importants se posent : Combien faut-il établir d'orifices de ventilation ? A quel

1. « L'air des chambres doit être constamment renouvelé, le jour au moyen des fenêtres ; la nuit au moyen des appareils de ventilation ouverts dans la mesure prescrite.

« Après le lever et lorsque les hommes sont habillés, toutes les fenêtres d'un même côté sont ouvertes. Dès que les hommes sont sortis, les chambres sont aérées le plus possible... » (Règl. du 20 oct. 1892 sur le service intér. Infanterie, § 354.)

endroit faut-il placer ces orifices? Quelle surface doit avoir chacun d'eux? Enfin quelle est la disposition qu'il faut adopter pour ces orifices?

1° *Nombre des orifices.* — La ventilation, dit le général Morin (*op. cit.*), doit avoir pour but principal d'extraire l'air vicié, mais toute extraction d'air impliquant la rentrée de l'air sur d'autres points, on ne doit pas séparer l'étude des dispositions à prendre pour la rentrée de l'air, de celles qui ont pour but son extraction.

Une expérience très simple montre la nécessité d'avoir dans une chambre des orifices d'entrée et de sortie pour l'air.

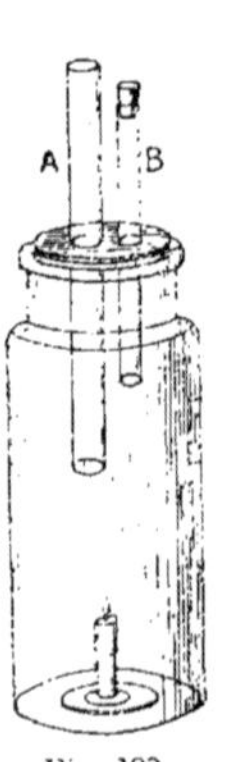
Fig. 182.

Soit un grand bocal (fig. 182) au fond duquel se trouve une bougie qu'on allume; bien que l'orifice du bocal soit large, la bougie ne tarde pas à s'éteindre. Fermons maintenant l'orifice supérieur du bocal avec un large bouchon de liège percé de deux trous dans lesquels passent deux tubes de verre A et B, de longueur inégale, et rallumons la bougie; nous constatons qu'elle brûle très bien et qu'elle ne s'éteint plus; si nous venons à fermer avec un bouchon le tube B nous verrons de nouveau la flamme diminuer d'intensité au bout de quelques instants et la bougie s'éteindre, si nous ne rouvrons pas à temps le tube qui a été bouché (JOLY, PETTENKOFER).

Il est donc nécessaire d'avoir, dans les locaux à ventiler, des orifices multiples, destinés à assurer l'entrée et la sortie de l'air.

2° *De la place à donner aux orifices d'entrée et aux orifices de sortie de l'air.* — D'après le général Morin, les orifices d'évacuation de l'air devraient être placés le plus près possible des points où l'air s'altère, c'est-à-dire, dans des chambres de caserne, à la tête des lits, et il faudrait les multiplier beaucoup (un au moins pour deux lits). Les orifices d'entrée de l'air devraient être au-dessous du plafond.

Le général Morin fait observer très justement qu'il ne faut pas faire arriver l'air par des orifices placés au niveau du sol, ce qui donne lieu à un courant d'air insupportable dans les jambes des personnes qui occupent le local ainsi ventilé.

La Commission anglaise du casernement avait placé également les orifices d'entrée de l'air à la partie supérieure des chambres.

MM. Putzeys, Geneste et Herscher ont soutenu au contraire qu'il fallait mettre les orifices de sortie de l'air à la partie supérieure des chambres et les orifices d'entrée à la partie inférieure.

Nous avons eu déjà l'occasion de dire que, dans ces questions de ventilation, on devait accorder une grande importance à l'expérience journalière; le système de ventilation le meilleur, au point de vue théorique, ne rendra aucun service dans la pratique, s'il est gênant pour les personnes qui occupent la pièce ventilée; les orifices d'entrée de l'air seront bien vite obturés et un système de ventilation médiocre qui fonctionne, est préférable, chacun en conviendra, à un système excellent en théorie, mais qui ne fonctionne pas.

L'expérience a démontré de la façon la plus nette que les orifices d'entrée de l'air qui sont placés à la partie inférieure des chambres produisent, sauf par les temps très chauds, un courant d'air froid insupportable. Il suffit pour s'en convaincre de regarder les nombreuses ventouses qui existent à la partie inférieure des salles de beaucoup d'hôpitaux et de casernes, et qui sont toujours soigneusement fermées.

Le général Morin a donc eu parfaitement raison de dire que les orifices d'entrée de l'air ne devaient pas être placés à la partie inférieure des chambres; il a été moins bien inspiré en demandant que les orifices de sortie soient placés à la hauteur de la tête des lits.

L'air vicié qui ne serait pas absorbé en totalité par ces orifices s'élèverait jusqu'au plafond pour retomber après s'être refroidi; d'autre part, à moins d'avoir des moyens puissants d'appel ou de propulsion, il est téméraire de fixer à l'air ses portes d'entrée et de sortie. En réalité les courants d'air se renversent souvent et tel orifice qui était destiné à la sortie de l'air, se trouve servir à son introduction. Dans le système du général Morin, quand le courant d'air se renverserait, les hommes couchés recevraient une douche d'air froid sur la tête.

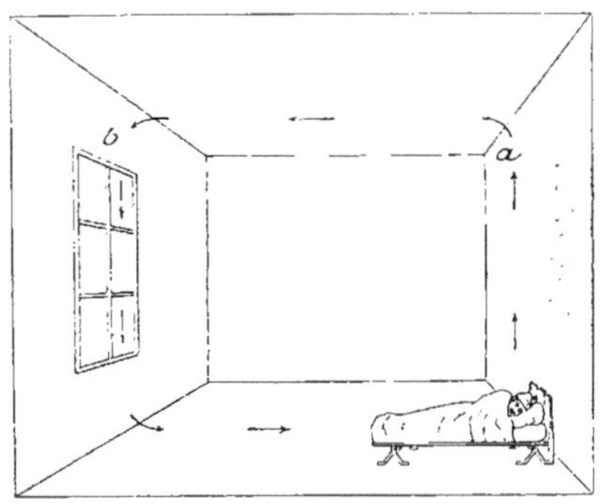

Fig. 183.

Il importe, dans la ventilation d'une chambre, d'utiliser le mouvement naturel de l'air. Soit une chambre avec une fenêtre; un homme est couché dans cette chambre (fig. 183). Alors même que la chambre est exactement close, l'air y circule; l'air s'échauffe au contact du dormeur et en se mélangeant aux gaz qui proviennent de l'expiration; ainsi échauffé l'air s'élève jusqu'au plafond; au contraire, la température extérieure étant presque toujours plus basse que la température intérieure, l'air se refroidit au niveau de la fenêtre et retombe, d'où le circuit indiqué par les flèches.

Supposons que, dans la chambre représentée, un orifice de sortie pour l'air vicié existe en *a*, et un orifice d'entrée en *b*, à la partie supérieure de la fenêtre, on voit que la circulation naturelle de l'air continuera et facilitera grandement la ventilation; l'air vicié pourra s'échapper et il sera remplacé par de l'air neuf qui tombera à la partie inférieure de la chambre et qui n'arrivera sur le dormeur qu'après s'être mélangé au reste de l'air. La ventilation sera assurée dans de bonnes conditions.

Pour la facilité de la démonstration nous n'avons représenté dans la chambre (fig. 183) qu'un lit et qu'une fenêtre; avec deux rangées de lits et des fenêtres opposées, comme dans une chambre de caserne, les choses se passeront à peu près de la même manière.

Les hygiénistes condamnent d'ordinaire la ventilation qui se fait par des orifices d'entrée et de sortie placés à la partie supérieure (BERTIN SANS, *op. cit.*); leurs critiques seraient justifiées si l'air qui pénètre dans une chambre, par un orifice de ventilation, allait directement sortir par l'orifice opposé, mais les choses ne se passent pas ainsi, l'air froid du dehors tombe vers la partie inférieure de la chambre et l'air vicié monte vers la partie supérieure.

La ventilation ascendante qui semble préférable, donne dans la pratique de mauvais résultats pour les motifs déjà indiqués; quant à la ventilation descendante (orifices d'extraction à la partie inférieure), elle est irrationnelle, puisqu'elle contrarie le mouvement naturel de l'air, et qu'elle ramènerait sur les personnes placées dans le local à ventiler l'air vicié des couches supérieures.

Ces considérations ne s'appliquent qu'à la ventilation qui se fai avec l'air pris directement au dehors; lorsque l'air neuf est chauffé avant d'être introduit dans les chambres, il n'y a pas d'inconvénients à le faire arriver par la partie inférieure.

3° *Dimensions à donner aux orifices d'entrée et de sortie de l'air.* — D'après le général Morin, pour assurer à chaque homme 40^{m3} d'air par heure, il faut donner aux orifices d'admission et d'évacuation une étendue de $0^{m2},0066$ par lit (soit un orifice carré de 0 m. 08 de côté environ), en y ajoutant pour l'été des orifices auxiliaires présentant la même section. Si les chambres sont de

12 hommes, une section de $0^{m2},13$ est nécessaire pour évacuer 480^{m3} par heure, en supposant la vitesse du courant d'air égale à 1 m. par seconde.

La vitesse du courant d'air est très variable, elle dépend de la force du vent et de la différence des températures intérieure et extérieure; par les temps froids, lorsque cette différence est considérable, l'air du dehors s'engouffre dans les chambres chauffées, de même quand le vent souffle avec force; par suite, si l'on calcule les dimensions des orifices d'entrée de l'air pour une vitesse de courant d'air de 1 m. par seconde, ces orifices se trouveront trop grands toutes les fois que cette vitesse sera augmentée; l'air froid, introduit en trop grande quantité, deviendra gênant et les orifices seront condamnés. La seule manière d'éviter cet inconvénient est d'avoir des orifices dont les dimensions sont *variables*, que l'on peut agrandir lorsque le temps est chaud et l'air tranquille, rétrécir quand il fait froid ou que le vent souffle avec force, fermer même presque complètement par les froids très rigoureux et lorsque le vent souffle en tempête.

Tout système de ventilation qui ne permet pas de graduer ainsi l'entrée de l'air est mauvais.

4° *De la forme à donner aux orifices d'entrée et de sortie de l'air. Appareils proposés pour garnir ces orifices.* — Lorsqu'on dispose de moyens de ventilation assez puissants pour qu'on soit sûr que le courant d'air suivra toujours, dans les locaux ventilés, la même direction, on peut donner des formes différentes aux orifices d'entrée et de sortie de l'air; dans les chambres de caserne ventilées avec l'air pris directement au dehors, le courant d'air se renverse sans cesse, et il faut se préoccuper surtout d'installer les orifices de ventilation de telle sorte que l'air extérieur, généralement plus froid que l'air intérieur, en pénétrant dans la chambre, n'incommode pas les hommes qui l'occupent.

En plaçant les orifices de ventilation sur les deux grands côtés des bâtiments, on obtient des résultats satisfaisants; l'un des côtés étant presque toujours plus chaud que l'autre, il y a appel d'air vers le côté le plus chaud.

Les orifices de ventilation peuvent être ménagés au-dessus des fenêtres, au niveau même et à la partie supérieure de celles-ci, ou bien dans l'épaisseur des murs.

a. *Appareils fixés au niveau des fenêtres.* — Ces appareils sont les plus simples et les plus économiques pour les bâtiments déjà construits, aussi est-ce à eux qu'on a le plus souvent recours.

Les *vasistas* ou vitres mobiles sont très souvent utilisés pour la ventilation des hôpitaux ou des casernes; ils doivent être installés, autant que possible, au-dessus des fenêtres et non sur les châssis mobiles de celles-ci.

Il n'est pas indifférent qu'un carreau mobile tourne autour d'un axe vertical ou horizontal, autour d'un axe horizontal qui correspond au bord inférieur du carreau ou autour d'un axe médian, etc. Un carreau mobile autour d'un axe vertical produit, lorsqu'il est ouvert, un courant d'air froid qui tombe directement dans la chambre et qui est gênant pour les personnes qui se trouvent au-dessous; il en est de même pour un carreau mobile autour de l'axe horizontal médian (fig. 184), cette disposition présente un autre inconvénient : pour que le carreau se ferme, quand on lâche la corde qui le maintenait ouvert, on est obligé de charger, avec une feuille de plomb, la partie inférieure du cadre, et il arrive souvent que le carreau se casse en retombant.

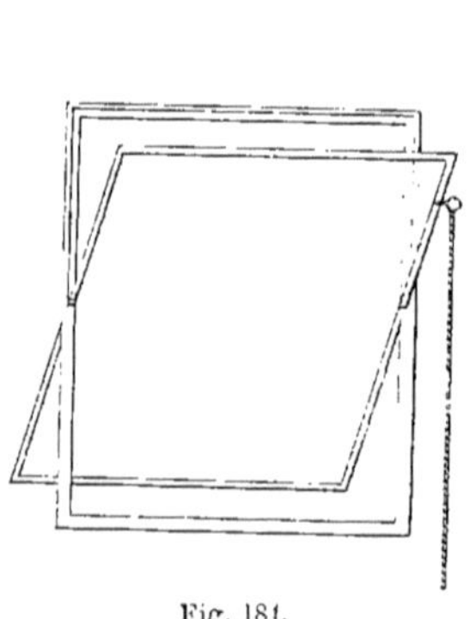

Fig. 184.

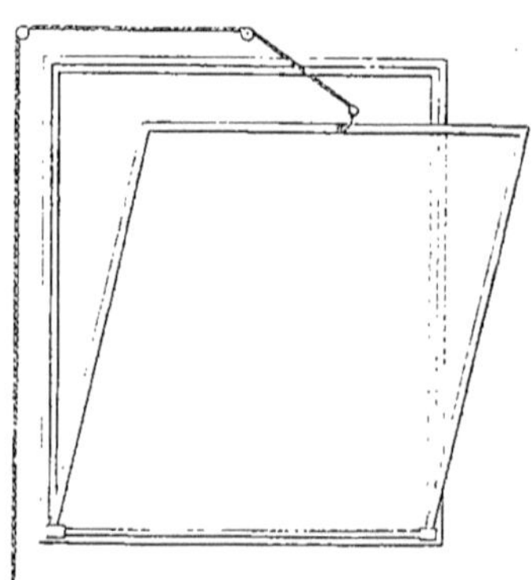

Fig. 185.

La meilleure disposition consiste à rendre la vitre mobile autour d'un axe horizontal qui correspond à son bord inférieur, comme cela est indiqué dans la figure 185. Une grande partie de l'air qui pénètre dans la pièce à ventiler est dirigée vers la partie supérieure, mais sur les côtés, de l'air froid tombe directement sur les personnes qui se trouvent à proximité du vasistas ; on évite cet inconvénient en plaçant, de chaque côté du carreau mobile, des feuilles de tôle qui ferment les espaces triangulaires existant entre le châssis et le carreau lorsqu'il est ouvert. On a alors un ventilateur en forme de hotte qui dirige le courant d'air tout entier vers la partie supérieure de la chambre, et qu'on peut ouvrir plus ou moins suivant les conditions météorologiques; cet appareil, qui est simple et peu coûteux, nous paraît excellent.

D'après la notice sur les casernements types (1889), les châssis de fenêtre des casernes seront munis à l'avenir d'une imposte ouvrant dans toute sa largeur et tournant autour de son bord inférieur, avec dispositif de manœuvre permettant de régler l'ouverture à volonté; on y ajoutera des ventilateurs automatiques ou autres, appliqués le long des murs de refend.

En 1883, on a essayé d'assurer la ventilation dans les chambres des casernes françaises en remplaçant un des carreaux supérieurs de quelques-unes des fenêtres par une toile métallique [1]; le procédé se recommandait par sa simplicité; la pratique a montré ses inconvénients; lorsque la toile métallique est neuve, elle laisse passer beaucoup d'air et, s'il fait froid, les hommes que le courant d'air incommode s'empressent de coller un papier sur les orifices de ventilation; si la toile est vieille, elle se rouille, ses mailles se remplissent de poussière, se colmatent, et elle ne laisse plus passer qu'une quantité d'air très faible.

Des médecins russes ont proposé de garnir de feutre les châssis destinés à assurer la ventilation des casernes et des écoles. L'échange des gaz se fait assez bien à travers le feutre et l'air introduit de cette façon ne produit pas de courant froid. L'ouverture close par un morceau de feutre possède, comme puissance de ventilation, le quinzième de celle qu'elle posséderait si elle était ouverte complètement (MEDEM, *Revue de méd. milit. russe*, avril 1885).

On remplace un des carreaux supérieurs de plusieurs fenêtres du local à ventiler par un feutre blanc tendu sur un cadre en bois. L'ouverture extérieure est garnie d'un paravent en tôle, pour abriter le feutre contre la neige et la pluie.

Ce procédé peut rendre des services en campagne; il est facile de remplacer quelques carreaux par des morceaux de feutre ou simplement par des morceaux de couvertures de laine; mais les châssis garnis de feutre ne semblent pas devoir être recommandés pour la ventilation des casernes; le feutre empêche l'accès de la lumière et du soleil, il se salit et, par les temps humides, pluvieux, en admettant même qu'il soit protégé contre la pluie, il laisse difficilement passer l'air, enfin le réglage de la ventilation n'est pas possible.

---

1. Circulaires ministérielles du 31 mars 1883 et du 12 juillet 1884.

MM. E. Trélat, Geneste et Herscher ont préconisé des vitres perforées à trous coniques; ces vitres, en verre épais, sont adaptées à la partie supérieure des fenêtres, en remplacement des vitres ordinaires; la partie évasée des trous coniques est dirigée vers l'intérieur de la chambre. L'air extérieur entre par les orifices les plus étroits, se divise en arrivant à l'orifice le plus large, se dilate, et par seuil le courant d'air perd de sa force. La fig. 186 représente une vitre perforée, la coupe *a* montre la disposition des trous coniques.

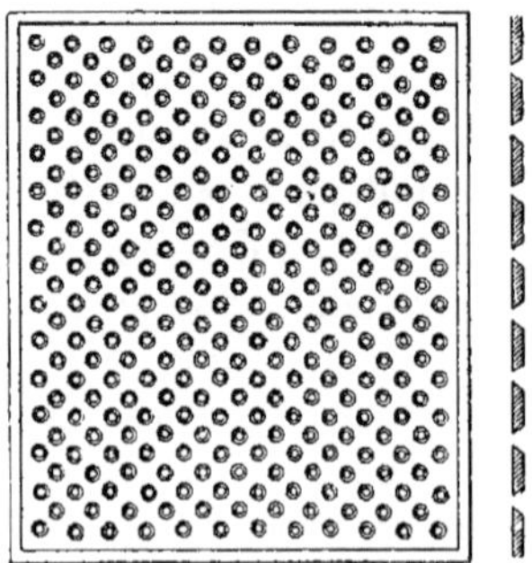

Fig. 186. — Vitre perforée à trous coniques vue de face et sur la coupe (*a*).

L'expérience suivante permet d'apprécier l'influence de la forme des trous sur le courant d'air (E. Trélat) : on prend un morceau de vitre perforée à trous coniques et l'on souffle au travers, sur la flamme d'une bougie; lorsqu'on souffle par le côté qui correspond aux orifices évasés des trous coniques, on arrive facilement à éteindre la bougie; en soufflant du côté opposé, on agit beaucoup moins sur la flamme de la bougie.

Les vitres perforées à trous coniques doivent être munies de châssis vitrés de recouvrement; lorsque l'air extérieur est très froid, ou lorsque le vent souffle avec violence, il est en effet indispensable de pouvoir oblitérer temporairement les vitres qui, dans ces conditions, n'empêchent pas la formation d'un courant d'air gênant.

La vitre perforée à trous coniques, munie d'un châssis vitré de recouvrement, constitue un appareil coûteux et assez fragile qui ne peut pas être employé pour la ventilation des casernes, d'autant plus que les orifices des vitres étant très petits, il faudrait installer un grand nombre de ces appareils dans une caserne [1].

La surface ouverte représentée par une vitre perforée de la dimension des carreaux en usage dans les casernes est seulement de $0^{dm^2},442$. La quantité d'air introduite par les temps calmes est très faible.

M. le Dr Castaing a proposé de remplacer quelques-unes des vitres

<hr>

1. E. Trélat, Aérage et chauffage des habitations, *Revue d'hygiène*, 1886, p. 471. — E. Wallon, Expér. sur l'aération des locaux scolaires par le verre perforé, *Revue d'hygiène*, 1887, p. 1037. — Discussion à la Soc. de méd. publique, *Revue d'hygiène*, 1888, p. 40.

ordinaires, à la partie supérieure des fenêtres, par des vitres parallèles présentant la disposition suivante : l'une des vitres est placée dans la feuillure extérieure comme les vitres ordinaires, mais avec un vide (fig. 187. B) de 0 m. 04 à la partie inférieure, l'autre vitre est placée dans une feuillure interne avec le même vide à la partie supérieure (A). L'intervalle entre les deux vitres est de 0 m. 01 à 0 m. 02. Sur la coupe les flèches indiquent le trajet que suit l'air pour pénétrer dans la chambre.

Afin de pouvoir nettoyer la face interne des vitres qui se couvre rapidement de poussière, on

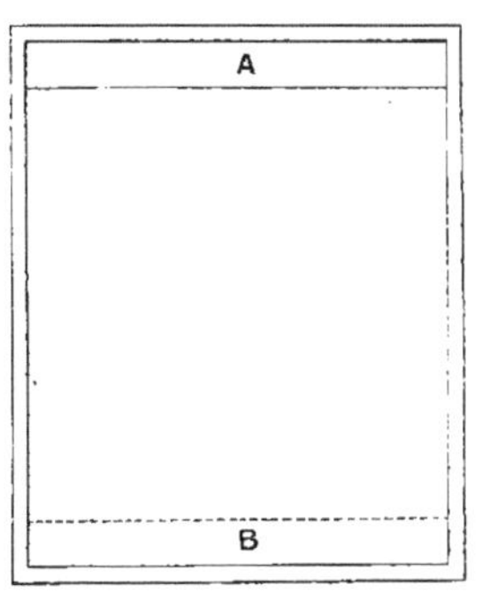
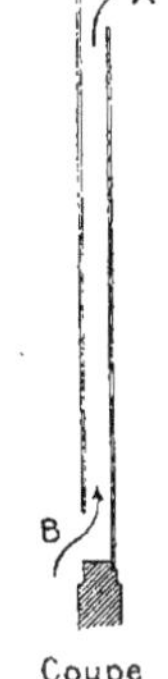

Fig. 187. — Vitre Castaing vue de face et sur une coupe.

peut disposer la vitre interne de façon à ce qu'elle soit mobile[1], mais cela complique l'appareil et le rend plus fragile.

Une autre modification des vitres Castaing consiste à placer deux vitres comme il est dit plus haut, mais qui ne se recouvrent que sur une bande de 0 m. 05 et qui sont par suite faciles à nettoyer.

En Russie, on utilise souvent d'une manière analogue les doubles fenêtres pour faire pénétrer l'air dans l'intérieur des habitations (BERTIN-SANS, *op. cit.*).

Les vitres Castaing sont commodes, peu coûteuses, mais elles ne permettent pas de faire varier les dimensions des orifices d'entrée de l'air. Par les temps calmes et lorsque la différence de température est peu considérable entre l'air de la chambre à ventiler et l'air extérieur, la vitre Castaing ne ventile que très peu; lorsqu'il fait du vent ou par les temps très froids, la ventilation devient énergique; l'air qui n'a pas le temps de se réchauffer en passant entre les deux vitres produit un courant d'air gênant, ce qui entraîne l'oblitération de l'orifice, on colle une bande de papier sur l'une des fentes et le ventilateur est annihilé.

---

1. CASTAING, *Arch. de méd. milit.*, 1891, t. XVII, p. 142. — DARDIGNAC, *Revue d'hygiène*, 1893, p. 204. — Note minist. relative aux appareils à employer pour l'aération des chambres de troupe, *Bulletin off. du ministère de la guerre*, août 1895 (partie réglem.).

La surface ouverte représentée par une vitre Castaing (vitre ordinaire de caserne) est d'environ 55^{c^2}.

On emploie quelquefois des châssis en fer garnis d'une série de lames de verre qu'un levier articulé permet d'abaisser ou de relever ; la figure 188 indique une des dispositions adoptées pour ces vasistas à valves mobiles ; l'appareil est vu du dehors ; l'air qui pénètre entre les lames de verre prend une direction ascendante à la partie moyenne de l'appareil, mais il tombe sur les côtés ; ces appareils, coûteux et fragiles, ne sont pas utilisables pour les casernes.

M. Bour, adjoint du génie, a proposé de remplacer une vitre ordinaire par un châssis portant des lames de verre ou des lames de tôle galvanisée, qui tourillonnent autour d'un axe horizontal et qui

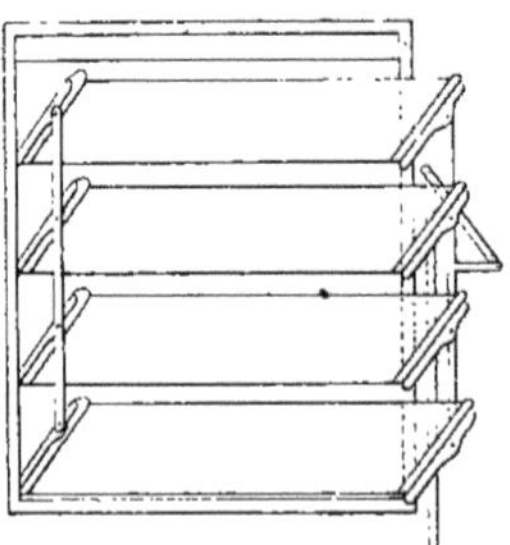

Fig. 188. — Vasistas à lames de verre mobiles.

sont réunies entre elles à la manière des lames d'une persienne à lames mobiles. Ces lames sont équilibrées de telle sorte qu'au moindre courant d'air provoqué même par l'ouverture d'une porte, elles viennent s'appliquer l'une contre l'autre. Leur inclinaison peut être réglée au moyen d'une ficelle de tirage, de manière à donner à l'air, suivant les saisons, un écoulement plus ou moins rapide. Afin d'empêcher les hommes de toucher à ce tirage, les appareils sont munis d'une tringle de manœuvre commandée par une petite serrure dont la clef serait remise au caporal.

L'appareil est assez coûteux (30 fr. avec des lames en tôle). La direction des lames ne s'oppose pas complètement à la chute d'air froid ; enfin l'appareil construit en tôle empêche l'accès de la lumière, et l'appareil en verre paraît fragile.

La section technique du génie a proposé, en 1889, un aérateur qui se compose d'une persienne en zinc à laquelle on donne les dimensions d'une vitre. Les lames fixes de la persienne, inclinées de 60° avec la verticale et espacées de 0 m. 03, sont soudées sur un cadre en zinc qui se fixe aux petits bois de la fenêtre. Un volet en zinc s'applique sur la persienne du côté de la chambre, il est mobile dans deux glissières verticales, sa course ascendante est limitée de façon à laisser découvert, en haut, le dernier intervalle des lames. Cet aérateur a l'inconvénient d'être opaque, de plus le glissement du volet de zinc n'est pas toujours facile.

Le ventilateur de M. Dive, de Ham, peut s'adapter aux fenêtres, à la place d'un carreau, ou bien dans des trous creusés au travers des murs; il se compose d'une planche épaisse de 0 m. 04 à 0 m. 05, qui remplace par exemple le tiers ou la moitié d'une vitre (fig. 189), cette planche est percée de canaux cylindriques ou légèrement ovalaires, qui sont disposés de manière à donner une direction ascendante aux colonnes d'air qui les parcourent pour pénétrer dans le local à ventiler (fig. 189, A, coupe); une plaque de recouvrement en zinc B, facile à faire monter et à faire descendre, permet d'oblitérer à volonté une ou plusieurs rangées de trous; la rangée de trous supérieure ne peut pas être oblitérée, de cette manière la

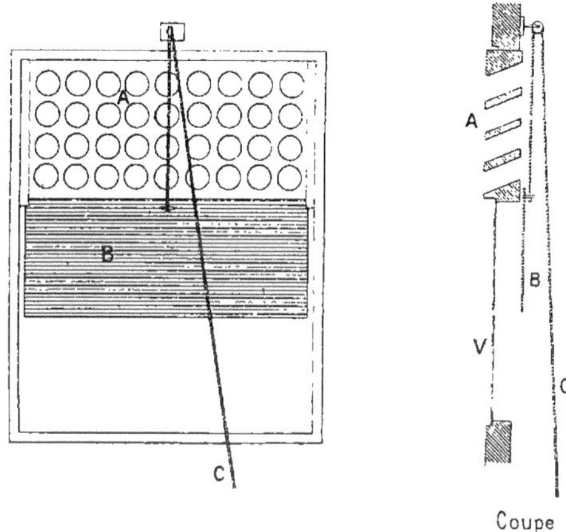

Fig. 189. — Ventilateur Dive vu de face et sur une coupe.

ventilation n'est jamais complètement supprimée. Chacun des orifices du ventilateur mesure environ $8^{c2},5$, ce qui, pour un ventilateur de 50 trous, donne un orifice de $4^{dm2},25$.

Le ventilateur Dive est solide, peu coûteux, il donne une bonne direction à l'air neuf, et il permet de régler l'entrée de l'air en tenant compte des circonstances météorologiques; il a l'inconvénient, lorsqu'il est appliqué en remplacement d'une vitre, d'empêcher l'accès de la lumière, d'autant que le châssis de recouvrement, lorsqu'il est entièrement abaissé, double l'espace ainsi obstrué.

b. *Appareils qui se fixent dans les murs.* — On a proposé de placer à la partie supérieure des murs, des briques perforées et en particulier des briques perforées à trous coniques. La forme conique diminue un peu la force du courant d'air qui traverse les trous de ces briques; mais le réglage de la ventilation ne peut pas se faire.

Les ventouses percées à la partie inférieure des murs et munies de registres, ne rendent aucun service, pour les motifs déjà indiqués.

En Angleterre, on fait un grand usage dans les casernes de deux appareils qui ont été préconisés par la Commission anglaise du casernement : le ventilateur de Sheringham et la corniche ventilatrice.

Le ventilateur de Sheringham (fig. 190) consiste en une boîte de

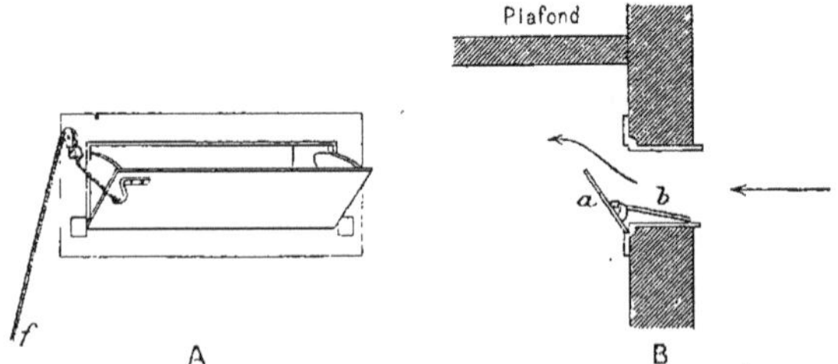

Fig. 190. — Ventilateur de Sheringham vu de face (A) et sur une coupe (B).

fonte qu'on place dans la paroi de la pièce à ventiler, après avoir perforé cette paroi au-dessous du plafond ; une valve a, articulée à son bord inférieur, dirige le courant d'air vers le plafond ; en tirant sur la ficelle qui est garnie d'un poids à son extrémité inférieure, on ferme l'orifice du ventilateur ; lorsqu'on veut l'ouvrir, on soulève simplement le poids placé à l'extrémité de la ficelle, la valve retombe en avant, grâce à la pression d'une plaque de fonte b, et le ventilateur s'ouvre.

Le ventilateur doit être monté bien droit, sans quoi la valve antérieure ne retombe pas facilement.

La corniche préconisée par la Commission anglaise, pour servir

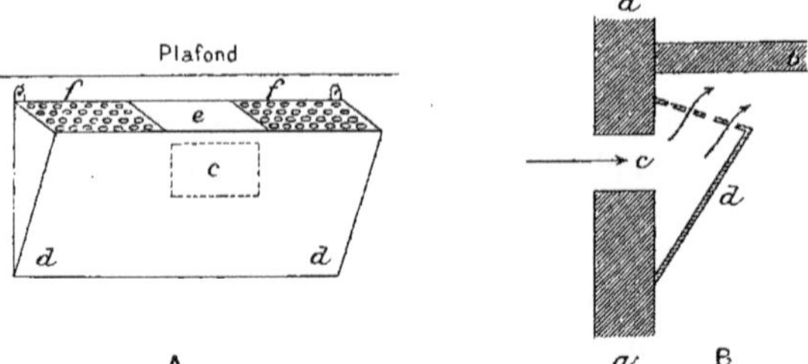

Fig. 191. — Corniche ventilatrice. A, Corniche vue d'en haut. B, Coupe de la corniche en place.

d'orifice d'introduction de l'air dans les chambres de caserne, est ingénieuse.

Le mur de la chambre à ventiler est percé, comme pour l'installation du ventilateur de Sheringham, à une faible distance du plafond (fig. 191, c); en avant de l'orifice on place une corniche en bois dont la longueur est de beaucoup supérieure à la largeur de l'orifice servant à l'entrée de l'air. La paroi supérieure de la corniche est formée par une plaque de zinc criblée de trous, sauf à la partie moyenne (e) qui correspond à l'orifice percé dans le mur (c). De cette manière l'air extérieur vient se briser sur la partie pleine de la corniche (dde), il se divise, et pénètre par les orifices latéraux dans la direction du plafond. La somme des aires des orifices de la plaque de zinc (ff) doit être égale à 6 ou 8 fois celle de l'orifice d'admission, ce qui diminue encore la force du courant d'air. Une valve mobile, qui n'a pas été indiquée dans la figure, permet de rétrécir au besoin l'orifice d'admission de l'air.

c. *Appareils destinés spécialement à l'extraction de l'air vicié.* — Les appareils que nous avons étudiés jusqu'ici ont été imaginés surtout pour l'entrée de l'air, mais ils peuvent également servir à sa sortie. Nous avons maintenant à étudier des appareils qui sont destinés spécialement à l'extraction de l'air vicié et qui, par conséquent, ne doivent jamais être employés seuls, on les associera toujours à un de ceux qui sont décrits plus haut.

La cheminée ordinaire, lorsqu'on y fait du feu, constitue un excellent moyen d'extraction de l'air (V. Chauffage); alors même qu'on n'y fait pas de feu, elle concourt activement à la ventilation; l'échauffement de la partie supérieure de la cheminée par le soleil, ou le fait que la température de la chambre est supérieure à la température extérieure, suffit pour provoquer un appel d'air. Le général Morin a constaté que la cheminée de son cabinet évacuait jusqu'à 400^{m3} d'air à l'heure, sans feu, mais la température de la pièce étant de 12° environ supérieure à celle du dehors.

On peut utiliser pour la ventilation toutes les cheminées qui, souvent parcourues par les gaz de la combustion, ont d'ordinaire une température assez élevée.

On construit des cheminées ventilatrices excellentes avec de grandes pièces de brique ou « de terra cotta », analogues à celle qui est représentée dans la figure 192. A côté du canal arrondi destiné à la cheminée proprement dite (a) se trouve un double canal qui embrasse le premier et qui est chauffé par le passage des gaz de la combustion

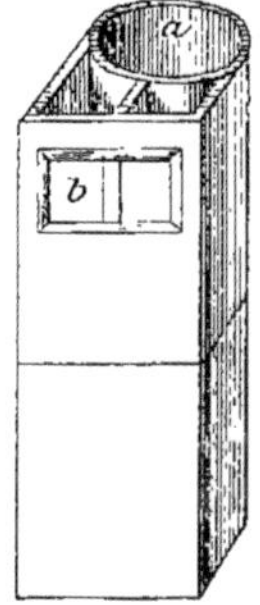

Fig. 192.

dans la cheminée. Des orifices de ventilation (*b*) sont ménagés à la partie supérieure des pièces.

Arnott a imaginé de placer, près du plafond, dans le conduit de la cheminée du type ordinaire, un châssis rectangulaire allongé, en métal, garni d'une soupape formée d'une étoffe légère de soie destinée à empêcher la fumée de pénétrer dans la chambre; on profite du courant ascendant de la cheminée pour entraîner l'air vicié qui se trouve à la partie supérieure de la pièce.

Le ventilateur connu sous le nom de ventilateur du commandant Renard ou de Retterer et Bellot [1] diffère peu de celui d'Arnott. Il se compose d'une boîte en zinc (A, fig. 193) ouverte sur deux de

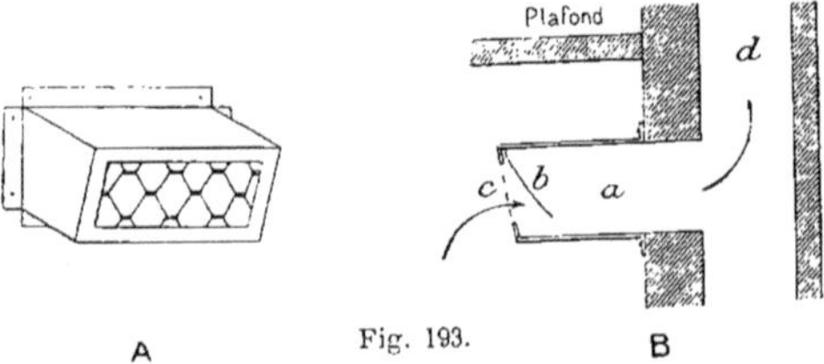

ses faces. La partie antérieure de la boîte est munie d'un grillage (*c*) à larges mailles, facile à enlever pour les nettoyages et qui sert d'appui à un rideau de soie formant soupape.

La face antérieure du ventilateur est légèrement inclinée en bas pour que le rideau s'y applique mieux, lorsque le courant d'air tend à se renverser.

Par sa face postérieure, le ventilateur est encastré et scellé au plâtre dans une ouverture pratiquée sur la cheminée d'appel (*d*), qui peut être une cheminée servant au chauffage d'une autre pièce que la pièce à ventiler.

On peut faire déboucher les tuyaux des poêles des chambres des casernes dans la cheminée d'appel servant à la ventilation, mais cela n'assure la ventilation qu'en hiver et d'une manière incomplète, car les poêles sont éteints la nuit et les cheminées ont le temps de se refroidir.

Un bon moyen d'augmenter le tirage des cheminées de ventilation consiste à allumer un bec de gaz à l'intérieur. Coulier a insisté sur les bons effets qu'on peut retirer de ce procédé dont il se servait pour la ventilation de l'amphithéâtre de chimie du Val-de-Grâce pendant la durée des cours.

1. *Mémorial de l'officier du génie*, 1886, et *Revue d'hygiène*, 1884, p. 441.

La combustion de 1^{m3} de gaz d'éclairage, au prix de 0 fr. 30, peut servir à extraire au moins $2\,500^{m3}$ d'air d'un local.

On ne peut pas ventiler les chambres des casernes par ce procédé qui serait beaucoup trop coûteux, mais on peut utiliser les becs de gaz qui servent à l'éclairage pour activer le tirage dans les cheminées de ventilation (V. Éclairage).

On a imaginé un grand nombre d'appareils de ventilation qui utilisent la force du vent pour l'extraction de l'air vicié.

Un courant d'air qui passe au-dessus d'une cheminée produit dans cette cheminée un appel d'air d'autant plus fort que la vitesse du courant d'air est plus grande. Lorsque l'air est comprimé au-dessus de la cheminée et qu'il se dilate ensuite, l'appel d'air est plus marqué.

Le petit appareil représenté ci-dessous (fig. 194) permet de démontrer facilement l'appel d'air qui se produit dans ces conditions.

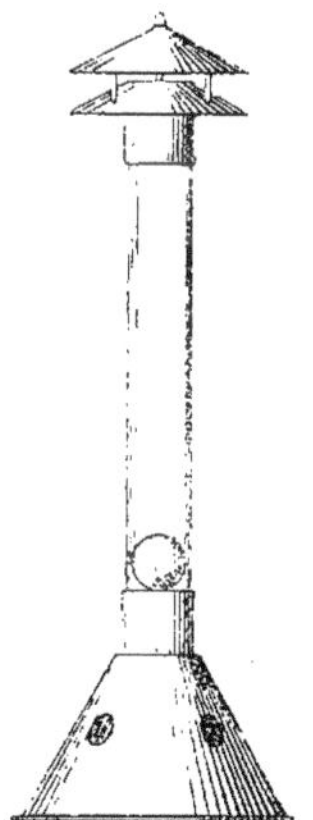

Fig. 194.

Un tube en verre est coiffé à la partie supérieure de deux petits cônes aplatis à surfaces parallèles, le cône inférieur est percé à sa partie centrale dans l'axe du tube de verre qui représente une cheminée de ventilation. A la partie inférieure du tube en verre, qui est monté sur un pied, se trouve une balle de sureau maintenue par un petit grillage. Lorsqu'on souffle sur la partie supérieure de l'appareil, la balle de sureau s'élève dans le tube de verre, quelle que soit la direction du courant d'air que l'on produit ainsi ; l'ascension de la balle est d'autant plus rapide que le courant d'air s'engage plus directement entre les deux cônes.

Les manches à vent des navires, les ventilateurs Boswell, Noualhier (en usage sur les wagons postaux), Banner, Boyle, Wolpert, Buchan sont basés sur ce principe. Ces ventilateurs rendent surtout de grands services quand il s'agit de ventiler un bateau ou un wagon de chemin de fer, le mouvement du bateau ou du train ayant toujours pour conséquence la formation d'un courant d'air très rapide au-dessus de l'appareil.

Les appareils mobiles qui se placent à la partie supérieure des cheminées ventilatrices présentent de nombreux inconvénients : ils se rouillent et ne prennent plus la direction voulue, ou bien ils tournent en produisant un grincement désagréable.

Le ventilateur fixe de Wolpert (fig. 195) donne de meilleurs résultats. Le tuyau *a*, qui termine la cheminée d'appel, supporte une caisse d'aspiration conique *b* protégée par un couvercle *c*. Le courant d'air glisse sur les surfaces courbes du cône qui surmonte la cheminée et produit un mouvement d'aspiration dans le sens des flèches situées à l'intérieur de l'appareil. Les flèches extérieures indiquent la direction supposée du vent.

Buchan a construit, d'après le même principe, un ventilateur à lames verticales (fig. 196).

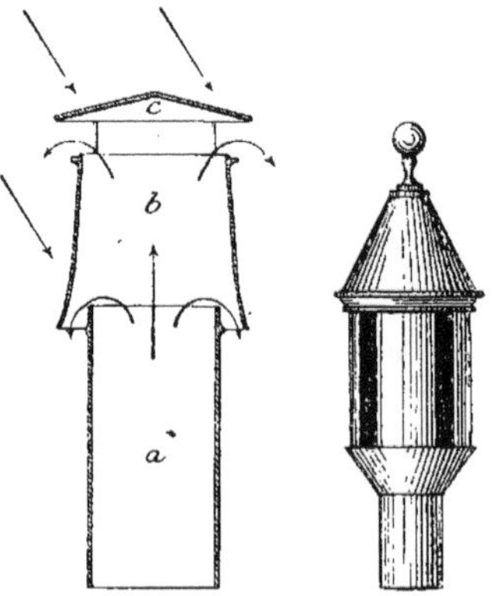

Fig. 195. — Ventilateur de Wolpert.

Fig. 196. — Ventilateur de Buchan.

Les expériences qui ont été faites à l'observatoire de Kew, sous la direction de Douglas Galton, Rogers Field et W. Eassie, et qui ont porté sur plusieurs des appareils destinés à augmenter le tirage des cheminées de ventilation, notamment sur le ventilateur de Boyle, ont donné des résultats peu favorables à ces appareils (Peggs, Congrès internat. d'hygiène de Paris, 1878).

On a surmonté encore les cheminées d'appel de ventilateurs qui sont mis en mouvement par le vent, quelle que soit la direction de celui-ci, au moyen d'ailettes placées latéralement et à la partie supérieure. On utilise ainsi la force centrifuge ; de plus une hélice, fixée à l'axe du ventilateur et mise en mouvement en même temps que lui, active l'extraction de l'air.

Le ventilateur Howorth (fig. 197) fonctionne bien.

L'axe de l'appareil est très mobile ; on s'est arrangé pour diminuer autant que possible les frottements et l'on introduit de temps en temps un peu d'huile par des orifices ménagés à cet effet au niveau des points d'appui inférieur et supérieur de la tige axiale du ventilateur. Ce ventilateur a l'inconvénient d'être assez coûteux, de plus il ne

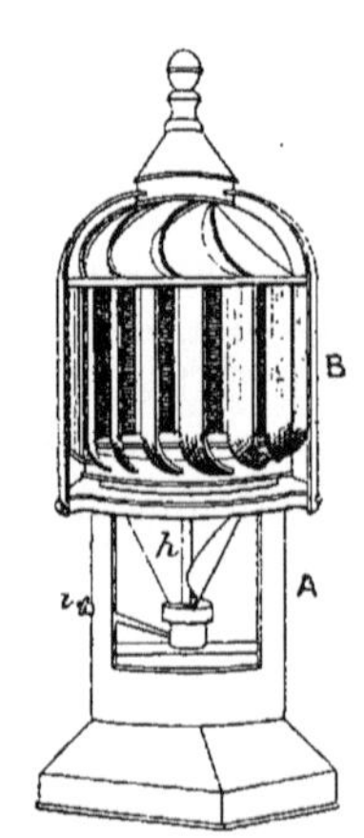

Fig. 197 — Ventilateur de Howorth ; une partie de la paroi de la cheminée A a été enlevée pour permettre de voir l'hélice intérieure *h* ; *i*, petit orifice permettant en dévissant le bouchon qui le ferme, d'introduire de la graisse ; un orifice semblable existe à la partie supérieure.

fonctionne pas quand l'atmosphère est très calme; il ne produit un appel d'air énergique que si le vent souffle avec force, alors qu'il serait indiqué de restreindre la ventilation artificielle, puisque le vent s'engouffre par toutes les issues, par toutes les fentes; le ventilateur a donc son maximum d'effet quand il faudrait qu'il ait son minimum et inversement.

d. Appareils servant à la fois à l'introduction et à l'extraction de l'air. — Le ventilateur de Watson consiste en un tuyau à section carrée qui est divisé en deux compartiments égaux par un diaphragme longitudinal (fig. 198). Lorsque cet appareil est appliqué au plafond d'une chambre bien close, la température des deux compartiments n'est jamais exactement la même et il s'établit un courant ascendant dans un des compartiments, descendant dans l'autre, comme cela est indiqué par les flèches.

Le ventilateur de Mac Kinnell est un perfectionnement du précédent; il se compose de deux tuyaux cylindriques concentriques séparés par un intervalle (fig. 199). Le tuyau intérieur dépasse le tuyau extérieur en haut et en bas; en bas il se termine par un disque circulaire *a a*. L'appareil

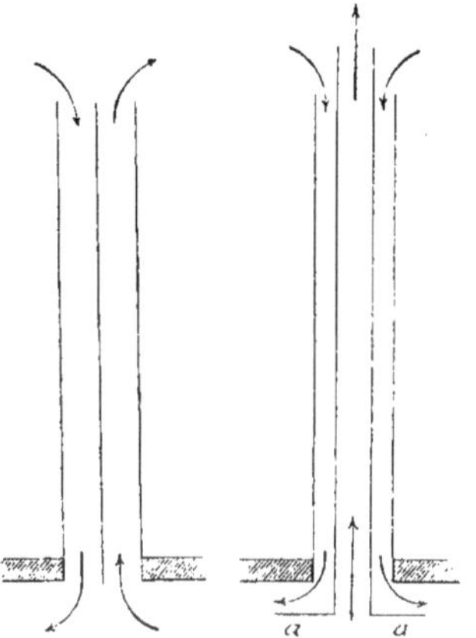

Fig. 198. — Ventilateur de Watson. Fig. 199. — Ventilateur de Mac Kinnell.

étant appliqué à la partie supérieure d'une chambre close, il se forme un courant ascendant d'air vicié dans le tuyau intérieur, plus chaud d'ordinaire, et un courant descendant d'air neuf dans l'espace situé entre les deux tuyaux, comme l'indiquent les flèches. L'air neuf, à son arrivée dans la chambre, rencontre le rebord horizontal *a a*, et s'étale dans toutes les directions au niveau du plafond.

L'appareil de Mac Kinnell est souvent employé en Angleterre pour ventiler les postes dans les casernes, et il paraît en effet très approprié à cet usage. Lorsque les fenêtres sont ouvertes, les deux tuyaux servent à l'évacuation de l'air; pendant la nuit, lorsque toutes les fenêtres sont fermées, la ventilation se fait comme nous l'avons dit plus haut.

Le ventilateur de Muir se compose d'une caisse carrée divisée en quatre compartiments par des diaphragmes diagonaux (fig. 200,

B, coupe montrant la disposition des diaphragmes). La caisse (A)
est fermée sur quatre côtés par des persiennes. La tempéra-
ture étant en général plus élevée d'un côté de l'appareil que de l'autre (action du soleil, du vent, etc.), il se produit un courant ascendant dans deux des compartiments, descendant dans les deux autres. L'action du vent qui se brise sur les persiennes peut aussi contribuer, comme dans l'appareil de Wolpert et les appareils similaires, à activer le tirage.

e. *Ventilateurs hydrauliques.* — On a construit, dans ces dernières années, des ventilateurs dans lesquels la propulsion de l'air est obtenue par l'éjection d'eau sous pression formant trombe.

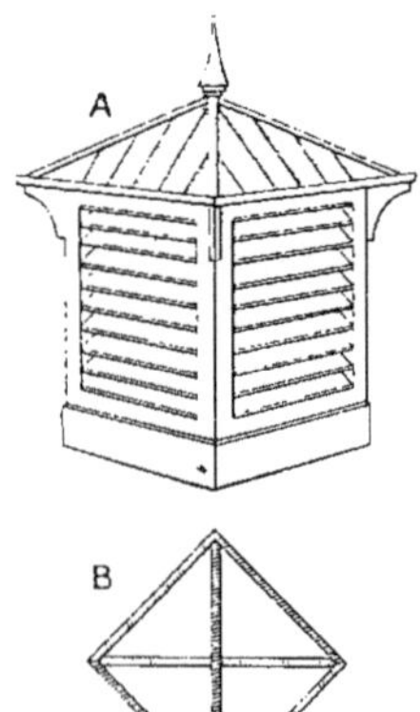

Fig. 200. — A, Ventilateur de Muir. — B, Coupe horizontale.

La figure 201 représente un de ces appareils; il s'agit d'un grand cylindre de tôle, en U; l'une des branches débouche à l'extérieur (A), l'autre branche aboutit dans le local à ventiler (B).

Lorsqu'on ouvre le robinet *c*, l'eau qui tombe en pluie fine et sous une forte pression dans la branche A entraîne une grande quantité d'air; à la partie inférieure de l'appareil, un petit tube *e*, recourbé en siphon, sert à l'écoulement de l'eau, l'air remonte dans la branche B et pénètre dans le local à ventiler; l'air est rafraîchi, ce qui est agréable en été.

En faisant fonctionner la pomme d'arrosoir qui se trouve dans la branche B, on peut se servir du même appareil pour extraire l'air vicié du local à ventiler.

On peut aussi employer, pour le même usage, le modèle Bessière composé de deux tubes concen-

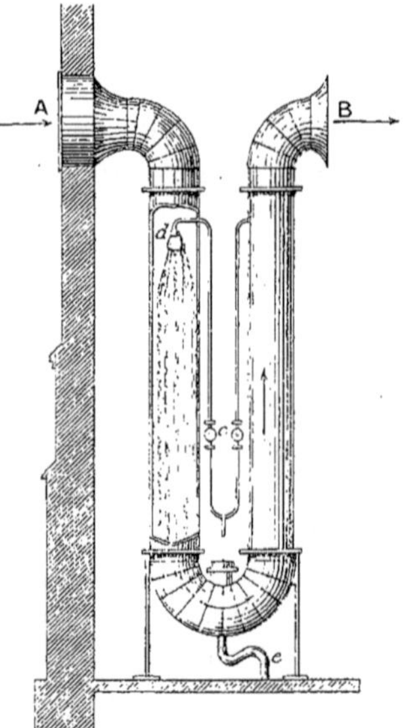

Fig 201.

triques, le tube intérieur qui est ouvert à ses deux extrémités porte la trombe à sa partie supérieure, le tube extérieur est muni à sa partie inférieure d'un tuyau en siphon pour l'écoulement de l'eau, et l'air refoulé s'échappe par sa partie supérieure, qui aboutit dans le local à ventiler. (Exposit. d'hygiène, Paris, 1895.)

Ces appareils hydrauliques sont souvent utilisés en Allemagne, dans les salles de réunion, dans les brasseries, etc. ; la ventilation du grand amphithéâtre de l'institut d'hygiène de Munich est assurée de cette manière [1].

Il est nécessaire, pour faire fonctionner ces ventilateurs, d'avoir de l'eau en abondance et sous une forte pression.

B. VENTILATION CENTRALE. — Les appareils qui permettent d'assurer la ventilation de tout un hôpital, ou du moins d'une partie d'un hôpital, se rapportent à deux types principaux :

1° Appareils agissant *par propulsion* ;

2° Appareils agissant *par aspiration*.

Les premiers de ces appareils sont, les uns des ventilateurs à force centrifuge, les autres des ventilateurs à hélice.

On peut à volonté, avec ces appareils, injecter de l'air dans les salles de malades ou bien aspirer l'air ; on injecte généralement de l'air, ce qui permet d'envoyer de l'air neuf recueilli sur un point donné, à l'abri des souillures et, en hiver, d'injecter de l'air chaud.

Les ventilateurs à hélice sont basés sur le principe suivant : lorsque, dans un tube ouvert aux deux bouts, on fait tourner sur place une hélice, il se produit un courant d'air dont la direction et l'intensité dépendent du sens et de la rapidité du mouvement imprimé à l'hélice.

La ventilation par propulsion (ventilateurs à hélice) a été installée, à Paris, à l'hôpital Necker (système van Hecke), et dans les pavillons de droite de l'hôpital Lariboisière (système fusionné des ingénieurs Thomas, Laurens et Grouvelle). Chacun de ces appareils, mis en mouvement par une machine à vapeur, peut fournir, été comme hiver, nuit et jour, de 80 à $100^{\text{m}3}$ d'air frais par heure et par malade. L'air injecté dans les salles est chauffé en hiver et se rafraîchit en été, en passant dans les tuyaux souterrains ; il s'échappe des salles par des bouches de sortie donnant dans des gaines verticales, établies dans la muraille, et montant au-dessus du toit.

Le système Thomas, Laurens et Grouvelle prend l'air à une assez grande hauteur, au haut de la tourelle de la chapelle, et l'échauffe au contact de tuyaux de vapeur et de poêles à eau chaude ; le système van Hecke prend l'air au niveau du sol, dans

---

1. PUTZEYS, L'hygiène dans les constructions privées, 1885. — E. RICHARD, L'hygiène à Munich, *Revue d'hygiène*, 1885, p. 986.

les jardins de l'hôpital et le pousse dans un calorifère à air chaud, (Ch. Sarazin. Art. Hôpital, *loc. cit.*)

Au *London fever hospital*, le ventilateur est alternativement aspirant et soufflant. Pendant deux heures il injecte de l'air frais dans les salles de malades, et pendant deux heures, tournant en sens inverse, il aspire l'air vicié des salles et le rejette au dehors.

L'utilité de ce double mouvement est très contestable, en employant de cette manière le ventilateur on ne peut plus l'utiliser pour l'introduction d'air chaud.

A l'Hôtel-Dieu de Paris, l'ingénieur Durenne a installé un ventilateur à hélice.

Les applications de ce procédé à la ventilation des hôpitaux sont peu nombreuses, ce qui s'explique par le prix élevé d'installation et d'entretien des appareils.

Le type des ventilateurs à force centrifuge, représenté par le tarare agricole, consiste en une caisse cylindrique ou *buse* dans laquelle se meut une roue à palettes actionnée par un moteur quelconque. Au niveau de l'axe de la roue se trouve une ouverture, dite *œil central*, à laquelle aboutit le tuyau d'aspiration; sur la circonférence de la buse une fente circulaire permet à l'air refoulé de s'échapper. Lorsque la roue entre en mouvement, les palettes chassent l'air par cette fente, et l'air propulsé est remplacé par de l'air neuf qui pénètre par l'œil central. (Bertin-Sans. Art. V entilation, *in* Dict. encyclop. des sc. méd.)

Bertin-Sans estime que les ventilateurs à force centrifuge sont préférables aux ventilateurs à hélice; utilisés pour la ventilation des mines, ils ont été très rarement appliqués à celle des hôpitaux.

A l'hôpital Tenon (Paris) on injecte de l'air neuf dans les salles au moyen de deux ventilateurs centrifuges actionnés par une machine à vapeur de six chevaux, une cheminée centrale de 4 m. 50 de diamètre sur 6 m. de hauteur, chauffée par des tuyaux de vapeur, sert à l'extraction de l'air vicié. Les deux systèmes de ventilation par propulsion et par aspiration sont ainsi combinés.

La ventilation centrale par appel d'air, au moyen de la chaleur, dans de grandes cheminées, a été installée à Paris dans les pavillons de gauche de Lariboisière (système Léon Duvoir et Leblanc) et à l'hôpital militaire de Vincennes (système Grouvelle dans un des pavillons, système V. Regnault dans le pavillon est).

A Lariboisière, des chambres à air chauffées par des poêles d'eau chaude, sont disposées dans les combles de chaque pavillon, sous une cheminée d'appel; elles communiquent par des conduits verticaux ménagés dans les murs et par des bouches d'appel, avec les salles de malades. L'air frais pénètre dans les salles par des conduits horizontaux qui s'ouvrent en dehors, au niveau du plancher ; il s'échauffe, en hiver, au contact d'un système de tuyaux et de poêles d'eau chaude et sort par les bouches d'appel pour se rendre dans la chambre à air, et de là dans la cheminée d'appel.

Ch. Sarazin résume ainsi qu'il suit les résultats obtenus à Necker et à Lariboisière avec ces appareils :

Quantité d'air renouvelé par heure et par malade.

Système Duvoir (en ne tenant compte que de l'air qui
    arrive par les canaux)............ .... 50^{m3}
Système Thomas et Laurens.................... 90
Système van Hecke........................... 97

Dépense de première installation par lit.

Duvoir.. 480 fr.
Thomas et Laurens............................ 808
Van Hecke.................................... 236

Dépense annuelle de fonctionnement et d'entretien par lit.

Duvoir.. 51 fr.
Thomas et Laurens............................ 101
Van Hecke.................................... 23

Prix de revient pour l'unité de ventilation (8 760^{m3} d'air une fois donnés
ou 1^{m3} fourni par heure toute l'année).

Duvoir.. 3 fr. 36
Thomas et Laurens............................ 1 — 76
Van Hecke.................................... 0 — 61

Les appareils qui ventilent par propulsion de l'air sont en général combinés, en hiver, avec les appareils de chauffage, ce qui permet d'introduire l'air à une température convenable.

Quelques auteurs estiment que les appareils de ventilation doivent être indépendants des appareils de chauffage.

A l'hôpital militaire de Bucharest la ventilation est assurée de la manière suivante :

Dans le sous-sol de chaque pavillon se trouve, pareille à la chaudière du chauffage, une chaudière de ventilation, alimentée par le pétrole brut et fonctionnant hiver et été, sans interruption ; elle fournit aussi l'eau chaude pour les bains de chaque pavillon.

Dans l'étage supérieur de la partie centrale, deux poêles chauffés par la vapeur de cette chaudière sont situés dans deux cheminées d'appel où sont centralisés tous les conduits d'aspiration de l'air vicié du pavillon.

Ces conduits s'ouvrent par deux trous à la partie supérieure et à la partie inférieure des parois des salles; suivant le cubage des pièces, on trouve de deux à seize de ces bouches de ventilation. Par un système de volets on peut, à volonté, faire sortir l'air chaud par l'ouverture supérieure ou l'air froid par l'ouverture inférieure.

L'air pur arrive dans les salles après avoir passé par des filtres en feutre installés dans quatre chambres à air qui se trouvent au sous-sol de chaque pavillon.

On assure ainsi 64^{m3} d'air par heure et par lit dans les salles communes de médecine, 120 dans les pavillons du service chirurgical et des maladies contagieuses.

Les vitres supérieures de chaque fenêtre peuvent être ouvertes pendant l'été et contribuent pour une large part à la ventilation.

La ventilation dans les water-closets est indépendante; l'évacuation de l'air se fait par des conduits spéciaux en relation directe avec le tuyau de fumée des chaudières.

Résumé. — Les règles qui nous paraissent devoir être appliquées dans la ventilation des casernes et des hôpitaux peuvent se résumer ainsi qu'il suit :

1° Dans les chambres de caserne qui servent de dortoirs, il est à désirer que chaque homme dispose de 20^{m3} d'air et que la ventilation soit suffisante pour renouveler l'air deux ou trois fois par heure.

Dans les hôpitaux chaque malade doit disposer de 40^{m3} d'air renouvelé deux ou trois fois par heure.

2° La ventilation naturelle a la plus grande importance, et pour qu'elle se fasse bien, il est nécessaire d'avoir sur les côtés opposés des pavillons des casernes ou des hôpitaux, de grandes fenêtres surmontées de châssis mobiles, si la hauteur des salles s'oppose à ce que les fenêtres montent jusqu'au-dessous du plafond; les chambres ne doivent être ni trop larges, ni trop hautes; une hauteur de 4 m. est suffisante.

3° Il est nécessaire d'établir, dans chaque salle, des orifices multiples pour l'entrée et pour la sortie de l'air.

4° Les orifices destinés à l'extraction de l'air vicié devront être placés à la partie supérieure des locaux à ventiler de manière à utiliser la circulation naturelle de l'air dans les locaux habités.

5° Les orifices destinés à l'introduction de l'air neuf peuvent être placés à la partie supérieure des fenêtres ou bien au-dessous du plafond; ils ne doivent pas être placés à la partie inférieure, surtout quand on ne peut pas chauffer l'air, en hiver, avant de l'introduire dans le local à ventiler.

6° Les orifices servant à l'entrée de l'air doivent être disposés de telle sorte qu'ils ne donnent pas lieu à un courant d'air gênant; le courant d'air ne doit pas tomber directement sur la tête des personnes qui se trouvent dans le local ventilé, et il est indispensable que l'on puisse faire varier les dimensions des orifices des aérateurs, de manière à régler la ventilation en raison des conditions météorologiques.

7° Parmi les nombreux appareils proposés pour être placés comme aérateurs au niveau des fenêtres, un des plus simples et des meilleurs est l'imposte mobile pouvant s'ouvrir plus ou moins, tournant autour de son bord inférieur et garnie sur les côtés de plaques de tôle qui empêchent la chute de l'air froid. La corniche ventilatrice anglaise est aussi un bon appareil pour les casernes.

8° Le ventilateur d'Arnott sera utilement combiné avec les impostes mobiles.

9° Dans certains cas le ventilateur de Mac Kinnell peut rendre des services (ventilation des corps de garde, des locaux disciplinaires, etc.).

10° En hiver, on combinera utilement le chauffage et la ventilation; les cheminées à feu libre rendent de grands services pour la ventilation des salles des hôpitaux (voir plus loin, Chauffage).

11° Les appareils d'éclairage au gaz peuvent être utilisés également pour la ventilation.

12° Les systèmes de ventilation centrale par aspiration ou propulsion sont très coûteux et ne paraissent pas applicables aux casernes; les applications faites dans les hôpitaux ont donné d'ailleurs, en général, des résultats assez peu satisfaisants.

Expertise d'un système de ventilation. — Le médecin militaire a souvent à se prononcer sur la valeur d'un procédé de ventilation appliqué à une chambre de caserne ou d'hôpital; il doit donc bien connaître les procédés à employer pour cette expertise.

Lorsqu'un courant d'air est un peu fort, il est perceptible à la main qui, placée dans le courant, éprouve une sensation de pression si le courant d'air est très fort et surtout une sensation de froid.

Pour se rendre compte des mouvements de l'air, on peut suspendre de distance en distance, dans la pièce dont on étudie la ventilation, de petits lambeaux de papier de soie qui s'inclinent dans le sens du courant d'air, ou dégager de la fumée au voisinage du point où doit se faire l'appel d'air (fumée d'une cigarette par exemple), la fumée est entraînée plus ou moins rapidement. On s'est servi, dans le même but, de petits ballons très légers, de bulles de savon, etc.

La flamme de la bougie, qui s'incline sous l'action des courants d'air, permet de se rendre compte du mouvement de l'air dans une chambre; on place des bougies de distance en distance et à différentes hauteurs, et l'on observe dans quel sens s'incline la flamme de chaque bougie et quelle est l'inclinaison de la flamme; une inclinaison de 45° indique un courant d'air de 0 m. 40 à 0 m. 50 par seconde.

En plaçant des thermomètres de distance en distance, on étudie la zone de refroidissement autour des orifices d'entrée de l'air; on peut voir si l'air tombe rapidement, si, par conséquent, la ventilation présentera des inconvénients pour les personnes qui se trouveront dans le local. Cette expérience donnera surtout des résultats intéressants si l'air extérieur est beaucoup plus froid que l'air du local ventilé.

Lorsqu'un local n'est pas occupé, on peut apprécier la rapidité avec laquelle se fait le renouvellement de l'air en dégageant dans ce local, cubé au préalable, une quantité donnée d'acide carbonique; on procède ensuite toutes les heures au dosage de l'acide carbonique et l'on voit au bout de combien de temps le gaz introduit a été expulsé. Mais il faut bien savoir qu'en l'absence même de toute ventilation, soit par les fenêtres, soit à l'aide d'appareils, l'acide carbonique disparaît assez rapidement dans ces conditions.

Dans un local occupé par plusieurs personnes on peut aussi se rendre compte de l'efficacité de la ventilation en faisant le dosage de l'acide carbonique de l'air après quelques heures d'occupation du local : 1° lorsque les ventilateurs fonctionnent; 2° quand ils ne fonctionnent pas.

L'odeur que prend l'air dans les chambres de caserne, et dans les salles d'hôpital mal ventilées, fournit une indication utile; mais les résultats sont très variables suivant la sensibilité olfactive des observateurs.

Le meilleur moyen d'apprécier un système de ventilation consiste à rechercher, à l'aide d'un anémomètre, quelle est la quantité d'air qui est introduite par heure dans les locaux à ventiler. On calcule d'abord la surface de l'orifice ou des orifices qui servent à l'entrée de l'air; puis, à l'aide d'un anémomètre, on détermine la vitesse du courant d'air par seconde et, en multipliant la surface de l'orifice ou des orifices, par le nombre de mètres parcourus en une seconde, on a la quantité d'air introduite en une seconde.

Ce calcul serait très simple si le courant d'air avait toujours le même sens, et si sa vitesse était toujours la même, mais la vitesse du courant d'air varie avec la température, avec la force du vent, etc.; il faut donc multiplier les observations anémométriques et les faire dans des conditions variées pour obtenir une moyenne.

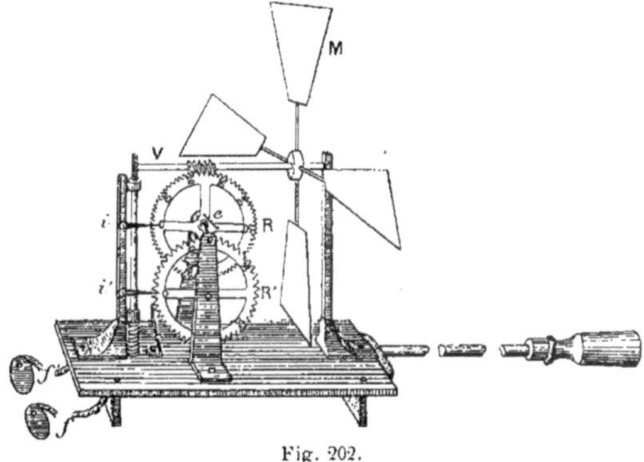

Fig. 202.

L'anémomètre de Combes (fig. 202) est le plus employé en France.

Le courant d'air agit sur quatre ailettes en mica **M**. Quand le moulinet est en mouvement, l'axe **V** agit au moyen d'une vis sans fin sur un système de roues dentées. La roue supérieure **R** a cent dents et se déplace d'une dent pour chaque révolution du moulinet. La roue **R** mène à son tour, au moyen d'une petite tige horizontale (*e*), la roue **R'**, qui se déplace d'une dent pour une révolution complète de la roue **R**, soit pour chaque centaine de tours du moulinet.

Le plan de rotation des ailettes doit être perpendiculaire à la direction du courant d'air qu'il s'agit de mesurer.

Deux ficelles *f*, *f'*, permettent d'engrener la roue **R** avec la vis de l'axe qui porte le moulinet, ou de la désengrener.

Lorsque le moulinet a pris un mouvement régulier, dans le courant d'air dont il s'agit de mesurer la vitesse, on engrène la roue

R avec l'axe du ventilateur, on laisse marcher pendant un temps déterminé, puis on désengrène et on lit sur la roue R, ou sur les roues R et R' (si le nombre des tours est supérieur à 100), le nombre des tours faits par le moulinet. On obtient le nombre de tours par seconde (n) en divisant le nombre des tours par le nombre des secondes pendant lesquelles l'anémomètre a fonctionné.

La vitesse de l'air est donnée par la formule suivante :

$$V = a + bn$$

a et b sont deux constantes qui sont déterminées expérimentalement, et une fois pour toutes, pour chaque appareil.

L'anémomètre de Casella, construit d'après les indications de Parkes, est très sensible et d'un emploi commode, attendu qu'il donne directement, sans calcul, la vitesse de l'air (fig. 203).

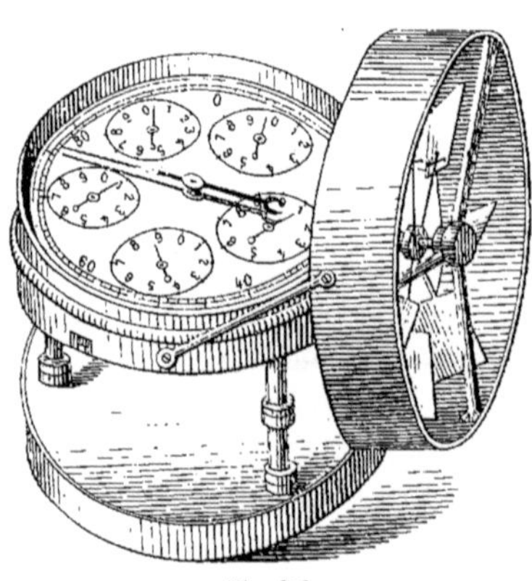

Fig. 203.

Les ailettes en aluminium, contenues dans un anneau métallique de 0 m. 068 de diamètre, font mouvoir une aiguille sur un cadran principal, divisé en 100 unités qui représentent des mètres. Cinq autres cadrans plus petits, portant chacun 10 divisions, indiquent les centaines, les mille, les dizaines, les centaines de mille et les millions de mètres. Un petit ressort placé à la périphérie du cadran permet d'établir le contact entre l'axe qui porte les ailettes et celui qui porte l'aiguille centrale.

On commence par ramener la grande aiguille au zéro, ce qui est facile en soufflant sur le moulinet, puis on arrête le mouvement et on dispose l'anémomètre dans le courant d'air dont on veut étudier la vitesse, en ayant soin que la direction du courant d'air soit, autant que possible, perpendiculaire au plan passant par les ailettes ; quand le moulinet a pris un mouvement régulier, on pousse le ressort et la grande aiguille se met en marche ; en même temps on observe l'heure sur une montre à secondes ; lorsque l'appareil a fonctionné pendant 30 secondes, par exemple, on note, sur le grand cadran, le nombre de mètres qui ont été parcourus. Pour les observations ordinaires il n'est pas nécessaire de prolonger beaucoup l'expérience ni, par conséquent, de se servir des petits cadrans.

Lorsqu'on veut faire une expérience prolongée, il faut noter la place des aiguilles sur les petits cadrans au début et à la fin de l'expérience, et inscrire le nombre de degrés parcourus par l'aiguille sur chaque cadran, en commençant par le cadran des millions.

Cet anémomètre est assez sensible pour permettre de mesurer des courants d'air dont la vitesse est seulement de 5 à 6 centimètres par seconde.

CHAUFFAGE

Les combustibles les plus employés sont : le bois, la houille, le coke et l'anthracite.

Pour apprécier ces combustibles il faut définir d'abord ce qu'on entend par *puissance calorifique*.

Les physiciens ont adopté comme unité de mesure du calorique, la *calorie* ou quantité de chaleur nécessaire pour élever de un degré la température d'un kilogr. d'eau.

La puissance calorifique d'un combustible est représentée par le nombre de calories qu'un kilogr. de ce combustible est susceptible de développer en brûlant.

La puissance calorifique du *bois* varie avec la quantité d'eau qu'il contient; le bois vert contient 45 p. 100 d'eau et une partie de la chaleur produite est employée à vaporiser cette eau; le bois bien sec conserve encore 15 à 20 p. 100 d'eau. La puissance calorifique du bois à brûler que l'on trouve dans le commerce peut être évaluée en chiffres ronds à 3 000.

Les nombreuses variétés de *houilles* peuvent être rapportées à deux principales : les *houilles grasses* et les *houilles maigres*.

La houille grasse (type : charbon de Mons) devient pâteuse quand on la chauffe, les morceaux s'agglomèrent, le coke qu'elle fournit est boursouflé, elle brûle avec une longue flamme et donne beaucoup de suie.

La houille maigre (type : charbon de Charleroi) ne prend pas l'état pâteux par la chaleur, les morceaux ne s'agglomèrent pas, la flamme n'est pas longue, le charbon encrasse moins les tuyaux et donne moins de fumée et d'odeur.

L'*anthracite* est un charbon de terre compact, à cassure brillante qui rappelle la mine de plomb; il ne produit jamais de flamme et brûle difficilement dans les cheminées, mais, pour le chauffage des poêles à fonctionnement continu, ce charbon est très estimé parce qu'il donne peu de résidu et qu'il encrasse très peu les tuyaux.

La puissance calorifique des houilles et de l'anthracite est d'environ 8 000.

Le *coke* est le résidu que donne la houille quand on la distille pour fabriquer le gaz d'éclairage; il se présente sous l'aspect de fragments irréguliers, noirs, sonores, très poreux, ne tachant pas les doigts. Le coke brûle sans flamme (sauf celle que peut produire l'oxyde de carbone) et donne peu de suie; il a un pouvoir rayonnant considérable.

La puissance calorifique du coke varie de 6 800 à 7 900.

Le *pétrole* est employé dans quelques pays pour le chauffage, c'est un très bon combustible, sa puissance calorifique varie suivant la nature du pétrole de 9 963 à 11 460 (Sainte-Claire-Deville, cité par Coulier, *op. cit.*).

Connaissant la puissance calorifique de deux combustibles et leurs prix marchands, il est facile de rechercher quel est celui de ces combustibles qui est le moins cher; il suffit de calculer le prix de revient d'une même quantité de chaleur, 1000 calories par exemple, développée par chacun d'eux.

Les corps de troupe sont tenus de faire usage du combustible dont l'emploi est le plus économique dans la localité qu'ils occupent [1].

Les rations de chauffage varient suivant les régions de la France, qui sont divisées à ce point de vue en régions très chaude, chaude, tempérée, froide, très froide.

Dans la région tempérée, l'allocation de combustible pour le chauffage des chambres pendant la saison froide, est de 4 kilogr. de charbon ou de 7 kilogr. de bois, par poêle et par jour.

Par les grands froids des allocations supplémentaires peuvent être accordées.

« Dans les grands froids, le général commandant le corps d'armée accordera, sur le fonds de réserve constitué pour le chauffage, conformément aux dispositions de la circulaire du 14 mars 1894, les allocations supplémentaires de combustible

---

1. Règlem. du 15 janv. 1890 sur le service du chauffage dans les corps de troupe.

dont il aura reconnu l'utilité. » (Instruct. minist. du 30 mars 1895 sur l'hygiène des hommes de troupe.)

Dans les hôpitaux, le combustible n'est pas rationné; on chauffe suivant les besoins, de manière à maintenir toujours dans les salles de malades une température de 15°.

Dans le choix du combustible il faut tenir grand compte de la nature des appareils de chauffage; nous verrons plus loin que beaucoup de poêles sont mis rapidement hors de service quand on y introduit des houilles grasses.

Dans une caserne ou dans un hôpital on peut chauffer chaque pièce séparément, ou bien organiser le chauffage de toutes les chambres à l'aide d'un même appareil; dans le premier cas le chauffage est dit *local*, dans le deuxième cas il est dit *central*; nous retrouvons donc pour le chauffage la même distinction que pour la ventilation.

Dans les casernes on n'emploie guère que le chauffage local et, comme le soldat ne dispose que d'une quantité très faible de combustible, on est obligé d'employer les appareils qui permettent d'utiliser le mieux possible ce combustible.

Dans les hôpitaux, le chauffage doit être assuré d'une manière beaucoup plus parfaite que dans les casernes, et il nécessite des appareils de chauffage beaucoup plus perfectionnés que ceux en usage dans les casernes.

Un grand nombre d'appareils de chauffage servent en même temps à la ventilation, aussi ne peut-on pas séparer complètement l'étude du chauffage de celle de la ventilation [1].

A. CHAUFFAGE LOCAL. — Les appareils utilisés pour le chauffage local sont les cheminées et les poêles.

---

1. GROUVELLE, Art. CHAUFFAGE *in* Diction. des arts et manufactures. — CH. JOLY, Traité pratique du chauffage, Paris, 1869. — Général MORIN, *op. cit.* — COULIER, Art. CHAUFFAGE *in* Dict. encyclop. des sc. méd. — BOISSEAU, Art. HOPITAUX du même Diction. — PÉCLET et HUDELO, Traité de la chaleur considérée dans ses applications, Paris, 1878. — DOUGLAS GALTON, A manual of ventilating, warming and lighting, London, 1884. — WAZON, Chauffage et ventilation des édifices publics et privés, Paris, 1885. — E. TRÉLAT, L'aérage et le chauffage des habitations, *Revue d'hygiène*, 1886, t. VIII, p. 471. — LANCEREAUX, DUJARDIN-BEAUMETZ, E. VALLIN, BROUARDEL, Discussion sur les poêles mobiles, Académie de méd., 1889. — E. VALLIN, Les poêles mobiles et à combustion lente, *Revue d'hygiène*, 1889, p. 385. — GRÉHANT, Les poisons de l'air, Paris, 1890. — TERNI, Rech. sur l'oxyde de carbone dans l'air des lieux chauffés, *Revue d'hygiène*, 1893, p. 377. — TRÉLAT, DOUGLAS GALTON, Du chauffage central des maisons et des villes, Congrès internat. d'hygiène, Buda-Pest, 1894. — L. COLLIN, Du chauffage des salles de malades dans les hôp. milit., *Arch. de méd. milit.*, 1894, t. XXIV, p. 360.

1° *Cheminées ordinaires, cheminées ventilatrices.* — Tout combustible produit, en brûlant, de la chaleur sous les deux formes suivantes : 1° l'air s'échauffe au contact de la flamme et donne lieu à un courant d'air chaud ascendant; 2° le combustible émet, dans toutes les directions, des rayons calorifiques : c'est la *chaleur rayonnante.*

On peut se faire une idée exacte de ces deux modes de production du calorique en plaçant successivement la main à côté et au-dessus de la flamme d'une bougie : dans le premier cas, la chaleur perçue est seulement la chaleur rayonnante; dans le deuxième cas, on perçoit en outre la chaleur des gaz provenant de la combustion et de l'air échauffé par son contact avec la flamme. Cette simple expérience permet de constater que la chaleur provenant des gaz de la combustion et de l'air échauffé est beaucoup plus considérable que la chaleur rayonnante. (COULIER, *op. cit.*)

Dans les cheminées ordinaires, on n'utilise que la chaleur rayonnante, les gaz de la combustion et la colonne d'air qui s'est échauffée au contact du combustible s'échappent par le tuyau de la cheminée et ne servent qu'à activer le tirage.

La proportion du calorique utilisé, avec les cheminées ordinaires chauffées au bois, n'est guère que 0,06 de la chaleur totale; il y a avantage à brûler dans les cheminées des combustibles qui ont un pouvoir rayonnant considérable : le charbon de terre et surtout le coke, dont la chaleur rayonnée représente à peu près la moitié de la chaleur totale; avec ces combustibles la proportion de la chaleur utilisée est d'environ 0,12.

Un autre inconvénient des cheminées ordinaires, au point de vue du chauffage, est qu'elles provoquent un appel d'air considérable.

Une cheminée ordinaire débite de 400 à 800^{m3} d'air par heure. Le tirage varie d'ailleurs avec la quantité de chaleur produite, avec la température extérieure, avec la section de la cheminée et avec sa hauteur. D'après Fodor, une cheminée anglaise évacue, par heure : au rez-de-chaussée (15 m. de hauteur de tuyau), 750^{m3} d'air; au premier étage (13 m. de tuyau), 663^{m3}; au deuxième étage (9 m. de tuyau), 575^{m3}; au troisième étage (6 m. de tuyau), 432^{m3}. (BERTIN-SANS, *op. cit.*)

Ce tirage a pour résultat un courant d'air froid, aussi les personnes qui sont groupées autour d'une cheminée ont-elles très chaud par devant, tandis qu'elles sont souvent glacées par derrière.

On peut construire les cheminées de manière à mieux utiliser le combustible et à chauffer l'air neuf introduit dans les pièces où se trouvent les cheminées, ce qui est un double avantage.

M. Michel Perret a cherché à remédier aux inconvénients des cheminées ordinaires en plaçant au-dessus du foyer, et à petite distance du feu, une dalle épaisse en matière réfractaire. Un orifice réduit est ménagé en avant de cette dalle, pour permettre aux gaz de la combustion de s'échapper dans la cheminée. La réverbération que produit cette dalle élève la température au point d'obliger toute matière combustible à brûler énergiquement. Avant de s'échapper, les gaz de la combustion et l'air chaud qu'ils entraînent circulent derrière la devanture métallique de la cheminée. (Soc. de méd. publ., 23 mars 1892, et *Revue d'hygiène*, 1892, p. 349.)

On a imaginé un assez grand nombre de *cheminées ventilatrices* ; la plus connue est celle qui est désignée en France sous le nom de cheminée de Belmas et en Angleterre sous le nom de cheminée de Douglas Galton.

Le tuyau de fumée monte dans une gaine qui communique avec l'air extérieur à sa partie inférieure (fig. 204) et avec l'atmosphère de la chambre à sa partie supérieure. De cette manière l'air extérieur s'échauffe au contact du tuyau de fumée, avant de pénétrer dans la chambre. Près du plafond existe une ouverture garnie de directrices et d'une trappe à coulisse facile à ouvrir ou à fermer.

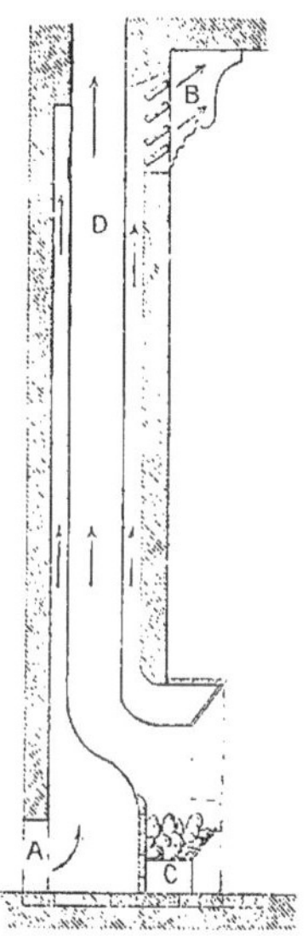

Fig. 204. — Cheminée Belmas ou Douglas Galton.

Avec un feu modéré et une consommation de 10 kilogr. au plus de charbon pour douze heures, ces cheminées évacuent par heure 500^{m3} d'air et en introduisent 400^{m3} à la température de 30° environ. (Général Morin.)

La cheminée Belmas utilise 35 p. 100 de la chaleur produite par le combustible ; la chaleur des gaz de la combustion n'est plus perdue, comme dans la cheminée ordinaire, elle est employée à chauffer l'air neuf, en même temps on rend moins fort le courant d'air froid occasionné par l'appel de la cheminée.

La cheminée Joly (fig. 205) donne également de très bons résultats. La partie supérieure du coffre en fonte formant le foyer B est munie de cannelures destinées à augmenter la surface de chauffe. Les gaz de la combustion sont conduits dans un coffre ou tambour supérieur séparé en deux parties (E, F) par une plaque horizontale (G) que les gaz chauds sont obligés de contourner avant de gagner le tuyau de fumée. L'air extérieur arrive par une prise d'air placée en arrière de la cheminée ou bien sous le plancher, comme cela est indiqué dans la figure (C, C) ; il se réchauffe autour de la coquille et autour du tambour. qui la surmonte, puis il s'échappe à la partie supérieure de la cheminée par des grilles I, munies de registres qui permettent de régler l'arrivée de l'air chaud. On peut brûler du bois dans la cheminée, ou bien y installer une coquille dans laquelle on brûle du charbon de terre.

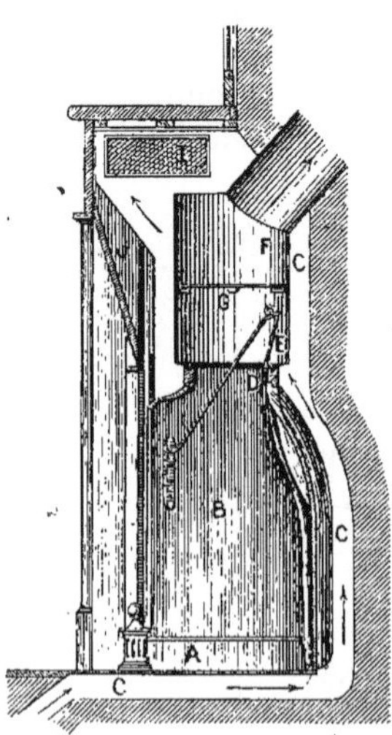
Fig. 205. — Cheminée ventilatrice de Joly.

Les cheminées de Belmas et de Joly sont excellentes, mais, lorsque les architectes n'ont pas prévu ce mode de chauffage dans leurs plans, on est obligé pour les installer de démolir les cheminées déjà construites.

L'appareil Fondet a ce grand avantage qu'il peut s'adapter aux cheminées ordinaires. On place à la partie postérieure de la cheminée une série de tuyaux prismatiques creux, en fonte, au milieu desquels la flamme et les gaz de la combustion circulent, avant de s'échapper par le tuyau de fumée. Ces tuyaux prismatiques communiquent, d'une part, avec l'air extérieur, par une prise d'air qui existe sous le plancher, et d'autre part avec l'air de la chambre, au moyen de bouches de chaleur placées sur les côtés de la cheminée.

Lorsque le feu est allumé, il se produit un appel de l'air extérieur qui est introduit par les bouches de chaleur, après s'être échauffé dans les tuyaux de fonte.

La cheminée Fondet a été perfectionnée par M. Cordier. L'aérateur Cordier (fig. 206) se compose : 1° d'une plaque horizontale qui recouvre la partie inférieure de la cheminée au ras du sol ; 2° d'une boîte rectangulaire A, placée verticalement dans le fond de la cheminée, au-dessus de la plaque précédente ; 3° de deux ou trois séries de tubes creux prismatiques C, disposés en tuyaux d'orgue, qui établissent des communications entre la boîte A et un cylindre E qui est placé horizontalement au-dessus. Une prise d'air permet à l'air extérieur d'arriver en B dans la boîte A, et le cylindre E aboutit, sur les côtés de la cheminée, à des bouches de chaleur (*d*) qui peuvent être ouvertes ou fermées.

Une grille, dans laquelle on brûle de la houille ou du coke, complète l'appareil (la grille n'a pas été indiquée sur la figure). M. Cordier préconise une grille de forme rectangulaire, plus profonde que les grilles ordinaires; la partie postérieure de cette grille est formée par une plaque de fonte légèrement inclinée en avant pour mieux réfléchir la chaleur, les parties latérales sont à jour, afin de permettre un large accès de l'air et de faciliter la combustion qui, dans les grilles ordinaires, se fait souvent mal sur les côtés.

Lorsqu'on allume le feu, l'air s'échauffe dans la boîte A et dans les tuyaux C, et pénètre dans la chambre par les bouches de chaleur; il est remplacé aussitôt par de l'air extérieur qui s'échauffe à son tour.

La plaque horizontale qui forme le sol de la cheminée est percée d'un trou fermé par un tampon; on peut, par ce trou, nettoyer la prise d'air, la boîte A et les tuyaux.

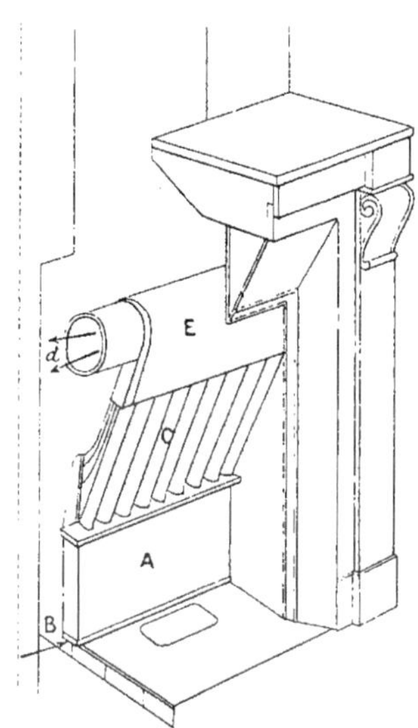

Fig. 206. — Cheminée Fondet modifiée par Cordier.

Le nombre des tuyaux varie de 18 à 30, suivant les dimensions de la pièce à chauffer; la section de chacun d'eux est de 6^{cm2}. Un mouvement de bascule permet de repousser en arrière toute la partie supérieure du système de tuyaux, de façon à rendre le ramonage aussi facile que dans une cheminée ordinaire; toutefois il faut prendre soin d'empêcher la suie de pénétrer dans le cylindre collecteur ou de glisser derrière les tubes verticaux.

Il résulte d'expériences faites au Val-de-Grâce que, lorsque la cheminée Cordier est allumée, le courant d'air fourni par les bouches de chaleur atteint la vitesse de 0 m. 50 par seconde, et une température de 52° C.

Le rendement de l'appareil au point de vue calorifique est de 62 pour 100, supérieur par conséquent à celui de la cheminée Belmas.

Pour empêcher que l'air ne soit trop desséché, après avoir traversé les tuyaux de l'aérateur, on peut introduire, par une des bouches de chaleur, un récipient renfermant de l'eau.

Il est à craindre que les tuyaux creux ne s'usent vite et qu'ils ne deviennent perméables aux gaz de la combustion; la pratique pourra seule décider de l'importance de cet inconvénient.

Le coke est le combustible le plus économique avec cet appareil; il faut recharger la grille 4 fois dans les 24 h. pour obtenir un chauffage continu.

Dans les petites salles des hôpitaux, dans les chambres d'officiers notamment, il est indispensable d'assurer le chauffage avec des cheminées; les poêles chauffent trop et, quand on veut modérer le tirage avec des clefs adaptées aux poêles, on s'expose à produire des accidents; les cheminées munies de l'aérateur Cordier seront utilement employées dans ces conditions.

Dans les grandes salles des hôpitaux, les cheminées ne pourraient pas suffire à entretenir, par tous les temps, une température convenable; il est donc nécessaire d'avoir recours aux poêles ou aux calorifères, mais cela n'empêche pas d'installer, dans chaque salle, comme en Angleterre, une cheminée à feu libre qui concourt au chauffage et qui assure la ventilation.

A l'hôpital militaire de Bourges, les pavillons de chirurgie sont chauffés à l'aide de poêles ventilateurs; la prise d'air se trouve dans le jardin, au niveau du sol; de plus il existe, au milieu de chaque salle, une double grille à foyer ouvert qui chauffe et ventile directement. (Ch. Sarazin, L'hôpital militaire de Bourges, *Revue d'hygiène*, 1879.)

Pour le chauffage des salles de moyennes dimensions on peut installer, au milieu de chaque salle, une cheminée Cordier avec un tuyau de fumée et deux grilles placées côte à côte, ce qui permet, suivant la température extérieure, d'allumer les deux grilles ou une seule.

L'aérateur Cordier figure dans la nomenclature générale du service de santé de l'armée française et il est utilisé déjà dans un certain nombre d'hôpitaux.

2° *Poêles simples, poêles ventilateurs.* — Les poêles en fonte sont, de tous les appareils de chauffage, les plus économiques; leur paroi mince et bonne conductrice de la chaleur permet à l'air de s'échauffer rapidement à leur contact.

Alors que la cheminée ordinaire n'utilise que 6 à 8 p. 100 du calorique produit, quand le combustible est du bois, et 12 à

16 p. 100 quand c'est du coke, qui a un pouvoir rayonnant double, les poêles en fonte à combustion rapide utilisent environ 65 p. 100 du combustible, et les poêles à combustion lente, 80 à 90 p. 100.

On a dit que les poêles en fonte chauffés au rouge laissaient passer de l'oxyde de carbone. La fonte portée au rouge peut, en effet, laisser passer une petite quantité de gaz, mais il ne se produit guère d'oxyde de carbone dans un poêle chauffé au rouge; d'autre part, la petite quantité d'oxyde de carbone qui traverserait la fonte portée au rouge ne tarderait pas, à cette température, à se transformer en acide carbonique, au contact de l'oxygène de l'air. La proportion d'oxyde de carbone susceptible de se répandre ainsi dans l'air paraît négligeable (COULIER). Le malaise que l'on éprouve souvent dans les chambres chauffées à l'aide de poêles en fonte portés au rouge provient de l'altération de l'état hygrométrique de l'air, bien plutôt que de la présence de gaz toxiques.

L'air extérieur contient d'ordinaire les trois quarts et plus de la vapeur d'eau qu'il contiendrait, s'il était saturé; dans ces conditions, la transpiration et l'évaporation pulmonaire se font dans de bonnes conditions; à mesure que l'air s'échauffe, il s'éloigne de plus en plus de son point de saturation par la vapeur d'eau, la quantité de vapeur d'eau que l'air peut dissoudre augmentant rapidement avec la température [1], d'où la sensation désagréable de sécheresse que donne cet air aux personnes qui le respirent et les malaises qu'il occasionne.

Le procédé le plus simple pour éviter cet inconvénient consiste à se servir de la chaleur du poêle pour vaporiser une certaine quantité d'eau. La quantité d'eau vaporisée augmente en raison de la quantité de chaleur produite, et l'appareil se règle ainsi de lui-même. Il faut faire en sorte que la surface d'évaporation soit suffisante. L'eau sera mise dans un vase à fond plat, à la partie supérieure du poêle. D'après Coulier, la surface d'évaporation doit être égale environ au quart de la surface de chauffe active de l'appareil; il est rare qu'on lui donne un pareil développement, aussi on ne remédie qu'en partie à l'inconvénient résultant de la dessiccation de l'air.

Les poêles qui tirent mal exposent à des accidents graves par suite de la pénétration, dans les locaux chauffés, des gaz de la combustion et principalement de l'oxyde de carbone qui, comme on sait, est très toxique.

---

1. Sous la pression de 0 m. 76, un mètre cube d'air saturé de vapeur d'eau contient à 10° : 9gr,7 d'eau; à 25°, il en contiendrait 22gr,5. (COULIER, *loc. cit.*)

Les poêles à combustion lente, qui se sont beaucoup répandus dans ces dernières années, les poêles mobiles en particulier, sont très dangereux à cet égard; ces poêles ne sont employés ni dans les casernes, ni dans les hôpitaux; nous n'avons donc pas à les décrire ici, mais nous devons signaler les dangers qu'ils font courir aux personnes qui les emploient; de nombreux accidents produits par ces appareils ont été relatés soit dans les journaux, soit à l'Académie de médecine.

Autrefois on gaspillait le combustible en faisant traverser le foyer des poêles par de grandes quantités d'air qui ne servaient qu'à activer le tirage; dans les poêles dits à combustion lente, on réduit au minimum l'arrivée de l'air; il en résulte une grande économie de combustible, très appréciée par le public.

F. Gautier a montré que la température obtenue avec les différents combustibles est deux fois plus élevée si on n'emploie que la quantité d'air strictement nécessaire pour la combustion complète, que si l'on emploie une quantité d'air deux fois plus grande (*Génie civil*, 8 oct. 1883).

M. le médecin inspecteur Vallin, qui a fait de nombreuses expériences anémométriques sur les poêles à combustion lente, a constaté que la quantité d'air introduite était à peine la moitié de la quantité nécessaire pour transformer le coke consumé en acide carbonique (VALLIN, Autour d'un poêle, *Revue d'hygiène*, 1884, p. 465). La quantité d'oxyde de carbone est, par suite, très forte.

D'après les recherches de Boutmy, la proportion d'oxyde de carbone qui, dans l'air qui s'échappe d'une cheminée ordinaire, est de 1 à 3 p. 100 parties, s'élève à 14,70 dans les poêles américains à combustion lente (Le poêle américain, ses dangers, *Ann. d'hyg. publ.*, juin 1888).

La petite quantité d'air qui traverse le foyer de ces poêles ne suffit plus pour assurer le tirage; le danger est grand, surtout avec les poêles mobiles que l'on installe souvent devant des cheminées dans lesquelles le courant d'air est renversé. Les clefs dont ces poêles sont munis augmentent le danger en permettant de diminuer encore la quantité d'air qui les traverse.

Les clefs des poêles à combustion lente ou autres ont été souvent la cause d'accidents graves.

MM. Putzeys font mention (*op. cit.*) d'accidents survenus dans une caserne allemande par suite de la fermeture des clefs des poêles.

Un matin du mois d'octobre 1887, nous constations des accidents chez presque tous les malades qui occupaient, au Val-de-Grâce, une des salles de notre service; les malades se plaignaient de malaise général, de céphalalgie, de nausées et de vomissements; un convalescent de fièvre typhoïde eut une syncope qui heureusement n'entraîna pas la mort. L'infirmier qui avait passé la nuit dans la salle était également malade.

Il n'y avait pas de fumée dans la salle, mais une odeur marquée d'oxyde de carbone, la clef du poêle était complètement fermée; dès qu'on eut largement ventilé la salle, ces accidents ne tardèrent pas à se dissiper; à la suite de cet accident on fit retirer, au Val-de Grâce, toutes les clefs des poêles.

A l'aide de la porte du cendrier on peut régler le tirage des poêles sans employer les clefs.

Le cendrier des poêles doit être pourvu, dit Coulier, d'une porte fonctionnant bien et *susceptible de fermer complètement*, ce qui permet de régler la combustion et d'éviter les dangers de l'asphyxie auxquels exposent les clefs des poêles. Les clefs doivent être supprimées.

D'après J. Uffelmann, Gruber, Hempel, l'air respirable ne doit pas contenir plus de 0,2 à 0,5 p. 1000 d'oxyde de carbone; cette proportion paraît encore trop élevée. L'oxyde de carbone s'accumule dans le sang et peut produire par conséquent des effets funestes, alors qu'il est en très faible quantité dans l'air. Le séjour habituel dans des lieux insuffisamment aérés et contenant de l'oxyde de carbone, même en très faible quantité, est dangereux et produit l'anémie et les accidents consécutifs.

M. Berthelot a décrit, pour reconnaître la présence de l'oxyde de carbone dans l'air, une méthode qui est fondée sur la propriété que possède ce gaz de réduire l'azotate d'argent ammoniacal (Acad. des sc., comptes rendus, t. CXII, p. 597).

M. Gréhant dose l'oxyde de carbone de l'air en se servant du grisoumètre de M. Coquillon, perfectionné par lui (*Revue gén. des sc. pures et appliquées*, 30 déc. 1892). On fait passer dans le grisoumètre (variété d'eudiomètre) l'air à examiner; on chauffe au rouge, à l'aide d'un courant électrique, la spirale de palladium qui se trouve à l'intérieur du grisoumètre et l'on calcule, par la réduction du volume des gaz, la quantité d'oxyde de carbone qui se trouvait dans l'air.

Par cette méthode, Gréhant est arrivé à doser un millième d'oxyde de carbone dans l'air.

Un procédé très simple, pour savoir si un appareil de chauffage dégage de l'oxyde de carbone, consiste à suspendre dans la pièce chauffée une cage contenant quelques oiseaux ; il suffit d'un cinq-millième d'oxyde de carbone dans l'air pour tuer les oiseaux ; on a donc là un réactif d'une grande sensibilité.

Les poêles en terre sont plus longs à échauffer que les poêles en fonte et ils n'utilisent pas une aussi grande quantité du combustible, mais ils conservent mieux le calorique que les poêles en fonte ; c'est là le grand avantage des poêles en maçonnerie dont on se sert en Suède et en Russie. Ces poêles, de grandes dimensions, sont construits en même temps que les maisons. Les gaz de la combustion circulent à l'intérieur avant de s'échapper par la cheminée ; d'autres conduits permettent à l'air extérieur de s'introduire dans l'habitation après s'être échauffé en traversant le poêle.

Afin de mieux utiliser le calorique, on donne souvent aux tuyaux de fumée un grand développement.

Les poêles en terre ou en maçonnerie ne peuvent être chauffés qu'avec du bois, ce qui est un gros inconvénient dans nos pays, à cause du

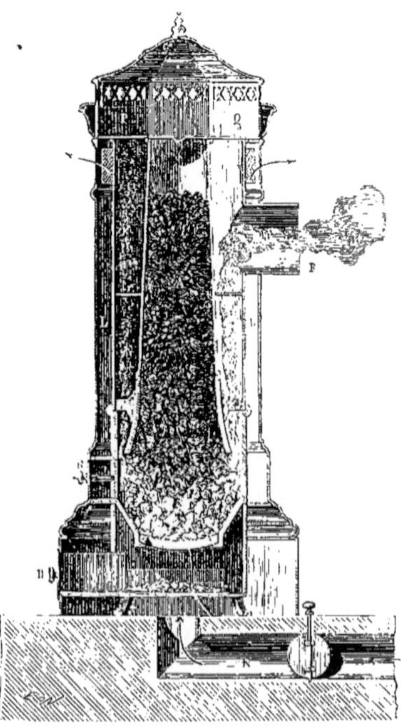

Fig. 207. — Poêle ventilateur d'après Coulier.

prix élevé du bois ; aussi ces poêles ont-ils été presque complètement abandonnés en France.

On construit aujourd'hui des poêles très perfectionnés qui s'alimentent automatiquement, qui utilisent mieux que les poêles ordinaires la chaleur produite, et qui concourent à la ventilation.

La figure 207 représente un poêle qu'il suffit de charger de combustible toutes les 24 heures. Le poêle une fois allumé par le bas, on remplit de charbon de terre, par un orifice placé à la partie supérieure, le cylindre central A. A mesure que le charbon incandescent est brûlé, il est remplacé par celui qui se trouve au-dessus ; le charbon entassé dans le cylindre A ne peut pas brûler, sauf à la partie inférieure, parce qu'il n'est pas traversé par l'air chaud ; les gaz de la combustion s'échappent par le tuyau F.

Le poêle est à double enveloppe avec prise d'air extérieure K. Lorsque le poêle est allumé, l'air s'échauffe dans l'espace L qui entoure le poêle et il s'échappe à la partie supérieure de l'appareil comme l'indiquent les flèches.

A la partie supérieure du poêle un réservoir circulaire contient de l'eau dont la vapeur se mélange à l'air.

Une clef placée sur la prise d'air permet de modérer ou d'arrêter l'arrivée de l'air et de régler le chauffage, sans crainte d'introduire des gaz toxiques.

Nous avons indiqué, en parlant du chauffage des baraques (p. 550), une disposition très simple qui permet de transformer un poêle ordinaire en un poêle ventilateur, qui sert à la fois à l'introduction d'air neuf échauffé et à l'extraction de l'air vicié.

Afin de multiplier les contacts entre l'air et la surface des poêles, beaucoup de ces

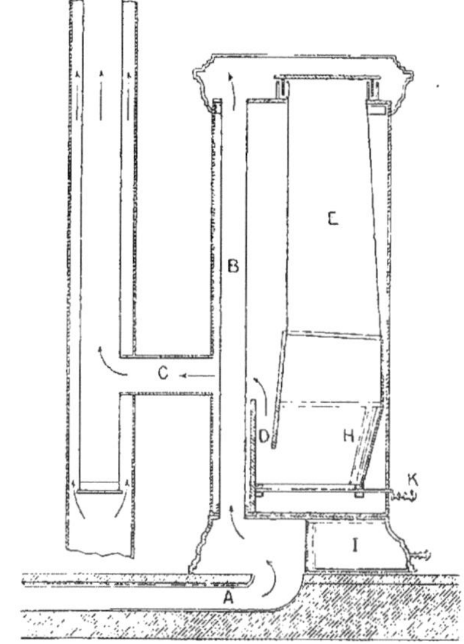

Fig. 208. — Poêle tubulaire ventilateur (coupe).

appareils sont aujourd'hui garnis d'ailettes.

Les poêles ventilateurs de Besson, dits aussi *poêles tubulaires*, sont employés en France dans les hôpitaux militaires.

La figure 208 représente la coupe verticale d'un poêle Besson cylindrique. Un cylindre en fonte E, ouvert à sa partie supérieure et fermant à l'aide d'un couvercle, reçoit le combustible. On allume le feu sur la grille H, les gaz de la combustion s'échappent en D, se répandent dans l'intérieur du cylindre qui forme l'enveloppe externe du poêle et sortent par le tuyau de fumée C.

Entre le cylindre qui contient le combustible et l'enveloppe extérieure du poêle se trouvent de gros tubes B (d'où le nom de poêle tubulaire) qui s'ouvrent, d'une part, en bas, dans un espace qui communique avec une prise d'air extérieure **A**, et d'autre part, à la partie supérieure de l'appareil.

En imprimant des mouvements de latéralité au levier **K** on fait tomber les cendres et les débris d'anthracite dans le cendrier **I**.

Lorsque le poêle est allumé, l'air qui se trouve dans les tubes **B** s'échauffe et s'échappe à la partie supérieure de l'appareil, il est remplacé par de l'air neuf qui s'échauffe à son tour. Le chauffage et la ventilation se font ainsi dans de bonnes conditions; les tubes, qui ne sont pas en contact direct avec la flamme, ne sont jamais portés au rouge; par suite l'air n'est pas brûlé, il ne se dessèche pas trop et ne prend pas de mauvaise odeur.

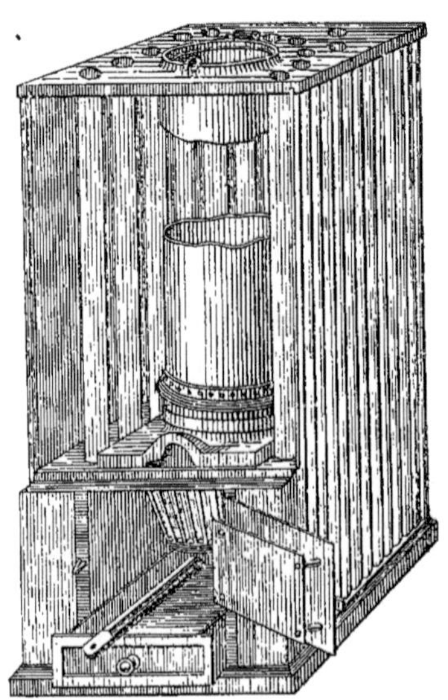

Fig. 209. — Grand poêle tubulaire de forme quadrilatère.

La figure 209 montre un grand poêle Besson, de forme quadrilatère, garni d'ailettes à sa surface; la paroi antérieure a été enlevée et le cylindre dans lequel on introduit le charbon a été coupé pour permettre de mieux voir les tubes qui sont au nombre de 14.

Dans les poêles Besson qui ne sont pas ventilateurs, les tubes, au lieu de s'ouvrir dans un espace communiquant avec une prise d'air extérieure, s'ouvrent simplement à la partie inférieure de la chambre; dans ces conditions le poêle chauffe davantage, mais il perd une grande partie de ses avantages, puisqu'il ne concourt plus à la ventilation.

On peut reprocher aux poêles Besson leur mode de fermeture, qui ne met pas entièrement à l'abri de l'introduction des gaz de la combustion. Le bord supérieur du cylindre **E** (fig. 208) est muni d'une rainure circulaire, assez profonde, qui contient du sable fin et le couvercle est garni d'un rebord qui vient s'enfoncer dans la rainure au milieu du sable. Il est bien certain que, si la pression des gaz dans le cylindre **E** était supérieure à la pression atmosphérique, les gaz pourraient traverser le sable et se répandre dans l'air de la chambre; mais, dans les gros poêles surtout, le tirage est toujours

suffisant pour que cet inconvénient ne soit pas à craindre, c'est
l'air extérieur qui est aspiré dans l'intérieur du cylindre E. Néanmoins, surtout au moment de l'allumage des poêles, des gaz et de
la fumée peuvent s'échapper au-dessous du couvercle.

Il faut avoir soin que le couvercle soit bien enfoncé dans la
rainure à sable. Lorsque le poêle est chargé par des infirmiers
négligents, il arrive que des morceaux de charbon tombent dans
la rainure et empêchent le rebord du couvercle de s'y enfoncer, ou
bien dans les tubes qu'ils obstruent. De grands entonnoirs en tôle,
qui s'appliquent sur l'ouverture du poêle, permettent d'introduire
le charbon dans le cylindre central sans qu'il en tombe en dehors.

Il ne doit pas y avoir, au-dessous des poêles, d'espace vide communiquant avec la prise d'air; les infirmiers ont toujours de la
tendance à balayer les poussières sous les poêles ainsi installés;
la prise d'air se rétrécit de plus en plus et les poussières, souvent
dangereuses, provenant du balayage, sont soulevées et entraînées
par le courant d'air arrivant de l'extérieur.

Par les grands froids on charge les poêles deux fois par jour et
on a soin de faire tomber les cendres de temps en temps, pour
activer la combustion; ces poêles peuvent fonctionner nuit et jour,
tout un hiver, sans s'éteindre, ce qui est très commode; on entretient ainsi dans les salles de malades une température constante et
on n'a pas à rallumer sans cesse les poêles comme autrefois.

Nous avons fait installer, au musée d'hygiène du Val-de-Grâce,
deux poêles de ce modèle et nous avons toujours été très satisfait
de leur fonctionnement.

Les poêles Besson doivent être chauffés à l'anthracite; les houilles
grasses les salissent rapidement, ce qui nécessite de fréquents
nettoyages.

Le grand poêle Besson, représenté figure 208, consomme environ
40 kilogr. d'anthracite en 24 heures; il utilise 80 pour 100 du combustible.

En Allemagne, on emploie beaucoup les poêles à double enveloppe
(Mantelöfen); l'air s'échauffe en traversant l'espace existant entre
ces enveloppes. Le poêle Meidinger, dont on se sert au lazaret de
Tempelhof, appartient à cette catégorie de poêles.

B. CHAUFFAGE CENTRAL. CALORIFÈRES. — Les calorifères peuvent
être divisés en calorifères à air, à eau, à vapeur et mixtes.

a. *Calorifères à air chaud.* — Dans le sous-sol du local à ventiler,
on installe un poêle en maçonnerie dont le foyer est traversé par

une série de tubes (fig. 210) ; l'air extérieur s'échauffe en traversant ces tubes et il pénètre ensuite dans les différentes pièces de l'habitation.

Les principales conditions que doivent remplir ces calorifères sont, d'après Coulier, les suivantes :

1° Tirage plus énergique pour les gaz brûlés que pour l'air chauffé ; dans ces conditions, alors même que les joints des tubes à air sont mal faits, les gaz de la combustion ne s'introduisent pas dans l'habitation.

2° Contact prolongé des gaz de la combustion avec les conduits

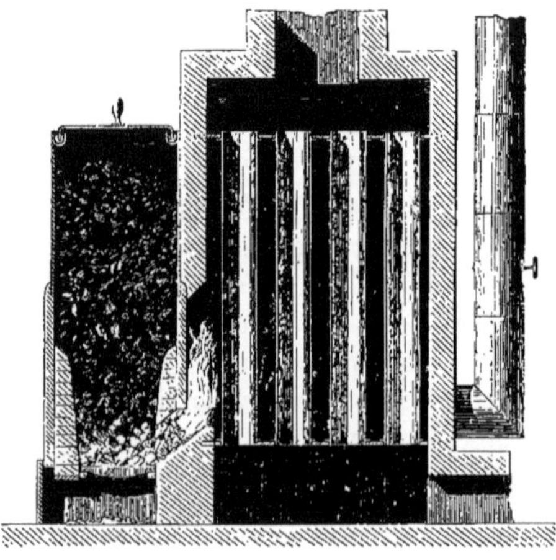

Fig. 210. — Calorifère à air chaud s'alimentant automatiquement (d'après Coulier, *op. cit.*).

à air ; ces derniers ne doivent pas être touchés directement par la flamme, qui les échaufferait trop, qui brûlerait l'air, le dessécherait, et lui donnerait une mauvaise odeur.

3° Les conduits à air chaud doivent avoir une large section, ce qui assure un grand débit, avec une vitesse faible, et ce qui permet de ne pas trop chauffer l'air.

Ces appareils qui abaissent trop le degré hygrométrique de l'air et qui altèrent l'air, quand les tubes sont fortement chauffés, ont été en général abandonnés pour les calorifères à eau ou à vapeur d'eau.

b. *Calorifères à eau.* — Ils se divisent en calorifères à basse et à haute pression.

Le calorifère à eau à basse pression, dans lequel l'eau est chauffée

dans un circuit ouvert à sa partie supérieure, n'est autre que le
thermo-siphon des jardiniers.

Ce thermo-siphon se compose d'une chaudière en cuivre
(fig. 211) dont le fond est concave pour augmenter la surface de
chauffe; la chaudière se termine à sa partie supérieure par un vase
ouvert dit *vase d'expansion* D; du point E de l'appareil part un tube
qui pénètre dans la serre, la parcourt dans toute sa longueur et
revient en I dans la chaudière. Dès qu'on fait du feu en B, l'eau
chaude, plus légère, s'élève dans la chaudière et passe en E; elle

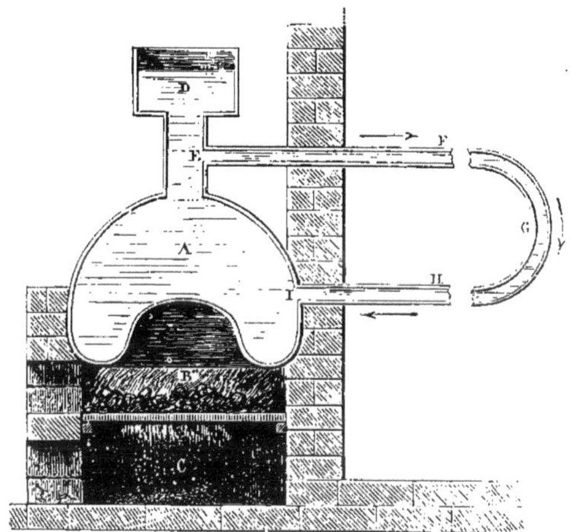

Fig. 211. — Thermo-siphon en usage pour le chauffage des serres (d'après Coulier, *op. cit.*).

se refroidit en traversant les tuyaux F, G, H, revient en I, se
réchauffe dans la chaudière, etc.

Dans les calorifères à eau destinés au chauffage des habitations,
l'eau chaude s'élève à la partie supérieure des bâtiments et de là
redescend dans des poêles d'eau installés dans les différentes chambres (fig. 212).

Ces calorifères à eau à basse pression fonctionnent avec une
grande régularité; lorsqu'il s'agit d'un chauffage égal et continu,
comme dans les salles de malades, le thermo-siphon possède sur
les autres appareils de chauffage de grands avantages (COULIER).

Pour installer ces appareils il faut des tubes larges, renfermant
beaucoup d'eau, d'où une surcharge des bâtiments; il faut aussi
beaucoup de temps pour échauffer cette masse d'eau, ce qui présente
de grands inconvénients si le chauffage n'est pas continu.

Dans les calorifères à eau à haute pression, le circuit est fermé, et par suite l'eau peut être chauffée à 150 ou 200°. A la partie supérieure du réservoir d'expansion est une soupape de sûreté ; lorsque l'eau se dilate, par suite du chauffage, elle soulève cette soupape et l'excès d'eau sort du circuit ; lorsque la température s'abaisse, le

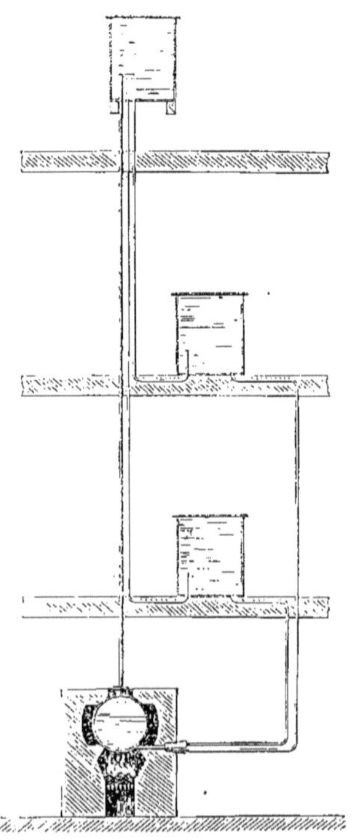

Fig. 212. — Calorifère à eau à basse pression (d'après Coulier, *op. cit.*).

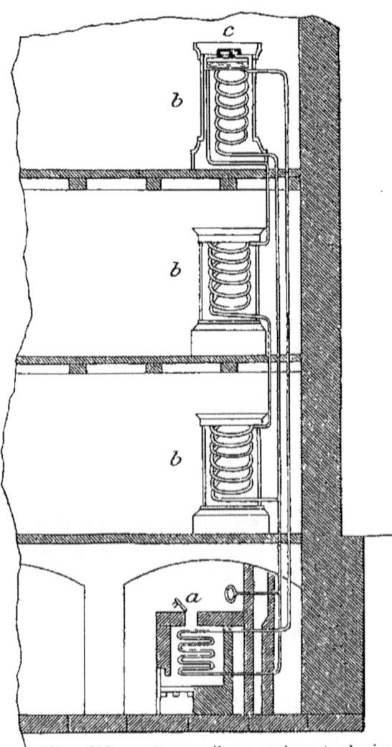

Fig. 213. — Coupe d'une maison à plusieurs étages chauffée par un calorifère à eau à haute pression (système Perkins). — *a*, partie du calorifère située dans la cave et servant au chauffage de l'eau ; *b,b,b*, poêles d'eau ; *c*, soupapes servant à la sortie et à la rentrée de l'eau.

vide tend à se faire et une autre soupape permet à l'eau de rentrer.

La figure 213 montre l'installation des poêles d'eau dans une maison chauffée à l'aide d'un calorifère à eau à haute pression.

On fait usage, pour l'installation de ces calorifères, de tubes en fer étiré de 0 m. 022 de diamètre intérieur et de 0 m. 006 d'épaisseur, éprouvés à plus de 100 atmosphères ; comme on ne dépasse guère, dans la pratique, une pression de 6 atmosphères, on voit que les accidents sont peu à redouter.

La masse d'eau, beaucoup moins considérable qu'avec les calorifères à eau à basse pression, s'échauffe plus vite, mais le refroidissement est aussi plus rapide.

c. *Calorifères à vapeur d'eau.* — Lorsque de la vapeur d'eau
arrive dans un récipient dont la température est inférieure à 100°,
elle se condense et il se dégage de la chaleur au moment de la condensation. Un litre d'eau transformé en vapeur contient assez de
calorique pour chauffer 5 l. 1/2 d'eau de 0 à 100°.

Le chauffage à la vapeur d'eau peut être fait à basse ou à haute
pression; un calorifère à vapeur d'eau comprend : 1° un générateur de vapeur; 2° des conduites qui distribuent la vapeur dans les
différents locaux ; 3° des appareils dans
lesquels la vapeur se condense et abandonne
son calorique; 4° des tuyaux de retour de
l'eau condensée au générateur.

Les conduites de distribution sont en
cuivre ou en fer étiré.

La figure 214 indique la disposition d'une
surface de chauffe d'un calorifère à vapeur
d'eau (système Geneste et Herscher). La
surface de chauffe se compose de tuyaux de
fer à ailettes, disposés sur deux rangs; ces
tuyaux sont visibles seulement dans une
moitié de la figure; dans l'autre moitié ils

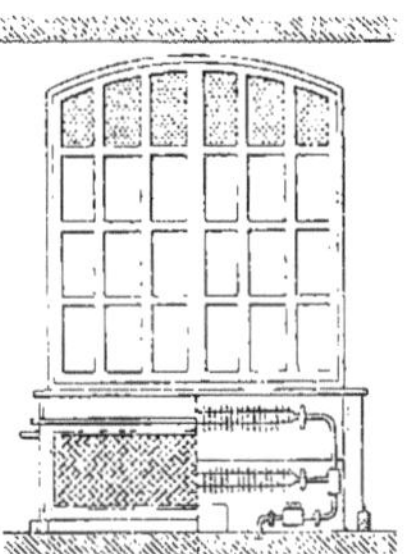

Fig. 214. — Surface de chauffe
placée au-dessous d'une fenêtre.

sont cachés par la grille qui les recouvre d'ordinaire. Au-dessous
des tuyaux se trouve un purgeur automatique qui permet à l'eau
de condensation de retourner à la chaudière.

Les ailettes qui garnissent les tubes augmentent considérablement la surface de chauffe. Le nombre des ailettes est de 34 par
mètre courant, la surface de chaque ailette est de 288^{c2}; la surface
totale pour 1 m. de tuyau à ailettes est de 9800^{c2}, 9 fois plus grande
que celle du tuyau qui porte les ailettes. Ces tuyaux sont essayés
à une pression de 50 kilogr. par centimètre carré.

Les surfaces de chauffe du calorifère Geneste et Herscher se
placent d'ordinaire au-dessous des fenêtres; de cette manière, l'air
froid qui pénètre par les fenêtres, au moyen de vitres perforées
par exemple, comme cela est indiqué dans la figure 214, vient se
mélanger tout de suite avec l'air qui a passé sur la surface de
chauffe.

Les calorifères à vapeur d'eau sont employés dans beaucoup
d'hôpitaux et même dans quelques casernes.

Dans la caserne des fusiliers à Dresde, le service des cuisines, des bains, de la buanderie et le chauffage des chambres sont assurés par quatre générateurs de vapeur placés dans le sous-sol.

A l'hôpital militaire de Bucharest, tous les pavillons sont chauffés par des calorifères à vapeur, spéciaux à chacun d'eux. Les appareils de chauffage, situés au sous-sol, se composent de deux chaudières cylindriques, munies d'appareils automatiques pour amener l'eau nécessaire, de manomètres et de régulateurs automatiques pour éviter les trop fortes pressions.

On se sert, pour le chauffage, de pétrole brut, qui revient à très bon marché à Bucharest et qui est distribué par des conduits souterrains.

Des chaudières partent des conduits qui aboutissent dans les salles à des tubes à ailettes, en forme de serpentins, recouverts d'un manteau de tôle, qui constituent les appareils de chauffage. Dans les grandes salles, il y a quatre surfaces de chauffe, dans les petites, trois, deux ou une seule, d'après le cubage. Chaque appareil est muni d'un robinet surmonté d'une petite cuvette par laquelle on peut laisser échapper un petit jet de vapeur pour humecter l'air de la pièce. Ces appareils aspirent l'air extérieur par des conduits qui s'ouvrent au niveau du manteau de chaque poêle; on peut régler à volonté, au moyen de soupapes, l'arrivée de l'air.

Les calorifères à vapeur d'eau ont un inconvénient : il n'existe pas de réserve de calorique, dès que le feu tombe, le calorifère cesse de chauffer, et les locaux se refroidissent très rapidement.

d. *Calorifères mixtes.* — Dans le système Grouvelle, installé à l'hôpital militaire de Vincennes, les tuyaux de vapeur, placés dans un caniveau, sous le parquet des salles, viennent aboutir à un serpentin contenu dans une grande caisse pleine d'eau, véritable réservoir de chaleur. Ce poêle à eau chaude que la vapeur échauffe est fait de forte tôle et timbré à deux atmosphères. La vapeur, en le quittant, est conduite par des tuyaux dans un réservoir où elle se condense, pour retourner ensuite dans la chaudière.

A la prison de Mazas, chaque étage a son thermo-siphon séparé, et tous ces appareils sont chauffés par la vapeur d'une seule chaudière.

A l'hôpital Tenon, les appareils de chauffage sont des poêles à eau chauffés par la vapeur.

En Allemagne et en Suisse, les poêles à eau et à vapeur d'eau de Sulzer (de Winterthur) sont très employés. M. le médecin principal Richard a donné la description suivante d'un de ces calorifères (*op. cit.*, p. 520) : La vapeur, dont la pression ne dépasse pas 1 atmosphère 1/2, monte directement jusque dans les combles, à travers un tuyau bien isolé, pour éviter la déperdition de chaleur, puis redescend par des branchements dans les diverses pièces où sont installés des poêles cylindriques à eau. Ces poêles (fig. 215) se composent de deux parties : une centrale, le caléfacteur, et une extérieure, le manteau. La vapeur descend par le tuyau T dans la cloche du caléfacteur, passe à travers les tubes t, t et t' et s'échappe avec l'eau de condensation par le tuyau T' qui va rejoindre la chaudière. Le caléfacteur est rempli jusqu'à la hauteur N, au niveau de l'embouchure du tuyau d'arrivée de la vapeur; dès que, par la condensation de la vapeur, ce niveau est dépassé, l'eau se déverse par le tube t' et va à la chaudière. Le manteau est à double paroi et loge de l'eau qui est en communication avec celle du caléfacteur par deux tuyaux, un supérieur E et un inférieur E'; ce dernier est muni d'un robinet. Lorsque ce robinet est fermé, l'eau du caléfacteur seule s'échauffe par le passage de la vapeur; mais dès qu'il est ouvert,

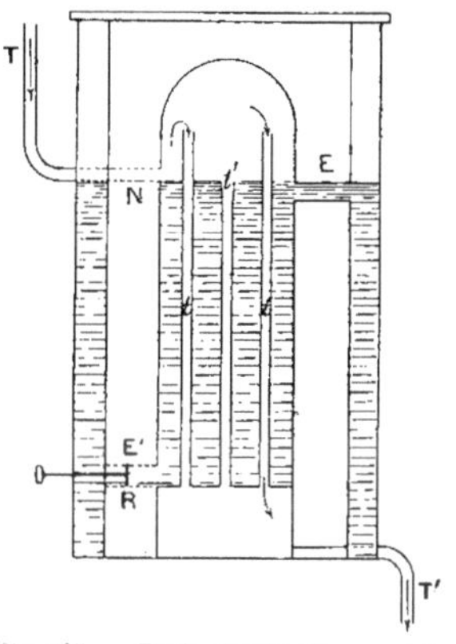

Fig. 215. — Poêle Sulzer (figure schématique), d'après E. Richard.

l'eau du caléfacteur, plus légère, passe en E et cède la place à l'eau du manteau qui entre par E'. Il s'établit ainsi une circulation qui est d'autant plus active que la différence de température est plus grande. L'air est admis dans l'espace annulaire ménagé entre le manteau et le caléfacteur ou bien il en est exclu par un jeu de registres.

Les hôpitaux neufs de Berlin ont été pourvus de chauffage à l'eau et à la vapeur (systèmes de Gropius et Schmieden, de Rietschel et Henneberg, etc.).

A Lockport, aux États-Unis, une compagnie a installé un système de chauffage central à la vapeur et à l'eau destiné à desservir 200 maisons. Douglas Galton serait disposé à tenter une installation semblable dans les cités ouvrières de Londres.

Le chauffage central, compromis par de premiers essais très imparfaits et très dispendieux, a fait, comme on voit, de grands progrès qui le recommandent de nouveau à l'attention des hygiénistes, les calorifères mixtes à vapeur d'eau et à eau paraissent convenir très bien aux hôpitaux.

ÉCLAIRAGE

Dans beaucoup de casernes et d'hôpitaux, l'éclairage se fait encore d'une façon très primitive, à l'aide de lampes à huile qui éclairent mal et qui sont d'un entretien difficile et dispendieux.

Les lampes à pétrole donnent plus de lumière que les lampes à huile ordinaires, et sont d'un entretien plus facile. L'éclairage à l'huile de pétrole est autorisé en France dans les casernes, à l'exclusion des magasins d'habillement; il est interdit dans les hôpitaux.

L'éclairage électrique est encore trop coûteux pour qu'on puisse le préconiser d'une façon exclusive, mais il a fait de si grands progrès depuis quelques années, qu'on peut avoir aujourd'hui toute confiance en son avenir.

L'éclairage électrique est d'un emploi très commode et très hygiénique : il supprime les lampes à huile qui éclairent mal et qui se dérangent sans cesse, les fuites de gaz et les chances d'incendie qui en résultent, enfin il ne vicie pas et n'échauffe pas l'air, comme font les lampes et le gaz [1].

Une lampe à incandescence qui donne une lumière correspondant à celle de 12 bougies, ne produit que 34 calories à l'heure, alors qu'un bec de gaz et une lampe à huile, fournissant la même lumière, en produisent, le premier 550, et la deuxième 822. Aussi l'éclairage électrique a-t-il été adopté rapidement dans tous les lieux publics où de nombreux becs de gaz produisaient une chaleur insupportable (salles de théâtre, etc.).

L'éclairage électrique est déjà employé dans un certain nombre d'hôpitaux.

L'éclairage de l'hôpital du Havre se fait en partie à l'aide de l'électricité.

A l'hôpital de Bucharest, l'éclairage est assuré à l'aide d'une station électrique placée dans le même pavillon que la cuisine et la buanderie. On y trouve deux grands moteurs fixes à double expansion, d'une force de 45 chevaux. Ces moteurs sont en relation

---

1. FRÖLICH, Notes sur l'éclairage des locaux milit. *Der Militairarzt*, 1884, n° 18. — COLSON, Note sur l'emploi de l'électricité dans les bâtiments milit., *Mémorial de l'officier du génie*, 1887, t. XII, p. 220. — GABRIEL, L'éclairage électrique, *Revue d'hygiène*, 1892, p. 101, et art. ÉCLAIRAGE *in* Encyclop. d'hygiène et de méd. publ., 1892. — VENTURINI, Notes sur l'éclairage électrique dans les établissements des services administratifs, *Revue de l'intendance milit.*, 1894, p. 643. — L'installation d'éclairage électrique de l'École sp. milit. de Saint-Cyr, *Revue du génie milit.*, juillet 1895.

chacun avec une grande machine dynamo système Siemens. On se
sert alternativement des machines, l'une d'elles est toujours en
réserve, en cas d'accident (MAXICATIDE, *Revue d'hygiène*, 1894,
p. 688.).

En attendant qu'on dote les casernes et les hôpitaux de l'éclairage électrique, on peut tirer très bon parti de l'éclairage au gaz.
De grands progrès ont été réalisés à cet égard dans ces dernières
années : on a imaginé des brûleurs qui augmentent l'intensité
lumineuse du gaz, tout en diminuant la consommation, et qui font
concourir le gaz à la ventilation des locaux et à leur assainissement ; résultat important, car l'éclairage au gaz mal installé est une
cause puissante de viciation de l'air.

Un mètre cube de gaz d'éclairage consomme en brûlant $1^{m3},12$
d'oxygène et produit $0^{m3},57$ ou 1 kg. 13 d'acide carbonique.

A cela s'ajoute l'inconvénient qui résulte en été de l'échauffement de l'air ; un bec de gaz qui consomme 138 lit. à l'heure porte,
en une heure, 154^{m3} d'air de 0 à 100° (Briquet). Un thermomètre,
placé à 0 m. 30 d'une flamme de gaz entourée d'un verre cylindrique, monte de 2° ; à 0 m. 05, il monte de 6°. (ARNOULD, *op. cit.*)

A propos de la ventilation des locaux, nous avons vu qu'on
augmentait beaucoup le tirage d'une cheminée, quand on allumait
un bec de gaz à l'intérieur. Il est facile d'utiliser à cet effet les
becs de gaz qui servent à l'éclairage ; au-dessus des becs on place
des tuyaux évasés à leur extrémité qui conduisent les gaz de la
combustion au dehors ou dans une cheminée de ventilation.

On peut aussi se servir d'une lanterne en verre, fermée par une
toile métallique à sa partie inférieure et qui, à sa partie supérieure,
se continue avec un tuyau d'évacuation des gaz. Il faut donner
une large section au tuyau d'évacuation pour que les gaz de la
combustion entraînent une colonne d'air suffisante.

Les becs de gaz peuvent être construits de différentes façons.

Le système le plus simple est connu sous le nom de *bec papillon*.
Le bec est simplement fendu (*a*, fig. 216) et la flamme jaillit en
ailes de chauve-souris ou de papillon (*b*). Cette disposition est
mauvaise, surtout à l'intérieur des habitations, la flamme sans
cesse agitée, produit un *papillotement* qui est très gênant et qui
fatigue beaucoup la vue.

Dans le *bec Argand* (fig. 217), le gaz s'échappe par une série de
petits trous disposés en cercle sur un bec annulaire, surmonté d'un
verre cylindrique ou d'un globe. La combustion du gaz est plus
complète qu'avec le bec papillon et la flamme a beaucoup plus de

fixité. Le gaz doit arriver au brûleur sous la plus faible pression possible. Le bec Siller-Argand possède un régulateur automatique de la pression. (ARNOULD, *op. cit.*)

Pour augmenter l'intensité lumineuse du gaz on s'est servi de différents procédés, parmi lesquels il convient de citer les becs Auer et Boisselot et les lampes à récupération.

Le *bec Auer* a ce grand avantage qu'il peut s'installer sur des becs à gaz ordinaires. L'invention d'Auer de Welsbach consiste essentiellement à placer au-dessus de la flamme d'un bec de gaz, un petit cône creux ou manchon, composé d'une substance incombus-

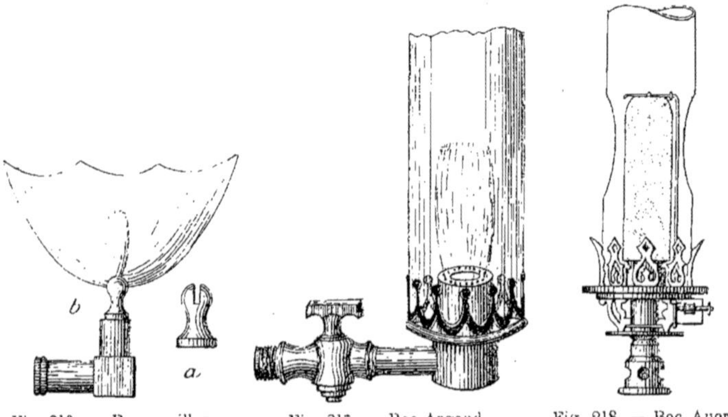

Fig. 216. — Bec papillon.   Fig. 217. — Bec Argand.   Fig. 218. — Bec Auer.

tible qui est portée rapidement à l'incandescence par la chaleur du gaz. Ce manchon est formé de coton trempé dans une solution d'oxydes de zirconium, de lanthane et d'autres éléments, il a l'aspect d'une gaze légère (fig. 218).

Le bec Auer donne une lumière brillante, fixe, blanche, qu'il est difficile de distinguer de la lumière électrique; il consomme moitié moins de gaz que le bec Argand et il produit, par suite, beaucoup moins de chaleur, la quantité de chaleur émise étant en rapport direct avec la quantité du gaz consommé. La quantité d'acide carbonique produit est naturellement beaucoup moindre.

Tout en brûlant moitié moins de gaz, le bec Auer donne 4 fois plus de lumière que le bec ordinaire et 2 fois plus que le bec Argand [1].

1. RENK, Rapport sur le bec Auer, *Gesundheits Ingenieur*, 15 oct. 1894. — GEEL-MUYDEN, Les produits de combustion du gaz d'éclairage et leur action sur la santé, *Archiv f. Hygiene*, t. XXI, p. 103.

Les frais d'installation et d'entretien (remplacement des manchons usés) sont bien vite couverts par l'économie de gaz qui est réalisée.

La durée moyenne de fonctionnement d'un manchon est de 800 à 1000 heures. Afin de ne pas détériorer les manchons, il faut prendre les précautions suivantes au moment de l'allumage : à l'aide d'une flamme longue d'alcool que l'on présente en dessous, on chauffe le manchon, puis on ouvre graduellement le robinet du gaz jusqu'à ce que l'incandescence soit complète; si le brûleur s'enflamme par les trous d'air, il faut éteindre, puis rallumer.

Le *bec Boisselot*, construit sur le même principe que le bec Auer, donnerait, d'après les renseignements qui nous ont été fournis, des résultats encore plus favorables que ce dernier : la consommation de gaz serait moindre et la puissance lumineuse plus grande.

Les *lampes à récupération* sont basées sur ce principe que le gaz d'éclairage brûle mieux, plus complètement, et en produisant une lumière plus vive, si on le mélange, au moment de la combustion, avec de l'air très chaud.

On se sert des gaz de la combustion pour chauffer l'air qui arrive dans l'appareil, d'où le nom de *lampes à récupération*.

L'invention de ces lampes revient à Siemens; les lampes Wenham, Cromatie, Deselle, Fougeron et la lampe dite la Rouennaise sont aujourd'hui très employées.

La pièce la plus importante de la lampe Wenham (fig. 219) est

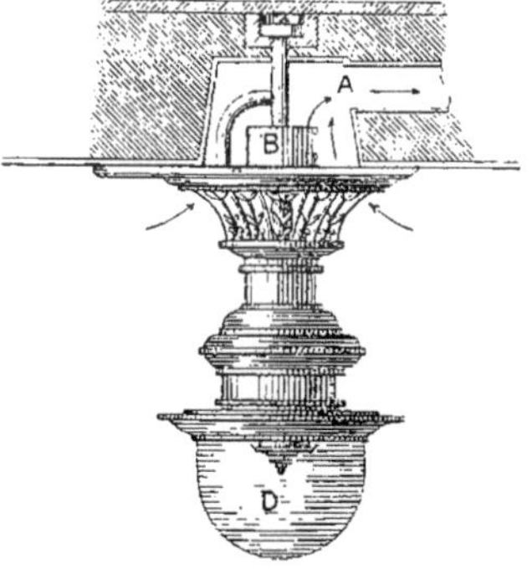

Fig. 219. — Lampe à récupération de Wenham.

le récupérateur. C'est un cylindre creux en fonte (B) ; six conduits disposés en rayons dans toute la hauteur de ce cylindre servent à l'introduction de l'air, les gaz de la combustion passent dans les secteurs intermédiaires et échauffent l'air qui circule dans les conduits. Les autres parties de la lampe sont : le brûleur, un régulateur, la cheminée, qui peut être ventilatrice, et un réflecteur.

La lampe représentée ci-dessus est ventilatrice; un conduit A, ménagé dans le plafond, sert au départ des gaz de la combustion et le courant d'air chaud entraîne l'air qui se trouve à la partie supérieure de la pièce comme l'indiquent les flèches.

Pour allumer la lampe, on abaisse le globe **D**, qui est mobile autour d'une charnière, on ouvre à moitié le robinet d'arrivée du gaz, on allume et on ouvre alors largement le robinet ; si le gaz arrivait en trop grande quantité au moment de l'allumage, il pourrait se produire une petite explosion qui casserait le globe.

Ces lampes donnent une lumière blanche, très agréable, et elles permettent de réaliser une grande économie sur le gaz. Tandis qu'un bec papillon consomme 127 lit. de gaz à l'heure par unité de Carcel, les lampes à gaz à récupération n'en consomment que 27 à 30 ; par suite, la quantité de chaleur produite est beaucoup moins grande qu'avec les becs ordinaires.

CHAPITRE XIX

SYSTÈMES DE VIDANGE. — LATRINES ET URINOIRS

I. Des différents systèmes de vidange en usage. — Fosses fixes. — Tinettes filtrantes. — Tinette-siphon. — Tinettes à la terre sèche. Tinettes Goux. — Vidange par canalisation spéciale, systèmes Liernur, Berlier, Waring. — Système du tout à l'égout, conditions de son bon fonctionnement. Siphons. Réservoirs de chasse automatiques ou à tirage. Siphon annulaire de Rogers Field, etc. Disposition à donner aux égouts. Épuration des eaux d'égout par les procédés mécaniques et chimiques. Épuration par le sol, avantages de ce procédé. Utilisation des eaux d'égout.

II. Installation des cabinets d'aisances dans les casernes et dans les hôpitaux. — Faut-il installer des latrines avec ou sans sièges? — Modèles à adopter pour les cuvettes. Cuvettes en hotte, cuvettes à retenue d'eau. — Des urinoirs. Urinoirs à retenue d'eau et urinoirs à paroi verticale avec chasses d'eau. — Nettoyage et graissage des urinoirs.

Dans l'étude que nous avons faite des casernes et des hôpitaux, nous avons réservé la question des latrines; nous devons y revenir maintenant; cette question est de celles qui intéressent le plus le médecin militaire, car des latrines mal installées sont une cause grave d'insalubrité dans les casernes ou dans les hôpitaux [1].

Nous étudierons d'abord les différents systèmes de vidange, l'ins-

---

[1]. Consulter sur cette question : Durand-Claye, Assainissement de Paris, *Annales industr.*, 1881. — E. Trélat, Sur l'évacuation des vidanges, *Revue d'hygiène*, 1882. — Berlier, Même sujet, *Soc. méd. publ.*, 1882. — Wazon, Principes techniques d'assainissement des villes et des habitations, Paris, 1884. — Masson et Martin, Les maisons salubre et insalubre à l'expos. d'hygiène de Londres, *Revue d'hygiène*, 1885. — Bourneville, L'utilisation agricole des eaux d'égout de Paris, Rapport à la Chambre des députés, Paris, 1887. — Durand-Claye, Pontzen, etc. L'évacuation des immondices dans les villes, Congrès internat. d'hygiène, Vienne, 1887. — Frankland, L'épuration des eaux d'égout, même Congrès. — L. Masson, Les villes assainies, Toulouse, 1888, avec un atlas. — Cornil, Rapport au Sénat sur l'épuration des eaux d'égout par le sol, 1888. — Arnould, Nouv. élém. d'hygiène, Paris, 1889. — Vallernaud, Étude sur l'assainissement des établissements milit. par le tout à l'égout, *Revue du génie milit.*, 1889, p. 302. — Vallin, Des vidangeuses automatiques, *Revue d'hygiène*, 1892, p. 328. — Richard, Précis d'hygiène, Paris, 1891.

tallation des cabinets dépend en effet, en partie, de la solution adoptée pour l'évacuation des matières.

1. Systèmes de vidange en usage. — Les différents systèmes de vidange en usage peuvent être ramenés à cinq types principaux[1] :

1° Fosses fixes ;

2° Fosses mobiles ou tinettes mobiles ;

3° Systèmes à la terre et aux poussières sèches ;

4° Vidange par canalisation spéciale ;

5° Système du tout à l'égout.

1° *Fosses fixes.* — L'installation de fosses fixes a été un progrès lorsqu'elle a été réglementée ; auparavant les matières fécales étaient jetées dans l'égout qui passait, à ciel ouvert, au milieu des rues.

La création des fosses fixes a été rendue obligatoire, à Paris, par arrêt du Parlement en date du 13 septembre 1533, confirmé par un édit de François 1er en date de 1539.

Les premières fosses installées n'étaient pas étanches ; il se produisait des infiltrations dans le sol et dans les puits qui étaient nombreux à Paris, à cette époque.

Un décret du 10 mars 1809 prescrivit l'établissement de fosses étanches.

La fosse est construite d'ordinaire sous la cour de la maison ; les parois doivent être en ciment et absolument imperméables, *étanches,* comme on dit. Il y a un tuyau de chute (*b*, fig. 220) et un tuyau de ventilation (*c*).

Une pierre mobile ou une trappe donne accès dans la fosse.

Les fosses fixes présentent de nombreux inconvénients. La plupart des fosses fixes ne sont pas étanches ; le tassement du sol produit par la pression des bâtiments construits au-dessus, détermine la formation de fissures ; les propriétaires ont d'ailleurs tout avantage à avoir des fosses non étanches, car la vidange coûte cher ; dans certaines villes du Nord on ne vidange jamais ; les matières fécales s'accumulent dans le sous-sol et s'infiltrent dans l'eau des puits voisins.

---

1. On fait usage, dans quelques villes de l'Amérique du Nord, de cabinets d'aisances reliés à un foyer permettant l'incinération des matières ; le foyer peut, en outre, servir à brûler les ordures ménagères et les pièces de pansement dans les hôpitaux (Th. Weyl, Ein neues Feuercloset, *Berlin. klin. Woch.*, 28 mai 1894). Ce système de vidange n'a pas encore été appliqué, croyons-nous, en Europe ; il est à prévoir qu'en raison des frais qu'il doit entraîner il ne sera jamais employé dans les casernes.

L'air vicié de la fosse pénètre facilement dans les maisons par les cabinets qui sont généralement mal tenus, sans eau.

Le tuyau de ventilation de la fosse ne fonctionne pas, ou bien il contribue à vicier l'air extérieur; de là les mauvaises odeurs perçues dans les grandes villes lorsqu'il n'y a pas de vent.

Il faut vider la fosse, quand elle est pleine, ce qui constitue une opération désagréable, malgré les perfectionnements dont elle a été l'objet.

Autrefois on vidangeait au seau; ce qui était très long et très malpropre; on répandait des matières sur le sol et les vidangeurs devaient descendre dans la fosse, ce qui était dangereux (accidents d'asphyxie, d'intoxication par l'acide sulfhydrique ou par les gaz ammoniacaux).

Dans les grandes villes, on a adopté un système de vidange à la vapeur qui constitue un grand progrès; on aspire les matières en faisant le vide, dans de grands tonneaux métalliques, au moyen d'une machine à vapeur mobile.

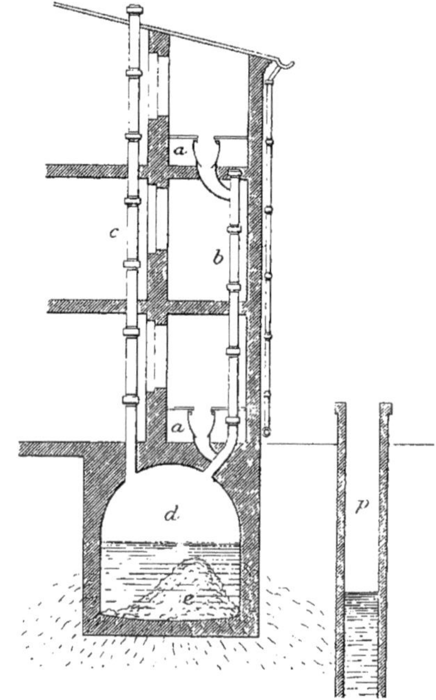

Fig. 220. — Coupe d'une maison avec latrines (a, a) sur fosse fixe (d); b, tuyau de chute; c, tuyau de ventilation; p, puits; e, matières solides dans la fosse; la figure indique des infiltrations du sol par les matières de la fosse qui n'est pas étanche.

Les matières, une fois retirées de la fosse, tout n'est pas dit, il faut verser ces matières quelque part, et on ne peut pas les transporter bien loin, de là la nécessité de créer, à proximité des villes, des dépotoirs et des fabriques dans lesquelles on utilise en partie les produits de la vidange : fabriques de poudrette, de sulfate d'ammoniaque, etc. Ces dépotoirs et ces fabriques sont une cause d'insalubrité et de mauvaises odeurs. La voirie de Bondy, près de Paris, reçoit le produit des fosses fixes, mais elle n'en utilise qu'une partie, les résidus sont versés dans la Seine à Saint-Denis et contribuent puissamment à l'infection du fleuve.

Tous les hygiénistes sont d'accord pour condamner les fosses fixes, qui ne tarderont pas à disparaître à Paris; mais des régions entières de la France seront condamnées pendant bien longtemps encore à ce système de vidange. Nous nous occuperons plus loin (Ch. xxii) des mesures à prendre pour la désinfection des latrines sur fosses fixes.

2° *Tinettes mobiles.* — a. *Tinettes filtrantes.* Pour remédier aux inconvénients des fosses fixes, on a eu l'idée d'employer des tinettes mobiles, qui sont enlevées dès qu'elles sont pleines et remplacées par des tinettes vides.

Des tinettes mobiles qui recevraient les matières fécales, les urines et l'eau versée dans les cabinets, se rempliraient très vite, il faudrait les enlever fréquemment, ce qui serait très onéreux, de plus elles déborderaient souvent.

Le volume des liquides étant beaucoup plus grand que celui des matières solides, on a imaginé des appareils qui conduisent directement les liquides vers l'égout et qui retiennent, ou sont censés retenir, les matières solides, c'est le principe du *système diviseur* et des *tinettes filtrantes*, dont l'usage est aujourd'hui encore très répandu à Paris et dans bon nombre de grandes villes.

Il existe différents modèles de tinettes filtrantes; le meilleur se compose : 1° d'un réservoir métallique à parois pleines qui, par sa partie inférieure, est mis en communication avec l'égout; 2° d'un deuxième réservoir mobile, concentrique au premier, dont la paroi est percée de trous dans toute sa hauteur (fig. 221); 3° d'un couvercle ou chapeau qui s'adapte, d'une part à l'orifice supérieur de la tinette, d'autre part, au moyen d'un raccord ou collier à baïonnette, à la partie inférieure du tuyau de chute des latrines (fig. 222).

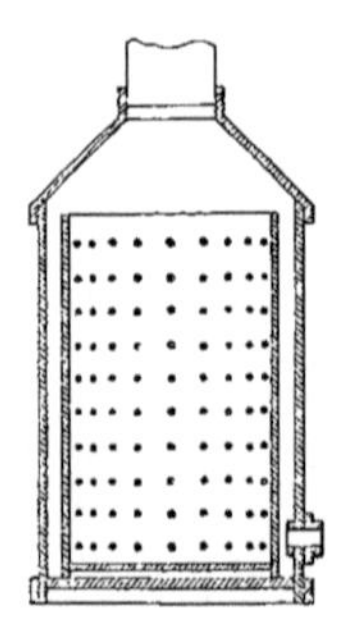

Fig. 221. — Coupe d'une tinette filtrante.

Les urines et l'eau versées dans les cabinets d'aisances traversent la tinette percée de trous qui se trouve à l'intérieur de la tinette pleine, et se rendent directement à l'égout; en principe, les matières solides sont retenues; en réalité, les matières fécales sont délayées dans l'urine et dans l'eau et une grande quantité de ces matières est versée à l'égout. Quand les latrines sont pourvues de réservoirs de chasse, les tinettes ne retiennent guère que le papier.

De temps à autre (suivant le nombre de personnes qui fréquentent les cabinets) on enlève la tinette pleine et on la remplace par une tinette vide.

Les tinettes filtrantes remédient à l'infection du sous-sol et, à ce point de vue, elles réalisent un progrès sur les fosses fixes, mais elles présentent encore bien des inconvénients.

Il arrive quelquefois que les tinettes engorgées, obstruées,

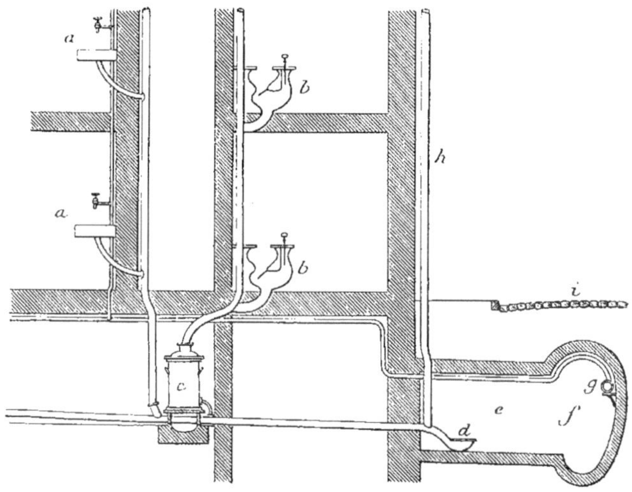

Fig. 222. — Coupe de la partie inférieure d'une maison avec latrines (*b,b*) sur tinette filtrante (*c*): *a,a*, éviers de cuisine sans siphons; *f*, égout; *d*, siphon déversoir; *e*, branchement particulier; *h*, tuyau de chute de l'eau de pluie; *i*, niveau du sol de la rue.

débordent; au moment du changement des tinettes, le sol est presque toujours souillé et le local où se trouvent les appareils devient une source d'infection, ainsi que nous l'avons constaté à plusieurs reprises pour notre part

On a dit avec raison que le système des tinettes filtrantes n'était que l'hypocrisie du tout à l'égout; pour que le système du tout à l'égout fonctionne sans danger, il faut prendre une série de mesures qui seront indiquées plus loin, il faut notamment bien isoler la maison de l'égout; le siphon déversoir, placé à l'extrémité de la canalisation dans les maisons où existent des tinettes filtrantes (*d*. fig. 222), ne remplit que très incomplètement ce but; par suite, les gaz de l'égout, qui est souillé par les urines et les matières fécales, peuvent s'introduire dans la maison par les tuyaux de chute des cabinets ou par les éviers de cuisine, en général dépourvus de siphons.

Enfin les tinettes mobiles exigent encore des dépotoirs, qui sont une cause d'insalubrité et de mauvaises odeurs.

b. *Tinette-siphon*. — M. le capitaine du génie Augier a proposé de remplacer les tinettes filtrantes par des tinettes-siphon (*Revue du génie milit.*, 1890, p. 201). La tinette-siphon est en tôle galvanisée; elle mesure 1 m. 10 de haut, sur 0 m. 60 de diamètre

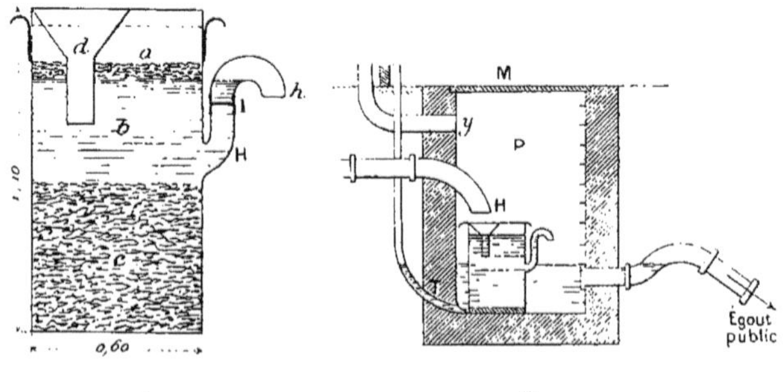

Fig. 223. — A. Tinette-siphon en voie de remplissage. *a*, matières flottantes; *b*, couche d'eau décantée; *c*, dépôts; *d*, entonnoir fixe plongeant; *h*, col de cygne mobile; 1, raccord des deux parties du siphon en col-de-cygne. — B. Tinette-siphon en place. H, collecteur des cuvettes; M, trappe en fonte à fermeture étanche; P, chambre de chasse; T, conduite du réservoir de chasse; *y*, orifice laissant l'air arriver dans la chambre de chasse.

(A, fig. 223). Vers la partie moyenne, la tinette est percée d'un orifice qui aboutit à un tube ascendant H, sur lequel vient s'adapter un col de cygne mobile *h*. Un entonnoir fixe *d* et plongeant est placé au-dessous de l'orifice de chute de la conduite des latrines. Cette tinette est placée dans une fosse cimentée bien étanche (B, fig. 223), fermée par des ventaux et communiquant, à l'aide d'un tuyau formant siphon, avec l'égout public.

Le fonctionnement de la tinette-siphon se comprend facilement : les matières solides s'accumulent à la partie inférieure, les liquides s'écoulent à l'égout; tous les jours ou tous les deux jours, dans les habitations collectives, on enlève la tinette pleine et on la remplace par une tinette vide.

Cet appareil présente à peu près les mêmes inconvénients que les tinettes filtrantes ordinaires; M. le capitaine Augier ne préconisc d'ailleurs l'emploi de la tinette-siphon que dans les cas où il n'est pas possible d'installer immédiatement le tout à l'égout.

3° *Terre et poussières sèches. Earth system. Tinettes Goux. Emploi de la tourbe* [1]. — En 1860, H. Moule, ministre protestant dans le comté de Dorset, entreprit des expériences sur la désinfection des matières fécales au moyen de la terre sèche et sur l'emploi du mélange comme engrais; cette méthode n'était pas absolument nouvelle, mais il faut reconnaître aux Anglais, et à H. Moule en particulier, le mérite de l'avoir vulgarisée sous le nom de *Earth system* et d'avoir formulé avec précision les règles de la désinfection à la terre (E. VALLIN).

Il est très facile, surtout dans les pays chauds, d'improviser des latrines à la terre. On met dans un tonneau défoncé, puis renversé, un peu de terre sèche et on le place au-dessous de la lunette de la baraque où sont installées les latrines; à côté de la lunette est un tas de terre sèche avec une pelle et chaque personne, ses besoins satisfaits, jette dans le tonneau une pelletée de terre, ou bien on charge un homme de corvée de jeter, plusieurs fois par jour, quelques pelletées de terre dans le tonneau. Lorsque le tonneau est plein, on le vide dans les champs.

On a perfectionné ce système primitif; dans l'*Earth commode*, un mécanisme très simple détermine la chute d'une certaine quantité de terre sèche chaque fois qu'un individu, après s'être soulagé, quitte le siège, ou bien il existe un bouton de tirage et la poudre tombe au moment où l'on abaisse la valve, à peu près comme l'eau dans les water-closets avec réservoirs de chasse à tirage.

La meilleure terre à employer pour les matières fécales est l'argile. Pour neutraliser une évacuation (150 à 200 gr.) il faut :

```
Argile..........................................  0 kg. 700
Ou terre de jardin..............................  0       800
Ou terre de bruyère.............................  1
```

L'ordre de classement n'est pas le même quand il s'agit des urines; c'est la terre de bruyère qui donne, dans ce cas, les meilleurs résultats (E. VALLIN, Traité des désinfectants, p. 48). Pour

---

1. MOULE, The dry earth system, *The Lancet*, 13 mars 1869. — ROLLESTON, *The Lancet*, mars 1869. — MERVIN DRAKE, *The Lancet*, 24 juillet 1869. — BUCHANAN and NETTEN RADCLIFFE, Reports of the med. officer of the Privy Council, 1870, t. XII, p. 80 et 111. — 1874, p. 137 et 214. — FÉE, *Rec. mém. méd. milit.*, 1875. — E. VALLIN, De la désinfect. par les poussières sèches, *Revue d'hygiène*, 1879, et Traité des désinfectants, 1883, p. 41. — G. V. POORE, *Journal of the Sanitary Institute*, juillet 1893, anal. *in Revue d'hygiène* 1895, p. 857.

une évacuation complète (150 gr. de matières solides et 200 gr. d'urine), 1 kg. 500 de terre moyenne et légère de jardin est nécessaire, il faudrait au moins 2 kilogr. d'argile.

En 1876 et 1878, M. Vallin, qui a fait fonctionner pendant plusieurs mois ce système au Val-de-Grâce, a constaté qu'on obtenait la désinfection en employant 5 kilogr. de terre sèche pour 1 kilogr. de matières; c'est à peu près la proportion qui est employée au camp de Wimbledon, où l'Earth system est en usage.

Les transformations qui se produisent au contact des matières sèches et des matières fécales sont encore mal connues; l'absence d'une quantité suffisante d'eau empêche les fermentations putrides; un fait est certain, c'est qu'au bout de 5 ou 6 semaines, les matières fécales englobées dans la terre n'ont plus ni l'aspect, ni l'odeur caractéristiques; le mélange a l'aspect de la terre ordinaire, on peut le réduire en poudre et le faire servir à une nouvelle opération. Dans beaucoup de localités, en Angleterre, la terre retourne trois fois aux closets avant d'être utilisée comme engrais.

L'inconvénient de ce système est qu'il ne peut fonctionner que si la terre est parfaitement sèche. Les bons résultats constatés dans les pays chauds et secs (Féc à Biskra) seraient difficilement obtenus dans nos pays; il faudrait le plus souvent commencer par faire dessécher de la terre. L'*Earth system* a donné des résultats satisfaisants au camp de Wimbledon, en Angleterre, mais on chauffe la terre sur des plaques de fonte au-dessous desquelles on allume du feu.

Dans les latrines collectives à la terre, les tinettes sont remplacées par des réservoirs communs à plusieurs sièges, montés sur roues.

Les matières mélangées à la terre sèche doivent être mises à l'abri de la pluie, si elles ne sont pas utilisées immédiatement comme engrais.

Tinettes Goux. — Le système de vidange imaginé par MM. Goux et Thuasne est basé sur le même principe que le système à la terre; les poussières sèches ont, à des degrés divers, les mêmes propriétés que la terre sèche; comme la terre, ces poussières absorbent l'eau des matières fécales et les urines et empêchent ainsi les fermentations de se produire.

On garnit la partie inférieure d'une tinette métallique d'une couche de 10 à 12 centimètres de matières absorbantes; un moule creux, ayant un diamètre moindre que celui de la tinette et de forme un peu conique, est alors introduit et l'espace existant entre le moule et la tinette est rempli de matières absorbantes. On tasse légèrement ces matières, puis on retire le moule; le vide central est destiné à recevoir l'urine et les matières fécales.

La figure 224 montre une tinette garnie de matières absorbantes, le moule intérieur a été retiré.

Dans la figure 225, la tinette (*t*) est représentée en place; il faut avoir soin que la tinette se trouve exactement au-dessous de l'orifice de chute; une espèce d'entonnoir métallique dirige les

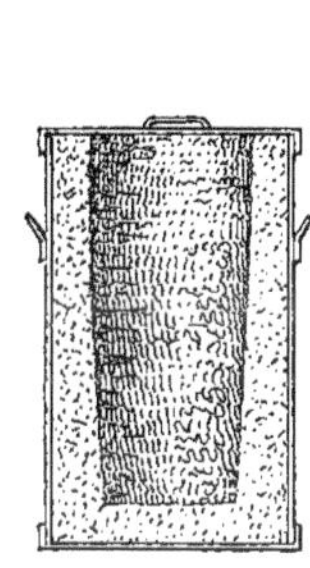

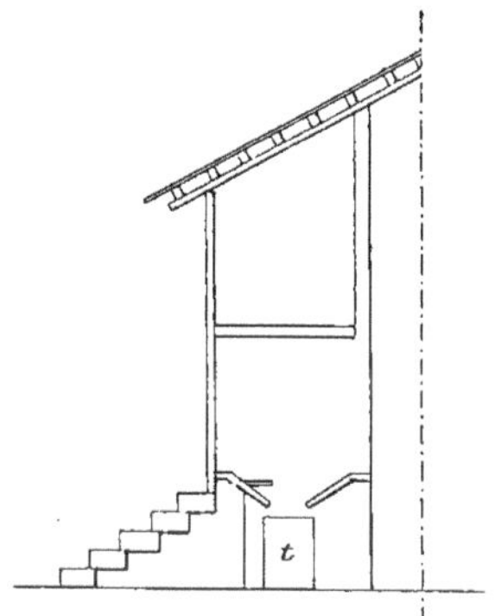

Fig. 224. — Tinette Goux garnie.
(Coupe.)

Fig. 225. — Tinette Goux en place (*t*).

urines et les matières et les empêche de tomber sur les côtés de la tinette. Les tinettes pleines sont retirées et les tinettes vides sont mises en place par un couloir qui existe à la partie postérieure de la baraque dans laquelle sont installées les latrines.

Les tinettes Goux (grand modèle) ont une contenance de 128 litres.

Lorsque la tinette est pleine, elle contient un engrais analogue au fumier de ferme, riche en azote et en acide phosphorique.

Les tinettes pleines sont recouvertes d'une poignée de poussières absorbantes, transportées dans un champ ou dans un dépotoir et vidées; il ne sort aucun liquide de la tinette et il ne s'en dégage aucune odeur appréciable.

Lorsqu'on n'utilise pas l'engrais tout de suite, il faut avoir soin de le déposer dans un endroit abrité; si l'eau de pluie diluait les matières extraites des tinettes, cela détruirait les bons effets de la poudre absorbante, les matières entreraient en putréfaction.

Toutes les substances sèches et poreuses peuvent servir d'absorbants, mais on doit, au point de vue de l'utilisation de l'engrais, préférer les plus azotées.

On peut ajouter à ces absorbants des désinfectants des matières fécales : sulfates de fer ou de cuivre, etc.

En 1871, au camp de Satory, on garnissait les tinettes avec le mélange suivant :

Chènevotte (paille de chanvre).............	2 hectolitres.	
Feuilles de chanvre....................	2	—
Déchets de laine.......................	1	—
Gadoue ou boue de ville desséchée........	1/2	—
Sulfate de fer pulvérisé.................	1/4	—

La poudre de tourbe est très employée en Allemagne pour la désinfection des matières fécales [1]; elle a un pouvoir absorbant considérable et, quand on peut s'en procurer à bon marché, il faut la préférer à toutes les autres substances pulvérulentes. La sciure de bois recommandée par Poore donne aussi de très bons résultats.

Le système Goux a rendu des services dans les camps des environs de Paris en 1871, au camp de Châlons et dans un grand nombre de casernes; il a le grand avantage de pouvoir être installé rapidement partout et à peu de frais; lorsque les latrines installées d'après ce système sont bien surveillées, elles fonctionnent dans de très bonnes conditions.

Ce système de vidange est à conseiller surtout lorsqu'il faut établir rapidement des latrines pour un camp ou pour un hôpital temporaire; dans les casernes ou dans les hôpitaux permanents on installera de préférence le système du tout à l'égout, toutes les fois que la chose sera possible.

Les tinettes Goux ne peuvent être employées que pour des latrines placées au rez-de-chaussée; en y versant de l'eau pour laver les tuyaux de chute, on détruirait l'action des poussières sèches sur les urines et sur les matières fécales.

4° *Vidange par canalisation spéciale.* — Il y a évidemment de grands avantages à supprimer les fosses fixes et les tinettes et à enlever de la maison les matières fécales aussitôt après leur émis-

---

1. WAWRINSKI, Sur l'humus de tourbe comme moyen de désodoris. et de désinfection des excréments, *Nordiskt. medic. Archiv*, 1890. — Essai d'assainissement par la tourbe à la forteresse de Dinabourg, *Génie sanit.*, 1893, et *Arch. de méd. milit.*, 1893, t. XXII, p. 278. — NICKELS, Propriétés désinfectantes de la tourbe, th. de Saint-Pétersbourg, 1894, et *Revue d'hygiène*, 1894, p. 898. — GARTNER, La tourbe dans la désinfection des selles, *Zeitschr. f. Hygiene*, 1894, et *Revue d'hygiène*, 1894, p. 995.

sion ; on obtient ce résultat, soit en se servant des égouts communs pour y déverser toutes les matières provenant des latrines, c'est le *tout à l'égout*, soit en établissant des *canalisations spéciales* pour ces matières.

Dès 1862 Dumont, ingénieur français, proposa d'établir une canalisation spéciale dans laquelle les matières fécales et les urines seraient aspirées au moyen du vide ; le système Liernur et le système Berlier sont basés sur le même principe.

Le *système de Liernur* consiste à créer une sorte de fosse fixe, étanche, commune à tout un groupe de maisons, dans laquelle, à l'aide de la raréfaction mécanique de l'air, des tuyaux, également étanches, apportent directement les matières des cabinets de chaque maison.

Les matières, reprises dans le réservoir de groupe par le même mécanisme, arrivent dans un réservoir terminal où on les utilise de différentes façons.

Les tubes (en fonte) ne doivent recevoir que les matières fécales et les urines ; les tuyaux placés en tranchées sous le sol de la rue sont plusieurs fois infléchis en siphon, ce qui facilite l'aspiration.

Le système de Liernur a été appliqué à Leyde et à quelques quartiers d'Amsterdam. En Hollande, le sol est très plat, parfois même son niveau est inférieur à celui de la mer ; on s'explique ainsi qu'on ait eu recours à ce système, malgré ses nombreux inconvénients : il faut bannir l'eau des cabinets, sous peine de voir déborder les cuvettes, de plus, quand les conduits s'obstruent, on doit ouvrir des tranchées pour les désobstruer. Ce système a été condamné par la plupart des hygiénistes, nous croyons inutile d'y insister.

Le *système Berlier* comprend une canalisation de petit calibre (placée à Paris dans les égouts) qui aboutit, d'une part à une usine où se trouve une machine à vapeur qui fait incessamment le vide dans la canalisation, d'autre part à des appareils que l'on place dans chacune des maisons desservies par ce système de vidange.

Ces appareils, qui sont représentés sur une coupe dans la fig. 226, se composent du *récepteur* et de l'*évacuateur*.

Le récepteur est destiné à arrêter les corps étrangers qui sont souvent jetés dans les latrines, surtout en France, et qui viendraient obstruer la canalisation. Il se compose d'une grande boîte en fonte à laquelle aboutit le tuyau de chute. Une grille K retient tous les corps étrangers un peu volumineux ; au-dessous de cette grille, un large tuyau fait communiquer le récepteur avec l'évacuateur. Un malaxeur **M**, muni d'ailettes, peut être mis en mouvement à l'aide d'une manivelle; plusieurs fois par semaine un homme vient faire tourner ce malaxeur; s'il éprouve de la résistance, il ouvre le regard qui existe sur une des faces latérales et il retire les corps étrangers qui se trouvent sur la grille.

L'évacuateur se compose d'un cylindre en fonte **A**, fermé à sa partie supérieure et qui, à sa partie inférieure, est en rapport, d'une part avec le récepteur, d'autre part avec la canalisation **E**,

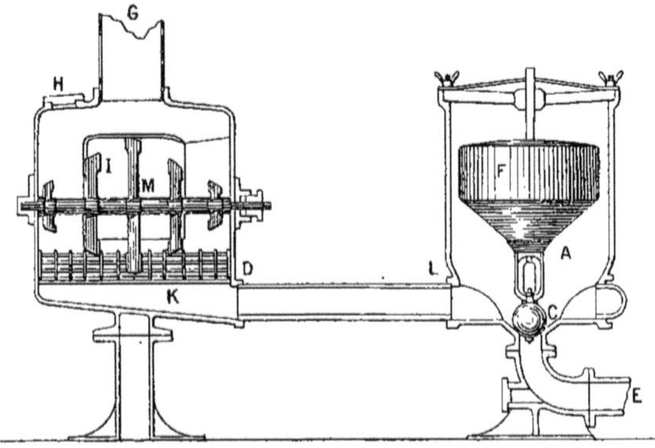

Fig. 226. — Appareils récepteur et évacuateur (système Berlier), vus sur une coupe. — A, appareil évacuateur; C, boule en caoutchouc; DL, tuyau de communication des deux appareils ; E, tuyau d'évacuation; F, flotteur; G, tuyau de chute; H, regard pour l'inspection de l'appareil; I, porte de visite; K, grille destinée à retenir les corps étrangers; M, malaxeur avec ses palettes.

dans laquelle le vide existe. L'orifice de cette canalisation est bouché d'ordinaire, par une grosse balle de caoutchouc fixée à une tige métallique qui traverse en haut le milieu du couvercle de l'évacuateur; sur cette même tige est adapté un gros flotteur **F**.

Les matières fécales et les urines tombent dans le récepteur, de là elles passent dans l'évacuateur et s'y accumulent; à un moment donné, la poussée exercée sur le flotteur est assez forte pour que celui-ci se soulève; les matières sont aspirées et la balle en caoutchouc vient de nouveau oblitérer l'orifice de la canalisation.

Un tube capillaire transporte le vide à un poste central, ce qui permet de constater si le système fonctionne bien; aussitôt qu'une ouverture se produit, le vide tombe et l'on est averti par une sonnerie électrique.

Le système Berlier fonctionne à Paris, à la caserne de la Pépinière, depuis 1882, au ministère de la Marine, et dans la plupart des immeubles des VIIIe et IXe arrondissements. Les matières son aspirées dans une usine établie à Levallois-Perret, d'où il serait facile de les refouler, afin de les utiliser comme engrais.

Ce système de vidange est propre, automatique, il peut être installé partout et ne nécessite, ni égouts de forme particulière, ni water-closets établis d'après les dernières règles de l'hygiène ; enfin il n'expose ni à l'infiltration du sol par les matières fécales, ni à la pénétration des gaz des égouts dans les maisons.

Le *système Waring* fonctionne sans aspiration, au moyen des chasses d'eau ; la cuvette des cabinets d'aisances a une forme spéciale destinée à prévenir l'introduction des corps étrangers et formant coupe-air. La cuvette Waring, susceptible de s'obstruer souvent, ne semble pas pratique, surtout en France, où l'on a la détestable habitude de jeter dans les latrines beaucoup de corps étrangers.

5° *Système du tout à l'égout.* — Ce système consiste, comme son nom l'indique, dans l'évacuation immédiate de toutes les matières de vidange à l'égout public, qui reçoit en outre, les eaux ménagères, les eaux pluviales et celles qui proviennent du nettoyage de la voie publique.

Ce système est appliqué dans un grand nombre de villes en Angleterre et en Allemagne, à Londres, à Berlin, à Francfort, à Munich. A Paris, beaucoup d'établissements publics et d'immeubles particuliers évacuent directement leurs matières de vidange à l'égout et, d'ici à quelques années, le tout à l'égout sera le seul procédé de vidange employé.

Les résultats de ce système dépendent des conditions dans lesquelles il est appliqué.

Lorsque les matières de vidange sont évacuées dans des égouts mal construits, difficiles à nettoyer, où elles s'accumulent et fermentent, lorsque l'habitation n'est pas protégée efficacement contre l'entrée des gaz provenant de l'égout, lorsqu'enfin les égouts, non étanches, permettent aux matières fécales de s'infiltrer dans le sol, le tout à l'égout présente de grands dangers.

Dans certaines villes, dont le sous-sol a été ainsi souillé, on ne peut plus creuser une tranchée sans voir apparaître la fièvre typhoïde.

Si l'on déverse dans un cours d'eau toutes les matières qui proviennent des égouts d'une grande ville où se pratique le tout à l'égout, on souille profondément ce cours d'eau, ce qui constitue aussi un grave inconvénient.

Pour que le tout à l'égout donne de bons résultats, il faut qu'il soit installé dans les conditions suivantes :

1° Les habitations desservies par ce système de vidange doivent posséder des water-closets bien construits, avec siphons et réservoirs de chasse ; elles doivent être garnies de siphons pour éviers, cours, salles de bains et au débouché de la canalisation de la maison dans l'égout.

2° Les égouts doivent être bien construits, étanches, avec une pente suffisante et des réservoirs de chasse d'eau automatiques qui assurent leur nettoyage.

3° Avant de déverser les eaux d'égout dans les rivières, il faut les épurer par le sol ou par un autre procédé.

Nous avons déjà étudié la disposition qu'il convient de donner aux siphons pour empêcher la pénétration des gaz des égouts dans les habitations (p. 489) ; nous n'y reviendrons pas.

Les appareils de chasse d'eau peuvent être employés avec les autres systèmes de vidange : avec les tinettes filtrantes, avec le système Berlier, et ils forment partie intégrante du système Waring ; mais, comme ils trouvent leur application la plus générale, la plus ordinaire, dans le système du tout à l'égout, nous les décrirons ici.

A. *Réservoirs de chasse.* — Les réservoirs de chasse destinés aux water-closets et aux urinoirs nous intéressent plus spécialement, les réservoirs de chasse des égouts sont d'ailleurs construits d'après les mêmes principes que les réservoirs de chasse automatiques des water-closets, ils en diffèrent surtout par leurs grandes dimensions.

En faisant couler constamment un filet d'eau dans des latrines on arriverait à entraîner les urines, mais non les matières fécales, et on ferait, sans profit, une très forte consommation d'eau. Pour entraîner les matières fécales, il est nécessaire qu'à un moment donné, une grande quantité d'eau soit déversée brusquement dans la cuvette où ont été déposées les matières ; les réservoirs de chasse remplissent parfaitement ce but, et l'on peut dire que c'est grâce à l'invention de ces appareils que le système du tout à l'égout est devenu pratique.

Les réservoirs de chasse, dont les modèles sont aujourd'hui très nombreux, se divisent en réservoirs de chasse *automatiques* et *à tirage*.

a. *Réservoirs de chasse automatiques.* — La plupart de ces réservoirs de chasse sont construits sur le type du siphon annulaire de Rogers Field plus ou moins modifié.

Cet appareil, très simple et très ingénieux, se compose de deux réservoirs superposés A et B (fig. 227) qui communiquent par un tuyau vertical C, dont l'orifice supérieur forme entonnoir. Le tuyau C est recouvert par un capuchon en métal D, qui ne descend pas jusqu'à la partie inférieure de la caisse A et qui laisse un espace annulaire vide entre le tube C et lui-même. Le capuchon est percé en *o* d'un petit orifice.

Le tuyau E aboutit à la cuvette qui reçoit les matières fécales. (Voir, fig. 244, un réservoir de chasse de water-closet en place.) Un robinet (qui n'est pas indiqué sur la figure) laisse constamment couler un filet d'eau dans le réservoir A.

Supposons que le réservoir vient de se vider, il reste en B de l'eau jusqu'en *n*, *n'*; l'eau qui tombe dans le réservoir A s'y accumule, et lorsque son niveau a dépassé l'orifice *o*, l'air qui se trouve dans le tube C se trouve emprisonné par l'eau et soumis à une compression qui devient de plus en plus forte, à mesure que la quantité d'eau augmente dans le réservoir A. L'air comprimé refoule l'eau à la partie inférieure du tube C et il arrive un moment où l'air ayant atteint l'orifice inférieur du tube C, s'échappe; il se produit à ce moment une brusque détente dans le tube C et l'eau du réservoir A s'y précipite, le siphon

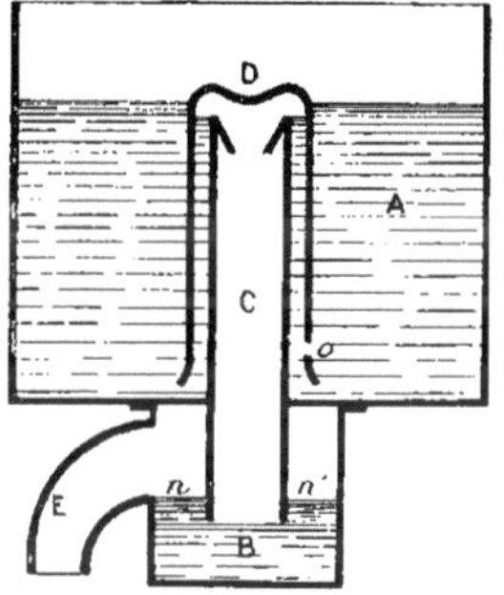

Fig. 227. — Réservoir de chasse de Rogers Field.

s'amorce; en quelques secondes, toute l'eau contenue dans le réservoir A passe en B et de là dans le tuyau E. L'orifice *o* permet à l'air de rentrer à temps pour que l'eau du réservoir B ne soit pas aspirée.

C'est avec raison qu'on a donné à cet appareil le nom de *siphon annulaire*.

Soit un réservoir A, dans lequel se trouve un tube recourbé en siphon qui traverse le fond du réservoir (fig. 228); versons de l'eau dans ce réservoir, lorsque le niveau arrive en D, le siphon s'amorce et toute l'eau s'écoule, de telle sorte que le réservoir ne peut jamais se remplir complètement, c'est le *vase de Tantale*.

Supposons maintenant qu'au lieu d'un seul tube recourbé il existe une série de ces tubes, BC, B'C' (fig. 229); au moment où le niveau de l'eau arrivera en DD', tous ces siphons s'amorceront à la fois et le réservoir se videra avec une grande rapidité. En supprimant les cloisons intermédiaires des siphons simples, on obtient le siphon annulaire.

Dans l'appareil de Rogers Field, le tube central C (fig. 227) représente la grande branche du siphon et l'espace qui existe entre les tubes C et D, la courte branche. D'autres appareils de chasse

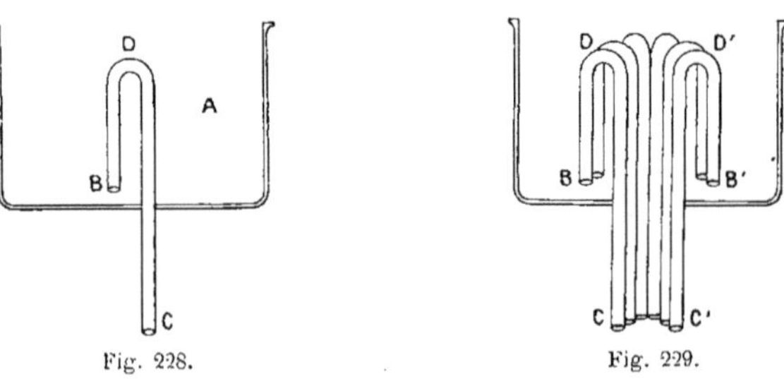

Fig. 228.

Fig. 229.

reproduisent plus exactement encore le type du vase de Tantale.

Une autre cause intervient dans ces appareils pour augmenter la rapidité avec laquelle se vide le réservoir dans lequel se trouve l'eau; lorsque le siphon s'est amorcé, l'eau qui s'écoule dans un tuyau vertical, d'une assez grande longueur, chasse l'air devant elle, *forme trombe*, comme on dit, aussi certains réservoirs de chasse ne fonctionnent bien que s'ils sont placés à une certaine hauteur.

Avec le réservoir de R. Field et les autres réservoirs automatiques, on peut produire des chasses plus ou moins fréquentes; il suffit, pour cela, de régler le robinet d'arrivée de l'eau de manière à ce que le réservoir se remplisse en 2, 3, 4, 5 minutes ou plus lentement.

L'appareil de R. Field a un inconvénient : il ne s'amorce bien que s'il a été placé bien horizontalement; pour peu qu'il penche d'un côté, l'amorçage ne se fait plus ; l'eau s'écoule d'une façon continue par le point le plus déclive de l'orifice du tube intérieur, sans produire la chasse.

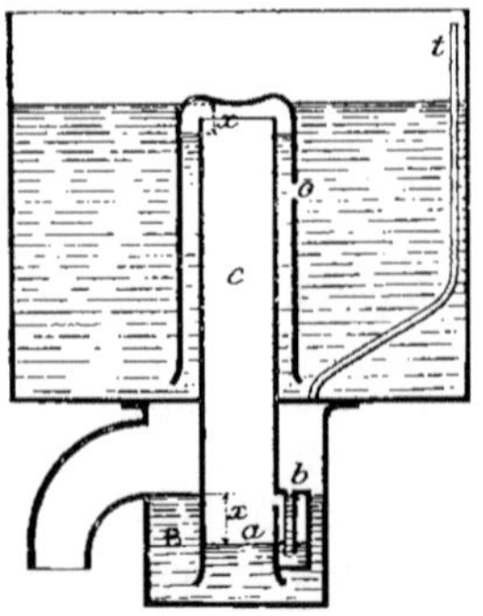
Fig. 230. — Réservoir de chasse automatique (système Géneste et Herscher).

MM. Geneste et Herscher ont modifié comme il suit le réservoir de Field, pour faciliter l'amorçage (fig. 230).

Un petit récipient *a*, muni d'un plongeur *b*, est greffé extérieurement sur la branche *c* du siphon, avec laquelle il communique et constamment immergé dans le liquide obturateur de la cuvette b.

La cloche est percée, à hauteur convenable, d'un petit trou o.

Le tube t a pour but de laisser rentrer l'air dans la cuvette de retenue à la fin de la chasse, et de rétablir ainsi rapidement la pression atmosphérique dans cette cuvette.

Pendant l'opération de remplissage du réservoir, lorsque le niveau de l'eau est arrivé à la hauteur du trou o, un volume d'air déterminé se trouve emprisonné et se comprime graduellement, pendant que s'achève l'alimentation du réservoir.

Des dénivellations $x\ x$ s'établissent progressivement entre les niveaux du liquide à l'intérieur du siphon.

La surface du liquide, à la partie inférieure du siphon, finit par atteindre, dans son mouvement d'abaissement, le niveau inférieur du tube plongeur b; à ce moment, l'air comprimé du siphon pénètre dans ce tube et s'échappe brusquement en chassant la petite colonne d'eau; il se produit une détente dans le tube C et le siphon s'amorce.

Le siphon représenté dans la figure 231 est employé par les maisons Doulton et Geneste et Herscher;
il se compose en réalité de deux siphons :
un siphon annulaire dans le réservoir
d'eau, un siphon en S au-dessous. Une
certaine quantité d'eau reste toujours
dans la partie B du siphon en S; lorsque
l'eau s'accumule dans le réservoir A,
l'air qui se trouve en C et D est emprisonné et comprimé, l'eau qui est en B
est refoulée et, à un moment donné,
elle pénètre dans la branche E et se précipite dans le tuyau qui fait suite à cette
branche du siphon ; la détente qui se
produit alors en C détermine l'amorçage

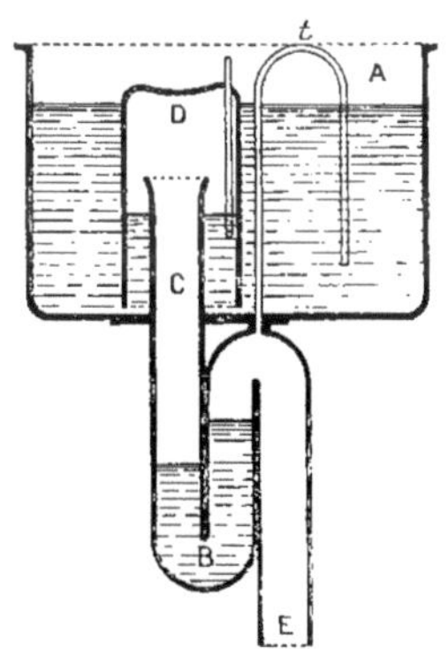

Fig. 231. — Réservoir de chasse automatique.

du siphon annulaire et le réservoir se vide très rapidement; le petit tube t est destiné à empêcher le siphonnage de l'eau qui est en B, à la fin de la chasse.

Cet appareil fonctionne d'une façon très régulière.

M. le capitaine du génie Augier a imaginé un réservoir de chasse qui est connu sous le nom de *siphon du génie militaire*; nous empruntons la description de ce siphon à la *Revue du génie militaire* (1889, p. 312).

Soit (fig. 232) un siphon ABCD, dont la longue branche BCD a son extrémité recourbée de manière à présenter en C une retenue constamment pleine d'eau. En *d* vient se brancher un tube vertical R *d* T, dont l'extrémité supérieure débouche à air libre et dont l'extrémité inférieure R plonge de quelques centimètres dans la retenue. Ce tube *d* T est lui-même percé d'un orifice V auquel vient se souder un tube de très faible diamètre, deux fois recourbé, et se raccordant d'autre part au siphon au point *u*. Enfin, dans le fond de la courbure de ce petit tube, est percé un trou *o*, dont le diamètre est plus faible encore que celui du tube.

Imaginons le siphon ainsi construit, placé dans un réservoir dont le fond XY est à quelques centimètres au-dessous de l'orifice A de la petite branche, et qui présente un creux pour loger la retenue d'eau C et le tuyau de sortie CD.

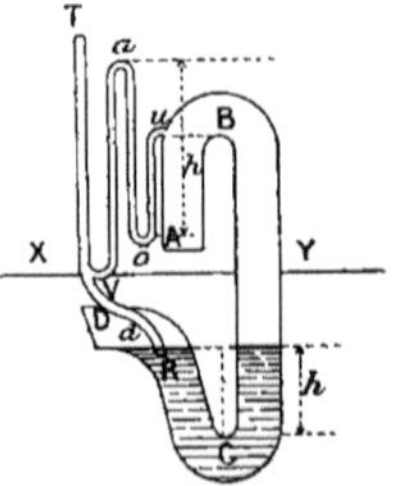

Fig. 232. — Siphon automatique du génie militaire au moment où la chasse d'eau vient de se produire.

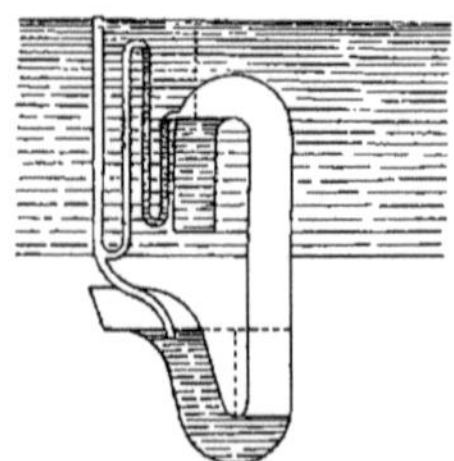

Fig. 233. — Même siphon au moment où la chasse d'eau va se produire.

Supposons que le réservoir vient de se vider. L'orifice A est démasqué et l'air, dans le siphon, est à la pression atmosphérique; l'eau montant petit à petit masque d'abord l'orifice A et s'élève dans la petite branche A B du siphon à la même hauteur que dans le réservoir, sans que la pression change dans le siphon, car l'air qui est déplacé par la colonne d'eau ascendante s'échappe par les orifices *o* et *u*. Mais lorsque le niveau vient à atteindre l'orifice *o*, l'air du siphon se trouve emprisonné, par suite il se comprime et sa tension au-dessus de la pression atmosphérique est à chaque instant mesurée : 1° par l'abaissement *h* du niveau dans la retenue; 2° par la différence de hauteur entre les niveaux de l'eau dans la petite branche du siphon et dans le réservoir ou, ce qui revient au même, par la différence de niveau dans les deux branches du petit tube *u o a*, de sorte que ce tube *u o a* constitue un véritable manomètre.

Le niveau de l'eau montant graduellement dans le réservoir et dans la branche *o a*, il arrive un moment où il atteint le point *a* (fig. 233). Dès lors, le tube recourbé *u o a* constitue un véritable siphon qui, par suite de son faible diamètre, s'amorce comme dans le cas du vase de Tantale. La colonne d'eau *o a* est alors précipitée dans la branche *a V*, mais comme l'orifice *o* est plus faible que le diamètre du tube, l'eau qui, par cet orifice, passe du réservoir dans le petit tube, ne suffit pas à alimenter le siphon; la colonne *a o* est bien vite brisée et n'est dès lors plus suffisante pour équilibrer la pression de l'air comprimé dans le siphon; une détente se produit, le niveau de l'eau dans la branche AB monte brusquement, l'amorçage a lieu et le réservoir se vide jusqu'au niveau A.

Le tube RT a pour but de permettre la rentrée de l'air dans la conduite en aval du siphon pour le rétablissement de la pression atmosphérique après une chasse. D'autre part, la pression atmosphérique se rétablit dans le siphon par les orifices *a* et *u*, ce qui permet à un certain volume d'eau de se maintenir dans la retenue C.

La figure 234 représente le réservoir de chasse automatique adopté par la maison Rogier Mothes; le fonctionnement de l'appareil est

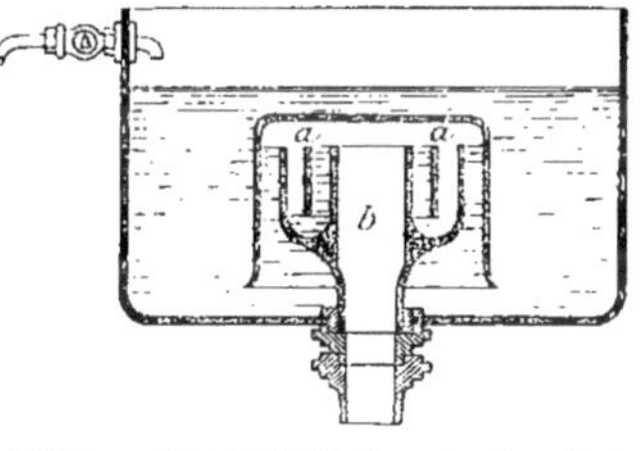

Fig. 234. — Réservoir de chasse automatique (système Rogier Mothes).

facile à comprendre. L'eau qui s'accumule dans le réservoir comprime l'air qui se trouve dans l'espace *a a*, l'eau de retenue est chassée, à un moment donné, dans le tuyau de chute *b*, à ce moment le double siphon annulaire qui constitue l'appareil s'amorce et la chasse d'eau se produit.

b. *Réservoirs de chasse à tirage.* — Les réservoirs de chasse automatiques sont très bons pour des latrines publiques ou pour des latrines de caserne fréquentées par un grand nombre d'hommes et ayant un réservoir commun dans lequel tombent les urines et les matières fécales; mais, pour des cabinets particuliers (latrines des officiers dans les hôpitaux, etc.), ces réservoirs fonctionnent trop souvent sans nécessité, ils dépensent trop d'eau et ils occasionnent un bruit désagréable. Il est donc nécessaire d'avoir des réservoirs de chasse qui fonctionnent à volonté ou du moins qui ne fonctionnent que lorsque la chose est nécessaire, il y a en effet des réservoirs à tirage qui sont automatiques.

Le plus ancien des appareils à tirage est le réservoir de chasse de Bean qui est représenté dans la figure 235.

Le capuchon fixe du réservoir de Field est remplacé par un capuchon mobile D; les tiges métalliques qui supportent ce capuchon se rattachent à un axe métallique LL, lequel a ses points d'appui dans des encoches du bord supérieur du réservoir. Un contrepoids P maintient à l'état normal le capuchon soulevé, de telle sorte que le siphon ne peut pas s'amorcer. Un levier K, fixé à l'axe LL, et parallèle aux tiges qui maintiennent le capuchon soulevé, porte, à son extrémité libre, une ficelle M; quand on tire sur cette ficelle, le capuchon s'abaisse, l'eau monte brusquement à l'intérieur et le siphon s'amorce. Le réservoir se vide et, comme on a lâché la ficelle, le capuchon remonte, le siphon se désamorce.

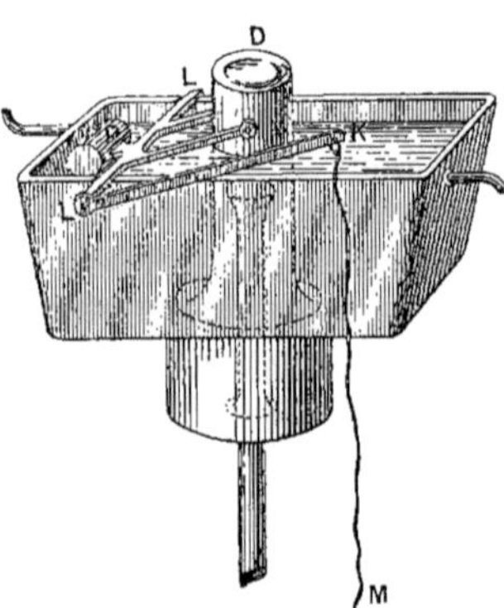

Fig. 235. — Réservoir de chasse à tirage de Bean.

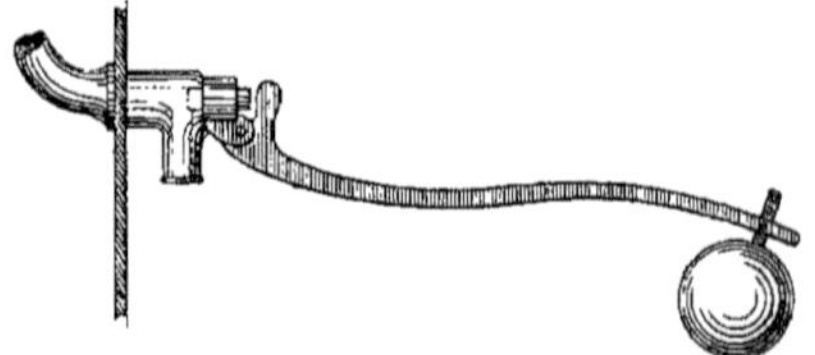

Fig. 236. — Robinet à flotteur pour réservoir de chasse à tirage.

Il est nécessaire de compléter l'appareil à l'aide d'un flotteur qui arrête l'écoulement d'eau dans le réservoir lorsque le niveau de l'eau est proche de l'orifice supérieur du tube intérieur du siphon. Pour ne pas compliquer la figure 235 le flotteur n'a pas été mis en place, il a été représenté à part. Le flotteur se compose d'une boule métallique vide (fig. 236), fixée à l'une des extrémités d'un levier; l'autre extrémité du levier vient s'appuyer sur un cylindre plein, qui pénètre dans la conduite d'arrivée de l'eau, lorsque, sous la poussée de l'eau qui s'accumule dans le réservoir, la boule du flotteur se soulève.

Pour que le réservoir ne déborde pas, si le flotteur, pour une cause ou pour une autre, ne fonctionnait pas, on établit un tube de sûreté qui va de la partie supérieure du réservoir au tuyau de chute.

Les boules des flotteurs métalliques se crèvent assez souvent: aussi a-t-on essayé de les remplacer par des flotteurs pleins en bois, mais ces flotteurs, trop lourds, fonctionnent moins bien que les flotteurs métalliques.

Le réservoir de chasse à tirage de la maison Doulton (fig. 237) se compose d'un bac rectangulaire en fonte, alimenté d'eau par un robinet O, à flotteur F. Un levier H, dont le point d'appui est au bord supérieur du bac, porte, à l'une de ses extrémités, une chaîne de tirage T; lorsqu'on agit sur la chaîne, le levier soulève une boîte cylindrique en cuivre B, dont le fond est ouvert. Une rondelle à manchon D repose librement sur le rebord inférieur de la boîte cylindrique.

Si, le bac étant plein d'eau, ainsi que la cloche, on tire la poignée de la chaîne, on soulève la boîte B, assez vite pour que l'eau qu'elle contient soit déplacée, l'ouverture infé-

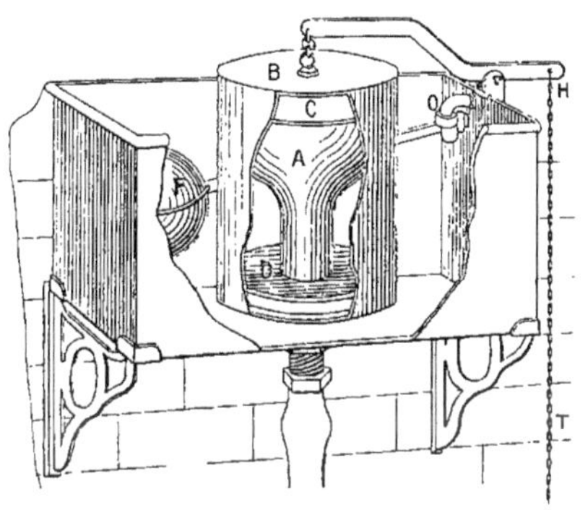

Fig. 237. — Réservoir de chasse à tirage de la maison Doulton.

rieure se trouvant obstruée par la rondelle D, l'eau se déverse à l'intérieur de l'entonnoir A, formant siphon avec la cloche, et la chasse se produit.

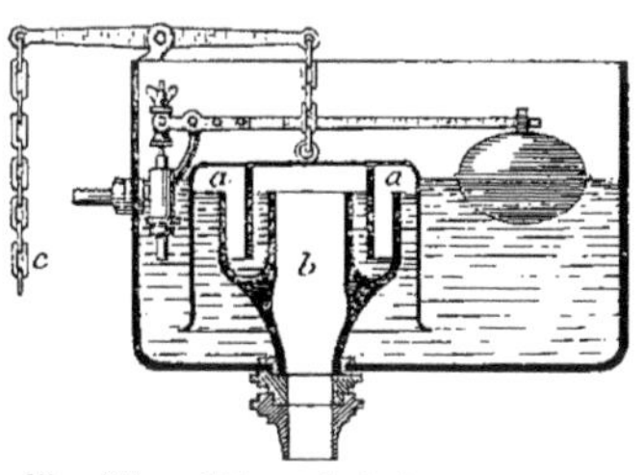

Fig. 238. — Réservoir à tirage. Système Rogier Mothes.

Le réservoir à tirage de la maison Rogier Mothes (fig. 238) diffère peu du réservoir de chasse automatique de la même maison. Il s'agit d'un double siphon annulaire constitué par une partie fixe et par une partie mobile, comme dans le réservoir de chasse de Bean. Lorsque, en tirant sur la chaîne c, on soulève le capuchon, on entraîne l'eau qui s'y trouve, et l'amorçage se fait d'autant plus facilement que l'air emprisonné en a fait monter l'eau jusqu'au voisinage de l'orifice du tuyau de chute. L'eau de retenue s'écoule en b, l'air comprimé en a a s'échappe et le siphon s'amorce.

Nous croyons inutile de multiplier les descriptions de ces appareils de chasse dont le nombre augmente de plus en plus, chaque industriel voulant avoir son modèle.

La capacité d'un réservoir de chasse de water-closet doit être de 10 litres environ [1]. Si un réservoir de chasse dessert des latrines communes, sa contenance devra être naturellement en rapport avec le nombre des sièges.

En hiver, par les temps très froids, il y a lieu de prendre des précautions pour empêcher la congélation de l'eau dans les réservoirs de chasse; lorsque cet accident se produit, les latrines deviennent très malpropres, les matières fécales s'accumulent dans les cuvettes, de plus les réservoirs et les conduites d'eau qui y aboutissent sont souvent détériorés. On fermera hermétiquement, par les grands froids, les fenêtres et les orifices de ventilation des latrines en clouant au besoin des planches sur les ouvertures qui n'ont pas de fermetures naturelles, et on garnira les réservoirs avec de vieilles couvertures.

Lorsque le froid est très vif, il faut mettre autour des réservoirs une caisse en bois garnie de paille. On peut aussi, après avoir bien fermé toutes les issues, laisser brûler un bec de gaz jour et nuit dans les latrines.

Un industriel a eu l'idée d'utiliser l'air comprimé pour faire les chasses d'eau dans les cabinets d'aisances; les réservoirs sont placés dans les caves, à l'abri de la congélation, et les tuyaux servant à l'amenée de l'eau se vident dès que les chasses d'eau sont terminées. Ces appareils ont en outre cet avantage que les chasses d'eau peuvent se faire à tous les étages avec de l'eau qui n'a pas une pression suffisante pour s'élever à la partie supérieure des maisons; à Paris, on pourrait ainsi se servir de l'eau de Seine pour les latrines, au lieu d'employer de l'eau de source, comme cela se fait aujourd'hui. (Exposit. internat. d'hygiène, Paris, 1895.)

B. *Disposition à donner aux égouts.* — Les anciens égouts à large radier [2] ne se prêtent pas à l'installation du tout à l'égout, l'écoulement des eaux s'y fait lentement et sous une faible épaisseur à l'état ordinaire; les matières fécales s'y accumulent derrière les amas de sable et le nettoyage est très difficile.

La meilleure forme à donner aux égouts est la forme d'un œuf qui reposerait sur la pointe.

On rétrécit encore à Paris le radier des petits égouts, là où l'on

---

1. D'après les expériences faites au Sanitary Institute (Londres), la chasse d'eau devrait être d'environ 14 litres pour une cuvette de latrines (*Revue d'hygiène*, 1895, p. 362); avec 10 litres d'eau on obtient une chasse très suffisante si la forme de la cuvette est bonne.

2. Partie inférieure de l'égout.

applique le tout à l'égout (fig. 239); un trottoir qui, en temps ordinaire, n'est pas recouvert par l'eau, permet aux égoutiers de circuler à pied sec, le radier est considérablement rétréci, par suite le courant d'eau est beaucoup plus fort, les matières tendent moins à s'accumuler, les chasses d'eau sont plus efficaces et le nettoyage est plus facile.

Dans le réseau d'égouts de Paris, les grands collecteurs, dont le débit est considérable, ont seuls un radier arrondi; malgré la grande quantité d'eau qui parcourt ces égouts, il s'y forme des bancs de sable et l'on est obligé d'avoir recours aux bateaux-vanne ou aux wagons-vanne pour les nettoyer.

Les égouts doivent être parfaitement étanches ; à Paris ils sont construits en ciment et en pierres meulières et leur étanchéité est complète.

A Paris, des branchements particuliers faisaient communiquer naguère les maisons avec l'égout, si bien que les maisons situées dans les rues parcourues par de grands égouts et desservies par des tinettes filtrantes pouvaient se débarrasser des tinettes par les égouts.

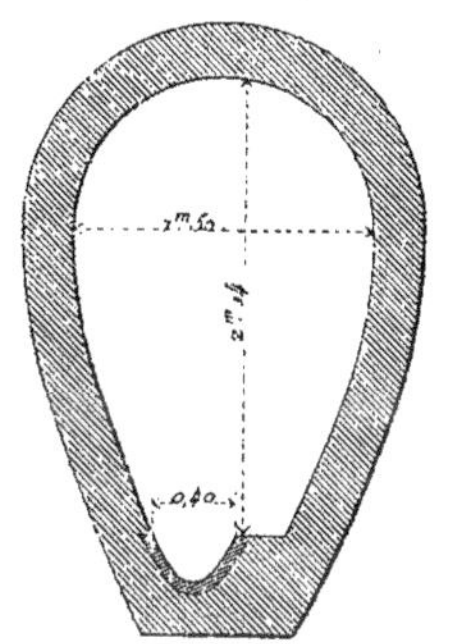
Fig. 239. — Égout avec radier rétréci (ville de Paris).

Cette disposition était commode, parce qu'on pouvait introduire par les égouts, jusque dans l'intérieur des maisons, les conduites d'eau, les fils télégraphiques et téléphoniques, les fils pour la lumière électrique et les tubes pour l'air comprimé [1], etc.

Les inconvénients de ces branchements ouverts sont évidents, surtout avec le tout à l'égout. En admettant même qu'on adapte un siphon convenable à l'extrémité de la canalisation et qu'on conduise les matières de vidange jusqu'à l'égout, ces matières peuvent être arrêtées par des bancs de sable et rejetées, au moment d'une crue produite par un orage, dans les branchements particuliers qu'il sera très difficile de nettoyer.

Pour éviter ce danger on a adopté la disposition qui est indiquée dans la figure 111 (p. 491), le branchement particulier est muré du côté de l'égout et le conduit auquel aboutissent les tuyaux de chute des latrines et des eaux ménagères est muni, avant de déboucher

---

1. Les conduits de gaz d'éclairage sont seuls exclus des égouts à cause du danger des explosions.

dans l'égout, d'un grand siphon. Lorsqu'il y a lieu d'introduire dans la maison un tuyau pour l'eau ou un fil téléphonique, etc., on en est quitte pour perforer le mur qui sépare le branchement particulier de l'égout.

De grands réservoirs de chasse doivent être placés en amont des points où les matières de vidange sont jetées à l'égout, afin d'entraîner rapidement ces matières vers les collecteurs.

C. *Epuration des eaux d'égout.* — Certaines villes situées sur de grands fleuves peuvent, sans inconvénients, envoyer au fleuve leurs eaux d'égout avec leurs matières de vidange, c'est ainsi que Cologne utilise le Rhin; Hambourg, l'Elbe; Genève, le Rhône; Munich, l'Isar; d'autres villes se débarrassent de leurs eaux d'égout en les envoyant à la mer, c'est ce qui se fera à Marseille; lorsqu'il s'agit de très grandes villes, ou bien lorsque les agglomérations sont peu importantes, mais qu'il n'existe à proximité que des cours d'eau dont le débit est peu considérable, l'épuration des eaux d'égout s'impose.

En polluant les cours d'eau pour débarrasser les villes de leurs produits de vidange, on ne ferait que déplacer les foyers d'infection.

Autrefois, les eaux d'égout de Paris s'écoulaient directement dans la Seine sur tout son parcours; la construction des grands collecteurs[1] a assaini la Seine dans son parcours à l'intérieur de Paris, résultat important, mais incomplet. La Seine était, en effet, fortement polluée au débouché des grands collecteurs, en aval du pont d'Asnières et à Saint-Denis et on constatait les signes de cette pollution jusqu'à Mantes, alors même que les eaux d'égout n'étaient chargées que d'une partie des produits de la vidange.

De même à Londres, bien que les collecteurs débouchent à 15 kilom. en aval du pont de Londres et malgré la largeur de la

---

1. Les grands égouts collecteurs de Paris, construits sur les plans de Belgrand, sont au nombre de trois :

1° Grand collecteur de la rive droite, qui suit la rive droite de la Seine à partir du Châtelet, la place de la Concorde, la rue Royale, le boulevard Malesherbes, et qui va se déverser dans la Seine au-dessous d'Asnières.

2° Grand collecteur de la rive gauche, qui part du Jardin des Plantes et qui suit le boulevard Saint-Germain (une partie), le boulevard Saint-Michel dans sa partie inférieure et les quais de la rive gauche jusqu'au pont de l'Alma; de là le collecteur, après avoir traversé la Seine au moyen d'un siphon, se dirige vers la place de l'Étoile et va rejoindre, à Clichy, le collecteur d'Asnières.

3° Collecteur du Nord; il commence au cimetière du Père-Lachaise, traverse la Villette et va se jeter dans la Seine à Saint-Denis après s'être réuni à un autre collecteur qui vient de Bondy et qui reçoit les résidus du dépotoir et de nombreuses fabriques.

Tamise ; il est vrai de dire que le reflux gêne considérablement, à Londres, l'écoulement des eaux d'égout à la mer.

L'épuration des eaux d'égout peut se faire par des procédés mécaniques ou chimiques ou bien par épandage de ces eaux sur le sol.

L'épuration des eaux d'égout de Londres se fait au débouché des collecteurs, à Barking, par des procédés mécaniques et chimiques. Les eaux d'égout sont d'abord conduites dans de grands bassins de décantation où se déposent tous les corps solides volumineux, en suspension ; à la sortie des bassins de décantation l'eau est traitée par la chaux et le sulfate de fer ; on laisse déposer de nouveau ; enfin, au moment où l'eau s'écoule à la Tamise, on la mélange à une dissolution de permanganate de potasse. Les boues des bassins de décantation sont aspirées dans des bateaux spéciaux et transportées au large. On comprend combien ces opérations qui s'appliquent à plus de 400 000^{m3} d'eau d'égout par jour, sont difficiles et onéreuses.

Dans bon nombre de petites villes anglaises on fait également l'épuration mécanique et chimique des eaux d'égout pour satisfaire aux lois sur la pollution des cours d'eau, qui sont sévères. En 1891, nous avons visité plusieurs établissements destinés à cette épuration, notamment ceux d'Esher et de Friern Barnet ; nous avons été frappé de l'ingéniosité des moyens employés et des résultats obtenus, mais nous avons emporté de ces visites la conviction que les procédés mécaniques et chimiques ne valent pas l'épuration par le sol.

L'irrigation des terres par les eaux d'égout est pratiquée depuis longtemps dans certaines villes d'Italie, d'Espagne et d'Angleterre.

A Milan, depuis plusieurs siècles, on pratique l'irrigation par les eaux d'égout de vastes prairies qui ont reçu le nom de *marcites* : l'herbe est coupée six fois par an ; on évalue à 600 francs le revenu net par hectare.

Ce système d'irrigations est également employé depuis longtemps à Valence (Espagne) et à Édimbourg.

L'épuration des eaux d'égout par le sol a pris, depuis vingt ans, une extension qui témoigne hautement en sa faveur ; elle est en usage en Angleterre dans plus de cent villes, à Berlin, à Dantzig, à Paris, à Reims et dans un grand nombre d'autres villes.

A Paris, les premiers essais, dus à l'ingénieur Mille, remontent à 1862. En 1869, on irriguait 7 hectares dans la plaine de Gennevilliers ; une pompe placée sur la rive droite de la Seine élevait et refoulait de l'eau prise dans le collecteur d'Asnières.

Après la guerre de 1870, les irrigations de Gennevilliers prirent une grande extension sous l'habile direction de Durand-Claye.

En 1881, la surface irriguée était de 500 hectares et le cube d'eau d'égout distribuée de 19 000 000^{m3}.

On craignait beaucoup, au début, les conséquences de ces irrigations, et Durand-Claye rencontra une très vive opposition.

Les beaux résultats obtenus à Gennevilliers ont répondu depuis longtemps à toutes les objections formulées par les adversaires de ce système.

La plaine de Gennevilliers, autrefois inculte, produit aujourd'hui en abondance des légumes, des fleurs et des fruits.

Le prix locatif des terres, qui était de 90 à 100 francs par hectare avant l'irrigation, est monté à 450 francs.

De 1876 à 1881, la population de Gennevilliers s'est accrue de 34 p. 100 et la mortalité s'est abaissée de 32 p. 1000 (en 1865), à 22 p. 1000 (en 1882).

Depuis longtemps il n'y a pas eu d'épidémie de fièvre typhoïde à Gennevilliers et cette commune n'a pas été éprouvée par les dernières épidémies cholériques.

Les mêmes résultats excellents ont été signalés partout où l'on épure les eaux d'égout par le sol.

Le domaine d'Osdorf, où se font les irrigations avec les eaux d'égout de Berlin, ne laisse rien à désirer au point de vue de la salubrité.

On ne pouvait faire qu'un reproche jusqu'ici aux irrigations de Gennevilliers, c'est qu'on n'y épurait qu'une petite partie des eaux d'égout de Paris; l'extension des irrigations, notamment à Achères, a été votée par les Chambres et les travaux sont en bonne voie d'exécution; on peut donc espérer que, dans un avenir très prochain, toutes les eaux d'égout de Paris seront épurées par le sol et que la Seine sera assainie.

M. l'ingénieur en chef Bechmann a très bien résumé, en ces termes, le système d'assainissement qui a définitivement prévalu à Paris et auquel s'attachent les noms de Belgrand et de Durand-Claye.

« Pour l'*alimentation d'eau* : emploi exclusif d'eau de source distribuée en abondance dans les maisons, spécialisation de l'eau de rivière réservée aux services publics et industriels.

« Pour l'*évacuation des eaux usées* : achèvement définitif de ce réseau de galeries souterraines, longuement conçu et hardiment exécuté, qui constitue l'application la plus remarquable du type unitaire, affectant un seul conduit dans chaque rue à l'écoulement des eaux sales de toute nature, en même temps qu'il se prête au développement invisible et commode d'immenses réseaux de canalisation hydrauliques, électriques, etc.

« Pour l'*épuration des eaux d'égout* : application méthodique de l'épandage agricole avec utilisation des substances fertilisantes sur les terres perméables de la grande banlieue ouest et nord-ouest, à la dose maxima, très modérée, de $40\,000^{m3}$ par hectare et par an » (*Revue d'hygiène*, 1895, p. 194).

Le sol est le plus parfait des filtres, ainsi que nous avons eu déjà l'occasion de le dire en parlant des eaux de source.

L'expérience suivante permet d'apprécier le pouvoir épurateur d'un sol donné (Frankland) : Un tube vertical de 0 m. 25 à 0 m. 30 de diamètre sur 2 m. de long est rempli avec la terre dont on veut déterminer le pouvoir épurateur. Chaque jour, on verse sur la terre un volume d'eau d'égout connu, assez faible pour que l'épuration soit complète ; on augmente la dose jusqu'à ce que l'analyse du liquide filtré annonce qu'on a atteint la dose maxima à partir de laquelle l'épuration est imparfaite. On calcule ainsi combien de litres d'eau d'égout peuvent être épurés par 1^{m3} de la terre essayée.

On est arrivé, en Angleterre, à faire épurer jusqu'à $200\,000^{m3}$ d'eau d'égout par hectare et par an.

On peut se servir du sol uniquement comme d'un filtre pour épurer les eaux d'égout, ou bien utiliser les eaux d'égout pour la culture.

Dans le premier cas, il faut une surface beaucoup moindre que dans le second, mais cette surface ne rapporte rien ou peu de chose, et la ville intéressée doit acquérir en toute propriété le terrain destiné à l'épandage. D'autre part, on doit craindre qu'au bout de quelque temps l'épuration pratiquée sur une surface très limitée se fasse incomplètement.

Avec l'autre procédé il n'est pas nécessaire d'acquérir les terres, on donne l'eau d'égout aux cultivateurs et on peut prévoir un temps où il sera possible de la leur vendre ; le filtre est plus étendu, moins exposé à s'infecter, et la végétation contribue puissamment à assainir le sol.

Il est indispensable, en tous cas, que l'irrigation soit intermittente, afin que le sol puisse s'aérer, et que le sol soit drainé, afin que la nappe d'eau souterraine ne s'élève pas.

Au début des irrigations faites à Gennevilliers on n'avait pas drainé le sol, la nappe d'eau ne tarda pas à s'élever, les caves étaient inondées et il se formait des marécages favorables au développement du paludisme ; depuis que des drains ont été posés dans le sol, la nappe d'eau a repris son niveau primitif.

Il résulte des recherches faites récemment à la station d'expériences de Lawrence (États-Unis), comme de celles faites en France, en Angleterre et en Allemagne, que les deux conditions indispensables d'une bonne épuration des eaux d'égout sont : la richesse du sol en oxygène et la lenteur relative de l'opération. Pour assurer le renouvellement de l'oxygène dans le sol, il faut nécessairement que l'épandage soit intermittent et que le terrain soit suffisamment perméable ; l'irrigation continue a toujours donné de mauvais résultats (*Revue d'hygiène*, 1893, p. 390).

Le sable est le sol qui doit toujours être préféré pour les irrigations à cause de sa perméabilité ; à la station de Lawrence, les résultats obtenus avec le sable pur ont été bien supérieurs à ceux obtenus avec la terre végétale ou même avec les terrains sablonneux. Un mètre cube de sable épure par jour de 25 à 30 l. d'eau d'égout de Londres.

L'eau qui s'écoule par les drains des champs d'épuration est d'une pureté remarquable. Les habitants de Gennevilliers boivent, nous a-t-on dit, cette eau de préférence à l'eau de Seine.

D'après les analyses bactériologiques de Marié-Davy et de M. Miquel, l'eau de ces drains ne renferme que 13 à 14 microbes par centimètre cube, alors que l'eau de la Vanne, prise dans son réservoir d'arrivée à Paris, en renferme 62 par centimètre cube.

Grâce au travail incessant dont le sol est le siège, les mêmes terres peuvent servir indéfiniment au filtrage des eaux d'égout.

Dans le jardin de la ville de Paris, à Gennevilliers, la terre est irriguée depuis 25 ans avec l'eau d'égout, et le filtre fonctionne aussi bien qu'au premier jour.

Les expériences de Müntz et de Schlœsing ont bien mis en évidence le rôle des microbes dans les opérations chimiques dont le sol irrigué avec les eaux d'égout est le siège ; la principale et la plus utile de ces transformations est celle qui consiste à oxyder la matière organique pour la transformer en azotates utilisables par les plantes, d'où le nom de *microbes nitrificateurs* donné aux microbes chargés de cette transformation. D'après les recherches de Winogradsky, il existerait un microbe spécial de la nitrification (*Ann. de l'inst. Pasteur*, 1890 et 1891).

On pouvait craindre que les champs sur lesquels se faisait

l'épandage ne devinssent des foyers d'infection par suite de l'accumulation à leur surface des microbes pathogènes ; la pratique a réduit à néant ces craintes légitimes ; nous avons signalé plus haut les heureux résultats obtenus à Gennevilliers et dans toutes les villes où l'épandage est pratiqué.

Les légumes provenant des champs irrigués avec l'eau d'égout peuvent être consommés sans danger ; on les cultive sur des billons séparés par des rigoles dans lesquelles coule, par intervalles, l'eau d'égout (fig. 240) ; l'eau d'égout n'arrive jusqu'aux racines qu'après s'être dépouillée, à la surface du sol, des particules en suspension et notamment de ses microbes. Il se forme dans les sillons

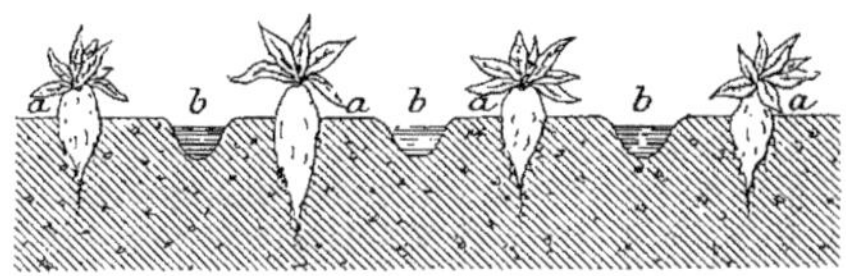

Fig. 240. — Coupe d'un terrain irrigué avec l'eau d'égout. *a,a,a*, billons servant aux cultures ; *b,b,b*, rigoles dans lesquelles coule l'eau d'égout.

une croûte qui nuirait à la filtration au bout de quelque temps ; d'où la nécessité de remuer souvent le sol pour mélanger ces dépôts à la terre.

Les recherches de Grancher ont montré qu'il n'y avait pas de microbes dans l'intérieur des légumes de Gennevilliers : les microbes qui se trouvent à la surface des légumes ou des fruits (salades, fraises) pourraient seuls inspirer quelques inquiétudes.

L'engrais humain est d'ailleurs utilisé depuis longtemps par l'agriculture sans inconvénients. « Sans l'engrais humain, écrit Arnould (*op. cit.*, p. 787), l'agriculture du département du Nord, si importante et si développée, tomberait immédiatement à rien, ainsi que la culture maraîchère. Il ne se mange pas un radis, pas une salade, il ne se respire pas une rose, dans la région, qui n'ait reçu sa part plus ou moins large de matière fécale. » Il faut ajouter que la ville de Lille, où Arnould a écrit ces lignes, est une des villes de France les moins éprouvées par la fièvre typhoïde.

II. Installation des cabinets d'aisances et des urinoirs. — Il est indispensable d'avoir, dans les casernes : 1° des cabinets et des urinoirs de jour isolés, mais en nombre suffisant pour que la distance à parcourir d'un point quelconque de la caserne pour s'y rendre ne soit pas trop considérable; 2° quelques cabinets *ouverts seulement pendant la nuit*, à proximité des chambres. Ces cabinets peuvent être installés dans des pavillons légers reliés à la construction principale par des galeries largement ventilées (V. Ch. xiv).

Dans les casernes anciennes, où ces latrines de nuit n'existent pas, on est obligé de mettre sur les paliers des escaliers, des baquets dans lesquels les hommes urinent pendant la nuit; il est en effet impossible d'imposer aux soldats l'obligation de se rendre, la nuit, et par les temps froids ou pluvieux, aux latrines qui sont dans les cours.

Dans les locaux disciplinaires, il est indispensable également d'installer des latrines au lieu des baquets en usage.

Les latrines de jour seront placées, autant que possible, du côté opposé aux vents régnants, par rapport aux bâtiments d'habitation.

En France, on compte dans les casernes un siège par 70 hommes de l'effectif, les latrines de l'infirmerie, du mess des sous-officiers et des cantines ne sont pas comprises dans ce chiffre.

En Allemagne, les latrines des casernes sont construites à raison de 20 sièges par bataillon.

Dans les hôpitaux, les latrines doivent être à proximité des salles, afin que les malades puissent s'y rendre facilement; on les installera dans une annexe faisant saillie sur la face la moins en vue des bâtiments (voir notamment, p. 592, la disposition des latrines dans un pavillon d'hôpital du système Tollet). Il est bon de mettre aussi dans les jardins des latrines, ou du moins des urinoirs, à la disposition des malades.

Dans l'installation des latrines des casernes et des hôpitaux, il faut s'appliquer à rechercher un système simple, facile à tenir propre et d'une grande solidité. Tout appareil fragile ou susceptible de se déranger facilement doit être écarté *a priori*, de même tout appareil dont le bon fonctionnement exige des soins particuliers.

Il faut écarter de la construction des latrines tous les matériaux qui peuvent s'imprégner, et s'efforcer d'avoir partout des surfaces imperméables, faciles à nettoyer. Le bois sera proscrit. Le pavillon des latrines sera construit entièrement en briques et en fer; on supprimera les cloisons entre les sièges et surtout les portes qui sont presque toujours souillées de matières fécales.

L'installation des latrines doit naturellement être différente, suivant le système de vidange qui est employé.

Avec les tinettes Goux ou les tinettes à la terre on ne peut installer que des trous à la turque, puisqu'on ne doit pas faire usage d'eau pour le nettoyage.

Avec le système des fosses fixes, on doit, en principe, verser peu d'eau dans les cabinets, pour ne pas remplir trop vite les fosses.

On peut cependant installer, sur fosses fixes, des water-closets avec réservoirs de chasse, comme cela a été fait à l'hôpital militaire de Lille. Depuis quelques années, les latrines de cet hôpital, qui sont sur fosses fixes, ont été munies de cuvettes avec siphons et réservoirs de chasse; cette transformation a assaini les latrines et par suite l'hôpital, mais naturellement les fosses se remplissent vite et l'on est obligé de vidanger deux fois plus souvent qu'autrefois; de plus les matières trop diluées ont perdu leur valeur.

Avec les tinettes filtrantes, et avec le système Berlier, on peut verser à volonté peu ou beaucoup d'eau dans les latrines.

Lorsque les latrines sont sur tinettes, l'extraction des tinettes doit se faire par l'extérieur; une petite cour sera ménagée à cet effet en arrière des latrines; on surveillera avec soin l'endroit où se trouvent les tinettes, afin qu'il ne devienne pas un foyer d'infection.

Avec le système du tout à l'égout, il est indispensable d'avoir des siphons et des réservoirs de chasse qui fonctionnent bien.

A. *Latrines avec sièges à position accroupie ou à position assise.* — Doit-on, dans les latrines des casernes, installer des sièges sur lesquels on est obligé de s'asseoir ou au-dessus desquels on s'accroupit?

Les avis sont très partagés sur cette question; beaucoup d'hygiénistes se sont prononcés pour les sièges assis [1], mais cette préférence nous paraît un peu théorique. Si les hygiénistes dont nous parlons étaient obligés de fréquenter une latrine de caserne, nous pensons qu'ils aimeraient mieux s'accroupir que de s'asseoir sur un siège souvent malpropre, toujours suspect, et que s'ils se trouvaient en présence d'un siège, beaucoup s'efforceraient de monter dessus; pour notre part nous n'hésiterions pas. Comme nous ne devons pas faire à autrui ce que nous ne voudrions pas qui nous fût fait, nous nous prononcerons en faveur des sièges sur lesquels on peut s'accroupir. La répugnance qu'un grand nombre de personnes éprouvent à s'asseoir sur un siège que

---

1. Voir notamment la discussion soulevée à la Société de médecine publique par le travail de M. le Dr Mangenot sur l'hygiène des constructions scolaires. *Revue d'hygiène*, 1895.

vient de quitter un individu malpropre, atteint peut-être d'une affection contagieuse, nous paraît très légitime.

D'après **M. le Dr Mangenot** (*op. cit.*), la position accroupie devrait en outre être adoptée parce qu'elle présente des avantages au point de vue de la physiologie de la défécation ; cet argument nous touche moins que le précédent.

Lorsqu'on met des sièges dans les latrines des casernes, on a toutes les peines du monde à empêcher les hommes de monter dessus pour s'y accroupir ; il nous semble que cela juge la question et qu'il vaut mieux installer tout de suite des latrines dans lesquelles on peut s'accroupir, que des sièges sur lesquels on s'ingénie à empêcher les hommes de monter.

Dans les hôpitaux, il est nécessaire d'avoir, dans les latrines, quelques sièges pour les malades qui ne peuvent pas s'accroupir, mais là encore nous pensons que la plupart des latrines doivent être installées sans sièges assis.

Dans l'étude sur les casernements types (1889) il est dit qu'on emploiera dans les latrines des casernes des sièges pour position accroupie.

La meilleure disposition nous paraît consister dans l'emploi de grandes pièces en grès vitrifié (fig. 241) qui obligent les hommes

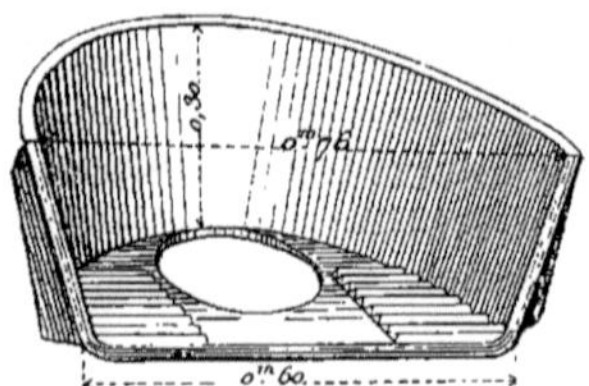

Fig. 241. — Coquille en grès vitrifié pour siège accroupi.

à se placer exactement au-dessus de l'orifice destiné à recevoir les matières fécales. L'emplacement des pieds est bien indiqué et ces pièces en grès vitrifié, absolument imperméable, sont faciles à nettoyer. Il est important qu'en arrière de l'orifice de chute il n'y ait pas de rebord pouvant arrêter les matières fécales.

Ces pièces en grès vitrifié peuvent être montées sur des cuvettes séparées, avec réservoir de chasse indépendant pour chaque appareil, automatique ou à tirage (fig. 242), ou bien plusieurs de ces pièces peuvent être disposées sur un même réservoir longitudinal (fig. 244) ; dans ce cas, un seul réservoir de chasse automatique suffit pour une latrine comportant une série d'orifices.

Les urines émises par l'homme accroupi sont projetées en avant, il est donc nécessaire d'assurer leur écoulement dans la cuvette qui reçoit les matières fécales (fig. 242), ou par une canalisation

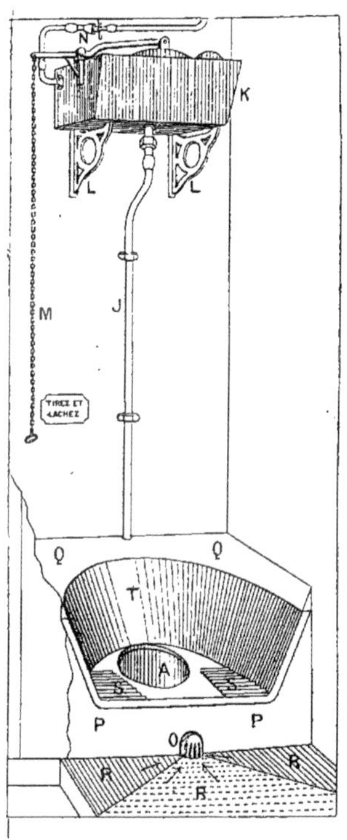

Fig. 242.

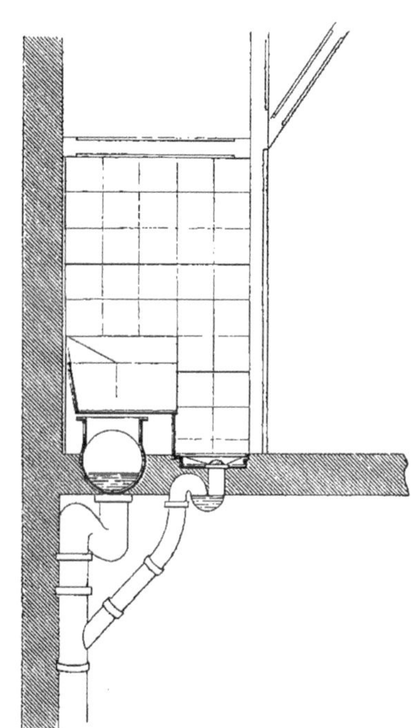

Fig. 243.

Fig. 242. — Latrine avec siège accroupi et réservoir de chasse à tirage. A, Cuvette à effet d'eau emboîtée dans le collet d'un siphon obturateur hydraulique en grès; J. Tuyau de décharge du réservoir de chasse; K, Réservoir de chasse à tirage; L, Consoles en fonte; M, Chaîne de tirage en cuivre; N, Robinet d'arrêt à haute pression; O, Grille en cuivre avec tube en plomb amenant l'urine du sol dans la cuvette; P, Face verticale du siège, en verre ou en lave émaillée; Q. Solin; R, Sol en plomb ou en grès cérame; T. Siège en grès émaillé blanc d'une seule pièce; SS, Emplacements pour les pieds.

Fig. 243. — Latrine pour caserne avec siège accroupi, modèle de la caserne Schomberg. Coupe verticale antéro-postérieure.

spéciale qui va rejoindre celle qui est destinée à l'évacuation des matières fécales (fig. 243); dans ce dernier cas, des chasses d'eau doivent être ménagées dans la rigole qui reçoit les urines et la conduite des urines doit être munie d'un siphon, comme cela est indiqué dans la figure 243.

L'écoulement direct des urines dans le réservoir qui reçoit les matières fécales, simplifie la disposition des latrines. Les caniveaux recouverts de grilles qui ont été placés, notamment à la caserne Schomberg, en avant des sièges à position accroupie (fig. 243), sont difficiles à tenir propres, malgré les chasses d'eau. Les sels des urines encrassent les grilles et donnent lieu au dégagement de gaz ammoniacaux.

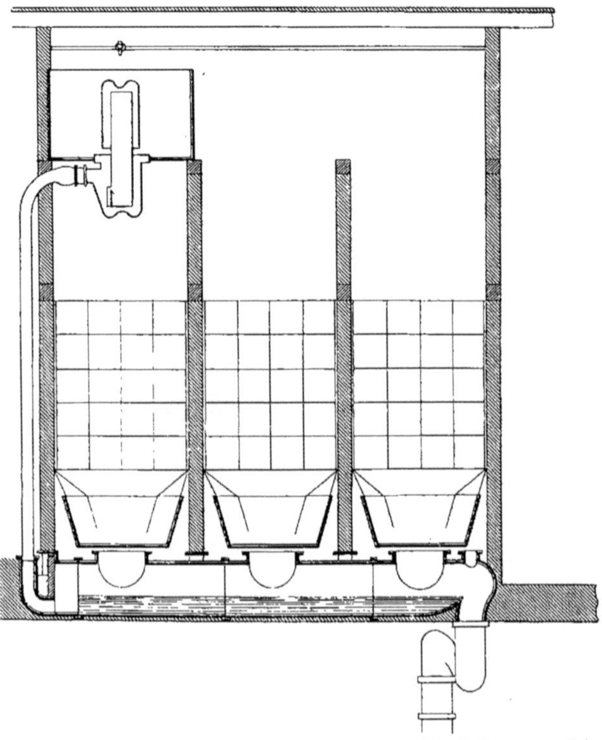

Fig. 241. — Latrine avec trois sièges à position accroupie, modèle de la caserne Schomberg. Coupe longitudinale.

Lorsque les matières fécales tombent dans lé réservoir cylindrique qui contient toujours de l'eau, l'eau rejaillit souvent et éclabousse d'une façon désagréable l'individu accroupi ; on évite cet inconvénient en plaçant, au-dessous des orifices, des cuvettes ; mais alors chaque cuvette doit être munie d'un réservoir de chasse (fig. 242), ce qui augmente le prix des latrines.

Dans plusieurs modèles récents de latrines avec siège accroupi, le siège est placé en contre-bas du sol, ce qui a l'avantage de limiter la portée du jet d'urine; on donne au siège la forme d'une large cuvette au centre de laquelle s'accroupit le visiteur, deux pédales un peu surélevées marquent l'emplacement des pieds.

Dans son travail sur l'hygiène des constructions scolaires, M. le Dr Mangenot a préconisé des cuvettes basses, à bords élevés en avant et en arrière, au-dessus desquelles on peut s'accroupir et qui reçoivent les matières fécales et les urines (*Revue d'hygiène*, 1895, p. 157).

On peut installer très simplement et très économiquement des latrines collectives sans avoir recours aux réservoirs de chasse.

Une série d'orifices de chute sont ménagés au-dessus d'un long réservoir demi-cylindrique, en forme d'auge; l'eau des urinoirs, qui sont lavés par un courant d'eau continu, et les urines s'accumulent dans l'auge des water-closets, et trois ou quatre fois par jour, un homme de service soulève une soupape qui fait communiquer l'auge avec l'égout par l'intermédiaire d'un siphon; les matières se précipitent dans l'égout et l'auge se vide en quelques minutes. Les latrines de la caserne Wellington à Londres étaient installées d'après ce système quand nous avons visité cette caserne; ces latrines, connues sous le nom de *latrines de Lambeth*, sont très employées à Londres, à Liverpool et dans un grand nombre d'autres villes d'Angleterre pour les écoles, asiles, casernes, ou pour les lieux d'aisances publics.

Dans les latrines avec sièges il faut supprimer les garnitures en bois que l'on mettait autrefois autour des cuvettes.

Toutes les cuvettes qui ferment à l'aide de clapets ou de soupapes sont mauvaises; il suffit d'un morceau de papier, qui reste entre la soupape et l'orifice inférieur de la cuvette, pour que les gaz de l'égout ou des tuyaux de chute pénètrent librement dans les cabinets. Les cuvettes munies de siphons permettent seules d'obtenir une fermeture efficace contre la pénétration des gaz (Ch. XIII, p. 489).

On a donné aux cuvettes des latrines des formes très différentes qui peuvent se ramener à deux principales : 1° *la cuvette tronc-conique et la cuvette en hotte*; 2° *la cuvette avec retenue d'eau.*

Les anciennes cuvettes des latrines avaient la forme d'un tronc de cône régulier. Les matières fécales tombaient sur la paroi postérieure de la cuvette, qui était presque toujours souillée; d'autre part l'orifice supérieur était insuffisant pour des hommes un peu forts.

Jenning a modifié heureusement la forme de ces cuvettes en

rendant verticales les génératrices d'arrière et en inclinant en
dehors les génératrices d'avant. La figure 245 représente une
cuvette de cette espèce; les génératrices d'arrière sont moins inclinées que les génératrices d'avant, elles ne sont pas verticales,
comme dans le véritable *closet-hotte*; la chasse d'eau arrive sous le

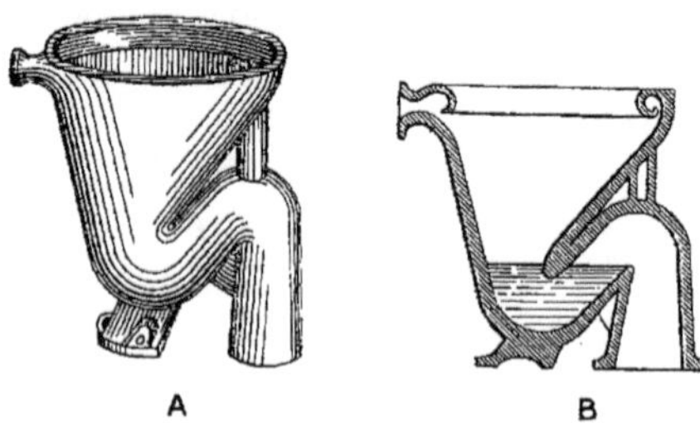

Fig. 245. — Cuvette tronc-conique avec siphon. L'appareil est vu en B sur une coupe.

rebord supérieur et lave toute la surface de la cuvette, qui se termine en siphon.

Ce modèle a reçu l'approbation de tous les ingénieurs sanitaires
anglais et américains.

Les cuvettes *à retenue d'eau* ont été également imaginées par

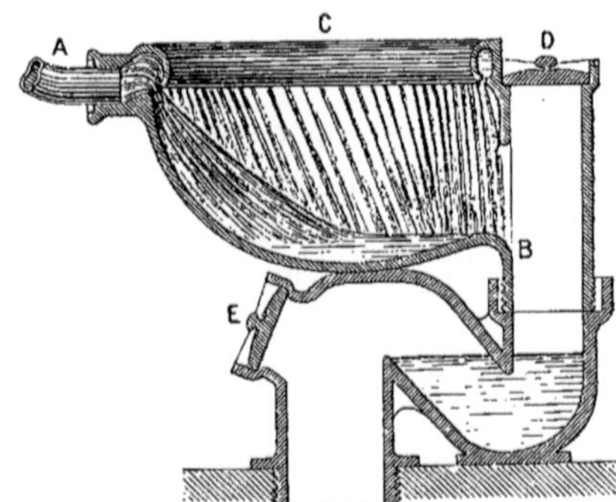

Fig. 246. — Cuvette plate à retenue d'eau avec siphon (modèle de la maison Doulton).

Jenning. La figure 246 donne une bonne idée de ces cuvettes qui
sont désignées quelquefois sous le nom de *monkey-closet*, la forme
générale de l'appareil ayant une vague ressemblance avec le profil
d'un singe accroupi.

La forme du bassin, en grès vernissé ou en faïence, est telle qu'il
reste toujours de l'eau à la partie inférieure, les matières fécales
tombent dans l'eau et commencent à s'y diluer. La chasse d'eau
est calculée de manière à ce qu'elle produise son maximum d'effet.

L'eau arrive dans le bassin en A, en face de la sortie B; le rebord C distribue l'eau sur toute la surface. Le dessus de la décharge est recouvert d'un chapeau D, qui permet de retirer les corps étrangers qui auraient pu s'introduire dans le siphon, une autre ouverture E permet de ventiler le siphon; dans la figure 246 le tuyau de ventilation n'est pas en place, l'orifice E est fermé. Le dessin a été fait au moment où la chasse d'eau se produisait.

Les cuvettes profondes, en hotte, nous paraissent bien préférables aux cuvettes plates, à retenue d'eau; dans ces dernières, l'eau qui a lavé le fond de la cuvette rejaillit souvent sur la personne qui quitte le siège, ou du moins sur le sol; la chasse doit être beaucoup plus forte pour entraîner les matières qu'avec les cuvettes profondes, et si elle se fait mal, la souillure qui persiste es beaucoup plus choquante qu'avec les cuvettes profondes [1].

Lorsque les réservoirs de chasse ne fonctionnent pas, on arrive encore à vider les cuvettes en hotte en y versant quelques brocs d'eau; il est beaucoup plus difficile de nettoyer les cuvettes à retenue d'eau lorsqu'elles sont remplies de matières fécales.

La cuvette peut être garnie d'un siège qu'un ressort maintient relevé contre le mur et qui ne s'abaisse que lorsqu'on s'assied dessus, comme les strapontins dans les théâtres. Cette disposition est excellente : on ne peut que très difficilement monter sur un semblable siège; d'autre part, s'il n'y a pas d'urinoir dans une latrine, la partie antérieure du siège fixe est presque toujours souillée par les urines; avec le siège à relèvement on évite cet inconvénient.

On peut aussi garnir le bord des cuvettes avec des ronds mobiles en bois ou en ébonite [2], qu'on change lorsqu'ils sont sales.

On a imaginé plusieurs procédés qui permettent d'obtenir des chasses d'eau automatiques, mais qui se produisent seulement lorsque les cuvettes doivent être nettoyées.

La figure 247 représente une cuvette avec retenue d'eau et siphon, et un réservoir de chasse qui est commandé par le siège au moyen d'un système de leviers; la chasse d'eau se produit au moment où l'on quitte le siège.

---

1. Pour juger de l'efficacité des chasses d'eau des water-closets, on salit la cuvette avec de la terre argileuse délayée dans de l'eau et on y jette des morceaux de papier, après quoi on fait marcher le réservoir de chasse et l'on constate si le nettoyage a été bien fait.

2. L'ébonite formée par un mélange de caoutchouc, de plombagine, de soufre et de brai cuits et comprimés, est une substance imperméable, légère et solide qui convient très bien pour l'usage indiqué.

Dans d'autres latrines, la chasse d'eau se produit au moment où l'on ouvre la porte des cabinets pour en sortir, elle ne se produit pas à l'entrée.

Ces mécanismes sont ingénieux, mais fragiles ; nous avions, au musée d'hygiène du Val-de-Grâce, une latrine avec réservoir de chasse commandé par la porte, construite par la maison Geneste et Herscher, dont le mécanisme se dérangeait sans cesse, c'eût été bien pis dans un hôpital ou dans une caserne. Les appareils de chasse commandés par le siège, comme dans le modèle représenté dans la figure 247, se dérangent aussi fréquemment, ou bien ils ne fonctionnent pas parce que les hommes ne s'appuient pas sur le siège qui est souillé ; les matières fécales restent alors au fond des cuvettes et les latrines sont très malpropres, comme nous l'avons constaté mainte fois à l'hôpital du Val-de-Grâce où ce modèle de latrines a été installé.

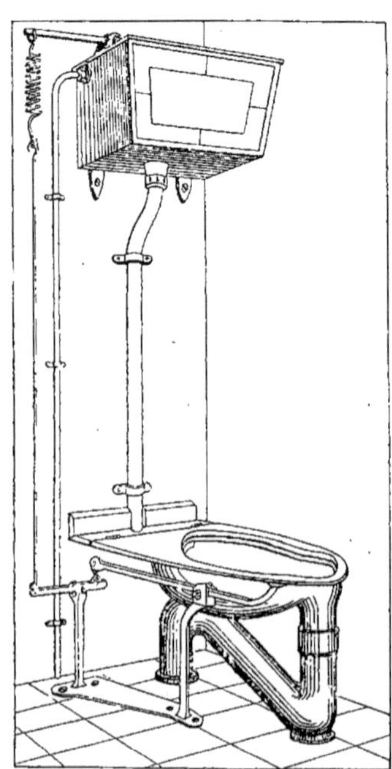

Fig. 247. — Latrine avec cuvette plate à retenue d'eau et siphon ; le siège en bois commande le réservoir de chasse par un mécanisme facile à comprendre en examinant cette figure. (Modèle de la maison Rogier Mothes).

Lorsqu'il existe des sièges avec assises en bois, il faut veiller à ce que le bois soit ciré avec soin, ce qui le rend imperméable et ce qui facilite les soins de propreté.

Dans les casernes anglaises et dans les hôpitaux militaires de Berlin on fait des distributions de papier pour les latrines ; c'est là une mesure très recommandable.

B. *Urinoirs*. — Il est indispensable d'installer des urinoirs dans les latrines des casernes et des hôpitaux, et aussi des urinoirs indépendants dans les cours.

Les urinoirs se rapportent à deux types principaux : les *urinoirs à retenue d'eau* ou *à auges*, et les *urinoirs à paroi verticale*.

Les urinoirs à retenue d'eau sont garnis de pots-appliques (fig. 248), ou bien d'auges longitudinales (fig. 249).

Les pots-appliques sont construits de manière à retenir toujours une certaine quantité d'eau qui assure une fermeture hydrau-

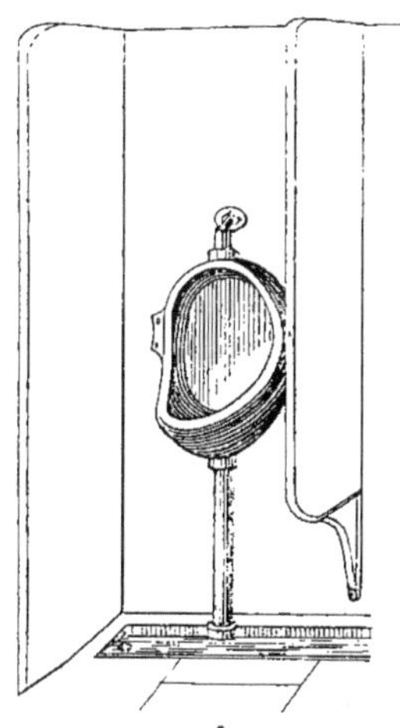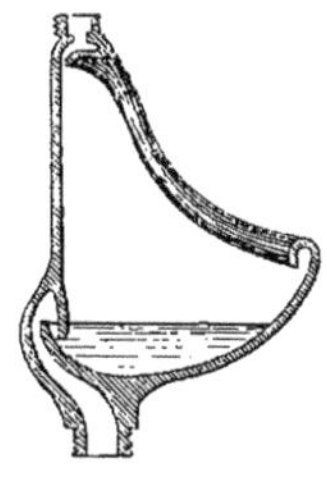

Fig. 248. — A, Urinoir avec pot-applique; B. Coupe d'un pot-applique montrant que le pot-applique forme coupe-air (d'après L. Masson, Les villes assainies).

lique; un filet d'eau s'écoule constamment à la partie supérieure.

Dans les urinoirs à auge, l'écoulement d'eau est continu, ou mieux sous forme de

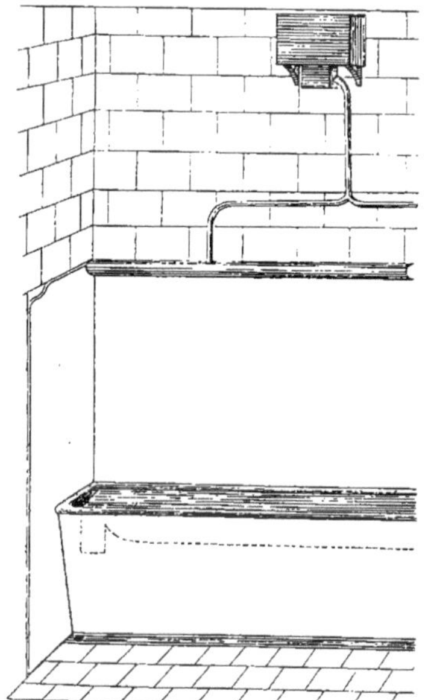

Fig. 249. — Urinoir à auge avec réservoir de chasse automatique (d'après L. Masson).

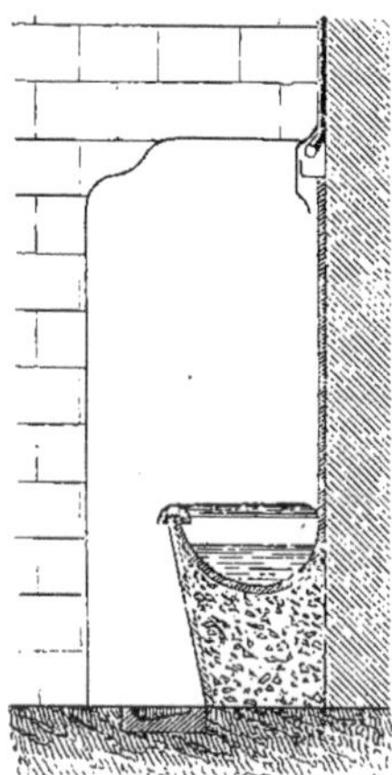

Fig. 250. — Coupe verticale d'un urinoir à auge montrant la retenue d'eau dans l'auge et la rigole en grès vernissé à la partie inférieure de l'urinoir (d'après L. Masson).

chasses intermittentes (fig. 249). Les urinoirs doivent être garnis de siphons.

Les urinoirs à auge sont excellents quand il s'agit de latrines fréquentées par des personnes soigneuses ; en urinant dans les auges, on ne risque pas de s'éclabousser d'urine, comme lorsqu'on urine sur une paroi verticale ; mais, dans les casernes, le sol serait presque toujours souillé au-dessous des urinoirs à auge.

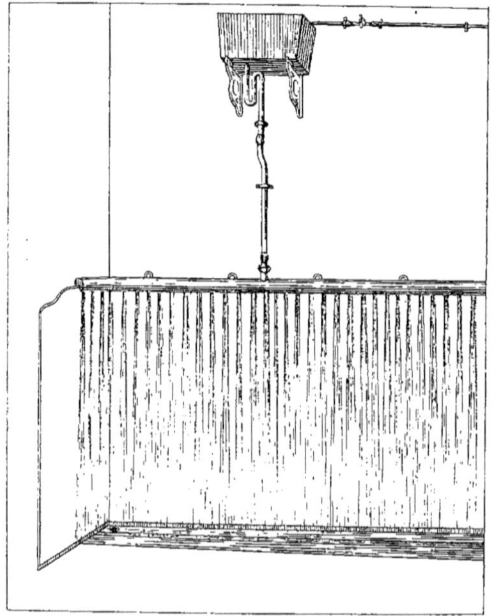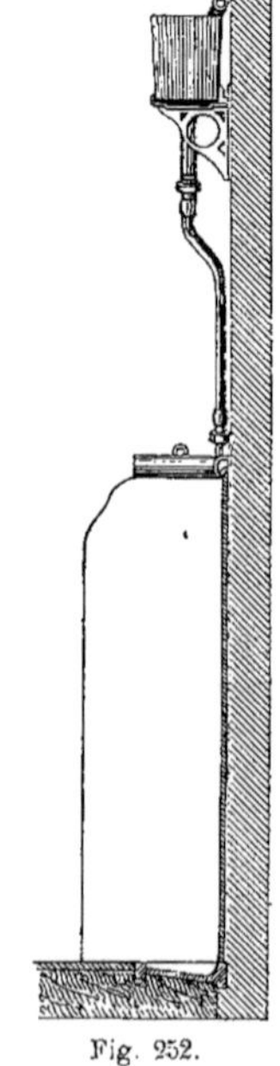

Fig. 251.   Fig. 252.

Fig. 251. — Urinoir à surface verticale avec réservoir de chasse automatique ; figure prise au moment où la chasse d'eau se produit.

Fig. 252. — Coupe de l'urinoir à surface verticale avec réservoir de chasse automatique (d'après L. Masson).

On peut, il est vrai, installer au pied des urinoirs, comme cela est indiqué sur les figures 249 et 250, des caniveaux dans lesquels on fait passer des chasses d'eau, mais cela complique l'installation des urinoirs et la rend plus coûteuse ; d'autre part, les auges multiplient les surfaces qui se souillent et qu'il faut nettoyer.

Nous préférons, pour les casernes et pour les hôpitaux, les urinoirs qui se composent simplement d'une surface verticale imperméable et d'une rigole qui reçoit l'urine et l'eau de lavage (fig. 251 et 252).

On se sert en général de l'ardoise pour construire les urinoirs ; la facilité avec laquelle on travaille l'ardoise et son prix peu élevé expliquent cette préférence ; l'ardoise est d'ailleurs très peu perméable.

L'ardoise dite émaillée a un bel aspect et elle est tout à fait imperméable quand elle est neuve ; mais il ne s'agit pas d'un véritable émail, l'enduit qu'on met sur l'ardoise s'altère assez facilement.

Le marbre est perméable et doit être rejeté.

Le revêtement en faïence est généralement défectueux parce que les plaques de faïence ne sont pas assez grandes pour couvrir toute la surface de l'urinoir et que l'urine s'infiltre dans les joints.

La lave émaillée est d'un prix trop élevé pour qu'on puisse l'employer à cet usage.

On s'est beaucoup servi, dans ces dernières années, pour garnir les urinoirs, de lames de verre épaisses ; on peint en couleur grise la surface du verre qui est tournée contre le mur ; on a ainsi des surfaces tout à fait imperméables et très faciles à nettoyer. Les plaques de verre seront employées avec avantage pour le revêtement des urinoirs dans les hôpitaux ; dans les casernes, ces plaques, exposées au choc des crosses des fusils, sont trop fragiles [1] ; l'ardoise leur sera préférée.

En 1895, la société des glaces de Saint-Gobain a exposé au Champ de Mars, sous le nom d'*opaline laminée*, un produit nouveau qui nous a paru très digne d'attirer l'attention des hygiénistes, c'est une sorte de verre opaque, moins fragile que le verre, et qui se laisse travailler plus facilement.

Il n'est pas nécessaire de placer des cloisons formant stalles ; ces cloisons, souvent souillées par l'urine, produisent des angles difficiles à nettoyer et augmentent inutilement la surface d'infection.

La rigole inférieure peut être construite en ardoise ou en grès vernissé. A l'extrémité de cette rigole il est indispensable de placer un siphon.

Pour laver la surface de l'urinoir on peut faire arriver constamment de l'eau à la partie supérieure ou se servir d'un réservoir de chasse automatique ; ce dernier procédé est bien préférable au premier.

---

1. Dans la garnison de Nantes, les urinoirs des casernes ont été garnis de plaques de verre il y a quelques années, aujourd'hui la plupart des plaques sont brisées et on va revenir à l'ardoise pour les remplacer.

Lorsque l'eau s'écoule d'une façon continue, en petite quantité (on ne pourrait pas avoir un écoulement constant et abondant sans gaspiller l'eau), il est bien rare que toute la surface de l'urinoir soit mouillée; il se forme des courants qui laissent de nombreux îlots à sec; sur ces îlots s'accumulent des dépôts urinaires qui entrent en fermentation, de sorte que les urinoirs, malgré l'écoulement continu d'eau, peuvent être malpropres et sentir mauvais.

Avec les appareils de chasse on évite cet inconvénient; toute la surface de l'urinoir est recouverte par l'eau au moment des chasses, et l'intervalle entre celles-ci n'est pas suffisant pour que des dépôts urinaires puissent se produire.

L'eau du réservoir de chasse s'écoule dans un tuyau percé de trous qui se trouve dans une rainure au-dessus de l'urinoir; les orifices par lesquels l'eau s'échappe, sont dirigés du côté du mur auquel est adossé l'urinoir, de plus une pièce de zinc recouvre la rainure et empêche les éclaboussures (Fig. 250).

Lorsqu'on n'a pas d'eau pour laver les urinoirs, il est indiqué de les *graisser*; on empêche ainsi la formation des dépôts urinaires.

Il suffit de passer tous les jours sur la surface des urinoirs un pinceau trempé dans l'huile; on peut se servir d'une huile quelconque, mais l'huile lourde de houille sera employée de préférence.

On placera à la partie inférieure des urinoirs un siphon, de manière à intercepter la communication entre l'air des latrines et l'air des égouts; la petite quantité d'huile qui est entraînée par l'urine surnage dans le siphon. Le graissage des urinoirs, connu sous le nom de système Beetz, est employé à Vienne (Autriche) [1].

Ce procédé rend de grands services quand il faut installer des urinoirs dans des endroits où il n'y a pas d'eau, ou sur des fosses fixes.

Les urinoirs doivent être nettoyés régulièrement, alors même qu'ils sont installés dans de bonnes conditions. Les dépôts formés par les urines sont la cause principale des mauvaises odeurs que répandent souvent les latrines (VALLIN). Les sels des urines se décomposent sous l'action des ferments et il se dégage de l'ammoniaque. La meilleure manière d'empêcher les latrines de sentir mauvais consiste donc à empêcher la formation des dépôts urinaires et à les enlever rapidement, quand ils se sont formés; en brossant

---

1. BERANEK, Le rinçage à l'huile des urinoirs, *Génie sanitaire*, 1892, 8, p. 120. — *Revue du génie militaire*, 1893, p. 535.

fortement les urinoirs on les désinfecte plus sûrement qu'en employant les meilleurs désinfectants [1]. Lorsque les dépôts sont abondants et très adhérents, on doit ajouter à l'eau qui est employée pour le brossage des urinoirs, de l'acide chlorhydrique (1 lit. d'acide chlorhydrique pour 10 lit. d'eau environ. VALLIN, Traité des désinfectants, Paris, 1883, p. 620, et *Revue d'hygiène*, 1888, p. 952). L'acide est rapidement neutralisé par les dépôts ammoniacaux; on peut l'employer sans avoir à craindre de détériorer la canalisation.

Avec des urinoirs bien construits et bien entretenus, il est inutile d'avoir recours aux désinfectants, mais, comme l'installation des urinoirs laisse souvent à désirer, il n'est pas rare qu'il faille procéder à leur désinfection; nous étudierons plus loin les substances utilisables pour cet usage (Ch. XXII).

C. *Baquets-urinoirs. Seaux hygiéniques dans les hôpitaux.* — Lorsque l'absence de latrines de nuit dans les casernes et de latrines dans les locaux disciplinaires oblige à faire usage de baquets, l'entretien et la désinfection de ces baquets doivent être surveillés avec beaucoup de soin; on se servira de baquets métalliques, le bois des baquets ordinaires se laissant imprégner par l'urine; lorsqu'on n'a à sa disposition que des baquets en bois, il faut enduire l'intérieur avec du goudron souvent renouvelé, et désinfecter tous les jours les baquets.

Dans les hôpitaux, il est nécessaire d'avoir des chaises percées pour les malades qui ne peuvent pas se rendre aux latrines; on fera en sorte que ces chaises ne deviennent pas une cause d'infection; les modèles qui existent sont très défectueux et il serait indispensable de les perfectionner.

L'ancienne chaise percée en bois de nos hôpitaux militaires est à rejeter, à cause de la facilité d'imprégnation du bois; on est obligé cependant aujourd'hui encore d'y avoir recours lorsqu'il est nécessaire d'examiner les matières des malades (diarrhée, dysenterie, hémorragies intestinales dans la fièvre typhoïde, etc.).

Les seaux, dits *hygiéniques*, sont en métal; mais c'est là leur seul avantage sur les anciennes chaises percées; la soupape dont ils sont munis est illusoire, alors même qu'elle est en bon état, les matières restent au-dessus, ou bien du papier s'interpose entre elle et l'orifice destiné à l'écoulement des matières; le nettoyage

---

1. Ce fait était bien mis en évidence dans un travail de M. le commandant du génie Sancery, qui nous a été communiqué en 1884 et qui est resté, croyons-nous, inédit.

n'est pas facile et il est presque toujours très incomplet ; le médecin ne peut pas examiner les matières qui ont été émises dans cet appareil ; enfin beaucoup de désinfectants attaquent les parois en cuivre.

Le seau hygiénique devrait être en fer galvanisé ou mieux en faïence, des rondelles mobiles en ébonite s'appliqueraient à l'orifice et l'on pourrait donner à chacun des malades qui doivent se servir de l'appareil un rond particulier. Un couvercle indépendant fermerait l'appareil après qu'on aurait retiré le siège en ébonite.

Avec un seau de ce type on pourrait examiner les matières et les désinfecter ; l'appareil serait facile à nettoyer ; toutes les fois qu'il ne serait pas nécessaire d'examiner les selles, on verserait une solution désinfectante dans le seau au moment où on le rapporterait dans la salle, après l'avoir vidé et nettoyé.

A l'hôpital de Hambourg, on se sert d'un trépied en fer qui porte à sa partie supérieure un cadre également en fer dans lequel on place le vase en faïence qui reçoit les matières. Un couvercle en tôle sert à recouvrir le vase quand les matières doivent être conservées.

CHAPITRE XX

DE LA DÉSINFECTION. — DÉSINFECTION DES LOCAUX

I. De la désinfection en général. — Le but principal de la désinfection est de détruire les agents pathogènes. — Des circonstances dans lesquelles la désinfection s'impose. — Conditions d'expérimentation des désinfectants.

II. Désinfection des locaux. — Désinfection au moyen des gaz et des vapeurs. Acide chlorhydrique (fumigations guytoniennes). Chlore. Acide hypoazotique. Acide nitreux. Acide sulfureux. Causes des divergences qui se sont produites au sujet de l'efficacité des désinfections par l'acide sulfureux. Aldéhyde formique ou formol. — Désinfection des murs à l'aide des lavages antiseptiques. Les solutions de sublimé ne conviennent pas pour cet usage. Acide phénique, chlorure de chaux. — Désinfection au moyen des pulvérisateurs, valeur de ce procédé. — Désinfection des murs à la mie de pain. — Badigeonnage à la chaux; comment il doit être fait. — Désinfection des planchers, des objets mobiliers. — Destruction des punaises.

Nous n'avons pas à faire ici l'histoire de la désinfection, ni à passer en revue toutes les substances qui ont des propriétés désinfectantes; nous étudierons simplement, dans ce chapitre et dans les chapitres suivants, en nous plaçant à un point de vue pratique, les procédés applicables : 1° à la désinfection des locaux; 2° à la désinfection des effets et des objets de literie; 3° à la désinfection des latrines, des matières fécales, des crachats et des fumiers.

Nous devons dire cependant, en commençant, quelques mots de la désinfection en général, du but à poursuivre dans l'emploi des désinfectants et de la méthode à employer pour leur étude [1].

1. Consulter, au sujet de la désinfection en général : Roth et Lex, *op. cit.* — Wernich, Grundriss der Desinfectionslehre zum practischen Gebrauch. Wien, 1880. — Koch, Ueber Desinfection. Mittheilungen des K. Gesundheitsamtes, 1881. — Flügge, Rech. expérim. sur les agents de désinfection, Leipzig, 1881. — E. Vallin, Traité des désinfectants et de la désinfection, Paris, 1882. — Arnould, Nouv. élém. d'hygiène et De la désinfection publique. — Geppert, Rech. expérim. sur les agents et les procédés de désinfection, *Berlin. klin. Wochenschr.*, 1889 et 1890, anal. *in Revue d'hygiène*, 1890, p. 639.

I. De la désinfection en général. Procédés d'étude des désinfectants. — Quand des latrines sentent mauvais on dit qu'il faut les
désinfecter; quand un homme entre à l'hôpital pour une maladie
transmissible, on dit également qu'il y a lieu de *désinfecter* ses
vêtements; on emploie le même mot et, en réalité, on fait deux
opérations bien différentes; dans le premier cas, on se propose de
supprimer les mauvaises odeurs; dans le deuxième, il s'agit de
détruire les germes pathogènes qui existent dans les vêtements; de
là une confusion regrettable.

On a proposé de donner le nom de *désodorants* ou *désodorisants*
aux substances qui sont employées pour détruire les mauvaises
odeurs, et de réserver le nom de *désinfectants* à celles qui agissent
sur les microbes; mais une même substance, comme le chlore,
peut agir des deux façons, et puis il est bien difficile d'aller contre
une habitude prise; on continuera à dire qu'on *désinfecte* des
latrines lorsqu'on détruit les mauvaises odeurs et non qu'on les
désodore ou *désodorise*, ce qui d'ailleurs n'est pas français.

La désinfection a évidemment pour but principal de détruire les
agents pathogènes quels qu'ils soient; de faire, par exemple, qu'une
chambre de caserne ou une salle d'hôpital infectée puisse recevoir,
sans danger, de nouveaux occupants, ou bien que des effets d'habillement ou des objets de literie, souillés par des hommes atteints
de maladies transmissibles, puissent être remis en service sans
crainte de contagion.

C'est parce que les découvertes modernes nous ont appris qu'un
grand nombre de maladies étaient d'origine microbienne, que la
désinfection a pris l'importance qu'elle a actuellement en hygiène.

Autrefois on n'employait les désinfectants que pour combattre
les mauvaises odeurs, surtout dans les latrines, ou bien dans les
hôpitaux, en cas d'épidémies graves. Aujourd'hui, les opérations
de désinfection s'imposent dans un grand nombre de cas, elles sont
de pratique journalière.

Un soldat entre-t-il à l'hôpital pour une maladie transmissible?
il faut désinfecter sa literie à la caserne, ses effets à son entrée à
l'hôpital. Une maladie épidémique vient-elle à éclater dans une
caserne? la désinfection des locaux contaminés est nécessaire. A
l'hôpital il faut désinfecter : le linge et la literie provenant du service des contagieux, les matières fécales des malades atteints de
fièvre typhoïde, de dysenterie ou de choléra, les crachats des
tuberculeux, des malades atteints de diphtérie, etc. Dans tous ces
cas, la désinfection a pour but principal, sinon unique, la destruc-

tion des agents pathogènes et, comme on ne peut pas détruire les microbes pathogènes sans détruire également la plupart des microbes non pathogènes qui les accompagnent, on pourrait dire qu'elle a pour but la *stérilisation*. Toutefois il n'est pas possible de substituer le mot *stérilisation* au mot *désinfection*; des objets peuvent en effet être désinfectés sans être stérilisés, certains microbes non pathogènes présentant une résistance plus grande aux agents de la désinfection que les agents pathogènes.

En même temps que la double entente des mots *désinfection*, *désinfectant*, jetait un certain trouble dans l'étude de cette question, les conditions différentes dans lesquelles se plaçaient les observateurs, pour l'étude des désinfectants, donnaient lieu à des divergences d'appréciation très inquiétantes. L'histoire de la désinfection par l'acide sulfureux est particulièrement remarquable à cet égard, comme nous le verrons plus loin.

Lorsqu'on expérimente un désinfectant, on doit se rapprocher autant que possible des conditions de la pratique; il ne faut pas se contenter de voir à quelle dose le désinfectant en question tue *in vitro* les microbes pathogènes, il faut faire agir ce désinfectant sur des cultures de ces microbes desséchées sur les murs, sur les planchers, sur des effets d'habillement ou sur des objets de literie, et aussi sur des cultures mélangées à du mucus et desséchées, comme cela se produit dans la pratique (crachats, pus, etc.).

Au début des recherches faites sur les désinfectants, les uns expérimentaient sur un microbe ou sur un virus, les autres choisissaient des produits différents; les uns faisaient agir le désinfectant sur des microbes en culture liquide, les autres sur des microbes desséchés; il ne faut pas s'étonner si, dans ces conditions, les résultats n'étaient pas les mêmes.

La résistance des microbes est très variable; certains d'entre eux, ceux qui fournissent des spores, sont beaucoup plus difficiles à détruire que les autres. On connaît la grande résistance des spores du *B. subtilis* et du *B. anthracis* à la chaleur et à la plupart des désinfectants; on sait aussi aujourd'hui que la plupart des microbes résistent beaucoup mieux aux désinfectants à l'état de dessiccation que quand ils sont dans l'eau ou dans de l'air saturé d'humidité.

L'expérimentation des désinfectants doit porter sur les agents pathogènes que l'on est appelé le plus souvent à détruire : microbes de la fièvre typhoïde, de la diphtérie, du choléra, de la tuberculose, de l'érysipèle, de la septicémie, du charbon.

Le pouvoir antiseptique d'un même agent varie beaucoup d'un

microbe à l'autre (Ch. Bouchard, *Les microbes pathogènes*, Paris, 1892) ; il ne suffit donc pas, lorsqu'on examine un désinfectant, de procéder aux expériences sur un seul microbe ; il faut expérimenter sur les principaux microbes pathogènes en choisissant de préférence ceux qui, d'ordinaire, résistent le mieux, comme la bactéridie charbonneuse sporulée.

Lorsqu'un procédé de désinfection permet de détruire sûrement les microbes pathogènes, on peut se déclarer satisfait, alors même que la stérilisation n'est pas complète et que certains microbes, comme le *B. subtilis*, sont épargnés.

La résistance d'un même microbe varie avec l'âge et le degré de développement des cultures, avec le degré d'humidité, avec la réaction acide ou alcaline du milieu, avec la température, etc. Quand on procède à des expériences sur les désinfectants, il faut donc tenir compte de toutes ces conditions et les signaler dans les comptes rendus des expériences.

Les cultures anciennes sont, en général, plus faciles à stériliser que les cultures en plein développement ; mais les microbes qui donnent des spores sont stérilisés bien plus facilement avant la formation des spores, qu'après ; la réaction acide du milieu empêche le développement d'un grand nombre de bactéries (cause d'erreur importante si l'on expérimente sur un gaz acide comme l'acide sulfureux) ; enfin une température élevée favorise puissamment l'action des désinfectants ; il peut donc se faire que la même expérience de désinfection donne des résultats différents, suivant qu'elle est faite en été et par un temps très chaud ou en hiver, dans un local qui n'est pas chauffé.

Les travaux de Behring, de Heider, de Chamberland et Fernbach ont montré que la chaleur exalte les propriétés des substances antiseptiques [1]. Quel que soit le désinfectant employé, disent Chamberland et Fernbach, il faut le faire arriver au contact des germes à la température la plus élevée possible.

On s'est beaucoup servi, pour apprécier la valeur des désinfectants, du procédé connu sous le nom de *procédé du fil*. Un fil de soie est coupé en morceaux de 0 m. 01 de long environ, qui sont stérilisés, et trempés ensuite dans des cultures pures des microbes sur lesquels on se propose d'expérimenter ou dans des produits pathologiques (pus, crachats) ; ces morceaux de fil sont exposés à l'action des désinfectants pendant un temps donné, après quoi on

---

1. Behring, *Zeitschr. f. Hygiene*, 1890, t. IX, n° 3. — Heider, Archiv. f. Hygiene, 1892. — Chamberland et Fernbach, *Ann. de l'inst. Pasteur*, 1893.

les introduit dans des milieux de culture, et on constate si la stérilisation a été obtenue. Il faut avoir grand soin de noter si l'on a fait agir le désinfectant sur les fils encore humides ou secs et, dans ce dernier cas, depuis quand les fils étaient desséchés.

Ce procédé est commode, mais on s'expose, en l'employant, à une cause d'erreur : lorsqu'on plonge le fil souillé dans un liquide désinfectant et qu'on l'introduit ensuite dans un milieu de culture, on porte dans ce milieu la petite quantité du désinfectant qui adhère au fil, et cela suffit parfois pour empêcher les microbes de se développer, alors qu'ils sont encore vivants.

Le fait est très net quand on expérimente avec le sublimé : des fils trempés dans une culture de bactéridie charbonneuse, puis désinfectés pendant quelques minutes dans une solution de sublimé au millième, ne donnent pas de culture si on les plonge directement dans le bouillon, tandis que si l'on détruit l'excès de sublimé en faisant passer le fil dans une solution de sulfhydrate d'ammoniaque, la culture se produit, même quand l'action des solutions de sublimé à 1 ou 2 p. 1000 a duré une heure; il est rare qu'on n'obtienne pas, dans ces conditions, quelques colonies (GEPPERT).

Une dose de désinfectant, beaucoup trop faible pour tuer un microbe, peut empêcher son développement dans un liquide de culture; il suffit d'un dix-millième de sublimé pour empêcher le développement du *B. subtilis*, alors que pour tuer les spores de ce bacille en 15′, à la température ordinaire, il faut employer une solution de sublimé au centième (POTTEVIN, *Ann. de l'inst. Pasteur*, 1894, p. 796).

Lorsqu'on se sert du procédé du fil, on doit donc s'efforcer d'enlever l'excès de désinfectant, ce qui est facile pour le sublimé, mais très difficile, sinon impossible, pour d'autres substances.

Quand on expérimente sur des microbes facilement inoculables aux animaux, comme le *B. anthracis*, il est indiqué, après action du désinfectant, de faire des inoculations à des animaux, de façon à s'assurer si la stérilisation est bien complète; il arrive souvent que la bactéridie charbonneuse, qui ne donne plus de culture dans les milieux ordinaires, se montre virulente quand on l'inocule au cobaye (GEPPERT, CH. BOUCHARD).

Lorsqu'on expérimente sur la tuberculose, ce qui est souvent indispensable, car les bacilles de la tuberculose sont parmi ceux que la désinfection doit atteindre, on n'a d'autre ressource que de faire des inoculations au cobaye avec les produits soumis à la désinfection; on sait, en effet, que le B. de la tuberculose est difficile à cultiver et, d'autre part, on doit opérer souvent sur des produits impurs (crachats). Les inoculations faites chez le cobaye, dans le péritoine ou sous la peau de la cuisse, donnent d'ailleurs des résultats rapides ; en sacrifiant les animaux au bout de trois semaines, on trouve déjà des signes très nets de tuberculose, si les produits inoculés étaient virulents.

Nous possédons dans le vaccin un virus comparable aux virus de la variole, de la rougeole et de la scarlatine et sur lequel il est facile d'expérimenter. Le virus, après action du désinfectant, est inoculé à une génisse, comparativement avec du vaccin de même provenance, non soumis à l'action du désinfectant, et on note les résultats obtenus.

11. Désinfection des locaux. — La désinfection des locaux peut être partielle ou générale. La désinfection partielle s'impose toutes les fois que les parois, le plancher d'un local ou les objets placés dans ce local ont pu être souillés par un malade atteint d'une affection transmissible.

Prenons un exemple vulgaire : un malade succombe à l'hôpital à la tuberculose pulmonaire, il n'y a pas lieu évidemment de procéder à la désinfection générale de la salle dans laquelle il se trouvait, mais il faut désinfecter avec soin les murs au voisinage du lit, le plancher, la tablette qui est à la tête du lit et la table de nuit sur laquelle on pose d'ordinaire le crachoir et qui, par suite, est plus spécialement souillée.

Lorsqu'une épidémie éclate dans une caserne, lorsque surtout les cas se multiplient dans certaines chambres, on doit pratiquer alors la désinfection générale des locaux contaminés, mais il ne faut pas croire qu'en prescrivant cette opération on a pris toutes les mesures nécessaires.

Soit une caserne dans laquelle sévit la fièvre typhoïde, on désinfecte les locaux ; il peut très bien se faire que cette opération soit sans action sur la marche de l'épidémie qui dépend, non de l'infection du casernement, mais de la mauvaise qualité des eaux ou bien de foyers d'infection situés au voisinage de la caserne : fossés non curés, égouts en mauvais état, fumiers, etc.

En un mot, la pratique de la désinfection ne dispense nullement de l'étude étiologique des épidémies, c'est un moyen puissant dont nous disposons pour lutter contre leur propagation, ce n'est pas une panacée.

Il est vrai que, pour procéder à la désinfection générale d'un casernement, on est obligé de l'évacuer; on envoie camper les troupes et par cela même on les soustrait aux influences multiples du milieu infecté; mais l'abandon du casernement n'est que temporaire, et si les causes d'infection subsistent, la maladie épidémique peut reparaître au moment où le casernement est occupé de nouveau.

Dans les hôpitaux, la désinfection d'une salle est nécessaire lorsque cette salle a servi au traitement de maladies transmissibles et qu'elle doit être affectée au traitement de maladies communes ou d'une maladie contagieuse différente de celle qui y était traitée. La désinfection des locaux s'impose également lorsque dans un service se produisent des cas de septicémie, d'érysipèle, de suppuration bleue. Mais là encore il ne faut pas se borner à prescrire la désinfection, il faut faire une enquête minutieuse pour savoir si les objets de pansement ne sont pas souillés, si des aides ne propagent pas l'infection avec leurs mains, avec leurs effets d'habillement ou avec les instruments dont ils se servent pour les pansements.

Les procédés de désinfection des locaux [1] peuvent être ramenés à deux principaux :

1° On dégage, dans le local à désinfecter, des gaz ou des vapeurs qui ont des propriétés désinfectantes, ce qui permet de désinfecter à la fois le contenant et le contenu.

2° On lave, avec des liquides désinfectants, les murs et le plancher du local à désinfecter, ou bien on fait usage des pulvérisateurs ou bien encore, s'il s'agit d'une chambre de caserne, on blanchit les murs à la chaux; les objets mobiliers sont désinfectés séparément.

Quel que soit le procédé employé, il est nécessaire de prescrire une ventilation énergique et un nettoyage complet des locaux infectés; suivant les cas et suivant le procédé de désinfection, le nettoyage précédera ou suivra l'emploi des désinfectants proprement dits.

Toutes les fenêtres seront ouvertes de manière à ce que l'air et la lumière pénètrent à flots dans l'habitation. L'oxygène et la lumière sont en effet des agents de désinfection excellents. (V. p. 320 et 468.)

---

1. E. VALLIN, *op. cit.* — KRUPIN, *Zeitschr. f. Hygiene*, 1887. — ESMARCH, Même Rec., 1887. — GAFFKY, *Deutsch. Vierteljahresbericht de Baumgarten*, 1889. — G. BORDONI UFFREDUZZI, *Archivio per le sc. mediche*, 1892, t. XVI. — DUCLAUX, *Ann. de l'inst. Pasteur*, 1892, p. 138. — ARNOULD, *op. cit.* — FISCHER, th. Lille, 1892. — LAVERAN et VAILLARD, De la désinfection des murs et spécialement de la désinfection au moyen des pulvérisateurs, Acad. de méd., 24 juillet 1894. — MIQUEL, De la désinfection des poussières sèches des appartements, *Ann. de micrographie*, 1894.

1° *Désinfection par les gaz ou les vapeurs.* — On a préconisé tour à tour, pour la désinfection des locaux : l'acide chlorhydrique (fumigations guytoniennes), le chlore, l'acide hypoazotique, l'acide sulfureux et l'aldéhyde formique ou formol.

A. *Fumigations guytoniennes. Acide chlorhydrique. Chlore.* — En 1773, Guyton de Morveau fit une expérience de désinfection qui est restée célèbre.

Par suite de la rigueur du froid, un grand nombre de cadavres avaient été placés dans les caves sépulcrales de l'église Saint-Étienne de Dijon, en attendant l'inhumation. Lorsque la température s'éleva, ces cadavres entrèrent en putréfaction et répandirent des odeurs telles qu'on dut fermer l'église.

Le 6 mars 1773, Guyton fit verser, dans un vase placé dans les caves de l'église, deux livres d'acide sulfurique sur six livres de sel marin ; le lendemain, quand on ouvrit les caves, il n'y avait plus trace de mauvaise odeur.

L'année suivante, Guyton désinfecta de même l'hôpital de Dijon où régnait le typhus, et Vicq d'Azyr fit purifier de la même manière les étables que ravageait une épizootie presque générale dans le midi de la France.

Les fumigations guytoniennes devinrent dès lors célèbres.

Pour un local d'une capacité de 350^{m3} on employait :

<pre>
Sel marin...................................... 200 gr.
Acide sulfurique à 60° Baumé................... 240 —
</pre>

Guyton pensait que les vapeurs d'acide chlorhydrique s'emparaient de l'ammoniaque qu'il considérait comme le véhicule des miasmes odorants, et que ces miasmes étaient alors précipités ; on sait que l'acide chlorhydrique, en présence des vapeurs ammoniacales, donne une fumée blanche.

Le nom de *fumigations guytoniennes* a été souvent donné aussi aux fumigations faites avec le chlore.

En 1773, le chlore n'était pas encore connu ; il ne fut découvert que l'année suivante, par Scheele, qui lui donna le nom d'*acide muriatique déphlogistiqué*. Plus tard, Berthollet proposa le nom d'*acide muriatique oxygéné.*

L'acide chlorhydrique portait alors le nom d'*acide muriatique* ; on s'explique ainsi que la confusion ait pu s'établir entre les fumigations d'acide muriatique (acide chlorhydrique) et les fumigations d'acide muriatique déphlogistiqué (chlore), et que Guyton lui-même ait considéré les fumigations faites avec le chlore, comme une simple modification de sa méthode.

Guyton donne la formule suivante pour les fumigations d'acide muriatique déphlogistiqué (pour une capacité de 350^{m3}) :

Sel commun..	300 gr.
Oxyde de manganèse............................	60 —
Acide sulfurique à 66° Baumé.................	240 —

Les fumigations guytoniennes furent adoptées dans l'armée. Nous copions le passage suivant dans une *Instruction sur les moyens d'entretenir la salubrité et de purifier l'air des salles dans les hôpitaux militaires de la République*, rédigée par le Conseil de santé et approuvée par le Conseil exécutif provisoire le 7 ventôse de l'an deuxième de la République :

« Au nombre des moyens que la chimie a employés avec un succès qui tient du prodige pour opérer la dépuration de l'air, nous citerons le procédé que Guiton, représentant du peuple, a mis en usage, en 1773, dans la ci-devant cathédrale de Dijon, infectée par des exhumations au point qu'on fut forcé de l'abandonner.

« Ce moyen consiste à répandre dans l'atmosphère de l'acide muriatique (acide marin) en état de gaz dégagé par l'intermédiaire de l'acide sulphurique (huile de vitriol). Voici le procédé pour désinfecter une salle de 40 à 50 lits.

« Après avoir évacué les malades sur une des salles de rechange, disposez dans le milieu de la salle vuide, dont les fenêtres et les portes seront fermées, un fourneau garni d'une petite chaudière ou capsule de fer à demi remplie de cendre tamisée, sur laquelle on posera une capsule de verre, de grès, de fayance même, chargée de neuf onces de muriate de soude (sel marin) légèrement humecté avec une demi-once au plus d'eau commune.

« Le feu étant allumé et la capsule échauffée, on versera sur le sel marin quatre onces d'acide sulphurique ou huile de vitriol du commerce. En un instant l'acide sulphurique agira sur le sel marin dont l'acide se mettra en expansion. L'opérateur, qui sera le pharmacien en chef ou un de ses aides versé dans le manuel des opérations chimiques, se retirera en fermant la porte sur lui et emportant la clef.

« Douze heures après on entrera dans la salle, on ouvrira portes et fenêtres pour établir des courants d'air et évacuer celui qui pourrait être encore chargé d'acide...

« L'acide muriatique oxigène ayant encore plus d'énergie, comme l'a observé Fourcroy représentant du peuple, sera préféré ; ainsi lorsqu'on pourra se procurer aisément de l'oxide de manganèse, on en ajoutera une petite quantité au mélange ci-dessus. A cet effet, on fera entrer cet oxide métallique dans les approvisionnements des pharmacies. »

On voit que les désinfections par le chlore étaient considérées encore en 1793 comme une variété des désinfections par l'acide chlorhydrique ou muriatique et qu'on les considérait comme plus efficaces que ces dernières.

L'acide chlorhydrique a une action énergique sur tous les composés organiques et par suite sur les microbes, mais il altère profondément les métaux et les tissus, de plus il est très irritant pour les personnes qui le respirent ; il a été abandonné à cause de ces inconvénients.

Le chlore est encore employé, mais principalement pour détruire les mauvaises odeurs.

L'action désinfectante du chlore s'explique par son affinité pour l'hydrogène. Le chlore décompose l'hydrogène sulfuré, l'ammoniaque et les matières organiques volatiles en s'emparant de leur hydrogène ; l'acide chlorhydrique qui résulte de cette combinaison neutralise aussi une certaine quantité d'ammoniaque.

Pour obtenir un dégagement faible et continu de chlore, on se sert des hypochlorites et surtout du chlorure de chaux. L'acide carbonique de l'air est nécessaire dans ce cas au dégagement du chlore, comme l'ont montré d'Arcet et Gaultier de Claubry. Aussi, lorsqu'on fait usage du chlorure de chaux pour désinfecter un local, une chambre de malade, par exemple, dans laquelle se répandent de mauvaises odeurs, il faut avoir soin d'étaler le chlorure de chaux dans de grands plateaux, de manière à assurer le contact avec l'air dans une étendue suffisante.

L'eau chlorée a un pouvoir bactéricide très énergique, mais le chlore gazeux ne donne, dans la désinfection des locaux, que des résultats incertains.

B. Fischer et B. Proskauer ont dégagé, dans un local bien clos, jusqu'à 1 pour 100 de chlore, après avoir disposé, en différents points de ce local, des fils imprégnés d'une culture de bactéridies charbonneuses avec spores, et ils ont constaté qu'un certain nombre de fils n'avaient pas été stérilisés. La densité du chlore n'est pas favorable à sa diffusion dans les locaux où on le dégage (Fischer et Proskauer, Mittheil. des K. Gesundheitsamtes. Bd. 2).

Kümmel a montré que l'eau chlorée était un bon désinfectant pour les mains (*Deutsche medic. Wochenschr.*, 1885, s. 556).

J. Geppert surtout a insisté sur la valeur désinfectante du chlore, mais Geppert a expérimenté sur l'eau chlorée et il s'est surtout occupé de la désinfection de la peau et des mains. L'eau chlorée tue en quelques secondes la bactéridie charbonneuse sporulée, c'est donc un excellent désinfectant, mais cette conclusion ne s'applique pas au chlore gazeux employé pour la désinfection des locaux. J. Geppert a eu le tort de tirer de ses expériences, très intéressantes d'ailleurs, une conclusion trop générale (J. GEPPERT, Ueber desificirende Mittel und Methoden, *Berlin. klin. Wochenschr.*, 1890, n° 11).

B. *Acide hypoazotique. Acide nitreux.* — Quand on met de la tournure de cuivre dans un mélange d'eau et d'acide azotique, il se dégage du bioxyde d'azote qui, en enlevant de l'oxygène à l'air, donne des vapeurs rutilantes et très irritantes, caractéristiques de l'acide hypoazotique ($Az\,O^4$).

L'acide hypoazotique a des propriétés oxydantes très énergiques et il doit être placé, d'après Payen, au premier rang des agents destructeurs des germes infectieux (Rapport à l'Acad. des sciences, 1871). L'acide hypoazotique se réduit à l'état de bioxyde d'azote, repasse à l'état d'acide hypoazotique, se réduit de nouveau et ainsi de suite.

Payen trace les règles suivantes : calfeutrer avec soin, à l'aide de bandes de papier, tous les joints des portes et fenêtres dans les chambres à désinfecter et employer, pour une chambre de 30 à 40^{m3} :

Eau..	2 litres
Acide azotique..........	1 kg. 500
Tournure de cuivre............................	0 300

Les fumigations d'acide hypoazotique sont dangereuses. Angus Smith a observé trois cas de mort chez des personnes qui avaient pénétré dans des locaux désinfectés par ce procédé. D'autres faits de bronchites graves ont été signalés par différents auteurs chez les personnes qui avaient respiré ce gaz. En outre, les vapeurs d'acide hypoazotique altèrent promptement les tissus et les métaux.

L'acide hypoazotique ne paraît pas pouvoir être utilisé dans la pratique de la désinfection.

D'après les travaux de Girard et Pabst, l'acide nitreux ($Az\,O^3$) aurait des propriétés désinfectantes énergiques [1], il agirait à la

---

1. GIRARD et PABST, La désinfection par les acides nitreux. *La Nature*, 1881, p. 385. — SULLIOT, Sur l'applic. des cristaux des chambres de plomb à la désinfection, Acad. des sc., 4 avril 1881.

façon de l'ozone, sans incommoder, à dose faible, l'homme ni les animaux.

Girard et Pabst emploient, pour se procurer de l'acide nitreux, l'acide sulfurique nitreux ou *cristaux des chambres de plomb*, combinaison cristallisée d'acide sulfurique et d'acide nitreux connue dans le commerce sous le nom de *sulfate de nitrosyle*.

En présence de l'eau, l'acide azoteux du sulfate de nitrosyle se décompose en acide hypoazotique et en bioxyde d'azote; si la décomposition des cristaux est très lente, on peut diffuser l'acide nitreux dans des quantités d'air considérables et alors il se présente avec ses propriétés habituelles, voisines de celles de l'ozone.

L'acide azoteux a des propriétés oxydantes énergiques, il brûle toutes les matières organiques et il détruit les germes de toute nature.

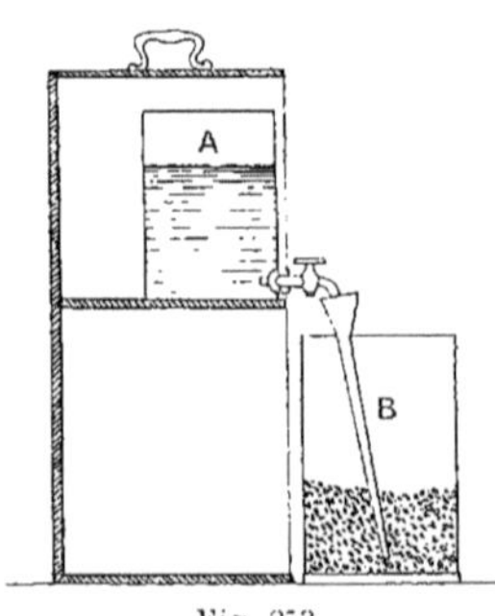

Fig. 253.

Quand il est nécessaire de dégager de grandes quantités d'acide nitreux, on se sert d'une boîte qui se compose de deux compartiments dans chacun desquels est placé un vase (fig. 253). Le vase supérieur est rempli d'eau, dans l'autre vase on met le sulfate de nitrosyle (1 kilogr. environ pour une chambre d'une capacité de 200^{m3}); un tuyau de plomb, adapté au robinet du vase supérieur, permet de faire écouler l'eau lentement au fond de l'autre vase.

La chambre étant bien fermée, la cheminée bouchée, on ouvre le robinet du vase A et on s'éloigne rapidement en fermant la porte derrière soi. Au bout de 24 heures, on ouvre largement les portes et les fenêtres, en ayant soin de ne pas respirer l'atmosphère du local désinfecté, atmosphère très irritante, car une partie de l'acide nitreux s'est transformée en acide hypoazotique.

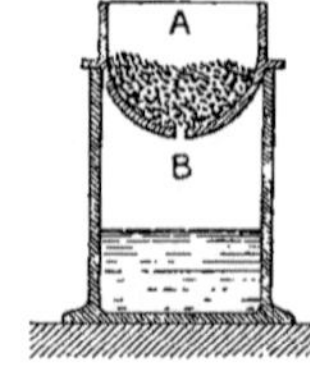

Fig. 254.

Lorsqu'on veut dégager, dans une chambre de malade, une petite quantité d'acide nitreux, on se sert de l'appareil de Sulliot, qui se compose de deux vases en verre superposés (fig. 254); le vase supérieur A, qui reçoit le sulfate de nitrosyle, est percé d'un trou à sa partie inférieure; dans le vase inférieur B on met 150 gr. d'eau environ. Le désinfectant fond lentement et tombe goutte à goutte dans l'eau. Lorsque le désinfectant est épuisé, on vide avec précaution le vase inférieur (l'eau s'est chargée d'acide sulfurique et d'acide azotique), et l'on met dans l'appareil une nouvelle dose du désinfectant.

Avec une bouteille et un entonnoir en verre il est facile d'improviser l'appareil Sulliot.

L'acide azoteux est moins dangereux que l'acide hypoazotique et il peut rendre des services pour la désinfection des latrines, des amphithéâtres, etc., mais il se transforme facilement en acide hypoazotique, et nous avons signalé les dangers de ce gaz. Les vapeurs du sulfate de nitrosyle attaquent très fortement les métaux ; nous avions dû renoncer, au musée d'hygiène du Val-de-Grâce, à conserver dans les armoires du sulfate de nitrosyle, dont les vapeurs, quelque soin qu'on prît de boucher les flacons, attaquaient rapidement tous les objets métalliques.

C. *Acide sulfureux.* — L'acide sulfureux est peu coûteux et facile à obtenir par la combustion du soufre, aussi a-t-il été utilisé souvent pour la désinfection [1].

Dès 1771 on se servait de l'acide sulfureux comme désinfectant. Lors de la peste de Moscou, dix pelisses de pestiférés désinfectées par l'acide sulfureux furent mises à des condamnés à mort qui ne contractèrent pas la peste. L'expérience a de la valeur : on sait en effet que la peste se transmet très facilement par les effets d'habillement.

Depuis vingt ans, de nombreuses expériences ont été instituées pour établir quelle est la puissance désinfectante de l'acide sulfureux.

En 1874, Pettenkofer a fait, au nom de la commission d'étude des épidémies de choléra dans l'Empire d'Allemagne, des expériences sur l'acide sulfureux, dans le but de rechercher si l'on pouvait, sans inconvénients, se servir de ce procédé de désinfection sur les vaisseaux.

On fit brûler du soufre (18 gr. par mètre cube d'air) dans une pièce de la chancellerie allemande après y avoir placé un grand nombre d'objets : livres, étoffes, objets métalliques, substances

1. Jalan de la Croix, *Arch. f. experim. Pathologie*, 20 janv. 1881. — Schotte et Gärtner, *Deutsche Viertelj. f. öff. Gesundheit*, 1880. — Wolffhügel, Mittheil. aus d. K. Gesundheitsamte, 1882, t. I, p. 224. — Czernicki, *Rec. mém. méd. milit.*, 1880, p. 513, et *Arch. de méd. milit.*, 1884, t. IV, p. 301. — Granjux, De la désinfection dans les quartiers militaires, *Revue milit. de méd.*, 1881, p. 732. — Geschwind, Note sur l'assainissement au moyen de l'acide sulfureux, *Rec. mém. méd. milit.*, 1881, p. 107. — E. Vallin, Traité des désinfectants, p. 243. — Aubert, *Bullet. gén. de thérap.*, 15 octobre 1884. — Dujardin-Beaumetz, Rapport à l'Acad. de méd., 9 sept. 1884. — Richard, *Revue d'hygiène*, 1887, p. 273. — Dubief, Bruhl et Gaillard, *Bullet. gén. de thérap.*, 1889, p. 175. — Thoinot, *Ann. de l'inst. Pasteur*, 1890, p. 500. — Cassedebat, *Revue d'hygiène*, 1891, p. 1093.

alimentaires, etc..; on avait mis des bandes de papier bleu de tournesol entre les feuillets des livres, et en différents points de la chambre; après la désinfection on constata que les bandes de papier placées dans les livres n'étaient rougies que sur les bords; la désinfection n'avait duré que quatre heures. Pettenkofer conclut de ces expériences que le soufre n'altérait'pas les objets usuels et ne rendait pas les aliments nuisibles, et qu'il convenait très bien à la désinfection des vaisseaux.

Wernich a expérimenté, en 1877, l'action désinfectante de l'acide sulfureux dans les conditions suivantes : des bandes de tissus étaient imprégnées de liquides putrides, puis exposées sous une cloche contenant une proportion définie d'acide sulfureux; au bout d'un temps donné on retirait les bandes et on les introduisait dans des milieux de culture. Quand la proportion d'acide sulfureux était de 4 p. 100 au moins, les tissus étaient stérilisés; Wernich en a conclu que, pour désinfecter un local, il fallait y faire brûler, par mètre cube, 60 gr. de soufre produisant 40 l. d'acide sulfureux, soit 4 p. 100 en volume.

Dougall Baxter et Sternberg ont constaté que l'acide sulfureux stérilisait le vaccin; Baxter a fait aussi des expériences sur les virus morveux et septicémique et il a obtenu la stérilisation de ces virus dans des solutions renfermant 2 p. 100 d'acide sulfureux en poids.

Gärtner et Schotte, médecins de la marine allemande, ont fait, en 1880, de nouvelles expériences; dans une chambre de 40^{m3}, on plaçait, à différentes hauteurs, des cupules renfermant des liquides de culture ensemencés avec différents microbes ou des bandes d'étoffe souillées avec ces cultures; on brûlait alors dans la chambre une quantité connue de soufre et on recherchait si la stérilisation avait été obtenue au bout de 24 ou de 36 heures.

Gärtner et Schotte concluent de leurs recherches qu'on arrive à stériliser les liquides en brûlant 28 gr. de soufre par mètre cube d'air, mais qu'on ne stérilise pas les lambeaux d'étoffe souillés, même en brûlant 92 gr. de soufre par mètre cube. Ce chiffre prouve que le local dans lequel opéraient Gärtner et Schotte n'était pas bien clos. Il résulte en effet des recherches de M. le pharmacien inspecteur Marty que, dans un mètre cube d'air bien clos, on ne peut brûler que 68 gr. de soufre formant 47 l. d'acide sulfureux.

En 1881, M. le médecin inspecteur Vallin a réussi à stériliser du pus morveux et du pus tuberculeux *liquides* dans des caisses où l'on brûlait du soufre dans la faible proportion de 20 gr. par mètre cube d'air.

Jalan de la Croix (1881) a obtenu également des résultats très favorables, mais ses expériences ont été faites avec des solutions d'acide sulfureux qu'il introduisait dans les différents milieux de culture.

Le travail de Wolffhügel (1882) a marqué le commencement de la réaction qui s'est produite dans l'opinion des hygiénistes au sujet de la valeur désinfectante de l'acide sulfureux.

Wolffhügel a constaté que les spores charbonneuses desséchées n'étaient pas détruites après un séjour de 25 heures dans un local où l'on avait dégagé jusqu'à 100 l. d'acide sulfureux par mètre cube d'air. En opérant sur des produits humides et dans une cage en verre fermant d'une façon hermétique, Wolffhügel a réussi à stériliser, au bout de 24 heures, des spores charbonneuses dans de l'air qui renfermait 4,50 p. 100 d'acide sulfureux ; mais ces résultats, il n'a pas pu les obtenir dans une chambre bien close. L'air de la chambre qui, au début de l'expérience, renfermait 18 p. 100 d'acide sulfureux, n'en renfermait plus que 4 p. 100 au bout d'une heure et 1,8 au bout de 3 heures.

Wolffhügel conclut que l'acide sulfureux, même à la dose de 10 p. 100 (en volume), dose qu'il est difficile d'atteindre dans la pratique, est un désinfectant peu sûr, surtout lorsque les objets suspects ne sont pas humides.

En 1880, M. le médecin principal Czernicki a désinfecté le quartier du Palais, à Avignon, au moyen de l'acide sulfureux, en brûlant 35 gr. de soufre par mètre cube et, en 1884, il a publié une note complémentaire sur les heureux effets de cet assainissement. L'évolution capricieuse des maladies épidémiques permet difficilement d'affirmer qu'en employant tel ou tel moyen de désinfection on a mis fin à une épidémie ; on doit toujours se demander si l'épidémie ne s'est pas limitée d'elle-même ou si d'autres causes que la désinfection ne sont pas intervenues pour la limiter.

En 1884, une commission dont M. Pasteur faisait partie fut nommée par l'Académie de médecine pour étudier l'action des désinfectants.

Les expériences furent faites à l'hôpital Cochin. Des ballons renfermant des cultures microbiennes (dans du bouillon) étaient disposés en différents points d'une salle exactement close et on dégageait un volume connu d'acide sulfureux en se servant d'acide sulfureux liquéfié (siphons de R. Pictet) ; chaque siphon fournissait 750 gr. d'acide sulfureux représentant un volume de gaz analogue à celui que donnerait la combustion de 350 gr. de fleur de soufre. Les résultats de ces expériences furent très favorables à l'acide sulfureux, puisque le rapport conclut que pour désinfecter un local il suffit d'y brûler 20 gr. de soufre par mètre cube d'air (Acad. de méd., 9 sept. 1884).

En 1890, M. le docteur Thoinot reprit ces recherches, mais en opérant autant que possible sur des cultures en milieu solide. L'acide sulfureux était dégagé dans une chambre de 30^{m3}; il provenait de la combustion de la fleur de soufre.

Les conclusions du travail de M. Thoinot sont les suivantes : les microbes de la tuberculose, de la morve, de la fièvre typhoïde, du choléra, de la diphtérie sont tués à des doses variables; la dose de 60 gr. de soufre brûlé par mètre cube d'air, avec une exposition de 24 heures dans une chambre bien close, donne une certitude absolue en ce qui concerne la destruction de ces microbes.

Le vibrion septique, le charbon symptomatique et le charbon bactéridien résistent toujours dans ces conditions (*Ann. de l'inst. Pasteur*, 1890, p. 500).

Dubief, qui a fait la numération des bactéries dans l'air d'une chambre close, avant et après désinfection par l'acide sulfureux, a vu que le nombre des bactéries était beaucoup moins grand après sulfuration qu'avant, ce qui montre que l'acide sulfureux a une action destructive incomplète, mais très prononcée, sur les germes (*Bullet. de thérap.*, 1889).

M. le docteur Cassedebat, qui a expérimenté l'action de l'acide sulfureux sur différents microbes pathogènes en culture liquide, ou à l'état de dessiccation sur des bandes d'étoffe, a conclu de ses recherches que l'acide sulfureux, aux plus hautes doses qu'il soit possible d'atteindre dans la pratique, est un antiseptique infidèle.

D'après M. Miquel, les effets de l'acide sulfureux dans la désinfection des poussières sèches des appartements sont toujours très incomplets. M. Miquel conseille d'employer une solution aqueuse saturée d'acide sulfureux, l'acide se dégage facilement quand la solution est en couche mince (*Ann. de microgr.*, 1894, p. 330).

Les divergences qui existent entre les conclusions des travaux que nous venons de résumer s'expliquent en partie par les conditions différentes dans lesquelles les observateurs se sont placés; c'est ainsi que les expériences faites sur des cultures liquides (hôpital Cochin) ont toujours donné des résultats beaucoup plus favorables que les expériences faites sur des fils ou sur des bandes d'étoffe souillés avec ces cultures, puis séchés avant d'être soumis à la désinfection.

L'acide sulfureux est très soluble dans l'eau (1 l. d'eau dissout 50 l. de ce gaz), on comprend donc qu'il agisse beaucoup mieux sur les microbes qui sont dans des milieux liquides que sur des microbes à l'état sec, et puis il rend acides les milieux de culture.

Quand on fait la désinfection d'un local on agit presque toujours sur des microbes à l'état de dessiccation, les expériences relatives à l'action de l'acide sulfureux sur les microbes desséchés nous intéressent donc spécialement.

Même en limitant ainsi la question on constate des divergences entre les observateurs.

Nous avons fait, il y a quelques mois, au Val-de-Grâce, M. le professeur Vaillard et moi, des expériences qui montrent bien comment on peut obtenir des résultats variables avec l'acide sulfureux.

Dans une première série d'expériences nous nous servions d'une caisse en bois qui avait été proposée pour la désinfection de la literie et des effets d'habillement par l'acide sulfureux. Nous placions dans la caisse un matelas, des couvertures et, en différents points, des bandes de drap souillées à l'aide de cultures de microbes pathogènes et des morceaux de papier bleu de tournesol; nous faisions alors brûler du soufre (60 gr. par mètre cube), après avoir fermé la caisse, aussi hermétiquement que possible, en collant des bandes de papier sur les fentes ou joints. Dans ces conditions, les résultats étaient très mauvais, le papier de tournesol placé dans l'intérieur du matelas ou dans les couvertures roulées ne rougissait même pas; aucune des bandes de drap souillées n'était stérilisée.

Notre deuxième série d'expériences fut faite à l'aide des grandes cloches qui servent à faire évaporer des liquides dans le vide; nous disposions dans ces cloches des lambeaux de tissus souillés comme dans les expériences de la première série et roulés dans des morceaux de drap afin d'étudier la puissance de pénétration de l'acide sulfureux. On introduisait alors sous la cloche un petit cristallisoir renfermant une solution d'acide sulfureux, on lutait la cloche pour empêcher l'acide sulfureux de s'échapper et, au bout de 24 heures, on ensemençait dans du bouillon de culture les lambeaux de drap souillés. Dans cette deuxième série d'expériences les résultats furent bien meilleurs, tous les lambeaux de drap furent stérilisés à l'exception de ceux qui avaient été souillés avec la bactéridie charbonneuse sporulée. Le drap garance des pantalons de troupe avait subi un léger changement de teinte.

Dans la pratique, on opère toujours dans des chambres qui ne sont pas hermétiquement closes; malgré les bandes de papier collées sur les joints des portes et des fenêtres, des échanges de gaz se font par ces joints, par les fentes, par les murs, etc. Nous avons vu que, dans une expérience de Wolffhügel, l'air d'une chambre *bien close* qui, au début d'une désinfection, renfermait 18 p. 100 d'acide sulfureux, n'en renfermait plus que 1, 8 au bout de trois heures. Dans ces conditions on s'explique que les résultats soient très incomplets.

Lorsqu'on a recours à la désinfection par l'acide sulfureux, il faut s'efforcer de clore hermétiquement le local à désinfecter, les locaux ayant des parois imperméables seront plus faciles à désinfecter que ceux dont les parois sont perméables. On brûlera 60 gr. de soufre par mètre cube d'air; l'acide sulfureux liquéfié coûte trop cher pour qu'on puisse l'utiliser pour la désinfection des locaux, mais on peut se servir, comme le recommande M. Miquel, d'une solution aqueuse saturée d'acide sulfureux.

Nous reproduisons les prescriptions réglementaires relatives à la désinfection par l'acide sulfureux (Réglem. sur le service de santé à l'intérieur, notice n° 7); tout en faisant remarquer que ce procédé qui était en grand honneur il y a quelques années, n'est plus que très rarement employé.

« La désinfection par l'acide sulfureux se fait au moyen de la combustion du soufre dans un local parfaitement clos. Il est, avant tout, nécessaire de rendre les clôtures hermétiques, en recouvrant les joints des portes et des fenêtres par des bandes de papier collé; on place ensuite sur le sol un certain nombre de réchauds ou de récipients en poterie grossière, de 0 m. 15 à 0 m. 20 de diamètre et de 0 m. 04 de profondeur, contenant au maximum 250 gr. de soufre en canons, concassé. Si le sol de la chambre est planchéié, il est indispensable, pour éviter l'incendie, d'interposer un lit de sable de 0 m. 25 d'épaisseur, sous chaque réchaud. Le nombre des réchauds doit varier suivant le cubage du local, de façon que la quantité de soufre soit de 30 gr. au plus, 20 gr. au moins, par mètre cube. On enflamme le soufre à l'aide de copeaux de bois ou de papier, de l'alcool, du pétrole ou d'une mèche de tonnelier, en commençant par le foyer le plus éloigné de la sortie; on se retire rapidement, pour éviter de respirer les vapeurs irritantes d'acide sulfureux qui se dégagent aussitôt, et on ferme hermétiquement la porte de sortie; par prudence, et pour la rapidité, il convient d'employer deux hommes à cette opération. Au bout de trente-six heures, la désinfection est terminée, on ouvre le local, on y établit des courants d'air, et on ne doit y séjourner qu'après une heure de large ventilation. »

Il ne faut pas réoccuper trop rapidement les locaux désinfectés par ce procédé; l'acide sulfureux est très irritant pour les bronches, il agit aussi sur les voies digestives et il peut donner lieu à de l'embarras gastrique ou à des vomissements. L'acide sulfureux a aussi l'inconvénient de donner à la literie une odeur assez persistante d'œufs pourris (hydrogène sulfuré).

D. *Mélange Pictet* (*acide sulfureux* et *acide carbonique*). — M. R. Pictet a préconisé, pour la désinfection, un mélange à l'état liquide d'acide sulfureux et d'acide carbonique dans la proportion de : acide carbonique 4 p. 100 et acide sulfureux 96 p. 100.

Le gaz résultant de ce mélange a une grande puissance de diffusion et, d'après les recherches de M. d'Arsonval, il donne des résultats remarquables pour la désinfection.

Les objets à désinfecter sont placés dans un cylindre où l'on fait le vide aussi complet que possible, puis on laisse pénétrer le gaz. Après une heure, les microbes les plus résistants sont tués, quels que soient les obstacles à la pénétration des gaz. Des chiffons souillés avec des cultures des bacilles typhique, cholérique, charbonneux, ont été mis entre les feuillets d'un livre, celui-ci a été entouré de linges, le paquet ficelé a été mis au milieu de matelas ficelés également. Or, dans ces conditions, après une heure d'exposition au gaz, tous les germes étaient tués. Pour les spores, il faut une exposition de 3 heures environ. Ce gaz n'altère en rien les substances avec lesquelles il est en contact (Soc. de biologie, 16 mars 1895).

On se place dans des conditions très favorables à l'action de l'acide sulfureux puisqu'on fait le vide et qu'on opère dans un cylindre hermétique. Le mélange Pictet a l'inconvénient de coûter cher, il serait applicable à la désinfection des effets plutôt qu'à celle des locaux.

E. *Aldéhyde formique* (*trioxyméthylène*) *ou formol*[1]. — Le

1. MIQUEL, De la désinfection des poussières sèches, *loc. cit.* — H. POTTEVIN, Rech. sur le pouvoir antiseptique de l'aldéhyde formique. *Ann. de l'inst. Pasteur*, 1894, p. 796. — CAMBIER et BROCHET, Appareil pour la production de l'aldéhyde formique gazeux, *Ann. de micrographie*, 1894, p. 539. — MIQUEL. Contrib. nouvelle à l'étude de la désinfection par l'aldéhyde formique, *Ann. de micrographie*, nov. 1894. — E. v. ERMENGEM et E. SUGG, Rech. sur la valeur de la formaline à titre de désinfectant. *Arch. de pharmacodynamie*, 1894, anal. *in Revue d'hygiène*, 1895, p. 353. — TRILLAT. Expériences de désinfection en grand par les vapeurs d'aldéhyde formique ou formol, *Revue d'hygiène*, 1895, p. 714.

formol se produit lorsqu'il y a oxydation incomplète de l'alcool méthylique au contact de l'air et du platine incandescent.

Le pouvoir antiseptique du formol a été signalé par Lœw en 1888; les recherches de Trillat et Berlioz, de Miquel, d'Aronson, de Blum, van Ermengem et Sugg, Dubief et Thoinot, Pottevin, Cambier et Brochet, ne laissent aucun doute sur la puissance désinfectante de ce produit.

Les spores charbonneuses sèches sont stérilisées après une exposition de 48 heures dans les vapeurs de formol à 35°. Les germes humides sont plus rapidement tués que les germes secs; il suffit d'une exposition de 24 heures aux vapeurs de formol à 35°. (Pottevin.)

Pour désinfecter un local on peut employer les solutions aqueuses de formol ou des lampes spéciales dans lesquelles on brûle incomplètement de l'alcool méthylique.

Pour activer la volatilisation du formol en dissolution aqueuse, M. Miquel procède de la manière suivante :

Dans une dissolution concentrée de formol marquant 1,07 à 1,08 au densimètre, on dissout du chlorure de calcium cristallisé, de façon à amener la liqueur à posséder une densité voisine de 1,20. Cette dissolution sert à humecter des linges et de préférence des rouleaux de toile que l'on étend dans les locaux à désinfecter. L'air se charge rapidement de vapeur de formol. Le chlorure de calcium paraît agir surtout en entretenant un degré d'humidité favorable à la volatilisation du formol.

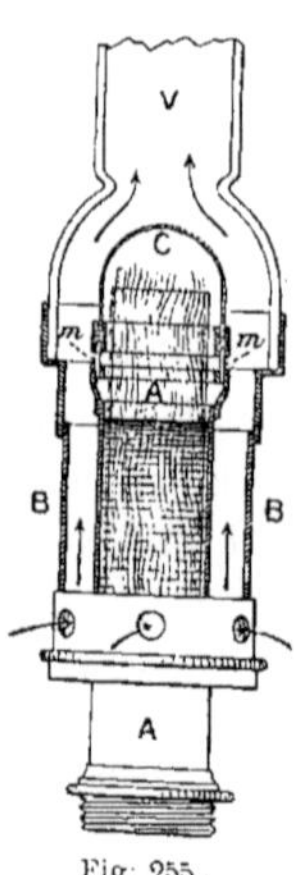

Fig. 255.

Il est plus commode de produire le formol en faisant brûler l'alcool méthylique dans des lampes spéciales (Cambier et Brochet). L'alcool méthylique contenu dans un flacon de Mariotte, arrive dans des brûleurs en nombre variable, suivant la capacité du local à désinfecter.

Chaque brûleur se compose d'un tube métallique AA (fig. 255) contenant une forte mèche de coton ou d'amiante, encaissée dans une enveloppe métallique ou en terre poreuse. Ce tube est coiffé d'un dé de toile de platine C qui est fixé au moyen d'une bague de mica *mm* destinée à empêcher l'appareil de s'échauffer par conductibilité. Un régulateur analogue à celui de Bunsen permet de régler l'afflux de l'air. Ce régulateur est fixé à la partie inférieure d'un tube BB qui sert de support à un verre de lampe V destiné à produire un fort tirage.

On règle le vase de Mariotte de façon que le niveau de l'alcool méthylique dans les brûleurs soit environ à un centimètre au-dessous du bord supérieur du tube AA, on ferme les trous du régulateur d'air et l'on porte au rouge le dé de platine au moyen d'une allumette ou d'un tampon de coton imbibé d'alcool enflammé. On place alors la cheminée, ce qui produit l'extinction de la flamme, et l'on ouvre graduellement le régulateur d'air; le platine devient incandescent et la lampe continue à brûler sans flamme, en produisant du formol. La meilleure température pour le platine est celle du rouge cerise.

Dans une première série d'expériences, MM. Cambier et Brochet ont opéré sous une cloche de verre de 20 l. de capacité reposant sur un plan de verre rodé, c'est-à-dire dans un espace hermétiquement clos; dans la cloche on mettait de la poussière sèche ou de petits carrés de toile stérilisés, puis souillés avec une culture de a bactéridie charbonneuse.

Dans ces conditions, en brûlant 0 gr. 50 d'alcool méthylique pour 20 l. d'air, et en laissant agir les vapeurs pendant 5 heures, la stérilisation des poussières était complète; la bactéridie charbonneuse était détruite au bout de 20 heures. La bactéridie avec spores, si difficile à détruire avec les autres désinfectants, est très sensible à l'action de l'aldéhyde formique.

Dans une deuxième série d'expériences, MM. Cambier et Brochet se sont rapprochés des conditions de la pratique; ils ont expérimenté dans une salle de 75^{m3}, sur des poussières sèches et sur des morceaux d'étoffe imbibés d'une culture de *B. subtilis*. Les résultats, comme on pouvait s'y attendre, ont été beaucoup moins satisfaisants que dans la première série d'expériences; on n'a jamais obtenu la stérilisation complète, même en brûlant 4 kg. 800 d'alcool méthylique; il est vrai qu'à cette dose, le *B. subtilis* seul paraît avoir résisté.

Van Ermengem et Sugg ont constaté que, dans l'air d'une cloche saturé de formol, les spores sèches de la bactéridie charbonneuse étaient tuées en trois à douze heures, et en moins d'une heure quand elles avaient été trempées dans l'eau. Les bacilles du choléra, de la fièvre typhoïde, de la diphtérie, desséchés sur du papier ou sur des fils, étaient tués au bout d'un quart d'heure ou d'une demi-heure.

Les expériences de désinfection en grand ont donné à ces observateurs des résultats moins favorables. Dans une caisse bien fermée de 100 l., dont le double fond recevait un essuie-main ou du feutre imbibés de 250 gr. à 1 l. de formaline (solution aqueuse à 40 pour 100 de formol), la stérilisation n'était pas complète au bout de 48 heures. On réussit mieux en interposant entre les vêtements superposés des linges imbibés de formaline ou en pulvérisant la formaline sur les vêtements, mais la pulvérisation expose l'opérateur à l'action irritante des vapeurs de formol et l'aspersion peut produire des taches, comme ferait l'eau pure ; enfin ces opérations, qui exigent une grande quantité de formaline, seraient trop coûteuses.

La chaleur facilite la diffusion des vapeurs de formol et augmente leur puissance désinfectante (V. ERMENGEM et SUGG) ; les spores charbonneuses qui résistent pendant 3 à 4 heures à + 15°, sont tuées à + 37° en moins d'un quart d'heure. Les résultats de désinfection des vêtements dans une caisse ont été beaucoup plus satisfaisants quand l'air était porté à + 50° que lorsqu'il était à + 15°. Ces faits rentrent dans la loi générale, aujourd'hui bien connue, d'après laquelle la chaleur facilite l'action de toutes les substances désinfectantes. Peut-être en combinant l'action de la chaleur et celle du formol arrivera-t-on à de bons résultats.

M. Trillat a modifié l'appareil dans lequel MM. Cambier et Brochet faisaient brûler l'alcool méthylique pour produire le formol. Ses expériences ont porté sur des locaux de plain-pied, sur des locaux disposés en étages et sur un appartement muni de tous ses objets mobiliers. Les résultats ont été favorables puisque les inoculations faites avec des cultures de diphtérie et de charbon soumises aux vapeurs, sont restées sans effet.

M. Trillat donne les conseils suivants pour la désinfection d'un appartement au moyen du formol.

« L'appartement sera préalablement chauffé lorsqu'on le pourra, les portes intérieures seront ouvertes, les fenêtres simplement fermées sans joints spéciaux, les orifices des cheminées bouchés.

« Les linges seront dépliés et étendus.

« L'appareil sera placé de préférence dans la pièce le plus en contre-bas ; dans une maison isolée, on le placera dans l'escalier. La quantité d'alcool méthylique à oxyder sera calculée à raison de 2 à 3 l. par 100^{mc}.

« Il est bon de faire remarquer que la désinfection par les vapeurs de formol s'exerce mal en présence d'un très grand excès d'humidité. Une couche mince de liquide infecté n'est pas stérilisée par les vapeurs de formol. » (TRILLAT, *op. cit.*)

Il serait prématuré de se prononcer sur la valeur de ce procédé nouveau de désinfection. Le formol présente évidemment de grands avantages : il détruit rapidement les germes pathogènes, sa puissance de pénétration est très grande, et il n'altère pas les tissus, seules les teintures à la fuchsine pâlissent.

Mais à côté de ces avantages, il faut signaler les inconvénients : les vapeurs de formol sont irritantes, très dangereuses à respirer (Pottevin) et, après désinfection, il reste du formol condensé sur les murs et sur tous les objets soumis à la désinfection ; il faut au moins 24 heures de ventilation pour faire disparaître l'odeur de formol. Lorsqu'on produit le formol par combustion incomplète de l'alcool méthylique, il se dégage en même temps de l'oxyde de carbone et quelquefois en quantité assez considérable. La désinfection d'une chambre à l'aide du formol serait donc dangereuse pour les personnes habitant des locaux contigus. Enfin le prix de la désinfection par ce procédé est assez élevé. La désinfection par la combustion de l'alcool méthylique revient à 4 fr. au moins par 100^{m3}, sans compter l'achat des lampes spéciales (Bardet, Soc. de thérap., 24 avril 1895).

Il paraît évident que, dans l'état actuel des choses, le formol n'est pas applicable à la désinfection des casernes, ni à celle des hôpitaux, son emploi serait mieux indiqué pour la désinfection des effets ; nous reviendrons sur ce point (Ch. xxi).

2° *Désinfection par les lavages et les pulvérisations opérés avec des liquides antiseptiques*. — Dans ce procédé il faut désinfecter séparément les murs, le plancher et les objets mobiliers qui se trouvent dans le local infecté.

A. *Désinfection des murs*. — Il résulte des recherches d'Esmarch que les parties inférieures des murs sont les plus souillées, comme on pouvait le prévoir. Dans une stalle d'écurie, on trouve près de la stalle de l'animal 14 200 colonies par centimètre carré ; à 1 m. plus haut, 1386 seulement. P. Canalis a constaté de même sur les wagons à bestiaux que le nombre de germes allait en diminuant à mesure qu'on s'éloignait du plancher (Duclaux, *Ann. de l'inst. Pasteur*, 1892, p. 140.)

Pour apprécier le degré de souillure des murs, on peut procéder, à l'exemple d'Esmarch, de la manière suivante. A l'aide de petits fragments d'éponge de la grosseur d'un pois, humides et stérilisés, on frotte une surface donnée du mur, 1^{c2}, par exemple ; le morceau d'éponge est ensuite lavé à plusieurs reprises dans des tubes renfermant de la gélatine, et l'on fait la numération des colonies qui se développent dans ces tubes.

On s'accorde en général à considérer les plafonds comme non infectés; ils sont évidemment beaucoup moins exposés aux souillures que les planchers et la partie inférieure des murs. Néanmoins, quand on lave le plafond d'une salle d'hôpital, on constate qu'il existe à sa surface une couche épaisse de poussière; il est donc indispensable, quand on veut procéder à la désinfection complète d'un local, de ne pas négliger le plafond.

Lorsque les murs sont peints à l'huile ou recouverts d'un vernis ainsi que le plafond, il est facile de les nettoyer et de les désinfecter.

a. *Nettoyage et lavage avec des liquides antiseptiques.* — Les murs sont lavés avec une solution savonneuse (savon mou 3 parties, pour eau chaude 100 parties en poids), ou avec de l'eau renfermant du bicarbonate de soude; lorsqu'ils sont propres et encore humides à la suite de ce lavage, on passe à la surface un gros pinceau trempé dans une solution d'acide phénique à 5 p. 100 ou de chlorure de chaux.

Les solutions de sublimé qui s'appauvrissent très vite ne conviennent pas pour cet usage.

Les solutions de sublimé faites dans l'eau non distillée ne sont pas stables [1]; limpides, dans les premières heures qui suivent leur préparation, elles donnent rapidement naissance à un précipité blanc, d'abord faible, dont la quantité augmente avec le temps.

MM. Leo Vignon et Burcker ont constaté que les eaux ordinaires, par les principes minéraux et organiques qu'elles contiennent, provoquent la décomposition *immédiate* du sublimé; cette décomposition continue sous l'influence de l'air et de la lumière, elle est beaucoup moins rapide lorsque les solutions sont soustraites à l'action de l'air et de la lumière.

Les solutions préparées à l'aide de l'eau distillée ne subissent que des décompositions insignifiantes, même lorsqu'elles restent exposées à l'air et à la lumière, mais on ne peut pas employer l'eau distillée pour la préparation des solutions destinées à la désinfection.

L'appauvrissement des solutions de sublimé est encore plus rapide quand on y introduit des poussières organiques provenant des murs et des linges ou des éponges qui servent au lavage; dans

---

1. Leo Vignon, Sur la stabilité des solutions de sublimé, Acad. des sc., 4 déc. 1893 et 15 mai 1894. — Burcker, Même sujet, Acad. des sc., 11 juin 1894. — Kubla, Rech. sur le sublimé dans les étoffes, etc. *Deutsche milit. Zeitschr.*, 1894. — A. Sclavo et C. Manuelli, Sulle cause che determinano la scomparsa del mercurio dalle soluzioni di sublimato corrosivo, *Rivista d'Igiene e Sanità pubblica*, 1894.

ces conditions la solution de sublimé à 1 p. 1000 est bien vite dépouillée de tout le sublimé qu'elle contient.

Le sublimé se combine aux tissus avec une grande rapidité. Un morceau de drap gris, trempé dans 250 centigr. d'une solution de sublimé à 1 p. 1000, absorbe en *cinq minutes* tout le sublimé (Kubla).

A. Sclavo et C. Manuelli ont fait l'expérience suivante : on met 10 gr. de laine pendant une demi-heure dans 100 gr. d'une solution de sublimé à 5 p. 1000 ; au bout de ce temps on exprime 25^{c3}, de la solution qui a été absorbée presque complètement par la laine, et on constate qu'il n'existe plus dans l'eau que des quantités inappréciables de sublimé.

Les fibres textiles d'origine animale fixent beaucoup plus complètement le mercure que les fibres textiles d'origine végétale (SCLAVO et MANUELLI).

En acidulant la solution de sublimé avec un peu d'acide chlorhydrique, suivant le conseil de Bordoni Uffreduzzi, on la rend plus stable et par suite plus active ; il suffit d'ajouter 1 gr. d'acide chlorhydrique du commerce par litre.

L'addition de chlorure de sodium produit le même effet, mais à un moindre degré [1]. Depuis plusieurs années on emploie, dans l'armée française, la solution de sublimé additionnée de chlorure de sodium.

L'addition de chlorure de sodium ou d'acide chlorhydrique n'empêche pas le sublimé de disparaître rapidement, si l'on introduit dans la solution, comme on le fait nécessairement pendant l'opération du lavage, de la matière organique. Le sublimé a bientôt disparu et le lavage ne se fait plus qu'avec de l'eau sale, alors qu'on se figure employer un liquide antiseptique ; c'est pour cela que nous donnons la préférence, dans ce cas, à l'acide phénique (solution à 4 p. 100), malgré son prix plus élevé et son odeur désagréable, et au chlorure de chaux.

D'après Mörner, la désinfection des appartements à l'aide des solutions de sublimé aurait encore un autre inconvénient ; des vapeurs mercurielles pourraient se dégager et produire des accidents (*Zeitschr. f. Hygiene*, 1894, et *Revue d'hygiène*, 1894, p. 993) ; il faudrait employer des doses considérables et tout à fait anormales de sublimé pour que cet inconvénient pût se produire, il ne paraît pas à craindre avec les solutions à 1 ou 2 p. 1000 qui sont généralement employées.

<hr>

1. PANFILI, *Ann. dell. Instit. d'Igiene sperim. della r. Univ. Roma*, 1893, t. III, p. 529. — BURCKER, *Arch. de méd. milit.*, 1895, t. XXV, p. 296.

Les propriétés désinfectantes du chlorure de chaux ont été établies par les recherches de Koch, de Sternberg, de Martens, de Jaeger, de Nissen et par celles de Chamberland et Fernbach [1].

MM. Chamberland et Fernbach ont préconisé, pour la désinfection des locaux, une solution de chlorure de chaux préparée de la manière suivante : 100 gr. de chlorure de chaux du commerce sont délayés dans 1200 gr. d'eau ; on laisse reposer pendant une heure, on filtre et l'on obtient un litre environ d'un liquide jaune-verdâtre ; cette solution, étendue de dix fois son volume d'eau, sert à laver les parois du local à désinfecter. Chose curieuse, la solution étendue comme il vient d'être dit, est plus active que la solution concentrée.

Les germes desséchés étant beaucoup plus résistants que les germes humides, Chamberland et Fernbach recommandent de pulvériser de l'eau sur les murs à désinfecter avant de faire usage du désinfectant ; ils recommandent également d'employer la solution chaude, pour cela le meilleur moyen consiste à chauffer fortement, en même temps que la solution, le local soumis à la désinfection.

La solution de chlorure de chaux au dixième, préparée comme il a été dit ci-dessus, présente de grands avantages sur les solutions de sublimé. « Cette solution est plus active que celle de sublimé au millième (elle possède à peu près la même activité que celle de sublimé au centième) ; elle est plus économique (10 l. de solution pour 5 centimes) ; elle peut être mise sans danger entre les mains de tout le monde ; enfin elle ne laisse pas trace de poison dans les appartements désinfectés. » (*Ann. de l'inst. Pasteur*, 1893, p. 480.)

Sh. Delépine et A. Ransome, qui ont fait des expériences sur la désinfection des appartements contaminés par les tuberculeux, ont constaté que c'était la solution de chlorure de chaux qui donnait les meilleurs résultats.

b. *Désinfection au moyen des pulvérisateurs.* — Depuis quelques années on emploie beaucoup les pulvérisateurs pour la désinfection des locaux ; plusieurs appareils destinés à pulvériser des liquides antiseptiques ont été imaginés, parmi lesquels le plus connu et le plus employé est le pulvérisateur de MM. Geneste et Herscher (fig. 256).

---

1. STERNBERG, *Philadelphia med. news*, 1, 1886. — MARTENS, Beitr. z. Kentniss der Antiseptica *Virchow's Archiv*, 11, 1886. — JAEGER, Arbeiten aus d. K. Gesundheitsamte, 1889. — NISSEN, *Zeitschr. f. Hygiene*, 1890. — CHAMBERLAND et FERNBACH, *Ann. de l'inst. Pasteur*, 1893, p. 433. — SH. DELÉPINE et A. RANSOME, Sur la désinfection des maisons infectées par les tuberculeux, *British med. Journ.*, 16 févr. 1895, et *Revue d'hygiène*, 1895, p. 549.

Ce pulvérisateur se compose d'un cylindre métallique qui est divisé par une cloison horizontale médiane en deux compartiments g, h (B, fig. 256); ces deux compartiments communiquent au moyen d'un tube qui s'ouvre à la partie supérieure du compartiment h. Une pompe O, mise en mouvement par un levier, permet d'aspirer de l'air et de le refouler dans la partie supérieure du cylindre. L'orifice d, garni d'un clapet, sert à introduire le liquide désinfectant dans la partie inférieure du pulvérisateur; deux tubes munis de robinets (n, n') communiquent : l'un avec la partie

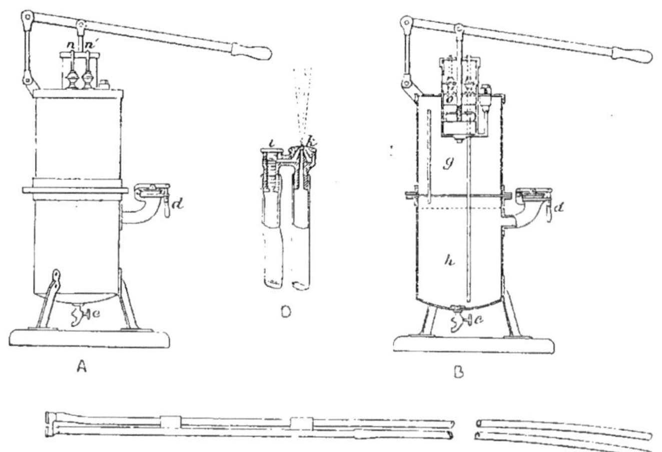

Fig. 256. — Pulvérisateur Geneste et Herscher. — A, élévation. — B. coupe. — C. lance. — D, détail de l'extrémité de la lance.

supérieure du pulvérisateur dans laquelle se trouve de l'air comprimé, l'autre avec la partie inférieure où se trouve le liquide désinfectant, lequel est également comprimé, par suite de la communication qui existe entre g et h. A la partie inférieure de l'appareil est un robinet de vidange e. Les tubes de caoutchouc de la lance C s'adaptent l'un, en caoutchouc rouge, sur le robinet qui fournit le liquide et qui est peint en rouge; l'autre, en caoutchouc gris, sur le robinet qui donne passage à de l'air comprimé.

La figure 256 donne en D le détail de l'extrémité de la lance, le liquide arrive en i, se divise dans le pas métallique indiqué sur la figure, passe du tube i au tube k par un petit orifice de communication et rencontre alors le jet d'air comprimé qui l'entraîne et le pulvérise.

Les derniers modèles de ces pulvérisateurs sont garnis d'ébonite à l'intérieur, ce qui permet d'y introduire des solutions de sublimé sans courir le risque de les détériorer.

Pour faire fonctionner l'appareil, on ouvre les robinets supérieurs, puis le robinet *d*, le robinet de vidange étant fermé; on introduit en *d* le liquide désinfectant jusqu'à ce qu'il soit près de déborder, on ferme alors les robinets *n*, *n'*, et le clapet qui recouvre l'orifice *d*. Après avoir donné quelques coups de pompe, pour mettre l'appareil en pression, on ouvre les robinets *n*, *n'*, et l'on dirige l'extrémité de la lance sur la paroi à désinfecter; le liquide pulvérisé forme un nuage léger qui mouille plus ou moins, suivant la distance à laquelle on opère, et suivant qu'on laisse l'extrémité de la lance plus ou moins longtemps en face d'un même point de cette paroi.

Il faut deux hommes pour manœuvrer le pulvérisateur : l'un d'eux dirige le jet de la lance, l'autre pompe. Les appareils sont munis de roulettes qui permettent de les déplacer facilement.

L'opération de désinfection terminée, on ouvre le robinet de vidange et on laisse écouler le liquide qui reste dans l'appareil; on remplace ce liquide par de l'eau ordinaire et l'on donne quelques coups de pompe pour laver le pulvérisateur, qui est ensuite vidé de nouveau.

Le grand pulvérisateur Geneste et Herscher coûte 200 fr.; il existe un petit modèle qui coûte moitié prix, mais qui donne des résultats moins satisfaisants.

Les pulvérisateurs Japy et Bernard sont moins employés que le pulvérisateur Geneste et Herscher.

Le pulvérisateur Vermorel, qui a été imaginé pour répandre du sulfate de cuivre sur les vignes atteintes par le mildiou, peut être utilisé pour pulvériser des liquides désinfectants; le réservoir en cuivre avec bretelles qui se met sur le dos, comme un havresac de soldat, est muni d'une petite pompe foulante dont on peut faire manœuvrer le levier en marchant et tout en dirigeant de l'autre main la lance de l'appareil.

Ce pulvérisateur ne coûte que 40 francs et il peut être manœuvré par un seul homme; mais il consomme une grande quantité de liquide (13 l. en un quart d'heure, alors que le pulvérisateur Geneste et Herscher n'en consomme qu'un litre et demi); de plus on ne doit introduire dans l'appareil aucun liquide pouvant attaquer le cuivre. On peut, il est vrai, remédier à ce dernier inconvénient en faisant construire des appareils en fer, moins altérables que ceux de cuivre.

Bordoni Uffreduzzi se sert, pour pratiquer les pulvérisations, d'un appareil porté à dos d'homme, analogue au pulvérisateur Vermorel.

Quelle est la valeur de la désinfection opérée à l'aide des pulvérisateurs? Quels sont les meilleurs désinfectants à employer par ce procédé? Ces questions méritent d'autant plus de nous arrêter, que les pulvérisateurs sont journellement employés dans les casernes et dans les hôpitaux.

Guttmann et Merke ont expérimenté ce procédé de désinfection dans les conditions suivantes : ils imprégnaient des fils de soie avec une culture de bactéridie charbonneuse; les fils desséchés et fixés sur un mur étaient soumis à des pulvérisations antiseptiques, et on les plaçait, après dessiccation, dans un milieu de culture convenable pour constater si le virus avait été détruit. (*Archives de Virchow*, 1887, t. CVII, p. 459.) Sur 75 fils imprégnés de culture de charbon et soumis à la pulvérisation de la solution de sublimé à 1 p. 1000, 34 furent stérilisés, 41 donnèrent des cultures. Guttmann et Merke estiment ces résultats favorables, attendu, disent-ils, que dans la pratique on a bien rarement à détruire une quantité de spores comparable à celle qui se trouve dans des fils ainsi préparés.

Guttmann et Merke pulvérisaient la solution de sublimé jusqu'au moment où, le mur étant entièrement mouillé, de grosses gouttes du liquide en découlaient. Il est évident que, dans ces conditions, les fils de soie étaient imprégnés de la solution de sublimé, et que Guttmann et Merke transportaient du sublimé dans les milieux de culture, en même temps que les germes. Si ces observateurs avaient neutralisé l'excès de sublimé, ils auraient obtenu très probablement des cultures de la bactéridie charbonneuse dans tous les cas.

Esmarch s'est servi d'un autre procédé : il a compté les germes existant sur le mur à désinfecter avant et après la pulvérisation. A cet effet, deux surfaces contiguës, de mêmes dimensions, étaient frottées, l'une avant la pulvérisation, l'autre après, avec de petits fragments d'éponge stérilisés qui étaient introduits ensuite dans des tubes contenant de la gélatine.

Après pulvérisation d'une solution de sublimé à 1 p. 1000, Esmarch a constaté une diminution considérable du nombre des germes, très rarement une stérilisation complète. La pulvérisation était faite dans les mêmes conditions que dans les expériences de Guttmann et Merke, c'est-à-dire jusqu'au moment où de grosses gouttes du liquide pulvérisé s'écoulaient le long de la paroi.

En frottant avec une petite éponge la partie soumise à la pulvérisation, Esmarch enlevait évidemment du sublimé, qu'il introduisait dans la gélatine de culture. Malgré cette cause d'erreur, qui devait conduire l'auteur à des résultats trop favorables à la pulvérisation, Esmarch trouve insuffisants les résultats obtenus et il préconise la désinfection des murs à l'aide de la mie de pain, procédé qui a pris une grande extension en Allemagne (E. v. Esmarch, *Zeitschr. f. Hygiene*, 1887, t. II, p. 491).

Bordoni Uffreduzzi a obtenu de bons résultats en pulvérisant sur les murs une solution de sublimé à 3 p. 1000, acidulée à l'acide chlorhydrique. La pulvérisation terminée, Bordoni Uffreduzzi protégeait le mur contre toute nouvelle souillure, il le raclait après dessiccation, et il ensemençait le produit du raclage dans du bouillon (*Archivio per le sc. med.*, 1892, t. XVI).

En grattant les murs soumis à la pulvérisation au moyen de la solution de sublimé à 3 p. 1000, Bordoni Uffreduzzi détachait des particules de sublimé qui pouvaient empêcher des germes encore vivants de se développer dans le bouillon ; cette cause d'erreur qui existe également dans les recherches de Guttmann et Merke et d'Esmarch est importante. Le liquide pulvérisé se dépose d'ordinaire en gouttelettes qui sèchent rapidement sans agir sur les parties voisines, sans pénétrer au milieu de la poussière, sans imprégner les taches de toute espèce ; en raclant après dessiccation, on mélange à l'antiseptique les germes qui n'ont pas été tués ; la stérilité des cultures faites dans ces conditions ne permet donc pas de conclure à la stérilisation de la paroi. Le même inconvénient peut se produire alors même que la surface à désinfecter a été mouillée dans toute son étendue par le liquide désinfectant.

En pulvérisant de l'eau colorée par du bleu de méthylène ou de la fuchsine, sur du papier blanc placé à différentes distances du pulvérisateur, il est facile de se rendre compte des effets de la pulvérisation. En opérant ainsi avec un pulvérisateur Geneste et Herscher (petit modèle), à la distance de 1 m. 30, on constate que les espaces blancs sur le papier soumis à la pulvérisation sont beaucoup plus considérables que ceux qui ont été colorés par le liquide ; naturellement les espaces blancs augmentent encore d'étendue si la distance dépasse 1 m. 30 ; le grand modèle du pulvérisateur Geneste et Herscher mouille plus que le petit modèle ; cela est facile à constater par ce procédé d'expérimentation qui est très utile pour l'étude des effets de la pulvérisation à différentes distances et avec différents pulvérisateurs.

Pour nous rendre compte de l'efficacité de la désinfection faite au moyen des pulvérisateurs, nous avons, M. le professeur Vaillard et moi, adopté la technique suivante[1] :

On fait mouler des briquettes de plâtre de 0 m. 10 de côté sur 0 m. 02 d'épaisseur; sur l'une des faces de chaque briquette sont creusées de petites cupules qui sont numérotées. Les briquettes enveloppées dans du papier à filtrer sont stérilisées dans le four à flamber; lorsqu'elles sont refroidies, on dépose dans chaque cupule une ou deux gouttes des liquides à stériliser (cultures pures de différents microbes pathogènes, crachats, pus); on laisse sécher, pendant vingt-quatre heures, à l'abri de l'enveloppe de papier. Au bout de ce temps on applique contre un mur quelques-unes des briquettes ainsi préparées et on les soumet, pendant un temps donné, à la pulvérisation; on laisse sécher pendant vingt-quatre heures, toujours à l'abri du papier dans lequel chaque briquette est remise, aussitôt la pulvérisation terminée; on racle alors légèrement le fond de chaque cupule et on ensemence le produit du raclage dans du bouillon. Il est très facile d'ensemencer cette poussière en se servant du fil de platine en anse, après avoir trempé l'anse dans le bouillon.

Pour éviter de transporter dans les milieux de culture la petite quantité du désinfectant qui reste dans les cupules, on lave avec de l'eau stérilisée avant de procéder à l'ensemencement; s'il s'agit du sublimé, on lave avec une solution de sulfhydrate d'ammoniaque, puis à l'eau stérilisée.

Nous avons fait nos expériences, tantôt avec des briquettes de plâtre nu, tantôt avec des briquettes recouvertes d'un badigeon à la chaux, de peinture à l'huile ou de papier de tenture.

Les microbes choisis ont été les microbes pathogènes dont les désinfectants doivent assurer la destruction : B. d'Eberth, B. coli comm., B. de la diphtérie, de la tuberculose, Spirilles du choléra, Streptococcus pyogenes, Staphylococcus pyogenes aureus, Bactéridie charbonneuse pourvue de spores, crachats desséchés; enfin, dans quelques cas, nous avons mis en expérience du vaccin desséché, dans le but d'expérimenter sur un agent pathogène voisin de celui des fièvres éruptives.

Les pulvérisations ont été faites, dans une première série d'expériences, avec le pulvérisateur Vermorel, qui mouille beaucoup, ou avec le pulvérisateur Geneste et Herscher grand modèle; dans une

____

1. Académie de médecine, séance du 24 juillet 1894.

deuxième série, avec le pulvérisateur Geneste et Herscher petit modèle, qui mouille moins que les précédents.

La durée de la pulvérisation a toujours été d'une minute; il est rare que, dans la pratique, on pulvérise les liquides désinfectants pendant aussi longtemps sur un même point.

Avec le pulvérisateur grand modèle de Geneste et Herscher, les pulvérisations ont été faites à 1 m. 30 ou 1 m. 50 de distance; avec le petit modèle, à 1 m. ou 1 m. 20; nous avons fait aussi quelques expériences à de plus faibles distances.

Nos expériences ont porté principalement sur les solutions de sublimé et d'acide phénique, qui sont les plus employées; mais nous avons essayé aussi d'autres liquides désinfectants.

La solution de sublimé à 1 p. 1000, acidulée, nous a donné des résultats très médiocres. Lorsqu'on a soin de neutraliser, au bout de vingt-quatre heures, l'excès de sublimé avec une solution étendue de sulfhydrate d'ammoniaque, on constate que les microbes pathogènes résistent presque toujours aux pulvérisations pratiquées avec ce liquide. Avec les solutions de sublimé à 2 et à 4 p. 1000, les résultats ne sont pas beaucoup plus satisfaisants : le bacille du charbon résiste toujours, le coli bacille, le pyocyaneus, le pyogenes aureus, les bactéries ordinaires des crachats, le vibrion cholérique, le bacille de la tuberculose résistent très souvent. Du virus vaccin s'est montré aussi virulent après avoir été soumis à la pulvérisation qu'avant.

Les résultats des pulvérisations varient d'ailleurs, pour un même microbe, avec la durée de la pulvérisation, avec le pulvérisateur employé qui mouille plus ou moins, avec la distance à laquelle s'opère la pulvérisation, avec les substances qui englobent les microbes, et aussi avec la nature de la paroi à désinfecter.

Sur les murs recouverts de plâtre et badigeonnés à la chaux, certains microbes comme le *B. pyocyaneus*, le *Staphyl. pyog. aureus* sont assez souvent détruits, d'autres, pourvus ou dépourvus de spores (charbon, coli-bacille, bacille de la tuberculose), résistent presque toujours à l'antiseptique.

Sur les surfaces enduites de peinture à l'huile, quelques germes fragiles peuvent être détruits, la plupart ne sont pas atteints dans leur vitalité.

Les surfaces recouvertes de papier de tenture donnent des résultats encore moins satisfaisants.

Il est assez facile de s'expliquer pourquoi les liquides antiseptiques pulvérisés agissent mieux sur une muraille badigeonnée à

la chaux que sur un mur peint à l'huile ou recouvert de papier. Les
gouttelettes du liquide antiseptique sont absorbées par le mur
badigeonné à la chaux et imprègnent toute la surface; au contraire,
si le mur est peint à l'huile ou tapissé de papier, les gouttelettes
ne s'étalent pas; on trouve entre elles des espaces qui ne sont pas
mouillés. On peut mettre ce fait en évidence en pulvérisant un
liquide coloré : 1° sur du papier collé, 2° sur du papier à filtrer;
dans le premier cas on obtient de petites taches bien séparées,
dans le deuxième on a une coloration à peu près uniforme, parce
que les gouttes du liquide pulvérisé, absorbées par le papier, ont
donné des taches confluentes.

Le sublimé employé sous forme de pulvérisations n'assure donc
pas la destruction des germes, principalement dans les habitations
dont les parois sont tapissées de papier.

Le sublimé a en outre l'inconvénient d'altérer les parties métalliques des pulvérisateurs, mais MM. Geneste et Herscher construisent aujourd'hui des pulvérisateurs garnis d'ébonite à l'intérieur,
dans lesquels l'extrémité de la lance est seule attaquable par le
sublimé.

L'instabilité des solutions de sublimé présente moins d'inconvénients pour les pulvérisations que pour le lavage; on peut préparer
la solution au moment de l'introduire dans le pulvérisateur,
comme on le fait dans le service de désinfection de la ville de
Paris, et la solution n'est pas souillée par les poussières provenant
du lavage des murs. Guttmann, Merke et Bordoni Uffreduzzi
recommandent de se servir d'une solution de sublimé à 3 p. 1000
acidulée avec cinq millièmes d'acide chlorhydrique.

Les pulvérisations faites avec la solution d'acide phénique à
5 p. 100 ne donnent pas des résultats plus sûrs que celles faites
avec les solutions de sublimé à 1 ou 2 p. 1000; nous avons constaté plusieurs fois, après lavage à l'eau distillée pour enlever
l'acide phénique, que, non seulement la bactéridie charbonneuse,
mais aussi le bacille pyocyanique, le staphylocoque doré et le coli
bacille, avaient résisté.

Les expériences faites sur le vibrion cholérique, sur le bacille
de la tuberculose et sur le vaccin, au moyen des pulvérisations
d'acide phénique à 5 p. 100 (pulvérisateur Geneste et Herscher
petit modèle) ont donné d'aussi mauvais résultats que les expériences avec la solution de sublimé à 2 p. 1000 relatées plus haut.

Un cobaye inoculé avec la culture de tuberculose soumise aux
pulvérisations phéniquées présentait, au bout de vingt-cinq jours,

une tuberculose typique et déjà très avancée; quant au vaccin soumis aux pulvérisations phéniquées, il a donné des pustules tout à fait normales.

La solution phéniquée à 5 p. 100 acidulée à l'acide tartrique, n'a pas donné de meilleurs résultats que la solution ordinaire.

La solution phéniquée n'altère pas les pulvérisateurs, et elle est stable, mais la désinfection par l'acide phénique est plus coûteuse que par le sublimé; de plus l'odeur de l'acide phénique est assez désagréable.

Le lysol en solution à 5 p. 100 et le crésyl en émulsion dans l'eau à 4 p. 100 encrassent rapidement les pulvérisateurs, qu'il faut nettoyer sans cesse, ils attaquent fortement les métaux, le cuivre surtout, ils tachent les murs, enfin l'odeur qu'ils répandent est plus forte et plus désagréable que celle de l'acide phénique; le lysol et le crésyl ne peuvent donc pas être utilisés pour la désinfection par pulvérisation.

Il n'est pas possible de pulvériser des liquides chauds et par suite plus actifs; la pulvérisation refroidit rapidement les liquides chauffés. Voici le résultat d'une expérience que nous avons faite, MM. Burcker, Vaillard et moi :

Le pulvérisateur Geneste et Herscher est rempli d'eau à la température de 98°. L'appareil est aussitôt mis en fonctionnement et le jet est dirigé sur une série de thermomètres placés à différentes distances sur le trajet du liquide pulvérisé. La température ambiante est de $+ 17°$ C.

Le thermomètre placé presque au contact de la lance marque	45°
— — à 0 m. 05 au delà de la lance. —	35°
— — à 0 m. 20 — — —	25°
— — à 0 m. 75 — — —	15°
— — à 1 m. 00 — — —	14°

Ainsi l'eau pulvérisée sort de l'appareil à 45° et à son arrivée sur le mur elle marque 14°, c'est-à-dire une température inférieure à la température de l'air ambiant.

Il ressort en somme de nos expériences que la désinfection des parois des habitations opérée à l'aide des pulvérisateurs ne donne, comme la désinfection par l'acide sulfureux, que des résultats incertains.

Les expériences comparatives que nous avons faites sur la désinfection des murs avec les solutions antiseptiques pulvérisées, et sur le lavage à l'aide d'une solution de savon noir, suivi d'un lavage avec une solution désinfectante, montrent qu'à l'aide de ce dernier procédé, on obtient des résultats beaucoup plus satisfaisants qu'avec les pulvérisations.

Dans ses recherches sur la désinfection des poussières sèches des appartements (*loc. cit.*), M. Miquel a adopté une technique très différente de la nôtre. Il a opéré le plus souvent en noyant les poussières dans le liquide désinfectant dont il voulait constater les propriétés ; ce ne sont pas là, on en conviendra, les conditions de la désinfection à l'aide des pulvérisateurs. Les liquides pulvérisés mouillent à peine les poussières, quand elles sont en couche un peu épaisse à la surface des murs, ils sèchent rapidement et surtout ils ne peuvent pas agir sur les microbes qui sont englobés dans du mucus, comme cela arrive quand il s'agit de murs souillés par les crachats. On comprend que M. Miquel soit arrivé à des conclusions qui diffèrent des nôtres.

c. *Désinfection des murs avec de la mie de pain*. — Ce procédé, préconisé par E. v. Esmarch, est souvent employé en Allemagne ; on frotte les murs à désinfecter avec des tranches de pain, les poussières et les microbes s'incorporent à la mie de pain, on balaie tous les débris résultant du nettoyage et on les brûle. Esmarch a obtenu ainsi des résultats très satisfaisants, ce qui prouve que le nettoyage mécanique présente de grands avantages.

Le lavage des murs, quand il est possible, nous paraît bien préférable au procédé d'Esmarch. Il suffit que la mie de pain soit trop sèche ou trop humide, pour que l'effet voulu ne soit pas obtenu ; d'autre part, les débris du pain entraînant les poussières, tombent dans les fentes des parquets, ce qui constitue une nouvelle cause d'infection à laquelle il est difficile de remédier. Il serait d'ailleurs très long de nettoyer par ce procédé les parois de chambres aussi vastes que les chambres des casernes ou des hôpitaux et l'opération serait coûteuse. Enfin la mie de pain ne suffit pas pour enlever les microbes incorporés dans du mucus desséché et très adhérent.

d. *Badigeonnage à la chaux* [1]. — Lorsque les murs sont badigeonnés à la chaux, comme ils le sont dans les casernes, il n'est pas possible de les laver ; heureusement le badigeonnage à la chaux a, par lui-même, des propriétés désinfectantes *lorsqu'il est fait dans de bonnes conditions.*

---

1. E. VALLIN, *op. cit.*, p. 388. — DE GIAXA, Sur l'action désinfectante du blanchiment des murs au lait de chaux, *Ann. de micrographie*, 20 avril 1890. — LAPASSET, même sujet, *Revue d'hygiène*, 1892, p. 481.

Le badigeonnage des murs à l'eau de chaux doit être fait dans les chambres des casernes tous les ans et au besoin tous les six mois. (Règlement sur le service intérieur, infanterie, art. 355.)

Il arrive trop souvent qu'on emploie un badigeon qui renferme beaucoup de carbonate de chaux et de gélatine et qui, loin d'avoir une action désinfectante, augmente la souillure des murs.

Il résulte des recherches de de Giaxa que les bacilles du charbon (sans spores), ceux de la fièvre typhoïde et du choléra sont détruits par le badigeonnage avec la chaux caustique; les spores du charbon et les bacilles de la tuberculose résistent.

D'après Lapasset on obtient de très bons résultats avec le badigeon suivant :

Eau. . . . . 5 litres
Chaux fraichement éteinte. . . . . 2 kilogr.

On décante et on mélange avec une solution de colle pour badigeon (250 à 300 gr. pour 5 litres d'eau bouillante).

Lorsqu'on badigeonne les murs à la chaux, on ne doit pas gratter le badigeonnage ancien.

« Des expériences que nous avons faites il y a trois ans nous ont montré, écrit M. le médecin inspecteur Vallin, qu'un simple badigeonnage (avec de la chaux fraîchement éteinte) stérilisait mieux les murailles, intentionnellement souillées de germes, que ne le faisait la pulvérisation d'une solution de sublimé à 3 p. 1000. On croit généralement et on répète que lorsqu'on renouvelle le badigeonnage, il est indispensable de gratter les couches anciennes qu'on suppose imprégnées de germes. Nos expériences ont montré que c'est une erreur ; des parcelles empruntées aux couches des trois, quatre ou cinq années précédentes, semées dans des liquides de culture n'ensemencent ceux-ci que rarement et difficilement. Au contraire les couches les plus profondes, celles qui adhèrent à la muraille proprement dite, pullulent de germes à tel point que la gélatine de culture est rapidement liquéfiée.

« Contrairement à ce que l'on pense et à ce que nous croyions nous-même, pour obtenir une désinfection parfaite, il suffit d'appliquer le nouveau badigeon sur les couches anciennes et l'on doit se dispenser de gratter celles-ci qui disséminent dans toute l'habitation les germes superficiels qu'on se propose de détruire. » (Acad. de méd., 24 juillet 1894.)

En résumé, le meilleur procédé de désinfection des murs consiste à les laver d'abord avec une solution savonneuse ou avec une solution de bicarbonate de soude, puis avec une solution de chlorure de chaux ou d'acide phénique à 4 ou 5 p. 100.

Dans les casernes, comme dans les hôpitaux, il faudrait avoir des parois imperméables, faciles à nettoyer et à désinfecter par ce procédé.

Lorsqu'on opère la désinfection à l'aide des pulvérisateurs, il faut pulvériser le liquide désinfectant jusqu'à ce qu'il ruisselle le long des murs; même dans ces conditions, la désinfection faite par ce procédé est souvent incomplète.

Le badigeonnage à la chaux est un bon procédé de désinfection, mais il ne vaut pas le lavage suivi de désinfection qu'on peut faire quand les parois sont recouvertes d'enduits imperméables.

Lorsque la partie inférieure des murs des chambres de caserne est enduite de coaltar, il est facile de laver avec des solutions désinfectantes cette partie des murs qui est la plus exposée aux souillures.

B. *Désinfection des planchers*. — La désinfection des planchers ordinaires, dont les nombreuses fentes communiquent avec l'entrevous, qui est rempli de poussières, peut être qualifiée d'impossible.

Nous avons insisté déjà sur la nécessité de supprimer, dans les casernes, les planchers en bois et les entrevous (Ch. xiii, p. 480) et nous avons indiqué les moyens qui avaient été préconisés pour rendre les planchers imperméables.

Les planchers rendus imperméables à l'aide du coaltar s'infectent moins, et sont plus faciles à nettoyer que les planchers ordinaires, mais on ne remédie ainsi qu'en partie au mal, l'entrevous est toujours une cause d'infection.

Il faut se garder de faire le lavage des planchers à grande eau, même en employant des solutions désinfectantes; les désinfectants sont bien vite annihilés; ils s'évaporent (acide phénique) ou ils sont fixés par la matière organique (sublimé) et l'eau entretient dans l'entrevous une humidité qui favorise la pullulation des bactéries et des moisissures.

On se servira avec avantage, pour nettoyer les planchers, d'une solution savonneuse additionnée de crésyl :

Eau chaude	10 lit.
Savon noir	300 gr.
Crésyl	400 gr.

Nous avons vu que, dans les hôpitaux, on pouvait rendre les planchers imperméables au moyen de la paraffine ou de peinture à l'huile mélangée à un vernis. Quand les planchers sont ainsi préparés, il est facile de les tenir propres et de les désinfecter, dans une certaine mesure, en passant à la surface un linge imbibé d'un liquide désinfectant. L'émulsion de crésyl à 4 p. 100 nous paraît convenir pour cet usage [1].

C. *Objets mobiliers, literie.* — Les objets mobiliers et la literie qui se trouvent dans les locaux infectés doivent être nettoyés et soumis à la désinfection. Les parties des lits les plus exposées à être souillées seront lavées avec des solutions désinfectantes (acide phénique à 5 p. 100, émulsion de crésyl), ainsi que les tables de nuit dans les hôpitaux [2].

La paille des paillasses sera brûlée, les enveloppes seront envoyées à l'étuve à désinfection, ainsi que les matelas et les couvertures; nous nous occuperons, dans le chapitre suivant, de la désinfection de ces objets.

D. *Désinfection des écuries et abreuvoirs.* — Une instruction récente réglemente ainsi qu'il suit la désinfection des écuries qui ont renfermé des chevaux atteints de morve et celle des abreuvoirs. (*Bullet. off. du ministère de la guerre.* Sept. 1895.)

« *Écuries.* — 1° Les intervalles à désinfecter seront débarrassés de toutes leurs litières et aliments quelconques contenus dans leur râtelier et dans leur mangeoire. Les interstices de leurs pavés seront raclés et soigneusement balayés. On incinérera ou l'on enfouira profondément tous ces détritus.

« 2° Immédiatement après, premier lavage à grande eau des râteliers, mangeoires, murs de face et de côtés, séparations et pavés, toutes portes et fenêtres du voisinage étant ouvertes. Puis deuxième lavage plus soigneux avec la brosse dure et de l'eau aussi chaude que possible, contenant 4 pour 100 de crésyl ou de lysol. On s'attachera surtout à faire disparaître la crasse ou autres souillures apparentes, à faire pénétrer le liquide désinfectant dans tous les joints, fissures et interstices des boiseries et des murs, en insistant surtout sur les parties vernissées ou revêtues d'un enduit

---

1. Le crésyl est un produit impur que l'on retire de la créosote de houille. Il s'émulsionne très bien dans l'eau et l'émulsion est très persistante.

L'émulsion de crésyl à 4 p. 100 d'eau est un désinfectant énergique qui détruit même la bactéridie charbonneuse avec spores.

2. Il résulte des recherches de Zeleneff que les tables de nuit sont très souvent souillées par des microbes pathogènes. La poussière recueillie sur 39 tables de nuit a été injectée à des cobayes et à des souris blanches. Des 39 tables, 5 provenaient d'un service de tuberculeux, 4 d'un service d'érysipélateux, 30 des services généraux de médecine. Des cinq premiers échantillons quatre contenaient des bacilles de Koch qui se trouvaient aussi dans un des échantillons du service des érysipélateux et dans quatre échantillons des poussières des tables provenant des services généraux. La présence d'autres bactéries pathogènes a été également constatée dans quelques cas : pneumobacille de Friedländer, bacille pyocyanique, streptocoques (ZELENEFF, Souillure du mobilier des hôpitaux par les bactéries. *Wratsch,* 1895, anal. *in. Revue d'hygiène,* 1895, p. 955).

gras quelconque. Ces deux lavages seront facilités, s'il est nécessaire, par des grattages superficiels ou profonds.

« 3° Deux jours après, badigeonnage général de tous les objets ci-
dessus indiqués, avec un lait de chaux vive ayant une consistance
semi-liquide, soigneusement étendu avec de volumineux pinceaux
en crin. Ce lait de chaux sera préparé avec de la chaux vive d'excellente qualité, au moment même de son application.

« L'emploi du coaltar est prohibé, à cause de ses propriétés
agglutinantes.

« 4° Les places désinfectées ne seront pas réoccupées avant trois
jours au plus tôt; on se basera du reste, pour prolonger ce délai,
s'il y a lieu, sur les circonstances climatériques et locales. Il y
aura toujours avantage à le prolonger autant que possible.

« *Abreuvoirs.* — 5° Les auges contaminées ou ayant pu l'être
seront immédiatement vidées. On veillera à ce que leur contenu
ne puisse souiller les auges voisines. Elles seront recouvertes
d'une claie, et leur usage sera interdit pendant toute la durée de
la désinfection.

« 6° L'intérieur et l'extérieur de ces auges, ainsi que leurs
abords, seront soumis à un nettoyage complet, suivi d'un lavage
très soigneux avec de l'eau contenant 5 pour 100 d'acide sulfurique
du commerce.

« Le nettoyage se fera avec l'aide de balais, de curettes en fer
et de brosses dures, de façon à faire disparaître toutes traces de
matières organiques, animales et végétales (conferves). Le lavage
qui suivra ce premier nettoyage se fera avec l'aide de tampons
d'étoupe fixés à des bâtons; on aura soin de faire pénétrer la solution sulfurique dans toutes les fentes ou fissures des abreuvoirs et
de leurs dépendances immédiates.

« L'opération sera complétée et terminée par un dernier lavage
à grande eau, à la suite duquel les auges pourront être rendues à
leur destination dans le délai minimum de vingt-quatre heures.

« 7° Tous les récipients (seaux, baquets), etc., ayant servi ou pu
servir à abreuver les animaux contaminés, seront soumis sans
délai à un traitement analogue à celui des auges. »

Le crésyl et le lysol conviennent très bien pour ces opérations
de désinfection; leur pouvoir désinfectant est bien établi et on n'a
pas à redouter leur action toxique sur les chevaux.

DESTRUCTION DES PUNAISES. — Dans la plupart des casernes on
trouve en abondance des punaises (*Cimex lectucaria*) qui, pendant

le jour, se cachent dans les trous des murs et surtout dans les fentes des planches à châlits ou dans les plis des enveloppes des matelas et des paillasses. Lorsqu'on brûle quelques allumettes au-dessous des fentes des planches à châlits, il est rare qu'on ne voie pas sortir de ces fentes une ou plusieurs punaises.

Les soldats écrasent les punaises sur les draps, sur les murs, ce qui est malpropre; mais ces insectes sont surtout nuisibles parce qu'ils empêchent le sommeil, et qu'ils sont par suite une cause de fatigue.

En étudiant les objets mobiliers des chambres de caserne (p. 523), nous avons dit combien il était désirable de voir disparaître les planches à châlits et les paillasses; le jour où l'on aura, dans les chambres des casernes, des lits en fer avec sommiers métalliques, on pourra, bien plus efficacement qu'aujourd'hui, empêcher la pullulation des punaises.

La poudre de pyrèthre est employée depuis longtemps pour la destruction des punaises.

Lorsqu'on insuffle cette poudre dans une literie, les punaises disparaissent, mais cette disparition n'est pas de longue durée, ce qui se conçoit facilement; la poudre de pyrèthre n'a en effet aucune action sur les œufs des punaises, et elle perd rapidement, par évaporation, ses propriétés.

Une commission qui était présidée par M. le colonel du génie Goulier a été chargée, en 1877, de rechercher le meilleur procédé à employer pour la destruction des punaises dans les casernes. Après avoir expérimenté différents procédés, cette commission a reconnu que c'était l'huile de pétrole qui donnait les meilleurs résultats. L'huile de pétrole, qu'il ne faut pas confondre avec l'essence de pétrole, dont l'emploi serait dangereux, tue très rapidement, non seulement les punaises, mais leurs œufs.

Il n'est pas nécessaire d'employer le pétrole pur, on se sert d'une émulsion de pétrole dans l'eau, ce qui éloigne tous les dangers d'incendie.

On mélange une partie de pétrole à quatre parties d'eau environ, on agite fortement et à l'aide d'une grosse brosse de peintre trempée dans ce liquide on badigeonne les planches des châlits, les boiseries et tous les interstices suspects [1].

---

1. Au printemps, et plusieurs fois pendant l'été si cela est nécessaire, le mobilier des chambres est lavé avec de l'huile de pétrole étendue d'eau dans la proportion de un dixième; deux fois par an on procède à la destruction des insectes par la poudre de pyrèthre. (Règlem. sur le service intérieur, infanterie, paragr. 355.)

La solution de sublimé à 1 p. 1000 est aussi très efficace, quand elle arrive en contact avec les punaises et leurs œufs, mais elle pénètre mal dans les fentes des planches à châlits, d'autre part il est toujours dangereux de mettre à la disposition des soldats des solutions aussi toxiques que la solution de sublimé.

L'émulsion de crésyl à 4 p. 100 donnerait peut-être de bons résultats, il y aurait lieu de l'expérimenter pour cet usage.

L'acide sulfureux détruit bien les punaises, mais la désinfection d'un casernement par l'acide sulfureux est une opération assez coûteuse; de plus il faut évacuer les locaux qui sont désinfectés par ce moyen. On peut, il est vrai, faire cette opération pendant les grandes manœuvres qui ont lieu chaque année dans la plupart des garnisons.

Il faut procéder en même temps à la désinfection de tout un bâtiment, sans quoi les punaises passent d'une chambre à l'autre et l'on n'obtient que des résultats très incomplets.

CHAPITRE XXI

DÉSINFECTION DU LINGE, DES EFFETS D'HABILLEMENT ET DE LA LITERIE

Importance de la désinfection du linge, des effets d'habillement et de la literie.
— I. Désinfection du linge, efficacité du lessivage bien fait. — II. Désinfection des effets d'habillement et de la literie par la chaleur. Étuves à désinfection: historique: conditions que doivent remplir les étuves destinées à la
désinfection. — Étuves à vapeur stagnante sous pression de Le Blanc, de
Geneste et Herscher. Conditions d'installation et fonctionnement de ces
étuves. Étuve locomobile de Geneste et Herscher. — Étuves à vapeur fluente
de Thursfield, de Schimmel. — Désinfection improvisée par la vapeur. —
Étuve à vapeur sous pression ou à vapeur fluente de Vaillard et Besson. —
Conclusions au sujet des étuves à vapeur sous pression et des étuves à
vapeur fluente. — Expertise d'une étuve. — III. Désinfection des effets
d'habillement et de la literie à l'aide de l'acide sulfureux et du formol. —
IV. Désinfection des objets en cuir ou garnis de cuir, des instruments de
musique, etc.

La désinfection du linge, des effets d'habillement et de la literie
qui ont servi à des hommes atteints de maladies transmissibles,
s'impose plus encore que celle des locaux contaminés; on comprend que ces objets, qui ont été en rapport direct avec le corps
des malades et qui sont souvent souillés par les secreta ou excreta,
soient particulièrement dangereux.

Si les faits de transmission de maladies contagieuses par les
objets de literie ou les effets d'habillement, consignés dans les
auteurs[1], ne sont pas plus nombreux, cela tient évidemment à ce
qu'ils sont d'une observation difficile. Quand un matelas est remis
en service, on ignore en général à qui il avait servi précédemment.

1. Vallin, *op. cit.*, p. 424. — Guichet, La fièvre jaune à Madrid. *Rec. mém. méd. milit.*,
1879, 3e série, t. XXXV, p. 337. — Ferron, Du rôle des lits militaires dans la propagation des maladies contagieuses, *Revue sanitaire de Bordeaux*, 25 juin 1885. —
Coustan, La pelade au 122e de ligne en 1886, *Revue d'hygiène*, 1887. — Gelau,
Deutsche militairärztl. Zeitung, 1887, anal. *in Arch. méd. milit.*, 1887, t. X, p. 389.

Les matelas, qu'on ne désinfectait pas autrefois, ont servi sans nul doute bien souvent à la propagation des maladies contagieuses. M. le médecin principal Ferron a publié des faits intéressants à cet égard, recueillis à une époque où la désinfection des objets de literie se faisait encore d'une manière illusoire.

On doit au Dʳ Gelau la relation d'une épidémie de fièvre typhoïde observée dans un régiment d'artillerie à Oldenbourg, dans l'étiologie de laquelle des culottes souillées, mal désinfectées et remises en usage, paraissent avoir joué un rôle très important. Entre l'étoffe du fond des culottes de cheval et la doublure, on trouvait en général des souillures de matières fécales. La désinfection avait été pratiquée à l'aide des vapeurs d'acide sulfureux, et l'on sait aujourd'hui que la désinfection opérée par ce procédé est d'ordinaire très imparfaite. Le nettoyage et la désinfection des effets amenèrent la disparition de l'épidémie, alors que la désinfection des locaux n'avait donné aucun résultat.

Le typhus exanthématique, le choléra, la fièvre jaune et la peste à bubons ont été souvent transmis par des effets d'habillement qui avaient appartenu à des malades.

En 1878, la fièvre jaune a été importée à Madrid par des soldats qui revenaient de Cuba et qui rapportaient des effets ayant appartenu à des soldats atteints de cette maladie (Guichet).

Les effets des malades atteints de variole et de scarlatine peuvent aussi propager ces maladies.

La désinfection des effets est d'autant plus nécessaire dans l'armée que ces effets changent souvent de propriétaire ; on distribue aux recrues et aux réservistes des effets qui ont déjà servi. On a constaté plusieurs fois que la teigne avait été transmise par l'intermédiaire de képis qui, après avoir appartenu à des hommes atteints de cette affection, avaient été remis en usage sans être convenablement désinfectés.

Parmi les objets dont la désinfection s'impose, il faut citer encore les instruments de musique (instruments à vent), l'embouchure de ces instruments, qui changent souvent de propriétaire dans les régiments, peut servir à la transmission de la syphilis ou de la tuberculose (Maljean, *Arch. de méd. milit.*, t. XV, p. 198).

I. Désinfection du linge. — Pour le linge de corps, les draps de lit et les taies d'oreiller, la désinfection est facile. Tous les germes pathogènes connus sont tués dans l'eau portée à l'ébullition pendant quelques minutes ; il suffit donc d'employer des lessiveuses dans lesquelles la température se maintient à 100° pendant une demi-heure pour assurer la désinfection du linge.

Lorsque le linge est fortement souillé, en temps d'épidémie cholérique ou typhoïdique, par exemple, on peut procéder à sa désinfection immédiate : à la porte des salles de malades on installe de grandes cuves renfermant une solution désinfectante (solution de chlorure de zinc ou de chlorure de chaux), tout le linge sale est plongé dans ces cuves et porté de là à la buanderie.

Les chemises de flanelle, les bas de laine, les ceintures de laine ou de flanelle ne peuvent pas être mis à la lessive qui donne lieu à un rétrécissement très marqué des tissus de laine; on les savonne à l'eau froide ou tiède; il est donc indispensable de désinfecter ces effets, surtout dans les hôpitaux, avant de les remettre en service. On peut ou bien les immerger avant le blanchissage dans une solution désinfectante, ou bien les faire passer à l'étuve après le blanchissage.

11. Désinfection des effets d'habillement et des objets de literie par la chaleur. Étuves a désinfection. — La désinfection des vêtements et de la literie peut se faire : 1° par la chaleur; 2° par les gaz ou vapeurs doués de propriétés désinfectantes, acide sulfureux, aldéhyde formique ou formol.

La désinfection par la chaleur, au moyen des étuves à vapeur, est généralement préférée aujourd'hui; elle donne en effet des résultats plus certains que la désinfection par l'acide sulfureux.

Tous les procédés susceptibles d'altérer les tissus ou la laine et le crin des matelas doivent être nécessairement écartés.

A. *Étuves à désinfection, historique, conditions qu'elles doivent remplir.* — L'emploi de la chaleur présente de grands avantages pour la désinfection des effets d'habillement et de la literie.

Les germes les plus résistants sont tués à la température de 112°, lorsqu'ils subissent l'action de cette température pendant un quart d'heure et dans un milieu saturé de vapeur d'eau.

C'est sur ce principe, bien établi par Pasteur, qu'est fondé l'autoclave de Chamberland en usage dans la plupart des laboratoires de bactériologie.

Cette température de 112° altère très peu les tissus [1]; les objets

1. Les couvertures de laine qui passent souvent à l'étuve finissent cependant par s'altérer, la force de résistance au dynamomètre diminue et les couvertures sont mises plus rapidement hors de service que celles qui ne sont pas soumises à la désinfection.

en cuir, ou dans la confection desquels entre le cuir, sont seuls profondément détériorés à cette température ; enfin les objets désinfectés par la chaleur peuvent être remis en service aussitôt après désinfection ; ils ne prennent pas de mauvaise odeur comme ceux qui ont été désinfectés à l'aide de l'acide sulfureux.

Les premières étuves à désinfection étaient des étuves à air sec, chauffées à l'aide de rampes à gaz ; des régulateurs placés sur la conduite d'arrivée du gaz empêchaient la température de s'élever au delà d'un chiffre donné. Ces étuves étaient commodes, peu coûteuses, faciles à installer.

Si une température de 105 à 110° était suffisante, on pourrait sans danger y exposer tous les effets d'habillement et les objets de literie (E. Vallin et A. Girardin, art. Désinfectants *in* Diction. encyclop. des sc. méd.).

A la température de 115 à 120° les tissus de laine blanche commencent à jaunir ; les tissus de coton et de toile subissent un commencement d'altération à la température de 125°, quand cette température est maintenue pendant 2 heures.

On a reconnu que la température sèche de 115 à 120° était insuffisante pour obtenir la désinfection des effets et de la literie. On a alors essayé d'introduire de la vapeur d'eau dans les étuves, afin d'humecter les objets à désinfecter ; mais, à la pression ordinaire, la vapeur ne mouille que les objets dont la température est inférieure à 100°.

On a été ainsi conduit à construire des étuves à désinfection *par la vapeur sous pression*, qui ne sont en somme que de grands autoclaves tout à fait comparables, en dehors de leurs dimensions, à l'autoclave de Chamberland, et des étuves à désinfection *par la vapeur fluente*, c'est-à-dire dans lesquelles la désinfection est faite par un courant de vapeur [1].

1. Koch, Gaffky et Löffler, Rech. sur la désinf. par la vapeur d'eau, *Mittheil. a. d. K. Gesundheitsamte*, 1881, I, p. 322. — Vallin, Traité des désinfectants et de la désinfection, Paris, 1882. — Rochefort, Soc. de méd. publ., 26 déc. 1883, et *Revue d'hygiène*, 1885, p. 529. — Leduc, *Revue de médecine*, 1885, p. 828. — Sambuc, La désinfection par la vapeur, *Revue d'hygiène*, 1885, p. 880. — Herscher, Note sur les étuves à désinfection, *Même Rec.*, 1885, p. 731. — Grancher, Expér. physiologiques sur la résistance des microbes à la chaleur des étuves, *Revue d'hygiène*, 1886, p. 182. — E. Henry, Sur les perfectionnements à introduire dans la construction des étuves à désinfection, *Même Rec.*, 1886, p. 852. — La désinfection à Port-Cros en 1886, *Arch. de méd. milit.*, 1886, t. VIII, p. 376. — C. Vinay, De la valeur pratique des étuves à désinfection, *Lyon méd.*, 1886, — Herscher, Étuve locomobile à désinfection, *Revue d'hygiène*, 1887, p. 738. — Camus, Organis. des lazarets milit. de Sidi-Ferruch et de Matifou en 1886-87, *Arch. de méd. milit.*, 1888, t. XII, p. 258. — Wolffhügel, Ueber Desinfection mittels Hitze, *Gesundheit's Ingenieur*, 1887. — O. du Mesnil, La désinf. par la vapeur sous pression et les étuves locomobiles, *Ann.*

Il n'est pas nécessaire que les étuves à désinfection détruisent tous les microbes connus; certains microbes qui offrent une résistance très grande à la chaleur, les spores du bacille de la pomme de terre, par exemple, ne sont détruits par la vapeur d'eau à 100° qu'après 5 ou 6 heures, mais il s'agit heureusement de bacilles non pathogènes; il suffit qu'une étuve permette de détruire sûrement les microbes pathogènes dont le plus résistant à la chaleur est la bactéridie du charbon avec spores.

Pour qu'une étuve donne de bons résultats, il faut que la température de la vapeur d'eau se maintienne au moins à 100° C. et que la vapeur soit pure, c'est-à-dire non mélangée à l'air qui se trouve dans l'appareil au début de l'opération; cette dernière condition est très importante. L'air qui est un mauvais conducteur du calorique s'échauffe lentement et le mélange d'air et de vapeur qui se produit quand l'air a été échauffé, désinfecte moins bien que la vapeur pure; ce fait a été bien mis en évidence par les recherches de Heidenreich, Rohrbeck, Gruber, Pietro Canalis.

Les spores de la bactéridie charbonneuse qui sont tuées au bout de 5′ dans la vapeur d'eau à 100° peuvent, dans un mélange d'air et de vapeur, résister à une température de 130 à 140° C.

L'expulsion complète de l'air d'une étuve à désinfection n'est pas facile à obtenir, surtout l'expulsion de l'air contenu dans les objets volumineux : oreillers, matelas, etc.

L'air, plus lourd que la vapeur d'eau, tend à s'accumuler dans la partie inférieure des étuves; par suite, ce sont les objets placés à la partie inférieure qui se désinfectent en général le plus difficilement; c'est dans l'intérieur de ces objets que la température de 100° est atteinte d'ordinaire en dernier lieu.

La manière dont se fait l'expulsion de l'air dans les étuves à

<hr>

d'hyg. publ. et de méd. lég., 1888, p. 495. — SALOMONSEN et LEVISON, Versuche mit verschiedenen Desinfections-Apparaten, Zeitschr. f. Hygiene 1888, IV Bd., p. 94. — I. STRAUS, Désinfection par la chaleur, Arch. de méd. expér., 1890, p. 345. — GIRODE, La désinfection en Allemagne, Ann. d'hyg. publ., 1890, p. 429. — RICHARD, Précis d'hygiène, 1891. — ESMARCH, Die desificirende Wirkung des strömenden überhitzen Dampfes, Zeitschr. f. Hygiene, Bd. IV. — FROSH u. CLARENBACH, Zeitschr. f. Hygiene, Bd. IX. — TEUSCHER, Même Rec., même vol. — GRÜBER, Gesundheit's Ingenieur, Bd. XI, n° 9. — ROHRBECK, Même Rec., 1893, nos 1 à 3. — Les appareils de Budenberg et de Cornet-Krohne pour la désinfection, Revue d'hygiène, 1892, p. 82 et 83. — KRELL, Nouvel appareil à désinfection, Gesundheit's Ingenieur, 1892. — CARTA, Appareil à désinfection en usage au régiment de cavalerie de Royal-Piémont, Journ. ital. de méd. milit., avril 1893. — L. VAILLARD et BESSON, Étuve à désinfection par circulation d'un courant de vapeur sous pression, Ann. de l'inst. Pasteur, janvier 1895, et Arch. de méd. milit., 1895, t. XXV, p. 161. — P. CANALIS, Esperienze sugli apparecchi di disinfezione a vapore, Roma, 1895. — DESPAGNET, Étuve à vapeur surchauffée sans pression, Revue d'hygiène, 1895, p. 904.

désinfection a été bien étudiée par Walz, Gruber et Pietro Canalis.

Lorsque l'entrée de la vapeur a lieu à la partie supérieure, et la sortie de l'air à la partie inférieure, la vapeur, qui est plus légère que l'air, s'accumule à la partie supérieure de l'étuve et refoule vers la partie inférieure les couches d'air sous-jacentes. Un mètre cube d'air à 0° pèse 1 kg. 293 et à 100°, 0 kg. 946, alors qu'un mètre cube de vapeur pèse 0 kg. 588.

Lorsque l'entrée de la vapeur a lieu par le bas de l'étuve et la sortie de l'air par la partie supérieure, il faut, pour que l'air s'échappe, qu'il se réchauffe et qu'il se mélange à la vapeur; son expulsion de l'appareil est donc beaucoup plus difficile.

A l'aide de thermomètres à maxima placés à différentes hauteurs dans une étuve, il est facile de constater que la température augmente presque toujours de la partie supérieure vers la partie inférieure (Frosh et Clarenbach) [1].

Walz et Gruber ont conseillé avec raison de construire les appareils de désinfection de manière à assurer l'arrivée de la vapeur à la partie supérieure et le départ de l'air par la partie inférieure.

La vapeur surchauffée pénètre plus facilement à l'intérieur des objets que la vapeur à 100°.

D'après les expériences de Frosh et Clarenbach la température de 100° est atteinte d'autant plus vite dans l'intérieur des objets placés dans l'étuve que la pression employée est plus grande, et il suffit d'une augmentation très faible de pression (1/20 d'atmosphère), pour obtenir un raccourcissement très notable du temps nécessaire pour arriver à la température de 100°.

Plusieurs observateurs, Esmarch principalement, ont attribué à la vapeur fluente ou circulante, de grands avantages sur la vapeur stagnante.

Walz et Teuscher n'ont pas constaté cette supériorité d'action de la vapeur fluente.

La vapeur fluente favorise, dans les étuves à désinfection, l'expulsion de l'air et par suite elle pénètre plus complètement et plus rapidement dans les objets à désinfecter; on s'explique ainsi qu'elle puisse donner de meilleurs résultats que la vapeur stagnante

---

1. P. Canalis a constaté que dans l'étuve de Thursfield la température augmente de bas en haut, ce qui tient à ce que la vapeur pénètre par le bas, en traversant les objets à désinfecter. Dans cette étuve le pyromètre et le thermomètre à maxima doivent donc être placés à la partie supérieure.

lorsque, dans les appareils à vapeur stagnante, on n'a pas le soin
d'assurer l'expulsion complète de l'air.

Pour diminuer la durée de la désinfection, pour économiser la
quantité de vapeur nécessaire et par conséquent la quantité de
combustible, et aussi pour assurer la dessiccation rapide des objets
soumis à la désinfection, il importe de limiter autant que possible
la condensation de la vapeur d'eau, résultat qu'on obtient en entourant l'appareil à désinfection d'un revêtement mauvais conducteur
de la chaleur et en chauffant les objets placés dans l'étuve avant
d'introduire la vapeur. Une grande quantité de vapeur est perdue
lorsque les objets à désinfecter sont froids au moment où l'on introduit la vapeur et, après la désinfection, les objets qui contiennent
beaucoup d'eau de condensation sont difficiles à sécher complètement.

Il importe de savoir à quelle température correspond telle ou
telle pression indiquée par le manomètre d'une étuve, le tableau
suivant fournit cette indication

Pression (en atmosphères)	Température
1	100°
1,02	100°,6
1,04	101°
1,07	102°
1,11	103°
1,14	104°
1,20	105°
1,28	107°
1,40	110°
1,66	115°
1,96	120°
2,30	125°
2,67	130°
3,10	135°
3,57	140°
4,10	145°
4,70	150°

B. *Étuves à vapeur sous pression.* — La première étuve à désinfection par la vapeur sous pression a été construite, croyons-nous,
par J. Le Blanc en 1881 ; elle se composait essentiellement d'un
grand cylindre en tôle épaisse, de 1 m. 60 de diamètre sur 2 m. 50
de long, recouvert de bois pour empêcher la déperdition de la chaleur et fermant à l'aide d'un couvercle à charnière et à boulons. Le
cylindre était placé horizontalement pour qu'on pût facilement
introduire sur un petit chariot les objets à désinfecter et les retirer

après désinfection. L'étuve était munie d'un thermomètre, d'une soupape de sûreté et d'un robinet d'écoulement de l'eau de condensation.

Un générateur indépendant permettait d'introduire la vapeur sous pression dans le cylindre après avoir laissé échapper l'air.

Si l'on imagine un autoclave de Chamberland placé horizontalement et muni d'un générateur indépendant, on a une très bonne idée de l'étuve de Le Blanc.

Cette étuve a été employée avec succès dans les établissements de la marine, au Sénégal, à la Martinique, à la Guadeloupe et au port de Toulon dès 1885.

On pouvait faire un reproche aux premiers appareils construits par Le Blanc : les matelas, au sortir des étuves, étaient imprégnés d'humidité et ils séchaient lentement, surtout si l'air était humide.

MM. Geneste et Herscher ont remédié à cet inconvénient en construisant l'étuve qui porte leur nom et qui ressemble d'ailleurs beaucoup à celle de Le Blanc. La principale différence entre ces deux étuves est la suivante : dans l'étuve Geneste et Herscher il existe, à la partie supérieure et à la partie inférieure, des tuyaux dans lesquels on peut faire passer la vapeur d'eau, de façon à chauffer l'étuve sans y introduire de la vapeur. Grâce à ces surfaces de chauffe, on a, à volonté, une étuve sèche ou une étuve à vapeur sous pression, par suite il est très facile de chauffer les objets à désinfecter avant d'introduire la vapeur et de les sécher complètetement, dès que la désinfection est terminée.

Nous avons vu plus haut qu'il y a grand avantage à n'introduire la vapeur que lorsque les objets sont chauds; on évite ainsi le dépôt de l'eau de condensation et les objets sont beaucoup plus faciles à sécher.

Les étuves Geneste et Herscher (fixe et locomobile) ont été adoptées dans l'armée française, dans la plupart des grands hôpitaux et, à Paris, pour le service de la désinfection municipale.

Nous empruntons à MM. Geneste et Herscher la description de leur étuve fixe et de son installation dans un hôpital ou dans une station de désinfection (GENESTE et HERSCHER, Matériel de désinfection, Paris, 1887).

Étuve fixe Geneste et Herscher. — L'étuve se compose d'un cylindre de 1 m. 30 de diamètre, en tôle de 0 m. 006 d'épaisseur (fig. 257). Aux deux extrémités de ce cylindre sont fixées deux fortes cornières en fonte, munies d'oreillons disposés pour recevoir les axes de boulons articulés, et de deux saillies traversées par les axes de charnières des portes. De plus, les faces extérieures de ces cornières portent une rainure circulaire dans laquelle s'encastre un anneau en caoutchouc formant joint hermétique.

Pour combattre les condensations de la vapeur, ce cylindre est recouvert sur toute sa surface extérieure d'une enveloppe isolante en bois.

Le cylindre formant le corps de l'étuve est fermé par deux portes en tôle de 0 m. 007 d'épaisseur, en forme de calotte sphérique. Le bord de ces portes est armé, du côté extérieur, d'un cercle en fer plat de 0 m. 018 d'épaisseur et de 0 m. 080 de largeur et, du côté intérieur, d'un cercle en fer demi-rond, formant une saillie, ayant le même diamètre que la rainure réservée dans la cornière en fonte. Sur ces portes sont encore fixées deux fortes charnières en fer

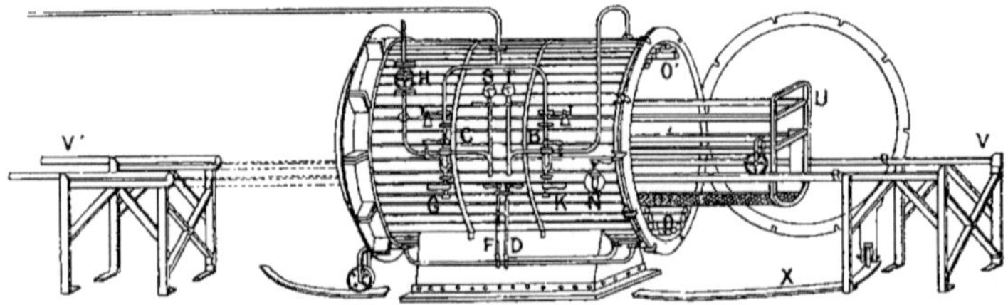

Fig. 257. — Étuve fixe de Geneste et Herscher.

forgé. De plus, on a réservé, sur ce bord, dix échancrures pour le passage des boulons à bascule. Pour faciliter l'ouverture des portes, un galet en fonte, dont l'axe traverse une chape rivée au bas de la porte, roule sur un rail courbe (X) formé d'une barre de fer plat fixée sur le sol.

A l'intérieur de l'étuve, deux rails en fer plat solidement boulonnés, ayant la même longueur que l'étuve, guident et supportent le chariot U. Deux voies extérieures sont placées à distance convenable, c'est-à-dire en réservant un intervalle suffisant pour permettre l'ouverture des portes.

Ces voies extérieures portent des rails à charnières V, V' qui, en se rabattant, complètent la voie et se raccordent avec les rails intérieurs.

A l'intérieur du corps cylindrique, deux batteries chauffantes OO' placées l'une en haut, l'autre en bas, sont constituées chacune par onze tubes en fer.

La batterie du haut est accolée au plafond de l'étuve; elle est doublée d'un écran placé au-dessus des objets à désinfecter; la seconde batterie garnit le vide laissé en contre-bas du chariot ; elle est disposée de manière à provoquer le séchage rapide des objets après désinfection ; la batterie haute a surtout pour but d'empêcher les condensations à l'intérieur de l'étuve et d'éviter ainsi les taches et le mouillage.

Ces surfaces chauffantes sont desservies par une arrivée de vapeur distincte et indépendante, qu'il est bon de porter et de maintenir à la température de 135 à 140° C. Il convient de ne pas dépasser cette limite ; cependant, pour simplifier l'opération, les dites batteries sont construites de manière à supporter accidentellement les plus hautes pressions des chaudières qui les alimentent.

Un tuyau en cuivre rouge, percé de trous de 0 m. 004 de diamètre, est fixé à l'intérieur du cylindre, un peu au-dessus de l'axe ; ce tuyau communique par une bride de raccord avec les appareils de distribution de vapeur placés à l'extérieur. Un écran en tôle est placé devant ce tuyau sur toute sa longueur.

La chaudière verticale à tubes de circulation (non représentée sur la figure) est composée comme il suit : une grille en fonte, une porte de foyer, un cendrier, une cheminée en tôle avec registre, un obturateur, des portes autoclaves pour la visite et le nettoyage ; deux soupapes de sûreté, un manomètre indicateur de pression, un niveau d'eau à tube de verre, deux robinets de jauge.

Sur le haut de la chaudière est placé un robinet de prise de vapeur servant à l'alimentation.

Un autre robinet de 0 m. 025 de diamètre est également placé au-dessus de la chaudière ; un tuyau en cuivre partant de ce robinet amène la vapeur près de l'étuve, où il se divise en deux branches. La première branche se raccorde avec la boîte de distribution des batteries de chauffe placées à l'intérieur dans le bas et dans le haut de l'étuve. Cette conduite porte un réglage (B), une soupape de sûreté et un manomètre (T).

La deuxième branche porte un robinet (C), une bouteille de séparation d'eau condensée et de vapeur, une soupape de sûreté, un manomètre (S), et elle se raccorde avec le tuyau d'arrivée de vapeur directe dans l'étuve.

Sur le tuyau de vapeur directe, et un peu avant sa pénétration dans l'étuve, se trouve branché un tuyau de plus gros diamètre portant un robinet valve (H). Ce tuyau sert à faire échapper la vapeur pendant les différentes phases des opérations.

Un robinet purgeur d'air (N) est placé extérieurement, près des appareils de distribution de vapeur, il communique avec l'intérieur par un tuyau en fer de gros diamètre qui descend jusqu'à la partie la plus basse de l'étuve.

Pour purger l'eau condensée provenant de la vapeur directe, deux tuyaux qui se réunissent en un seul (F), terminé par un robinet, partent des deux extrémités basses du corps cylindrique.

Un tuyau (D), terminé également par un robinet, sert à la purge des surfaces de chauffe.

Le chariot en fer est porté par quatre roues en fonte. Les parties susceptibles de toucher les objets à désinfecter sont garnies de bois.

Le chariot est agencé de façon que les matelas puissent être placés verticalement, ce qui est une très bonne condition pour la désinfection; de simples claies en osier, jetées à volonté sur les traverses-guides, forment des compartiments étagés sur lesquels on dispose les linges et vêtements.

Toutes les parties intérieures et extérieures de l'étuve sont recouvertes de deux couches d'un enduit spécial. Il faut avoir soin de repeindre l'intérieur de l'étuve, si l'enduit se détériore; lorsqu'on ne prend pas cette précaution, les effets mis à l'étuve peuvent être tachés par la rouille.

Un appareil enregistreur, qui n'a pas été représenté sur la figure 257, est adapté à chaque étuve.

L'étuve doit être installée de manière à ce que les opérations soient faciles et surtout qu'on ne risque pas de souiller de nouveau les objets désinfectés, en les mettant en contact avec des objets non désinfectés. Les étuves qui n'ont qu'une porte exposent à ce danger, mais il ne suffit pas que l'étuve ait deux portes pour l'éviter; il faut que la chambre des objets infectés soit complètement séparée de celle des objets désinfectés.

L'étuve sera placée dans un local clos, propre, muni de fenêtres, et divisé en deux compartiments par une cloison pleine.

Les dimensions de ce local doivent être d'au moins 8 m. 50 de long sur 5 m. 50 de large. Pour un service un peu actif, ces dimensions seront augmentées; même pour un service ordinaire, il y a avantage à disposer de 9 m. de long et 6 m. 50 de large. Une hauteur de 3 m. suffit au point bas des fermes; mais il faut donner le plus de hauteur possible à la cheminée de la chaudière.

Dans la cloison divisant le local en deux compartiments, on réserve une fenêtre grillagée et vitrée (E, fig. 258) de quelques décimètres carrés, située à environ 1 m. 40 au-dessus du sol;

cette fenêtre est nécessaire pour la communication rapide des avertissements d'une chambre à l'autre.

Dans la chambre d'entrée (K, fig. 258) ou chambre des objets à désinfecter, la porte de l'étuve (A) sort de la cloison d'environ 0 m. 10 ; cette chambre est munie d'une voie extérieure nécessaire à la manœuvre du chariot. La chambre de sortie (L) ou chambre des objets désinfectés renferme la presque totalité du corps cylindrique de l'étuve, tous les appareils de distribution de vapeur, la chaudière (B) et ses accessoires, ainsi que la voie supportant le chariot à sa sortie de l'étuve.

Les cabinets D¹, D², D³, permettent d'assurer la désinfection

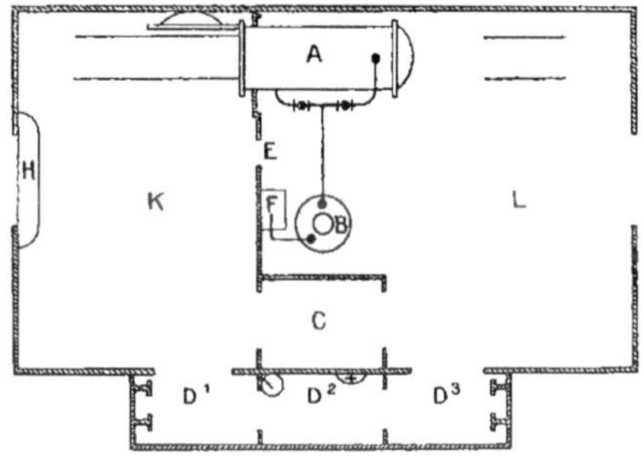

Fig. 258. — Installation d'une étuve Geneste et Herscher.

des personnes qui passent de la chambre K dans la chambre L.

Ces personnes quittent leurs blouses dans le cabinet D¹, se lavent les mains dans le cabinet D², et prennent de nouvelles blouses dans le cabinet D³.

En H est un grand guichet par lequel on reçoit les objets à désinfecter.

Le sol du pavillon doit être carrelé ou cimenté, de manière à pouvoir être maintenu toujours propre et en bon état.

Fonctionnement de l'étuve [1]. — Avant de mettre l'étuve en communication avec la chaudière, il faut que la chaudière soit bien en pression et remplie d'eau jusqu'au niveau réglementaire.

La chaudière étant en pression et les deux portes de l'étuve étant fermées, on ouvre le robinet d'arrivée de la vapeur, ainsi que le robinet B qui dessert les batteries de chauffe intérieures. La pression la plus convenable dans ces batteries est de 2 kilogr. à 3 kg. 5. Cette pression est indiquée par le manomètre T, elle se

____
1. Instruction sur le fonctionnement des étuves fixes Geneste et Herscher.

règle facilement au moyen du robinet B qui reste ouvert pendant toute la durée de la désinfection.

Il convient, dès le début, d'ouvrir les robinets de purge d'eau K et D, en évitant toutefois de perdre de la vapeur. Le robinet K est destiné à purger l'eau de la conduite de vapeur venant de la chaudière; le robinet D sert à purger les batteries intérieures de chauffage de l'étuve; on le réglera à la main, de manière à ne laisser sortir que de l'eau condensée, sans perte inutile de vapeur.

Lorsque la condensation provenant des batteries de chauffe a diminué notablement, par suite de l'échauffement du corps de l'étuve, on peut commencer les opérations de désinfection.

Dans les cas où l'on est obligé de pratiquer un grand nombre de désinfections dans un temps restreint, on peut activer l'opération du chauffage préalable de la façon suivante :

La vapeur ayant été introduite dans les batteries de chauffe, s'assurer que la vanne H est fermée et que le robinet d'air N est ouvert, introduire directement la vapeur dans l'étuve par le robinet C, ne fermer le robinet N que lorsque la vapeur sort bien humide et bien chaude, ce qui prouve que la purge d'air est complète. Porter la pression à 0 kg. 7 (pression indiquée par le manomètre S), et la maintenir pendant 5'. Fermer alors le robinet C, évacuer la vapeur par la vanne H, purger l'étuve par l'ouverture du robinet F, et lorsque l'aiguille du manomètre S est revenue à 0, rouvrir le robinet N, et procéder au chargement.

Ce chauffage préalable ne doit avoir lieu que lorsqu'on commence les opérations de désinfection l'étuve étant froide.

Le chargement des objets infectés s'opère de la manière suivante : Ouvrir la porte du côté des objets à désinfecter, placer les rails mobiles extérieurs (V), tirer le chariot (U) et le remplir en rangeant les objets avec soin sur les claies, par couches peu épaisses. Les vêtements, couvertures, draps et linges doivent être dépliés le plus possible et il faut éviter les paquets serrés. Lorsqu'il s'agit de matelas, placer ceux-ci verticalement, sur champ, entre les traverses des claies.

Relever les rails mobiles et fermer la porte en serrant les écrous des boulons dans les encoches de sûreté.

Par le châssis vitré dormant, réservé dans la cloison (E, fig. 258), avertir le mécanicien chargé de la conduite des appareils que la porte de l'étuve est fermée.

On aura soin, avant chaque chargement, d'essuyer le chariot et ses claies. Il est également recommandé de couvrir les objets placés dans le chariot d'une toile de protection qui doit être rabattue sur les côtés, sans serrage, pour empêcher le contact direct entre les objets et le pourtour du chariot.

L'opération de la désinfection sera conduite comme il suit : avant d'introduire la vapeur dans l'étuve même, s'assurer que la vanne H servant à l'échappement est fermée, et que le robinet de purge d'air N est ouvert ; puis ouvrir doucement le robinet d'introduction de vapeur C. Fermer le robinet N lorsque la vapeur sort bien humide et bien chaude. La pression à l'intérieur de l'étuve, indiquée par le manomètre S, doit être portée et maintenue à 0 kg. 7, c'est-à-dire que l'aiguille doit rester sur le chiffre 7 du manomètre ; cette pression correspond à une température maxima de 115° C.

On règle le robinet F de façon à ne laisser écouler que de l'eau, sans perte inutile de vapeur, et l'on purge de temps en temps les boîtes de séparation d'eau et de vapeur en ouvrant les robinets G et K.

L'opération de la désinfection doit durer de 15 à 17′ ; elle commence au moment où, après avoir ouvert le robinet C, l'aiguille du manomètre S atteint le chiffre 7.

On maintient la pression à 0 kg. 7 pendant 5′ ; puis on ferme C et on ouvre la vanne H, de façon à produire une détente brusque qui s'accuse par le mouvement en arrière de l'aiguille du manomètre S. Dès que la vanne H a été ouverte, on ouvre également le robinet de purge F.

Lorsque l'aiguille du manomètre S est descendue jusque près du 0, on ferme la vanne H et le robinet F. Pendant la durée de cette détente et lorsque l'aiguille du manomètre S est descendue entre 0 kg. 3 et 0 kg. 2, il est très utile, pour l'efficacité de la désinfection, d'ouvrir également le robinet de purge N.

Lorsque l'aiguille du manomètre S est au voisinage du 0, on introduit de nouveau la vapeur dans l'étuve par le robinet C, et on ferme le robinet N lorsque la vapeur s'en échappe avec force. La pression est maintenue à 0 kg. 7 pendant 5′ ; on fait une seconde détente en procédant de la même manière que pour la première.

On introduit une dernière fois la vapeur dans l'étuve et l'on maintient encore la pression à 0 kg. 8 pendant 5′ ; l'opération de la désinfection est alors terminée.

On ferme le robinet de vapeur C ; on ouvre la vanne H et le robinet de purge F, et on facilite la détente complète, ainsi que la rentrée d'air dans l'étuve, en ouvrant graduellement le robinet N. Quand l'aiguille du manomètre S est revenue à 0, on desserre les écrous de la porte de sortie (côté des objets désinfectés) et l'on procède au séchage.

S'il s'agit de matelas ou d'objets épais, il est nécessaire de les maintenir dans l'étuve, après la période de désinfection, pendant 15′ en moyenne. On entr'ouvre la porte de l'étuve (côté désinfecté) de 0 m. 15 à 0 m. 20 et on laisse l'appareil dans cette position, en même temps qu'on a soin de conserver la pression de 3 kg. 5 dans les batteries de chauffe intérieures.

Pour les vêtements il est préférable que le séchage ne se fasse pas dans l'étuve; on sort les vêtements aussitôt après leur désinfection et on les étend à l'air pendant une heure environ; on évite ainsi la formation de plis persistants.

Quant aux couvertures, au linge de corps et aux objets légers et peu épais, on peut les sortir de l'étuve aussitôt après la désinfection et les secouer à l'air, cela suffit pour les sécher rapidement.

Le séchage dans l'étuve une fois terminé, on ouvre entièrement la porte, on rabat les rails extérieurs mobiles, on tire le chariot et on le décharge; on étale les objets sur des tablettes ajourées qui permettent à l'air de circuler tout autour.

On rentre alors le chariot dans l'étuve, on lève les rails mobiles, on referme la porte de sortie, puis, par le châssis vitré dormant de la cloison, on prévient l'aide qui est resté du côté de l'entrée des objets infectés, et l'on fait, s'il y a lieu, une nouvelle opération.

Pour éviter la communication des chambres K et L par l'ouverture simultanée des deux portes opposées de l'étuve, il est nécessaire que, pendant les manœuvres de chargement ou de déchargement, celle des deux portes qui n'est pas utilisée, soit soigneusement fermée.

On ne doit jamais mettre dans l'étuve des objets en cuir, en peau (chaussures, fourrures, etc.) ou en caoutchouc, non plus que des objets collés ou en bois plaqué. Ces objets doivent être désinfectés par d'autres procédés : lavage au moyen de solutions antiseptiques, etc.

La chaleur fixe d'une manière indélébile les taches de sang, de pus et de matières fécales; il faut donc laver les objets qui présentent des taches de cette nature, avant de les mettre à l'étuve.

Les enregistreurs dont les étuves Geneste et Herscher sont aujourd'hui pourvues permettent de contrôler le nombre des opérations, leur durée, l'heure à laquelle elles ont été effectuées, la température obtenue dans l'étuve, ainsi que le nombre et la périodicité des détentes faites par le conducteur de l'appareil.

La première opération est beaucoup plus coûteuse que les opérations suivantes, à cause du combustible consommé pour la mise en train de l'étuve; il y a donc avantage à faire des opérations successives et non des opérations isolées; dans un hôpital, on attendra, pour faire fonctionner l'étuve, que les objets à désinfecter soient en assez grande quantité pour remplir l'étuve à plusieurs reprises.

Pour transporter jusqu'aux étuves à désinfection fixes les effets d'habillement et les objets de literie, il est indispensable d'avoir des voitures spéciales faciles à désinfecter. La caisse de ces voitures doit être munie d'un couvercle et entièrement métallique; le fer galvanisé non peint convient bien pour cet usage. La voiture doit être assez grande pour qu'on puisse y faire entrer facilement au moins une literie ordinaire. A défaut d'une voiture spéciale, on se sert de sacs en toile pour transporter les objets à désinfecter. Une note ministérielle du 4 octobre 1894 a introduit, dans la nomenclature générale du matériel du service de santé, des sacs à désinfection qui sont confectionnés avec d'anciennes enveloppes de paillasses. Il faut avoir soin de sortir les objets des sacs pour les introduire dans l'étuve; les objets entassés dans les sacs se désinfecteraient mal si l'on introduisait le tout ensemble.

Étuve locomobile de Geneste et Herscher. — Cette étuve (fig. 259) est du même modèle général que l'étuve fixe décrite ci-dessus, elle est seulement plus petite. La locomobile sur laquelle se trouve l'étuve porte également le générateur de vapeur. Les dimensions de l'étuve sont calculées pour qu'on puisse y introduire un matelas en le pliant en deux; un attelage de deux chevaux suffit pour la traîner.

Dans les grandes garnisons il est facile de faire transporter cette étuve dans les casernes où se trouvent les effets d'habillement ou les objets de literie à désinfecter; l'étuve locomobile pourra rendre aussi de grands services dans les hôpitaux temporaires, en campagne.

Fonctionnement de l'étuve locomobile [1]. — La chaudière étant remplie d'eau jusqu'à son niveau normal, le robinet b de communication avec l'étuve étant fermé, ainsi que le robinet de vapeur c allant à l'injecteur, on met la chaudière en pression.

---

1. Instruction sur l'emploi de l'étuve locomobile système Geneste et Herscher.

En *s* se trouve le réservoir d'alimentation; un injecteur permet de faire passer l'eau de ce réservoir dans la chaudière, de manière à maintenir toujours l'eau de la chaudière à un niveau convenable qui est indiqué par le tube *r*.

En *u* se trouve une caisse à combustible, en *x* une caisse à outils.

La chaudière étant en pression, on ouvre doucement le robinet *b*, qui, placé sur le haut de la chaudière, donne accès à la vapeur dans la surface de chauffe disposée comme dans l'étuve fixe. La vapeur, après avoir passé dans la surface de chauffe, s'échappe par le robinet purgeur *m*, qui doit être réglé à la main, de manière à ne laisser

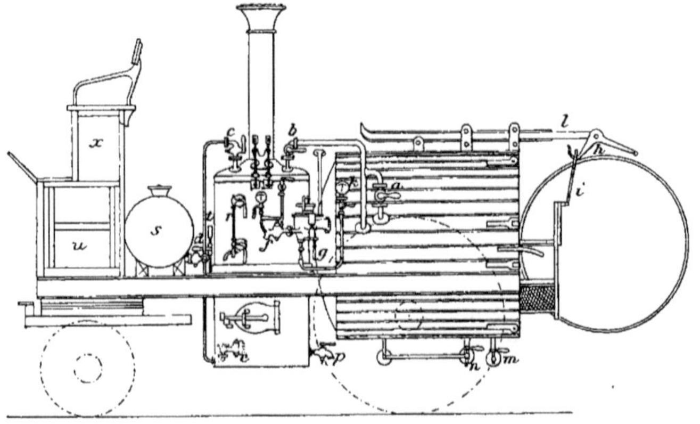

Fig. 259. — Étuve locomobile de Geneste et Herscher.

sortir que l'eau condensée, sans perte de vapeur. Le robinet *b* reste ouvert pendant toute la durée de l'opération. On ouvre la porte de l'étuve, on accroche la bielle *i* du chariot au crochet du levier *h* et on tire ce levier pour sortir le chariot de l'étuve.

On charge le chariot avec les vêtements à désinfecter en ayant soin de les ranger sur les claies, par couches, en évitant de les entasser les uns sur les autres. On introduit ensuite le chariot dans l'étuve, en poussant le levier *h*. On décroche la bielle *i* et on ferme la porte de l'étuve en serrant fortement les boulons.

Après s'être assuré que le levier de la soupape servant à l'échappement de la vapeur repose bien sur cette soupape, et que le robinet purgeur d'air *f* est ouvert, on ouvre doucement le robinet de vapeur *a*; on ferme le purgeur d'air *f* au moment où l'air est complètement évacué, c'est-à-dire quand la vapeur s'échappe avec force par ce robinet.

La pression de la vapeur indiquée au manomètre k doit être maintenue entre 0 kg. 5 et 0 kg. 7, résultat qui est obtenu lorsque l'aiguille se trouve dans le voisinage de la flèche marquée en rouge sur le cadran du manomètre ; on règle ensuite le robinet purgeur d'eau condensée n.

D'après l'instruction, l'opération de la désinfection doit durer 15' ; elle commence au moment où, après ouverture du robinet a, l'aiguille du manomètre k indique 0 kg. 5 ; cette pression est maintenue pendant cinq minutes, puis on fait une dépression; pour cela, après avoir fermé le robinet a, on soulève le levier de la soupape au moyen du petit volant à main g et on ouvre le purgeur d'air f. Quand l'aiguille du manomètre est revenue à 0, on ramène le levier de la soupape sur cette soupape, on rouvre le robinet de vapeur a et on ferme le robinet purgeur d'air f.

On maintient la pression de la vapeur entre 0 kg. 5 et 0 kg. 7 pendant le temps nécessaire pour compléter les 15'. Il est préférable de faire deux dépressions.

Après ces 15', on ferme le robinet de vapeur a, on soulève le levier de la soupape au moyen du petit volant g et on ouvre le robinet purgeur d'air f.

Quand l'aiguille du manomètre est redescendue à 0, l'opération est terminée; on entr'ouvre la porte de l'étuve de 0 m. 15 environ et on laisse les objets exposés à la chaleur sèche pendant 20 minutes. La porte de l'étuve est alors ouverte largement, le chariot est sorti, déchargé et rechargé, s'il y a lieu de procéder à une nouvelle opération.

Lorsque l'appareil doit être conduit d'un endroit dans un autre, il faut avoir soin de démonter les manomètres de l'étuve et de la chaudière et les barreaux de grille de la chaudière et d'attacher le levier h à la voie extérieure l du chariot, afin d'éviter la détérioration de ces accessoires pendant la route.

Lorsque l'appareil est arrivé à l'endroit où il doit fonctionner, on serre le frein, on remet les manomètres en place, ainsi que les barreaux de grille et on détache le levier h.

Quand l'étuve fonctionne d'une façon continue, on doit nettoyer l'intérieur de la chaudière environ tous les quinze jours en défaisant les tampons autoclaves dont elle est munie à cet effet.

Quand l'appareil doit rester un certain temps sans fonctionner, il faut vider complètement la chaudière par le robinet de purge p.

Pour remettre l'appareil en marche, on introduit de l'eau dans la chaudière par l'une des soupapes de sûreté.

Par les temps froids, on aura soin de vider complètement la chaudière et d'entourer les tuyaux des manomètres et le tuyau d'amenée d'eau à la chaudière, de manière à les garantir de la gelée.

Si la garniture de caoutchouc du joint de la porte de l'étuve est en mauvais état et donne lieu à des fuites, on ôte le caoutchouc hors d'usage et on enfonce un caoutchouc neuf à coups de maillet en bois dans la feuillure qui lui sert de logement. On frotte de temps en temps cette garniture avec un peu de poudre de talc ou de plombagine.

Appréciation des étuves Geneste et Herscher. — Tous les observateurs qui ont procédé à des expériences sur ces étuves ont obtenu des résultats très favorables à ces appareils.

Il résulte des recherches de Grancher que l'étuve Geneste et Herscher est un appareil de désinfection excellent; il suffit d'élever la température à 106 ou 108° C. pour tuer, même à l'intérieur d'un matelas, tous les microbes pathogènes, sans en excepter les spores de la bactéridie charbonneuse. Certains bacilles non pathogènes, comme le *B. subtilis*, résistent seuls à cette température; pour les tuer il faut atteindre 115° C.

Salomonsen et Levison ont obtenu aussi d'excellents résultats.

Il faut bien savoir toutefois que, pour obtenir ces résultats, il est nécessaire de surveiller de près le fonctionnement des étuves et en particulier le mode de chargement et l'expulsion de l'air.

P. Canalis a retrouvé des punaises vivantes dans des matelas qui sortaient d'une étuve de Geneste et Herscher, preuve évidente que la température de 100° n'avait pas été atteinte dans toutes les parties des objets soumis à la désinfection; les matelas avaient été empilés dans le chariot, on avait supprimé les cloisons intermédiaires, ce qu'on ne doit jamais faire.

P. Canalis, qui a fait des expériences intéressantes pour rechercher les meilleures conditions de fonctionnement de l'étuve Geneste et Herscher, est arrivé aux conclusions suivantes :

La désinfection à l'aide de cet appareil exige un temps plus long que celui qui est fixé par les instructions.

Avec la pression de 0 kg. 5 à 0 kg. 7, l'action de la vapeur doit s'exercer pendant 40′, et avec la pression de 0 kg. 7 à 0 kg. 9, pendant 25′; dans les deux cas il faut faire deux dégagements de la vapeur à 5 ou 10′ d'intervalle, le mieux est de lâcher la vapeur la première fois après 5′, et la deuxième fois après 10′.

Il faut en outre avoir la précaution de laisser ouverts pendant longtemps, au début de l'opération, le robinet de l'air et celui qui sert à la purge de l'eau de condensation, afin que l'air soit chassé aussi complètement que possible de l'appareil.

A la pression de 0 kg. 5 à 0 kg. 7 il serait imprudent de fermer avant 15′, si l'appareil est chaud par suite d'une désinfection antérieure, ou de 25′ s'il est froid. A la pression de 0 kg. 7 à 0 kg. 9 on peut fermer au bout de 15′.

La durée de l'opération, calculée depuis le moment de l'introduction de la vapeur dans l'appareil, doit donc être de 65′ à 74′, à la pression de 0 kg. 5 à 0 kg. 7, et de 50′ à 54′ avec la pression de 0 kg. 7 à 0 kg. 9.

La manière de charger les objets dans l'étuve mérite une attention particulière ; les traverses du chariot ne doivent jamais être supprimées, les matelas seront placés verticalement (comme l'indique l'instruction), avec des intervalles qui permettront à la vapeur de s'introduire entre eux. Les couvertures, les effets d'habillement, seront en petits paquets et non en tas volumineux ; ils seront dépliés autant que possible. Les objets ne seront jamais empilés, comprimés dans des sacs.

L'appareil Geneste et Herscher, lorsqu'on le fait fonctionner dans ces conditions, donne d'excellents résultats, un peu moins rapidement seulement que ne l'avaient pensé les premiers observateurs qui l'ont expérimenté. P. Canalis croit qu'il est difficile de trouver un appareil qui permette de désinfecter, en aussi peu de temps et avec aussi peu de combustible, une aussi grande quantité d'objets.

Dans les conditions indiquées par P. Canalis, la quantité de charbon nécessaire à une désinfection est de 46 kilogr. pour la première opération et de 20 kilogr. pour les opérations suivantes.

On voit que, d'après ces expériences, il faudrait tripler au moins la durée de la désinfection prescrite par les instructions ; cette durée, qui est fixée à 15′, à la pression 0 kg. 7, devrait être portée à 50′ pour donner des résultats certains.

Les recherches de Grancher, et celles de Salomonsen et Levison montrent qu'on obtient de bons résultats en se plaçant dans les conditions de l'instruction et il y a évidemment des inconvénients à prolonger la durée de la désinfection ; sans compter la perte de temps, les objets risquent davantage de s'altérer, enfin la dépense de combustible est plus forte.

Avant de porter à 50′, comme le demande P. Canalis, la durée de la désinfection, il y aurait lieu de reprendre ces expériences, car il importe de bien établir quelle doit être la durée *minima* de la période à désinfection.

C. *Étuves à vapeur fluente.* — Les étuves à vapeur sous pression sont excellentes, mais elles coûtent cher [1], et pour les faire fonctionner, il faut avoir des ouvriers spéciaux sachant conduire une machine.

C'est pour remédier à ces inconvénients qu'on a imaginé des .étuves qui sont basées sur un autre principe, celui de la stérilisation par les courants de vapeur ; ces étuves sont très employées en Allemagne, en Autriche, en Danemark, en Italie et en Russie.

De même que le principe de l'étuve à vapeur sous pression est dans l'autoclave, le principe de l'étuve à vapeur fluente est dans l'appareil à stérilisation dont on se sert dans le laboratoire de Koch.

Le stérilisateur à vapeur de Koch se compose d'un cylindre en fer-blanc, recouvert d'une couche épaisse de feutre. La partie inférieure de ce cylindre, fermée par un grillage, est soudée à une petite chaudière en cuivre pouvant contenir 2 ou 3 l. d'eau. La chaudière est munie d'un tube niveau d'eau. Le cylindre est fermé, à sa partie supérieure, au moyen d'un couvercle dans lequel se fixe un thermomètre ; trois arrêts empêchent le couvercle d'obturer complètement l'orifice supérieur.

Les objets à stériliser sont placés à l'intérieur, dans un panier en treillis. La chaudière est chauffée avec une couronne de becs de gaz qui portent rapidement l'eau à l'ébullition ; le cylindre se remplit de vapeur et, grâce à l'enveloppe de feutre, la vapeur ne se condense pas. On note le moment où le thermomètre fixé dans le couvercle marque 100° C. ; il faut, à partir de ce moment, de 10 à 15′ pour que la stérilisation soit complète.

On réussit presque toujours par ce moyen à obtenir la stérilisation, ce qui paraît singulier, la résistance de certaines spores à la chaleur étant connue.

La température de la vapeur ne dépasse pas 100° ; mais cette vapeur à 100° peut élever jusqu'à 104 et 105° la température des objets qui se trouvent dans l'étuve, à la condition que le courant de vapeur soit assez fort (Esmarch) ; la vapeur qui se dépose sur les objets placés dans l'étuve abandonne du calorique latent (Budde, *Zeitschr. f. Hygiene*, VII, p. 291).

---

1. La grande étuve fixe de Geneste et Herscher coûte 6000 fr. et l'étuve locomobile 6700 fr.

Parmi les étuves à désinfection par circulation de vapeur qui sont les plus connues, nous citerons l'étuve de l'hôpital militaire de Giessen (*Militärärtzl. Zeitschr.*, 1887), les étuves de Thursfield, de van Overbeck de Meyer, de Flügge, de Reck, d'Henneberg, de Schimmel, de Fouché.

Les étuves de Thursfield et de Schimmel sont les plus employées en Allemagne et en Autriche.

La figure 260 représente une coupe schématique de l'étuve Thursfield et la figure 261 donne une vue d'ensemble de cette étuve. La vapeur développée dans le générateur *b* pénètre par les tuyaux *d,d*, et s'introduit dans l'étuve par les orifices qui sont ménagés en *e* ; la vapeur traverse de bas en haut les objets placés

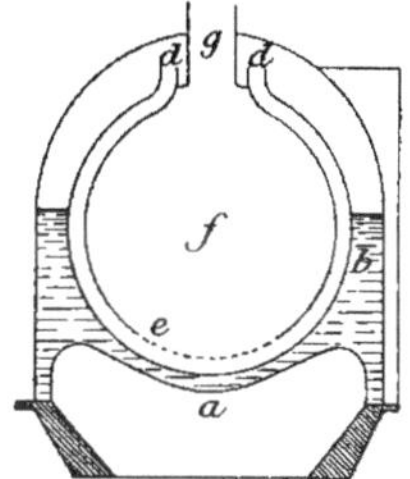

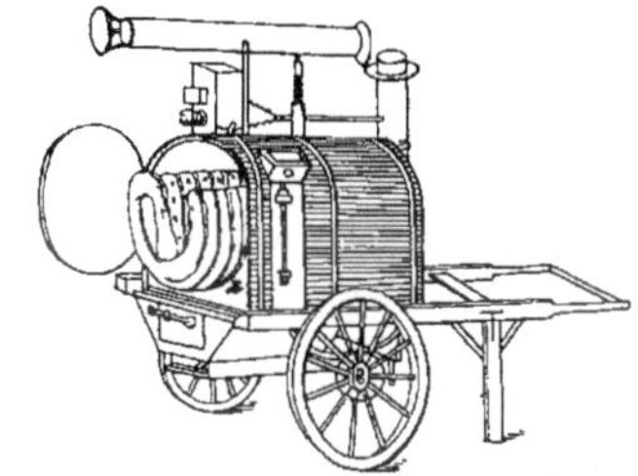

Fig. 260. — Coupe de l'étuve Thursfield (d'après E. Richard, *op. cit.*).   Fig. 261. — Vue d'ensemble de l'étuve Thursfield.

dans l'étuve *f* et s'échappe par le tuyau de fumée *g*. Un entonnoir pour l'alimentation de la chaudière et un niveau d'eau complètent l'appareil.

Le foyer, revêtu de briques réfractaires *a*, est situé au-dessous de la chaudière *b*, qui entoure la chambre de désinfection cylindrique. Cette disposition de la chaudière est très heureuse, elle permet de chauffer les objets avant l'introduction de la vapeur, et de réaliser une grande économie de combustible en empêchant la déperdition de chaleur dans l'étuve.

Les étuves Thursfield sont mobiles, montées sur un train à deux roues (fig. 261).

P. Canalis, qui a expérimenté l'étuve Thursfield, a obtenu de bons résultats en laissant agir la vapeur pendant 1 h. et 10′ à partir du moment où le thermomètre marque 100° (temps double de celui qui est d'ordinaire consacré à la désinfection au moyen de cette étuve).

Cet appareil se recommande par son prix peu élevé, par la facilité de son fonctionnement, qui ne nécessite pas la présence d'un ouvrier mécanicien; il a l'inconvénient de consommer une assez grande quantité de combustible. L'étuve Thursfield convient surtout à de petits établissements qui n'ont à désinfecter que très peu d'objets et qui ne peuvent pas faire l'acquisition d'un appareil à pression. (P. CANALIS.)

L'étuve de O. Schimmel se compose d'une chambre rectangulaire ou elliptique en tôle, à double paroi; l'intervalle existant entre les doubles parois est rempli avec un corps mauvais conducteur de la chaleur. Les portes qui se trouvent aux deux extrémités de l'étuve sont également à double paroi.

Au-dessous de la chambre dans laquelle se placent les objets à désinfecter se trouvent des tuyaux à ailettes qui sont chauffés par la vapeur, et un tuyau percé de petits trous pour l'admission de la vapeur dans l'intérieur de l'étuve.

Un chariot, roulant sur rails, reçoit les objets à désinfecter.

Au bas de la paroi antérieure de l'étuve et à la partie supérieure de la paroi postérieure, des orifices, que l'on peut fermer hermétiquement au moyen de valves, permettent d'évacuer la vapeur et de faire, lorsqu'on les ouvre tous les deux, une ventilation très active.

Un tuyau de vidange pour l'eau de condensation et une soupape de sûreté complètent l'appareil.

La vapeur, qui est empruntée, autant que possible, à un générateur servant à d'autres usages, doit avoir une tension de 3 à 4 atmosphères qui est indispensable pour porter les batteries de chauffe à la température nécessaire.

On commence par chauffer l'étuve, puis on introduit le chariot chargé et on attend que la température ait atteint 60° C. On ferme alors l'orifice d'admission de l'air et presque complètement l'orifice d'échappement de la vapeur et l'on fait circuler la vapeur pendant 30 minutes dans l'étuve. Au bout de ce temps on arrête l'arrivée de la vapeur dans l'étuve, tout en continuant à chauffer au moyen des tuyaux à ailettes et, en ouvrant les valves des orifices percés dans les parois antérieure et postérieure, on établit un courant d'air qui sèche rapidement les objets.

Lorsqu'on désinfecte des matelas, il faut compter une heure pour échauffer les objets, une heure pour le passage de la vapeur, et une heure pour le séchage.

L'opération de la désinfection est donc beaucoup plus lente avec cette étuve qu'avec les étuves à vapeur sous pression et si le prix d'achat de l'appareil est moins élevé que celui de ces dernières étuves, il faut tenir compte de ce fait que la dépense de combustible est plus forte.

L'étuve Fouché a été construite par la maison Geneste et Herscher pour la désinfection dans les asiles de nuit; il fallait, pour ces asiles, des appareils peu coûteux et solides, assurant une désinfection efficace et faciles à manœuvrer. Ces conditions sont également celles que doit remplir un appareil à désinfection destiné aux casernes. Nous empruntons la description de l'étuve Fouché à un travail de M. le Dr Drouineau sur la désinfection dans les asiles de nuit (*Revue d'hygiène*, 1895, p. 147).

L'étuve consiste en un cylindre de 0 m. 80 de diamètre et de 1 m. 20 de profondeur, faisant corps avec la chaudière, également cylindrique, placée immédiatement au-dessous, et avec le foyer (fig. 262). Elle est garnie intérieurement d'un écran circulaire en cuivre étamé, qui constitue, avec le corps cylindrique de l'étuve, une double paroi empêchant toute condensation à l'intérieur sur les objets soumis à la désinfection. Trois claies mobiles servent à supporter les effets; retirées, elles laissent la place pour un matelas. Une porte à charnière, assujettie par quatre boulons articulés, ferme l'étuve.

La vapeur produite dans la chaudière pénètre dans l'étuve par une valve placée à l'avant, elle circule dans la double paroi formée par l'écran et pénètre dans la cavité centrale par des ouvertures ménagées à la partie supérieure de cet écran ; de là, elle s'échappe par un tuyau situé en bas et en arrière, ce tuyau porte un thermomètre qui indique constamment l'état de la vapeur d'échappement et il plonge, à une profondeur de 0 m. 60, dans un récipient plein d'eau. La vapeur ne peut donc s'échapper que lorsqu'elle a atteint une légère pression (0 m. 60 en colonne d'eau), et sa température est ainsi, après complète purge d'air, un peu supérieure à 100°.

Un autre tuyau de sécurité part de la chaudière et plonge de 0 m. 80 dans le même récipient plein d'eau. Cette retenue est plus forte que celle de l'échappement de l'étuve, aussi la vapeur ne peut s'échapper par ce tuyau que si la vanne d'introduction dans l'étuve est fermée ou si l'ébullition est par trop active.

L'introduction de l'eau dans la chaudière, au fur et à mesure des besoins, se fait à l'aide d'un entonnoir surélevé, sans robinet.

La simplicité de la manœuvre est très grande, puisque tout se fait à l'aide de la seule vanne placée sur l'avant de la chaudière.

La mise en train de l'appareil demande environ une heure; chaque opération de désinfection dure une demi-heure.

Le fonctionnement de l'appareil est facile. Dès que la vapeur est produite en quantité suffisante pour chasser l'air de l'étuve et porter le thermomètre à 100°, on charge l'étuve, après avoir fermé la valve. Pendant cette opération le thermomètre baisse et tombe à 60° en-

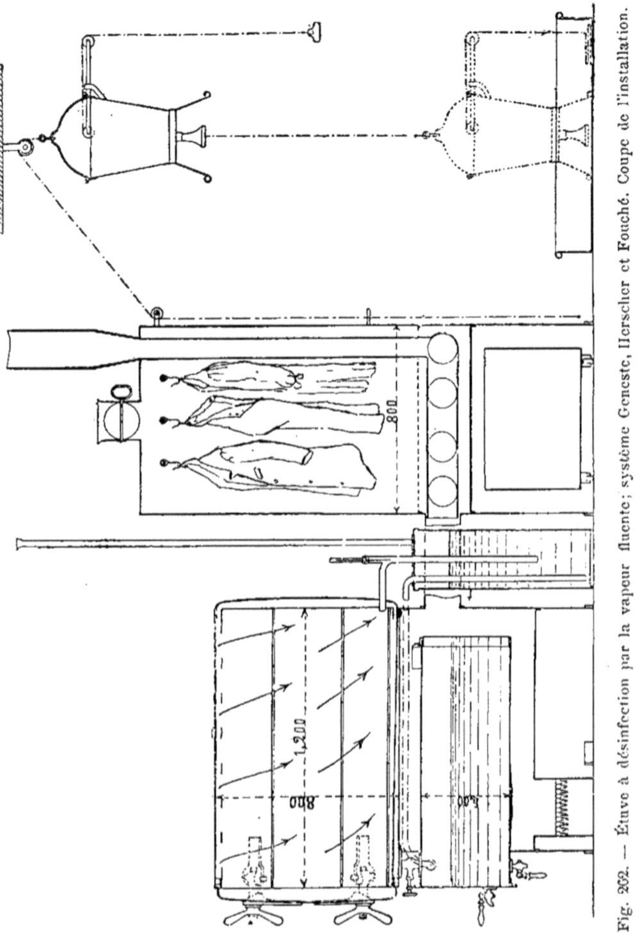

Fig. 262. — Étuve à désinfection par la vapeur fluente; système Geneste, Herscher et Fouché. Coupe de l'installation.

viron; l'étuve chargée et refermée, on rouvre la valve, la vapeur pénètre dans l'étuve et, au bout d'un quart d'heure, le thermomètre remonte à 100°; dix à quinze minutes après, la désinfection est achevée. L'étuve est ouverte et les effets, secoués, étalés comme au sortir de l'étuve sous pression, sèchent rapidement.

Le séchoir, qui est annexé à l'étuve, n'est pas le complément nécessaire de l'appareil, mais il est très utile pour sécher les linges lavés, les effets et vêtements mouillés, avant de les soumettre à la désinfection.

Le séchoir est un coffre en tôle de 0 m. 8 de largeur, de 0 m. 65 de profondeur, et de 1 m. 20 de hauteur; il est chauffé par les gaz perdus de la combustion; la température y atteint aisément de 60° à 70°.

Le compartiment inférieur sert de coffre à charbon.

La durée fixée pour la désinfection nous paraît tout à fait insuffisante, au moins pour les objets un peu volumineux; il est bien probable qu'il faudrait porter cette durée à une heure comme dans les étuves Thursfield et Schimmel.

Le système de douches annexé à l'étuve et en usage depuis longtemps dans les asiles de nuit (seau à douches) n'est pas applicable aux casernes, où le nombre des bains-douches à donner est considérable et où les opérations de désinfection ne peuvent pas toujours coïncider avec l'heure des bains-douches. Dans les casernes, les bains-douches devront rester indépendants des appareils de désinfection, si l'on se décide à doter chaque caserne d'un appareil à désinfection.

Appareils à désinfection improvisés. — Là où l'on dispose d'un générateur de vapeur, il est facile d'improviser une étuve à courant de vapeur. On fait arriver la vapeur par un tuyau de 0 m. 015 de diamètre dans un tonneau à double fond : le fond inférieur est plein; à 0 m. 04 au-dessus de lui est disposé le fond supérieur, criblé de trous pour laisser passer la vapeur. Le couvercle ne doit pas joindre hermétiquement. Les objets à désinfecter étant disposés dans le tonneau, on charge le couvercle avec de grosses pierres. On fait ensuite passer le courant de vapeur qui doit avoir, dans le générateur, une tension d'au moins une demi-atmosphère. Un robinet placé sur le trajet du tuyau permet de régler à volonté l'arrivée de la vapeur. Au bout de 5 à 10′ la vapeur sort par la partie supérieure du tonneau à la température de 100° C. et, à partir de ce moment, il faut une heure pour que l'opération soit achevée (RICHARD, Précis d'hygiène, 1891, p. 366).

D. *Étuve à circulation de vapeur et à vapeur sous pression.* — L'étuve de MM. Vaillard et Besson ne rentre exactement, ni dans les étuves à vapeur sous pression, ni dans les étuves à circulation de vapeur; elle fonctionne, en effet, tantôt comme les unes et tantôt comme les autres.

Cette étuve se compose du fourneau et de l'étuve proprement dite qui repose sur le fourneau (fig. 263).

Le fourneau comporte un manteau cylindrique en tôle épaisse reposant sur une plaque circulaire. Le bord supérieur de ce manteau est garni d'un cercle en fer forgé, destiné à recevoir la chaudière; trois fortes pattes viennent s'appliquer contre les parois de la chaudière et donnent à l'appareil la stabilité nécessaire.

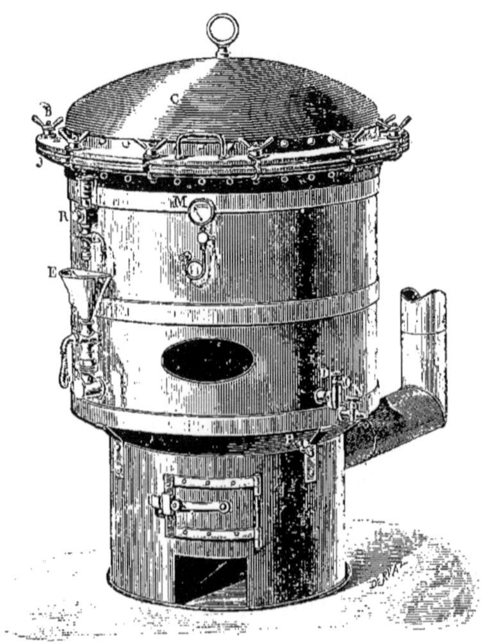

Fig. 263. — Étuve à désinfection de Vaillard et Bessou.

Le foyer est adapté pour tous les combustibles : houille, coke, bois, etc.

L'étuve, en tôle d'acier galvanisée, est constituée par deux cylindres concentriques, fermés à leur partie inférieure par un fond embouti et écartés l'un de l'autre, dans toute leur étendue.

Le cylindre intérieur S (fig. 264) forme la chambre de désinfection, qui mesure 0 m. 82 de haut, sur 0 m. 75 de diamètre; sa capacité est de 362 litres.

Le cylindre extérieur est écarté du précédent de 0 m. 025 suivant la circonférence; son fond est distant de 0 m. 15 du fond du cylindre intérieur.

L'espace compris entre les deux fonds constitue la chaudière. Celle-ci reçoit l'eau au moyen d'un entonnoir latéral à robinet E. Un robinet de niveau N marque la hauteur de l'eau nécessaire à chaque opération. Un deuxième robinet de jauge P est destiné à indiquer la quantité d'eau qui reste dans la chaudière après une opération prolongée.

Le fond du cylindre extérieur, épais de 0 m. 0045, repose directement sur le fourneau, un bouchon fusible est vissé dans sa paroi (Q).

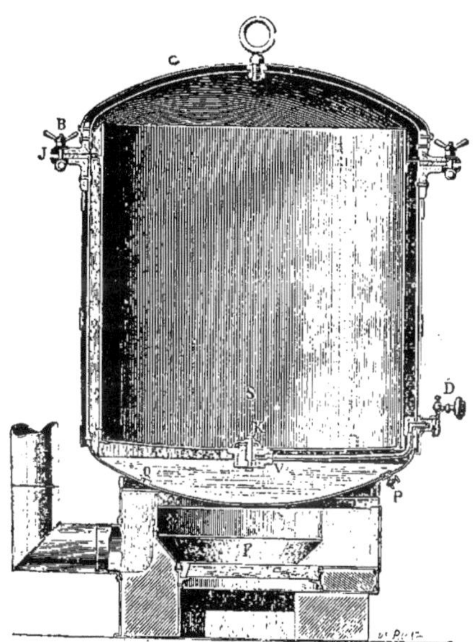

Fig. 261. — Étuve à désinfection de Vaillard et Besson. Coupe verticale.

Le fond du cylindre intérieur S est supporté par trois taquets en fer galvanisé; il est percé en son milieu d'un orifice dans lequel s'engage une pièce en bronze K, évidée à son centre. Cette pièce peut être facilement enlevée, le cylindre intérieur est par suite amovible, ce qui permet de visiter la chaudière.

La vapeur produite au fond de la chaudière circule dans le manchon qui entoure le cylindre intérieur, aborde la chambre de désinfection par la partie supérieure et s'échappe ensuite par la partie inférieure; sa circulation dans le cylindre intérieur se fait donc de haut en bas.

La pièce de bronze K est creusée d'un canal dans lequel se visse un tube de fer galvanisé VD, servant à l'échappement de la vapeur;

ce tube se termine au dehors par une soupape qui sera décrite plus bas.

Toute communication entre la chaudière et la chambre de désinfection est rendue impossible par l'étanchéité du joint K.

Le cylindre extérieur porte à sa partie supérieure une forte cornière étanche J, dont la partie horizontale est munie de dix échancrures portant chacune un boulon à oreille, c'est sur cette pièce que s'applique le couvercle; un joint en caoutchouc assure la fermeture hermétique.

Le couvercle se compose de deux parois de tôle assemblées sur un cercle en fer forgé; l'espace compris entre les deux parois est rempli de poussière de liège. Le bord du couvercle est creusé de dix échancrures destinées à recevoir les boulons; il porte en outre deux poignées et deux anneaux fixés l'un sur la cornière, l'autre sur le dôme du couvercle; ces anneaux permettent de soulever le couvercle à l'aide d'une poulie et d'un contrepoids; le poids du couvercle est en effet de 82 kilogr.

Le cylindre externe est garni d'une enveloppe isolante en feutre, recouverte d'une feuille mince de tôle ou de cuivre, maintenue par trois cercles métalliques serrés au moyen de boulons. Cette paroi porte : 1° un manomètre M, indiquant la pression et la température à l'intérieur de l'étuve; 2° à la partie supérieure et en communication directe avec la chaudière, une prise de vapeur sur laquelle est branché un T en bronze, portant à une de ses extrémités une soupape de grande sûreté, et à l'autre, un robinet de vapeur R. Ce dernier établit ou supprime à volonté la communication entre l'extérieur et l'espace limité par les deux cylindres.

Une claire-voie mobile, en toile métallique, garnit le fond du cylindre S et supporte les objets à désinfecter.

La disposition de l'orifice de sortie de la vapeur représentée dans la figure 265, joue un rôle essentiel dans l'économie de l'appareil : un tube de bronze a est vissé à la partie terminale du tube VD et un clapet en cuivre b, oscillant sur une chape c, sert à la fois de moyen de réglage et de soupape de sûreté. Ce clapet s'appuie sur les rebords amincis et bien dressés du tube en bronze. En position verticale, il obture l'orifice de sortie de la vapeur; soulevé, il le démasque.

A la face extérieure du clapet est fixée une tige verticale d, qui reçoit une douille servant de support à un court levier muni d'une boule métallique p. Cette boule, mobile autour de la tige d, est destinée à agir sur le clapet pour augmenter, diminuer, ou annihiler la charge que cet opercule exerce sur l'orifice de sortie ; ce résultat est obtenu par le simple déplacement de la verticale passant par son centre de gravité. La charge est *maxima* lorsque la boule est placée dans la position indiquée par la figure, c'est-à-dire perpendiculairement à l'axe c ; elle est *minima* lorsque, après avoir décrit un quart de cercle, le levier se trouve parallèle au plan de l'axe c ; pour chaque position intermédiaire aux deux précédentes, la charge varie entre le maximum et le minimum. Enfin, lorsque après avoir décrit plus du quart de cercle, la boule se trouve en arrière de l'axe c, son poids agit pour soulever le clapet.

Le levier et la boule métallique sont construits de telle sorte que le maximum de leur charge sur le clapet fasse équilibre à une pression déterminée de la vapeur qui s'écoule par le tube a. Cette pression, fixée à 450-500 grammes par centimètre carré, correspond à la température de 110°-112°, largement suffisante pour assurer

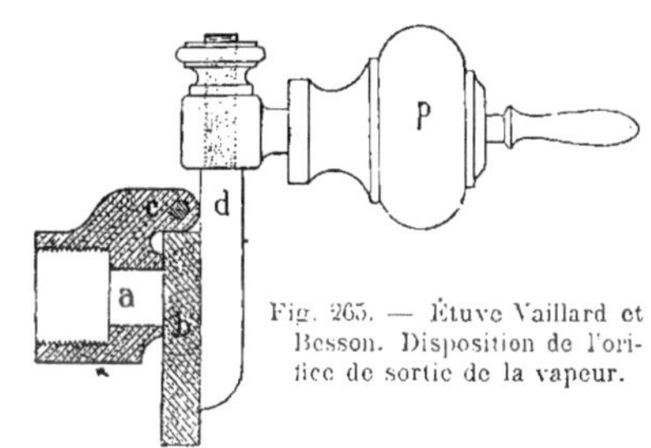

Fig. 265. — Étuve Vaillard et Besson. Disposition de l'orifice de sortie de la vapeur.

la désinfection. Pour des pressions supérieures le clapet se soulève, et l'échappement de vapeur maintient la pression au degré voulu. En déplaçant plus ou moins la boule de la position où elle exerce le maximum de charge, il est facile de réduire son action sur le clapet, et, par conséquent, de diminuer à volonté la pression et la température dans l'appareil. Les différentes positions de la boule par rapport à l'axe c peuvent être fixées au moyen d'un écrou moleté, placé à l'extrémité de la tige d.

Fonctionnement de l'étuve. — Les objets à désinfecter sont disposés dans le cylindre intérieur ; on les recouvre d'un linge pour les protéger contre la faible quantité d'eau condensée au niveau du couvercle. Le couvercle est mis en place et solidement fixé au moyen des écrous.

Le robinet de l'entonnoir E étant ouvert, ainsi que le robinet de niveau N, on introduit l'eau dans la chaudière jusqu'à ce qu'elle s'écoule par le robinet de niveau ; la quantité introduite est de 45 litres environ. Les robinets E, N et P sont fermés complètement. Le clapet D est fixé dans la position soulevée. Le robinet latéral R est fermé. On allume le foyer.

18 ou 20 minutes après l'allumage, l'eau est portée à l'ébullition ;

la vapeur circule dans l'espace compris entre les deux cylindres, aborde et traverse les effets, et commence bientôt à s'échapper par le tube VD, d'abord faiblement, puis en jet vigoureux.

Si la désinfection se fait par la vapeur d'eau à 100°, le clapet doit être maintenu soulevé pendant tout le temps de l'opération.

Le temps nécessaire à la désinfection commence à partir du moment où la vapeur s'échappe en jet fort par l'orifice VD. Sa durée doit être de 40 minutes au moins.

Pour la désinfection par la vapeur d'eau sous pression, la chaudière étant pourvue de l'eau nécessaire, les robinets E, N sont fermés, ainsi que l'orifice latéral R. Le clapet D est placé en position soulevée. Le foyer est allumé.

Lorsque la vapeur s'échappe en jet vigoureux, on laisse cet échappement se produire librement pendant cinq minutes ; le clapet est alors abaissé.

Si la désinfection doit être faite à 110-112°, le levier qui actionne le clapet est placé dans la position du maximum de charge. La pression et la température s'élèvent aussitôt dans l'intérieur de l'étuve, comme l'indique le manomètre. A mesure que la pression s'élève, l'échappement de la vapeur se fait plus vivement sous le clapet. Dès que la pression atteint 450 à 500 grammes, c'est-à-dire la charge correspondant à la température de 110-112°, la vapeur s'échappe en plus grande quantité. Si la chauffe est convenablement dirigée, la pression reste stationnaire.

Le temps nécessaire à la désinfection commence à partir du moment où l'aiguille du manomètre indique la température de 110-112°; on le prolonge pendant 20 minutes, en ayant soin de maintenir la pression au degré fixé.

Lorsque la désinfection doit être faite à une température inférieure à 110-112°, le clapet étant abaissé, on place le levier qui l'actionne dans une position plus ou moins éloignée de la précédente. Moins la boule est éloignée de la position perpendiculaire au clapet, plus la température reste voisine de 112°; plus elle en est distante, moins la température s'élève au-dessus de 100°. Dans le quart de cercle que la boule peut décrire, avant d'arriver au point où son action est nulle ou négative, il est facile de trouver la position qui donne et maintient la température désirée; les indications du manomètre servent de guide pour cette manœuvre.

La désinfection terminée, on procède à l'ouverture de l'étuve et au séchage.

La pression intérieure de l'étuve est ramenée à la pression

normale. A cet effet, le robinet R est ouvert progressivement, de façon à éviter une détente trop brusque qui déterminerait une condensation de la vapeur et le mouillage des effets. Lorsque l'aiguille du manomètre est revenue au 0, on déboulonne et on soulève le couvercle; le linge qui recouvre les effets est enlevé. La chauffe est entretenue pendant 5 ou 10′ pour opérer le séchage; celui-ci est d'ailleurs singulièrement abrégé par la faible humectation des effets et la haute température à laquelle ils se trouvent. Les objets sont ensuite retirés de l'étuve et exposés à l'air.

On retourne la grille du foyer et on fait tomber le feu.

L'alimentation de la chaudière doit être rigoureusement faite à chaque opération et le remplissage effectué jusqu'à la hauteur marquée par le robinet de niveau (N).

La capacité de la chaudière est de 45 l.; pour une marche sous pression, la consommation d'eau ne dépasse pas 10 l. par heure; il n'en est pas moins indispensable, si une opération succède à une autre, de parfaire la provision d'eau à chaque reprise.

Avec le fonctionnement sous pression, la durée totale d'une désinfection est de 60′ environ, séchage compris; mais l'opération qui suit est abrégée du temps nécessaire pour chauffer l'eau au voisinage de l'ébullition, c'est-à-dire de 18 à 20′ environ.

Cet appareil présente les avantages suivants : grâce à la forme donnée à la chaudière, on peut mettre rapidement l'étuve en fonctionnement, la surface de chauffe est très grande et la tranche d'eau à chauffer peu épaisse.

La disposition adoptée pour l'orifice d'échappement de la vapeur permet d'utiliser l'étuve pour la désinfection par un courant de vapeur à la pression normale, de réunir à volonté la pression à la circulation de vapeur et d'élever cette pression jusqu'à une limite qu'il est impossible de franchir, ou de la régler pour des degrés inférieurs.

Lorsque l'étuve est mise en pression et le clapet disposé pour la charge maxima, la pression se règle automatiquement pour la température de 110-112°. L'appareil ne nécessite alors d'autre surveillance que celle qui a trait à l'entretien du foyer. La manœuvre est si simple qu'elle peut être confiée aux personnes les plus étrangères à la conduite des machines; tout danger se trouve en outre prévenu par la soupape de grande sûreté, et par la résistance de l'appareil, établi pour une pression au moins égale à 1 kg. 500 par centimètre carré.

La vapeur est en circulation plus ou moins active, ce qui favorise beaucoup l'expulsion de l'air; ainsi que nous avons eu déjà l'occasion de le dire, il importe beaucoup d'expulser complètement l'air des étuves; le mélange d'air et de vapeur désinfecte moins bien que la vapeur seule et, d'autre part, s'il s'agit de désinfection par la vapeur sous pression, la pression de l'air s'ajoutant à celle de la vapeur, les indications manométriques ne correspondent plus exactement aux températures.

La disposition de l'appareil qui assure l'échauffement du cylindre intérieur permet d'opérer le séchage des effets. Lorsque le robinet R est ouvert et le couvercle enlevé, le courant de vapeur cesse de traverser les effets, et la chambre de désinfection devient une sorte de bain-marie permettant le séchage. Cette opération est d'ailleurs le plus souvent inutile, les effets sont retirés de l'étuve légèrement moites, mais à une température si élevée, qu'il suffit de les exposer à l'air pour que le séchage en soit complet en peu de temps; seuls les matelas conservent encore un peu d'humidité et doivent être séchés.

L'étuve consomme 8 à 9 kilogr. de houille par opération.

La forme verticale donnée au modèle primitif n'est pas commode pour introduire et extraire les objets un peu volumineux, les matelas surtout; **MM.** Vaillard et Besson ont fait construire de nouveaux appareils dans lesquels l'étuve est horizontale, et les grands modèles auront des portes pour l'entrée et pour la sortie, ce qui est bien préférable.

Les épreuves auxquelles cette étuve a été soumise lui ont été très favorables. A la température de 106°, tous les tissus souillés avec des cultures de bactéries pathogènes ont été stérilisés. Pour assurer la désinfection dans tous les cas possibles, il est indiqué d'opérer à la température de 110 à 112° (*Ann. de l'inst. Pasteur*, 1895, p. 16). Dans la pratique, cet appareil fonctionnera le plus souvent comme étuve à vapeur sous pression.

L'étuve fixe de Vaillard et Besson a été adoptée dans l'armée française ainsi que l'étuve locomobile qui est décrite plus bas.

MM. Vaillard et Besson ont proposé de procéder à la désinfection à 100°, mais en employant de l'eau additionnée d'acide phénique (solution à 1,5 ou 2 p. 100); la vaporisation de l'eau phéniquée à 1,5 à 2 p. 100 donne des effets supérieurs à ceux de la vapeur d'eau simple et la vapeur d'eau phéniquée n'altère pas plus les objets que la vapeur d'eau simple, à condition que la solution soit faite avec de l'acide phénique pur. L'odeur de l'acide phénique est désagréable et tenace et puisqu'on peut désinfecter complètement par la vapeur d'eau, il ne paraît pas indiqué de faire intervenir l'acide phénique.

Étuve locomobile de Vaillard et Besson. — Cette étuve est disposée, suivant ses dimensions, sur un chariot à deux roues ou sur un train à quatre roues. Dans les deux cas la forme générale de l'appareil ne varie pas; la figure 266 représente la coupe d'une étuve horizontale montée sur roues.

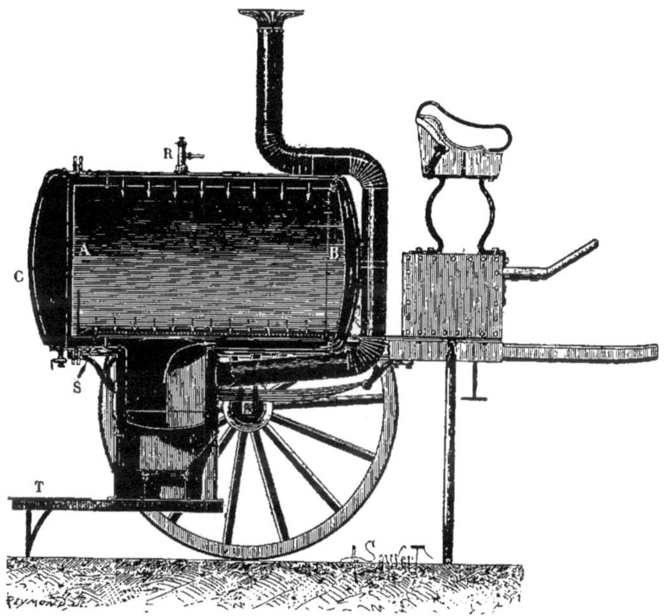

Fig. 266. — Étuve locomobile de Vaillard et Besson.

L'appareil se compose : 1° du fourneau et de la chaudière; 2° de l'étuve proprement dite.

Ces deux pièces forment ensemble et sont inséparables. La chaudière disposée suivant la verticale est emboîtée dans le fourneau qui l'entoure de toutes parts; elle affecte la forme d'un cylindre dont le fond plonge au milieu du foyer, tandis que l'extrémité opposée, largement ouverte, s'abouche avec l'étuve qui lui est superposée et fait intimement corps avec elle.

L'étuve se compose de deux cylindres concentriques fermés à une extrémité par un fond fixe, et à l'extrémité opposée par un fond mobile ou porte (C) qui donne accès à la chambre de désinfection. Ces deux cylindres sont séparés dans toute leur étendue, sauf vers l'extrémité correspondant à la porte, où ils sont réunis par un cercle métallique interposé entre les deux parois.

Le cylindre extérieur est percé à sa partie inférieure d'une large ouverture qui correspond à la chaudière et se raccorde avec cette dernière. C'est par cette baie que la vapeur débouche pour circuler ensuite dans l'espace ménagé entre les deux parois.

Le cylindre intérieur reçoit les objets à désinfecter, disposés sur un chariot roulant. Il est perforé à sa partie supérieure de trous multiples par où pénètre la vapeur. A sa partie inférieure, il supporte, dans le sens longitudinal, un tube métallique percé d'orifices latéraux où la vapeur s'engage après avoir traversé la chambre de désinfection. La vapeur collectée est conduite au dehors par un tube d'échappement qui se raccorde avec le précédent, traverse la paroi du cylindre intérieur, se prolonge dans la double enveloppe, dont il suit la courbure, puis vient déboucher à l'extérieur, où il se termine par un dispositif identique à celui qui règle la sortie de la vapeur dans l'étuve verticale.

Le cylindre extérieur est pourvu en R d'une grande soupape à ressort et à levier dont le mécanisme est à deux fins : elle constitue un appareil de sûreté et sert aussi à faire la décompression avant l'ouverture de l'étuve.

Les dimensions de l'étuve peuvent varier suivant les indications. Deux types sont définitivement établis et couramment construits. L'un, dit petit modèle, mesure 1 m. 20 de longueur et 0 m. 75 de diamètre; ces dimensions sont celles de l'espace utilisable, c'est-à-dire de la chambre de désinfection. L'autre, dit grand modèle, mesure 1 m. 90 de long et 0 m. 90 de diamètre.

Conclusions. La comparaison des étuves à vapeur sous pression et des étuves à circulation de vapeur conduit aux conclusions suivantes :

1° Les étuves à circulation de vapeur sans pression donnent des résultats moins sûrs que les étuves à vapeur sous pression; il arrive souvent que, dans les premières, la stérilisation n'est pas complète; à la vérité, les microbes qui résistent ne sont pas, en général, des microbes pathogènes, ce sont des spores du B. subtilis, et des bacilles de la terre.

2° Les étuves à vapeur sous pression coûtent plus cher d'achat que les étuves à circulation de vapeur, mais elles permettent d'opérer la désinfection beaucoup plus rapidement. Avec l'étuve de Reck, à vapeur fluente, il faut trois fois plus de temps pour désinfecter la literie de trois lits, qu'avec l'étuve Geneste et Herscher, et la désinfection n'est pas aussi complète (SALOMONSEN et LEVISON).

3° Dans les cas où il est nécessaire de désinfecter en peu de temps une grande quantité d'effets d'habillement et d'objets de literie, dans les stations de désinfection des grandes villes, par exemple, il faut donner la préférence aux étuves à vapeur sous pression ; là où la quantité des objets à désinfecter est moindre et où il n'est pas nécessaire d'opérer rapidement, dans un petit hôpital, par exemple, on peut faire usage des étuves à circulation de vapeur, dont le prix est moins élevé que celui des étuves à vapeur sous pression ; encore faut-il faire remarquer que, si les opérations de désinfection sont fréquentes, les dépenses plus grandes de combustible, nécessitées par les étuves à circulation de vapeur, auront bientôt épuisé l'économie réalisée sur le prix d'achat des appareils.

4° Les étuves à circulation de vapeur sont d'un maniement plus facile que les étuves à vapeur sous pression, c'est là un de leurs plus grands avantages pour les petits hôpitaux civils et pour les asiles de nuit ; dans l'armée, on trouve toujours des mécaniciens capables de surveiller les étuves à vapeur sous pression. L'étuve de MM. Vaillard et Besson est d'un maniement extrêmement facile.

5° Les étuves à désinfection par la vapeur sous pression, qui permettent de désinfecter la literie et les effets d'habillement plus rapidement, plus sûrement, et à moins de frais que les étuves à circulation de vapeur, sans pression, paraissent, au moins pour l'usage des hôpitaux militaires, préférables à ces dernières.

E. *Expertise d'une étuve* [1]. — Pour savoir si une étuve fonctionne bien, si les objets qui en sortent sont désinfectés, le meilleur procédé est assurément celui qui consiste à étudier l'effet produit sur une série de microbes donnés et principalement sur les microbes pathogènes. De petits morceaux de drap stérilisés sont souillés avec des cultures de différents microbes, et, après dessiccation, placés au centre de matelas ou de couvertures qui sont soumis à la désinfection ; l'opération terminée, on ensemence dans du bouillon ou l'on inocule à des animaux les tissus souillés et on note les résultats obtenus.

---

1. ESMARCH, Desinfections Apparate und ihre Anwendung, *Hygien. Rundschau*, 1 Jahrgang, n° 1. — FLÜGGE, Grundriss der Hygiene, 3° édit., 1894. — BUDDE, *Zeitschr. f. Hygiene*, Bd. VII. — ROHRBECK, *Gesundheit's Ingenieur*, 1893, n°s 1-3. — P. CANALIS, Esperienze sugli apparecchi di disinfezione a vapore, Roma, 1895.

Il n'est pas nécessaire que les étuves à désinfection détruisent tous les microbes connus, il suffit qu'elles permettent de tuer sûrement les microbes pathogènes ; on choisira donc, pour l'expertise bactériologique d'une étuve, non les microbes qui, comme le *B. subtilis*, présentent une très grande résistance à la chaleur, mais des microbes pathogènes, et en particulier la bactéridie charbonneuse sporulée, qui est, de tous les microbes pathogènes connus, celui qui résiste le plus à la chaleur.

Cette épreuve bactériologique, assez longue et délicate, peut être remplacée, dans une certaine mesure, par des observations thermométriques, beaucoup plus faciles ; on sait à quelle température sont tués les différents microbes dans un air saturé d'humidité ; d'après la température qui a été obtenue dans les différents points de l'étuve, on peut donc préjuger les résultats que donnerait la désinfection faite dans les conditions où l'on s'est placé.

Pour cette épreuve il faut avoir de bons thermomètres à maxima, pouvant supporter des températures de 120 à 130°, et dont l'index reste bien en place lorsque la température s'abaisse. Ces thermomètres doivent être placés dans des gaines en fer munies d'une fente longitudinale qui permet de lire la température sans retirer le thermomètre de sa gaine.

Plusieurs thermomètres à maxima sont placés à la partie centrale des objets à désinfecter (matelas, couvertures enroulées), les uns à la partie supérieure, les autres à la partie inférieure de l'étuve. L'opération de désinfection terminée, on retire les thermomètres et on constate la température qui a été atteinte à la partie centrale des objets, c'est-à-dire dans les conditions les plus défavorables à la pénétration de la vapeur et de la chaleur.

On a objecté à cette manière de faire que les thermomètres indiquaient, il est vrai, la température à laquelle les objets avaient été soumis, mais que cette température pouvait avoir été atteinte seulement dans les dernières minutes de l'opération.

Pour répondre à cette objection, on s'est servi de pyromètres électriques dont il existe plusieurs modèles.

La figure 267 représente un pyromètre électrique très simple et facile à construire. (Reck et Budde.)

Sur un morceau d'ardoise sont fixées, à l'aide de pivots *c*, *d*, deux lames de laiton *a*, *b*, qui se croisent un peu et qui se touchent lorsqu'on les abandonne à elles-mêmes.

Sous la lame *b* et dans une rainure de l'ardoise, on glisse un petit cylindre d'un alliage dont le point de fusion est à 100° [1]; le petit appareil est placé au milieu des objets à désinfecter, au centre d'un matelas, par exemple, les fils e, f traversent la paroi de l'étuve et vont aboutir à une sonnerie électrique. Au moment où la température de 100° est obtenue au centre du matelas, le cylindre fond, la lame b entre en contact avec la lame a, et la sonnerie électrique se fait entendre.

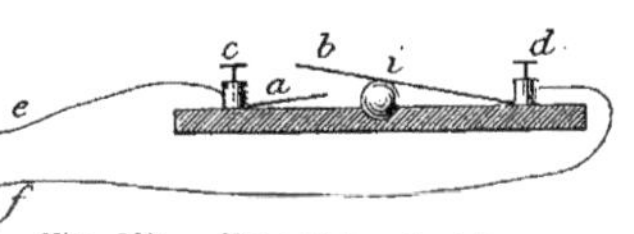

Fig. 267. — Pyromètre électrique.

Lorsqu'on ne place dans une étuve qu'un thermomètre à maximum ou un pyromètre électrique, il faut avoir soin de mettre l'appareil au centre des objets qui occupent la partie inférieure de l'étuve; c'est là en effet que la température de 100° est obtenue, en général, le plus difficilement.

Pour constater si la température de 100° a été atteinte dans toutes les parties des étuves en expérience, P. Canalis emploie le moyen suivant qui se recommande par sa simplicité : de petits morceaux de l'alliage fusible à 100°, d'un millimètre d'épaisseur et d'un centimètre carré, taillés d'une façon très régulière, sont placés en différents points de l'étuve, au centre des objets à désinfecter; l'opération terminée, il est facile de constater, d'après l'examen de ces petites plaques, si la température de 100° a été atteinte; partout où ce résultat n'a pas été obtenu les plaques d'alliage ont conservé leur forme régulière.

Ce procédé est commode. Il faut bien savoir toutefois que, lorsqu'on prépare un alliage dans les conditions précitées et qu'on découpe le morceau d'alliage en petits morceaux, il est difficile d'obtenir des fragments homogènes et qui entrent tous en fusion à la même température; il y a donc là une cause d'erreur.

Lorsqu'on fait l'expertise d'une étuve, il est nécessaire de contrôler les indications thermométriques à l'aide de recherches bactériologiques; il peut arriver, en effet, dans les cas où l'air n'est pas complètement chassé de l'appareil, que la température de 100° soit atteinte sans que les microbes soient tués. Teuscher, Salomonsen et Levison ont vu le thermomètre marquer 102° et 113° dans des points où les spores du charbon étaient encore vivantes. Pietro Canalis signale des faits analogues et insiste avec raison sur l'importance du contrôle bactériologique qui, certainement, ne peut pas être employé journellement, mais qui est indispensable pour

____

1. Un alliage composé de : bismuth 8 parties, plomb 5 et étain 3, fond à 100°.

l'expertise d'une étuve nouvelle et pour régler les conditions de son fonctionnement.

Dans la pratique journalière, les appareils enregistreurs dont les étuves Geneste et Herscher sont garnies, constituent un moyen de contrôle très précieux; il suffit de jeter les yeux sur les tracés fournis par ces appareils pour voir si la température voulue a été atteinte et si les dépressions ont été exactement faites; il faut noter toutefois que ces appareils ne peuvent pas donner l'indication exacte de la température qui a été atteinte à la partie centrale des objets soumis à la désinfection.

Pour constater si l'air a été entièrement expulsé d'une étuve on introduit dans l'orifice de sortie de la vapeur un tube en cuivre qui est fixé à l'aide d'un bouchon en caoutchouc et on recueille la vapeur et les gaz dans des éprouvettes remplies d'eau et plongeant dans de l'eau bouillie et refroidie. On peut s'assurer ainsi que, lorsque l'étuve est remplie avec des objets volumineux : matelas, etc., l'expulsion complète de l'air nécessite de 20 à 25′, même avec un courant continu de vapeur. (VAILLARD et BESSON.)

Pour apprécier une étuve, il faut tenir compte en outre des éléments suivants : capacité de l'étuve, durée d'une opération de désinfection et quantité de charbon consommée pendant cette opération, état des objets à la sortie de l'étuve. Pour connaître le degré d'humidité, on prendra le poids des objets avant leur introduction dans l'étuve et au moment où ils en sortent.

Le prix de l'étuve et les conditions du fonctionnement doivent aussi entrer en ligne de compte.

L'expertise au point de vue de la construction, de la solidité et des dangers d'explosion doit être faite par un ingénieur.

III. DÉSINFECTION DES EFFETS D'HABILLEMENT ET DE LA LITERIE A L'AIDE DE L'ACIDE SULFUREUX OU DE L'ALDÉHYDE FORMIQUE. — A propos de la désinfection des locaux, nous avons fait une étude assez complète des propriétés désinfectantes de l'acide sulfureux pour qu'il soit inutile d'y revenir ici. Nous avons vu que ces propriétés n'étaient pas douteuses, mais que l'acide sulfureux n'était pas utilisable pour la désinfection des locaux, parce que le gaz se diffusait toujours et qu'on n'obtenait jamais une concentration suffisante et assez persistante de l'acide sulfureux dans les locaux soumis à la désinfection.

Lorsqu'on procède à la désinfection des effets d'habillement et des objets de literie à l'aide de l'acide sulfureux, il faut s'efforcer de parer à ces inconvénients ; la désinfection par l'acide sulfureux ne sera employée, d'ailleurs, que lorsqu'il ne sera pas possible de faire la désinfection dans les étuves, ou lorsqu'il s'agira d'objets qui seraient profondément altérés par la chaleur.

La chambre à désinfection sera petite et hermétiquement close ; le sol, les murs, le plafond, seront recouverts d'enduits imperméables, la fenêtre et la porte fermeront hermétiquement ; la fenêtre pourra s'ouvrir de l'extérieur afin qu'on ne soit pas obligé de pénétrer dans la chambre lorsqu'elle sera remplie d'acide sulfureux.

Les coffres en bois, dans lesquels on a proposé de faire la désinfection par l'acide sulfureux, laissent facilement diffuser ce gaz et ne donnent par suite que de mauvais résultats.

On brûlera de 50 à 60 gr. de soufre par mètre cube d'air, ou bien on se servira d'une solution aqueuse d'acide sulfureux ; il faut verser la solution dans des récipients qui présentent une large surface d'évaporation. On peut également employer l'acide sulfureux liquéfié mais l'opération est plus coûteuse.

Jusqu'à la dose de 50 gr. de soufre brûlé par mètre cube d'air, l'acide sulfureux n'altère pas les tissus ; au delà de cette dose, le drap garance subit une modification de teinte très sensible, surtout s'il est mouillé, il devient jaunâtre. Les draps d'uniforme de couleur bleue ou grise ne subissent aucune modification.

Les objets à désinfecter doivent être laissés pendant vingt-quatre heures en contact avec les vapeurs sulfureuses. Au bout de ce temps on ouvre la porte et la fenêtre de la chambre à désinfection et on aère les objets pendant quelques jours, avant de les remettre en service. Les matelas gardent souvent pendant assez longtemps une odeur d'acide sulfhydrique désagréable.

La chambre à désinfection doit être placée loin des locaux habités, afin que les vapeurs d'acide sulfureux n'incommodent personne.

D'après les recherches de M. d'Arsonval, le mélange Pictet donne de meilleurs résultats que l'acide sulfureux (V. p. 785).

Nous avons vu dans le chapitre précédent que les propriétés désinfectantes du formol étaient bien établies et que les vapeurs du formol n'altéraient pas les tissus. Le formol, qui ne paraît pas applicable à la désinfection des locaux (casernes, hôpitaux), pour les motifs donnés plus haut (p. 789), semble au contraire devoir donner de bons résultats pour la désinfection des effets d'habillement et de la literie. Il serait très commode d'avoir, dans les hôpitaux et dans les casernes, de grandes caisses dans lesquelles on dégagerait des vapeurs de formol après y avoir disposé les objets à désinfecter; l'opération de la désinfection s'exécuterait ainsi beaucoup plus aisément qu'avec les étuves et les effets ou objets désinfectés par ce procédé s'altéreraient moins. Il sera facile, avec le formol, d'avoir des caisses à désinfection hermétiques; on pourra en effet employer des caisses métalliques, ce qui n'était pas possible avec l'acide sulfureux. On pourra combiner l'action de la chaleur (étuves sèches) à celle du formol.

. IV. DÉSINFECTION DES OBJETS EN CUIR OU GARNIS DE CUIR, DES EFFETS DE PANSAGE ET DE HARNACHEMENT, DES INSTRUMENTS DE MUSIQUE. — Nous avons vu que le cuir s'altérait profondément dans les étuves; comme, d'autre part, la désinfection par l'acide sulfureux n'offre pas toutes les garanties désirables et que la désinfection à l'aide du formol n'est pas encore entrée dans la pratique, il y a lieu de se demander par quel procédé on peut désinfecter ces objets.

La désinfection des chaussures est rarement faite [1], mais il est indispensable de désinfecter les képis [2] et les pantalons basanés.

La désinfection des képis se fait souvent d'une manière incomplète, on se contente de laver l'intérieur de la coiffe en cuir avec une solution de sublimé, et si l'on examine les képis ainsi nettoyés, on trouve entre le drap et la coiffe une grande quantité de poussière qui n'a pas été touchée par le sublimé; nous avons vu d'ailleurs que le lavage au sublimé ne donnait que des résultats aléatoires, à cause de l'appauvrissement rapide des solutions.

Peut-être arrivera-t-on, à l'aide du formol, à désinfecter les képis sans les défaire; pour le moment, et avec les moyens dont nous disposons, ce résultat ne nous paraît pas possible à obtenir. Pour désinfecter un képi il faut le défaire; le drap sera mis à l'étuve, le cuir de la visière sera lavé avec une solution phéniquée à 4 pour 100, et la coiffe sera remplacée par une coiffe neuve [3].

Pour désinfecter les pantalons basanés en cuir il nous paraît également indispensable de démonter les basanes afin de pouvoir mettre le drap à l'étuve.

1. A tort peut-être; des souliers sur lesquels un tuberculeux crache tous les matins pour les cirer peuvent être une cause d'infection. Il devrait être défendu de cracher sur les souliers pour les cirer, en attendant qu'on renonce au cirage comme nous le demandons.

2. Note minist. du 17 août 1891, indiquant les procédés à employer pour la désinfection des effets des hommes atteints de pelade. *Bullet. off. du ministère de la guerre*, 1891, partie réglem., 2e sem., p. 87.

3. Les masques d'escrime peuvent servir aussi à la propagation de la pelade (circul. minist. du 14 nov. 1895); on les désinfectera au moyen d'une brosse trempée dans une solution d'acide phénique à 4 p. 100, aussi chaude que possible.

La désinfection des *effets de pansage et de harnachement* est indispensable quand ces objets ont servi à des animaux atteints de morve ; une instruction récente sur l'emploi de la malléine et sur les mesures à prendre en cas de morve règle ainsi qu'il suit la désinfection de ces effets (*Bullet. off. du ministère de la guerre.*, sept. 1895).

A l'exception des éponges ayant servi aux animaux contaminés, aucun effet de pansage ne sera détruit. Ces effets, musette comprise, seront, le plus tôt possible, soumis à une immersion de 15′ dans de l'eau maintenue à la température d'au moins 60° et contenant 3 p. 100 de crésyl ou de lysol. Ils ne pourront être remis en service qu'après dessiccation complète à l'air libre.

On disposera, dans chaque écurie contaminée, un ou plusieurs baquets contenant une émulsion de crésyl ou de lysol à 3 p. 100, renouvelée toutes les 24 heures, dans laquelle tous les cavaliers ou gradés laveront leur éponge et leurs mains, aussitôt qu'ils auront terminé le pansage d'un cheval et avant de passer à un autre.

Dans l'escadron, la batterie ou le groupe contaminés, toutes les brides avec leurs rênes, tous les bridons, les licols ou colliers, ainsi que tous les autres moyens d'attache et de conduite, seront désinfectés, même s'il n'y a eu qu'un seul cas de morve...

Les autres objets de harnachement, tels que selles, couvertures, etc., ne seront désinfectés que dans le cas de manifestations cutanées de la morve (farcin) et seulement dans le peloton ou le groupe dans lesquels ces manifestations se seront produites...

L'instruction prescrit d'employer pour la désinfection des objets de cuir l'émulsion de crésyl ou de lysol à 3 pour 100.

Les *instruments de musique* en métal sont faciles à désinfecter avec de l'eau bouillante, ou mieux avec une solution phéniquée bouillante ; l'embouchure, qui est la partie la plus souillée, doit être démontée et plongée, pendant un quart d'heure au moins, dans l'eau phéniquée bouillante ; en même temps on doit nettoyer mécaniquement l'intérieur de l'instrument.

Les instruments en bois ne peuvent pas être plongés dans l'eau bouillante, ni même dans les solutions antiseptiques froides ; on ne peut que les nettoyer mécaniquement et les écouvillonner avec un linge imbibé d'une solution antiseptique. Il est à désirer que la partie la plus dangereuse de ces instruments, le bec, soit faite en une substance imperméable, facile à désinfecter. Les anches, dont la valeur est insignifiante, seront remplacées.

CHAPITRE XXII

DÉSINFECTION DES LATRINES, DES MATIÈRES FÉCALES, DES CRACHATS, DES FUMIERS

ASSAINISSEMENT DES CHAMPS DE BATAILLE

I. Désinfection des latrines. — Désinfection et stérilisation des matières fécales et des urines. — Désinfectants en usage : sulfates de fer et de cuivre, chlorure de zinc, chlorure de chaux, eau de chaux, huile lourde de houille, crésyl, lysol. Valeur de ces désinfectants. — II. Désinfection des crachats par la chaleur et par les procédés chimiques. — III. Désinfection des fumiers. — Destruction des ordures, des objets de pansement, etc.

Assainissement des champs de bataille. — Danger de l'infection du sol à la suite des grandes batailles. — Conditions dans lesquelles doivent se faire les inhumations. — Crémation. — Procédés d'assainissement des champs de bataille. — Procédé Créteur, etc.

I. Désinfection des latrines et des matières fécales [1]. — Lorsque les latrines sont bien construites et bien entretenues, lorsqu'elles sont garnies de siphons et de réservoirs de chasse, il n'est pas nécessaire d'avoir recours aux désinfectants. Si l'installation des latrines est défectueuse (latrines sur fosses fixes ou sur tinettes, sans siphons, ni réservoirs de chasse, etc.), on doit au contraire employer souvent les désinfectants pour combattre les mauvaises odeurs qui s'en dégagent.

Dans les hôpitaux, il est nécessaire de désinfecter les matières

---

1. E. Vallin, Traité des désinfectants, p. 617. — Gerlocsky, Versuche über prakt. Desinf. Braunschweig, 1889, et *Wiener medic. Wochenschr.*, 1889. — Uffelmann, *Berlin. klin. Wochenschr.*, 1889, n° 25. — Drossbach, Désinfection des fosses d'aisances, *Wiener med. Presse*, 1892. — Gartner, La tourbe dans la désinfection des selles. Consid. gén. sur la désinf. des matières fécales, *Zeitschr. f. Hygiene*, 1894. — H. Vincent, Sur la désinfection des matières fécales. *Ann. de l'inst. Pasteur*, 1895, p. 1.

fécales des malades qui sont atteints de dysenterie, de fièvre typhoïde ou de choléra; mais ici, il ne s'agit plus seulement de supprimer les mauvaises odeurs, il faut détruire les microbes pathogènes qui se trouvent dans les matières fécales.

C'est surtout dans l'étude de cette question de la désinfection des latrines et des matières fécales qu'on s'aperçoit des inconvénients de la double acception donnée au mot *désinfection*.

En temps ordinaire, lorsqu'on fait usage des désinfectants dans les latrines, on se propose surtout de supprimer les mauvaises odeurs, de même lorsqu'on prescrit de désinfecter les selles d'un malade; mais, comme il arrive souvent que les matières renferment des germes qui peuvent servir à propager des maladies épidémiques (fièvre typhoïde, choléra), il est souvent indiqué d'employer pour leur désinfection des agents capables de détruire ces germes.

Le meilleur désinfectant des matières fécales serait celui qui, tout en supprimant les mauvaises odeurs, aurait des propriétés antiseptiques énergiques; mais ces deux propriétés se trouvent rarement réunies dans un même corps, au même degré; certains antiseptiques énergiques ne détruisent pas les odeurs que répandent les latrines mal construites ou mal tenues, et d'autres corps, dont les propriétés antiseptiques sont faibles, sont au contraire très efficaces contre les mauvaises odeurs.

On s'explique ainsi le désaccord qui existe souvent entre les auteurs sur la valeur des désinfectants en question, les uns appréciant ces agents au point de vue de la destruction des mauvaises odeurs, les autres au point de vue de la stérilisation des matières fécales.

Lorsqu'on veut apprécier un produit destiné à la désinfection des latrines et des matières fécales, il faut évidemment l'envisager à ce double point de vue.

On doit tenir grand compte aussi du prix de revient; il importe de donner toujours la préférence aux produits les moins coûteux.

Les désinfectants des latrines et des matières fécales peuvent être classés ainsi qu'il suit :

1° Sels minéraux agissant par double décomposition sur les gaz auxquels donnent naissance les matières fécales et les urines en fermentation : sulfates de fer, de cuivre, de zinc, chlorure de zinc; quelques-uns de ces sels, le sulfate de cuivre en particulier, ont en outre des propriétés antiseptiques énergiques.

2° Produits qui agissent sur les gaz des latrines et sur les microbes en donnant naissance à un dégagement de chlore : chlorure de chaux ou hypochlorite de chaux, hypochlorites de soude et de potasse. Le procédé Hermite rentre dans cette catégorie.

3° Chaux, soude, potasse.

4° Acides, acide chlorhydrique en particulier.

5° Huile lourde de houille, crésyl, lysol.

La solution de sublimé à 1 p. 1000, mélangée *à parties égales* à des matières fécales, ne les stérilise pas et n'agit pas sur les mauvaises odeurs ; à dose plus forte, le sublimé serait trop coûteux ; le sublimé est donc un très mauvais désinfectant des matières fécales ; il ne doit jamais être employé pour cet usage.

L'acide phénique est également un mauvais désinfectant des matières fécales. La solution d'acide phénique à 5 p. 100 mélangée, à parties égales, à des matières provenant de typhoïdiques, ne détruit les bacilles qu'au bout d'une heure (UFFELMANN). En traitant les matières fécales par l'acide phénique à la dose de 10 grammes par litre, on n'obtient, au bout de 24 heures, qu'une stérilisation très incomplète (VINCENT). L'acide phénique a d'ailleurs une odeur assez désagréable et son prix est assez élevé ; l'acide phénique impur se vend, pris en gros, 0 fr. 40 le kilogr.

La tourbe a été rangée, à tort, par quelques auteurs au nombre des antiseptiques des matières fécales, la tourbe n'a pas de propriétés antiseptiques, c'est un absorbant qui empêche la décomposition des matières fécales et des urines, comme font la terre sèche et les poussières sèches en général. Nous avons déjà eu l'occasion de parler des avantages que présente la tourbe à ce point de vue (p. 732).

1° *Sulfates de fer, de cuivre et de zinc, chlorure de zinc.* — Ces sels sont très employés pour la désinfection des latrines, ils enlèvent bien la mauvaise odeur que dégagent souvent les latrines et les urinoirs, odeur qui est due principalement à l'ammoniaque qui se forme par suite de la fermentation des urines et à l'hydrogène sulfuré.

Le *sulfate de fer*, en présence de l'ammoniaque et du sulfhydrate d'ammoniaque, donne du sulfure de fer insoluble et du sulfate d'ammoniaque ; avec les sulfates de cuivre et de zinc, il se produit des réactions analogues.

Le sulfate de fer présente de grands avantages ; on le trouve partout et à très bon marché (7 à 8 francs les 100 kilogr.) ; il est d'un emploi facile, enfin il ne donne pas aux matières fécales de propriétés nuisibles au point de vue de leur utilisation agricole, contrairement à ce qui arrive avec les sels de plomb et de cuivre.

La désinfection au sulfate de fer est en usage dans l'armée française depuis 1852. Pour désinfecter par ce procédé une latrine de caserne, on jette chaque jour dans cette latrine autant de fois 25 grammes de sulfate de fer que la caserne a d'habitants ; de même pour les baquets des locaux disciplinaires.

Il ne faut pas diluer le sulfate de fer ; il y a toujours trop d'eau dans la fosse, s'il s'agit de latrines à fosses fixes ; et, s'il s'agit de latrines à tinettes filtrantes, le sulfate de fer dissous dans l'eau est trop vite entraîné.

Le sulfate de fer a l'inconvénient de produire sur le sol des taches noires de sulfure de fer, et ses propriétés antiseptiques sont très faibles, 50 à 60 kilogr. de sulfate de fer ne stérilisent que d'une manière très imparfaite 1^{m3} de matières fécales.

Le *sulfate de cuivre* a des propriétés antiseptiques beaucoup plus actives que le sulfate de fer. D'après Gerlocsky, pour stériliser 1^{m3} de matières de vidange, il faut employer 20 kilogr. de sulfate de cuivre ; d'après Drossbach 16 kilogr. suffisent.

A la dose de 6 à 7 kilogr. par mètre cube, le sulfate de cuivre détruit, en 24 heures, dans les matières fécales, les bacilles de la fièvre typhoïde et le *B. coli communis*. Le bacille du choléra est détruit en moins de 12 heures avec une quantité de sulfate de cuivre égale à 4,5 p. 1000 (Vincent, *op. cit.*) ; mais le sulfate de cuivre agit moins bien que le sulfate de fer sur les mauvaises odeurs et il coûte plus cher.

Le *chlorure de zinc* est souvent employé pour la désinfection des matières fécales ; le *liquide de Saint Luc*, en usage dans les hôpitaux militaires, a pour principe actif le chlorure de zinc. Au contact de l'ammoniaque et de l'hydrogène sulfuré, le chlorure de zinc se décompose et il se forme du sulfure de zinc et du chlorhydrate d'ammoniaque.

Le chlorure de zinc, très efficace contre les mauvaises odeurs qui se dégagent des orifices de chute des latrines, est un médiocre antiseptique.

2° *Chlorure de chaux ou hypochlorite de chaux, hypochlorites de soude et de potasse* [1]. — Le *chlorure de chaux* est employé depuis très longtemps pour la désinfection des latrines et des urinoirs ; il a été utilisé surtout pour supprimer les mauvaises odeurs qui s'en dégagent.

On sait que, sous le nom de *chlorure de chaux*, on désigne dans le

1. Vallin, *op. cit.* — Vincent, *op. cit.*, p. 12.

commerce un mélange d'hypochlorite de chaux, de chlorure de calcium et de chaux hydratée qui se fabrique en saturant incomplètement de la chaux éteinte, avec du chlore.

Lorsque des latrines sentent mauvais, on peut répandre sur le sol, à la partie inférieure des urinoirs surtout, du chlorure de chaux ou bien placer le désinfectant dans de larges terrines; le chlore qui se dégage lentement, décompose l'ammoniaque et l'hydrogène sulfuré et supprime rapidement les odeurs ammoniacales.

Le chlorure de chaux a de plus des propriétés antiseptiques énergiques, bien établies par les recherches de Koch, de Sternberg, de Martens, de Jaeger, de Nissen, de Chamberland et Fernbach. Nous avons eu déjà l'occasion de nous occuper de ces propriétés en traitant de la désinfection des locaux (p. 792).

M. le Dr Vincent s'est servi, dans ses recherches sur la désinfection des matières fécales, d'une solution préparée en faisant dissoudre 100 gr. de chlorure sec dans 1200 gr. d'eau. Le chlorure employé titrait 110 l. de chlore par kilogr. On obtient en 24 heures une désinfection presque parfaite des selles diarrhéiques séreuses et récentes avec une proportion de 6 à 8 p. 100 de ce liquide; pour détruire sûrement le bacille typhoïdique en 24 heures il faut employer le chlorure de chaux sec à la dose de 12 gr. par litre de matières; le microbe du choléra est plus facile à détruire.

La *liqueur de Labarraque* (hypochlorite de soude) et l'*eau de Javel* (hypochlorite de potasse) ont des propriétés désinfectantes analogues à celles de l'hypochlorite de chaux, mais moins énergiques et comme, d'autre part, ces liquides sont beaucoup plus coûteux que la solution de chlorure de chaux, on voit que cette dernière mérite à tous les points de vue de leur être préférée.

Le procédé de désinfection connu sous le nom de *procédé Hermite* peut être rapproché des précédents, bien qu'au premier abord il paraisse n'avoir avec eux rien de commun [1].

Ce procédé est basé sur l'emploi d'un liquide stérilisateur obtenu par l'électrolyse de l'eau de mer ou d'une dissolution de chlorures de sodium et de magnésium. Le chlorure de sodium n'est pas décomposé, il sert seulement à donner au liquide la conductibilité nécessaire; le chlorure de magnésium et l'eau sont décomposés et il se produit, au pôle positif, du chlore naissant et de l'ozone,

---

1. A. Piron, Rapport sur des expériences relatives à l'eau de mer électrolysée. Brest, 1894. — Espitalier, Note sur l'amélioration du système de vidange au camp de Châlons et sur l'applic. du procédé Hermite pour la désinfection, *Revue du génie milit.*, 1895, 2, p. 131.

c'est le chlore surtout qui paraît donner au liquide électrolysé sa valeur désinfectante.

La solution électrolysée sert à faire des chasses d'eau dans les latrines. Pour stériliser une selle de 150 gr. il faut 6 l. d'eau à 1 gr. de chlore par litre. L'eau chlorée agit très mal sur les matières solides, il est donc indispensable d'avoir des dilueurs.

Il résulte d'expériences faites au camp de Châlons qu'on peut arriver, par ce procédé, à stériliser presque complètement les matières fécales; il s'agirait de savoir quel est le prix de l'opération et s'il n'y a pas économie à employer d'autres désinfectants.

3° *Chaux. Soude. Potasse.* — *L'eau de chaux* a joui, dans ces dernières années, d'une grande vogue pour la désinfection des matières fécales [1]. Les recherches de Liborius, de Pfuhl, de Chantemesse et Richard tendaient à faire admettre que l'eau de chaux détruisait facilement les microbes pathogènes dans les matières fécales, en particulier le bacille du choléra; d'après ces observateurs il suffisait d'ajouter aux matières fécales 2 p. 100 de lait de chaux pour détruire ces bacilles; le lait de chaux était en outre un désinfectant très économique.

En 1890, la division médicale du ministère de la guerre prussien a prescrit l'emploi du lait de chaux pour la désinfection des latrines des établissements hospitaliers (*Deutsche militärärtzl. Zeitschr.* Supplément administratif, 1890, p. 4).

On éteint la chaux par l'addition de 60 parties d'eau, en poids, à 100 de chaux vive; un litre de cette chaux éteinte, réduite en poudre, est ajouté à quatre litres d'eau (en poids, une partie de chaux pour huit d'eau). Cette quantité suffirait pour désinfecter 100 l. de matières fécales.

Les recherches de Kitasato ont démontré que l'eau de chaux n'avait pas l'efficacité qui lui avait été attribuée; Pfuhl, dans une nouvelle série d'expériences, a reconnu qu'il fallait ajouter aux selles cholériques un volume égal de lait de chaux et agiter le tout pendant une minute et demie pour tuer les bacilles au bout d'une heure.

D'après les recherches de M. le Dr Vincent, pour désinfecter d'une façon satisfaisante des selles diarrhéiques séreuses, il faut employer 25 p. 100 de lait de chaux et laisser agir pendant

1. Liborius, *Zeitschr. f. Hygiene*, 1887, VI. — Uffelmann, *op. cit.* — Pfuhl, *Zeitschr. f. Hygiene*, VI, p. 97, et *Deutsche militärärtzl. Zeitschr.*, 1890. — Richard et Chantemesse, *Arch. de méd. milit.*, 1889, t. XIV, p. 128. — Kitasato, *Zeitschr. f. Hygiene*, VIII. — Pfuhl, *Deutsche medic. Wochenschr.*, 1892, n° 39. — Drossbach. *op. cit.* — Richard, Précis d'hygiène, p. 414. — Vincent, *op. cit.*, p. 15.

24 heures. Pour obtenir une stérilisation complète, il est nécessaire d'augmenter encore beaucoup la dose du désinfectant. La proportion de 50 p. 100 de lait de chaux ne produit pas la stérilisation complète, de plus l'action n'est que passagère, la chaux se transformant rapidement en carbonate de chaux qui est tout à fait inactif.

Le lait de chaux n'a que peu d'action sur les odeurs des matières fécales; on peut donc dire qu'à ce point de vue, comme à celui de la destruction des agents pathogènes, le lait de chaux est un mauvais désinfectant des matières fécales.

Dans la pratique, on serait amené à se servir souvent de chaux transformée en partie, au contact de l'air, en carbonate de chaux, ce qui diminuerait encore les propriétés désinfectantes du lait de chaux.

La *soude* est un désinfectant des matières fécales beaucoup plus actif que la chaux. En employant 10 à 12 gr. de soude par litre de matières fécales, on obtient une stérilisation satisfaisante, c'est-à-dire que les germes pathogènes sont détruits.

La *potasse* est moins active que la soude, mais plus que la chaux.

La soude et la potasse ont encore cet avantage sur la chaux que leur action ne s'épuise pas comme la sienne, elle est progressive et persistante.

Le prix de la soude et de la potasse et le peu d'action que ces substances ont sur les odeurs des latrines contre-indiquent leur emploi pour la désinfection des matières fécales.

4° *Acide chlorhydrique.* — M. le médecin inspecteur Vallin a signalé depuis longtemps les bons effets de la solution d'*acide chlorhydrique* pour la désinfection des latrines (*Revue d'hygiène*, 1888, p. 952).

Le procédé est excellent pour la désinfection des urinoirs, mais l'acide agit en permettant le nettoyage des urinoirs, bien plutôt que comme un désinfectant proprement dit; ce procédé a déjà été indiqué (Ch. xix, p. 764).

D'après les recherches de Vincent, en ajoutant de l'acide chlorhydrique au chlorure de chaux, on augmente l'activité de ce produit, de même on augmente l'activité du sulfate de cuivre, en ajoutant de l'acide sulfurique dans la proportion de 1 p. 100 par rapport au volume des matières à désinfecter.

Les acides ainsi ajoutés paraissent servir à neutraliser une certaine quantité d'ammoniaque. L'addition d'acide est d'autant plus indiquée que les matières sont plus ammoniacales.

3° *Huile lourde de houille, crésyl, lysol* [1]. — L'*huile lourde de houille*, préconisée par Dussart et par M. le médecin inspecteur Emery Desbrousses, a été adoptée en 1883 dans l'armée française pour la désinfection des latrines.

Lorsqu'on distille les goudrons, les produits recueillis entre 150 et 200° ont une densité moyenne de 0,86, ils constituent les *huiles légères*; au-dessus de 200° on obtient ce qu'on appelle les *huiles lourdes*, dont la densité varie avec la température à laquelle la distillation a été opérée. L'huile lourde du commerce est un mélange, en proportions variables, d'huile légère et d'huile lourde.

L'huile lourde de houille est donc un produit complexe et de composition variable; elle renferme, entre autres principes antiseptiques, de l'acide phénique et de la naphtaline; elle se présente sous l'aspect d'un liquide brunâtre, à reflets argentés.

On prépare avec l'huile lourde une émulsion très stable en la mélangeant avec de l'eau de savon. Dans un flacon de 5 l. on introduit 2 l. de solution de savon (savon vert 1 partie, eau 3 parties) et 1 kilogr. d'huile lourde, on agite; lorsque l'émulsion est bien faite, on introduit un deuxième kilogr. d'huile lourde et on agite de nouveau.

On peut employer, pour la désinfection, ou bien cette émulsion, ou bien l'huile pure qui ne coûte que 0 fr. 15 le litre.

L'huile lourde répand une odeur empyreumatique qui n'est pas désagréable; elle donne d'assez bons résultats pour la désinfection des latrines à fosses fixes; elle fait disparaître ou masque plus ou moins complètement les mauvaises odeurs; il suffit, pour obtenir ce résultat, de verser 1 l. d'huile lourde par jour dans une fosse de 50 m² de surface.

On attribue, en général, à l'huile lourde de houille une action physique, isolante, sur les matières fécales et une action antiseptique.

Le pouvoir antiseptique de l'huile lourde de houille est très faible; d'après les recherches de Vincent, c'est un mauvais agent de stérilisation des matières fécales.

Lorsqu'on traite de l'urine contenue dans un bocal par de l'huile

1. Dussart, *Union médicale*, 22 août 1874, et C. R. de l'Acad. des sc., 1874. — Emery Desbrousses, De la désinf. des fosses d'aisances par l'huile lourde de houille, *Revue d'hygiène*, 1880, p. 505. — Note minist. relative à l'emploi de l'huile lourde de houille et du chlorure de zinc pour la désinf. des latrines. *Journal milit., partie réglem.* 1er sem. 1883, p. 841. — Burcker, Georges, Gaillard, Note sur l'émulsion d'huile lourde de houille, *Arch. de méd. milit.*, 1894, t. XXIV, p. 516. — Vincent, *op. cit.*, p. 23.

lourde de houille, on constate que l'huile lourde, même en très grande quantité, retarde à peine la fermentation de l'urine.

Reste l'action physique.

Si l'on verse, dans un bocal renfermant de l'urine, de l'huile lourde pure, on constate que la presque totalité de l'huile lourde gagne le fond du vase, ce qui se conçoit facilement, puisque la densité de l'urine est de 1015 environ et celle de l'huile lourde de 1076.

. L'huile lourde qui a été émulsionnée avant d'être jetée dans l'urine se mélange bien à cette dernière et gagne plus lentement le fond du vase; mais, au bout de 24 heures, la presque totalité de l'huile est précipitée.

Si l'huile lourde donne d'assez bons résultats pour la désinfection des latrines, ce n'est donc, ni à cause de ses propriétés antiseptiques, ni parce qu'elle forme une couche isolante à la surface des matières contenues dans les fosses fixes, cette couche isolante n'existe pas.

Les résultats obtenus paraissent s'expliquer par ce fait que l'huile adhère fortement aux tuyaux de chute. Lorsqu'on verse de l'huile lourde dans un entonnoir de verre, il reste une couche d'huile à la surface du verre; à plus forte raison l'huile lourde adhère-t-elle aux tuyaux de chute des latrines; elle recouvre les enduits qui tapissent ces tuyaux et, en empêchant le contact de l'air, elle arrête les fermentations; enfin son odeur assez forte masque l'odeur des gaz provenant des fosses fixes et des conduites.

Le *crésyl* ou *créoline* est un produit complexe, de composition un peu variable, qui dérive de la créosote de houille débarrassée de tout son acide phénique; il se présente sous l'aspect d'un liquide brun-noirâtre, assez épais, d'odeur bitumineuse, aromatique; mélangé à l'eau, il donne une émulsion homogène et très persistante qui a l'aspect du café au lait.

A la dose de 9 à 10 gr. par litre de matières fécales, le crésyl donne de très bons résultats; pour détruire sûrement le bacille de la fièvre typhoïde, il faut employer 10 gr. de crésyl par litre de matières et laisser agir pendant 24 heures.

Les bacilles du choléra sont tués beaucoup plus facilement; il suffit de 3 gr. de crésyl par litre pour détruire en 7 heures ces bacilles. (VINCENT.)

Comme, en outre, le crésyl fait bien disparaître les mauvaises odeurs, on peut dire qu'il constitue un excellent désinfectant des matières fécales. L'émulsion de crésyl à 5 p. 100, qui coûte moins cher que l'huile lourde de houille, sera employée avec avantage pour la désinfection des latrines et des matières fécales.

Lorsqu'on verse dans un bocal renfermant de l'urine du crésyl émulsionné dans l'eau, l'émulsion se mélange bien à l'urine, mais, au bout de 24 heures, tout le crésyl est tombé au fond du bocal et des vapeurs ammoniacales se dégagent.

Nous avons pensé qu'on obtiendrait de meilleurs résultats pour la désinfection des fosses fixes si l'on associait le crésyl à de l'huile qui maintiendrait le crésyl à la surface et qui formerait une couche isolante entre l'air et les matières contenues dans les fosses fixes. L'huile se mélange très bien au crésyl et elle forme avec lui un mélange homogène qui s'étale à la surface de l'urine. Nous avons obtenu de très bons résultats en employant un mélange d'huile de colza et de crésyl dans la proportion de 20 parties de crésyl pour 80 d'huile [1].

Il est vrai que l'huile de colza coûte 45 francs les 100 kilogr. et que la quantité du mélange désinfectant à employer est d'au moins 1 l. 1/2 par mètre carré de surface de la fosse, mais comme le désinfectant servirait pendant longtemps (même au moment de la vidange des fosses il ne serait pas extrait complètement), ce procédé de désinfection serait moins coûteux qu'il n'en a l'air.

Nous avons expérimenté aussi un mélange de résidu d'épuration d'huiles et de crésyl (le résidu d'épuration d'huiles ne coûte à Lille que 20 fr. les 100 kilogr.), mais les résultats ont été moins bons qu'avec l'huile de colza.

Nous devons ajouter que ces expériences n'ont porté que sur de grands bocaux renfermant de l'urine et non sur de véritables fosses fixes.

Le *lysol* a des propriétés antiseptiques qui équivalent à peu près à celles du crésyl, mais il agit moins bien contre les mauvaises odeurs et il coûte plus cher que le crésyl.

M. le Dr Vincent a classé (*op. cit.*), dans le tableau qui suit, les désinfectants des matières fécales par énergie décroissante au point de vue de leur pouvoir antiseptique.

Ce classement est fait au point de vue des propriétés antiseptiques, sur les matières fécales, des différents produits examinés; comme nous le disions en commençant ce chapitre, quand on désinfecte des latrines ou des matières fécales, on s'occupe plus souvent de

1. Le crésyl vaut 1 fr. 40 le kilogr., l'huile lourde 0 fr. 15 le litre.

détruire les mauvaises odeurs que de stériliser les matières; par conséquent il faut faire intervenir, dans l'appréciation des désinfectants des matières fécales, l'action qu'ils exercent sur les mauvaises odeurs.

Classification, par énergie décroissante, des divers désinfectants des matières fécales normales, récentes ou putréfiées. Quantité minima nécessaire pour chacun d'eux.

N° D'ORDRE	NATURE du DÉSINFECTANT	Pouvoir désodorisant	QUANTITÉ DE DÉSINFECTANT nécessaire		PRIX de revient (le kilogr.)	DÉPENSE par mètre cube de matières à désinfecter	OBSERVATIONS
			pour désinfecter 1000^{cs} de matières fécales en 24 heures.	par homme et par jour dans une agglomération humaine.			
1	Sulfate de cuivre	Pass.	7 à 8^{gr},5	12 à 14 ^{gr},4	0 fr. 46	4 fr.	
2	Crésyl	Tr. bon	9 à 10 gr.	15 à 17 gr.	1 50	15 »	
3	Lysol	A. bon	10 gr.	17 gr.	2 »	20 »	
4	Chlorure de chaux..........	Tr. bon	10 à 16^{gr},7	17 à 28^{gr},3	0 29	4 83	Titre : 110 litres de Cl.
5	Solvéol..........	A. bon	11 à 12 gr.	18,71 à 20^{gr},4	6 »	72 »	
6	Solutol..........	A. bon	12 gr.	20 ^{gr},4	»	»	
7	Soude..........	A. bon	12 gr.	34 gr.	2 »	21 »	
8	Potasse..........	A. bon	20 gr.	51 gr.	2 »	40 »	
9	Acide phénique.	Bon	30 gr.	340 gr.	3 20	96 »	
10	Eau de Javel...	Bon	200 gr.	425 gr.	0 10	20 »	
11	Eau de Labarraque	Bon	250 gr.	170 gr.	0 20	25 »	
12	Chaux	Pass.	100 gr.				
13	Chlorure de zinc.	Tr. bon	plus de 150^c	plus de 255 gr.	0 30	45 »	Chlorure de zinc du commerce titrant 40°.
14	Huile lourde de houille.......	Tr. bon	plus de 200 gr.	plus de 310 gr.	0 30	63 »	
15	Bichlorure de mercure à 1 p. 1000 addit. de 5 gr. d'HCl p. 1000..........	Méd.	»	»	»	»	Non pratique.
16	Sulfate de fer..	A. bon	»	»	»	»	Sulfate de protoxyde de fer du commerce, non pratique.

C'est seulement dans des conditions exceptionnelles qu'on a à stériliser des matières fécales et il est bien certain qu'on y réussira rarement; il faut un certain temps pour que les désinfectants agissent, il faut en outre que le désinfectant soit mélangé intimement aux matières, résultat bien difficile à obtenir, enfin l'opération serait très onéreuse.

D'après les recherches de Vincent, pour stériliser un mètre cube de matières de vidange, au bout de 24 heures et par une température de 15°, il faudrait employer : solution de sulfate de fer à

25 p. 100, plus de 400 l. ; sulfate de cuivre, 70 à 90 kilogr. ; chlorure de zinc (solut. à 40 p. 100), plus de 300 l. ; chlorure de chaux (solution à 1/12), 40 à 50 p. 100 en volume ; lait de chaux, plus de 90 p. 100 ; acide phénique, plus de 100 kilogr. ; crésyl, 50 kilogr.

Les germes pathogènes qu'on peut rencontrer dans les matières fécales sont heureusement parmi ceux qui sont détruits le plus facilement ; il n'est donc pas nécessaire de stériliser les matières fécales.

La désinfection, au point de vue de la destruction des germes pathogènes, n'est indiquée que quand il s'agit de matières fécales provenant de malades atteints de fièvre typhoïde, de choléra ou dysenterie.

Pour la désinfection des latrines, les substances qui font disparaître les mauvaises odeurs et dont le prix est peu élevé doivent être préférées ; à ces deux titres, le sulfate de fer et l'huile lourde de houille, malgré leur faible pouvoir antiseptique, doivent continuer à figurer, en bonne place, parmi les désinfectants utilisables dans les lieux d'aisances.

Le chlorure de chaux désinfecte bien les latrines qui sentent mauvais, le chlore qui se dégage détruit les gaz provenant de la fermentation des urines et des matières fécales ; le chlorure de chaux a d'ailleurs des propriétés antiseptiques énergiques ; l'odeur de chlore étant désagréable, on n'emploiera pas le chlorure de chaux pour la désinfection des latrines qui sont à proximité des locaux habités.

Pour la désinfection du sol des latrines et des urinoirs, le brossage et le lavage avec la solution d'acide chlorhydrique seront préférés à tous les désinfectants.

Pour la désinfection des matières fécales dans les salles de malades, le crésyl paraît devoir être préféré ; on l'emploiera à la dose de 10 gr. environ par litre de matières fécales ; le crésyl enlève bien la mauvaise odeur des matières et il a des propriétés antiseptiques énergiques, il détruit rapidement le bacille cholérique, moins facilement le bacille de la fièvre typhoïde. C'est le sulfate de cuivre additionné d'acide sulfurique qui, d'après les recherches de Vincent, détruit le mieux ce dernier bacille.

Il paraît plus pratique d'employer, dans les salles de malades, un seul désinfectant, l'émulsion de crésyl, qui peut servir également à la désinfection des crachoirs. Les infirmiers, après avoir vidé et nettoyé les vases contenant les matières, doivent, avant de les rapporter dans les salles, y verser 200 grammes environ d'une émulsion de crésyl à 5 pour 100; de la sorte les matières sont désinfectées aussitôt après leur émission.

II. Désinfection des crachats. — Nous savons aujourd'hui, grâce aux beaux travaux de Villemin, que la poussière provenant des crachats desséchés des tuberculeux est très virulente et qu'elle joue un grand rôle dans la propagation de la tuberculose; il y a donc lieu de prendre des mesures sévères contre cette cause d'infection.

Nous avons dit déjà que, dans les casernes et dans les hôpitaux, il doit être interdit de cracher par terre et que des crachoirs communs doivent être placés dans les chambres des casernes, dans les salles des hôpitaux, dans les corridors et promenoirs couverts, etc. Les malades atteints de tuberculose ou de bronchite suspecte ont, en outre, dans les hôpitaux, des crachoirs particuliers qui doivent être désinfectés avec soin.

Les crachats tuberculeux desséchés, beaucoup plus nuisibles que les crachats frais, parce qu'ils se réduisent en poussière, sont aussi plus difficiles à stériliser; il est donc très important d'empêcher la dessiccation et de procéder à la désinfection des crachats frais [1].

Des crachats tuberculeux desséchés assez rapidement conservent leur virulence au bout de quatre mois, quelquefois au bout de six (Schill et Fischer), ou même de dix (de Toma).

Dans les crachats soumis à la putréfaction, la virulence disparaît souvent au bout de dix à onze jours (de Toma), mais elle persiste parfois plus longtemps. Schill et Fischer ont constaté que des crachats tuberculeux putréfiés étaient encore virulents au bout de six semaines (I. Straus, La tuberculose et son bacille, Paris, 1895, p. 206).

Il est également nécessaire de désinfecter avec soin les crachoirs des malades atteints de diphtérie.

Le lavage et la désinfection des crachoirs se font souvent d'une manière défectueuse dans les hôpitaux; il est indispensable que chaque médecin traitant surveille avec soin cette opération, qui peut être une cause d'infection pour les malades non tuberculeux

---

1. Il résulte des recherches de Cornet que la mortalité par tuberculose a beaucoup diminué en Prusse et en Bavière, dans les prisons, depuis qu'on prend des mesures prophylactiques qui se réduisent en somme à empêcher l'infection par les crachats desséchés. Depuis 1887 la mortalité par tuberculose, dans les prisons de Prusse, s'est abaissée de moitié (Cornet, La prophylaxie de la tuberculose et ses résultats. *Berlin. klin. Wochenschr.*, mai 1895).

et pour les infirmiers qui en sont chargés. Trop souvent les crachoirs sont transportés dans l'officine, lavés avec la vaisselle sur l'unique évier et essuyés avec le même torchon ; trop souvent aussi l'infirmier qui a nettoyé les crachoirs ne prend pas la précaution de se laver les mains après avoir procédé à cette opération.

Les dangers de cette manière de faire sont manifestes ; il est évident que si l'on se sert du même torchon pour essuyer le crachoir d'un tuberculeux et une assiette ou une cuiller, on souille ces derniers objets, et que si l'infirmier va prendre son repas avec des mains souillées, il risque fort de s'infecter. Sur dix observations faites dans une salle de tuberculeux A. Vigoura a trouvé deux fois le bacille de la tuberculose sur les mains des infirmiers (Sur la quantité et les variétés d'espèces microbiennes de la peau des sujets sains. *Wratsch*, 1895, n° 14).

En été, les mouches qui voltigent des crachoirs sur les pots à lait ou sur d'autres aliments, pain, etc., sont également des agents de contagion non douteux.

La désinfection des crachoirs peut se faire, ou bien par la chaleur, ou bien au moyen des désinfectants chimiques [1].

La désinfection par la chaleur donne d'excellents résultats ; il suffit de mettre le crachoir avec son contenu dans de l'eau bouillante et de l'y laisser pendant 10 minutes environ ; la température de 100° est plus que suffisante [2] pour tuer les bacilles de la tuberculose dans les crachats frais et ceux de la diphtérie. Malheureusement cette opération, très simple en apparence, est en réalité assez compliquée lorsqu'il s'agit, comme dans les hôpitaux, de désinfecter un grand nombre de crachoirs.

On a imaginé plusieurs appareils pour la désinfection des crachoirs dans les hôpitaux ; le plus connu, en France, est l'appareil de MM. Geneste et Herscher.

L'appareil qui a été installé à l'hôpital militaire du Val-de-Grâce

---

1. GRANCHER, GENESTE et HERSCHER, Appareil pour la désinfection des crachats des tuberculeux, *Revue d'hygiène*, 1888, p. 193 et 248. — M. KIRCHNER, Désinfection des crachats des tuberculeux, *Zeitschr. f. Hygiene*, 1892. — HEIM, Une modific. de l'appareil de Kirchner pour la stérilis. des crachats, *Deutsche milit. Zeitschr.*, 1893. — *British med. Journal*, 16 sept. 1893. — E. VALLIN, Ce qu'on fait des crachats des tuberculeux dans les hôpitaux de phtisiques en Angleterre, *Revue d'hygiène*, 1894, p. 51. — SPINGLER, Action désinfectante du parachlorophénol sur les crachats des tuberculeux, anal. *in Revue d'hygiène*, 1894, p. 902. — GORIANSKY, Désinfect. des crachats de tuberculeux par les solut. alcalines de goudron et par le vinaigre de bois, th., Saint-Pétersbourg, 1894. — RICCI, Sur la désinfection des crachats, *Annali di medic. navale*, juin 1895.

2. L'eau bouillante stérilise instantanément les crachats tuberculeux frais ; lorsque les crachats ont été desséchés, il faut prolonger l'ébullition pendant 15 à 20' pour détruire les bacilles de la tuberculose (NOCARD).

(fig. 268) se compose de deux cuves superposées. La cuve supérieure R, dans laquelle on met les crachoirs, a 0 m. 65 de diamètre et 0 m. 45 de profondeur; la cuve inférieure R' sert de chaudière; elle est cylindro-conique dans sa moitié supérieure, cylindrique dans sa moitié inférieure; dans cette dernière partie se trouve le foyer *f* fermé en avant par une porte en tôle, et communiquant en arrière avec le tuyau de fumée F.

Les deux cuves R et R' communiquent par trois tuyaux : 1° un tube central *t*, qui se termine à sa partie supérieure, au fond de la cuve R, par une pomme d'arrosoir, et qui s'arrête en bas à 0 m. 06 ou 0 m. 07 au-dessus du foyer; 2° un tube latéral *t'* qui aboutit d'une part à la partie supérieure de la cuve R et d'autre part dans la chaudière R', 0 m. 02 plus bas que le tube *t*; 3° enfin un autre tube latéral *t''* qui part du haut de la chaudière et qui aboutit à la partie supérieure de la cuve R; ce dernier tube porte un robinet à valve V.

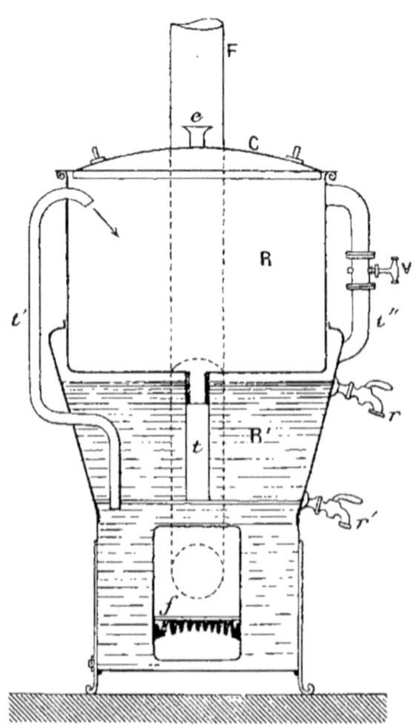

Fig. 268. — Appareil Geneste et Herscher pour la désinfection des crachats. Modèle installé au Val-de-Grâce.

L'appareil comporte en outre un robinet de niveau *r*, un robinet de prise d'eau bouillante *r'* et en arrière, à la partie inférieure, un robinet de vidange allant à l'égout.

La cuve supérieure est fermée par un couvercle C muni d'un orifice pour l'évacuation de la vapeur.

Pour faire fonctionner l'appareil, le robinet *r* étant ouvert, on laisse couler l'eau dans la cuve R jusqu'à ce qu'elle s'échappe par le robinet *r*, on ferme alors ce robinet. On ajoute à l'eau deux kilogr. de bicarbonate de soude, qui sont versés dans la cuve R au moment où l'on remplit la chaudière.

Le feu est allumé et les crachoirs sont disposés dans la cuve R.

Lorsque l'ébullition se produit, la vapeur s'échappe par le tuyau *t''*; si alors on ferme la valve V, la vapeur emprisonnée refoule l'eau de la chaudière dans la cuve supérieure par le tube *t*, et ensuite, lorsque l'ébullition se produit avec force, par le tube *t'* ; l'eau, à la température de 100°, vient ainsi noyer les crachoirs. L'eau refroidie redescend par le tube *t*, tandis que l'eau chaude monte par le tube *t'* ; la température de l'eau dans laquelle se trouvent les crachoirs se maintient par conséquent à 100°, ce qui constitue le grand avantage de cet appareil.

Lorsque les crachoirs sont restés pendant un quart d'heure dans l'eau bouillante, on ouvre la valve V, la vapeur contenue dans la chaudière s'échappe et l'eau retombe de la cuve R dans la chaudière. Le couvercle est enlevé et au bout de quelques minutes on peut retirer les crachoirs et les laver.

L'eau qui a servi à la désinfection est vidée chaque jour dans l'égout, il suffit pour cela d'ouvrir le robinet de vidange.

Lorsque les crachoirs sont en métal, on peut les mettre à même dans la cuve R, ce qui facilite beaucoup l'opération ; avec les crachoirs en porcelaine de nos hôpitaux militaires, il faut plus de précautions, les crachoirs doivent être placés dans des paniers en fil de fer à étages qui servent à les transporter des salles, à l'appareil de désinfection. Le nombre des crachoirs en porcelaine que l'on peut mettre dans l'appareil est, par suite, beaucoup moindre que celui des crachoirs métalliques, qui sont empilés les uns sur les autres. Dans l'appareil du Val-de-Grâce on ne désinfecte à la fois que 36 crachoirs ; on peut, il est vrai, faire plusieurs opérations successives en se servant de la même eau.

Les crachoirs en porcelaine résistent bien, à condition qu'ils ne soient pas fêlés ; dans ce cas, la chaleur achève de les briser.

Il est nécessaire d'avoir, à côté de l'appareil, une pierre d'évier sur laquelle on nettoie les crachoirs désinfectés.

En installant l'appareil près des bains, on peut se servir de l'eau chaude des bains pour le remplir, ce qui facilite la mise en train et ce qui diminue les frais de chauffage.

Ces appareils sont coûteux [1], et le fonctionnement de la désinfection des crachoirs par ce procédé est assez difficile ; un infirmier chargé spécialement de ce service doit aller chercher, dans les différentes salles, les crachoirs des tuberculeux ; la liste des crachoirs à désinfecter n'est pas toujours tenue au courant par l'infirmier major et il en résulte que des crachoirs appartenant à des tuberculeux sont encore conservés et nettoyés dans les services.

---

1. L'appareil installé au Val-de-Grâce est revenu, installation comprise, à plus de 600 fr.

Si l'on adoptait ce procédé de désinfection il faudrait, en tous cas, avoir des crachoirs métalliques; avec les crachoirs en porcelaine, réglementaires dans nos hôpitaux militaires, ce procédé est peu pratique.

M. Kremer a construit, pour stériliser les crachoirs par la chaleur, un appareil qui est en usage dans plusieurs hôpitaux à Paris; les crachoirs, disposés dans un panier à jour qui se manœuvre à l'aide d'un levier, sont plongés pendant un quart d'heure dans une solution alcaline en ébullition.

M. Kirchner a imaginé, pour la désinfection des crachoirs dans le courant de vapeur, un appareil construit en cuivre et fer-blanc qui ne coûte pas plus de 25 marcs. C'est une chaudière de 0 m. 42 de haut et de 0 m. 40 de diamètre, dont le fond, haut de 0 m. 06 avec 0 m. 29 de diamètre, peut s'adapter à tout foyer, et qui se ferme par un couvercle où peut passer un thermomètre. Dans l'intérieur, deux couples de plateaux horizontaux reposent sur des pieds et des colonnettes, convenablement disposés. Le plateau inférieur du couple est percé de trous pour laisser passer la vapeur; le plateau supérieur présente des ouvertures circulaires dans lesquelles on met les crachoirs. On désinfecte 10 crachoirs à la fois.

Heim a préconisé des crachoirs émaillés en forme de gobelets, sans couvercles, dans les derniers modèles, et il a apporté les modifications suivantes au réservoir de l'appareil Kirchner, dans lequel on met les crachoirs pour les désinfecter. Dans le manchon qui forme l'enveloppe de l'appareil on introduit un support qui se compose de 4 plateaux superposés, reliés par 2 tiges centrales formant poignée à la partie supérieure, et par quatre tiges verticales placées sur les côtés, chaque plateau est percé de cinq trous et peut recevoir cinq crachoirs; on peut donc désinfecter ainsi 20 crachoirs à la fois. La poignée, placée à la partie supérieure du support, permet d'introduire facilement support et crachoirs dans le manchon et de les en retirer. D'après Heim, le bacille de la tuberculose est tué dans les crachats après 2′ d'ébullition de l'eau; pour plus de sûreté on peut continuer l'opération pendant 10′ après que l'eau est entrée en ébullition.

La marmite à vapeur de Kirchner-Heim a ce grand avantage sur l'appareil Geneste et Herscher qu'elle ne coûte pas cher et que son fonctionnement est très simple. Elle est en usage dans plusieurs hôpitaux militaires allemands.

Les procédés chimiques de désinfection peuvent donner, à moins de frais, et plus facilement, de très bons résultats.

Dans les hôpitaux spéciaux de tuberculeux, en Angleterre, on se sert de moyens très simples pour le nettoyage et la désinfection des crachoirs, tout en prenant des mesures rigoureuses pour éviter l'infection par cette voie.

A l'hôpital de Brompton, les crachoirs individuels sont du même modèle à peu près que dans nos hôpitaux militaires; on y verse, au moment où on les remet aux malades, une solution d'acide phénique à 3 p. 100; quand les crachats sont très adhérents, on remplace l'acide phénique par une solution de soude caustique. Les crachoirs sont lavés sur un évier affecté spécialement à cet usage, on les essuie avec un torchon spécial qu'on envoie ensuite à la buanderie. Les crachoirs communs sont vidés, deux fois par jour, dans des seaux dont le contenu est mêlé à de la poussière de charbon qui est brûlée; on met dans les crachoirs communs, comme dans les crachoirs individuels, une solution d'acide phénique.

A l'hôpital de la Cité de Londres, pour les maladies de poitrine, les crachoirs, qui ont la forme de petits vases de nuit d'enfant, sont toujours à demi remplis d'une solution phéniquée à 3 p. 100. Ces crachoirs sont vidés et lavés sur un évier affecté exclusivement à cet usage; un robinet fournit de l'eau chaude qui permet de bien laver les crachoirs avant d'y verser une nouvelle quantité d'eau phéniquée.

Dans tous les hôpitaux de tuberculeux installés en Angleterre, écrit M. le médecin inspecteur Vallin, « la préoccupation principale est de maintenir les crachats à l'état humide jusqu'au moment de leur enlèvement définitif et de leur stérilisation; on n'attache qu'une importance relative ou secondaire au liquide antiseptique qu'on place par avance dans le crachoir : solution de sublimé, d'acide phénique, de soude, de chlorure de zinc, de crésyl, d'eau de chaux, etc. Ce qu'on cherche à éviter avant tout, c'est le desséchement des crachats et leur transformation en poussière sur le sol, sur le linge et les mouchoirs souillés. » (*Revue d'hygiène*, 1894, p. 53.)

Les solutions phéniquées et de sublimé stérilisent mal les crachats tuberculeux parce qu'elles coagulent le mucus et ne pénètrent pas au centre des crachats; de plus l'acide phénique a une odeur désagréable.

Gerlach et Spengler ont employé avec succès la solution aqueuse de lysol à 5 p. 100; cette solution se mêle bien aux crachats qu'elle stérilise complètement au bout de 3 ou 4 heures. La quantité de la solution de lysol employée doit être à peu près triple de la quantité de crachats à désinfecter. A défaut de lysol, on peut se servir d'une émulsion de crésyl à 4 ou 5 p. 100.

Goriansky a préconisé le vinaigre de bois, ou acide pyroligneux, pour la désinfection des crachats tuberculeux.

On ajoute aux crachats un égal volume d'acide pyroligneux, et après avoir agité le mélange, on l'abandonne à lui-même ; au bout de 6 heures tous les microbes des crachats sont détruits, y compris les bacilles de la tuberculose.

Sous l'action de l'acide pyroligneux, les crachats perdent leur viscosité et se coagulent en grumeaux brunâtres qui, agités dans l'eau, se désagrègent et donnent un précipité qui n'a plus l'aspect répugnant des crachats (GORIANSKY, *op. cit.*, et *Semaine méd.*, 16 janv. 1895).

Ricci a obtenu de très bons résultats en traitant les crachats par la chaux vive, mais il faut que la chaux soit fraîche, son pouvoir antiseptique diminue rapidement si elle reste exposée à l'air.

Nous pensons qu'il y a lieu de prescrire les mesures suivantes pour le lavage et la stérilisation des crachoirs individuels dans les hôpitaux :

1° Les crachoirs ne seront jamais introduits dans l'officine où on lave la vaisselle, ils seront lavés sur un évier spécial, dans les lavabos ou dans les latrines.

2° On aura, dans tous les services, des crachoirs en nombre suffisant pour qu'on puisse distribuer des crachoirs propres au moment où l'on enlève les crachoirs sales.

3° Chaque jour les crachoirs sales seront portés sur une table ou sur une planche, auprès de l'évier destiné à leur nettoyage, on versera dans chaque crachoir de la solution de lysol ou de l'émulsion de crésyl, on remuera avec un petit bâton et on laissera agir le désinfectant pendant 4 ou 5 heures, après quoi le contenu des crachoirs sera versé dans les latrines et les crachoirs seront rincés et essuyés.

4° Pour essuyer les crachoirs, on se servira de torchons spéciaux, faciles à reconnaître à une marque très apparente, les torchons qui auront servi à essuyer les crachoirs seront portés chaque jour à la buanderie, dès que l'opération sera terminée.

5° Lorsque les crachoirs auront été nettoyés, on versera dans chacun d'eux une petite quantité de l'émulsion de crésyl à 5 p. 100 de manière à les remplir au quart environ.

6° Un infirmier sera désigné, dans chaque service, pour le nettoyage des crachoirs ; on lui prescrira de se laver et de se désinfecter les mains après chaque opération, et il sera prévenu des dangers auxquels il s'exposerait, s'il ne se conformait pas à ces prescriptions.

Pour ce qui concerne les grands crachoirs communs placés dans les salles, dans les corridors, il faudrait, croyons-nous, changer le modèle en usage. Il est mauvais de placer les crachoirs par terre, les malades qui se proposent de cracher dedans, crachent souvent à côté; d'autre part les crachats se dessèchent rapidement dans le sable, ce qui donne une poussière dangereuse. On pourrait avoir des crachoirs sphériques, métalliques, surélevés, analogues à ces boules dans lesquelles les garçons de café mettent le torchon qui leur sert à essuyer les tables, la calotte supérieure de la sphère pourrait se soulever facilement, et la partie inférieure contiendrait une solution désinfectante. Un robinet de vidange placé à la partie inférieure permettrait de vider facilement ces crachoirs dont le contenu serait jeté dans les latrines.

Si les crachoirs sont en métal il ne faut pas employer le crésyl, qui attaque les métaux; on peut avoir recours à l'acide phénique, malgré les inconvénients signalés plus haut.

III. Désinfection des fumiers, destruction des objets de pansement souillés, etc. — Les fosses à fumier doivent être bien construites, étanches, de manière que le purin ne puisse pas s'infiltrer dans le sol; les fumiers ne doivent pas séjourner dans les casernes, il n'y a donc pas lieu, en général, de procéder à leur désinfection.

Lorsque les fumiers répandent de mauvaises odeurs, on peut les désinfecter avec du plâtre; il se forme du sulfate d'ammoniaque et du carbonate de chaux; la qualité de l'engrais, loin d'être diminuée par le sulfate de chaux, comme elle le serait par d'autres désinfectants, augmente au contraire.

Dans les hôpitaux, il est souvent nécessaire de brûler des objets de pansement et d'autres détritus; on peut se servir pour cet usage du fourneau des bains dans les petits hôpitaux; dans les grands hôpitaux, où le nombre des objets à détruire par le feu est considérable, il faudrait avoir un petit four pour l'incinération des rebuts.

MM. Geneste et Herscher ont proposé, pour cet objet, un appareil qui se compose : 1° d'un foyer en terre réfractaire sur lequel on peut brûler toute espèce de combustible; 2° d'une cuvette en terre réfractaire qui est placée au-dessus du foyer et qui reçoit les objets à incinérer; 3° d'une voûte en terre réfractaire, percée à la partie antérieure de petits trous communiquant avec le tuyau de fumée. Il est nécessaire que les trous soient petits, afin que l'ouate, les papiers enflammés, etc., ne soient pas entraînés par le courant d'air.

La flamme et les gaz chauds de la combustion sont obligés de contourner complètement la cuvette où se trouvent les objets à incinérer, avant de s'échapper au dehors; il faut employer de préférence des combustibles à longue flamme.

La paroi antérieure de l'appareil est en fonte, elle est percée de trois portes superposées : porte pour l'introduction des objets à désinfecter (la fermeture hermétique est obtenue à l'aide d'une garniture d'amiante et d'un levier chargé d'un contrepoids), portes du foyer et du cendrier.

Un grand nombre de villes, surtout en Angleterre et en Amérique, se débarrassent aujourd'hui de leurs ordures ménagères en les incinérant.

ASSAINISSEMENT DES CHAMPS DE BATAILLE

Les cadavres d'hommes et de chevaux qui jonchent le sol à la suite des grandes batailles, sont une cause puissante d'infection. Lorsque ces cadavres, abandonnés à la surface du sol, ou enfouis à une profondeur insuffisante, entrent en putréfaction, l'air et l'eau des localités qui ont été le siège de la bataille peuvent être profondément souillés; des odeurs insupportables se répandent au loin et des épidémies meurtrières se déclarent souvent.

Les faits qui montrent les dangers de l'infection de l'air et du sol sur les champs de bataille et dans les localités voisines sont très nombreux; nous nous contenterons de citer un exemple emprunté à la dernière guerre.

Les Allemands ont enterré, sous les murs de Metz, pendant les deux mois et demi de siège, 30 000 individus tués sur les champs de bataille ou morts de maladies; à cette cause d'infection du sol il faut ajouter celle provenant des cadavres des chevaux, des bestiaux (peste bovine), des débris des abattoirs, etc. Au mois de mars 1871, la commission allemande chargée de la désinfection des champs de bataille de Metz trouva encore, près de Gravelotte, les résidus des abattoirs du 9ᵉ corps qui recouvraient un quart d'arpent de terrain. (KELSCH, *Traité des malad. épid.*, t. I, p. 421.)

Obligée de séjourner pendant deux mois et demi dans les localités infectées, l'armée allemande fut décimée par la fièvre typhoïde et la dysenterie. Les troupes cantonnées au voisinage immédiat des grands champs de bataille furent plus particulièrement frappées.

Il est très difficile, dans ces épidémies, de faire la part de l'infection de l'air et de celle de l'eau, attendu que les soldats, en même temps qu'ils respirent l'air souillé, boivent en général de l'eau provenant des localités dont le sol est infecté; c'est ce qui avait lieu pour les troupes campées sous Metz.

Il faut s'efforcer, à l'aide d'inhumations bien faites, pour les cadavres des hommes, à l'aide d'enfouissements faits à une profondeur suffisante ou d'autres procédés, en ce qui concerne les cadavres des chevaux, de prévenir cette infection. Malheureusement le vainqueur, auquel incombe le soin d'ensevelir les morts et d'assainir le champ de bataille, a d'autres soucis plus pressants; il faut qu'il marche en avant, pour ne pas perdre le fruit de la victoire, et puis il n'est pas bon, au point de vue moral, comme au point de vue hygiénique, de laisser les troupes au voisinage d'un champ de bataille; on s'en éloigne rapidement et les inhumations sont faites à la hâte; les habitants de la contrée réquisitionnés pour cette funèbre besogne s'en acquittent très mal, s'ils ne sont pas surveillés de très près; ils cherchent, avant tout, à aller vite, sans se rendre compte des graves conséquences que leur négligence peut entraîner.

Inhumations. — Il n'est pas possible de transporter les cadavres loin de l'endroit où ils se trouvent; les tranchées doivent donc être creusées sur place, à moins que les cadavres ne se trouvent à proximité d'un lieu habité, auquel cas ils doivent être transportés à une distance suffisante des habitations.

Les tranchées ne doivent pas être creusées sur les bords d'un cours d'eau, on atteindrait vite la nappe d'eau souterraine qui serait infectée, ainsi que la rivière.

Un terrain sec, perméable, en pente douce, éloigné de toute habitation, est celui qu'on doit préférer.

Lorsque le sol est argileux ou très humide, la décomposition des cadavres est retardée (ORFILA, TARDIEU).

On creuse de longues tranchées de 2 m. de large et de 2 m. 1/2 à 3 m. de profondeur au moins, et l'on met au fond de ces tranchées des branches d'arbre pour faciliter le drainage du sol; les corps sont disposés sur deux rangées au plus.

Les cadavres doivent être dépouillés de leurs vêtements; quand on exhume les cadavres de soldats qui ont été ensevelis avec leurs vêtements, on constate que le tronc et les jambes, recouverts par les vêtements de drap, sont bien conservés, tandis que la figure est méconnaissable; les cadavres inhumés avec de simples suaires sont dans un état de décomposition beaucoup plus avancée que ceux des soldats inhumés avec leurs effets.

Il faut, en tous cas, recueillir avec soin les plaques d'identité avant de procéder à l'inhumation.

La terre, rejetée dans la fosse, doit former une couche de 2 m. environ au-dessus de la rangée de cadavres la plus superficielle; comme les cadavres occupent une place considérable, toute la terre qui a été retirée des tranchées ne peut pas y rentrer; la terre qui reste, la fosse une fois remplie, sert à faire des tumuli qui ont la longueur des fosses et qui indiquent leur emplacement.

Les tumuli sont ensemencés avec des plantes à végétation rapide et épuisante, comme le trèfle, la luzerne, le chanvre ou le lin, ce qui a le double avantage de fixer les terres et de hâter la transformation des produits qui résultent de la décomposition des cadavres.

Crémation. — Le grand nombre des cadavres, et l'impossibilité où l'on est d'amener sur le terrain des appareils crématoires, rendent tout à fait impraticable la crémation au moyen d'appareils spéciaux, à la suite des grandes batailles. La proposition faite par MM. Kuborn et Jacques, en 1876, au congrès d'hygiène de Bruxelles, de faire suivre les armées par des fourgons crématoires ne mérite pas d'être discutée.

C'est seulement dans les villes assiégées, pourvues d'appareils crématoires, qu'il sera possible d'utiliser ces appareils.

On peut ensevelir les cadavres dans de la chaux vive qui les détruit rapidement, mais il est rare qu'on ait, à proximité des champs de bataille, de la chaux vive en quantité suffisante pour cet usage.

La crémation des cadavres sur des bûchers improvisés, à la manière des anciens, nous paraît difficile, étant donné le grand nombre des cadavres; le plus souvent, la crémation serait des plus incomplètes et l'effet produit sur les personnes qui visiteraient le champ de bataille serait déplorable.

Nous devons dire cependant que, pendant la guerre récente contre la Chine, les Japonais ont incinéré les morts sur le champ de bataille. Les cadavres étaient placés dans des caisses légères et l'on opérait la crémation dans de vastes foyers.

On pourrait utiliser le procédé qui a été employé par M. Créteur, pour l'assainissement du champ de bataille de Sedan, et dont il sera question plus loin. Ce procédé donnerait des résultats bien meilleurs que l'incinération sur des bûchers.

Assainissement des champs de bataille [1]. — Lorsque les inhumations ont été bien faites, les cadavres se décomposent plus ou moins rapidement dans le sol, à l'abri de l'air, la végétation utilise les produits de leur décomposition et il n'y a pas lieu de désinfecter les champs de bataille. « Malheureusement, comme l'écrit M. le médecin inspecteur Morache, il n'en est pas toujours ainsi. Lorsque, sur un champ de bataille, sont tombés dix ou vingt mille morts, quelquefois encore beaucoup plus; lorsque, comme, par exemple, autour de Metz, les combats se sont succédé très rapidement (journées des 14, 16 et 18 août 1870), on peut dire que, quelque bonne volonté que l'on apporte au service des inhumations, la tâche est au-dessus de la possibilité. Il ne s'agit pas seulement des cadavres humains, les chevaux sont aussi tombés par milliers...

« Aussi, dans l'immense majorité des cas, l'enfouissement des morts est-il exécuté dans des conditions telles que bientôt il devient presque illusoire. Les cadavres, séparés de l'air par une trop faible couche de terre, sont en partie mis à nu, ou tout au moins dégagent en abondance des gaz méphitiques; les tumuli, mal construits, s'effondrent, leurs bords s'écroulent sous le poids des terres, ou bien, placés sur des terrains en pente, ils sont entraînés ou détruits lorsque quelques pluies se produisent. Le méphitisme, un instant dissimulé par ces procédés d'enfouissements incomplets, ne tarde pas à éclater dans toute sa force, et des épidémies meurtrières, des maladies infectieuses de diverses natures sévissent sur les populations voisines de ces tristes localités. » (Morache, *op. cit.*, 2ᵉ édit., p. 806.)

La question de l'assainissement des champs de bataille se pose donc souvent; elle s'est posée à plusieurs reprises pendant et après la guerre de 1870-1871, notamment à Sedan, à Metz et aux environs de Paris.

A Sedan, les inhumations avaient été mal faites par les habitants du pays; le Gouvernement belge, d'accord avec le Gouvernement

---

1. GUILLERY, Assainissement du champ de bataille de Sedan, Bruxelles, 1871. — CRÉTEUR, L'hygiène et les champs de bataille, Bruxelles, 1871. — FRÖLICH, *Deutsche militär. Zeitschr.*, 1873, p. 39. — ROTH et LEX, *op. cit.*, t. II, p. 132. — TH. PEIN, th., Paris, 1873. — DUROUX, th., Paris, 1878. — F. MARMIER, th., Paris, 1878. — LACASSAGNE et DUBUISSON, Art. CRÉMATION, *in* Diction. encyclop. des sc. méd. — VALLIN, Discuss. sur la crémation au Congrès d'hyg. de Turin, 1880. — PIETRA SANTA et DE NANSOUTY, La crémation, Paris, 1881. — MORACHE, *op. cit.*, 2ᵉ édit., p. 804. — RAVENEZ, *Le génie sanitaire*, nᵒ du 15 février 1892. — J. ROCHARD, Art. INHUMATION, CRÉMATION, *in* Encyclop. d'hyg. et de méd. publ., 1892, t. III, p. 51. — L'hygiène en temps de guerre, *British med. Journ.*, 2 févr. 1895, anal. *in Revue d'hygiène*, 1895, p. 564.

français, envoya sur les lieux une commission composée de médecins et d'ingénieurs pour assainir le champ de bataille.

MM. Trouet, ingénieur des ponts et chaussées, et Créteur, chimiste, dirigèrent l'opération et pratiquèrent la désinfection des fosses, le premier par des procédés chimiques, le deuxième au moyen de l'incinération des cadavres dans les fosses.

Se basant sur ce principe que certaines substances résineuses et empyreumatiques en combustion ont la propriété, en présence des matières grasses, de produire une intensité de calorique énorme, M. Créteur choisit, comme combustible, le goudron provenant de la distillation de la houille, dans la fabrication du gaz d'éclairage.

Ce goudron, infiltré entre les différentes couches de cadavres, devait, une fois enflammé, se combiner aux graisses et dégager une quantité de chaleur capable d'incinérer le contenu des fosses ; l'expérience confirma la théorie.

On enleva la terre qui formait les tumuli, jusqu'à la couche noire et fétide qui se trouvait en contact immédiat avec les cadavres. On désinfecta cette couche avec une solution forte d'acide phénique, puis on mit à nu les cadavres qui furent saupoudrés rapidement de chlorure de chaux. Cela fait, on fit couler du goudron sur les cadavres et dans les intervalles existant entre eux, et on l'enflamma au moyen de paille imbibée de pétrole.

Telle fut l'intensité du calorique dégagé, que les fosses les plus remplies furent réduites des trois quarts dans l'espace de 55 à 60 minutes. On ne pouvait s'approcher du foyer qu'à une distance de 4 à 5 m.

Il ne fallut pas plus de 5 à 6 tonneaux de goudron pour incinérer de 250 à 300 cadavres. Le résidu était formé d'os calcinés recouverts d'un enduit résineux. La terre sous-jacente était complètement desséchée et désinfectée.

M. Créteur estime que l'incinération faite immédiatement après la bataille, ne coûterait pas plus de 15 centimes par cadavre.

Une fosse remplie de cadavres sur une longueur de 12 mètres, est réduite à 3 mètres à la fin des opérations, c'est-à-dire à la fin de l'incinération et de l'édification du tumulus.

Pendant l'incinération, une épaisse colonne de fumée noire, charbonneuse, sans mauvaise odeur, s'élevait au-dessus des fosses. D'après M. Créteur elle se composait de charbon réduit et de phénols provenant de l'action chimique du chlorure de chaux sur le goudron. Cette fumée détruisait les insectes qui formaient de véritables nuées au-dessus et dans le voisinage des fosses ; elle était caustique et produisait, chez les travailleurs, des érythèmes et même des phlyctènes. A part son action irritante sur la surface cutanée des personnes qui s'exposaient directement à son contact, cette fumée était plutôt salutaire que nuisible (RAVENEZ, *Génie sanitaire*, 1892, p. 22).

M. Créteur opéra ainsi, sur les champs de bataille de Bazeille, de Balan et de Givonne, plusieurs incinérations avec un succès incontestable. Le 25 avril 1871, l'autorité allemande fit défendre de continuer l'incinération dans les fosses où étaient ensevelis les hommes, mais le procédé Créteur fut encore appliqué sur les plateaux de Floin et d'Illy à de nombreux cadavres de chevaux.

Pour l'assainissement des champs de bataille de Metz, on s'est servi de la chaux vive et de solutions phéniquées; les tumuli étaient ensuite exhaussés et ensemencés.

A Paris, on s'est contenté le plus souvent d'exhausser les tumuli et de les ensemencer.

Dans un rapport daté du 7 mars 1872, sur les dangers que pouvait entraîner l'inhumation des combattants morts sous les murs de Paris, le Bon Larrey, ancien président du Conseil de santé des armées, conseille d'avoir recours à la chaux vive et d'en entourer les cadavres : il s'opère ainsi, dit très justement Larrey, une véritable crémation.

Ce procédé excellent est recommandé par la notice 14, annexée au règlement français sur le service de santé en campagne.

Après les grandes batailles, il est indiqué de dépecer les chevaux tués et d'utiliser leur chair pour l'alimentation, après quoi on fera disparaître aussi complètement que possible tous les débris.

Les carcasses des chevaux et les débris des abattoirs de campagne seront réunis dans des fosses et détruits par le procédé Créteur ou enfouis à une profondeur suffisante.

Nous croyons pouvoir résumer ainsi qu'il suit les règles qui concernent l'hygiène des champs de bataille :

1° Inhumer dans de bonnes conditions les cadavres des hommes.

2° Détruire immédiatement, par le procédé Créteur, les cadavres des chevaux et les débris de toute sorte, ou les enfouir à une profondeur suffisante.

3° Lorsque les inhumations ont été faites dans de mauvaises conditions, employer soit la chaux vive avec surélévation des tumuli, soit le procédé Créteur pour les assainir.

4° Dans les forts, dans les villes assiégées, enterrer les cadavres dans la chaux vive et utiliser les appareils crématoires quand il en existe.

ADDENDA

I. Addendum au chapitre V. — Le four Chappée, représenté dans les figures 269 et 270 (coupe), est en usage dans un certain nombre de cuisines militaires en France et il rend de grands services pour la cuisson de la viande ; il est beaucoup plus facile de pré-

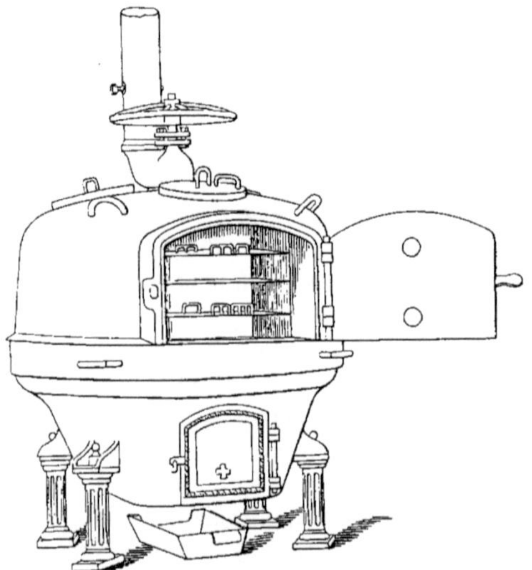

Fig. 269. — Four Chappée. Élévation.

parer la viande rôtie à l'aide de ce four, qu'à l'aide des marmites plates des fourneaux François-Vaillant.

Ce four se compose essentiellement :

1° D'un foyer **A** (fig. 270), disposé pour chauffage au bois ; il suffit pour brûler de la houille ou du coke de rétrécir le foyer au moyen de plaques mobiles en fonte, qui se remplacent facilement après usure ;

2° D'un écran cannelé D, reposant par trois pieds sur le foyer ; c'est sur cet écran que se monte le four proprement dit G ; on lute avec de la terre glaise la gorge de contact, pour que les produits de la combustion ne puissent pas pénétrer dans l'intérieur du four ;

3° D'un dôme ou enveloppe H, qui surmonte le foyer ; la fumée et les gaz chauds passent entre le four et l'enveloppe et s'échappent dans la cheminée ;

4° De deux soles en tôle F sur lesquelles on dépose les aliments à cuire et qui tournent par le moyen du volant K.

La hauteur du four, du sol au volant, est de 1 m. 60, et le diamètre des soles est de 1 m. 12.

Pour la cuisson de la viande, les soles tournantes reçoivent des plats ayant des formes spéciales ; il y a deux plats demi-circulaires et six plats trapézoïdaux placés autour des deux premiers ; tous ces plats sont de même contenance.

On dispose la viande sur les plats en dehors du four et on les place successivement sur les soles, en faisant tourner ces dernières au moyen du volant.

Les soles tournantes facilitent beaucoup l'enfournement et le défournement ; elles permettent de surveiller, pendant la cuisson, les objets qui sont au four et de régulariser la chaleur en faisant tourner les soles de temps en temps.

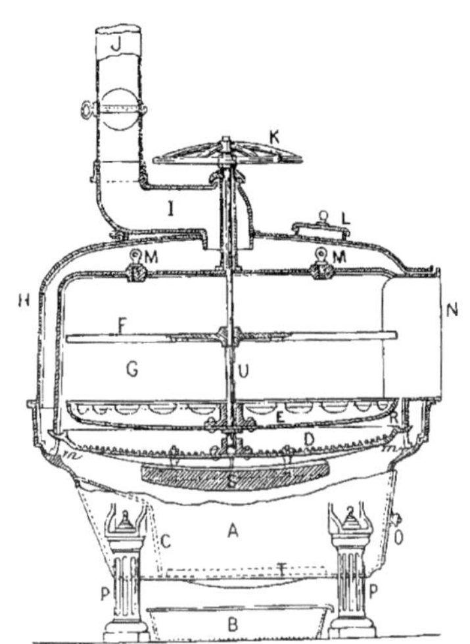

Fig. 270. — Four Chappée (coupe verticale). — A. fourneau ; B, cendrier ; C. plaques rétrécissant le foyer pour le chauffage à la houille et au coke ; D. plaque cannelée avec 3 pieds m ; E. écran dentelé supportant la sole inférieure ; F, sole supérieure ; G. four ; H. dôme ou enveloppe du four ; I. J. tuyau de fumée ; K. volant ; L. regard pour le nettoyage ; M. anneaux d'enlevage du four ; N, porte du four ; O. porte du foyer ; P, colonnettes supportant le four ; R, joints remplis de terre glaise ; S. plaque de coup de feu en terre réfractaire ; T, grille du foyer ; U. arbre vertical portant les soles.

Le temps nécessaire à l'échauffement du four varie entre 50 et 60 minutes, suivant la nature du combustible. Le coke, qui donne peu de fumée et qui encrasse moins les conduits que les autres combustibles, doit être employé de préférence.

Ces fours peuvent servir également à faire cuire le pain de soupe. Pour la cuisson du pain, chaque sole peut recevoir quatre plateaux en tôle perforée galvanisée.

Le prix du four monté sur pieds, avec soles en tôle, est de 350 fr.

ADDENDUM AU CHAPITRE VII. — Une commission, formée en Angleterre pour étudier la question des viandes tuberculeuses, a publié récemment un très intéressant rapport (*Brit. med. Journ.*, 27 avril 1895. Anal. *in Revue d'hygiène*, 1895, p. 752).

Il résulte des expériences faites par MM. les Drs Sydney Martin et Sims Woodhead, que la viande d'animaux tuberculeux, dépourvue cependant de masse tuberculeuse apparente, donnée *crue* à des porcs, à des cobayes et à des lapins, a produit la tuberculose dans la proportion suivante : 5 fois sur 14 chez les porcs (36 fois sur 100); 23 fois sur 143 chez les cobayes (16 fois sur 100); 2 fois sur 13 chez les lapins (15 fois sur 100).

Le danger des viandes tuberculeuses ressort manifestement de ces expériences. Heureusement que la cuisson suffit pour détruire les propriétés dangereuses des viandes provenant d'animaux tuberculeux, à condition que la cuisson soit complète.

Le Dr Woodhead, qui a répété les expériences faites autrefois par M. le médecin inspecteur Vallin, a constaté, comme l'avait fait M. Vallin, que souvent la température centrale des pièces de viande rôtie n'atteint pas 60°; il est donc indiqué de découper la viande en morceaux peu épais, pour la faire rôtir, et d'interdire dans l'armée l'usage des viandes saignantes.

D'après les expériences faites par la Commission anglaise, le lait n'est dangereux que quand il provient d'une vache dont les glandes mammaires sont envahies par la tuberculose; la virulence du lait est dans ce cas considérable. Dans une expérience de M. S. Martin, 15 animaux nourris avec du lait provenant de vaches qui avaient des lésions tuberculeuses des mamelles sont tous devenus tuberculeux.

La tuberculose mammaire n'est pas spéciale aux cas avancés de tuberculose, elle peut se rencontrer même dans les cas de tuberculose légère.

La Commission conclut qu'il faut toujours faire bouillir le lait et qu'il y a lieu d'abattre toutes les vaches dont les mamelles sont malades.

ADDENDUM AU CHAPITRE VIII. — D'après les recherches de M. le pharmacien principal Barillé, la composition moyenne des tablettes de bouillon en usage dans l'armée française est la suivante. (*Journ. de pharmacie et de chimie*, 1895, p. 193.)

TABLETTES DE BOUILLON		Pour 100.	Pour une tablette de 32 gr.
Eau		8,2	2,6
Extrait aqueux sec 20 gr., 1.	Sels solubles	7,7	2,5
	Matières organiques azotées	7,6	2,5
	— — non azotées	4,8	1,5
Résidu insoluble dans l'eau 74,7.	Sels insolubles	1.6	0.5
	Matières organiques azotées	60,2	19,3
	— — non azotées	5.7	1,8
	Matières grasses	4.2	1.3
		100	32
P. M. Azote organique		11.34	3,63
Acide phosphorique soluble		1,02	0.33
— — insoluble		0,604	0,19

M. Barillé estime qu'une tablette de bouillon du poids de 32 gr. représente au plus 128 gr. de viande fraîche.

En ensemençant des parcelles de tablettes de bouillon dans des milieux de culture, M. Barillé a constaté la présence du *Penicillium glaucum* et d'*Aspergillus*.

Addendum au chapitre XI. — *Stérilisation des eaux par l'ozone.*
— Au nombre des procédés chimiques utilisables pour la purification de l'eau, nous devons signaler l'emploi de l'ozone. Ce procédé a été, dans ces derniers temps, l'objet de travaux importants[1], et des résultats pratiques, qui appellent l'attention, ont déjà été obtenus.

A Oudshoorn, on a fait des expériences très intéressantes sur l'eau très impure du vieux Rhin.

L'air, ozonisé au moyen de courants de 50 000 volts, est injecté sous forme de bulles par le fond de grands cylindres en grès qui renferment l'eau à stériliser, ou bien on fait pénétrer l'air ozonisé dans une grande boîte, en même temps qu'on y pulvérise l'eau à stériliser. Ce dernier procédé permet d'obtenir la stérilisation avec un contact très court, à condition que l'air ozonisé soit au degré de concentration voulu.

---

1. Ohlmüller, Ueber die Einwirkung des Ozons ueber Bakterien. Arb. a. d. K. Gesundheitsamte, t. VIII, p. 228. — Van Ermengem, De la stérilis. des eaux par l'ozone, *Ann. de l'inst. Pasteur*, 1895, p. 673.

M. le D^r van Ermengem, qui a fait ses recherches à Oudshoorn, est arrivé aux conclusions suivantes :

« L'ozonisation des eaux de rivière souillées par d'abondantes matières organiques d'origine végétale et colorées par des matières humiques, donne des résultats extrêmement satisfaisants au point de vue de l'amélioration de leurs caractères physiques.

« Les propriétés organoleptiques de ces eaux deviennent parfaites après ce traitement.

« L'action épuratrice de l'ozone, qui se traduit par des modifications chimiques diverses, mais surtout par une réduction notable des substances réduisant le permanganate en solution acide, est considérable sur les toxines et les produits divers de la vie microbienne.

« Une eau, souillée par des infiltrations de fosses d'aisances, des produits de putréfaction, etc., peut être rendue inoffensive par une ozonisation convenable.

« Les eaux ouvertes, même lorsqu'elles contiennent des microbes nombreux et des espèces très résistantes, sont sûrement stérilisées, à condition que leur titre en permanganate ne dépasse pas certaines limites.

« Le degré de concentration de l'ozone et la durée du contact de l'air ozonisé, nécessaires pour obtenir une stérilisation certaine, varient d'après les diverses eaux et d'après leur état de souillure.

« Il n'est pas douteux qu'on puisse obtenir, au moyen du système employé à l'usine d'Oudshoorn, des volumes considérables d'eau parfaitement stérilisée.

« Nos observations nous permettent d'affirmer que la stérilisation est opérée d'une manière régulière et constante pendant une période de temps illimitée. » (*Ann. de l'inst. Pasteur*, 1895, p. 701.)

ADDENDUM AU CHAPITRE XII. — *Au sujet du nécessaire Bouthéon.* — La loi du 4 août 1887 qui avait substitué, pour l'infanterie et les autres troupes à pied, le nécessaire individuel du système Bouthéon aux ustensiles collectifs de campement (marmite et gamelle à 4 hommes) et à la gamelle individuelle, a été abrogée par une loi du 29 juin 1895. (*Bullet. off. du ministère de la guerre*, partie réglem., 1895, 1er sem., p. 872.)

TABLE DES MATIÈRES

Coulommiers. Imp. Paul BRODARD. — 325-95